Die Marte Meo Methode

Die Marte Meo Methode

Claudia Berther, Therese Niklaus Loosli

Claudia Berther
Therese Niklaus Loosli

Die Marte Meo Methode

Ein bildbasiertes Konzept unterstützender Kommunikation für Pflege- und Betreuungsinteraktionen

2., vollständig überarbeitete und erweiterte Auflage

Mit einem Interview mit Maria Aarts

Videos verfügbar unter http://hgf.io/mmm

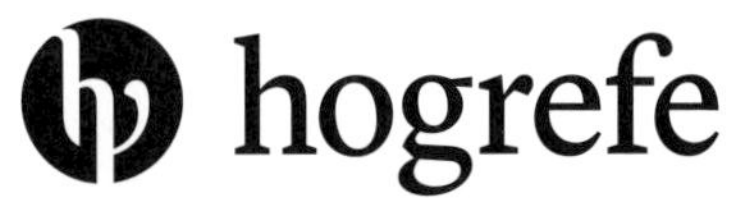

Claudia Berther. Pflegefachfrau HF, Ausbilderin eidg. FA, Marte Meo Therapist, licensed Marte Meo Supervisor, Wallbach
E-Mail: info@claudiaberther.ch

Dr. med. Therese Niklaus Loosli. Fachärztin FMH für Kinder- und Jugendpsychiatrie, Marte Meo Therapist und licensed Marte Meo Supervisor und Ausbilderin, Organisationsentwicklerin und Hochschuldozentin, Herzogenbuchsee
E-Mail: beratungspraxis@therese-niklaus.ch

Bibliografische Information der Deutschen Nationalbibliothek
Die Deutsche Nationalbibliothek verzeichnet diese Publikation in der Deutschen Nationalbibliografie; detaillierte bibliografische Daten sind im Internet über http://www.dnb.de abrufbar.

Anregungen und Zuschriften bitte an:
Hogrefe AG
Lektorat Pflege
z.Hd.: Jürgen Georg
Länggass-Strasse 76
3012 Bern
Schweiz
Tel. +41 31 300 45 00
info@hogrefe.ch
www.hogrefe.ch

Lektorat: Jürgen Georg, Martina Kasper
Herstellung: René Tschirren
Umschlagabbildung: dahlia oberaargau ag
Umschlag: Claude Borer, Riehen
Satz: punktgenau GmbH, Bühl
Druck und buchbinderische Verarbeitung: AZ Druck und Datentechnik GmbH, Kempten
Printed in Germany

2., vollst. überarb. u. erw. Auflage 2019

ISBN 978-3-456-85941-5
http://doi.org/10.1024/85941-000

Inhaltsverzeichnis

Widmung

Für alle Pflegenden und Betreuenden,
die sich täglich für uns und unsere Angehörigen einsetzen!

Danksagung

Am Gelingen dieses Buches und seiner Neuauflage sind viele Menschen beteiligt.

Ihre Idee, ein Fachbuch für Pflege- und Gesundheitsfachleute über „Marte Meo für den Pflege- und Betreuungsbereich“ zu machen, Herr Jürgen Georg, hat dieses Buch erst möglich gemacht. Besten Dank Ihnen und Ihrem Team für Ihre kompetente Begleitung dieses Projekts! Du, Maria Aarts, hast uns großzügig mit einem Interview, mit Supervisionen von Filmen zum Buch sowie mit Fachdiskussionen unterstützt. Wir danken Dir ganz herzlich dafür. Wir freuen uns, dass schöne Fotos von Hans Honders, Deinem in der Zwischenzeit leider verstorbenen Mann, in unserem Buch zu finden sind. Ein großes Merci geht an Dich, Urs Lüthi: Ohne Deine visionäre Energie könnten wir in diesem Buch nicht auf die nun doch schon mehrjährige Erfahrung mit Marte Meo im Alters- und Demenzpflegebereich in der Schweiz zurückblicken. Danke auch Dir, lieber Hartmut Hägele (Dr. med., ärztlicher Direktor der Celenus Fachklinik Bromerhof in Argenbühl, DE). Du hast die Marte Meo Methode in deiner Institution seit langem eingeführt. Es war bereichernd für uns, das initiale Brainstorming für die erste Auflage des Buches mit Dir zusammen zu machen.

In alphabetischer Reihenfolge möchten wir nun vielen weiteren Personen danken, die uns unterstützt haben. Wir beginnen mit den Institutionen: Da so viele von euch Hintergrundarbeit für dieses Buch leisteten, haben wir uns entschlossen, die Marte Meo Verantwortlichen stellvertretend für euch alle aufzuführen.

Liebe Marte Meo Verantwortliche und liebe Fachleute: Ihr habt uns für dieses Buch alle tatkräftig unterstützt, für uns Fotos zu den Texten und Filme für das Buch zur Verfügung gestellt, Fragebogen beantwortet und so den Leserinnen und Lesern einen Einblick in die praktische Arbeit mit Marte Meo und die Entwicklung der Methode im Pflege- und Betreuungsbereich ermöglicht. Dafür möchten wir uns ganz herzlich bei euch allen bedanken:

- Altersheim Büren a.d. Aare/BE: Susann Wintenberger, Ursula Schmid und Team
- Autismus Bern/BE: Cécile Kamber und Team
- CURVITA, Chur/GR: Margrit Dobler und Team
- dahlia oberaargau ag, Herzogenbuchsee/BE: Urs Neuenschwander, Sonja Jörg und Team
- Domicil Kompetenzzentrum Demenz Bethlehemacker und Domicil Steigerhubel, Bern: Patrizia Baeriswyl, Remo Stücker und ihre Teams
- GSR Autismuszentrum, Aesch/BL: Bettina Tillmann, Sibylle Wunderle und Team
- Residio AG, Hochdorf/LU: Franziska Werder, Sandro Wüst und Team
- Spitex (ehemaliger Standort mittleres Fricktal): Jannet van Haeringen, Rosmarie Hürner und Team
- Stiftung Scalottas, Scharans/GR, Kompetenzzentrum für Menschen mit Behinderung: Luzi Tscharner, Andrea Simeon, Natascha Balestra und Team

Ihr habt für unser Buch wertvolle Beiträge geschrieben, auch dafür möchten wir uns ganz herzlich bei euch allen bedanken:

- Ursula Becker, Dr. med., Alfter bei Bonn (DE)
- Heike Bösche, Marte Meo Bonn Rhein Sieg, Lohmar (DE)

- Sonja Jörg, dahlia oberaargau ag, Herzogenbuchsee (CH)
- Jean-Luc Moreau-Meyer, Dr. med., AG&D Schweiz – Leben mit Demenz GmbH, Belp (CH)
- Colette Rymann Solèr, Stiftung Wagerenhof, Uster (CH)
- Luzi Tscharner, Andrea Simeon, Natascha Balestra, Stiftung Scalottas, Scharans (CH)
- Nicole Solèr, Stiftung Scalottas, Scharans (CH)
- Christoph Venedey, Alters- und Pflegezentrum am Haarbach, Aachen (DE).

Livio Berther, Isabelle Manigk-Hampel, Heidi Kaufmann, Daniela Loosli: Merci euch fürs geduldige Lesen und Korrigieren. Ebenso möchten wir uns bedanken bei Dario und Mauro Berther, Thomas und Samuel Loosli: Ihr habt uns bei technischen Problemen Support geleistet!

Speziell bedanken möchten wir uns bei euch beiden (unseren Partnern), Dr. med. Alessandro Berther (Hausarzt in Wallbach) und Markus Loosli (bis Januar 2017 Vorsteher Alters- und Behindertenamt, Gesundheits- und Fürsorgedirektion Kt. Bern): Ihr habt unsere Manuskripte kritisch durchgelesen und uns wertvolle Feedbacks gegeben. Ihr habt uns aufgemuntert nach Rückschlägen und unsere Launen ertragen und uns entlastet von Arbeiten des Familienalltags: ein riesengroßes Merci!

Ja, und was uns besonders berührt, ist das Vertrauen und die großzügige Unterstützung, die Sie uns schenken: liebe Bewohner, Klientinnen und Patienten, liebe Angehörige, Beistande und Betreuende. Dank Ihrer Einwilligung fürs Bild- und Filmmaterial haben Sie uns ermöglicht, das geschriebene Wort mit der Kraft der Bilder zu unterstützen und so dazu beizutragen, dass wir die Methode konkreter vermitteln können. Möge es uns gelingen, dass wir dank Ihrer Hilfe vielen Menschen einen (pflege-)leichteren Alltag bescheren können.

In diesem Zusammenhang einen großen Dank an alle, die in irgendeiner Form einen Beitrag für dieses Buch und für seine vollständig überarbeitete und ergänzte 2. Auflage geleistet haben.

Wallbach im Februar 2019
Claudia Berther

Herzogenbuchsee im Februar 2019
Therese Niklaus Loosli

Geleitwort zur 1. Auflage

Liebe Leserin, lieber Leser,
„wohl und geborgen" sollen sich unsere Bewohnerinnen und Bewohner fühlen. Dies ist ein sehr hoher Anspruch, den zu erfüllen wir täglich unser Bestes geben.

Unter der Marke „dahlia" bestehen zwei Gesellschaften, eine im Emmental – mit zwei Standorten in Langnau und einem in Zollbrück – und eine weitere im Oberaargau mit vier Standorten, je einem in Herzogenbuchsee, Huttwil, Niederbipp und Wiedlisbach. Im Emmental werden total 204 Plätze und im Oberaargau 307 Plätze für überwiegend betagte und hochbetagte Menschen mit einem hohen Betreuungs- und Pflegebedarf angeboten. Insgesamt 800 Mitarbeitende und mehr als 220 freiwillige Helferinnen und Helfer sind für unsere Bewohnerinnen und Bewohner im Einsatz. Tagesstationäre Angebote und Mahlzeitendienste runden die breite Angebotspalette ab.

Wie so oft im Leben sind es die völlig unerwarteten Begebenheiten, die Neues und Unbekanntes zu Tage fördern und Gelegenheit zu erfreulichen Veränderungen bieten (man muss sie nur erkennen und beim Schopf packen). So geschah es auch mir. Die Mitautorin dieses Buches, Therese Niklaus Loosli, stellte mir im Spätherbst 2010 die Marte Meo Methode vor – und genau das war's, was ich schon lange gesucht hatte: ein Instrument, das die Kommunikation mit kognitiv beeinträchtigten Menschen unterstützt und fördert sowie bestehende Methoden wie Validation® und Integrative Validation nach Nicole Richards® nicht konkurriert, sondern ergänzend bereichert. Das heißt, das Wissen, das Mitarbeitende mit anderen Methoden erlangt haben, geht dadurch nicht verloren. Und, ganz wichtig, die Methode ist einfach, praxisnah und unkompliziert, geeignet für Fach- und Hilfspersonal aller Berufsgattungen, und schließt auch die Angehörigen mit ein.

Heute, nur vier Jahre später, im Januar 2015 ist die Marte Meo Methode an den dahlia-Standorten im Oberaargau voll integriert und nicht mehr wegzudenken, und bald schon wird sie an den Standorten im Emmental ebenfalls zur Anwendung kommen. Die folgenden Aussagen von Mitarbeitenden, die mit der Marte Meo Methode arbeiten, zeigen deutlich, was für ein Gewinn sie für alle ist:

- Das eigene Verhalten und Vorgehen bewusst wahrnehmen und reflektieren. Akzeptieren, dass während der Betreuung die Umsetzung nicht immer mit den Erwartungen übereinstimmt.
- Durch die filmbasierte Methode hat die „Kompetenz der Beziehung" für die Mitarbeitenden in allen Stufen eine neue Bedeutung erhalten.
- Sich bewusst Zeit für den Bewohner nehmen, indem ich mich zu ihm setze, ist im Alltagsdruck eine große Herausforderung. Sich bewusst Zeit nehmen ist wichtig und wird unterstützt.
- Die Marte Meo Methode kann in der Betreuung ohne zusätzlichen Zeitaufwand bewusst umgesetzt werden. Anhand von Filmsequenzen können Botschaften gelesen und verstanden werden. Das regt Entwicklungsprozesse im Team an, was sich auf die Bewohner und Bewohnerinnen und die Mitarbeitenden positiv auswirkt.
- Durch die Marte Meo Methode konnten wir unsere Betreuungs- und Pflegequalität erkennbar steigern.

Nicht minder positiv sind die Rückmeldungen, die wir von Angehörigen unserer Bewohnerinnen und Bewohner immer wieder erhalten. Grund genug, meine ich, sich eingehend mit der Marte Meo Methode zu befassen, die sich längst weltweit in der Entwicklungspsychologie durchgesetzt hat und seit einigen Jahren mit Erfolg auch in der Alterspflege angewendet wird. Dass die dahlia oberaargau dabei in der Schweiz die Pionierarbeit übernommen hat, erfüllt mich mit ganz besonderer Freude.

Persönlich darf ich mit Überzeugung feststellen, dass die konsequente Schulung der Marte Meo Methode wesentlich zur Entwicklung in allen Bereichen der dahlia-Standorte beiträgt. Dadurch wird ein höheres Kommunikationsniveau erreicht, was sich nicht nur positiv auf die Betreuungs- und Pflegequalität auswirkt, sondern auch auf das Verständnis und den Umgang mit Menschen überhaupt.

Marte Meo bei dahlia: Aus eigener Kraft – für und mit Menschen, ganz im Sinne von „wohl und geborgen"!

Langnau, im April 2015

Urs Lüthi
Geschäftsleiter dahlia oberaargau ag
und Direktor von dahlia Verein, Langnau

Geleitwort zur 2. Auflage

Liebe Leserin, lieber Leser,
mit großer Freude darf ich der zweiten Auflage von „Die Marte Meo Methode" einige Zeilen voranstellen.

Ich lernte die Marte Meo Methode im Herbst 2013 an Veranstaltungen von Domicil Bern und dahlia oberaargau kennen und war sofort davon begeistert, wie einfach und einleuchtend die Technik der Videoanalyse unter der Leitung von Maria Aarts gelingt. Sie zeigte uns, wie schnell menschliche Kommunikation abläuft: Binnen weniger Sekunden laufen Handlungbruchteile ab, die wir im Alltag üblicherweise nicht wahrnehmen. Zunächst filmen wir uns in alltäglichen Betreuungssituationen. Dieser Film, in kleinsten Bildfolgen analysiert, offenbart uns die meist unbemerkten Handlungselemente. Maria Aarts berücksichtigt ausschließlich Momente der gelungenen Interaktion. Damit zeigt sie uns, was wir schon gut machen und wovon wir bewusst noch mehr einsetzen sollen. Es macht einen grossen Unterschied, ob wir ein Kommunikationselement nur intuitiv verwenden oder es ganz bewusst einsetzen.

Die Marte Meo Methode umgeht zwei Probleme jeder Schulung in der Langzeitpflege, nämlich den schwierigen Praxistransfer und die fehlende Nachhaltigkeit. Diese Methode beruht nicht auf einer Theorie, die irgendwie in die Praxis umgesetzt werden muss. Vielmehr entspringt sie der Praxis – der im Film festgehaltenen Begegnungssituation – und entwickelt daraus bildbasiert die Theorie. Sie ist nicht in hochtrabende Begriffe gefasst, sondern verwendet alltagsnahe Ausdrücke wie „Anschluss", „gutes Gesicht" oder „aufmerksames Warten". Die Theorie führt zu einer gemeinsamen Sprache unter den verschiedenen Berufspersonen in einem Pflegeteam. Die Methode ist außerdem nachhaltig, denn ihre Anschaulichkeit kann tiefgreifende Haltungsänderungen auslösen, die kein herkömmlicher Schulungskurs bewirken könnte.

„Marte Meo" kommt aus dem Latein und bedeutet „aus eigener Kraft". Ich sehe hier eine Parallele zu Maria Montessori und ihrem berühmten Losungswort: „Hilf mir, es selbst zu tun". Die Betreuten wie die Betreuenden sollen sich entwickeln können.

Ich wünsche dem Buch und den Filmen dazu (http://hgf.io/mmm) viele aufmerksame Leserinnen und Leser. An die Autorinnen und an Maria Aarts geht mein großer Dank für ihre wertvolle Arbeit.

Belp, im August 2018
Dr. med. Jean-Luc Moreau-Majer
FMH Allgemeine Innere Medizin, speziell Geriatrie
AG&D Schweiz – Leben mit Demenz GmbH
www.fokusdemenz.ch

Vorworte

„Achtsamkeit in Haltung und Handeln" – so lautete 2011 das Thema einer Fachtagung der Gesundheitsakademie in Weingarten, Deutschland, an der ich zusammen mit Dr. Hartmut Hägele, Chefarzt der Celenus Fachklinik Bromerhof, eine Präsentation über die Marte Meo Methode hielt. Aus alltäglichen Pflegeszenen zeigten wir kleinste Details von unterstützendem Kommunikationsverhalten auf – berührende Bilder von angehenden Pflegefachfrauen und -männern, die mit so viel Freude kranke Menschen pflegen. Filmsequenzen, die aufzeigen, dass Achtsamkeit einfache Handlungen beinhaltet, die nicht mehr Zeit benötigen, jedoch die Qualität der Interaktion positiv beeinflussen und den Pflegealltag erleichtern.

Auf dieser Tagung kam Herr Georg vom Verlag Hogrefe auf uns zu und teilte sein Interesse an einem Buch über Marte Meo in der Pflege und Betreuung mit. Wie Sie nun lesen können, haben wir gewagt, die große Herausforderung anzugehen und dürfen Ihnen bereits die zweite Auflage präsentieren. Täglich wird in der Pflege und Betreuung sehr viel Wertvolles geleistet. Lassen Sie sich inspirieren und stärken durch die Kraft der Bilder.

Wallbach im Februar 2019
Claudia Berther

„Weniger ist mehr" – so lautet einer der Leitsätze von Marte Meo. Was mich immer wieder neu zu verblüffen vermag: dass es möglich sein sollte, mit 1 bis 2 Sekunden längerem, freundlichem Zuwarten Menschen mit Demenz zum Mitarbeiten zu bewegen und zum Lächeln zu bringen. Das hätte ich nie geglaubt, wenn ich es nicht selbst im Film gesehen hätte.

Während der Marte Meo Trainings erleben zu dürfen, wie dieses Motto auch Pflegefachleute und Betreuende zur eigenen Entwicklungskraft verhilft: zu sehen, wie sie sich von Mal zu Mal sicherer und selbstwirksamer einbringen und ihnen spannende, neue Ideen für anspruchsvollste Situationen in ihrem Praxisalltag einfallen. Und beobachten zu können, wie sie ihre eigene Arbeit zunehmend wertschätzen und ihre Erfolge mehr genießen, ist ein Geschenk für mich. Von Film zu Film miterleben zu dürfen, mit wie wenig sie nicht nur ihr Leben, sondern auch ihre Pflege- und Betreuungsqualität und das Leben der erkrankten Menschen und ihrer Angehörigen zu verbessern vermögen, berührt mich sehr.

So hoffe ich, dass wir mit diesem Buch dazu beitragen können, dass auch Sie Ähnliches erleben.

Herzogenbuchsee im Februar 2019
Therese Niklaus Loosli

Leseanleitung und Zusatzinformationen

Wir haben das Interview mit der Begründerin der Methode an den Anfang des Buches gesetzt, damit Sie miterleben können, wie Maria Aarts denkt und wie sie Marte Meo erklärt.

Wir hoffen, dass es uns gelingt, Ihnen mit den Bildern, den Fallbeispielen, den Filmen und unseren Informationen dazu einen praxisnahen und -wirksamen Einblick in das Marte Meo Konzept und in dessen Anwendungsmöglichkeiten zu geben. Da die Methode in der Schweiz im Langzeit-, Betreuungs- und Demenzpflegebereich noch in der Pionierphase steckt, haben wir Leitende gebeten, Kapitel für unser Buch zu schreiben (**Kap. 9**). Sie werden Erfahrungsberichte aus der Praxis sowie eine Zusammenstellung der Antworten der Fragebogen finden, die wir verschickt haben (**Kap. 9** und **10**). Marte Meo und Palliative Care haben wir neu für Sie in diese 2. Auflage des Buches integriert (**Kap 11**). Im Glossar finden Sie die geläufigen Fachausdrücke der Methode zum besseren Verständnis kurz erklärt und alphabetisch aufgelistet. Folgende Punkte sind zu erwähnen:

- Es sind immer die männlichen und weiblichen Formen gemeint.
- Oft schreiben wir Pflegende oder Betreuende. Damit meinen wir hauptsächlich Fachleute verschiedener Qualifikationen. Allerdings können u. a. auch freiwillige Helfende oder pflegende Angehörige sowie Seniorenbetreuende gemeint sein.
- Die Begriffe Bewohner, Klienten, Patienten, Pflegebedürftige und Betreute werden wechselnd genannt, sind jedoch immer auf alle Pflege- und Betreuungskontexte übertragbar.
- Neu werden ausschließlich die englischen Bezeichnungen verwendet für die verschiedenen Ausbildungsstufen respektive Qualifikationen von Marte Meo Fachleuten: „Marte Meo Practitioner“, „Marte Meo Therapist“, „Marte Meo Colleague Trainer“, „Marte Meo Supervisor“ sowie „Licensed Marte Meo Supervisor“ (Marte Meo International, 2018; **Kap. 5** sowie Glossar).
- Die Orientierung gelingt am besten anhand der Inhalts- und Sachwortverzeichnisse.
- Im Glossar werden Begriffe erklärt, die in den Texten verwendet werden.
- Betroffene und Angehörige haben uns Bilder und Filme für dieses Buch anvertraut, damit wir Ihnen die Methode besser erklären können. Bitte gehen Sie respektvoll mit diesen Filmen und Bildern um.
- Ein Inhaltsverzeichnis der Filme inkl. Inhalte, Filmnummern und Kapitelhinweise befindet sich am Schluss des Buches.
- Verwendete Literatur in Beiträgen, die andere Autorinnen geschrieben haben, wird neu nur noch im Literaturverzeichnis hinten im Buch aufgeführt.
- Mit freundlicher Genehmigung des Verlags durften auch Standbilder aus Filmsequenzen platziert werden, die von der Fotoqualität her nicht optimal sind.
- Artikel und Fachbuchbeiträge von Autorinnen mit einem Doppelnachnamen (z. B. Therese Niklaus Loosli) benennen wir in den Quellenangaben in Texten mit dem ersten Nachnamen, hier „Niklaus“. Die erste Ausgabe unseres Fachbuches „Die Marte Meo Methode“ bezeichnen wir demzufolge mit (Berther & Niklaus, 2015).

1 Interview mit Maria Aarts – Begründerin der Marte Meo Methode

Claudia Berther und Therese Niklaus Loosli

Dieses Buch beginnt mit persönlichen Aussagen von Maria Aarts (**Abb. 1-1**), der Begründerin der Methode. Sie gibt in ihren Worten und aus ihrem Blickwinkel einen abgerundeten Überblick zu Marte Meo. Das Interview wurde von den beiden Autorinnen geführt (1/2012). Es wird ergänzt durch Äußerungen, die Maria Aarts am internationalen Treffen mit deutschsprachigen licensed Marte Meo Supervisors in Eindhoven (NL) gemacht hat (12/2018).

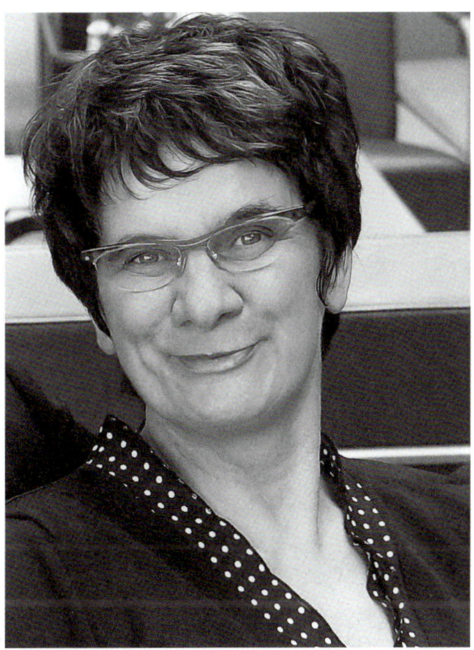

Abbildung 1-1: Porträt von Maria Aarts, Begründerin von Marte Meo (Foto: © Hans Honders, Marte Meo International)

Maria, wie würdest du Pflegenden erklären, was Marte Meo bedeutet?

Maria Aarts: Den Namen „Marte Meo" habe ich mit Bedacht gewählt. Man findet den Begriff in den klassischen lateinischen Texten und eine der Bedeutungen sprach mich direkt an, nämlich „aus eigener Kraft". Diese Aussage gilt natürlich nicht so ganz für demenzkranke Menschen: Sie brauchen oft sehr viel Hilfe im Alltag. Wenn es um die Altenpflege geht, erkläre ich meistens, dass Marte Meo dir als Pflegende die Gelegenheit gibt, wahrzunehmen, was dein Gegenüber von alleine kann und was er vielleicht noch zusätzlich an Hilfe braucht. Ich habe konkrete Informationen entwickelt, wie man unterstützend mit Menschen umgehen kann. Wenn die Person Handlungsmodelle verloren hat (z.B. bei Menschen mit einer Demenzerkrankung), können wir mit Marte Meo bildbasiert Rat geben, was genau in der Praxis zu tun ist, damit die pflegebedürftige Person doch ein Gefühl bekommt von: „Ah, ich weiß noch, wie es geht." Mehr zu benennen, was sie als Nächstes tun kann, ist zentral, um ihr Orientierung und Sicherheit zu geben. Ein Beispiel: „Ja, Sie können eine Tomatensuppe essen gehen, ja, genau da durch die Türe, da steht Ihr Stuhl schon bereit, und oh, es gibt Ihre Lieblingssuppe."

Und was bringt Marte Meo den Pflegenden?

Maria Aarts: Ich erkläre meistens, dass Marte Meo das Leben von Pflegenden „leichter“ macht, und dass sie so die Gelegenheit erhalten, besser wahrzunehmen, was die Bedürfnisse der älteren Menschen sind, die sie betreuen. Das kann man mit Videos sehr genau sehen.

Mit ganz kleinen Kommunikationselementen kannst du die Qualität des alltäglichen Umgangs mit Pflegebedürftigen verbessern. Es wird nicht nur die Pflegequalität für die Klienten durch Marte Meo verbessert, sondern auch die Qualität des Arbeitstages der Pflegenden.

Wenn wir ihnen bildbasiert aufzeigen, was zu tun ist, respektive was der pflegebedürftige Mensch braucht und was sie bis zum nächsten Mal ausprobieren können, z. B. länger „aufmerksam zu warten“, ist dies unterstützend. Wenn wir ihnen danach auf Film die Wirksamkeit und den Effekt ihres Wartens auf das Gegenüber zeigen können, unterstützt dies natürlich die Selbstsicherheit und die Selbstwirksamkeit der Pflegenden und weckt deren Arbeitsfreude und Motivation. Dies führt zu mehr Zufriedenheit des Personals. Meine Erfahrung zeigt, dass Marte Meo als *Burnout-Prophylaxe* für Pflegepersonal wirkt.

Wie hast du die Marte Meo Elemente entdeckt?

Maria Aarts: Indem ich achtsam war und sehr genau die Interaktion zwischen Menschen beobachtet habe. Meine Mutter sagte mir, dass ich im Alter von drei, vier Jahren oft andere in meiner Umgebung beobachtet hätte. Ich habe immer Leute angestarrt, viel mehr und länger als Menschen dies normalerweise tun. Sie hat versucht, mich dazu zu bringen, dass ich mit dem Starren aufhöre. Aber ich fand und finde es immer noch so interessant zu sehen, was in all den vielen alltäglichen Interaktionen geschieht. So meinte meine Mutter: „Gut, dass du nun daraus deinen Beruf gemacht hast!“

Ich habe in den 70er-Jahren in einem kinderpsychiatrischen Heim mit autistischen Kindern gearbeitet. Wir haben die ganze Arbeit der Eltern übernommen und die Kinder in diesem Institut „großgezogen“. Da kam eine Mama an einem Sonntagnachmittag zu Besuch und sah, dass es möglich war, mit ihrem kleinen autistischen Sohn in Kontakt zu kommen. Sie fing an zu weinen und sagte: „Maria, das ist mein Sohn, ich bin seine Mutter. Wenn du weißt, wie man Kontakt mit ihm aufnehmen kann, warum bringst du mir das nicht bei?“

So musste ich herausfinden, wie ich mein Wissen an Eltern weitergeben kann, sodass es für sie verstehbar und brauchbar ist. Die professionelle Sprache war damals sehr problemorientiert. Dies ist mittlerweile überall auf der ganzen Welt besser geworden. Mir fiel auf, dass Vieles abstrakt gesagt wird, z. B.: „Dieses Kind braucht Struktur, dieses Kind braucht eine liebevolle Umgebung etc.“ Wie ist das gemeint, wie können die Erziehenden dies konkret tun? Ich habe somit angefangen, sehr strukturiert, das heißt Sekunde für Sekunde, auf Filmen zu beobachten, was Menschen in Interaktionsmomenten genau tun. Dies nennen wir Interaktionsanalyse nach Marte Meo.

Folgende Frage habe ich mir gestellt: Wie wussten meine Mama und mein Papa aus dem katholischen Süden Hollands, wie man vierzehn Kinder erzieht, ohne dies in der Schule gelernt zu haben? Alle ihre Kinder (meine Schwestern und Brüder) haben sich gut entwickelt. Wie kann es sein, dass meine Brüder, die alle die technische Universität besucht haben, so gute Väter geworden sind? Wie geht das? Diese Fragen haben mich geleitet. Ich war deshalb sehr daran interessiert, im Detail herauszufinden, wie „normale“ Familien miteinander kommunizieren und interagieren. Ich habe angefangen, sie zu filmen. Mit Filmen konnte ich so lange starren (wie meine Mutter zu sagen pflegte), wie ich wollte. Ich konnte das Video immer wieder neu anschauen, den Abspielprozess mehrmals wiederholen.

In den letzten 40 Jahren habe ich Interaktionen im Detail angeschaut und so vieles entdeckt: Wie lernt ein Kind Struktur und Modelle? Wie bekommt ein Kind ein Selbstbild? Wie entwickelt ein Kind Empathie? All die Dinge habe ich im Detail auf Filmen beobachtet und angefangen, die konkreten Zusammenhänge des unterstützenden elterlichen Verhaltens in Interaktionsmomenten mit den Kindern Schritt für Schritt zu sehen und zu verstehen. Schließlich habe ich damit begonnen, diese Informationen für Kinder mit psychischen Störungen und speziellen Bedürfnissen zu nutzen, um Entwicklungsprozesse zu unterstützen.

Vor 20 Jahren kam eine Fachfrau aus Schweden, die bei mir im Marte Meo Training war, mit einem Anliegen zu mir. Sie erzählte mir, dass sie eine an Demenz erkrankte Mutter habe und im Kontakt mit ihr Marte Meo benutze. Sie wollte gerne meine Supervision für den Film mit ihrer Mutter. Ich dachte: „Oh nein, ich habe schon so viele Programme entwickelt, nicht auch noch ein Programm für Marte Meo im Altersbereich. Aber ja, es ist ihre Mama, da kann ich doch nicht sagen: ‚Nein, das tue ich nicht'." Durch die Analyse dieses Films habe ich gesehen, dass ihre Mutter verschiedene Fähigkeiten verloren hat. Ich fragte mich, ob es möglich sein könnte, auch bei Menschen mit Demenz unterstützendes Kommunikationsverhalten einzubauen, natürlich nicht, damit sie sich weiterentwickeln wie Kinder, sondern um ihnen die Möglichkeit zu geben, so gut wie möglich zu „funktionieren" und ihr Potenzial und ihre Ressourcen zu mobilisieren.

Ich weiß natürlich nicht genug über alte demenzkranke Menschen und Patienten mit körperlichen Beschwerden. Deshalb arbeite ich mit den zuständigen Fachleuten zusammen, wenn ich ein neues Programm und neue Checklisten für einen Bereich entwickle. Diese Fachleute bringen Filme mit und ich schaue, wie die Marte Meo Information passend benutzt werden kann. Je mehr in einem Bereich, hier in der Alterspflege, mit Marte Meo gearbeitet wird, desto mehr Feedback erhalten wir. Auf den Filmen kann ich konkret sehen, inwieweit die Marte Meo Information passend ist oder nicht.

Wie meinst du das genau?

Maria Aarts: Wenn sich eine Person, die an Demenz erkrankt ist, aggressiv verhält, kann ich in alltäglichen Interaktionsmomenten mit der Schritt-für-Schritt-Anleitung ein Kooperationsmodell einbauen, wie wir das mit ganz kleinen Kindern einüben. Bei kleinen Kindern mache ich intuitiv zuerst intensiv Kontakt, dann sage ich, was ich tue, um vorhersagbar zu sein: „Shampoo, ja Shampoo nehme ich jetzt und wasche damit deine Haare...". Wenn ich dies mit freundlicher und deutlicher Stimme sage, machen die Kinder meistens gerne mit. Ja und so haben wir genau dies ausprobiert im Altersbereich: Erst Anschluss machen, dann sagen, was ich tue und was sie als Nächstes tun kann, warten, bis die Betreute fertig ist und dann bestätigen. Kleine Schritte machen und diese immer positiv abschließen: „Ja gut, das haben Sie gut geschafft." Die pflegebedürftige Frau fühlt sich so gesehen und geschätzt und nimmt sich in einem solchen Interaktionsmoment kompetent wahr.

Zeitnot und Personalknappheit sind wichtige Themen in der Pflege. Welche Unterstützung kann Marte Meo in der Pflege bieten?

Maria Aarts: Ja, zuerst sagen die Leute oft, dass sie zu beschäftigt seien, um so detailliert mit den Leuten umgehen zu können, wie dies anhand der Videointeraktionsanalyse nach Marte Meo in den Ausbildungen geübt wird.

Anhand der ersten Filme aus der Altenpflege habe ich entdeckt, dass es oft problematisches Verhalten gibt. Ein Bewohner verhält sich aggressiv, z. B. verweigert er das Essen. Das kostet viel Zeit. Dann habe ich 1995 die ersten Marte Meo Ausbildungskurse in Dänemark und Schweden für Pflegepersonal im Altersbereich gegeben. Nach sechs ganztägigen Marte Meo Trainings haben die Pflegenden mir rückgemeldet, dass sie im Umgang mit den Bewohnern Zeit sparen.

Hier ein Beispiel: Sie brachten einen Film mit einer Frau, die aggressives Verhalten zeigte, ins Marte Meo Training. Zwei Pflegende brauchten 20 Minuten, um sie anzukleiden. Danach waren beide fix und fertig und die Bewohnerin so durcheinander, dass sie nicht alleingelassen werden konnte. Mit Hilfe der Filmaufnahmen haben sie entdeckt, dass die Frau keine Kooperationsmodelle mehr hat. Mit Marte Meo haben die Pflegenden gelernt, was alles zu einem Kooperationsprozess gehört und wie Leute, die keine solchen Modelle mehr haben, unterstützt werden können.

Im Folgefilm konnten wir sehen, dass eine Pflegende alleine die Betreuung übernommen hat. Durch das gezielte Einsetzen der Marte Meo Elemente dauerte die gleiche Pflegehandlung 18 Minuten. Beide, Pflegende und Betreute, hatten das Gefühl eines Eins-zu-Eins-Moments, eines echten Begegnungsmoments. Leute, die sich wahrgenommen fühlen, können sich nachher auch wieder einen Moment alleine beschäftigen, sodass den Pflegenden mehr Zeit für andere(s) bleibt.

Am Anfang der Ausbildung während des Basistrainings kostet es natürlich etwas mehr Zeit, mit der Marte Meo Methode im Alltag zu üben. Ich erkläre meistens, dass das Leben der Pflegenden durch die Videoaufnahmen erleichtert wird. Sie bekommen dadurch Gelegenheit, die Bedürfnisse der älteren Klienten besser wahrzunehmen. Mein Fazit: mehr Freude beim Arbeiten und die Pflegenden nehmen wahr, wie wichtig ihre Arbeit ist. Dies wirkt als Burnout-Prophylaxe, wie ich bereits erklärt habe. Pflegende sehen auf Film selbst, welchen Effekt, welche Wirkung ihre Arbeit für die pflegebedürftigen Menschen hat. Dies führt zu zufriedenem und motiviertem Personal. Weniger Personal wird krankgeschrieben und das spart auch Zeit.

Was bringt Marte Meo in Bezug auf die Selbstwirksamkeit bei alten Menschen, die an einer Demenz leiden?

Maria Aarts: Ich gebe ein Beispiel: In einer Institution war die Philosophie, dass die Leute so selbstständig wie möglich sein sollten. Da war eine aktive Frau, die noch selbst ihre Zähne putzen wollte. Ich fragte die Pflegenden, warum sie es nicht selbst machen darf. Sie antworteten: „Ja, weißt du, sie kann es nicht mehr so gut.“ Ich fragte: „Was macht sie denn?“ Ich bekam zur Antwort: „Wenn sie die Zähne geputzt hat, steckt sie diese in den Toilettenbeutel, statt in den Mund. So haben wir damit aufgehört, dass sie sich selbst die Zähne putzen darf.“

Ich sagte zu ihnen: „Die Energie und der Wille ist noch da, aber sie hat das Modell Zähneputzen verloren. Wenn ihr möchtet, können wir es mit einer *Schritt-für-Schritt-Anleitung* nach Marte Meo probieren. Im Moment, bevor sie die Zähne verlegt, sagst du: „So, nun können Sie die Zähne in den Mund stecken.“ So bekommt die Bewohnerin Orientierung und kann es noch selbst tun.

Wir raten vielen Pflegenden, dass sie die Körperwahrnehmung der Bewohner durch Benennen der einzelnen Körperteile aktivieren können. Warum? Dazu habe ich ein schönes Beispiel aus Dänemark von einer Pflegenden: Sie bringt eine Frau zu Bett. Die Pflegende benennt Schritt für Schritt: „Ja, nun können Sie hier sitzen. Sehr gut. Ich ziehe ihre Hausschuhe ab. Genau. Und jetzt ziehe ich ihre Socken aus. So, nun können sie sich hinlegen.“ Dann schaut die Bewohnerin erstaunt auf: „Ja, hier können sie ihren Kopf hinlegen.“ Und die Frau tut das und sagt nachher: „Ja, und wo muss ich meine Beine hinlegen?“ Die Pflegende: „Ihre Beine können sie da hinlegen.“ Da sagt die Frau: „So weit weg?“ Sie konnte nicht mehr wahrnehmen, dass ihre Beine ein Teil von ihrem Körper sind. Das macht gleich deutlich, dass viele alte, an Demenz erkrankte Menschen oft die Körperwahrnehmung verloren haben. Anhand von Bildern zeige ich, welches meine Leitgedanken sind, worauf ich genau achte und wie ich wahrnehmen kann, welche Modelle weggefallen sind, welche noch teilweise da sind und deshalb auch nur teilweise unterstützt werden müssen.

Was sagst du zum Angehörigentraining?

Maria Aarts: Besonders erwähnen möchte ich auch das Projekt „*Zirkel der Liebe*“ von Marte Meo. Rund um einen demenzkranken Menschen sind Leute mit viel Liebe: Partner, Kinder, Enkel und Freunde. Diese Menschen haben viel Liebe, viel Motivation, sie wollen gerne etwas beitragen, aber sie wissen nicht wie. Die Informationen, die sie dazu benötigen, fehlen. Deshalb trainieren wir Angehörige mit Bildern aus dem Alltag. Wir schauen im Film mit ihnen zusammen ganz genau, was die pflegebedürftige Person ohne Hilfe noch gut selbst tun kann und wo sie für alltägliche Verrichtungen und Situationen extra Unterstützung braucht. Wir achten gemeinsam darauf, wo der Bedürftige noch kleine Handlungsinitiativen zeigt, die vielleicht ohne Film gar nicht wahrgenommen werden können. Wir nennen dieses Programm Marte Meo Angehörigentraining.

Angehörige zu trainieren ist schön. Wir bekommen dafür viele positive Rückmeldungen von ihnen und den Betroffenen. Beispielsweise schicken deren Kinder mir Briefe, in denen sie sich dafür bedanken, dass sie vor zwei Jahren die Möglichkeit erhalten haben, ein Marte Meo Training über unterstützende Kommunikationselemente zu bekommen, um beispielsweise mit ihrem demenzkranken Papa anders umgehen zu lernen. Sie teilten mir mit, dass sie dadurch eine so gute letzte Zeit mit ihm geschenkt bekommen haben. Sie sagen: „Vor dem Training waren wir verwirrt, wir wollten ihn besuchen, wussten aber nicht was da zu tun ist. Auch unter uns Kindern war es nicht gut. Das Marte Meo Training hat uns Angehörige als Familie näher zusammengebracht und hat uns geholfen, zu lernen, mit Papa umzugehen. Wir haben gelernt, zu sehen, was er braucht und wie wir ihn unterstützen können. Und uns hat es geholfen, den Effekt auf dem Film zu sehen, wenn wir die Marte Meo Elemente eingesetzt haben. Unser Papa hat es genossen.“

Welches sind deine Erfahrungen, wenn Institutionen gleichzeitig das Personal und auch die Angehörigen mit Marte Meo schulen?

Maria Aarts: Es ist modern und erwünscht, mit Angehörigen zusammenzuarbeiten, aber es gibt für das Personal auch immer Stress im Sinne von: Welches Wissen gibt man wie weiter? Angehörige kennen den Bewohner viel besser, gleichzeitig aber haben die Profis mehr Erfahrung mit demenzkranken Menschen. Wenn zwei Schwestern zu Besuch kommen und nicht mehr wissen, wie sie mit ihrer demenzkranken Mutter umgehen sollen, fangen sie an, miteinander zu reden, statt mit ihrer Mutter. Die Pflegende, die das beobachten, könnten denken: „Nun kommen die beiden Töchter einmal pro Woche am Sonntag zu Besuch und reden dann nicht einmal mit ihrer Mutter.“ Die beiden Geschwister wissen aber nicht, wie genau sie den Kontakt zu ihrer Mutter herstellen können. Hierbei würden sie die Hilfe des Pflegepersonals benötigen.

Vielfach fehlt aber dem Pflegepersonal das Wissen, um den Angehörigen zu vermitteln, was es konkret bedeutet, Kontakt mit einem demenzkranken Elternteil aufzubauen. So haben wir im Seniorenzentrum am Haarbach in Aachen gleichzeitig das Personal und die Angehörigen trainiert. Das war und ist ein großer Erfolg. Dies handhaben wir nun auch in Australien so.

Personal und Angehörige lernen anhand von Filmsequenzen, besser wahrzunehmen, was die pflegebedürftige Person in diesem Moment genau benötigt. Sie werden nicht kritisiert und nicht korrigiert, sondern eingeladen: „Schau, dein demenzkranker Papa hat gemacht, was du gesagt hast. Aber wie eine viel jüngere Person braucht er nun eine Bestätigung. Wenn er emotional stark ist, braucht er das nicht. Aber hier sieht man in seinem Gesicht, dass er verunsichert wirkt, weil er so viel „verloren“ hat, was er einst gut tun konnte. Du könntest ihn in diesem Moment bestätigen, z.B. durch: „Ah Papa, das hast du gut geschafft, du hast alle Knöpfe der Jacke zugemacht, perfekt.“

Sowohl Personal wie auch Angehörige können in ihrem Alltag dasselbe ausprobieren. Es ermöglicht den gemeinsamen Austausch. Und so entwickelt man die gleiche „Sprache“.

Ich lasse die Profis Wissen über demenzkranke Menschen im Kurs einbringen. Sie wissen mehr als ich. Auch die Angehörigen bekommen eine besondere Rolle zugesprochen. Sie haben meist Jahre mit der bedürftigen Person zusammengelebt. Aus dieser Zeit existieren geteilte Momente und gemeinsame Erfahrungen. Deshalb lasse ich die Angehörigen die „emotionalen und sozialen“ Experten im Umgang mit dem bedürftigen Menschen sein. Angehörige sind in der Regel sehr dankbar und nehmen bewusst wahr, wie viel die Pflegenden investieren, um ihre Mutter oder ihren Vater bestmöglich kennen und betreuen zu können. In Deutschland bezahlt aus genau diesen Gründen die Krankenkasse AOK in Aachen das Marte Meo Training für Angehörige. Sie haben erkannt, dass Marte Meo eine zusätzliche Unterstützung für Angehörige und für die Pflegenden ist.

Was bringt es, Marte Meo in einer Alters- und Pflegeinstitution zu implementieren?

Maria Aarts: Der Nutzen für die Institution lässt sich eigentlich anhand von Bildern am besten beantworten. Natürlich kann ich allerlei schöne Dinge sagen, was ich in diesem Interview in anderen Worten schon gesagt habe: Das Implementieren von Marte Meo bringt Qualitätsverbesserung der Arbeit für die Klienten, aber auch Qualitätsverbesserung im Alltag für die Fachleute der jeweiligen Institutionen. Ich möchte betonen, dass Leitende – Direktoren – von den Pflegekräften, die im tagtäglichen Kontakt mit den demenzkranken Menschen sind, profitieren könnten, um die passende Unterstützung bei der Arbeit mit Bedürftigen herauszufinden.

Was sollte eine Pflegeinstitution besonders beachten, wenn sie Marte Meo implementieren will?

Maria Aarts: Der Prozess erfolgt Schritt für Schritt. Zu Beginn gebe ich den Interessierten häufig einen Trainingstag, an dem ich Beispiele aus anderen Institutionen aufzeige. Dies gibt Anregung für Diskussionen und Austausch. An jedem weiteren Termin suche ich explizit den Austausch mit den Führungskräften. Marte Meo ist ganz maßgeschneidert, dies bedeutet, dass individuell auf die Möglichkeiten des jeweiligen Auftraggebers geachtet wird. Beispielsweise hängt der Prozess vom Rahmen der finanziellen Mittel ab. Ebenso von der Entscheidungsfreiheit der Leitenden einer Institution. Dann gibt es die Pioniere, die sagen: „Ja, das wollen wir echt...“ Und dann gibt man Anleitung, wie „man Pionier sein muss“. Das Im-

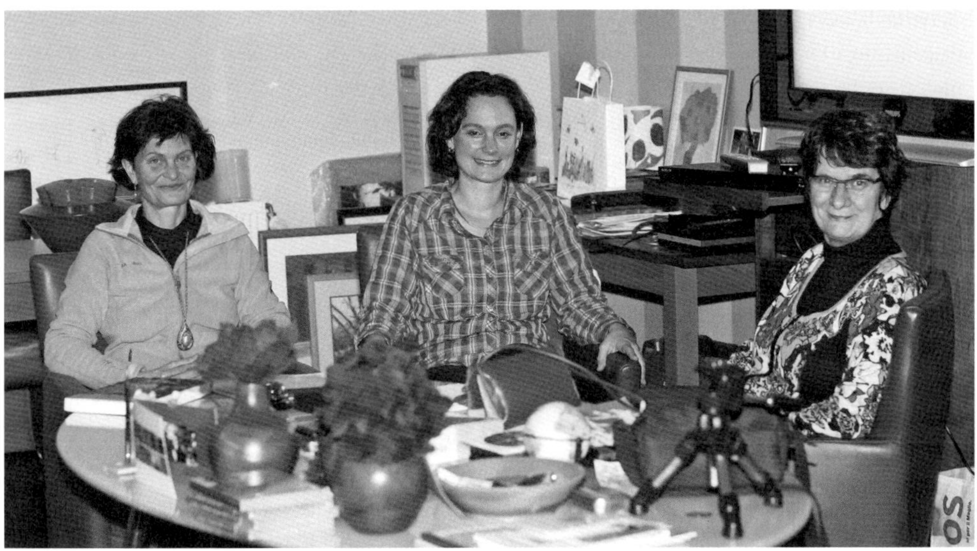

Abbildung 1-2: Maria Aarts (rechts) beim Interviewtermin mit den Autorinnen Claudia Berther (Mitte) und Therese Niklaus Loosli (links) in Eindhoven (NL) am 23.01.2012 (Foto: © Hans Honders, Marte Meo International)

plementieren ist in jeder Institution ein eigenständiges Projekt.

Das Seniorenzentrum am Haarbach in Aachen zum Beispiel hat Institutionen aus der Nachbarschaft eingeladen. Es kamen ungefähr 300 Personen. Diesen präsentierten wir verschiedene Filme. Es war sowohl für die Teilnehmer als auch für das Personal inspirierend. Viele Anfragen erreichten das Team mit der Bitte, ob eine in der Marte Meo Methode ausgebildete Fachperson auch das Personal eines Instituts aus der Nachbarschaft trainieren könnte. Am Abend hat der Direktor des Seniorenzentrums am Haarbach, Christoph Venedey, mich angerufen und mir mitgeteilt, dass seine Leute so stolz waren, weil sie so viele positive Reaktionen und so viel Interesse von den Fachleuten aus der Region erhalten hatten. Seine Mitarbeitenden seien „einen Kopf größer" nach Hause gegangen. Darüber sei er sehr froh. Das habe er immer gewollt, dass sein Personal stolz sein könne auf das, was es beim Arbeiten täte.

Auch in anderen Ländern erlebe ich, dass dort Pioniere sind, die etwas wagen. Diese Fachleute braucht man, um neue Projekte und neue Methoden in diese Berufsgruppen einbringen zu können. Deshalb freut es mich, dass es in der Schweiz auch solche Pionierinstitutionen im Pflege- und Betreuungsbereich gibt: Beispielsweise den Wagerenhof in Uster bei Zürich mit der Betreuung von Menschen mit einer Behinderung oder, wie bereits erwähnt, die dahlia oberaargau im Altersbereich im Kanton Bern.

Videoaufnahmen, muss das sein? Da gibt es verschiedene Ängste...

Maria Aarts: Wir haben strenge Regeln. Zum Beispiel steht alles, was in der Supervision läuft, unter Schweigepflicht. Niemals werden ein Film oder Daten für weitere Zwecke benutzt. Das ist gesetzlich geregelt. Es gibt auf Papier festgehaltene Regeln, die unterschrieben werden müssen, bevor das Marte Meo Training beginnt. In allen modernen Ländern gibt es zudem Regeln, wie man mit diesen Filmaufnahmen umzugehen hat. Es muss von höchster Wichtigkeit sein, ein genaues und strukturiertes Vorgehen festzuhalten. Beispielsweise, dass Filmaufnahmen einer Institution unter Verschluss beim Direktor aufbewahrt sind. Und selbstverständlich müssen die Angehörigen und die Pflegebedürftigen selbst einverstanden sein und unterschreiben, dass sie gefilmt werden. Wenn Filme für Präsentationen oder Ausbildungen in anderen Institutionen sozusagen öffentlich genutzt werden, dann gibt es ganz klare Kontrakte. Alle Beteiligten müssen unterschreiben und einverstanden sein.

Selbst gefilmt zu werden kann Ängste auslösen. Aber es gibt in einer Gruppe immer mutige Leute. Pro Trainingstag braucht es ungefähr drei bis vier Filme. Wenn die Leute mitbekommen, wie die Filme analysiert werden, ist es kein Problem mehr.

Meistens ist das mehr eine Angst vor dem Kurs. Zu Beginn einer Marte Meo Ausbildung benutzen wir viele Videobeispiele von anderen Institutionen, die für Ausbildungszwecke freigegeben worden sind.

Der Marte Meo Supervisor zeigt der Pflegekraft im sogenannten Review (bildbasierte Beratung nach Marte Meo) auf, was diese intuitiv bereits gut macht. Die Orientierung an den vorhandenen Ressourcen der Auszubildenden ist wesentlich, um auch Ängste abbauen zu können.

Kannst du uns bitte die Begriffe „Marte Meo" und „Review" erklären?

Maria Aarts: Marte Meo ist eine Methode, die konkrete Informationen anhand von Videobildern aus dem gewöhnlichen Alltag gibt und darüber hinaus aufzeigt, wie man die Kommunikation der Beteiligten und deren Entwicklung stimulieren kann. Nach 40 Jahren Erfahrungen-Sammeln wissen wir mehr und mehr, was genau wirkt und wie wir das in der Praxis konkret umsetzen können.

Wenn wir die Informationen mit einem Video vermitteln, nennen wir dies ein Review. Wir benutzen die Bilder und sagen: „In diesem Moment braucht dieser Klient, dass du ihm mehr Zeit gibst. Kannst du ihm das geben?" Dann werden sie wieder gefilmt und wir schauen auf dem Folgefilm, ob das zusätzliche Zeitgeben für den Klienten unterstützend ist.

Eine Stärke von Marte Meo ist, dass Menschen aus unterschiedlichen Berufsgruppen zusammen trainiert werden und trotzdem individuell profitieren.

Maria Aarts: Ja, Marte Meo zeigt, wie das Beste aus dem Leben herausgeholt werden kann. Fachleute bringen aus unterschiedlichen Gebieten verschiedene Filme aus ihrer Arbeit in das Training. Wir vermitteln Informationen mit dem Marte Meo 3W-Beratungssystem, das heißt, wir zeigen im Film genau, in welchem Moment, also wann sie etwas tun, was sie genau machen und wozu das wichtig ist. So profitieren sie voneinander. Wir machen die Erfahrung, dass sie dann anfangen, diese Marte Meo Elemente auch im persönlichen Leben zu benutzen.

Für den Abschluss in der Marte Meo Methode fragte ich die Fachperson, was sie in der Zeit der Ausbildung alles gelernt habe und als besonders wichtig empfinde. Für mich sind die Marte Meo Ausbildungsabschlüsse eine Art Feier. Ich nenne sie „Celebration". Anhand dieser Rückmeldungen erkenne ich, dass sich für die Auszubildenden nicht nur die fachliche Arbeit, sondern ebenso der private Bereich positiv verändert hat. Sie sagen beispielsweise: „Ich habe Marte Meo für meine eigenen Kinder, für meine Eltern, für meine Schwiegereltern oder für meinen Mann genutzt." Marte Meo zeigt Möglichkeiten für Entwicklungen im gewöhnlichen Alltag auf.

Gerald Hüther sagte über meine Arbeit: „Weißt du Maria, du hast so gute Augen. Du hast einen so guten Blick für Möglichkeiten! Das ist clever. Schwierigkeiten kann jeder sehen, die sind groß genug. Aber Möglichkeiten sind meistens sehr klein, da muss man gut trainierte Augen haben." Oder eine Frau aus Sydney hat mir beim Abschlussexamen gesagt: „Ich dachte, ich hätte eine gute Brille. Ich habe alles immer gut gesehen. Aber das Training von dir, Maria, ist wie wenn ich zu einem neuen Optiker gegangen wäre. Ich habe eine total neue Brille. Ich sehe so viele Dinge, die ich vorher nie gesehen habe." Das finde ich ein so schönes Beispiel!

Kannst du etwas zu Forschung und Studien zur Marte Meo Methode im Alterspflegebereich sagen?

Maria Aarts: Es gibt schon einige wissenschaftliche Studien über Marte Meo. Ich forsche selbst nicht, sondern freue mich, wenn andere Professionelle dies tun. Beispielsweise laufen zurzeit an der Universität in Bergen wissenschaftliche Forschungsprojekte über Marte Meo. In verschiedenen Ländern werden evidenzbasierte Studien im Altersbereich durchgeführt. Immer wieder kommen Universitäten mit der Idee, Forschung mit mir zusammen zu machen. Sie begleiten Projekte im Gesundheits- und Pflegedienst. Man kann sich auf unserer Website www.martemeo.com informieren und unter „Kontakt" kann eine E-Mail an mich geschrieben werden, um die Forschungsresultate zu bestellen. Wir bringen für den Erfahrungsaustausch auch verschiedene Institutionen miteinander in Kontakt.

Was sind die Grenzen von Marte Meo?

Maria Aarts: Das Marte Meo Programm habe ich mit dem Ziel entwickelt, Menschen praktische Kenntnisse über die Unterstützung von Entwicklungsprozessen zu vermitteln. Dies stellt gleichzeitig die Begrenzung der Methode dar. Wir können auf das Wissen und die Fähigkeiten der Fachleute nicht verzichten. In vielen Fällen stellt Marte Meo eine Ergänzung dar.

Eine Kinderpsychiaterin in Stockholm sagte mir: „Seit ich von dir in unserem Krankenhaus Marte Meo gelernt habe, profitiere ich mehr von meinen wissenschaftlichen Theorien." Zusätzlich konnte sie natürlich den Eltern und Profis auch Informationen weitergeben. Aber es gibt zum Beispiel Situationen mit Syndromen, wo man viel mehr wissen muss. Dann arbeiten wir zusammen mit anderen Fachleuten.

Möchtest du noch etwas ergänzen?

Maria Aarts: Gerne hätte ich Bilder ins Interview „gesteckt". Ein Bild kann mehr vermitteln als tausend Worte. Die Chinesen z.B. waren sehr froh, dass ich mit Bildern präsentierte. So können Fachleute aus anderen Kulturen und Sprachregionen bildbasiert erfahren, in welchen spezifischen Situationen Marte Meo sehr passend sein kann. Das sehe ich auch in Indien, bei den Aborigines in Australien und in anderen Ländern. Wenn ich Bilder habe und dazu erzählen kann, dann kann ich aus dem Vollen schöpfen: alles geht von alleine...

Wie gesagt, arbeite ich in 41 Ländern und schaue mit den Fachleuten vor Ort, wie die Marte Meo Basisinformationen passend in ihrem Bereich angewendet werden können. Je mehr Filme wir mit der Videointeraktionsanalyse nach Marte Meo ansehen, desto mehr Feedback erhalten wir von den Fachpersonen darüber, was genau unterstützend wirkt und welches Potenzial sowie welche Ressourcen bei der Klientel noch zu mobilisieren sind.

Weiterentwicklung von Marte Meo: Marte Meo entwickelt sich immer weiter. In letzter Zeit habe ich über das Marte Meo Element „Warten" nachgedacht, das im Alterspflegebereich und in der Arbeit mit demenzkranken Menschen besonders wichtig ist. Neu nenne ich dieses Kommunikationselement „aufmerksam Warten". Denn es reicht nicht, dass ich einfach warte. Ich muss mit meiner Aufmerksamkeit ganz bei der anderen Person bleiben und ruhig warten, damit ich wirklich Potenzial und Ressourcen beim Gegenüber zu mobilisieren vermag. Dies scheint mir gegeben mit dem Begriff „attentive waiting" oder eben „aufmerksam Warten".

Wenn wir Fachleuten anhand von Filmsequenzen Informationen vermitteln, geben wir ihnen in der Regel am Schluss einen „Arbeitspunkt" mit. In vielen Fällen scheint mir auch dieser Begriff nicht mehr ganz passend. Ich habe darüber nachgedacht, ob „der nächste Entwicklungsschritt" ein günstigerer Ausdruck sein könnte, um Leute einzuladen, Neues auszuprobieren. Gerne lade ich euch ein, die Filme zum Buch anzusehen: Claudia und Therese haben Filme für euch aufbereitet aus dem Pflege- und Betreuungsbereich von Fachleuten und Institutionen in der Schweiz, die mit Marte Meo arbeiten. Ich habe ein paar dieser Filme besprochen. Und sobald ich Bilder und Filmsequenzen vor mir habe, kommt meine ganze Schaffenskraft von alleine. Dann kann ich euch Marte Meo noch viel besser erklären als im Interview.

Maria Aarts ergänzte im Juni 2018 in Zürich an einer Fachtagung für die in der Schweiz tätigen (licensed) Marte Meo Supervisors (Aarts, 2018), dass es aktuell 50 Länder sind, in denen mit Marte Meo gearbeitet wird. Sie betonte zudem, dass das Element „aufmerksam Warten" in strukturierten Situationen ergänzt werden sollte: den Pflegebedürftigen „Zeit gegeben", damit sie eine Aufforderung selbst umsetzen können. Im Dezember 2018 am Treffen der licensed Marte Meo Supervisors in Eindhoven (Aarts, 2018a) informierte sie, dass die Entwicklung der Learning Sets (Glossar) für Eltern und solche für Fachleute voran geht. Diese werden auf der Webseite von Marte Meo International aufgeschaltet und können Online abonniert werden. Bereits seit ein paar Jahren existieren Marte Meo Learning Sets für Familien in Australien, Neuseeland, Kanada und anderen englischsprachige Länder auf der Webseite von Storypark (www.storypark.com). Weiter plant Maria Aarts ein neues Buch zusammen mit ihrer Schwester Josje Aarts herauszugeben, mit Richtlinien von „Marte Meo International" an denen sich das ganze internationale Marte Meo Netzwerk orientieren kann.

2 Was ist Marte Meo?

Claudia Berther und Therese Niklaus Loosli

Marte Meo ist eine filmbasierte Methode, die hilft, unterstützende Kommunikations- und Interaktionsfähigkeiten zwischen den Beteiligten wahrzunehmen, zu trainieren und weiterzuentwickeln. Die Methode wurde in den 1970er-Jahren von Maria Aarts in den Niederlanden begründet, um Eltern von Kindern mit speziellen Bedürfnissen konkrete und entwicklungsunterstützende Informationen vermitteln zu können, die verstehbar und brauchbar sind. Sie basiert auf entwicklungspsychologischen Aspekten (Bünder, Sirringhaus-Bünder & Helfer, 2009, S. 24 ff.). Aus dem Lateinischen hergeleitet bedeutet „Marte Meo" sinngemäß „aus eigener Kraft" und wurde von Maria Aarts bewusst gewählt, um die Grundhaltung der Methode sichtbar zu machen, nämlich Menschen so zu unterstützen, dass sie sich aus eigener Kraft weiterentwickeln können (Aarts, 2009, S. 64; Isager, 2009, S. 1). Die Methode und deren Theorie wurden aus der Praxis entwickelt. Das Modell führt nicht von der Theorie zur Handlung, wie sonst üblich, sondern gerade umgekehrt (Bünder et al., 2009, S. 11–12).

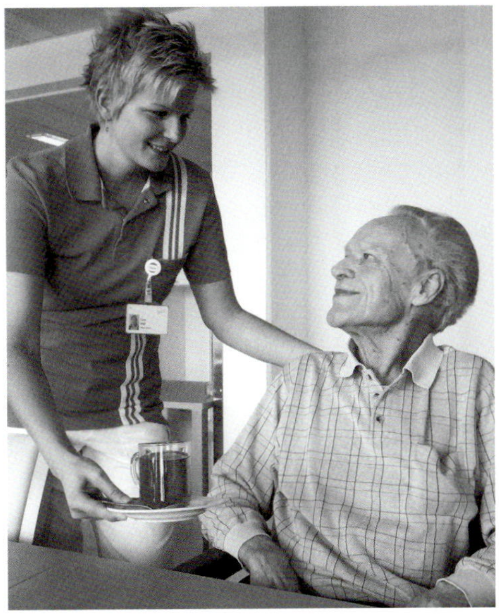

Abbildung 2-1: Die Pflegende reicht dem Bewohner das Essen mit einem Lächeln – ein guter Moment für beide; ein Happ Happ für sie und Ressourcen mobilisierend für ihn. (Foto: © dahlia oberaargau ag)

Seit mehr als 40 Jahren analysiert Maria Aarts auf Filmaufnahmen detailliert Interaktionen aus dem Alltag betroffener Personen und achtet auf kleinste Basiselemente der Kommunikation (**Kap. 3.2.3**), die nötig sind, um einen Entwicklungsprozess zu ermöglichen oder Potenzial/Ressourcen zu mobilisieren. Seit 1995 wird Marte Meo in der Alterspflege und im Behindertenbereich als Unterstützung beigezogen. Im internationalen Netzwerk der Marte Meo Professionals, das zurzeit 50 Länder umfasst, wurde und wird die Methode immer weiterentwickelt und wissenschaftlich untersucht (Aarts, 2011, S. 54 ff.; Aarts, 2018).

Ziel der Marte Meo Methode ist, dass sowohl das Potenzial der Pflegebedürftigen als auch die Ressourcen der Pflegenden und Betreuenden mit der videounterstützten Methode differenziert wahrgenommen und in alltäglichen Interaktionen bewusst genutzt werden können (**Abb. 2-1**). Dies erleichtert den anspruchsvollen Alltag für Betroffene und Pflegende (Berther & Niklaus, 2012a, 2012b; Berther & Niklaus, 2013, S. 54–56). Maria Aarts sagt: „Die Bedürfnisse des Klienten stehen im Mittelpunkt der Marte Meo Ausbildung“ (Aarts, 2009, S. 132). Dabei betont sie: „Ich gebe den Fachleuten eine Rückmeldung über die Bedeutung ihrer Arbeit, indem ich ihnen die Momente zeige, in denen sie Unterstützung ganz selbstverständlich geben und erwähne, was das für die Klienten bedeutet. Ich erfasse mögliche Qualitätsverbesserungen für die Angestellten und die Abteilung/Einrichtung, in der sie/er arbeitet“. (Aarts, 2009, S. 135)

Und sie sagt weiter: „Ich schule Fachleute, wie sie ihre ‚Batterien‘ auffüllen können. Im Rahmen der Marte Meo Methode benutze ich die Metapher der ‚Happ Happ Momente‘. Wenn du einen guten Moment wahrnimmst, nimm dir Zeit, ihn auf dich wirken zu lassen und ‚iss‘ dieses herrliche Gefühl.“ (Aarts, 2009, S. 135)

3 Theoretische und praktische Grundlagen der Marte Meo Methode

Claudia Berther und Therese Niklaus Loosli

Zuerst wird in **Kapitel 3.1.** ein kurzer Einblick gewährt, damit Sie sich einen Überblick über die Marte Meo Methode und deren Anwendungsmöglichkeiten machen können. Im **Kapitel 3.2** werden die Methode und ihre verschiedenen Instrumente detailliert sowohl theoretisch als auch praxisbezogen im Buch vorgestellt. Soweit möglich werden die theoretischen Grundlagen nicht nur mit Texten, sondern anhand von Bildern erklärt. Zudem sind über http://hgf.io/mmm verschiedenste Filme zu finden, die dazu betragen sollen, die theoretischen Grundlagen zu den verschiedenen Instrumenten der Marte Meo Methode zu verdeutlichen.

3.1 Grundlegendes

Therese Niklaus Loosli

Maria Aarts schreibt, dass die Bedürfnisse des Klienten zentral sind im Marte Meo Training. Die Profis müssen die professionellen Fähigkeiten entwickelt haben, um den Bedürfnissen der Klientel begegnen zu können (Aarts, 2005, S. 5). Becker (2009, S. 42) hält fest: „Um die Kompetenzen von Pflegenden zu stärken, bedient sich Marte Meo der Videotechnik: Kurze Szenen im Pflegealltag werden gefilmt und analysiert. Bei dieser Analyse werden nur die gelungenen Momente der Kommunikation genutzt. Diese werden den Pflegekräften von Marte Meo Experten gezeigt. Dabei wird verdeutlicht, weshalb welches Verhalten in welcher Situation hilfreich ist".

Die Arbeitsweise der Marte Meo Methode ist das kleinschrittige Analysieren und genaue wertfreie Beobachten von gefilmten gewöhnlichen Interaktionsmomenten (Niklaus, 2019a, S. 1–4), hier der Pflege und Betreuung. Der Vorteil ist, dass Alltagessituationen in den Mittelpunkt gerückt und reflektiert werden können, was eine Metaperspektive ermöglicht (Bünder et al., 2009, S. 13; Hawellek, 2012, S. 26ff.). Marte Meo wird als strukturierte, systemisch lösungs- und ressourcenorientierte, filmbasierte Beobachtungs- und Analysemethode beschrieben (Niklaus, 2018b). Anhand der gerade genannten Videointeraktionsanalyse kann die Botschaft hinter schwierigem Verhalten von Pflegebedürftigen analysiert werden. Bei aggressivem Verhalten von Klienten wird z. B. auf folgende Marte Meo Elemente geachtet: Ist genügend *Anschluss* da? Stimmt die Tempoabstimmung, d. h., wird dem Klienten nach einer Information genügend *Zeit gegeben*, damit er die Möglichkeit bekommt, zu verstehen, was als Nächstes geschehen soll, damit er bestmöglich mitarbeiten kann? (Berther & Niklaus, 2013, S. 54–56). Das kleinschrittige Analysieren der Filmsequenzen ist hilfreich zur Einschätzung, was der pflegebedürftige Mensch noch selbst tun kann und wo er Unterstützung braucht bzw. welches kommunikative Verhalten der Betreuenden in Pflegeinteraktionen für eine optimale Pflegequalität hilfreich und nützlich ist.

Die dadurch gewonnenen Erkenntnisse werden den Pflegenden mittels kurzer Filmsequenzen (Review genannt, **Kap. 3.4.1**) vermittelt. Dies kann in filmbasierten Einzelgesprächen, in Fallbesprechungen im Team oder in den verschiedenen Marte Meo Ausbildungsstufen geschehen. Die Bilder helfen, Signale der Klienten wahrzunehmen und kleinste Handlungsmöglichkeiten und deren Wirkung für Betreuende sichtbar zu machen. Der Transfer in die Pflegepraxis ist dadurch sofort möglich (Bünder et al., 2009, S. 134–135). Die Wirksamkeit kann mit einem Folgefilm überprüft werden: Mitarbeitende mit unterschiedlichen Qualifikationen, Aufgaben, Berufserfahrungen und Sprachen können so gemeinsam und doch individuell konkret praxiswirksam geschult werden (Berther & Niklaus, 2012b, S. 35).

Dies ermöglicht qualifikationsübergreifend eine gemeinsame Sprache in der Institution und/oder im Netzwerk rund um einen pflegebedürftigen Menschen (Berther & Niklaus, 2012a, S. 23; Rymann, 2014, S. 6, sowie Erfahrungsberichte aus den Institutionen, **Kap. 9**).

Maria Aarts hat das Marte Meo Konzept ursprünglich entwickelt „aus ihrer Praxis mit autistischen und psychotischen Kindern und Jugendlichen heraus“ (Bösche, 2013, S. 1). Selbstverständlich wird die Methode in der Pflege und in Gesundheitsberufen im Kleinkinder-, Kinder- und Jugendbereich angewendet, z. B.:

- in der Gesundheitspflege respektive Familienspitex (Graaf, 2012, S. 1–10; O'Donovan, 2011b, S. 1–3; O'Donovan, 2013, S. 1–11)
- im Akutspital auf der Neonatologie und Pädiatrie (Bösche, 2013, S. 3–10)
- in der Arbeit mit Kindern psychisch belasteter/erkrankter Mütter/Eltern/Grosseltern (Aarts, Hawellek, Rausch, Schneider & Thelen, 2014, S. 181 ff.; Burri, 2017, S. 2–71; Dobler & Niklaus, 2018, S. 1–4; Graaf, 2014, S. 1–6; Hipp, Novak & Voos, 2016; Kristensen, 2013, S. 1–3; Moser & Niklaus, 2015, S. 43–49; Niklaus, 2014, S. 1–4; Niklaus, Hägele, Bermejo, Berther & Bösche, 2014, S. 10; Schluep & Niklaus, 2018, S. 1–8; Vik, 2010, S. 7 ff.)
- für Young Carers, pflegende minderjährige Angehörige (**Kap. 11.4.**; Dobler & Niklaus, 2018, S. 1–4)
- in der Mütter-, Väter- und Elternberatung (Jungo, 2009, S. 26–27; Kellermüller, 2018, S. 4–9; Niklaus, 2011, S. 3–7)
- im Frühbereich und Kindesalter (Aarts & Niklaus, 2011a, S. 31–36; Drawert, 2015, S. 1–6; Gartner & Kübler, 2018, S. 3–142; Hampel, 2014; Kauer, 2016, S. 1–55; Kristensen, 2013, S. 1–3; Lund & Rohde, 2015; Lottaz-Bättig & Castella, 2019, S. 18–25; Luterbacher, 2018, S. 2–62; Niklaus, 2019, S. 11–19; Stening-Peters, 2015, S. 1–7; Stricker, 2015, S. 4–74; Thelen, 2014, S. 6–10)
- in der Kinder- und Jugendpsychiatrie ambulant und teil-/stationär (Aarts, 2012; Aarts & Rausch, 2009; Baeriswyl, 2011, S. 16–23; Manser, 2015, S. 24–25; Niklaus, 2011, S. 1–6; Niklaus, 2019b, S. 11–19)
- in der Ergotherapie im pädiatrischen Fachbereich (Eisner, Monshi & Zohmann, 2008, S. 36–39).

Um die Marte Meo Methode in medizinischen Einsatzbereichen international voranzubringen, haben einige deutsche und Schweizer Pflegefachleute und Ärztinnen *Marte Meo Medical,* eine internationale, interdisziplinäre Arbeitsgruppe verschiedener ärztlicher, therapeutischer und pflegender Fachleute des Gesundheitswesens, ins Leben gerufen (Aarts, 2011, S. 79). Seit 2012 finden regelmäßig internationale Kongresse von „*Marte Meo Medical*“ statt: z.B. 2012 in Weingarten (DE), 2014 in Bergen (NOR) (Hägele, 2012).

Schwerpunkt dieses Buches ist die ambulante sowie teilstationäre und stationäre Langzeit- und Alterspflege und Betreuung.

Hinweis

Wesentliche Aussagen dieses Buches werden nicht nur theoretisch vertieft, sondern konkret anhand bildbasierter Beispiele und Filmsequenzen (s. Filme auf http://hgf.io/mmm zum Buch) erklärt. ■

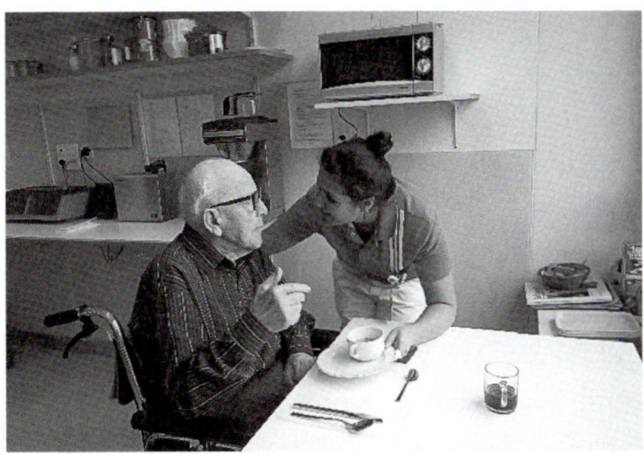

Abbildung 3-1: Eine Suppe, mit einem Lächeln serviert, verschafft dem pflegebedürftigen Menschen einen guten Moment: guter Anschluss. (Foto: © dahlia oberaargau ag) ■

3.1.1 Marte Meo in der Alterspflege

Die Wirksamkeit der Marte Meo Methode für den Alters- und Langzeitpflegebereich sowie insbesondere für die Pflege und Betreuung von Menschen, die an einer Demenz leiden, wurde bereits in den frühen 1990er-Jahren entdeckt (Aarts, 2011, S. 89; s.a. **Kap. 8.1**).

Guter Anschluss

Für die tägliche Arbeit mit demenzkranken Menschen ist die Marte Meo Methode besonders gut geeignet. Das Leben dieser Menschen spielt sich in der Regel konsequent im Hier und Jetzt ab. Sie können nicht mehr vorausdenken und -planen. Zunehmend verlieren sie Orientierung und Handlungsmuster. Für einfache alltägliche Verrichtungen, wie „Anziehen“, „Gesicht-Waschen“ und „Essen“, brauchen sie Hilfe von Pflegenden. Eine gute Atmosphäre und ein guter Anschluss sind zentral, damit Kooperation für sie möglich ist/wird (**Kap. 8.1** und **Abb. 3-1**).

Tempoanpassung

An Demenz erkrankte Menschen tun und verarbeiten vieles viel langsamer als Betreuende. Ist das Tempo zu wenig auf sie abgestimmt, so verwirrt dies eine demenzkranke Person und führt rasch zu aggressivem Verhalten oder zu Blockaden. Diese Reaktionen der Betreuten vermögen auch Pflegende zu verunsichern. Mit Marte Meo lernen die Betreuenden anhand kurzer Filmsequenzen, alltägliche Verrichtungen, z.B. „Zähneputzen“, bewusster und auf das Gegenüber gut abgestimmt zu gestalten (Bakke, 2005, S. 17–22; Becker, 2009, S. 42–45; Munch, 2013, S. 1–10; s.a. **Kap. 8.1**).

Zirkel der Liebe

Besonders in der ambulanten, aber auch in der stationären Alterspflege zeigt sich oft, dass Angehörige im Kontakt mit ihren demenzkranken Liebsten sehr verunsichert sein können. Anhand von Bildern und kurzen Filmsequenzen können Angehörige eingeladen werden zu schauen, was ihr Partner, ihr Vater oder ihre Oma noch selbst tun kann und was die betreffende Person an Modellen verloren hat. Sie lernen sie auf diese Weise neu kennen (Aarts, 2009, S. 130–160; s.a. **Kap. 3.7.4**). Anhand von Filmsequenzen erhalten sie konkrete Informationen. Ein Beispiel: Die Tochter zeigt auf den Pulli und sagt gleichzeitig zu ihrer Mutter: „diesen Pulli kannst du jetzt anziehen“. Dies ist in der Marte Meo Sprache die sogenannte *doppelte Instruktion*, gekoppelt mit dem Element *Benennen* (sagen, was sie als

Nächstes tun kann) in der *Schritt-für-Schritt-Anleitung* (Graaf, 2012, S. 6). Dies unterstützt die pflegende Tochter und gibt der demenzkranken Mutter Orientierung und Sicherheit.

Die Marte Meo Methode trägt dazu bei, dass sich Betreuende wie Pflegebedürftige kompetenter erleben. Maria Aarts beschreibt, dass mit Marte Meo die Ressourcen im Netzwerk rund um einen an Demenz erkrankten Menschen auf einfache Weise viel besser genutzt werden können. *Circle of Love* nennt sie es, wenn dieses Netzwerk eingeladen wird, sich zu beteiligen (Aarts, 2011, S. 72; s. a. **Kap. 3.7.4**).

Ressourcen mobilisieren und stärken

Erleben sich Pflegende selbstwirksam und handlungssicher, kann dies dazu führen, dass der demenzkranke Mensch rascher mitmacht, mehr mithilft, manchmal mehr kann als erwartet und am Schluss einer alltäglichen Pflegeverrichtung sichtbar zufriedener wirkt (Jura, Thommes & Venedey, 2008, S. 14–18; Mol, Moser & Pols, 2010, S. 279–281; s. a. **Kap. 8.3**). Zudem können sich Pflegende selbst bewusster und besser wahrnehmen und sich an Gelingendem freuen, was als *Burnout-Prophylaxe* wirken kann (Graaf, 2014, S. 4–6; s. a. **Kap. 6.4**).

3.1.2 Marte Meo im Pflege- und Betreuungsbereich in der Schweiz

Seit Mitte der 1980er-Jahre wird die Marte Meo Methode in der Schweiz im Kinder- und Jugendbereich zur Entwicklungs-, Pflege- und Lernunterstützung eingesetzt. Paul und Terry Hofmann haben die Methode schon damals in ihrem Betrieb *Heilpädagogische Lebensgemeinschaft* in Bern implementiert und ein Marte Meo Qualitätsmanagement- und Assessment-Programm entwickelt (Aarts, 2011 & 2016, S. 70). Ab 2008 wurde Marte Meo erstmals in einem Kinderheim, im Kinderhaus Thalwil, ZH, implementiert (Bommer, 2012, S. 1–5).

In der Erwachsenen-, Akut-, Langzeit-, Behinderten-, Alters- und Demenzpflege und im Betreuungsbereich haben sich bis vor einigen Jahren nur vereinzelt Fachleute aus der Schweiz ausbilden lassen. Seit Oktober 2012 organisieren der Wagerenhof in Uster (Rymann, 2014, S. 1–7) und die dahlia oberaargau ag mit Sitz in Herzogenbuchsee regelmäßig Marte Meo Fachtagungen (Berther & Niklaus, 2012a & b; s. a. **Kap. 6.1**). Seither nimmt in der Schweiz die Zahl der Betriebe und der Pflegenden sowie Betreuenden zu, die mit der Methode arbeiten.

Verschiedenen Pflegefachleuten zufolge, die die Marte Meo Methode gut kennen und seit längerem damit arbeiten, lassen sich andere gängige Methoden der Alterspflege gut mit Marte Meo kombinieren, z. B. mit Kinästhetik, Validation®, Basaler Stimulation, personzentrierter Pflege sowie lösungs- und ressourcenorientierten Pflegemethoden (Berther & Niklaus, 2012b, S. 37; s. a. **Kap. 10**).

Freiwillige Helfende, Praktikantinnen, Lernende und neue Mitarbeitende können bildbasiert mit Marte Meo begleitet werden. Sonja Jörg, die Bereichsleiterin Betreuung und Pflege in der dahlia oberaargau ag, erklärt: „Ohne viel theoretisches Vorwissen können sie damit Wesentliches dazu beitragen, dass die alten Menschen möglichst viele gute und stärkende Momente erleben" (Berther & Niklaus, 2012a, S. 22; s. a. **Kap. 9.1**).

3.1.3 Erfahrungen mit Marte Meo in der Pflege und Betreuung

In verschiedenen Ländern, z. B. in Dänemark, Norwegen, Irland, Deutschland und Österreich, gibt es Erfahrungsberichte und wissenschaftliche Studien zur Wirksamkeit von Marte Meo im Pflege- und Betreuungsbereich, nun auch in der Schweiz (Rymann, 2014, S. 5; Stücker, 2018; Wägeli, 2015a & b). Verschiedene Erfahrungsberichte finden sich in diesem Buch

(s. **Kap. 6, 9, 10** und **11**). Betont wird, dass sich die Marte Meo Methode besonders für die kommunikative Unterstützung bei anspruchsvollen Pflegeinteraktionen mit demenzkranken Menschen und deren Angehörigen bewährt (Alnes, Kirkevold & Skovdahl, 2011, S. 123–132; Bakke, 2005, S. 17–22; Graaf, 2012, S. 1–10; Hawellek & Becker, 2018, S. 65–67; Jura et al., 2008, S. 14ff., Mol et al., 2010, S. 279ff.; Moser, 2007; Schaeffer, 2015).

Zudem zeigen sowohl Studien als auch Erfahrungsberichte, dass die Methode auch Pflegende zu stärken und zu ermutigen vermag (Hawellek & Becker, 2018, S. 73ff.; Wägeli, 2015a, 2015b). Diese nehmen sich in ihrer anspruchsvollen Arbeit kompetenter wahr. Eine Forschungsstudie in Irland über Erfahrungen von Public Health Nurses, die ein Marte Meo Training absolviert haben, zeigt zusammengefasst folgende Ergebnisse (O'Donovan, 2013, S. 1ff.; s.a. **Kap. 6**):

> *Anhand der Datenanalyse ließen sich drei wesentliche Ergebniskategorien bilden: eine Erweiterung des Blickwinkels; sich durch die Linse wahrnehmen und die Schwierigkeit mit der Einfachheit. [...] Die Public Health Nurses erlebten das Marte Meo Training als ein kraftvolles Interaktionsmodell in ihrer Arbeit mit Familien.* (O'Donovan 2013, S. 1–2, Übersetzung: Dr. med. Ursula Becker)

Die anfänglich während des Marte Meo Trainings investierte Zeit wird eingespart, weil es zu weniger belastenden Situationen kommt. Viele positive Interaktionsmomente, die so klein sind, dass sie im Alltag nicht gesehen werden, sind im Film beobachtbar und können danach bewusst genutzt werden. Die Bilder wirken ganz direkt stärkend für die Pflegenden. Aber aller Anfang ist schwer: Zuerst braucht es Mut und Zeit, sich bei der konkreten alltäglichen Arbeit filmen zu lassen. Es ist herausfordernd, die Filme mit der Marte Meo Methode analysieren zu lernen. Die Schwierigkeit mit der Einfachheit bedeutet, dass es kaum zu glauben ist, wie solch kleinste Interventionen so viel bewirken können. Erst anhand der Folgefilme beginnen wir zu glauben, dass diese Mikrointerventionen die alltäglichen Pflegeinteraktionen für die Pflegebedürftigen und die Betreuenden verändern und verbessern können. Die Praxis zeigt, dass es sich lohnt (**Kap. 9**).

Das Marte Meo Konzept kann demnach mit der Kraft der Bilder als Empowerment-Instrument für Betreuende, Pflegebedürftige und deren Angehörige dienen (Berther & Niklaus, 2012b, S. 37; Meier, 2013, S. 26–27). In der Folge werden die verschiedenen Instrumente der Methode vorgestellt und mit praktischen Beispielen untermauert.

3.2 Instrumente der Marte Meo Methode

Therese Niklaus Loosli

3.2.1 Strukturierte Situation nach Marte Meo

Als strukturierte Situationen werden in der Marte Meo Methode Abläufe (z. B. Mobilisation, Waschen, Essen-Eingeben, Zähneputzen, Blutentnahme, Infusion-Stecken) bezeichnet, in denen ein Ziel erreicht werden soll. Mit den Elementen des positiven Leitens kann eine Person in strukturierten Situationen kommunikativ unterstützt werden, ein neues Modell zu lernen, etwas selbstständig von A bis Z zu tun, Kooperations- sowie Respektsmodelle zu entwickeln oder sich an möglichst viel eines verloren geglaubten Modells zu erinnern (mehr dazu in **Kap. 3.3** und **Kap. 8.4.1**; Filme 11 und 12).

3.2.2
Freie Situation nach Marte Meo

Eine freie Situation ist eine Alltagsinteraktion, in der sich die Betreuende einen kurzen Moment kein Ziel setzt und dem Gegenüber ihre Zeit schenkt. Freie Situationen nach Marte Meo können ein paar Sekunden oder einige Minuten dauern. Wenn ein pflegebedürftiger Mensch im Zimmer oder im Flur sitzt oder einen Spaziergang macht, können kurze freie Momente bewusst gebaut und genutzt werden (**Kap. 3.3** und **Kap. 8.4.2**; Filme 1 bis 7).

In ultrakurzen freien Situationen können Pflegebedürftige (Pflegende übrigens auch) in ihrer Persönlichkeit wahrgenommen und in ihrem Potenzial auf vielen Entwicklungs- und Wahrnehmungsebenen kommunikativ unterstützt werden: Die Selbstsicherheit, die Selbstwirksamkeit, die Selbstwahrnehmung, die Selbstregulation und Sprachfähigkeiten können gestärkt oder entwickelt werden. Freie Situationen sind besonders hilfreich für herausfordernde Situationen und Kriseninterventionen (**Kap. 8.1.3**; Niklaus, 2018a, S. 1; Film 1, 2, 3, 4, 5 & 15).

3.2.3
Marte Meo Elemente

Marte Meo Elemente sind ultrakleine Kommunikationsbausteine (kürzer als eine Sekunde), die in gewöhnlichen Alltagsinteraktionen bewusst zur Entwicklungsunterstützung respektive Ressourcenmobilisierung eingesetzt werden können. Diese Elemente sind so klein, dass sie erst durch Training bewusst gesehen und benutzt werden können (**Kap. 3.3** und **Kap. 8.4**).

3.2.4
Marte Meo Diagnosefilm

Eine kurze strukturierte und eine kurze freie Situation von je höchstens fünf Minuten Dauer auf Film werden Marte Meo Diagnosefilm genannt. Diese Sequenzen werden als Grundlage für das Erstellen der Marte Meo Diagnose benötigt (**Kap. 3.3** und **Kap. 8.4**).

3.2.5
Marte Meo Diagnose

Die Marte Meo (Entwicklungs-) Diagnose ist die Einschätzung respektive der Ausgangspunkt für den anschließenden Marte Meo Prozess (Aarts, 2009, S. 72).

Erklärt am Fallbeispiel

Hier wird der Begriff Marte Meo Diagnose anhand der strukturierten Situation „Teetrinken" erklärt. Die Pflegende fragt Frau Krug: „Möchten Sie eine Tasse Tee?" Die demenzkranke Bewohnerin reagiert unmittelbar nach dieser Frage unwirsch und scheinbar verärgert und fegt alles in Reichweite mit der Hand vom Tisch. Die Pflegende wirkt ratlos und verunsichert.

Gerade für solch herausfordernde Interaktionsmomente kann die *Marte Meo Diagnose* – eine ressourcenorientierte Interaktionseinschätzung (**Kap. 3.2.7**), durchgeführt anhand der Videointeraktionsanalyse nach Marte Meo – hilfreich sein (**Kap. 3.2.8**). Es wird deutlich, welche Modelle die Klientin in der gerade ablaufenden alltäglichen Interaktion (noch) zur Verfügung hat und über welche emotionalen, sozialen und sprachlichen Fähigkeiten sie verfügt und wo sie kommunikative Unterstützung braucht (Berther & Niklaus, 2013, S. 54–56).

Die Botschaft hinter herausforderndem Verhalten lesen

Wie schon mehrfach betont, hilft die Marte Meo Diagnose aber auch, die *Botschaft hinter herausforderndem Verhalten* zu lesen (Aarts, 2009, S. 130–160; Bakke, 2005, S. 17–22; Becker, 2009, S. 45; Munch, 2013, S. 4–10; s.a. **Kap. 3.6**), was gerade bei Menschen, die die Sprache und die Orientierung in Bezug auf sich selbst weitgehend verloren haben und auf Überforderung mit herausforderndem Verhalten reagieren, hilfreich ist. So kann Marte Meo beispielsweise schon bei Eintritt in ein Pflegeheim einen wesentlichen Beitrag zur Einschätzung leisten und die Pflegenden unterstützen, die neuen Bewohner von Anfang an maßgeschneidert pflegen und kommunikativ unterstützen zu können.

Besonders bei Menschen, die vorher wegen akuter Krisen in psychiatrischen Kliniken betreut werden mussten, kann die Marte Meo Diagnose bei deren Aufnahme dazu beitragen, dass sich die zuständigen Betreuenden sicher fühlen. Sie wissen bei Pflegeverrichtungen genau, worauf sie konkret achten und wie sie kommunikativ unterstützen können. Ihre Sicherheit im Handeln und im Kontakt mit der erkrankten Person vermag in vielen Situationen weitere größere Krisen zu vermeiden. Auf Film gilt es zu analysieren, ob Gelingendes zu sehen ist, das *präventiv* genutzt werden kann, um die Bewohnerin kommunikativ zu unterstützen.

3.2.6 Marte Meo Checklisten

Um Marte Meo Diagnosen einfacher erstellen zu können, hat Maria Aarts verschiedene Checklisten entwickelt, die in ihrem Handbuch (Aarts 2011, 2016, S. 135–176) aber auch in anderen Büchern zu finden sind (z.B. Aarts et al., 2014, S. 105–113).

Es gibt Checklisten unter anderem für folgende Themen (Beispiele):

- isolierte Kinder
- hyperaktive Kinder und Kinder mit ADHS
- schikanierte und bedrohte Kinder
- Schreibabys
- Paare
- Spielfähigkeiten (Aarts, 2016, S. 135ff.)
- Schulfähigkeiten (Aarts, 2007, S. 99ff).

Zudem gibt es die Review-Checklisten, um die Qualität der eigenen bildbasierten Beratung reflektieren zu können (Aarts, 2016, S. 109–124; s.a. **Kap. 3.4.2**). Einige der genannten Checklisten können situationsbedingt auch für den Pflege- und Betreuungsbereich verwendet werden.

Die beiden Autorinnen schlagen eine Struktur für die Analyse vor, die sich als günstig erwiesen hat (**Tab. 3-1**). Mehrere Institutionen des Alters- und Demenzpflegebereichs haben eigene Checklisten entwickelt (z.B. das Alters- und Pflegezentrum am Haarbach in Aachen [D] oder die dahlia oberaargau ag mit Sitz in Herzogenbuchsee [CH]).

3.2.7 Interaktionsdiagnose

Die Interaktionsdiagnose ist die Einschätzung in der gerade laufenden Interaktion (in dem Moment mit den involvierten Personen auf Film) auf der Ebene der sozialen, emotionalen, kommunikativen, Respekts- und Kooperationsfähigkeiten.

Erklärt am Fallbeispiel

Wird ein 5-Minuten-Film von Frau Krug beim Teetrinken mit der Pflegefachkraft A. (zertifizierter Marte Meo Practitioner) gedreht und kurz danach ein gleicher Film mit einer Betreuenden B., sind beide Interaktionen mit der Betreuten ganz unabhängig voneinander zu analysieren. Es kann nämlich sein, dass die Interaktion mit Frau A. sehr gut läuft und Frau Krug gut isst und trinkt. Mit Frau B. aber kommt es zu mehreren herausfordernden Situationen und Frau Krug isst und trinkt kaum.

Das Beispiel zeigt deutlich, dass mit der Marte Meo Methode nicht eine Diagnose gestellt wird, die sich verallgemeinern lässt, sondern eine Einschätzung erstellt wird, die sich auf die gerade laufende Interaktion mit den daran beteiligten Personen bezieht.

Um die beiden Interaktionen ressourcenorientiert analysieren zu können, ist es zentral, jede Interaktion Schritt für Schritt und ohne Erwartungshaltung anzugehen. Es zeigt sich z. B., dass bei der Analyse die Erwartung dessen, was in der ersten Situation gut gelaufen ist, sehr oft *unbewusst* auf die zweite Interaktion übertragen wird. Zeigt die Betreute mehr herausforderndes Verhalten, sieht man bei der Analyse dann oft nur noch, was Frau B. noch nicht richtig macht. Damit Frau B. Marte Meo rasch lernen kann, ist es wichtig, den Fokus wieder auf das Gelingende zu legen. Dies wird möglich, wenn strukturiert, gemäß **Tabelle 3-1**, analysiert wird.

Tipp

Aufgrund ihrer Erfahrung als Marte Meo Ausbilderin empfiehlt die Autorin, sich vor *jeder Analyse* eines Films gut in den *Anschluss zu sich selbst* und in die *Ruhe* zu bringen, sich selbst Zeit zu geben. Am effizientesten ist dies mit dem Element „eigene Handlung benennen" zu erreichen. Erst danach sollte mit der Videointeraktionsanalyse begonnen werden. ■

Das eigene Kommunikationsverhalten mit den Erinnerungen an das Erlebte zu analysieren, v. a. wenn die Pflegeinteraktion schwierig verlaufen ist, ist anspruchsvoll. Sehr oft führt dies dazu, dass wir bei der Analyse vieles – v. a. Gelingendes – nicht sehen und nicht wahrnehmen können. Deshalb scheint es günstig zu sein, etwas *zu warten und sich Zeit zu geben*, d. h. eigene Filme erst einen Tag später und *im guten Anschluss zu sich selbst* – mit einer guten Distanz zur erlebten Interaktion – zu analysieren.

Tabelle 3-1: Beispiel einer Tabelle für eine Marte Meo Entwicklungs- beziehungsweise Unterstützungsdiagnose für den Langzeit-, Pflege- und Betreuungsbereich (Quelle: adaptiert n. Bünder et al. 2009, S. 111)

Zeit	Was zeigen die Bilder?	Was kann der Betreuungsbedürftige?	Welche Fähigkeit hat er verloren?	Welche unterstützenden Marte Meo Elemente setzt die Pflegende ein?	Welche Marte Meo Elemente soll die Pflegende mehr/zusätzlich anwenden?

So können wir viel mehr kleinste, positive kommunikative Elemente erkennen, weil wir mit dem *guten Anschluss zu uns selbst* und den damit verbundenen *guten Gefühlen* unserem „Bibliothekar" im Gehirn, dem Hippocampus (**Kap. 8.4**), eine Hilfestellung geben, alles abrufen zu können, was wir über Marte Meo bereits gelernt haben. Tun wir dies nicht bewusst, neigen wir dazu, in der Filmanalyse v. a. das Negative, was sich nicht bewährt, zu sehen. Dies haben die meisten von uns gut trainiert. Wie im nächsten Kapitel berichtet wird, geht es darum, Gelingendes und nicht nur nicht Funktionierendes zu entdecken (Georg, 2011).

3.2.8 Videointeraktionsanalyse nach Marte Meo

Der Film der Interaktion wird in ultrakleinen Schritten (< 1 s) gestoppt, um die Aktion und Reaktion jedes Mikromoments sehen zu können und somit detaillierte Informationen über das kommunikative Unterstützungsverhalten der Pflegenden sowie über die Ressourcen und die Botschaft hinter anspruchsvollem Verhalten der Pflegebedürftigen zu erhalten. Die Interaktionsanalyse wird in der bildbasierten Beratung nach Marte Meo als Methode eingesetzt, um konkrete Informationen zu vermitteln (Aarts, 2009, S. 302).

Theoretische Reflexion

Die Erfahrungen der vergangenen Jahre zeigen, dass die Videointeraktionsanalyse nach Marte Meo ein hilfreiches Instrument ist, die Wahrnehmung zu trainieren, um im Alltag sehen zu können, was üblicherweise nicht bewusst erkannt und daher auch nicht gezielt genutzt werden kann (Becker, 2009, S. 42–45; Berther & Niklaus, 2011a, 2011b). Anhand kurzer Filmsequenzen werden die Reaktionen der Pflegebedürftigen auf die Aktionen der Pflegenden (strukturierte Situation) oder umgekehrt, die Aktionen der Betreuten und die Reaktionen der Pflegenden (freie Situation) im Interaktionsgeschehen, Schritt für Schritt analysiert (Aarts, 2011, S. 98 und **Kap. 8**).

Aktion – Reaktion

Die ultrakleinen Aktionen und Reaktionen aufzuzeigen ist die Aufgabe der Marte Meo Supervisor und Trainerin, damit die Pflegenden diese Mikrobausteine der Kommunikation selbst zu sehen und bewusst zu nutzen lernen. In der Ausbildung zum Marte Meo Colleague Trainer lernen Pflegefachleute, dies selbst zu tun (**Kap. 5**).

Mikrobausteine der Kommunikation sehen lernen

Die Videointeraktionsanalyse nach Marte Meo hilft, die Elemente gelingender Kommunikation neurobiologisch so abzuspeichern, dass die Pflegeperson sie später und auch in schwierigen Momenten abzurufen versteht (**Kap. 5**). Üblicherweise nehmen wir Initiativen bewusst im zeitlichen Takt von ungefähr zehn Sekunden wahr. Unser Gehirn muss trainiert werden, diejenigen Mikrobausteine der Kommunikation - die Marte Meo Elemente - zu sehen, die kleiner als 1 Sekunde sind (Hawellek, 2014).

Maria Aarts schreibt in ihrem Marte Meo Handbuch: „Lösungsorientiert alleine reicht nicht aus; Eltern, Fachkräfte und Einzelne brauchen auch konkrete Schritte, um zu einer Lösung zu gelangen. Hier müssen sie wissen, welches Verhalten erforderlich ist, um die angestrebten Entwicklungsschritte auch umzusetzen. Mit Hilfe der Marte Meo Videointeraktionsanalyse können wir die dafür benötigten Informationen vermitteln" (Aarts, 2016, S. 98).

Worauf ist zu achten?

Maria Aarts hält fest, dass es wichtig ist zu vermitteln, worauf zu achten ist, damit Marte Meo für die Pflegenden gut nachvollziehbar, brauchbar und nützlich ist (Aarts, 2014). Die Checklisten sind ein Instrument, die diesen Vermittlungs- und Lernprozess unterstützen können. Bezogen auf das Fallbeispiel (strukturierte Situation) wird unter anderem auf folgende Aspekte geachtet:

- Gibt es genug Anschluss zwischen Pflegeperson und Bewohnerin?
- Ist das Tempo der Pflegenden gut auf die Bewohnerin abgestimmt?
- Kann diese die Anleitung der Pflegekraft umsetzen?
- Zeigt sie erwünschte Handlungsinitiative/n?
- Leitet die Betreuende neue Interaktionen klar ein und schließt sie positiv ab?

Erklärt am Fallbeispiel

Eine Frage ist ein nächstes Ziel, eine Interaktion, die es positiv, das heißt mit einer Bestätigung der gehörten Antwort abzuschließen gilt. Bei der Analyse wird darauf geachtet, ob die Pflegende Frau Krug genügend Zeit gibt und *folgt, nachdem sie die Frage gestellt hat*, und ob sie die Interaktion *positiv abschließt*. Daher ist es wichtig, im Film genau zu beobachten, wie die Reaktion der Bewohnerin auf *die Frage mit Frageton* ausfällt.

Bei der Analyse zeigt sich, dass diese Frage die demenzkranke Bewohnerin offensichtlich zu verunsichern vermag. Anhand des Films wird deutlich, dass die Pflegende die Frage im Blickkontakt mit Frau Krug stellt, die mit einem offenen, leicht lächelnden Gesichtsausdruck zu ihr schaut:

- Die Pflegende hat in diesem Moment einen guten Anschluss zu Frau Krug und setzt mit ihrer Frage einen klaren Anfang einer neuen Interaktion.

Während der Frage: „Möchten Sie eine Tasse Tee?“ beginnt sich der Gesichtsausdruck von Frau Krug zu verändern und wirkt nun orientierungslos/ratlos. Frau Krug zeigt keine Handlungsinitiative: Mit dem Blick schweift sie ab und blickt nun auf den Tisch. Erst nach erneutem Fragen der Pflegenden fegt die Bewohnerin Gegenstände, die sie erreichen kann, mit scheinbar ärgerlichem Gesichtsausdruck unwirsch vom Tisch. Die Pflegende sieht dies alles aber nicht, weil sie gleich nach dem Fragen den Teekrug zur Seite stellt:

- Die Pflegende wartet und folgt in diesem Moment nicht lange genug, und gibt Frau Krug die Zeit nicht, die sie braucht. Somit ist auch der positive Abschluss der Interaktion nicht möglich.

Auf Gelingendes achten

Anhand des Films lässt sich analysieren, dass die Pflegende direkt vor dem plötzlichen Auftreten des herausfordernden Verhaltens zu Frau Krug sagt: „Sie können die Hand auf den Tisch legen“, und dass Frau Krug dies tut und nachher sogar die Pflegende anschaut. Und dass Frau Krug auf die kurze Bestätigung der Pflegenden mit einem freundlichen „Gut“ mit einem Lächeln reagiert.

- *Hier gibt die Pflegende der Bewohnerin Zeit, nachdem sie einen deutlichen Anfang gemacht hat, bevor sie mit der Aussage: „Sie können die Hand auf den Tisch legen“ den nächsten Schritt ankündigt.*
- *Sie folgt der Handlung der Bewohnerin und sieht, dass diese die Hände auf den Tisch legt.*
- *Und sie bestätigt dies mit einem freundlichen „Gut“, d.h. mit einem positiven Abschluss der Interaktion. Dieses freundliche „Gut“ wiederum führt zu mehr Anschluss. Die Bewohnerin nimmt von selbst Blickkontakt mit der Pflegenden auf und lächelt sie an.*

Bewusst hat die Pflegende dies jedoch nicht wahrgenommen, sondern sieht es jetzt im Film, der einerseits eine Reflexion im Rückblick ermöglicht, andererseits aber durch das regelmäßige Stoppen des Films das Geschehen in den Moment, in die Gegenwart holt. Hawellek beschreibt dies ausführlich in seinem Buch „Entwicklungsperspektiven öffnen" (Hawellek, 2012). Alles hier in diesem Abschnitt Beschriebene geschieht in fünf Sekunden. Maria Aarts sagt in Supervisionen oft: „Anhand von nur vier bis fünf Sekunden Film ist das Wesentliche meistens zu sehen" (Aarts, 2014a).

Anhand der Videointeraktionsanalyse nach Marte Meo von fünf Sekunden zeigt sich, was Frau Krug in dem Moment noch kann:

- Bekommt sie eine freundliche und deutliche Leitung, was sie als Nächstes tun kann, dann tut sie dies sofort (Hände auf den Tisch legen).
- Hört sie eine freundliche, kurze Bestätigung, kann sie Blickkontakt mit der Pflegeperson aufnehmen und ihr ein Lächeln schenken.

Für Pflegende ist es Ausdruck von Respekt gegenüber der anderen Person, Fragen zu stellen. Daher werden in der Arbeit mit alten und demenzkranken Menschen oft Fragen eingesetzt. Kommt eine Antwort, zeigt dies, dass dieser Mensch auf dieser Ebene, d.h. mit einer Frage, angesprochen und erreicht werden kann, zumindest in diesem Moment. Fragen zu stellen kann aktivieren, wie Maria Aarts zu erklären pflegt. Wichtig ist allerdings zu beachten, ob die Fragen wirklich zu mehr Vertiefung des Themas beitragen oder ob sie für die betreute Person eine Überforderung darstellen. (Aarts, 2018). Bei Menschen, die Handlungsmodelle sowie Orientierung in Bezug auf sich selbst verloren oder noch nicht entwickelt haben, können jedoch eine Frage und ein Frageton rasch zu einer kritischen Situation mit herausforderndem Verhalten führen.

Es zeigt sich auch hier, was Frau Krug nicht mehr kann bzw. was sie braucht:

- Auf die Frage reagiert Frau Krug mit einem ratlosen Blick, mit Abschweifen ihrer Aufmerksamkeit aus dem Blickkontakt mit der Pflegenden.
- Nach einem erneuten Frageton der Pflegenden reagiert sie mit herausforderndem, scheinbar ärgerlichem Verhalten.

Die Videointeraktionsanalyse nach Marte Meo zeigt, welche kommunikative Unterstützung die Pflegende bereits gibt:

- sich mit freundlicher Stimme voraussagbar machen und sagen, was Frau Krug als Nächstes tun kann: „Sie können die Hand auf den Tisch legen".
- kleine Aufträge positiv abschließen mit Bestätigen: „Gut."
- genügend Zeit geben und folgen. So sieht die Pflegende, wie die Anleitung bei Frau Krug ankommt und was diese tut. Wenn diese aufschaut, ist die Pflegende da.

Beobachtbar ist zudem, was die Pflegende bei dieser Bewohnerin noch mehr tun könnte:

- länger Zeit geben und folgen, nachdem sie ihre Frage gestellt hat, damit sie beobachten kann, was diese Frage bei Frau Krug auslöst,
- mehr Schritt für Schritt vorgehen,
- mit klarem Anfang und positivem Abschluss.
- Wenn die Bewohnerin offensichtlich keine Vorstellung vom Wort „Teetrinken" mehr hat und kaum noch über Sprache verfügt (dies wird während der nächsten Analyse-Sekunden noch deutlicher), ist es besser, mehr zu benennen, statt zu fragen.

Weniger ist mehr

Selbstverständlich wird der Film nach der Analyse dieser fünf Sekunden noch weiter geschaut, meist im Normal- oder gar im Schnelldurchlauf, um zu überprüfen, ob sich bestätigt, was die bisherige Kurzanalyse ergeben hat. Fünf Minuten Film sind lang und es lohnt sich, genau hinzuschauen, was die Elemente, die wir bereits *intuitiv* anwenden, zu bewirken vermögen: Es ist für Pflegende wichtig, sehen zu lernen, dass sie auch in schwierigen Pflegeinteraktionen und Situationen in der Regel kommunikativ viel wirksamer sind als vermutet.

Insgesamt gilt bezüglich der gefilmten Sequenzen und deren Analysen aber auch der wichtige Leitsatz von Marte Meo: „Weniger ist mehr": nur kurz filmen, auch zwei Minuten sind gut. Höchstens 10–15 Sekunden analysieren und danach im Restfilm nur noch überprüfen, ob die Analyse so stimmt. Oft reichen schon fünf Sekunden Interaktionsanalyse nach Marte Meo, um konkrete Handlungsideen zu bekommen.

3.2.9 Marte Meo 3W-Beratungssystem

Mit dem Marte Meo 3W-Beratungssystem werden Pflegenden, Lernenden, Freiwilligen, Angehörigen und Betroffenen (z.B. Aarts et al., 2014, S. 104) anhand von Reviews (filmbasierten Kurzberatungen, **Kap. 3.4**) oder in den Marte Meo Trainings bildbasiert die Informationen über unterstützendes Kommunikationsverhalten in analysierten Pflege- und Betreuungsinteraktionen vermittelt.

Wann kann die Pflegende, Lernende beziehungsweise Freiwillige etwas tun?

Der genaue Augenblick, in dem die Unterstützung gegeben werden kann.

Was kann sie konkret tun?

Der/die Marte Meo Colleague Trainer oder Marte Meo Supervisor gibt konkrete Informationen auf der Handlungsebene, was getan werden soll.

Wozu sollte sie es tun?

Die Marte Meo Ausbilderin oder der Marte Meo Colleague Trainer erklärt die Bedeutung der Unterstützung (Aarts, 2009, S. 306).

Erklärt am Fallbeispiel

Anhand einer einzigen Interaktion der Filmsequenz des Fallbeispiels verdeutlicht, bedeutet dies, dass der Marte Meo Supervisor oder Colleague Trainer der Pflegeperson folgendes erklärt:

- *Wann?* Frau Krug sitzt bewegungslos da und schaut auf ihre Hände.
- *Was?* In dem Moment sagst du: „Sie können die Hände auf den Tisch legen."
- *Wozu?* Frau Krug legt die Hände auf den Tisch. Sie tut, was du ihr sagst. Wenn Frau Krug weiß, was sie als Nächstes tun kann, bekommt sie Orientierung, mehr Sicherheit und Struktur (Marte Meo Information).
- *Wann?* Wenn Frau Krug die Hände auf den Tisch legt, ...
- *Was?* ... bestätigst du mit einem freundlichen „Gut"".
- *Wozu?* Die Bewohnerin lächelt und schaut dich ganz kurz an. Du ermöglichst ihr mit deiner freundlichen Bestätigung, dass sie sich kompetent und sicher fühlt und sogar einen Moment den Blickkontakt aufnehmen kann (was sie üblicherweise nicht mehr kann), denn durch deine freundliche Stimme hat sie eine Orientierung und weiß, wo du bist. Jede Interaktion positiv abzuschließen ist wichtig und hilft, die Struktur für sie deutlicher werden zu lassen (*Marte Meo Information*).

3.2.10 Marte Meo Information

Das Wozu des 3W-Beratungssystems wird verbunden mit der sogenannten Marte Meo Information und maßgeschneidert dem Anliegen oder der Fragestellung des Gegenübers (z. B. Pflegende, Lernende, Angehörige, Betroffene) angepasst (z.B. Aarts et al., 2014, S. 102, S. 121, s.a. **Kap. 3.2.9**).

Erklärt am Fallbeispiel

Anhand eigener Filme können die Pflegenden nicht nur am eigenen positiven Modell lernen (**Kap. 5.3**), sondern mit dem *Wozu* und der *Marte Meo Information* wird auch ein deutliches motivationales Ziel genannt, d.h., ihr Gehirn wird entsprechend gebahnt (**Kap. 8.4**). Damit wird automatisiert, dass Pflegende diese Mikrokommunikationselemente in gewöhnlichen Interaktionen des Pflegealltags sowie in kritischen Situationen bewusst wahrnehmen und nutzen und sich v.a. den Transfer auf andere ähnliche Situationen bewusst machen können.

Das *Wozu* wird verbunden mit der sogenannten *Marte Meo Information* und maßgeschneidert dem Anliegen des Gegenübers angepasst. Es ist klar, dass die Marte Meo Information für eine pflegende Angehörige, bei der es darum geht, dass sie ihren demenzkranken Partner neu kennenlernt, anders vermittelt wird als einer Pflegefachfrau, die beispielsweise die Marte Meo Methode lernen will.

Filmsequenzen aus dem Alltag helfen, die Bewohner oder Klientinnen besser kennenzulernen. Oft geschieht in Pflegeverrichtungen vieles gleichzeitig und es ist nicht möglich, alles im Blick zu behalten. In Marte Meo Ausbildungen oder in der Fachberatung, Schritt für Schritt – ohne Zeitdruck – das genaue Beobachten zu trainieren, schärft den Blick für den Alltag. Ohne großes Vorwissen können Pflegende und Betreuende unterschiedlichster Qualifikationen die Marte Meo Methode lernen (Berther & Niklaus, 2012b, S. 35).

3.2.11 Arbeits- respektive Entwicklungspunkt

Mit dem besten Bild oder der besten Filmsequenz wird die Information zur Aufgabe verknüpft, die das Gegenüber im Alltag als Nächstes in alltäglichen Interaktionen konkret ausprobieren, tun bzw. üben kann: Arbeits- respektive Entwicklungspunkt genannt. Lösungsorientierung allein reicht nicht aus, es braucht konkrete Schritte und Wissen, was zu tun ist, um zu einer Lösung zu gelangen (Aarts, 2009, S. 72).

Erklärt am Fallbeispiel

Aufgrund einer solch kurzen Analyse hat die Pflegende bereits Hinweise darauf, was sie mehr tun kann: *bewusst Schritt-für-Schritt-Anleitung geben* (**Kap. 3.3**). Dies bedeutet, kleinschritt und mit *freundlicher Stimme* sagen, was Frau Krug als Nächstes tun kann. Sie sieht auch, dass die kurze *Bestätigung* mit einem freundlichen „Gut" (**Kap. 3.2.9**) günstig wirkt, und dass sie dies für den Pflegealltag bewusst nutzen kann.

Anhand des Films wird der Pflegenden klar, dass es Frau Krug – die kaum noch spricht – überfordert, wenn sie ihr Fragen stellt, die diese nicht mehr verstehen und nicht beantworten kann. Und sie erkennt, dass es wichtig ist, gut zu überlegen, wann Fragen zu stellen und wann besser darauf zu verzichten ist oder dann viel konkreter zu sein: „Hier habe ich eine Tasse Tee, Frau Krug. Möchten Sie ein wenig trinken?"

Und wenn die Marte Meo Ausbilderinnen einladen: „Könntest du Frau Krug etwas *mehr Zeit geben* und genau schauen, wie sie auf deine Aufforderung hin reagiert (*folgen*), was sie selbst noch tun kann und wo sie Hilfe braucht?", dann leuchtet dies der Pflegenden ohne Weiteres ein. Nun hat die Betreuende Möglichkeiten und Handlungsalternativen, ja, man könnte sogar sagen, *ein Handlungskonzept oder ein Interventionskonzept mit Mini- bzw. Mikrointerventionsmöglichkeiten*, die sie im Pflegealltag ausprobieren kann.

Besonders in Marte Meo Trainings, aber auch in Reviews ist darauf zu achten, dass sich die Pflegende beim Üben jeweils auf einen dieser Arbeits- oder Entwicklungspunkte konzentriert und nicht gleich alle zugleich ausprobieren möchte.

3.2.12 Folgefilm

Mit dem Folgefilm wird überprüft, ob in der Praxis wirkt, was die Pflegende am Diagnosefilm gesehen, erkannt und umgesetzt hat. Mithilfe der genannten Checklisten kann der Folgefilm als Evaluationsinstrument genutzt werden.

Erklärt am Fallbeispiel

Ein wichtiges Instrument des Marte Meo Konzepts ist der Folgefilm. Er wird je nach Situation wenige Tage nach dem bewussten Umsetzen der benannten Marte Meo Elemente oder auch erst mehrere Wochen danach gemacht. Nach erneuter kurzer Analyse dient er als Evaluationsinstrument zur weiteren Gestaltung der Beziehungsmomente mit den Pflegebedürftigen. Er wird auf zwei Ebenen analysiert:

Wie setzt die Pflegende um, was sie sich vorgenommen hat? Evaluation und Reflexion der eigenen Kommunikation und Gestaltung der Interaktion während der Pflegehandlung und insbesondere der geplanten „Mikrokommunikationsintervention" anhand einer kurzen Filmsequenz aus dem Folgefilm.

Wie genau wirken die Marte Meo Elemente bei der Betreuten, die die Pflegende während des „Trinkens und Nahrung-Eingebens" bewusst ausprobiert? Evaluation der Wirkung der geplanten „Mikrokommunikationsintervention" auf der Ebene der pflegebedürftigen Person.

Mit dem Folgefilm kann demnach überprüft werden, ob in der Praxis wirkt, was die Pflegende am Diagnosefilm gesehen und erkannt hat. In der heutigen Zeit wird gefordert, mit Interventionen zu arbeiten, deren Wirkung konkret überprüft werden kann.

Im Folgefilm, der zwei Wochen nach dem ersten Film gedreht wird, nachdem die Pflegende bewusst die besprochenen Marte Meo Elemente als Mikrointerventionen in alltäglichen Pflegeinteraktionen geübt hat, zeigt sich, dass ...

- Frau Krug sehr gut auf die freundliche Schritt-für-Schritt-Anleitung beim Trinken, beim Essen und beim Waschen reagiert. Wenn die Fachfrau der demenzkranken Frau freundlich sagt, was sie als Nächstes tun kann, macht diese mit und bleibt dran. In gewissen Momenten zeigt sie sogar Fähigkeiten, die seit Monaten als verloren galten.
- das positive Abschließen von jedem kleinen Zwischenschritt mit einer Bestätigung, einem freundlichen: „Das haben Sie gut gemacht", „Gut" oder „Ja, genauso" regelmäßig zu einem kleinen Lächeln auf Frau Krugs Gesicht führt.
- Frau Krug nicht nur wacher erscheint und aufmerksamer mitmacht als im Diagnosefilm, sondern auch viel öfter Blickkontakt zur Pflegenden aufnimmt. Es gibt also viel mehr Anschlussmomente.
- die Betreuende ihr Tempo gut auf die verlangsamten Reaktionen der Bewohnerin abgestimmt hat. Sie gibt ihr genügend Zeit und folgt. Interessant ist, dass Frau Krug, wie gesagt, viel besser mitarbeitet als erwartet.

Durch das bewusste positive Abschließen jedes Zwischenschrittes, durch das Rhythmisieren (ein Arbeitsmoment, ein Kontaktmoment, ein Arbeitsmoment...) erhält die demenzkranke Frau nicht nur das Gefühl, noch Orientierung zu haben und zu wissen, wie es geht, sondern es gibt ihr auch ein gutes Gefühl. *Dies wird auf dem Folgefilm sichtbar.* Frau Krug lächelt oft und blickt immer häufiger und länger zur Betreuerin auf. Offensichtlich gelingt es der Bewohnerin mit Hilfe des bewussten kommunikativen Verhaltens der Betreuerin, bestmöglich mitzumachen, viel mehr in die Beziehung zu investieren und damit Fähigkeiten zu zeigen, die verloren schienen.

Zudem wird deutlich, dass die Pflegende nun nicht mehr einen verunsicherten Gesichtsausdruck zeigt wie im Diagnosefilm, sondern der demenzkranken Frau fast immer ein *gutes Gesicht, ein Lächeln schenkt,* wenn diese hinschaut. Die emotionale Botschaft kommt bei Frau Krug an: „Ich bin wichtig, was ich tue, ist wichtig".

Auf dem Folgefilm ist anhand der Interaktionsanalyse nach Marte Meo etwas Verblüffendes zu sehen: Die Pflegende probiert aus, was sie sich außerdem noch vorgenommen hat. Sie nimmt die Tasse Tee in die Hand, zeigt sie der Bewohnerin und sagt zu ihr: „Ich habe hier eine Tasse Tee, Frau Krug." Dann gibt sie ihr Zeit, bis sie beobachten kann, dass Frau Krug die Tasse sieht, und fragt dann freundlich: „Möchten Sie etwas Tee trinken?" Wieder eine Frage, aber anders eingeleitet. Und siehe da: Frau Krug, die fast keine Worte und keine Töne mehr hat und kaum mehr Blickkontakt mit der Betreuenden gezeigt hat (im Diagnosefilm), sagt in dem Moment ganz deutlich und in direktem Blickkontakt zur Pflegenden: „Tee, ja, Tee...", streckt ihre Hand in Richtung Tasse aus, nimmt sie in die Hand und führt sie zum Mund.

Die Mikrokommunikationsbausteine, die Marte Meo Elemente, haben in diesem Moment offenbar viel mehr gebracht als erwartet. Ein echter *Happ Happ Moment* (**Kap. 3.3**) oder anders ausgedrückt: Man kann nie genau wissen, was ein bewusst eingesetztes Marte Meo Element bringen wird. Aber gerade die Grundhaltung der Methode, dem Gegenüber etwas zuzutrauen, ermöglicht es zusammen mit den aufgrund der Analyse bewusst eingesetzten Marte Meo Elementen öfters als erwartet, Verblüffendes zu bewirken.

Die Pflegende meldet zurück, das herausfordernde Verhalten von Frau Krug habe auch in anderen Situationen abgenommen und sie könne mit Marte Meo Unterstützung viel mehr selbst tun als vermutet (Aarts, 2009, S. 130–160; Aarts et al., 2014, S. 181ff.; Alnes et al., 2011, S. 123–132; Jura et al., 2008, S. 14–18; Mol et al., 2010, S. 77ff.; Munch, 2013, S. 1–10; s. a. **Kap. 9**).

3.2.13 Ressourcenorientiertes Einschätzungsinstrument

Die Marte Meo Interaktionsdiagnose, durchgeführt anhand der Interaktionsanalyse, ist ein bildbasiertes und ressourcenorientiertes Einschätzungsinstrument. Die kurze Filmsequenz ermöglicht *eine systemisch lösungs- und ressourcenorientierte Einschätzung.*

Erklärt am Fallbeispiel

Deutlich wird gezeigt, welche Modelle die Klientin in der gerade laufenden alltäglichen Interaktion noch abrufen kann und welche sie möglicherweise verloren hat oder in diesem Moment nicht mobilisieren kann. Anhand des Films kann analysiert werden, welche emotionalen, sozialen sowie sprachlichen Fähigkeiten und welche Kooperations- und Respektsmodelle sie (noch) hat und welches kommunikative Verhalten der Pflegeperson für sie unterstützend ist.

Wie bereits betont, hilft die kleinschrittige Analyse des Films, die Botschaft hinter schwierigem Verhalten zu lesen. Dies wiederum bedeutet:

- Es wird davon ausgegangen, dass das herausfordernde Verhalten der Klientin einen Sinn hat.
- Es geht darum, diesen Sinn zu verstehen und damit kann im Problem auch schon die Lösung gesehen werden.

Genau dies wird von systemisch lösungs- und ressourcenorientierten Theorien postuliert (Hawellek & von Schlippe, 2005; Radatz, 2002; Schmidt, 2004; von Schlippe & Schweitzer, 2003):

- Der Blick wird bei der Mikrokommunikationsanalyse des Films konsequent auf das Gelingende gerichtet.
- Es wird nach positiven Ausnahmen, nach gelingenden Momenten gesucht und nicht nur auf das herausfordernde Verhalten fokussiert.
- Die Marte Meo Methode ermöglicht, anhand der gleichen kurzen Filmsequenz eine Einschätzung vorzunehmen und gleichzeitig die Intervention zu planen und/oder durchzuführen. Im Review und in der Ausbildungssupervision werden den Fachleuten, den Angehörigen oder den Betroffenen positive Ausnahmen und Gelingendes anhand von Standbildern aus dem Film und anhand von ultrakurzen Filmsequenzen gezeigt (**Kap. 3.4**).
- Die Zirkularität als wichtiger Theorieteil der systemischen Theorien ist eine wichtige Grundlage der Marte Meo Methode. Bei der Einschätzung am Film wird deutlich, dass es einen Unterschied macht, wie sich die Pflegeperson kommunikativ bei der Pflegeintervention verhält: Je nachdem vermag die pflegebedürftige Person mehr Potenzial zu mobilisieren.

Die kurze Filmsequenz ermöglicht eine *systemisch lösungs- und ressourcenorientierte Einschätzung, dies nicht nur anhand des Diagnosefilms, sondern auch der Folgefilme.* Marte Meo kann sowohl im ambulanten Setting wie in der Angehörigen-, Spitex- oder Seniorenbetreuung (King, 2014, S. 14–15) als auch bei der Aufnahme in ein Pflegeheim (teilstationär oder stationär) wesentlich zur Einschätzung des Verhaltens und der Fähigkeiten der pflegebedürftigen Person beitragen und rasch zu mehr Klarheit verhelfen.

Wertschätzung der eigenen Arbeit

Die Betreuende nimmt zudem wahr, was sie konkret leistet und wie anspruchsvoll ihre Pflegeaufgabe bei diesem Menschen ist, und kann sich durch die Analyse des Films selbst Wertschätzung geben. Sie kann die Wirkung ihres kommunikativen Verhaltens selbst lösungs- und ressourcenorientiert reflektieren. Die Marte Meo Methode ermöglicht es nicht nur, das Potenzial der Pflegebedürftigen zu mobilisieren, sondern unterstützt auch die Betreuenden, ihr Potenzial wahrzunehmen, weiterzuentwickeln und im Berufs-/Alltag konkret einzusetzen.

3.2.14 Lösungs- und ressourcenorientiertes Interventionsinstrument

Anhand wirksamer Bilder sowie Mikrofilmsequenzen aus dem Diagnosefilm (und den Folgefilmen) wird unbewusstes modellhaftes Verhalten (Ressourcen) gezeigt, damit das Gegenüber eine konkrete Vorstellung bekommt, welche Schritte nötig sind, um in der Praxis eine gute Lösung zu finden.

Erklärt am Fallbeispiel

Es ist nicht dieselbe Erlebnisqualität, ob Pflegende – seien es Fachleute, Freiwillige, Lernende oder pflegende Angehörige – um die

Qualität ihrer Arbeit wissen oder ob sie sich im Film selbst handelnd erleben. Wie die Erfahrungsberichte in diesem Buch sowie Forschungsergebnisse aufzeigen, ist es nicht nur möglich, eigenes Handeln anhand kürzester Filmsequenzen alltäglicher Pflegeinteraktionen zu reflektieren, sondern auch die eigenen Muster rasch und mit Eigenmotivation im Pflegealltag zu korrigieren (Becker, 2009, S. 44; Zwicker-Pelzer, 2008).

Becker (2009) beschreibt anhand eines Fallbeispiels im Kapitel „Mitarbeiter und pflegende Angehörige erleben sich als kompetent“:

„Durch das Video erhält die Mitarbeiterin ein ganz konkretes Bild davon, wie es ihr gelingt, eine Haltung der Fürsorge und des Respekts konkret umzusetzen. Sie erlebt sich als kompetent. [...] Diese Erfahrung wirkt sich nicht nur stärkend auf die Beziehung [...] aus, sondern wird ganz automatisch verallgemeinert. Aus einer individuellen Lösung wird ein Konzept“. (Ebd., S. 44)

Gelingender Transfer in den Alltag

Da auf den Filmen die ganz gewöhnliche Pflegeinteraktion gesehen wird, fällt es leicht, die positiven Bilder von sich selbst in den konkreten Pflegealltag zu übertragen. Eine Videofallsupervision mit Interaktionsanalyse nach Marte Meo ermöglicht Betreuenden in der Regel, Erkenntnisse unmittelbar praxiswirksam umzusetzen. Zudem haben sie eine Vorstellung davon, was genau sie weiter konkret üben können. Vorstellungen davon zu haben, was man ausprobieren könnte, also Handlungsalternativen zu haben, gibt Pflegenden ein gutes Gefühl. Dieses Gefühl der Handlungsfähigkeit und Selbstwirksamkeit an sich kann Beziehungsmomente mit Pflegebedürftigen verändern, die herausforderndes Verhalten zeigen (**Kap. 8.1.3**).

Zudem trägt es zu mehr Motivation und Wohlbefinden der Pflegenden bei, verschiedene Handlungsmöglichkeiten zu sehen und ausprobieren zu können. Es wirkt positiv auf deren Gesundheit. Eine höhere Zufriedenheit der Pflegenden wird in mehreren Forschungsberichten als eines der Ergebnisse des Marte Meo Trainings beschrieben (Hawellek & Becker, 2018, S. 73ff.; O’Donovan, 2013; Schaeffer, 2015; Schäuble & Scholz, 2013; Stücker, 2018; Wägeli, 2015a & b).

Ein positiveres Selbstkonzept

Die positiven Videoaufnahmen von sich selbst ergeben neue positive Ideen, Vorstellungen und Konzepte bezüglich der eigenen Person. Zudem entsteht eine positive Erwartungshaltung an sich: „Ich schaffe das“ – „Das kann ich selbst“– oder „Ich werde es ausprobieren und schauen, was es bringt“. Durch die Reflexion anhand der Bilder und der filmbasierten Mikrointerventionen über eigenes gelingendes Verhalten und Handeln kann sich ein neues Selbstkonzept entwickeln, und zwar nicht nur bei Pflegenden, sondern sogar bei Betroffenen, die positive Bilder von sich selbst sehen (Aarts & Rausch, 2009; Aarts et al., 2014, S. 181ff.; Aeschimann, 2016, S. 2–57; Niklaus, 2014, S. 1–4).

Becker (2009) schreibt dazu: „zeichnet sich Marte Meo dadurch aus, dass es sich konsequent auf die Basiselemente der Kommunikation beschränkt und nach ganz konkreten Antworten sucht. Diese Antworten filmisch vorgeführt, sind dadurch einprägsam, nachvollziehbar und überprüfbar. Der Blick ist konsequent ressourcenorientiert und schafft damit eine Haltung des Respekts sowohl den Bezugspersonen als auch den Erkrankten gegenüber“. (Ebd., S. 44). In **Kapitel 3.4** über das Review wird die Umsetzung in die Praxis beschrieben.

Wie die Forschungsergebnisse, die Erfahrungsberichte und die vielen Filme, die in den Marte Meo Ausbildungen analysiert werden, zeigen, hat die Marte Meo Methode folgende große Stärken:

- Der gleiche Film dient einerseits als systemisch lösungs- und ressourcenorientiertes Einschätzungsinstrument bezogen auf den pflegebedürftigen Menschen. Andererseits ist die gleiche kurze Filmsequenz, die für die Einschätzung analysiert worden ist, auch ein Interventionsinstrument. Wirksame Standbilder und Bildsequenzen aus diesem Film dienen dazu, dass die Pflegenden selbst sehen lernen, was wirkt, wie genau es wirkt, was sie vermehrt tun, was sie neu konkret im Pflegealltag ausprobieren können und was sie weniger tun sollten.

Wirksame Bilder und Filminteraktionen

Die Marte Meo Methode mit ihren *wirksamen Bildern* und *Filminteraktionen* (**Kap. 3.4.1**) ist demnach ein relativ einfaches, systemisch lösungs- und ressourcenorientiertes Interventionsinstrument, mit dem nicht nur Profis, sondern auch Angehörige und sogar Betroffene im Alltag anderes Handeln und eine andere Haltung sowie mehr Fähigkeiten und Potenzial zeigen können als erwartet (Berther & Niklaus, 2013, S. 54–56). Hawellek schreibt, dass Grawe (1995) in einer bekannten Studie vier psychotherapeutische Wirkprinzipien benannt hat, die in den unterschiedlichen psychotherapeutischen Schulen übergreifend auszumachen sind.

Dies sind:

- motivationale Klärung,
- Problemaktivierung oder das Prinzip der realen Erfahrung,
- Ressourcenaktivierung und
- aktive Hilfe zur Problembewältigung (Hawellek, 1997, S. 131ff.).

Genau diese Wirkprinzipien scheint mit Hilfe ihrer verschiedenen Instrumente auch die Marte Meo Methode aufzuweisen.

3.3 Unterstützendes Kommunikations- und Interaktionsverhalten

Claudia Berther

Unterstützendes Kommunikationsverhalten des Pflegepersonals trägt wesentlich zum Gelingen von Pflegeverrichtungen und zu einer positiven Atmosphäre bei. Hier setzt die Marte Meo Methode an. Filmbasiert wird in den Marte Meo Trainings (**Kap. 5**) unterstützendes Verhalten aufgezeigt und auf intuitiv angewendete Marte Meo Elemente und deren Wirkung auf den Klienten hingewiesen. Mittels kurzer Filmsequenzen kann Mitarbeitenden oder Angehörigen gezeigt werden, wie viel innerhalb von Sekunden zwischen zwei Menschen geschieht.

Beispiel

Bevor in einer Situation *die eigene Initiative benannt wird* → „Ich hole Ihnen den Rollstuhl“, sind schon einige andere Elemente vorangegangen: *Anschluss* → „Guten Morgen Herr S., haben Sie gut geschlafen?“ *Vorhersagbar sein* → „In zehn Minuten kommt das Frühstück“ usw. Dabei wird bei der Analyse auch auf *Timing and Tuning* (ist das Tempo der Situation angepasst?), auf *das freundliche Gesicht* und auf den Ton (Motivations- statt Korrekturton) geachtet. All dies sind Faktoren, die zu einem gelingenden Kooperationsprozess beitragen (Taylor, 2011, S. 61; Hauser, Schneider-Schelte & Weiss, 2016; Haas, 2010).

Jede Sequenz beinhaltet eine Vielzahl von Marte Meo Elementen, die eng miteinander verbunden sind und oft auch parallel vorkommen. Diese Unterscheidung einzelner Kommunikationselemente dient als Hilfskonstruktion, um Kommunikationssequenzen besser einer Analyse unterziehen zu können (Bünder et al., 2009, 2015, S. 66).

Maria Aarts gelingt es mit ihrer Methode, Informationen über komplexe, ganzheitliche Vorgänge so zu vermitteln, dass sie für den Arbeitsalltag verstehbar und umsetzbar sind.

3.3.1 Unterstützendes Kommunikationsverhalten allgemein

Signale lesen

Die Fähigkeiten der Pflegenden im *Wahrnehmen* (z. B.: Wie geht es dem Bewohner? Hat er Schmerzen? Wie ist die allgemeine Stimmung auf der Abteilung?) und *Signale lesen* (z. B. nonverbale Kommunikation, Gesichtsausdruck, Körperhaltung) hat großen Einfluss sowohl auf die Qualität der Zusammenarbeit als auch auf die Pflegeverrichtungen (OdASanté, 2015, S. 14 ff. van der Kooij, 2010, S. 45; **Abb. 3-2**).

Wer Signale gut lesen und Initiativen wahrnehmen kann, hat die Möglichkeit, Marte Meo Elemente schneller und gezielter den Bedürfnissen der Situation anzupassen.

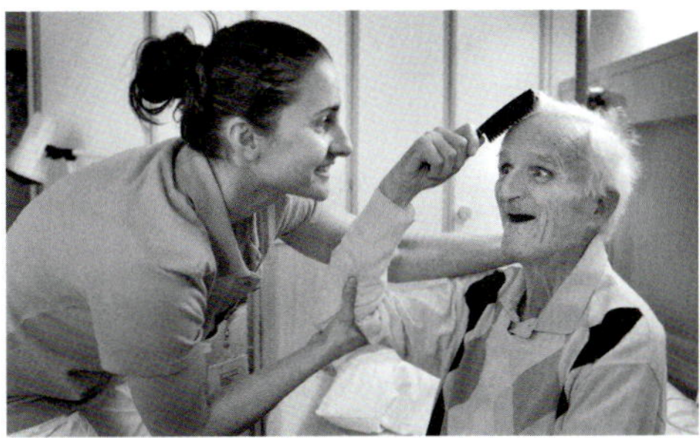

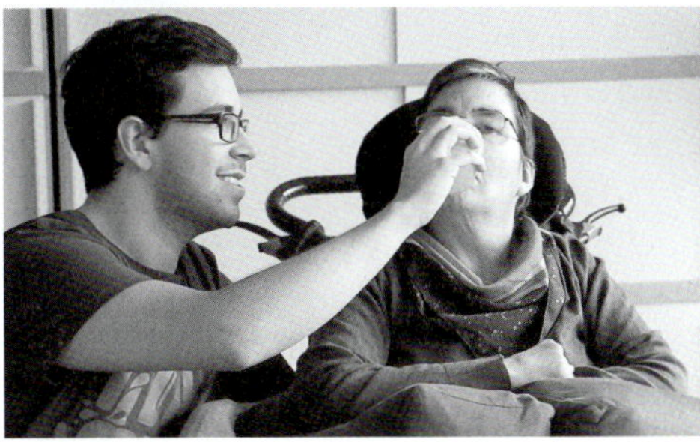

Abbildung 3-2: Signale lesen.
a. Die Handlung anpassen. (Foto: © dahlia oberaargau ag);
b. Tempo- und Mengenanpassung bei Flüssigkeitszufuhr. (Foto: © Stiftung Scalottas, Scharans)

Beispiel

Tempo- und Mengenanpassung bei Flüssigkeitszufuhr **(Abb. 3-2b)**: In welchem Tempo vermag die Bewohnerin die Menge Flüssigkeit zu schlucken? Welche Signale sendet sie, wenn sie genug hat?

Beispiel

Eine Pflegende sagt zur Bewohnerin: „Sie können sich hier hinsetzen und nachher gibt es Kaffee." Die Bewohnerin bleibt einfach stehen und reagiert nicht darauf. Nun ist eine gute Beobachtungsgabe der Pflegenden gefragt, um die mögliche Botschaft hinter dem Verhalten zu erkennen und bedürfnisorientiert darauf reagieren zu können:

- Welche Signale sendet die Bewohnerin aus?
- Wendet sie den Kopf in Richtung der Pflegenden?
- Schaut sie die Pflegende fragend oder mit „verlorenem Blick" an?
- Schaut sie in eine andere Richtung?
- Worauf deuten die Signale der Bewohnerin?
- Ist sie schwerhörig und hat die Anweisung nicht verstanden?
- Weiß sie noch, was mit „hinsetzen" gemeint ist?
- Braucht sie mehr Zeit, um Gesagtes umzusetzen?
- Waren in einem Satz zu viele Informationen enthalten?

Widerstand, Verweigerung und aggressives Verhalten sind oft Zeichen von Überforderung (Haas, 2017) und nicht erfüllten Grundbedürfnissen (SE-SK®, S. 61ff.). Distanziertes Beobachten einer Interaktion anhand von Filmsequenzen (**Kap 3.2.13**) hilft, feinste Signale der Bewohner wahrzunehmen, die im Alltag leicht zu übersehen sind. Guter Anschluss, aufmerksam Warten, Zeitgeben, Anpassen von Tempo und Stimmlage (Haas, 2017) oder anderes unterstützendes Verhalten (**Kap. 3.3.2**) können so gezielt den Umständen und den momentanen Bedürfnissen der Bewohner angepasst und auf ihre Wirksamkeit (**Kap. 3.2.8**) überprüft werden.

3.3.2 Marte Meo Elemente und Begriffe für unterstützendes Kommunikationsverhalten allgemein

Guter Anschluss

„Anschluss ist immer das Wichtigste, damit man im selben Projekt ist. Ohne Anschluss keine Kooperation - ohne Anschluss kein positives Leiten - ohne Anschluss keine Entwicklung" (Aarts, 2014a, S. 15).

Anschluss bedeutet, in Kontakt mit dem Bewohner, dem Mitmenschen zu sein. Anschluss kann über Worte, Töne, Benennen (Gefühle und Handlungen), eine kurze Berührung oder ein Lächeln erfolgen (van der Kooij, 2012, S. 130). Der Mitmensch fühlt sich wahrgenommen, es ermöglicht eine Verbundenheit zwischen den Beteiligten und der Situation. Zeit in den Anschluss zu investieren, damit z.B. ein demenzerkrankter Bewohner überhaupt erkennt, dass da jemand ist, bevor er einen Waschlappen im Gesicht hat, hilft, aggressives Verhalten zu vermeiden oder zu reduzieren (**Kap. 3.6**). Maria Aarts sagt dazu: „Kontaktmoment - Aktionsmoment - Kontaktmoment. Erst Anschluss, dann Information und dann Aktion" (Aarts, 2014a, S. 3). Im Anschluss zu bleiben ist wichtig, damit Handlungen sofort den Umständen angepasst werden können, dadurch wird ein Kooperationsprozess unterstützt (**Abb. 3-3**).

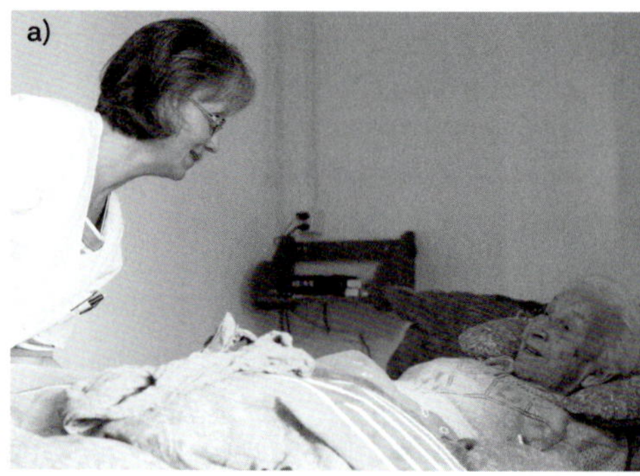

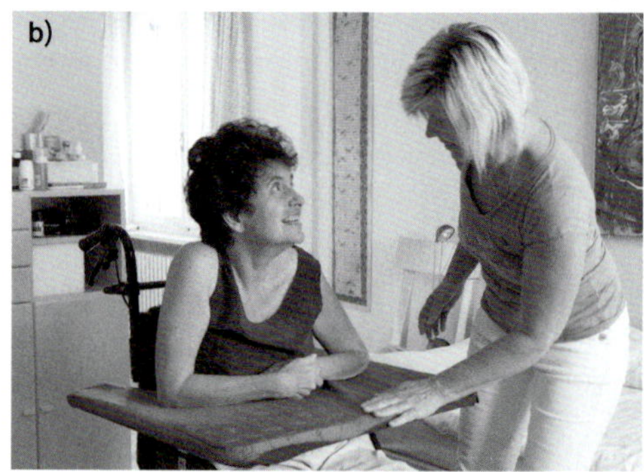

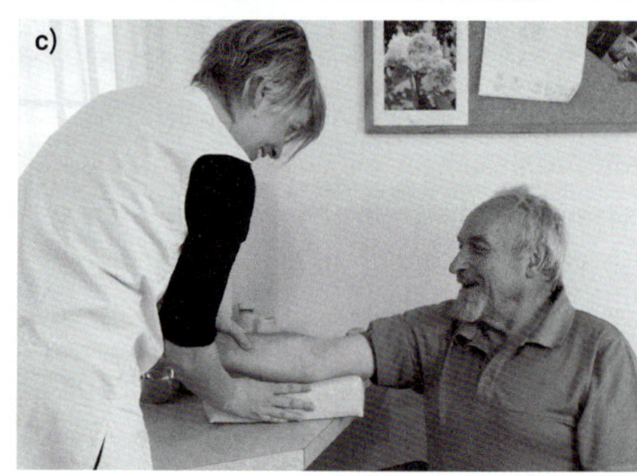

Abbildung 3-3: Guter Anschluss.
a. Guter Anschluss ermöglicht, Schmerzen bei der Bewohnerin sofort zu erkennen und die Handlung dadurch schnell anzupassen. (Foto: © Justine Speissegger, Wallbach)
b. Durch das bewusste „Anschluss-Herstellen" wird das Pflegetempo automatisch reduziert, was der Bewohnerin ermöglicht, besser zu kooperieren. (Foto: © Justine Speissegger, Wallbach)
c. Patienten, die sich wahrgenommen fühlen, können auch in schwierigen Situationen besser entspannen, was den Ablauf vereinfacht. (Foto: © Justine Speissegger, Wallbach)

Ein gutes Gesicht

„Ein gutes Gesicht sollte doppelt bezahlt werden“ (Aarts, 2014a, S. 1). Mit diesem Satz betont Maria Aarts in ihren Vorträgen die Wichtigkeit eines freundlichen Gesichts.

Die meisten Pflegenden sind sich gar nicht bewusst, dass sie ernst oder besorgt schauen. Vielfach wird der Gesichtsausdruck bestimmt durch schwierige Situationen wie belastende Probleme zu Hause, die Sorge, dem Arbeitsaufwand nicht gewachsen zu sein, z. B. infolge von krankheits- oder ferienbedingter Abwesenheit von Mitarbeitenden oder dadurch, dass viele Bewohner gleichzeitig mehr Unterstützung benötigen.

Mit diesen oder anderen Sorgen wird dann ein Bewohner betreut (van der Kooij, 2012, S. 126). Dieser mag zwar die Fähigkeit verloren haben, die Pflegende zu fragen, was los ist, interpretiert aber unbewusst: „Oh je, was habe ich falsch gemacht?“ oder „Oh, jetzt falle ich ihr auch noch zur Last“. Dies hat sofort Einfluss auf die Interaktion zwischen den beiden. Fühlt sich der Bewohner verunsichert, kann dies zu Blockaden von Handlungsabläufen oder sonstigem herausforderndem Verhalten führen.

Die genannten Situationen werden immer zum Pflegealltag gehören. Durch die videounterstützten Marte Meo Trainings (**Kap. 5**) haben wir jedoch eine Möglichkeit, das Pflegepersonal zu sensibilisieren und zur Selbstreflexion beizutragen. Wenn immer möglich, werden die Informationen anhand „guter Gesichter“ vermittelt, um die schon vorhandenen Ressourcen aufzuzeigen: „Achte mal darauf, mit welchem Gesichtsausdruck du hier eine Anweisung gibst. Hast du gesehen? Du lächelst - und schau, wie sich dieser Bewohner darüber freut. Kannst du dir vorstellen, was dein Gesicht für diesen Bewohner bedeutet? Er fühlt sich wahrgenommen, er ist motiviert, sein Bestes zu geben.“

Mit diesen Bildern im Kopf kehren die Pflegenden in den Arbeitsalltag zurück. Bei den nächsten herausfordernden Situationen helfen sie ihnen, daran zu denken, kurz durchzuatmen, den Stress wahrzunehmen, aber das „gute Gesicht“ trotzdem nicht zu vergessen. Dies trägt zu einer guten Atmosphäre bei, die den ganzen Tag beeinflussen wird (**Abb. 3-4**).

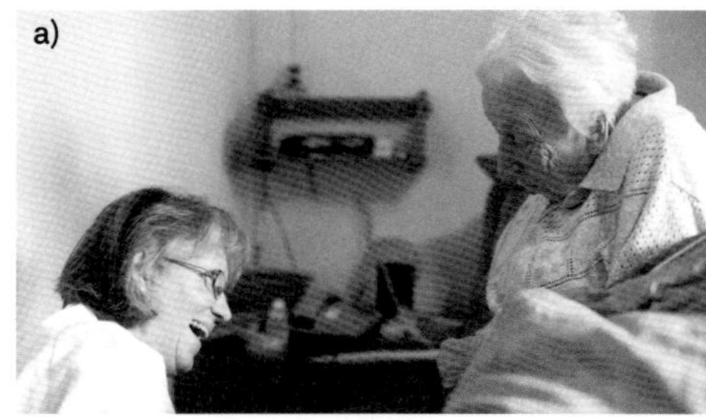

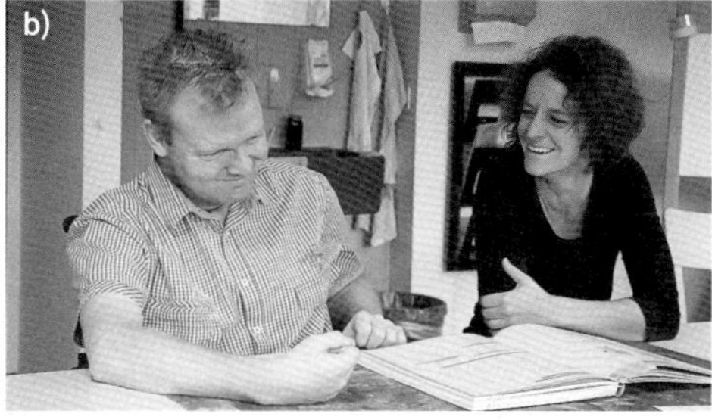

Abbildung 3-4: Ein gutes Gesicht ...
a. ... trägt zu einer positiven Atmosphäre bei. Die Bewohnerin fühlt sich gut betreut. (Foto: © Justine Speissegger, Wallbach)
b. ... motiviert zum Dranbleiben. (Foto: © Stiftung Scalottas, Scharans)

Aufmerksam warten – Zeit geben

Maria Aarts unterscheidet zwischen *aufmerksamem Warten* in freien (**Kap. 3.3.4**) und *Zeitgeben* (**Kap. 3.3.3**) in strukturierten Situationen (Aarts, 2017a).

Dabei handelt es sich meist nur um ein paar Sekunden investierte Zeit, etwa, wenn die Pflegende eine Instruktion gibt: „Sie können sich nun hier an den Tisch setzen.“ Sie hält einen Moment inne, um zu überprüfen, ob das Gesagte beim Bewohner angekommen ist und ob er den Auftrag ausführen kann. Wenn ein Bewohner nicht genügend Zeit erhält, um das Gesagte einordnen zu können, und er dadurch nicht verstanden hat, worum es geht, kann er nicht kooperieren. Dasselbe gilt, wenn er nicht genug Zeit für die Durchführung bekommt: Er wird unsicher und blockiert, und beides kostet mehr Zeit.

Mit *aufmerksamem Warten* in freien Situationen und *Zeitgeben* vor, während oder nach einer Handlung tragen die Mitarbeitenden dazu bei, dass der Bewohner noch möglichst selbstständig sein kann. Gleichzeitig erkennen sie, wo er allenfalls zusätzliche Unterstützung benötigt (**Abb. 3-5** und **Abb. 3-6**).

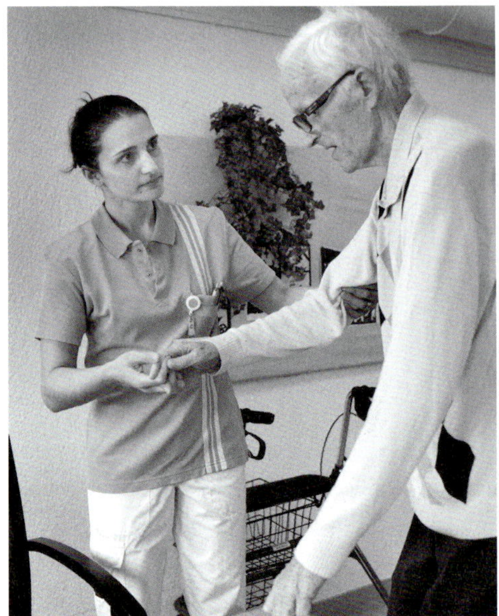

Abbildung 3-5: Zeit geben. (Foto: © dahlia oberaargau ag)

Folgen

„Die Welt der Menschen besser kennenlernen und so auf ihre Bedürfnisse eingehen und bei den Kompetenzen anschließen" (Berther & Niklaus, 2012a, S. 22). Den Initiativen der zu Betreuenden zu folgen bedeutet wahrzunehmen, womit sie gerade beschäftigt sind (**Abb. 3-7**).

Beispiel

Der Bewohner sitzt am Bettrand, die Pflegende benennt den *nächsten Schritt* und sagt: „Ich helfe Ihnen nun, die Schuhe anzuziehen."

Der Bewohner greift zum Spazierstock. Wenn sie nun seiner Handlung folgt (genau beobachtet) und einen kurzen Moment *wartet*, ihm *Zeit gibt*, wird sie sehen, dass er mit dem Stock seine Schuhe in die Nähe seiner Füße zieht. Sie bekommt so die Information, dass er verstanden hat, was als Nächstes geschieht, und dass er den Ablauf *Anziehen der Schuhe* noch kennt. Sie hilft ihm dadurch, seine Selbstständigkeit und seine Ressourcen zu nutzen. Dies kann sie *bestätigen*: „Sie wissen sich zu helfen, gute Idee, mit dem Stock!" Sie leistet so einen Beitrag, dass er sich noch fähig fühlt, etwas beitragen zu können.

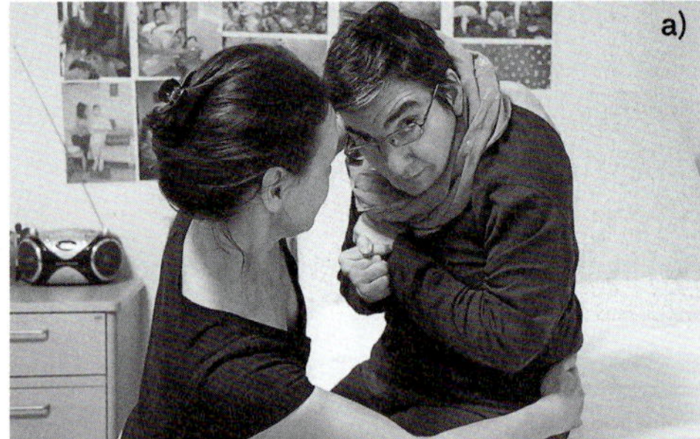

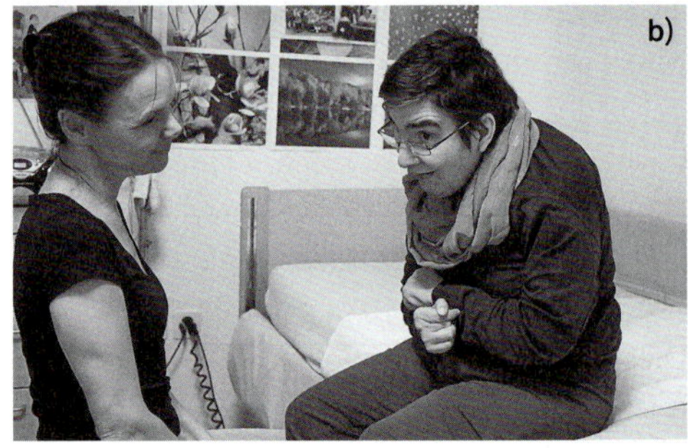

Abbildung 3-6: Zeit geben – eine Unterstützung zur Selbständigkeit.
a. Nach dem Aufrichten der Bewohnerin die Zeit geben, dass sie ihren Körper selbst stabilisieren kann. (Foto: © Stiftung Scalottas, Scharans)
b. Zeit geben und folgen – ein paar Sekunden, die dazu beitragen, dass die Bewohnerin besser kooperieren kann. Das ist wichtig für ihr Selbstwertgefühl. (Foto: ©Stiftung Scalottas, Scharans)

Die Erfahrung zeigt, dass es sich lohnt, ein paar Sekunden ins *Folgen und Zeitgeben* zu investieren. Wenn im eben genannten Beispiel

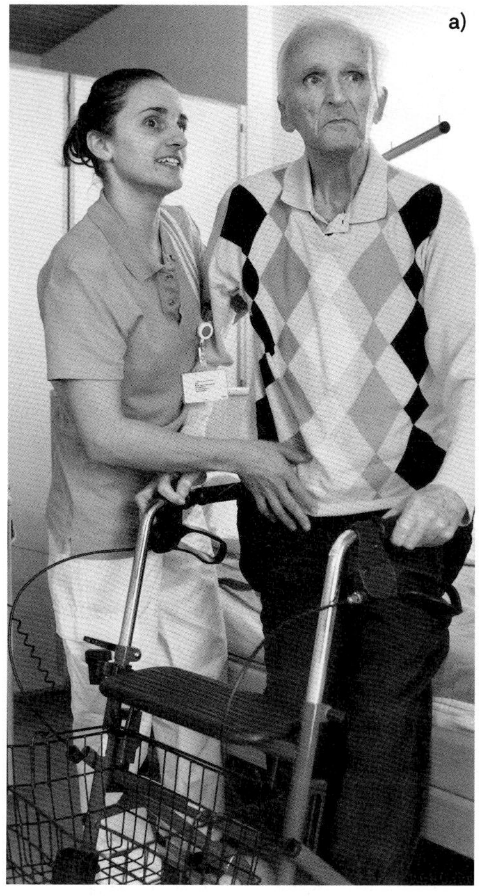

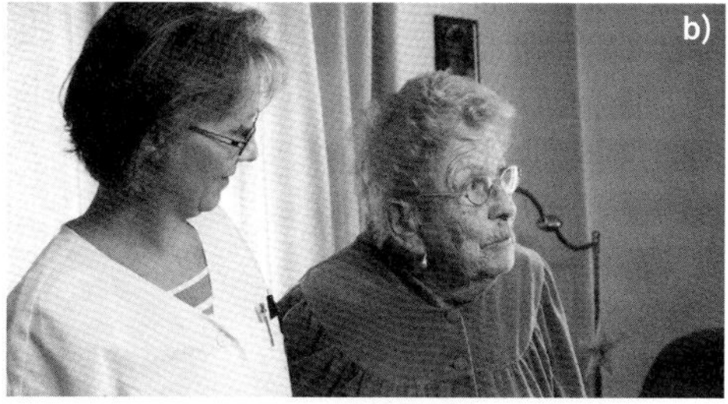

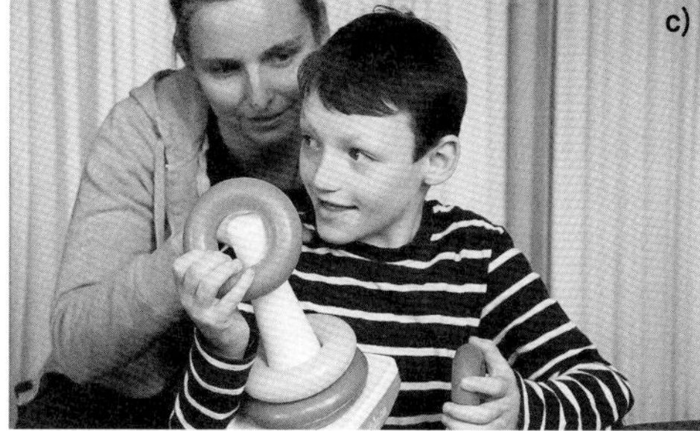

Abbildung 3-7: Folgen.
a. Wenn die Pflegende dem Blick des Bewohners folgt, erhält sie Informationen darüber, womit er im Moment beschäftigt ist. Dadurch nimmt sie auch wahr, dass er noch nicht bereit ist, weiterzugehen. (Foto: ©dahlia oberaargau ag)
b. Den Interessen der Bewohnerin folgen und dadurch an ihr Thema anschliessen zu können bewirkt, dass sie sich wahrgenommen fühlt. (Foto: © Justine Speissegger, Wallbach)
c. Durch „Folgen" kann die Therapeutin ihre Übung gezielt anpassen. (Foto: © Stiftung Scalottas, Scharans)

die Pflegende dies nicht lange genug macht, wird sie korrigierend einwirken: „Nein, Sie müssen zuerst die Schuhe anziehen, erst nachher können Sie aufstehen."

Der Bewohner fühlt sich missverstanden, ist in seinem Selbstwert verletzt und kann mit aggressivem Verhalten reagieren (**Kap. 3.6**). Dies hat sowohl emotional als auch zeitlich Auswirkungen auf den weiteren Verlauf der Mobilisation – auf die Interaktion zwischen diesen zwei Personen.

Benennen

Benennen ist nicht nur in der Kinderentwicklung (Aarts, 2011, 2016, S. 164ff.; Bünder et al., 2015, S. 71ff.) von zentraler Bedeutung, sondern auch in der Pflege und Betreuung von Menschen, sowohl im Akut- wie im Langzeitbereich. Maria Aarts unterscheidet verschiedene Arten von Benennen:

- Benennen der eigenen Initiative
- Benennen der Initiative des Bewohners.

Benennen der eigenen Initiative

„Ich helfe Ihnen nun beim Aufstehen" – „Ich nehme Ihre Hand" – „Ich gehe den Rollstuhl holen" (**Abb. 3-8**). Wenn Pflegende benennen, was sie tun, sind sie vorhersagbar. Das hilft den Bewohnern, sich zu orientieren: Sie wissen, was als Nächstes geschieht, sie erschrecken weniger und sie erhalten dadurch Sicherheit und Struktur.

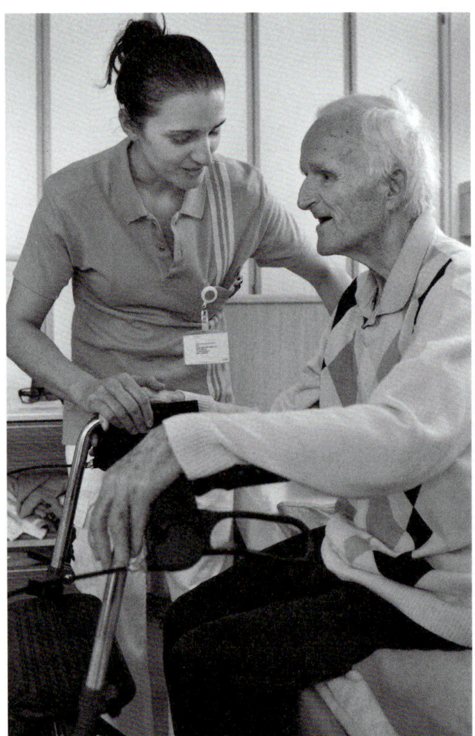

Abbildung 3-8: Benennen der eigenen Initiativen. (Fotos: © dahlia oberaargau ag)

Benennen hilft den Mitmenschen auch zu kooperieren und mitzuhelfen. Zum Beispiel sagt die Pflegende hinter dem Rücken der Klientin: „Ich hole die Haarbürste." Diese antwortet: „Die habe ich schon hier." Die Pflegende hat dadurch Zeit eingespart, weil sie die Bürste nicht holen und suchen muss. Auch schmerzgeplagte Bewohner sind für das Benennen äußerst dankbar, z.B. wenn sie darüber informiert werden, welcher Körperteil als nächstes gewaschen wird. Das gibt ihnen Gelegenheit, sich darauf einzustellen.

Wenn Pflegende benennen, was sie tun, helfen sie auch isolierten Bewohnern, mehr an dem beteiligt zu sein, was gerade im Raum geschieht, und damit tiefer mit dem Leben verbunden zu sein. Maria Aarts nennt dies *soziale Aufmerksamkeit ermöglichen* (Aarts, 2014a). Diese Menschen fühlen sich in diesem Moment nicht so alleine.

Je mehr körperliche und geistige Einschränkungen vorhanden sind, desto wichtiger ist das Benennen *vor* neuen Handlungen, wie: „Ich ziehe die Decke zurück. Achtung, es wird kühl." Das gibt den Klienten Zeit zu erkennen, dass da jemand ist, dass da irgendetwas geschieht. Ebenso wichtig ist ein klarer Anfang: „So, ich wasche nun Ihr linkes Bein" und ein klares Ende: „Ihre Beine sind fertig gewaschen, ich versorge nun das Waschwasser." Das bietet Struktur und Orientierung und gibt den Betroffenen das Gefühl, dass sich jemand um sie bemüht (**Abb. 3-9** und **Abb. 3-10**).

Aggressives Verhalten von Bewohnern zeigt sich oft, wenn sie sich überrumpelt fühlen, von einem Schmerz überrascht werden und nicht wissen, was mit ihnen geschieht (Haas, 2017). Auch zu viel Benennen kann Irritationen auslösen, die Auswahl, wann und was benannt wird, ist daher von zentraler Bedeutung. Es gilt, eine gute, zur Situation passende Wahl zu treffen (Aarts, 2014a).

Benennen der Initiative des Bewohners (Handlung und/oder Gefühl)
„Sie suchen die Schuhe..." – „Sie kauen..." (Achtung: Tonfall) – „Sie nehmen den grauen Pulli." – „... das bereitet Ihnen Sorge." Benennen ermöglicht dem Bewohner, dass er sich selbst und die Umwelt besser wahrnimmt.

Beispiel

Eine Bewohnerin nimmt einen grauen Pulli aus dem Schrank. Die Pflegende benennt: „Oh, Sie nehmen den grauen Pulli." Die Bewohnerin fühlt sich wahrgenommen, gesehen und hat nun die Möglichkeit, eine Information darüber zu geben. „Ja wissen Sie, den habe ich von meiner Enkelin geschenkt bekommen, es ist mein Lieblingspulli." Schon haben Betreute und Pflegende ein Thema, auf das sie eingehen können, und ein guter Anschluss ist gelungen.

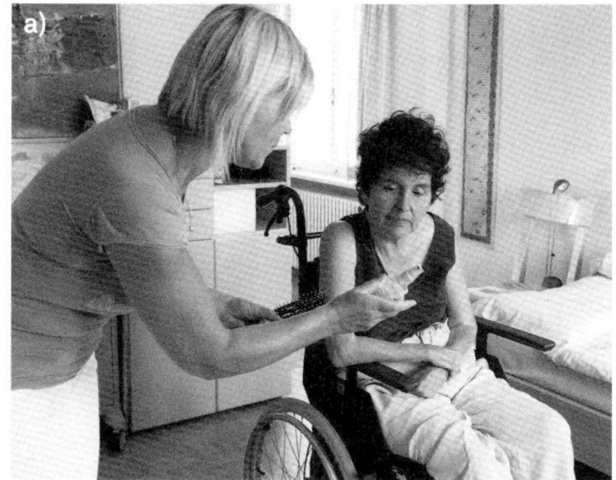

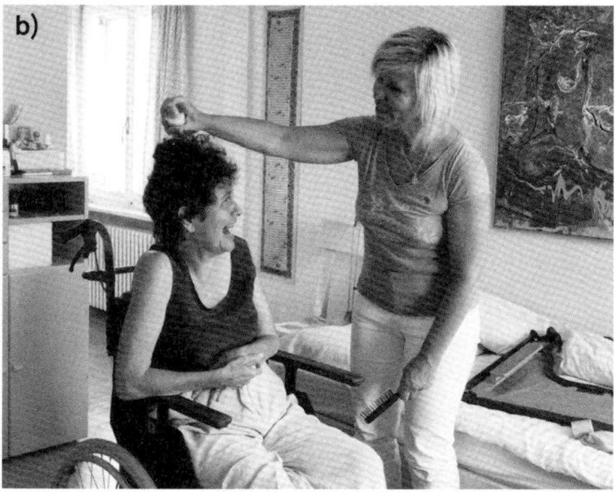

Abbildung 3-9: „Vorhersagbar-Sein" ist ein Respektmodell.
a. Benennen, was als Nächstes geschieht ... (Foto: © Justine Speissegger, Wallbach),
b. ... und erst dann eine Handlung ausführen. Die Klientin kann sich besser auf Kommendes einstellen. (Foto: © Justine Speissegger, Wallbach)

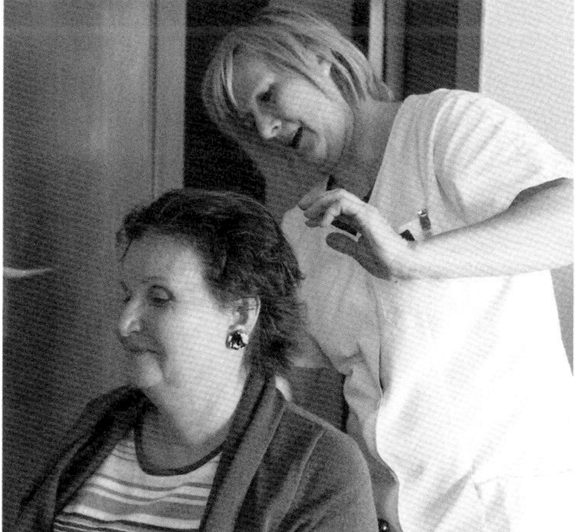

Abbildung 3-10: Benennen, was hinter dem Rücken geschieht, gibt Sicherheit und Orientierung. (Foto: © Justine Speissegger, Wallbach)

Zu benennen: „Ah, Sie essen Schokolade" hilft z. B. demenzkranken Menschen zu registrieren, was sie gerade tun. Wenn sie sich im Ablauf verlieren, erkennen sie einen kurzen Moment: „Oh, ich esse" oder „Ich kaue ja". Sie erhalten dadurch eine Orientierung darüber, womit sie gerade beschäftigt sind. Vielfach ermöglicht das Benennen, dass sie die Tätigkeit aus eigener Kraft weiterführen können.

Benennen hilft registrieren –
Registrieren kommt vor Regulieren

Auch bei unruhigen Personen, die während des Essens immer wieder aufstehen, kann Benennen einiges bewirken. Durch Benennen dessen, was gerade geschieht, wie z. B. „Sie nehmen den Löffel" oder „Sie essen Apfelmus", unterstützt die Pflegende die Person darin, mit der momentanen Situation verbunden zu sein. Es hilft dem betreuten Menschen, zu registrieren, was er in diesem Augenblick gerade tut. Registrieren kommt vor Regulieren (Aarts, 2014a). Wenn die Bewohnerin registriert, dass sie den Löffel nimmt, ist die Chance groß, dass sie ihn anschließend auch zum Mund führt. Dieser Impuls hilft ihr, eine Handlung weiterzuführen, angelegte Modelle wieder abzurufen und so bleibt sie länger am Tisch sitzen. Wenn sie nicht weiß, wie es weitergeht, steht sie auf. „Herumwandern hilft Menschen mit Demenz unter anderem, aktiv zu bleiben und Konflikte zu bewältigen" (Haas, 2009, S. 1).

Mehr sagen statt fragen
(Leitsatz von Maria Aarts, 2014a)

Fragen zu stellen ist in unserer Kultur sehr höflich. Wir wollen nicht über den anderen bestimmen, wollen ihn in die Entscheidung einbeziehen. Oft sind zu viele Fragen sowohl für kleine Kinder als auch für ältere Menschen eine Überforderung. Wenn eine Frage gestellt wird, ist es sehr wichtig, darauf zu achten, ob der Bewohner noch antworten kann, respektive, ob er fähig ist, seine Situation selbst einzuschätzen (**Kap. 3.3**).

Beispiel

„Möchten Sie noch mehr Apfelmus?" Der Bewohner sagt: „Nein." Hat er nun verneint, weil er wirklich nicht mehr möchte oder weil er gar nicht mehr weiß, was Apfelmus ist und was er damit soll?

Durch Benennen wird dem Bewohner eine Möglichkeit gegeben, sich besser und dadurch selbstbestimmter in einer Situation zurechtzufinden.

Beispiel

Der Pflegende nimmt einen Löffel mit Apfelmus, hält ihn für den Bewohner gut sichtbar in der Hand und sagt: „Hier gebe ich Ihnen noch einen Löffel Apfelmus." Der demenzkranke Bewohner kann nun Apfelmus mit Essen verbinden. Falls er wirklich nicht mehr möchte, hat er nun immer noch die Möglichkeit, nein zu sagen oder den Mund geschlossen zu halten.

Beispiel

„Möchten Sie, dass ich Sie eincreme?" Die Bewohnerin schaut verwundert und fragt: „Eincremen?" Auf der Filmsequenz ist deutlich zu sehen, dass sie das Wort nicht mehr einordnen kann. Sie weiß nicht mehr, was „eincremen bedeutet. Die Pflegende erkennt es und wechselt auf Benennen: „Ich creme Ihnen nun den Rücken ein." Sofort wendet die Bewohnerin der Pflegenden den Rücken zu und diese kann beginnen. Die Bewohnerin antwortet: „Oh, tut das gut."

Oft werden Fragen aus Höflichkeit gestellt, obwohl der Bewohner gar keine Wahl hat, zu entscheiden.

Beispiel

Es ist schon spät, der Schichtwechsel steht kurz bevor, alle Bewohner müssen für die Nacht vorbereitet sein. Die Pflegende fragt einen Bewohner: „Darf ich Sie ins Zimmer begleiten, um Ihnen bei der Abendtoilette zu helfen?" Der Bewohner antwortet: „Nein, ich bin noch nicht müde." Schon hat sie ein Dilemma, freiwillig kommt er so nicht ins Zimmer, Widerstand ist vorprogrammiert.

Fragen bedeutet, dass der Gefragte eine Wahl hat. Es lohnt sich, zu überprüfen, bei welchen Entscheidungen der Bewohner einbezogen werden kann bzw. welche Entscheidungen er noch mittragen kann (Aarts, 2017a).

Beispiel

„Soll ich Ihnen nun beim Zähneputzen helfen oder wollen Sie lieber zuerst den Pyjama anziehen?" Der Bewohner hat nun die Wahl, ohne dass das Pflegeziel verloren geht.

Je eingeschränkter die Fähigkeiten der zu Betreuenden sind, desto wichtiger ist es, nicht zu viele Fragen zu stellen. Dem Bewohner gelingt es besser zu kooperieren, wenn die Pflegende die nächsten Schritte benennt: „In fünf Minuten begleite ich Sie ins Zimmer, damit ich Ihnen ins Bett helfen kann." Die Pflegende ist vorhersagbar, signalisiert, dass sie die Leitung hat. Der Bewohner erhält Orientierung darüber, was als Nächstes geschieht und hat dennoch die Möglichkeit, zu sagen: „Ich bin aber noch nicht müde." Hier kann sie nun seine Gefühle benennen: „Ja, das verstehe ich. Sie sind noch nicht müde. Bei uns ist bald Schichtwechsel und mir ist wichtig, dass Sie gut versorgt sind für die Nacht." (Haas, 2018). Der Bewohner fühlt sich ernst genommen, erhält Anerkennung und spürt, dass er wichtig ist, obwohl die Situation nicht verändert werden kann.

Nuanciertes Feedback

Das differenzierte Benennen dessen, was die Bewohner erreicht oder wie sie es geschafft haben, hilft das Vertrauen in ihre eigenen Fähigkeiten zu erhalten oder gar aufzubauen. Beispiel Haare kämmen: „Oh, Sie kommen mit dem Arm so weit nach hinten.“ Mitmenschen werden unterstützt zu registrieren, was ihnen in diesem Moment gelungen ist. Das Vertrauen in das eigene Handeln „ja, das kann ich noch“ gibt Energie und Hoffnung für einen weiteren solchen Moment (Aarts, 2017d, S. 14). Im Gegensatz zu einer Bestätigung von aussen: „Sie machen das gut“, „Ich (Pflegende) finde Sie gut“ werden die Bewohner mit ihren noch vorhandenen Fähigkeiten verbunden: „Ich (Bewohner) mache das gut.“ Die emotionale Botschaft aus eigener Kraft etwas geschafft zu haben ermutigt Menschen, ihr Potential zu nutzen (Aarts, 2017d, S. 15).

Linking-up

Linking-up bedeutet in der *Marte Meo Sprache*, isolierte oder einsame Menschen aktiv miteinander zu verbinden. Oft wohnen Bewohner über Jahre in der gleichen Institution, sitzen nebeneinander am Esstisch, haben aber die Fähigkeit entweder nicht entwickelt oder verloren, miteinander ins Gespräch und/oder in Beziehung zu kommen. Möglichkeiten, Menschen miteinander in Kontakt zu bringen, bieten sich täglich.

Bereits genannte Marte Meo Elemente, z. B. *aufmerksam Warten, Folgen* und *Benennen*, sind auch hier von Bedeutung. Dabei ist auf Folgendes zu achten:

- Aufmerksam warten auf eine Initiative von einem Bewohner, welche nicht wahrgenommen wird vom anderen
- Soziale Informationen *groß machen*, die sonst verloren gehen würden
- Postbeamte/Postbeamtin sein —> neutral die Botschaft vom einen zum anderen bringen
- Zentrale Themen hochheben
- Eine Einladung machen („Frau A. sagt...“) – keinen Auftrag erteilen („Jetzt hören Sie zu, Frau A. sagt..!“) (Aarts, 2018, **Kap. 8.1**, Film 6).

Beispiel

Das Halstuch von Frau Z. ist zu Boden gefallen. Herr W. hebt es auf, aber Frau Z. nimmt diese Handlung nicht wahr. Diesen Moment kann die Betreuerin nutzen, indem sie sagt: „Oh, Herr W. hat Ihnen Ihr Halstuch vom Boden aufgehoben.“ Durch das Benennen hilft die Betreuerin Frau Z., wichtige soziale Informationen aufzunehmen, die ihr (zustandsbedingt) entgangen wären. Es ist ein kurzer Augenblick, der zu einem Interaktionsmoment mit einem anderen Bewohner beitragen kann, weil die Wahrscheinlichkeit groß ist, dass Frau Z. sich bedanken möchte. Bedankt sie sich, aber vielleicht zu leise, kann die Betreuerin sich zu Herrn W. wenden und ihm sagen: „Oh, Frau Z. hat Ihnen ‚Danke‘ gesagt.“

Tonfall und Wortauswahl der Betreuerin spielen dabei eine wesentliche Rolle, eine belehrende Stimme und/oder belehrende Worte verfehlen die Wirkung (Aarts, 2017; Gordon, 2013). Es geht nicht darum aufzuzeigen, was verpasst oder nicht gehört wurde, sondern darum, die Beteiligten darin zu unterstützen, Investitionen in soziale Interaktionen überhaupt wahrzunehmen. Wenn es gelingt, diese Aufmerksamkeit kurz zu wecken, profitieren beide von einem guten Gefühl. Sie registriert, dass er etwas für sie getan hat, und ihm tut es gut, bestätigt zu werden. So bieten sich im Pflege- und Betreuungsalltag viele Möglichkeiten, das Linking-up zu nutzen und dadurch Interaktionen zu aktivieren.

Beispiel: Linking-up mithilfe gemeinsamer Interessen

Zwei Frauen sitzen nebeneinander. Die Pflegende setzt sich kurz dazu und sagt: „Frau M." – sie zeigt auf die Tischnachbarin – „sagt, dass sie früher viele Socken gestrickt hat. Haben Sie auch gerne gestrickt?" Die andere Frau erhält dadurch eine Einladung sich zu diesem Thema zu äussern hat nun die Möglichkeit, dieses Thema weiterzuverfolgen: „Oh ja, natürlich, früher mussten wir für unsere Männer immer Socken stricken. Auch für meine Kinder habe ich Strumpfhosen gestrickt." Die Pflegende nimmt diese Information auf: „Oh, Strumpfhosen." und wendet sich Frau M. zu: „Frau A. hat Strumpfhosen für ihre Kinder gestrickt, Sie auch?" „Ja, klar, früher hatten wir kein Geld und es war kalt ..." Auf diese Weise kann die Pflegende ein Gespräch zwischen den zwei Bewohnerinnen aktivieren (zentrales Thema hochheben) und sich dann immer mehr zurücknehmen, um Raum für die Beziehung zwischen beiden zu geben.

Coffee, cookies and the dog

Coffee, cookies and the dog (Aarts, 2011, 2016, S. 116; Aarts et al., 2014, S. 58) ist ein von Maria Aarts verwendeter Begriff. Er bedeutet, über alltägliche Dinge zu sprechen, die einen emotionalen Einstieg und eine gemeinsame Verbindung ermöglichen und so zu einem guten Anschluss und einer entspannten Atmosphäre beitragen. Themen aus dem Alltag – darunter auch das Wetter – bilden einen guten Start für eine gemeinsame Aktivität, einen gemeinsamen Prozess. In einer freien Situation tragen diese Gesprächsaufhänger zu einer lockeren Atmosphäre bei und helfen Pflegenden, mit dem Bewohner in Anschluss und Kontakt zu kommen. Die meisten Bewohner können zu solchen Themen noch etwas beitragen und so ins Gespräch einbezogen werden.

Sich in der Kommunikation abwechseln

Maria Aarts schreibt dazu:

> *„Sich in der Kommunikation abwechseln" bedeutet, ein Gespräch so zu strukturieren, dass alle Beteiligten einbezogen sind, nicht gleichzeitig sprechen und die Gesprächsanteile gleichermassen verteilt sind"* (Aarts, 2016, S. 206; Aarts et al., 2014, S. 151).

Noch etwas zu einem Dialog beitragen zu können bedeutet, am sozialen Leben teilzunehmen, sich dazugehörig zu fühlen. Je nach Krankheit oder altersbedingt (Gehör) haben Menschen die Fähigkeiten nicht mehr, die es braucht, um einen Beitrag zu einem ausgeglichenen Dialog zu leisten. Betreuende können gezielte Unterstützung bieten (z. B. mit Linking up), wenn sie Signale der Beteiligten gut lesen und darauf sensibilisiert sind, wer noch welche Fähigkeiten für ein gemeinsames Gespräch mitbringt (Film 25).

Reihe bilden – „Ja-Reihen"

> *Reihe bilden ist ein typischer Marte Meo Begriff und eine anschauliche und bildhafte Beschreibung dessen, was üblicherweise als Dialog bezeichnet wird. Die Anzahl gebildeter Reihen gibt dabei Auskunft über die Dialogfähigkeit der Beteiligten* (Aarts, 2016, S. 214; Aarts et al., 2014, S. 62).

Übertragen auf Menschen mit besonderen Bedürfnissen bedeutet dies darauf zu achten, bei welchem Thema sie einen Beitrag leisten können, um dann von Seiten der Betreuenden daran anzuschliessen. Damit „eine Reihe gebildet" respektive das Thema vertieft werden kann, ist es wichtig, auf verbale und nonverbale Signale der Bewohner zu achten, das Gesagte zu bestätigen, Wörter oder Sätze nach Bedarf zu wiederholen und zwischendurch immer wieder aufmerksam zu warten. So leisten Betreuungspersonen einen wichtigen Beitrag, dass

Bewohner ihre noch vorhandenen Fähigkeiten (z.B. eigener Wortschatz) nutzen und beibehalten können. Wichtig ist dies auch für das Selbstwertgefühl der Betroffenen (Film 3 & 25).

3.3.3 Marte Meo Elemente in strukturierten Situationen

Als strukturierte Situationen werden in der Marte Meo Methode Handlungen und Abläufe bezeichnet, die gewissen Regeln unterworfen sind. Bei der Betreuung von Menschen und bei Pflegeverrichtungen wie Grundpflege, Mobilisation und Behandlungspflege, verfolgen die Pflegenden ein Ziel. Eine gelungene Interaktion erleichtert allen Beteiligten die Arbeit. Die sogenannten Marte Meo Elemente tragen dazu bei, Patienten/Klienten ihren Bedürfnissen entsprechend zu unterstützen. Je nachdem, wie viel Hilfe der Klient von den Pflegenden benötigt und wie seine körperliche oder geistige Verfassung ist, können diese gezielt eingesetzt und angepasst werden.

Positives Leiten

Positives Leiten wenden Verantwortliche an,

- wenn Struktur und Entscheidungsmöglichkeiten der Bewohner verloren gegangen sind (z. B. bei einer Demenz),
- in gemeinsamen Handlungssituationen (z. B. beim Duschen, Waschen, Anziehen, Aufstehen),
- wenn Patienten und Bewohner Hilfe benötigen,
- beim Führen von Mitarbeitenden und Lernenden.

Positives Leiten bietet Orientierung, gibt Struktur und unterstützt Handlungsabläufe. Es beinhaltet die bereits genannten Marte Meo Elemente, die fortlaufend den Bedürfnissen der Situation angepasst werden. So können neue Handlungsabläufe (z. B. die Einführung neuer Mitarbeitender, das Unterrichten Lernender) trainiert werden.

An der Pflege und Betreuung der Bewohner sind in der Regel mehrere Fachpersonen beteiligt, jede arbeitet etwas anders. Damit die zu Betreuenden sich im Tagesablauf zurechtfinden und gut kooperieren können, sind sie auf Pflegepersonal angewiesen, das die Fähigkeiten hat, den Bedürfnissen und der Situation angepasstes positives Leiten einzusetzen. Dies fördert Kooperation und Selbstständigkeit. Patienten und Mitarbeiter fühlen sich wahrgenommen und erfahren individuelle Unterstützung.

Die wichtigsten Elemente des positiven Leitens

Die Basis ist eine gute Atmosphäre durch Motivationsstimme und ein freundliches Gesicht.

Ferner:

- Guter Anschluss
- Folgen
- Sich-selbst-Benennen und dadurch vorhersagbar sein
- Zeitgeben
- Benennen der Handlung oder der Gefühle des Gegenübers
- Schritt-für-Schritt-Anleitung: Beinhaltet alle vorher genannten Elemente und wird zusätzlich dem Bedürfnis des Klienten angepasst. Die nächsten Schritte, die er tun kann und die nötig sind, um ein Ziel zu erreichen, werden benannt.
- Sagen, wie ich es haben möchte
- Bestätigen
- Freude teilen
- Happ Happ.

Schritt-für-Schritt-Anleitung

Alle vorher genannten Elemente sind auch bei einer Schritt-für-Schritt-Anleitung wichtig. Es gilt, wahrzunehmen, wie viel Unterstützung der Bewohner im Moment braucht: Ist er bereit oder schläft er noch?

- *Anschluss herstellen* mit: „Guten Morgen Herr S., haben Sie gut geschlafen?“
- *Rhythmisieren* (Kontaktmoment - Arbeitsmoment - Kontaktmoment) mit: „Jetzt können Sie sich auf die Seite drehen.“
- *Zeit geben, bestätigen* mit: „Ja genau so.“
- Den *nächsten Schritt benennen* mit: „Und nun die Beine... Ja, genau.“
- Die *eigene Initiative benennen* mit: „Ich helfe Ihnen...“
- Den *nächsten Schritt benennen* mit: „Und nun aufsetzen...“
- Und *Bestätigen* mit: „Geschafft, gut!“

Die jeweilige Anleitung, etwa bei einer Mobilisation, beim Essen-Eingeben, Rasieren, Arbeiten im Atelier und vielem mehr, wird dem Potenzial und den Ressourcen der Bewohner angepasst (**Abb. 3-11**). (Film 8, 9, 10, 28)

Timing und Tuning

Ganz wichtig bei der Anleitung ist die Tempoanpassung: *Timing und Tuning.* Konnte der Bewohner den Anweisungen folgen oder war das Tempo zu hoch? In den Filmsequenzen ist oft sichtbar, dass z. B. mit freundlichem Gesicht und einem Motivationston der nächste Schritt genannt wird, dies jedoch zeitgleich mit der Handlung. Dies führt dazu, dass die Bewohner das Gewünschte nicht ausführen können oder erschrecken, nicht vorbereitet sind und dann schreien oder Widerstand leisten (**Kap. 3.6**).

Merke!

Eine den Bedürfnissen der Bewohner angepasste Schritt-für-Schritt-Anleitung ist ein wichtiger Faktor für das erfolgreiche Gelingen einer Interaktion und für eine gute Beziehung.

Informieren statt korrigieren

Gezielt Leitung geben - sagen, was als Nächstes getan werden kann oder gewünscht ist (z. B.: „Sie können die Gabel hier hinlegen“, „Sie können hier festhalten“) erspart viele Korrek-

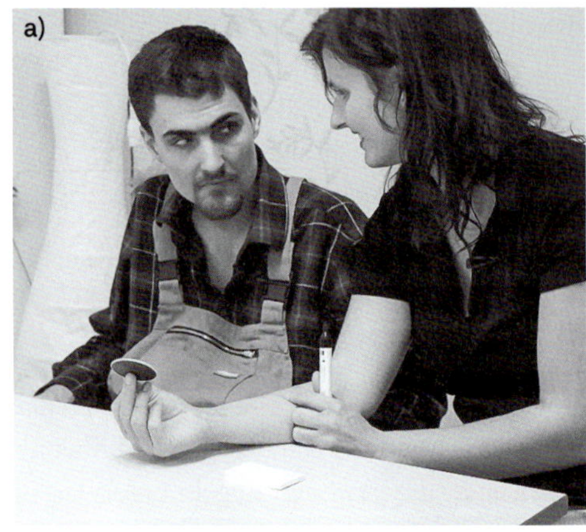

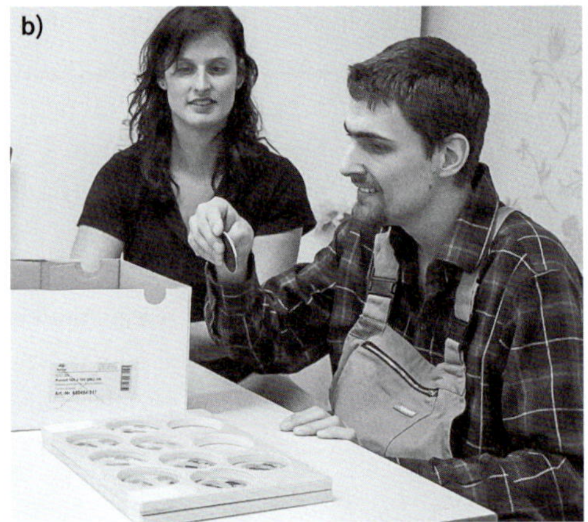

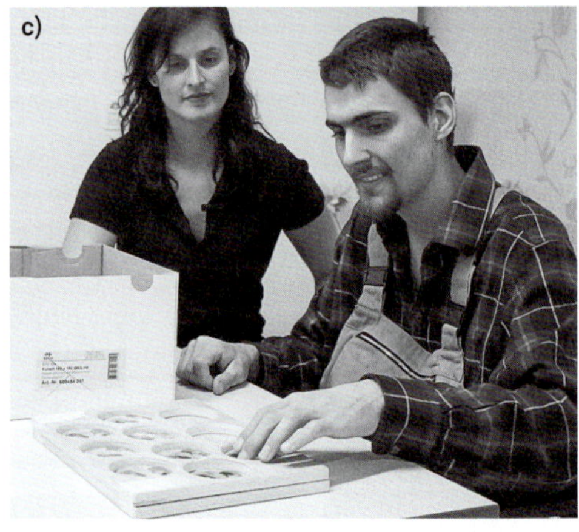

Abbildung 3-11: Schritt-für-Schritt-Anleitung.
a. Anschluss und Benennen des nächsten Schritts. (Foto: © Stiftung Scalottas, Scharans).
b. Folgen und Zeit geben. (Foto: © Stiftung Scalottas, Scharans).
c. Geschafft, aus eigener Kraft! (Foto: © Stiftung Scalottas, Scharans)

turmomente. Vorher anzukündigen, was als Nächstes zu geschehen hat, ist v.a. unterstützend für Menschen, die aus verschiedenen Gründen Handlungsabläufe verloren oder noch nicht entwickelt haben (Aarts, 2017b). Die Pflegenden können sich die Arbeit damit erleichtern, weil Menschen mit vielen Beeinträchtigungen entsprechend ihren Möglichkeiten einen Beitrag leisten können, was sich positiv auf den Selbstwert auswirkt.

Bestätigen

Personen mit Beeinträchtigungen erfahren täglich Grenzen in irgendeiner Form. Sei es, dass sie bei einer Verrichtung Hilfe benötigen oder dass sie etwas sagen möchten und es niemand versteht. Das Bestätigen während und nach einer Verrichtung ist auch in der Pflege und Betreuung unerlässlich. Ein Nicken, ein aufmunterndes Lächeln, ein kurzes „Ja genau" oder „Gut" geben Sicherheit, Orientierung und Kraft, um den Alltag zu bewältigen (Aarts, 2017d).

Menschen, die an Gedächtnisverlust leiden, können nicht auf Erfahrungen zurückgreifen. Für sie fühlt sich jede Verrichtung an, als würde sie das erste Mal durchgeführt. Diese Menschen sind besonders darauf angewiesen, immer wieder von Neuem zu erfahren, dass das, was sie gerade tun, richtig ist: „Ja genau, und jetzt die Zahnpasta auf die Zahnbürste, gut und jetzt die Zahnbürste zum Mund, genau." Das Begleiten einer Handlung mit kurzen verbalen oder nonverbalen/taktilen Zeichen hilft ihnen, im Prozess zu bleiben. Sie erhalten dadurch Sicherheit und das Gefühl, auf dem richtigen Weg zu sein. Die Bewohner fühlen sich wahrgenommen und können so besser kooperieren (Aarts, 2017d).

Freude teilen

„Sie haben sich sehr schön rasiert", „Das Aufstehen ging heute ohne Schmerzen, das freut mich wirklich", „So ein schöner Pullover, der steht Ihnen richtig gut." - Sich zu freuen über alltägliche Dinge und diese Freude auszusprechen trägt zu einer positiven Atmosphäre bei (**Abb. 3-12**). Meist ist die Institution das Zuhause dieser Menschen, sie können vielfach nicht wählen, von wem sie betreut werden.

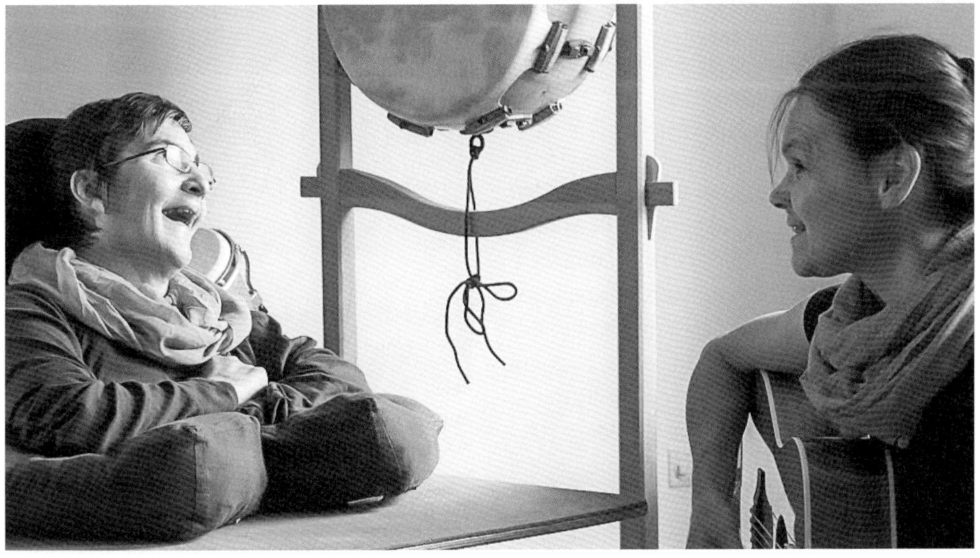

Abbildung 3-12: Freude teilen. (Foto: © Stiftung Scalottas, Scharans)

Umso wichtiger ist die emotionale Botschaft für die Bewohner: Ich werde wahrgenommen, ich bin wichtig, da freut sich jemand mit mir oder über mich. Dies trägt wesentlich zu einer guten Wohn- und Lebensqualität bei. (Film 18 & 28)

Happ Happ

Maria Aarts hat den Begriff *Happ Happ* aus dem niederländischen „hapjes" (Häppchen) abgleitet. Sie sagt dazu: „Pflegende geben so viel den ganzen Tag, es ist wichtig, dass sie auch lernen, während der Arbeit Kraft zu tanken, sich emotional zu füttern und es in den Bauch sinken zu lassen". (Aarts, 2014a, 2017b)

Sie meint damit, es sei wichtig, die gelungenen und schönen Augenblicke aus dem täglichen Leben bewusst wahrzunehmen und daraus Kraft und Energie zu gewinnen. Besonders in schwierigen und belastenden Situationen darauf zu achten, was schon erreicht wurde und was der nächste Schritt sein könnte, hilft Möglichkeiten zu entdecken und weiterzuverfolgen. Hoffnung zu haben – „Ich schaffe das", „Wir finden gemeinsam eine Lösung" – ist eine wichtige Burnout-Prophylaxe (**Kap. 6.4**) (**Abb. 3-13**).

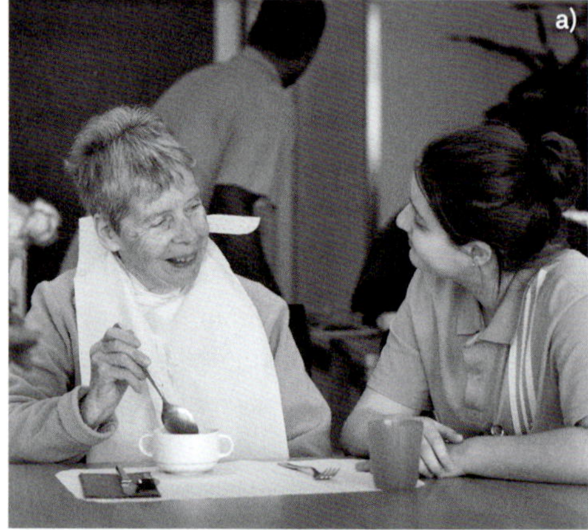

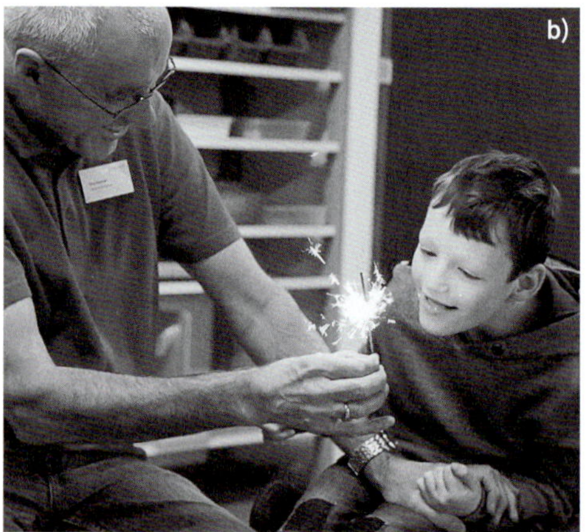

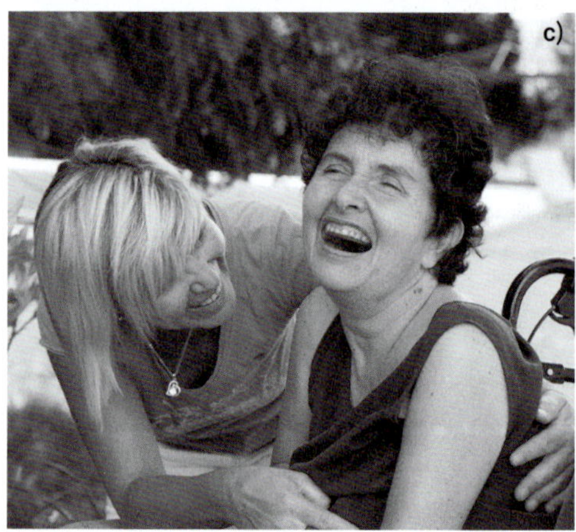

Abbildung 3-13: Happ Happ.
a. Ein Lächeln bereichert beide Seiten. (Foto: © dahlia oberaargau ag)
b. Strahlende Kinderaugen – ein Happ Happ für den ganzen Tag! (Foto: © Stiftung Scalottas, Scharans)
c. Gemeinsam lachen und genießen tut so gut! (Foto: © Justine Speissegger, Wallbach)

3.3.4 Unterstützendes Kommunikationsverhalten in freien Situationen

Freie Situationen bedeuten in der Marte Meo Methode Momente, in denen der Bewohner einfach „sein kann", ohne etwas zu „müssen". Diese Augenblicke können vom Pflegepersonal bewusst genutzt werden, um mit dem Bewohner in Kontakt zu treten, ohne dass ein bestimmtes Ziel verfolgt werden soll (Aarts, 2017d). Freie Momente sind „goldene Geschenke", wie Maria Aarts zu sagen pflegt, ein Ausgleich zu den geleiteten und strukturierten Situationen (z. B. Körperpflege, Unterstützung beim Mobilisieren), die im Pflegealltag viel häufiger vorkommen (van der Kooij, 2012, S. 143).

Die emotionale Botschaft, wahrgenommen zu werden, es „wert" zu sein, dass sich jemand kurz Zeit nimmt und Interesse zeigt, trägt zu einer positiven Atmosphäre bei und wird auch von Menschen noch gespürt, deren geistige Leistungsfähigkeit mehrheitlich verloren gegangen ist (Deutsche Alzheimergesellschaft, 2016). Wenn Bewohner sich wohlfühlen und Vertrauen haben, können sie besser kooperieren und Leitung akzeptieren.

Beispiel: freie Momente bewusst nutzen

Eine Bewohnerin zeigte bei jeder Verrichtung aggressives Verhalten. Ihre Betreuung kostete das Pflegepersonal an jenem Tag sehr viel Kraft und Energie. Eine Pflegeassistentin, die in dieser Zeit gerade den Practitionerkurs (**Kap. 5.4.2**) absolvierte, erinnerte sich, dass freie Situationen für die Beziehung sehr wichtig sind. Sie teilte dem Team mit, sie wolle am Abend ein paar Minuten Zeit investieren, um sich bei dieser Bewohnerin ans Bett zu setzen. Da Filmen zu Ausbildungszwecken erlaubt war (**Kap. 7**), nutzte sie die Gelegenheit und übte mit der Bewohnerin das Benennen der Initiativen (**Kap. 3.3.4**).

Die Aufnahmen zeigten eine Bewohnerin mit betrübtem Gesichtsausdruck, die im Bett saß und Beinverbände aufrollte. Die Pflegeassistentin *benannte* mit interessierter, freundlicher Stimme: „Sie rollen Verbände auf." Sie wartete *aufmerksam* und bekam zur Antwort: „Ja, dann bin ich wenigstens für etwas nützlich."

Durch die investierte Zeit der Pflegeassistentin bekam die Bewohnerin Raum, ihre Gefühle auszudrücken. Sie fühlte sich in diesem Moment wahrgenommen und die Pflegeassistentin hat damit eine wichtige Information darüber erhalten, was die Bewohnerin beschäftigt.

Die Botschaft hinter herausforderndem Verhalten

Täglich mit den eigenen Defiziten konfrontiert zu werden und für kleinste Verrichtungen vom Pflegepersonal abhängig zu sein, nagt oft am Selbstwertgefühl der Bewohner und äußert sich nicht selten in „herausforderndem Verhalten". Die Pflegeassistentin im vorangehenden Beispiel berichtete, der weitere Abend sei sehr harmonisch verlaufen, weder bei der Zahnpflege noch beim Umlagern habe die Bewohnerin aggressives Verhalten gezeigt.

Die Kraft der Bilder

Ein berührender Moment für die Pflegeassistentin folgte, als bei der Filmanalyse zu sehen war, wie sich der Gesichtsausdruck der Bewohnerin während den drei Minuten zusehends aufhellte. Dies auf Film zu sehen und wahrzunehmen, was sie mit diesen Minuten bewirken konnte, war ein richtiger Happ Happ Moment für sie (**Kap. 3.5**).

3.3.5 Marte Meo Elemente in freien Situationen

Die wichtigsten Elemente der freien Situation

Basis ist eine gute Atmosphäre durch interessierte Grundhaltung (gutes Gesicht, freundliche Stimme, angemessene Distanz).

Ferner:

- Guter Anschluss
- Aufmerksam Warten
- Folgen
- Benennen von verbalen und nonverbalen Initiativen des Bewohners
- Bestätigen, Nicken
- Freude teilen
- Happ Happ.

Anschluss und Kontakt

Damit der Bewohner merkt, dass nun jemand Zeit mit ihm verbringen möchte, ist es wichtig, mit ihm in Kontakt zu kommen. Es gibt verschiedene Möglichkeiten, z. B.:

- mit einem herzlichen Satz freundlich den Namen des Besuchers zu nennen: „Grüezi, Herr W., schön Sie auf dem Flur zu treffen."
- mit einem Lächeln (gutes Gesicht; **Kap. 3.3**)
- mit einer Berührung
- mit „Coffee, cookies and the dog" (**Kap. 3.3.1**).

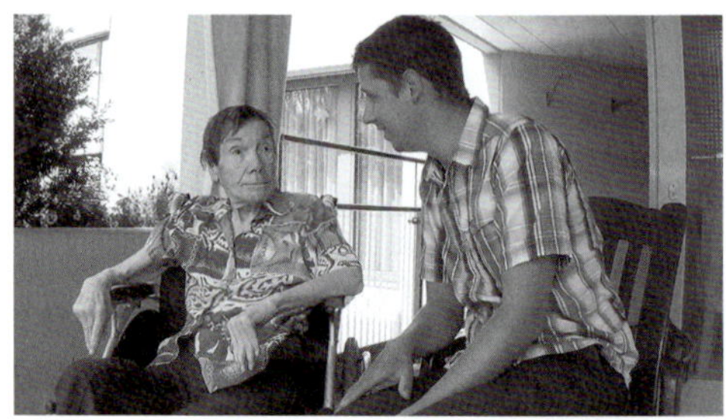

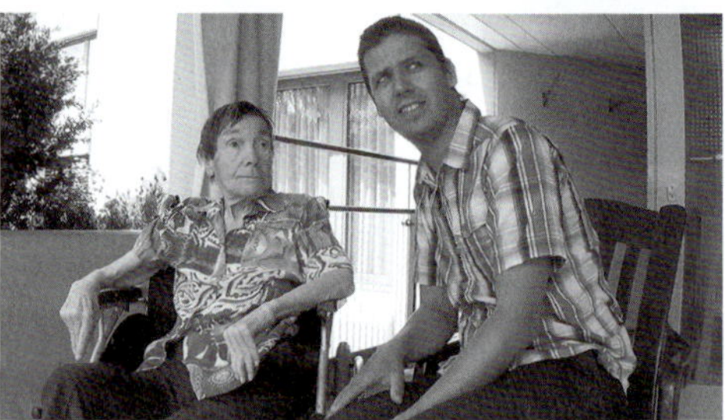

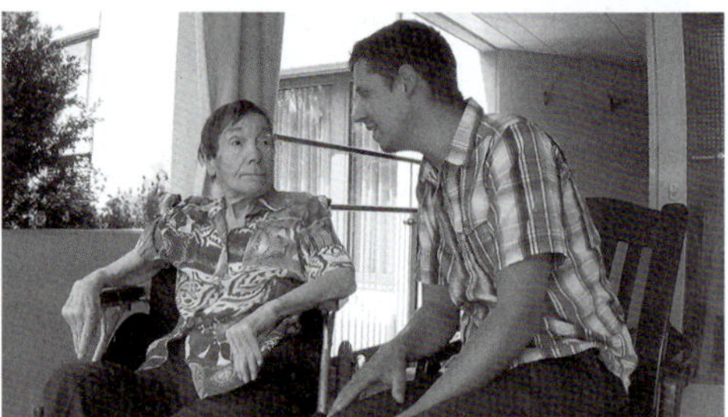

Abbildung 3-14: Aufmerksamkeit schenken – Beziehung stärken.
a. Aufmerksam warten. (Videostandbild: © Domicil Kompetenzzentrum Demenz Bethlehemacker, Bern)
b. Der Initiative der Bewohnerin folgen. (Videostandbild: © Domicil Kompetenzzentrum Demenz Bethlehemacker, Bern)
c. Die Initiative der Bewohnerin benennen. (Videostandbild: © Domicil Kompetenzzentrum Demenz Bethlehemacker, Bern)

Aufmerksam Warten

Wenn Betreuende „aufmerksam Warten", erhalten Mitmenschen Raum für eigene Initiativen (Aarts, 2017b). Sei es auf der verbalen Ebene, dass sie etwas in ihrem Tempo mitteilen können (**Kap. 11.3.2**, Film 25) oder nonverbal, dass sie beispielsweise zum Fenster hinausschauen (Film 1).

Folgen

Den Initiativen der Bewohner zu folgen bedeutet, den Blick auf dem Bewohner zu haben und zu schauen, was er tut, was ihn beschäftigt und woran er interessiert ist. Kurze Begegnungen werden genutzt, um die Interessen und Bedürfnisse des Bewohners bewusst wahrzunehmen und kennenzulernen (**Abb. 3-14**).

Benennen der Initiativen des Bewohners

Benennen wirkt auf verschiedenen Ebenen (Aarts, 2016, S. 198; **Kap. 3.3.1**). Es hilft dem Bewohner zu registrieren, was er tut (Selbstwahrnehmung). Mit dem Benennen von Aktionen und Gefühlen des Bewohners kann auch Interesse gezeigt werden, weil er dadurch merkt, dass er gesehen und gehört wird, dass seine Initiativen und seine Persönlichkeit wahrgenommen werden.

Beispiel

Eine Pflegende beobachtet, was der Bewohner tut, und benennt dies mit interessierter Stimme: „Sie lesen in der ‚Tierwelt'". Wenn die Pflegende nach dem Benennen: „Sie lesen in der ‚Tierwelt'" aufmerksam wartet, erhält der Bewohner Raum, um mehr zu erzählen: „Ja, ich interessiere mich für Vögel..."

An das Thema des Bewohners anknüpfen und benennen

Die Pflegende wiederholt, was sie gehört hat und schließt damit an der verbalen Initiative des Bewohners an: „Ah, Sie interessieren sich für Vögel." Sie *wartet aufmerksam*. Der Bewohner antwortet: „Ja, für Kanarienvögel." Die Pflegende entgegnet mit interessierter Stimme: „Kanarienvögel. Hatten Sie selbstauch welche?" Der Bewohner antwortet: „Ja zwei..."

Zu *benennen*, was der Bewohner gerade tut, *aufmerksam zu warten*, ihm die Möglichkeit zu geben eine Antwort zu formulieren, seinen eigenen Wortschatz zu gebrauchen und dann das Wort oder den Satz, passend zum Thema, zu wiederholen, hilft, einen Dialog in Gang zu setzen. In die Welt des Bewohners einzutauchen, zu erfahren, was ihn interessiert, was er erlebt, stärkt die Beziehungsebene und gibt ihm das Gefühl, dazuzugehören, in Kontakt mit anderen Menschen zu sein. Es geht dabei nicht um Aushorchen, sondern um wahres Interesse am Bewohner, der sich so als Persönlichkeit wahrgenommen fühlt (Aarts et al., 2014; Welling, 2004; **Kap. 3.3.2**, Film 4, 25).

Bestätigen

In freien Situationen geht es bei einer Bestätigung darum, den Mitmenschen zu signalisieren, dass ihre Initiativen und ihre Interessen von Bedeutung sind. Damit diese „sichtbar" werden können, sind vor dem Bestätigen die Elemente aufmerksam Warten auf eine Initiative und dieser zu folgen, zentral. Das Wahrnehmen einer nonverbalen Initiative des Bewohners kann durch Benennen bestätigt werden: „Sie schauen sich die Konstruktion ganz genau an."

Erzählt eine Bewohnerin etwas (verbale Initiative), kann die Bestätigung durch Wiederholen von einzelnen Wörtern oder Sätzen, durch Nicken, durch ein Lächeln oder durch Bestätigen einer Aussage „ja, genau" (Reihe bilden, Ja-Reihe; **Kap. 3.3.2**, Film 25) erfolgen. Alle Formen der Bestätigungen leisten einen wichtigen Beitrag für die Selbstwahrnehmung, das Selbstwert- und das Zusammengehörigkeitsgefühl der Mitmenschen (Aarts, 2017d, S. 2).

Nicken

Für Menschen, die isoliert sind, müssen Signale der Anteilnahme und des Bestätigens größer erscheinen. „Schön Nicken" (Aarts, 2017b, S. 8) eignet sich dafür, weil diese Art von Bewegung für die Bewohner gut sichtbar und die damit verbundene Botschaft (es hört mir jemand zu, es ist jemand für mich da) oft noch erkannt wird.

Freude teilen und Happ Happ

Sich gemeinsam zu freuen und kurze, schöne Momente zusammen zu verbringen, ohne „etwas zu müssen", stärkt die Beziehung. Eine Information und ein Lächeln geschenkt zu bekommen, das gibt Kraft, Energie und Motivation sowohl für Bewohner als auch für Betreuende (Aarts, 2017a, c). **(Kap. 3.3.3; Abb. 3-15)**.

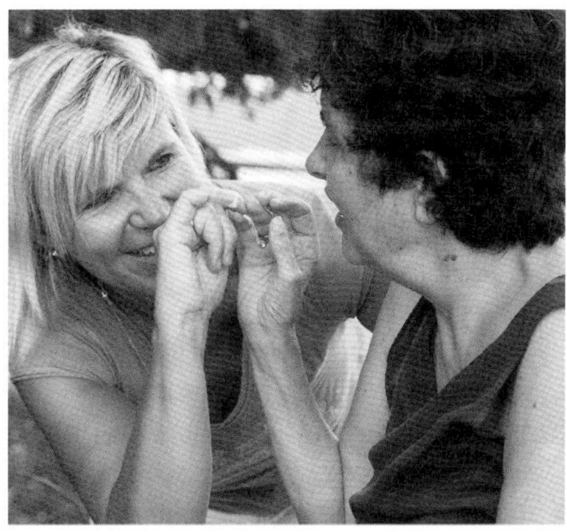

Abbildung 3-15: Gemeinsam genießen. (Foto: © Justine Speissegger, Wallbach)

3.4 Videounterstützte Beratung nach Marte Meo

Claudia Berther

3.4.1 Review

Der Begriff *Review* bezeichnet eine Beratung anhand gezielt ausgwählter Filmsequenzen. Diese spezifische Form des Auswertungsgesprächs (Aarts et al., 2014, S. 102) kann in verschiedenen Bereichen der Zusammenarbeit genutzt werden (**Kap 3.7**). Ein Review-Prozess (Diagnosefilm – Review – Folgefilm - Review) ist ein zentraler Bestandteil der Marte Meo Arbeit (Aarts et al., 2014, S. 207)

Review-Vorbereitung

Marte Meo Fachleute suchen zur Fragestellung passende Sequenzen (**Kap. 3.2.8**) und verknüpfen sie mit entwicklungsunterstützenden Informationen (Aarts et al., 2014, S. 102). Ausgewählt werden Momente gelungener Kommunikation oder Bilder, die die Bedürfnisse der zu betreuenden Person aufzeigen (Aarts et al., 2014, S. 102).

Review-Inhalt

Anhand der ausgesuchten Szenen zeigen Marte Meo Fachleute unterstützendes Verhalten seitens der Betreuenden auf. Indem der Film immer wieder angehalten wird, lassen sich Aktion und Reaktion der gefilmten Personen erkennbar und sichtbar machen (Aarts et al., 2014, S. 136). Durch das kleinschrittige Abstoppen während einer Interaktion (**Kap. 3.2.8**) werden sie sich der Wichtigkeit kleinster Handlungen bewusst, zusätzlich werden auch Bedürfnisse und Signale der Klienten deutlicher sichtbar.

Beratungsstruktur

Nach dem Stoppen der Filmsequenzen wird in folgendem Ablauf beraten. Das 3W-Beratungssystem *Wann/Was/Wozu* dient als Leitfaden, um dem Ziel entsprechend Informationen zu vermitteln (Aarts et al., 2014, S. 104; Aarts, 2016, S. 125ff; **Kap. 3.4**):

- *Wann?* Der genaue Augenblick wird aufgezeigt, bei dem Fachleute bereits Unterstützung bieten oder geben können.
- *Was?* Was wird schon getan oder was wäre hilfreich? Hier wird konkret auf der Handlungsebene Information vermittelt.
- *Wozu?* Mit dem Wozu wird erklärt, was diese Unterstützung für den Klienten bedeutet.

Passendes unterstützendes Kommunikationsverhalten der Betreuungsperson für diesen Prozess kann anhand mehrerer Sequenzen aufgezeigt werden. Bei jeder einzelnen Interaktion werden die Informationen mit dem 3W-Beratungssystem vermittelt. Die Anzahl der ausgewählten Bilder richtet sich nach dem Aufnahmevermögen der Review-Partner (Aarts et al., 2014, S. 102) und nach den zeitlichen Ressourcen der Beratenden.

Zu jedem Review gehört jeweils ein persönlicher Arbeitspunkt (respektive ein nächster Entwicklungsschritt). Die Informationen dazu werden nach dem gleichen Prinzip weitergegeben (Aarts et al., 2014, S. 208).

Review-Ziel

Jedes Review hat zum Ziel, mit Hilfe der Technik der Videointeraktionsanalyse (**Kap. 3.2.8**) die Wahrnehmung des Review-Partners zu trainieren. Das genaue Hinschauen soll ihm ermöglichen, „aus eigener Kraft" zu Einsichten und Erkenntnissen zu gelangen (Aarts et al., 2014, S. 136). Um dies zu erreichen, lenkt die Marte Meo Trainerin die Aufmerksamkeit auf beratungsrelevante Details (**Abb. 3-16**), beispielsweise auf kleinste Initiativen der Be-

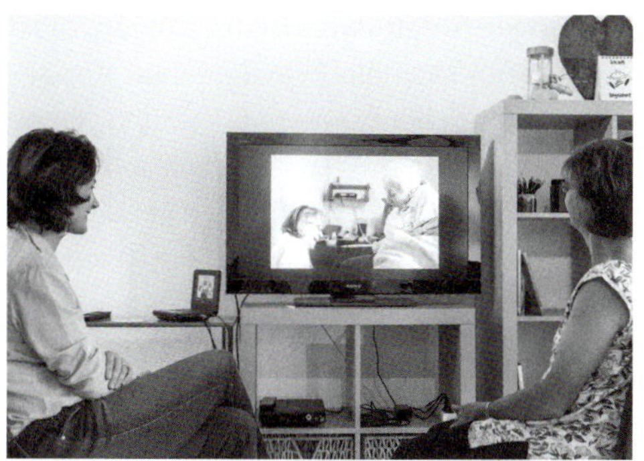

Abbildung 3-16: Genaues Beobachten trainieren. (Foto: © Justine Speissegger, Wallbach)

wohner oder auf bereits intuitiv angewendete Marte Meo Elemente und deren Wirkung auf das Gegenüber. Im Gegensatz zum Alltag können Filmsequenzen angehalten oder gar zurückgespult werden, was ein genaueres Betrachten ermöglicht. Eigene Ressourcen zu erkennen, unterstützt den Marte Meo Trainee; er kann sie bei einer nächsten Handlung bedürfnisorientiert einsetzen.

Erlernen der Review-Technik

Informationen so zu vermitteln, dass sie für den Review-Partner verstehbar und brauchbar sind, will gelernt sein. Das Trainieren von Reviews findet im Arbeitsalltag statt.

Angehende Marte Meo Colleague Trainer (**Kap. 5.4.3**) filmen sich während der Beratung und bringen diese Aufnahmen in die Ausbildung mit. Die Sequenzen werden nach der Checkliste von Maria Aarts (Aarts, 2011 & 2016, S. 110 ff.) analysiert und die Informationen werden vom Marte Meo Supervisor ebenfalls mit dem 3W-Beratungssystem vermittelt. Auch in diesem Beratungssetting wird ein persönlicher Entwicklungsschritt ausgewählt. Als Vorbereitung für den nächsten Ausbildungstag wählen die angehenden Colleague Trainer Sequenzen aus, bei denen es ihnen gelingt, diesen Entwicklungsschritt umzusetzen. Die positiven Auswirkungen des eigenen Handelns im Bild zu sehen, wirkt motivierend. Wenn 60 % der Gelegenheiten während des Films für das gezielte Einsetzen genutzt wurden, kann zum nächsten Punkt (**Kap. 3.2.11**) übergegangen werden. Schritt für Schritt werden so während der Ausbildung neue Kompetenzen trainiert.

3.4.2 Review-Checkliste

Die Review-Checkliste wurde von Maria Aarts entwickelt, um das Erlernen der Review-Technik zu erleichtern. Einerseits kann die Marte Meo Trainerin damit Fortschritte überprüfen, andererseits haben die Marte Meo Colleague Trainer in Ausbildung selbst auch einen Anhaltspunkt, worauf sie achten können, wenn sie ihren Review-Film analysieren (**Abb. 3-17**).

Die folgenden Überschriften der Marte Meo Review-Checkliste sind aus dem Handbuch von Maria Aarts (Aarts 2011 & 2016, S. 110 ff.) entnommen. Inhaltlich wurden sie dem Bereich Pflege und Betreuung angepasst.

Ein Review lässt sich mit verschiedensten Personen durchführen und wird videounterstützt trainiert (siehe z. B. Film 11, 21 & 23). Um die Checkliste leserfreundlich zu halten, stehen die Begriffe:

- *Beraterin* stellvertretend für angehende Marte Meo Colleague Trainer und Marte Meo Therapist
- *Review-Partner* übergeordnet für Pflegende, Betreuende, Mitarbeitende, Lernende, Praktikanten, Angehörige, Klienten, Patienten und andere.

Praktische Hinweise für die Marte Meo Review-Checkliste (Film 23)

Sorgen Sie dafür, dass Sie mit den technischen Geräten umgehen können. Da für ein Review das Abspielen von Filmsequenzen von zentraler Bedeutung ist, braucht es eine gute Vorbereitung und Kenntnisse, wie die Geräte funk-

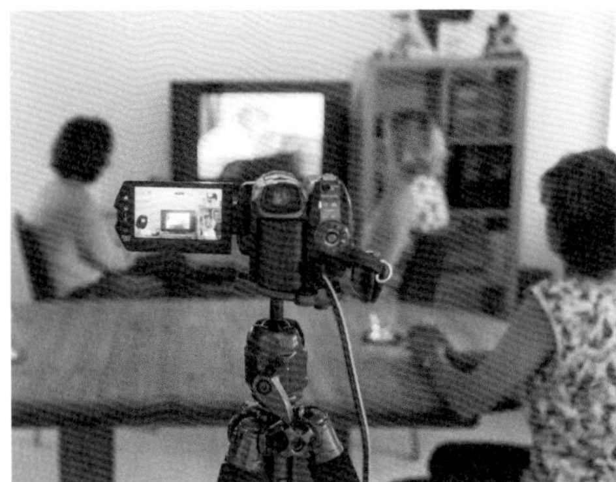

Abbildung 3-17: Lernen der Review-Technik. (Foto: © Justine Speissegger, Wallbach)

tionieren. Wird das Review mit fremder Technik durchgeführt, gilt es im Vorfeld zu organisieren, wer sie erklären oder zum Laufen bringen kann. Falls trotz guter Vorbereitung eine Panne eintritt, ist es wichtig, sie zu benennen. Das gibt dem Review-Partner Orientierung und er kann eventuell sogar mithelfen, das Problem zu lösen. Zusätzlich hilft Benennen auch im Umgang mit der eigenen Nervosität.

Machen Sie einen emotionalen Einstieg. Eine angenehme Atmosphäre ist eine Grundvoraussetzung für einen Entwicklungsprozess (SE-SK®, 2012, S. 83 ff.). Zeit in einen guten Anschluss (**Kap. 3.3**) zu investieren, lohnt sich auch im Review. Dabei gilt es, auf den eigenen Ton und die Gesten zu achten. Wohlwollend und freundlich empfangen zu werden, hilft dem Review-Partner im Umgang mit der eigenen Nervosität. Ein kurzes Gespräch über alltägliche Dinge lockert zudem die Atmosphäre auf (**Kap. 3.3.2**).

Machen Sie einen klaren Anfang. Damit der Review-Partner weiß, dass die Beratung nun beginnt, braucht er Orientierung. Mit einem freundlichen Satz kann die Beratung eingeleitet werden: „So, Thomas, bist du bereit? Von mir aus könnten wir starten."

Sorgen Sie für günstige Bedingungen. Ideal wäre, wenn sich alle Beteiligten auf die Review-Sitzung konzentrieren könnten, ohne gestört zu werden. Wenn möglich sollten Sie im Vorfeld abklären, wer für ca. 5 bis 15 Minuten die Stationsverantwortung/den „Piepser" oder sonstige Verantwortungen übernehmen kann.

Nehmen Sie einen geeigneten Sitzplatz ein. Idealerweise sitzt die Beraterin so, dass sie ihr Gegenüber wie auch den Bildschirm im Blick hat, ohne sich abdrehen zu müssen.

Es ist wichtig, eine Sitzposition zu finden, die ermöglicht, nonverbale Reaktionen rasch wahrzunehmen. Ein Austausch (bei gestoppter Aufnahme) über Gefühle, Unsicherheiten, Unklarheiten ist wichtig für den weiteren Verlauf des Beratungsprozesses.

Erklären Sie den Ablauf des Review-Prozesses. Folgende Informationen sind wichtig:

- Länge und Ablauf des Reviews
- Erklärung und Begründung, dass nur wenige und kurze Sequenzen aus einem Film gezeigt werden
- Erklärung, dass Informationen passend zum Anliegen Schritt für Schritt mit Hilfe der Videointeraktionen gezeigt werden
- Erklärung, dass am Schluss anhand einer Filmsequenz besprochen wird, welcher Entwicklungsschritt als nächstes ansteht und welcher Arbeitspunkt dafür geeignet ist.

Benennen Sie den Ablauf Schritt für Schritt. Beispiele:

- „Ich zeige Ihnen nun als Erstes zwei Ausschnitte zum Thema."
- „Nun gehe ich weiter."
- „Jetzt zeige ich Ihnen noch eine Sequenz."

Vorhersagbar zu sein, gibt Orientierung und Struktur – eine wichtige Voraussetzung, damit Review-Partner kooperieren können.

Wiederholen Sie die Fragen, Sorgen, Wünsche oder den letzten Arbeitspunkt/Entwicklungsschritt des Review-Partners. Durch das Wiederholen der Fragen, Sorgen und Wünsche teilt die Beraterin mit, was sie verstanden hat, was bei ihr angekommen ist (Gordon, 2013, S. 69ff.; Rosenberg, 2007, S. 113ff.). Der Review-Partner fühlt sich wahr- und ernstgenommen und kann sich bei Bedarf nochmals anders ausdrücken. Die Beraterin hat so die Möglichkeit, das Anliegen direkt in den Beratungsprozess einfließen zu lassen und mit den bildbasierten Informationen zu verknüpfen. Das Wiederholen des letzten Entwicklungsschrittes bringt Orientierung und Struktur. Beide Seiten wissen, worum es geht.

Setzen Sie geeignete Ausschnitte ein, um Informationen zu vermitteln. Die Beraterin wählt die Sequenzen so aus, dass sie in Zusammenhang stehen mit den Informationen, die vermittelt werden sollen. Wichtig ist, dass nicht über die Bilder, sondern in den Bildern gesprochen wird. Was dies genau bedeutet, wird in der Ausbildung zum Colleague Trainer anhand von Filmsequenzen erklärt.

Schauen Sie Ihren Review-Partner an, wenn Sie mit ihm sprechen. Im geeigneten Moment die Filmsequenz zu stoppen, erfordert eine hohe Konzentration; es besteht die Gefahr, dass die Beraterin zum Bildschirm redet. Nach dem Stoppen des Videos ist es wichtig, dass sie sich zum Review-Partner wendet und ihm die Informationen direkt gibt. Damit wird erreicht, dass

- sich der Review-Partner mehr angesprochen und wertgeschätzt fühlt,
- die Beraterin sofort erkennen kann, ob er ihren Worten folgen kann.

Warten Sie auf eine Reaktion. Nach dem Geben von Informationen ist es wichtig, dem Review-Partner einen Moment Zeit für eine Reaktion zu lassen. Für den weiteren Prozess ist es wichtig zu erfahren, was der Review-Partner über diese Information denkt oder was er verstanden hat.

Schenken Sie dem Review-Partner Ihre Aufmerksamkeit, wenn er spricht. Sobald der Review-Partner etwas sagt, wird der Film gestoppt, und die Beraterin wendet sich ihm zu.

Setzen Sie einen Dialog in Gang. Nach jedem Informationsabschnitt folgt ein Dialogmoment:

- Der Film ist gestoppt.
- Die Beraterin hält Blickkontakt zum Review-Partner.
- Sie wartet auf eine Reaktion und bestätigt diese.
- Reaktionen werden akzeptiert und nicht korrigiert.
- Sie gibt Raum, damit der Review-Partner sich in eigenen Worten ausdrücken kann.

Regen Sie einen Entwicklungsprozess an: der entscheidende „Marte Meo Moment". Erkenntnisse und neue Ideen passend zum Anliegen wahrzunehmen, zu hören und zu verstärken, ist eine wichtige Aufgabe der Beraterin. Durch Wiederholen dieser Aussagen und durch die Bestätigung wird der Review-Partner unterstützt, an seine eigene Stärke zu glauben (SE-SK®, 2012, S. 121). Das hilft ihm, aus eigener Kraft Lösungen zu finden und Entwicklungsprozesse wieder in Gang zu bringen.

Achten Sie auf emotionale Initiativen des Review-Partners. Ist der Review-Partner verunsichert, beunruhigt, erleichtert, froh? Drückt er seine Gefühle verbal oder nonverbal aus? Durch Wahrnehmen emotionaler Initiativen kann die Beraterin herausfinden, was ihn beschäftigt.

Benennen Sie Gefühle. Fasst die Beraterin diese Gefühle in Worte, hilft dies dem Review-Partner, zu erkennen, ob er richtig verstanden wurde. Er kann seine eigenen Gefühle reflektieren und gegebenenfalls neu formulieren (Rosenberg, 2007, S. 115 ff.).

Setzen Sie jedem Thema einen klaren Anfang und ein klares Ende. Durch einen klaren Anfang: „Gut, jetzt zeige ich Ihnen den nächsten Ausschnitt“ und ein klares Ende: „Das ist nun das letzte Bild für heute“ vermittelt die Beraterin Struktur. Struktur bietet Sicherheit und Orientierung.

Benennen Sie Ihr eigenes Tun. „Ich starte nun den Computer, dann zeige ich Ihnen die ersten Bilder.“ Durch das Benennen der eigenen Handlung ist man vorhersagbar. Das Gegenüber ist orientiert, was als Nächstes geschieht.

Setzen Sie jeden Ausschnitt in den jeweiligen Zusammenhang. Für eine erfolgreiche Beratung ist es wichtig, dass der Review-Partner versteht, warum ihm dieser Ausschnitt gezeigt wurde und in welchem Zusammenhang er mit seinem Thema steht z. B.: „Hier zeige ich Ihnen, wie wichtig...“ oder: „Hier möchte ich Ihnen zeigen, was das Benennen Ihrem Bewohner bringt.“ Er kann dadurch das Gesehene besser einordnen.

Teilen Sie die neuen Informationen in präziser und anschaulicher Sprache mit; die Informationen müssen umsetzbar sein. Damit der Review-Partner neues Verhalten trainieren kann, braucht er konkrete Informationen, die verstehbar und brauchbar sind.

Beispiel

Anstelle von: „Sie sind zu schnell“ kann die Beraterin sagen: „Hier können wir sehen, dass der Bewohner mehr Zeit braucht, können Sie ihm die geben?“ Dazu muss natürlich auf dem Film eine passende Sequenz sichtbar sein.

Setzen Sie die Interaktionsanalyse als Methode ein, um konkrete Informationen zu vermitteln. Die Beraterin zeigt den Film ganz kleinschrittig und stoppt bei jeder Aktion und Reaktion. Sie achtet darauf, nach dem 3W-Beratungssystem zu einem Bild eine konkrete Information zu vermitteln (**Kap. 3.2.9**).

Stellen Sie eine Verknüpfung zu den Marte Meo Informationen über unterstützendes Verhalten bei herausfordernden Situationen her. Die Beraterin sucht in den Sequenzen unterstützendes Kommunikationsverhalten und erklärt, warum besonders in herausfordernden Situationen darauf geachtet werden soll.

Beispiel

„Hier sagen Sie der Bewohnerin, was sie als Nächstes tun kann [*wiederholen, was auf dem Film sichtbar ist*] und schauen Sie, sie erledigt es sofort. „Da sie den Ablauf des Zähneputzens vergessen hat, braucht sie hier extra Unterstützung. Genau so können Sie ihr helfen, zu kooperieren.“

Wählen Sie die besten Äußerungen des Review-Partners und bestärken Sie diese. Wenn die Beraterin Aussagen über neue Erkenntnisse und brauchbare Ideen wiederholt und bestätigt, ist das für den Review-Partner motivierend. Es bestärkt ihn, seine Ideen auch im Alltag umzusetzen.

Helfen Sie dem Review-Partner, die Information einzuordnen. Durch das Warten/Zeit geben nach einem Informationsabschnitt gibt die Beraterin ihrem Gegenüber Gelegenheit, mit eigenen Worten zu formulieren, was er nun gelernt hat und wo er dieses Wissen einzusetzen gedenkt.

Sprechen Sie im passenden Tonfall. Mithilfe der Videoanalyse lernt die Beraterin, ihre eigene Stimme besser kennen und kann so die Stimmlage gezielt der Situation anpassen (z. B. emotional, sachlich, kooperativ, bestimmt usw.).

Beenden Sie die Sitzung. Am Ende der Sitzung fasst die Beraterin die Hauptpunkte des Gesprächs zusammen und wiederholt den Arbeitspunkt eventuell sogar mit einem Beispiel. Die Zusammenfassung hilft, Gehörtes besser zu behalten (Aarts, 2011, 2016, S. 110 ff., angepasst an den Pflegebereich).

3.5 Die Kraft der Bilder

Claudia Berther

> *Das Gramm Gold im Mitmensch entdecken. Das ist ein Kernsatz von Ordensgründerin Mutter Maria Theresia Scherer, der mir sehr wichtig ist. Er bedeutet, dass in jedem Menschen etwas Gutes und Schönes schlummert und dass wir den anderen auch sehen als den, der das Gold in sich trägt.* (Zitat von Liliane Juchli, auf der DVD „Leiden schafft Pflege", M. Pletscher, 2012).

Sr. Liliane Juchli ist Pflegepionierin und Autorin eines der ersten Krankenpflegebücher der Nachkriegszeit, heute noch aktuell unter dem Titel „Thiemes Pflege" (Zeitlupe 3, 2015, S. 7).

Das Betrachten eigener Videosequenzen ermöglicht Betreuenden, Ausbildenden und Angehörigen, Menschen und Situationen aus einer anderen Perspektive wahrzunehmen. Das Handlungsspektrum kann damit erweitert werden und, wie Maria Aarts sich ausdrückt, die Kraft der Bilder vermag vielfach verborgene Zugänge zu der Goldmine, die der Mensch von Natur aus mitbekommen hat, wiederzufinden (Aarts et al., 2014, S. 86). Bilder berühren und zeigen, was mit Worten allein nicht erreicht werden kann (Film 23, 25 & 28) (**Abb. 3-18**).

Happ Happ

Pflegende und Angehörige investieren viel Energie in die tägliche Arbeit. Positive Mo-

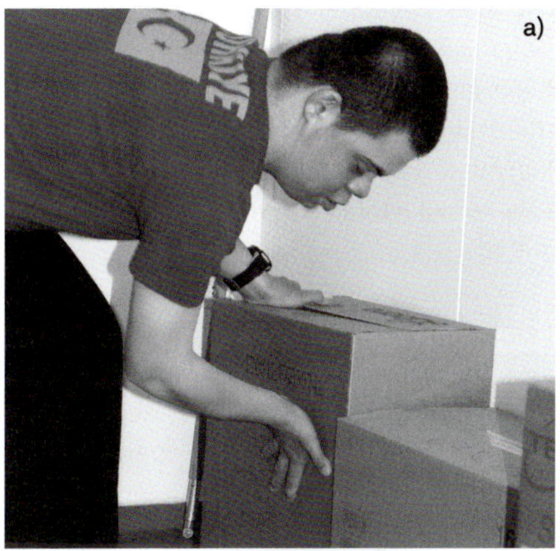

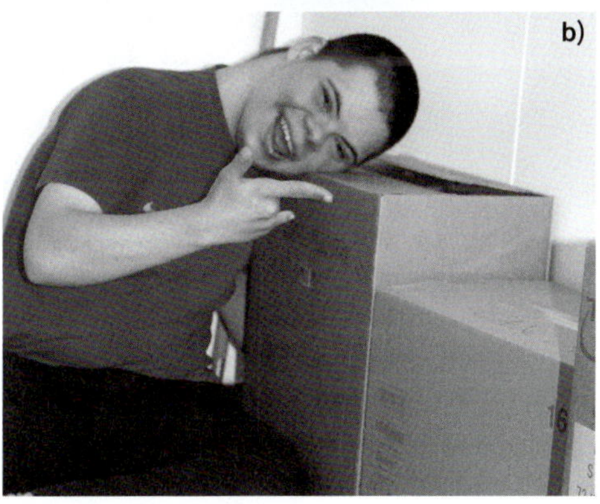

Abbildung 3-18: Stärkende Augenblicke festhalten und aufzeigen.
a. Nützlich zu sein … (Foto: © Stiftung Scalottas, Scharans)
b. … tut so gut – Freude teilen. (Foto: © Stiftung Scalottas, Scharans)

mente und gelungene Situationen auf Filmsequenzen zu sehen, trägt dazu bei, dass sie aus dem Alltag Kraft schöpfen können (Aarts, 2017c; **Kap. 3.7.4; Kap. 6.4**; Film 19; **Abb. 3-19** und **Abb. 3-20**).

Eine Lernende von dahlia oberaargau ag antwortete auf eine Mitarbeiterumfrage im Jahre 2012, was ihr Marte Meo persönlich bringe (Film 29): „[...] ich freue mich sehr, wenn ich bei den Bewohnern so kleine Sachen sehe, mit denen ich Erfolg habe, dann gehe ich mit Freude nach Hause".

Ein Feedback von Rosmarie Hürner, dipl. Pflegefachfrau AKP, Spitexstandortleiterin nach dem zweiten Ausbildungstag auf der Colleage Trainer Ebene (**Kap. 5.4.3**): „Das genaue Beobachten mithilfe der Filmsequenzen zu trainieren, das fasziniert mich sehr. Die Bilder helfen, so viel zu sehen. Es ist ein positives Lernen und baut auf dem schon Vorhandenen auf. Marte Meo kann ich vielseitig anwenden. Ich bin wieder wachsamer in der Kommunikation".

3.5.1 Review für Menschen mit Behinderungen

Erfahrungen zeigen, dass auch Menschen mit körperlichen Behinderungen von der Kraft der Bilder profitieren. Ob angeborene oder erworbene Beeinträchtigungen, täglich werden diese Menschen mit den vielfältigen Folgen davon konfrontiert. Dies kann anstrengend und frustrierend sein. Die gezielt ausgesuchten Filmsequenzen können einen Beitrag zur Stärkung des Selbstvertrauens und der Selbstwirksamkeit leisten indem die Beraterin diesen Menschen deren eigene Ressourcen und vorhandene Fähigkeiten entdecken lässt und sie so befähigt, ihr unbewusstes Potenzial gezielter zu nutzen.

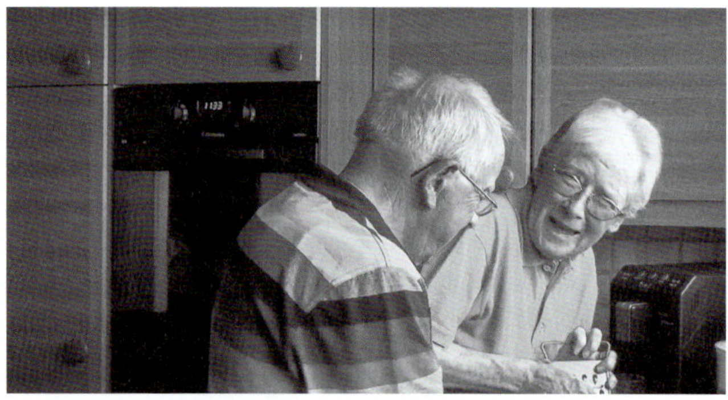

Abbildung 3-19: „Sichtbare Freude" stärkt auch Angehörige. (Videostandbild: © Claudia Berther, Wallbach)

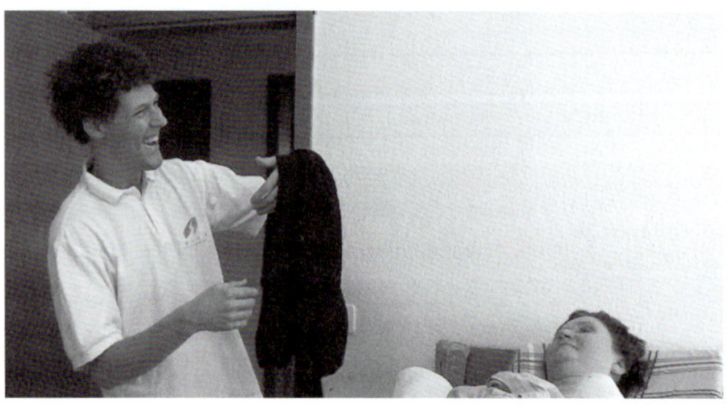

Abbildung 3-20: Motivierte Mitarbeiter tragen zu einem positiven Arbeitsklima bei. (Videostandbild: © Claudia Berther, Wallbach)

3.5.1.1 Beratungsprozess mit einem Bewohner nach Hirninfarkt

Ausgangslage (Film 23)
Das folgende Beispiel handelt von einem Bewohner, der seit seinem Hirninfarkt darunter leidet, dass er sich nicht mehr verständlich ausdrücken kann und dadurch von anderen Menschen oft nicht verstanden wird. Eine Betreuerin, die zu diesem Zeitpunkt in der Colleague Trainer Ausbildung war, fragte ihn, ob er interessiert sei mithilfe der Marte Meo Methode zwischen den jeweiligen Logopädie-Stunden an seinen „Sprechfähigkeiten" zu arbeiten. Er willigte sofort ein. Videobasiert erhalten Sie einen Einblick in einen Review-Ablauf mit Hinweisen auf die Review-Checkliste (**Kap. 3.4.2**). In den weiteren Sequenzen ist der Fokus auf die Entwicklungsschritte des Bewohners gerichtet. Dieser Text enthält lediglich ergänzende Informationen zum Film, kann diesen jedoch nicht ersetzen. (Anmerkung der Autorin: Diese „Beratung" war kein Ersatz für die Logopädie, sondern diente dazu Informationen aus den Therapie-Stunden in den normalen Alltag zu übertragen und dem Bewohner seine Ressourcen aufzuzeigen mit dem Ziel, dass er sie vermehrt nutzen kann.)

Ablauf
Die Betreuerin vereinbarte über einen Zeitraum von sechs Monaten vier Aufnahme- und vier Review-Termine mit dem Bewohner. Bei den Filmterminen hatte er den Auftrag, zu sprechen, und ihr oder anderen Bewohnern etwas aus dem Alltag zu erzählen. Diese Gespräche nahm sie auf. Bei der Analyse achtete sie auf verständliche Aussagen des Bewohners und darauf, welche bewussten und unbewussten Ressourcen er dabei einsetzte (z. B. sein „angepasstes Sprechtempo", „Silbe für Silbe" etc.). Diese ausgewählten Sequenzen dienten als Grundlage für die jeweils folgenden Reviews.

Ziel der Reviews
- Der Bewohner erkennt, was ihm das Sprechen erleichtert.
- Er nimmt seine Ressourcen wahr und lernt, diese gezielt einzusetzen.

Review – Eigenes Potenzial erkennen und Selbstwirksamkeit stärken
Menschen mit schweren Hirnverletzungen sind meist von mehreren „unsichtbaren" Behinderungen betroffen, z. B. Aufmerksamkeits- und Gedächtnisstörungen (fragile Suisse, 2014, S. 7ff). Im Review werden mehrere Kommunikationskanäle bedient. Der Bewohner erhält Informationen auf der verbalen Ebene und zusätzlich sind diese auch visualisiert (fragile Suisse, 2014, S. 18ff; ebd. 2016, S. 29). Dies kann das Einordnen der Informationen erleichtern, weil die Handlungen auf Film sichtbar sind. Eine weitere Unterstützung für den Bewohner sind die Wiederholungen und das angepasste Tempo. Da das Lernen anhand von „besten" Bildern stattfindet, wird ein Review außerdem mit positiven Emotionen verbunden. Detaillierte Informationen zu diesem Prozess und welche Bedeutung dies für den Bewohner haben kann, sehen Sie im Film 23.

3.5.2 Die Kraft der Bilder für eine konstruktive Zusammenarbeit nutzen

Für Menschen mit starken körperlichen Einschränkungen, z. B. Patienten mit Multipler Sklerose (MS), sind gute Kommunikationsfähigkeiten zentral. Meist verfügen sie über jahrelange Erfahrungen, beispielsweise wie ein Transfer am kräfteschonendsten gelingt. Äußern sie gegenüber den Pflegenden Anweisungen, können diese schnell als Kritik, Schikane und Bevormundung verstanden werden, je nachdem mit „welchem Ohr" die Pflegenden zuhören oder mit welchem Klang der Stimme und welcher Wortwahl die Anleitungen gesendet wurden (Schulz von Thun, 2005, S. 31ff.). Je differenzierter die Klienten Anleitungen in passendem Tonfall äußern, desto einfacher ist es für das Pflegepersonal, diese anzunehmen und umzusetzen. Auch hier dient eine kurze Filmaufnahme aus dem Alltag, z.B. von einem Transfer, als Grundlage für ein Review. Unterstützende Kommunikationselemente, die die Klienten selbst bereits intuitiv nutzen, werden ausgesucht und bildbasiert aufgezeigt. In diesem Moment sind sie nicht mit ihren körperlichen Beeinträchtigungen konfrontiert, sondern mit ihren auf Video sichtbaren Kommunikationsfähigkeiten, welche einen wichtigen Beitrag zu einem konstruktiven Miteinander zu leisten vermögen.

3.6 Die Botschaft hinter herausforderndem Verhalten lesen

Claudia Berther

Es gibt keine schwierigen Menschen,
nur schwierige Situationen (Juchli, 2014, S. 2).

Eine wertvolle Unterstützung bieten die Filmsequenzen, wenn es darum geht, die Botschaft hinter herausforderndem oder auffälligem Verhalten zu erkennen. Oft sind es Kleinigkeiten, die zur Eskalation beitragen. Mit einer genauen Analyse können Bedürfnisse der Bewohner entdeckt werden, die im Alltag leicht zu übersehen sind. Signale lesen zu können hilft, die zu Betreuenden besser kennenzulernen. (Film 16, 17 & 25)

3.6.1 Beispiel: Demenz

Bei Menschen mit Alzheimer-Krankheit oder einer anderen Demenzerkrankung machen sich oft Verhaltensveränderungen bemerkbar. Sie können sich über scheinbare Kleinigkeiten aufregen, Mitmenschen mit Worten oder körperlich angreifen. Aggressives Verhalten entsteht meist bei Überforderung. Kann diese vermieden werden, geht in vielen Fällen auch das aggressive Verhalten der Betroffenen zurück (Haas, 2017, S. 1).

Bilder helfen, auf Signale hinzuweisen, die von demenzkranken Menschen ausgesandt werden. Werden beispielsweise zu viele Fragen gestellt, verändert sich die Mimik der Bewohner sofort und ein hilflos fragender Blick ist zu sehen (**Abb. 3-21**).

Eine Pflegefachfrau aus der Spitex äußert sich nach der Practitioner-Ausbildung wie folgt: „Die Filme halfen mir, auf kleinste Details aufmerksam zu werden. Über die Videosequenzen wurde ich mir bewusst, dass ich mit Fragen bei einer demenzkranken Klientin nicht weiterkomme. Ich konnte dadurch meine Handlungen anpassen und mehr Schritt-für-Schritt-An-

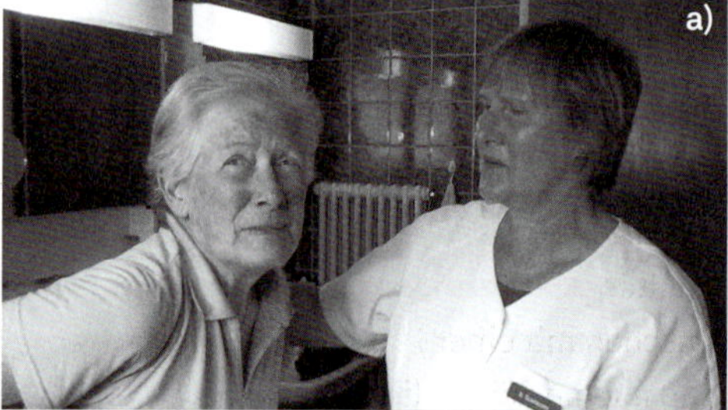

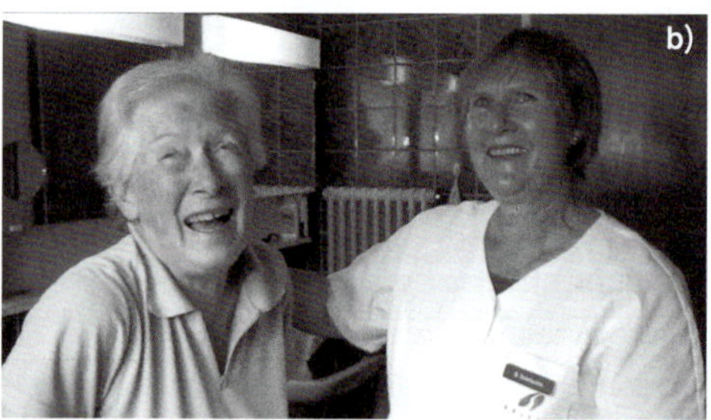

Abbildung 3-21: Signale lesen – Handlung anpassen und dadurch das tägliche Leben erleichtern.
a. Folgen und Warten. (Videostandbild: © Claudia Berther, Wallbach).
b. Freude teilen. (Videostandbild: © Claudia Berther, Wallbach)

leitung geben, so kamen wir beide schneller ans Ziel.“ Weitere Rückmeldungen finden Sie in **Kapitel 9** und den Filmen 30 bis 33.

3.6.2
Beispiel: Schreie zuordnen lernen

Nach einer Hirnblutung kann sich eine Klientin nur noch durch Schreien äußern (**Kap. 8.2.2**). Für neue Mitarbeitende klingen diese Schreie alle gleich, aber bei genauerem Hinhören sind große Unterschiede zu erkennen. Auf den Filmsequenzen ist nicht nur der Schrei zu hören, sondern auch die Mimik und die Initiativen der Klientin sind sichtbar. Der Film kann jederzeit gestoppt werden, was das genauere Beobachten ermöglicht. Dies hilft den Betreuenden, die Klientin besser kennenzulernen und ihre Handlungen entsprechend der Botschaft des Schreies anzupassen. So helfen die Bilder, den Alltag für beide Seiten zu erleichtern.

3.6.3
Hirnverletzung – wenn die Gefühlsregulation beeinträchtigt ist

Die Botschaft hinter dem herausfordernden Verhalten

Menschen mit einer Hirnverletzung leiden oft nicht nur an körperlich sichtbaren, sondern auch an unsichtbaren Behinderungen. Die betroffenen Menschen können sich nicht mehr auf ihre bisherigen Hirnleistungen verlassen. Einzelne Hirnfunktionen stehen ihnen nur noch unzuverlässig oder gar nicht mehr zur Verfügung (fragile suisse, 2014, S. 7). Diese Einschränkungen können auch die sozialen Fähigkeiten und die Regulation der Emotionen beeinträchtigen, was sich nicht selten in herausforderndem Verhalten zeigt. Davon betroffene Menschen sind auf Betreuungspersonen angewiesen, die sich dessen bewusst sind und die unangepassten Reaktionen nicht als negative Charaktereigenschaften einordnen (ebd., 2014, S. 24), sondern diesen Menschen helfen, den Alltag zu bewältigen. Ein Beispiel, wie dies gelingen kann, wird im Film 17 und als Ergänzung dazu im folgenden Text erläutert.

Fallbeispiel (Film 17)

Ein Bewohner, der vor Jahren eine schwere Hirnverletzung erlitten hat, ist neben einer körperlichen Einschränkung (Hemiplegie) in seiner Gefühlsregulation stark beeinträchtigt. Dies äußert sich in Stimmungsschwankungen, plötzlichen Wutanfällen und Ungeduld, was für alle Beteiligten nicht immer einfach zum Aushalten ist. Es wurde eine Videoaufnahme gedreht mit dem Ziel, herauszufinden, wie der Bewohner im Umgang mit seinen vielfältigen Gefühlen unterstützt werden kann, um so den Betreuungsalltag zu erleichtern. Bei der anschließenden Analyse nach Marte Meo wurde sichtbar, wie viel unterstützendes Verhalten in nur 40 Sekunden vonseiten der Betreuerin vorhanden war und mit welchen kleinen Marte Meo Elementen es ihr gelungen ist zu deeskalieren, zu beruhigen und dem Bewohner somit zu helfen, seine Gefühle zu regulieren.

Ausgangslage

Es ist Essenszeit, die Betreuerin schiebt den Bewohner mit dem Rollstuhl an den Tisch und setzt sich daneben. Kaum dort angekommen, greift er zum Set und wirft es über den Tisch.

3.6.3.1
Unterstützendes Verhalten sichtbar werden lassen

Die Betreuerin dreht seinen Rollstuhl in ihre Richtung (Anschluss). Mit ruhiger Stimme sagt sie: „Gib mir die Hand.“ Sie geht nicht weiter auf sein herausforderndes Verhalten ein, sondern sie *benennt*, was er als Nächstes tun kann und er befolgt dies.

Er begleitet das „Handnehmen" mit einem Geräusch. Sie wiederholt das Geräusch (*Anschluss*).

Er schaut zu ihr auf. Nun hat sie seine Aufmerksamkeit gewonnen (*Kontaktmoment*) und nutzt diese, um die nächste Anleitung zu geben. Sie fordert ihn zum Armdrücken auf und sagt: „Fest!" (*Sie benennt, was er tun kann*). Und wieder folgt er ihrer Anweisung.

Im Film ist sichtbar, wie sich der Gesichtsausdruck des Bewohners während des Kräftemessens und des Sprechens der Betreuerin verändert. Mit interessierter Stimme fragt sie: „Wo hast Du die Muskeln trainiert? Warst Du im Krafttraining?" Der Bewohner lächelt. Er freut sich über die Bemerkung, seine Stimmung verändert sich merklich. Dieser kurze Unterbruch dauerte 40 Sekunden und trug dazu bei, dass das anschließende Mittagessen in ruhiger Atmosphäre verlaufen konnte.

Fazit

Die Betreuerin hat den Bewohner für sein Verhalten nicht gerügt, sondern sie hat ihm geholfen, mit seinen Gefühlen umzugehen, indem sie ihn mit wohlwollender Stimme Schritt für Schritt anleitete und ihm mit dem Armdrücken ein Ventil bot. Eine wichtige Erkenntnis aus dieser Filmsequenz ist, dass er ihre kurzen Anleitungen jeweils sofort umsetzen konnte. Diese im Film sichtbaren Reaktionen können als Ressource genutzt und auf andere Pflege- und Betreuungssituationen wie Transfer, Verbandwechsel und Körperpflege übertragen werden. Wenn Pflegende und Betreuende detaillierte Informationen über ihr unterstützendes Verhalten erhalten und die positiven Auswirkungen auf den Bewohner im Film sehen, wirkt dies stärkend und erweitert ihr Handlungsrepertoire. Herausfordernde Situationen können so minimiert werden, was für alle Beteiligten den Alltag erleichtert.

„Tu dies" statt „Lass das" (Leitsatz Maria Aarts, 2016)

Oft hören die Bewohner, was sie nicht tun sollen. Wenn Handlungsabläufe und Fähigkeiten verloren gegangen sind, können Bewohner mit diesen Informationen nichts mehr anfangen. Wenn sie jedoch mit wohlwollender Stimme „Schritt für Schritt" angeleitet werden, hilft ihnen das zu kooperieren, sie haben einen Anhaltspunkt und Orientierung, was von ihnen erwartet wird. In einer anderen Filmsequenz wurde sichtbar, dass der Bewohner die Betreuerin anspucken wollte. Sie hat es wahrgenommen und mit ruhiger Stimme sagte sie zu ihm: „Du kannst die Spucke runterschlucken". Seine Reaktion: Er schluckte die Spucke sofort runter.

3.7 Bildbasierte Anwendungsbereiche von Marte Meo

3.7.1 Grundlegendes

Therese Niklaus Loosli

Besonders interessant ist der Einsatz von Marte Meo für die Einführung neuer Mitarbeitender in Institutionen. Ohne viel theoretisches Vorwissen können (Pflege- und Betreuungs-) Fachkräfte verschiedenster Qualifikationen rasch in die gemeinsame Sprache und Haltung der Institution eingebunden werden. Zudem fühlen sie sich von Beginn an wertgeschätzt (Berther & Niklaus, 2012b, S. 35–37). Durch die positiven Feedbacks über Gelingendes anhand der Filme können sie den Pflegealltag motiviert und mit mehr Sicherheit bewältigen, was wiederum dazu führt, dass die Pflegebedürftigen weniger anspruchsvolles Verhalten zeigen, wenn neu eingestelltes Personal Dienst hat. Zudem können Fragen, die sie mitbringen, auch gleich bildbasiert beantwortet werden. Siehe dazu auch die Erfahrungsberichte von Leitenden und Mitarbeitenden in **Kapitel 9**.

3.7.2 Multiplikatoreffekt

Therese Niklaus Loosli

Die Reviews ermöglichen, die gemeinsame Sprache und Haltung des Betriebs und wesentliches Wissen über Klientinnen einfach, unkompliziert und respektvoll sowie bildbasiert an Neue, Freiwillige, Angehörige und sogar an „Dienstleistende von außen" (z. B. Zahnärzte, Friseurinnen, Fußpflegerinnen, Physiotherapeuten) weiterzugeben. Dies ist der sogenannte Multiplikatoreffekt, den Maria Aarts beschreibt (2011 & 2016, S. 49). Dasselbe gilt für Institutionen, die ambulante Pflegedienste oder Beratung für Betroffene und Angehörige anbieten, beispielsweise die Spitex, Pro Senectute, Autismus Bern und -Wallis oder CURVITA. Hier ist das Weitervermitteln relevanter Informationen an das gesamte involvierte Netzwerk oft sehr anspruchsvoll. Marte Meo kann bewusst dazu genutzt werden, die interdisziplinäre Zusammenarbeit zu stärken (Niklaus, 2014, S. 1–4; Film 27a).

3.7.3 Wissenstransfer sichern

Therese Niklaus Loosli

Informationen, die gleichzeitig mit Bildern vermittelt werden, lassen sich besser speichern und lernen. Das Zusammenführen und Ausnutzen der Wahrnehmungskanäle Sehen, Hören und Handeln, das wirksames Lernen unterstützt, wird mit Marte Meo voll genutzt (Bandura, 1979; Eggenschwyler & Loosli, 2011, S. 17). In Betrieben ist von entscheidender Bedeutung, dass dies wenig Zeit beansprucht. Daher ist für Institutionen zu empfehlen, dass ausgewählte Leitende oder Mitarbeitende Marte Meo nicht nur auf der Anwenderebene, sondern auch auf der Colleague Trainer-Ebene lernen, um selbstständig bildbasierte Beratungen, die wenige Minuten dauern (**Kap. 3.4.1**), gut eingebaut im Arbeitsablauf, durchführen zu können (**Kap. 5.4.3**; Film 11).

5-Minuten-Reviews im Pflege- und Betreuungsalltag

Die Autorin stellt fest, dass kurze 5-Minuten-Reviews ausreichend sind, um

- Fragen von Mitarbeitenden, Lernenden, Angehörigen, Freiwilligen, Betroffenen und anderen nachvollziehbar zu beantworten.
- wesentliches Wissen darüber, was eine pflegebedürftige Person braucht, bildbasiert vermitteln zu können.
- Mitarbeitenden bildbasiert ein eindeutiges, wertschätzendes, ressourcen- und lösungsorientiertes *nuanciertes Feedback* zu geben (Aarts, 2018 und **Kap. 1**; Film 11).

Auch hier ist ein Leitsatz von Marte Meo zielführend: *Weniger ist mehr.* Es ist wichtig, dass Marte Meo Übungsmomente und die Reviews maßgeschneidert zur Situation und zum Betrieb passen, damit die Methode für die Betreuenden und die Institution brauchbar und nützlich ist. Dies bezieht sich auch auf Marte Meo Schulungen mit externen Trainerinnen. Da ausgewählte Leitende oder Mitarbeitende bis zur Marte Meo Supervisorebene geschult werden können, können die Verantwortung und die Kompetenz für die Umsetzung des maßgeschneiderten Konzepts für den Marte Meo Wissenstransfer im Betrieb relativ rasch von den externen Trainerinnen an die eigenen Mitarbeitenden übergehen. So wird die Methode im Betrieb und den Mitarbeitenden nachhaltig verankert. Zusätzliche externe Leistungen, beispielsweise Fachtage und Marte Meo Videofallsupervisionen, können gezielt, maßgeschneidert bei Bedarf eingekauft werden. **Kapitel 5** und **6** beleuchten zusätzliche Aspekte des Themas.

Eine Stärke der Methode ist, dass sie für die bildbasierte Beratung und Begleitung von Betroffenen (s. **Kap. 3.5**), Angehörigen, Freiwilligen und Lernenden sowohl im ambulanten als auch im teilstationären und stationären Kontext genutzt werden kann. Dies soll im folgenden Abschnitt vertieft werden (Filme 12, 27 a & b).

3.7.4 Angehörige bildbasiert beraten – Fallbeispiel

Claudia Berther

Tagtäglich übernehmen Angehörige die Betreuung ihrer Ehepartner oder Eltern, vielfach bis zu ihrer eigenen Erschöpfung. Sie werden konfrontiert mit Persönlichkeitsveränderungen und damit, dass plötzlich einfachste Verrichtungen nicht mehr erledigt werden können.

Mit Marte Meo steht ein Beratungskonzept zur Verfügung, das Angehörige einerseits zu stärken vermag und anderseits konkrete Informationen liefert, die für die Bewältigung des gemeinsamen Alltags unterstützend sind. Im folgenden Fallbeispiel liegt der Schwerpunkt auf dem inhaltlichen Informationsteil für die Angehörigen.

Hintergrund

Das Ehepaar H. ist seit 50 Jahren verheiratet. Schleichend sei die Demenzerkrankung seiner Frau im Alltag spürbar geworden. Plötzlich habe sie manchmal ihre eigenen Kleider nicht mehr erkannt und sich geweigert, sich anzuziehen. Oder beim gemeinsamen Kochen räume sie das Geschirr weg, und das manchmal so, dass es für einen Moment nicht mehr auffindbar sei. Das brauche jeweils sehr viel Geduld und Kraft. Aber er habe seine Frau sehr gern und wolle sie so lange wie möglich bei sich zu Hause behalten, auch wenn es nicht immer einfach sei (**Abb. 3-22**).

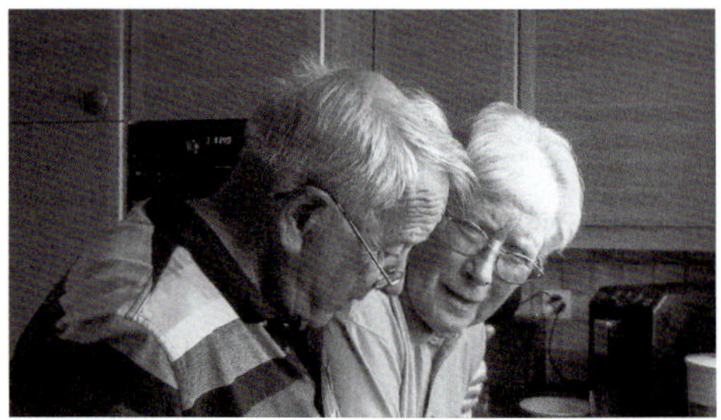

Abbildung 3-22: Emotionaler Anschluss durch Nähe. (Videostandbild: © Claudia Berther, Wallbach)

Es folgen Beispiele von unterstützendem Verhalten, erklärt anhand des 3W-Beratungssystems. Diese drei Ws werden in einem Gespräch nicht konkret ausgesprochen, sondern dienen dem strukturellen Ablauf (**Kap. 3.2.9** und **3.4**):

- *Wann:* Wann, in welchem Moment tut der Ehemann etwas?
- *Was:* Was tut er?
- *Wozu:* Wozu ist das wichtig?

Ausgangslage (Film 19)

Für die Filmaufnahmen vom gemeinsamen Kochen wurde die Kamera in den Geschirrschrank gestellt. Die Schranktür blieb daher offen. Als Erstes ist auf der Filmsequenz zu sehen, wie die Frau die Schranktür schließt. Diese Szene kann in einem Review (**Kap. 3.4**) bereits genutzt werden, um dem Ehemann zu zeigen, was er intuitiv an unterstützendem Verhalten zeigt.

Positives Leiten

- *Wann?* „Achten Sie auf Ihre Worte und auf Ihre Stimme, wenn Ihre Frau nun die Schranktür schließt."
- *Was?* Sie sagen in ruhigem Ton: „Diese Tür musst du offenlassen, Martha."
- *Wozu ist das wichtig?* „In diesem Moment sagen Sie Ihrer Frau, dass sie die Tür offenlassen soll. Ihre Frau erhält eine konkrete Information, was sie tun kann, und sie ist dadurch orientiert. Wir nennen das *positives*

Leiten. Sie benutzen einen ruhigen Ton. Auch das ist wichtig und hilft ihr zu kooperieren. Und schauen Sie, was nun passiert: Sie öffnet den Schrank wieder!“

Allgemeine Bemerkung: „Tu dies“ anstelle von „Lass das“ (Aarts, 2016)

In einem solchen Moment ist es naheliegender, in einem Korrekturton zu sprechen und spontan zu äußern, was sie unterlassen soll: „Nein, nicht schließen.“ Die Frau weiß zwar nun, was sie nicht tun soll, aber ihr fehlt die Information, was von ihr erwartet wird. Sie bleibt mit einem Gefühl der Verunsicherung zurück.

Den nächsten Schritt benennen

- *Wann und was?* „Hier teilen Sie ihrer Frau mit: Du kannst diese Karotten schälen.“
- *Wozu ist das wichtig?* „In einem ruhigen, freundlichen Ton und in einem kurzen Satz teilen Sie Ihrer Frau mit, was sie als Nächstes tun kann. Einen kurzen, konkreten Auftrag kann sie besser verstehen und dadurch auch ausführen.“

Allgemeine Bemerkung: Dosierung von Informationen und Fragen

Angehörige sind es gewohnt, mehrere Aufträge auf einmal zu geben, denn das war früher für die Anvertrauten kein Problem. Nun gilt es darauf zu achten, dass eine Information nach der anderen erfolgt, damit die Betroffenen gut kooperieren können. Obwohl es sehr wohlwollend gemeint ist, können auch Fragen große Unsicherheit auslösen: „Willst du lieber zuerst Karotten rüsten oder Kartoffeln schälen?“ Je nach Stadium und Tagesverfassung ist der Betroffene damit überfordert. Bei Verweigerung und aggressivem Verhalten gilt es darauf zu achten, ob die Betreuungsperson im Vorfeld zu viele Fragen gestellt oder zu viele Informationen gegeben hat.

Signale lesen

- *Wann und was?* „Nun achten wir darauf, ob sie anfängt, Karotten zu rüsten. Ja, sie startet sofort damit.“
- *Wozu?* „Das gibt uns die Information, dass sie den Ablauf von Karottenrüsten in diesem Moment noch kennt. Wenn Sie beobachten, dass Ihre Frau eine Verrichtung plötzlich nicht mehr ausführt, dann können Sie sie unterstützen, indem Sie ihr wie vorher in einem kurzen Satz sagen, was sie als Nächstes ausführen kann.“

Allgemeine Bemerkung Signale lesen – die Botschaft hinter dem Verhalten

Oft können Betroffene eine Handlung nicht mehr ausführen, weil sie den Ablauf der Dinge vergessen haben. Es gilt zu beobachten, wann das Benennen des nächsten Schrittes nötig ist, damit Betroffene Verrichtungen noch möglichst selbstständig ausführen können. Die Filmsequenzen helfen den Angehörigen, ihre Anvertrauten neu kennenzulernen. Zu sehen, was im Moment noch geht und welche Modelle verloren gegangen sind.

Bestätigen

- *Wann und was?* „Hier gehen Sie etwas holen, kommen zurück zu Ihrer Frau und bestätigen mit: ‚Ja, gut, prima‘.“
- *Wozu?* „Mit dieser Bestätigung geben Sie Ihrer Frau ein Gefühl von Sicherheit und Orientierung. Sie erfährt, was sie im Moment tut, ist richtig und wichtig. Menschen, die an einer Demenz leiden, können nicht mehr auf gemachte Erfahrungen zurückgreifen, daher sind auch kleine Zwischenbestätigungen besonders wichtig.“

Bestätigen

- *Wann und was?* „Ihre Frau fragt hier: ‚Noch mehr Karotten rüsten?‘ Und Sie bestätigen mit freundlicher Stimme: ‚Ja, du kannst alle drei machen‘.“

- *Wozu?* „Mit Ihrer freundlichen, ruhigen Stimme tragen Sie zu einer positiven Atmosphäre bei. Sie ist motiviert zum Weiterrüsten und ist informiert, dass es noch drei sind. Hier erhalten Sie gleich die Bestätigung. Hören Sie, was Ihre Frau sagt, sie entgegnet: ‚Ja, das mache ich gerne'."

Nonverbale Zuwendung

Wann und was? „Sie wenden sich zum Backofen und dabei berühren Sie mit der Hand den Arm Ihrer Frau." (**Abb. 3-23**)

- *Wozu?* „Demenzerkrankte Menschen reagieren sehr auf positive Zuwendung. Ungeduld und Ärger hingegen können sehr schnell Aggressionen oder Widerstand auslösen, weil sie sich verunsichert fühlen. Mit dieser Geste vermitteln Sie ihr das Gefühl von Geborgenheit und Sicherheit."

Bestätigung – freundlicher Ton – nonverbale Zuwendung

Betreuung kostet sehr viel Kraft und Geduld. Da ist es nicht immer einfach, einen freundlichen Ton zu behalten und immer wieder Positives zu bestätigen. Wenn Angehörige merken, dass sie an ihre Grenzen stoßen, ist es wichtig zu schauen, wo es Entlastungsmöglichkeiten gibt. Pflegende Angehörige benötigen aber manchmal Unterstützung, weil sie sich selbst nicht trauen, Hilfe anzunehmen oder schlicht die Kraft nicht mehr haben, um etwas zu organisieren.

Dialogmomente im Beratungsgespräch

Während eines Reviews sind die Dialogmomente sehr wichtig (**Kap. 3.4.2**). So haben die Review-Partner (in diesem Fall der Ehemann) Gelegenheit, ihre Gedanken, Fragen oder Meinungen mitzuteilen wodurch Marte Meo Beraterinnen wichtige Informationen erhalten. Beispielsweise klärte sich in diesem Review-Gespräch, warum der sonst so auf Anschluss bedachte Ehemann seine Frau praktisch nie anschaute; er meinte verlegen, er sei schon sehr nervös gewesen wegen des Filmens.

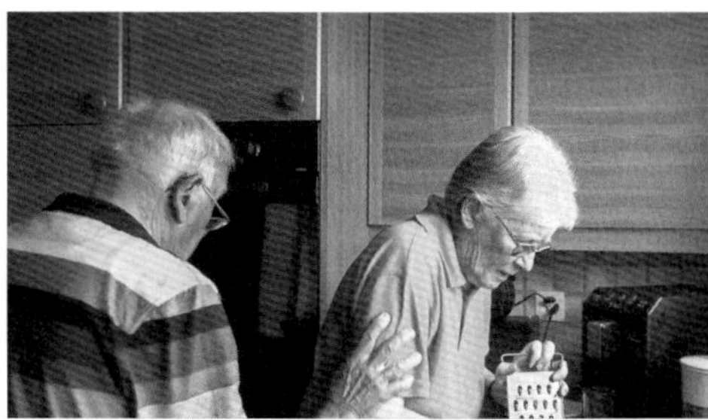

Abbildung 3-23: Nonverbale Zuwendung vermittelt Sicherheit. (Videostandbild: © Claudia Berther, Wallbach)

Die Kraft der Bilder

Die Bilder sagen mehr als Worte (**Abb. 3-24**). Der Ehemann meinte während des Reviews: „Es war mir gar nicht bewusst, dass sich meine Frau so freut, mit mir zu kochen. Sie so glücklich zu sehen, dies tut mir richtig gut und gibt mir Kraft, weiterzumachen."

Allgemeine Bemerkung: Positive Bestätigung für die pflegenden Angehörigen

Ehepartner demenzkranker Personen können leicht in Isolation geraten. Bekannte ziehen sich immer mehr zurück mit der Begründung: „Sie weiß ja sowieso nicht mehr, dass ich da war." Oder: „Was soll ich denn mit ihr besprechen, sie fragt ja doch immer dasselbe." Der andere Aspekt ist die Scham der Ehepartner selbst, wenn die Betroffenen peinliches Verhalten zeigen. Dies führt dazu, dass sie sich immer mehr zurückziehen und zu Hause bleiben, um nicht in solche Situationen zu geraten. Die Unsicherheit im Umgang mit den Erkrankten ist groß. Hier kann Marte Meo einen wichtigen Beitrag leisten. Die Angehörigen tanken durch das neue Wissen und die positive Bestätigung Kraft. Nicht zu unterschätzen ist die Tatsache, dass die Partner durch die

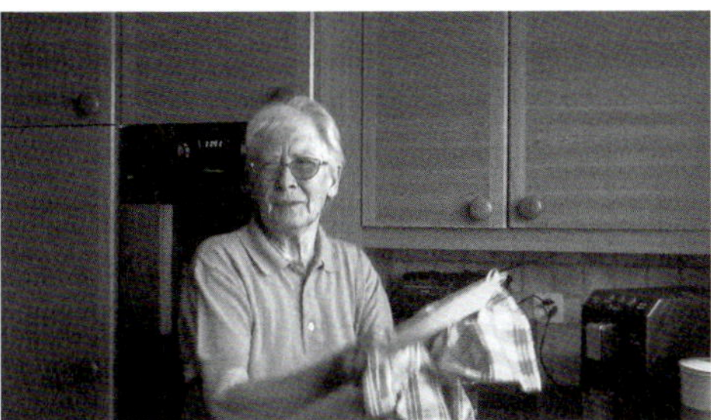

Abbildung 3-24: Freude beim gemeinsamen Kochen. (Videostandbild: © Claudia Berther, Wallbach)

Filmsequenz aus einer anderen Perspektive beleuchtet und wahrgenommen werden, was im Alltag das Handlungsspektrum verändert und erweitert. Wenn sich Angehörige sicherer fühlen, können sie auch anderen Menschen gegenüber anders auftreten. Die Marte Meo Methode eignet sich auch, um ein Helfernetz aufzubauen und zu instruieren, sodass pflegende Angehörige Entlastung erhalten.

3.7.5 Freiwillige bildbasiert beraten

Therese Niklaus Loosli

Freiwilligenarbeit ist besonders in der Langzeit-, Alters- und Demenzpflege sowie im Behindertenbereich ein wesentlicher und institutionalisierter Pfeiler einer guten und ausreichenden, flächendeckenden Versorgung (s. z. B. das Konzept für die Freiwilligenarbeit des Schweizerischen Roten Kreuzes, Kanton Bern, 2012, S. 1–9). Es werden Kurse für Leitende und Freiwillige angeboten (z. B. Pro Senectute, Kanton Bern, 2015). Zunehmend wird es jedoch anspruchsvoller, Freiwillige zu finden, obschon die Zahl der Pflegebedürftigen zunimmt (Medienberichte). Freiwillige, die bildbasierte Marte Meo Feedbacks in Reviews erhalten, erleben sich im Betrieb wertgeschätzt. Sie können auf diese Weise in das Unterstützungsnetzwerk rund um die Pflegebedürftigen eingebunden werden und die Fachkräfte tatkräftig unterstützen.

In der dahlia oberaargau ag hat Heidi Pauli, Leiterin der Aktivierung, die Verantwortung für die Begleitung und Anleitung freiwilliger Helfender. In Einzel-Reviews (**Abb. 3-25**) sowie als Gruppe werden sie bildbasiert mit Marte Meo begleitet (Film 13). Wenn eine Freiwillige eine Frage hat oder wenn Heidi Pauli ihr eine wesentliche Information zu einem Bedürfnis einer pflegebedürftigen Bewohnerin vermitteln will, tut sie das in einem kurzen Review (5–10 Minuten).

Merke!
Zentral in der Freiwilligenarbeit ist, dass Begleitung und Beratung wertschätzend erfolgen. ■

Abbildung 3-25a zeigt, wie Heidi Pauli bildbasiert eine Freiwillige berät:

- *Wann?* Auf dem Computerbildschirm sieht sich die Freiwillige zusammen mit einer pflegebedürftigen Person, die sie betreut, wenn sie in die dahlia oberaargau ag kommt.
- *Was?* Heidi Pauli gibt ihr Informationen zu diesem Standbild und *spricht freundlich und direkt zu ihr, mit einem Lächeln auf den Lippen*. Sie unterstützt ihre Botschaft mit den Händen.
- *Wozu - 1?* Wenn Heidi Pauli beim Sprechen zur Freiwilligen schaut, kann sie direkt beobachten, wie ihre Information bei dieser ankommt: Hat sie verstanden, braucht sie mehr Zeit oder etwas anderes?
- *Wozu - 2?* Wenn die Freiwillige freundliche Töne hört und beim Zuhören das *gute Gesicht* von Heidi Pauli sieht, fühlt sie sich sicher und bekommt neben der Information zum Bild auf dem Computer noch die emotionale Botschaft: Hier bin ich sicher und geschätzt. So kann sie die Informationen von Heidi Pauli besser und nachhaltiger im Gedächtnis verankern (**Kap. 8.4**).

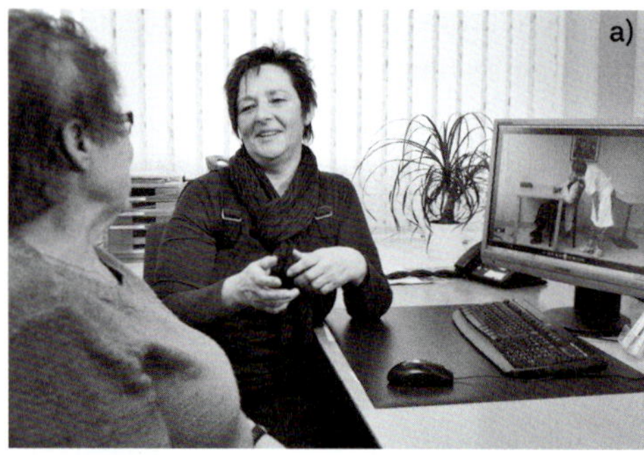

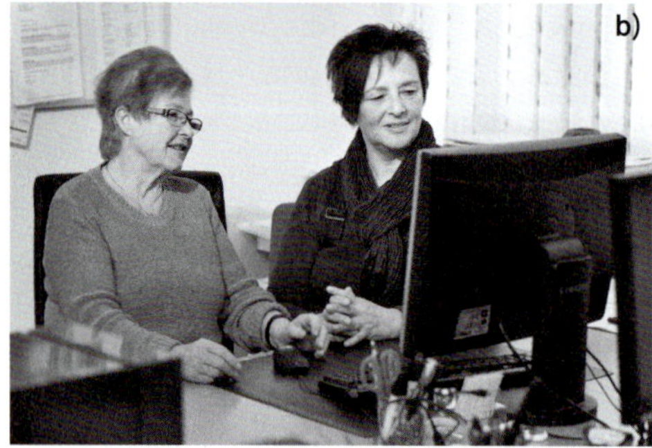

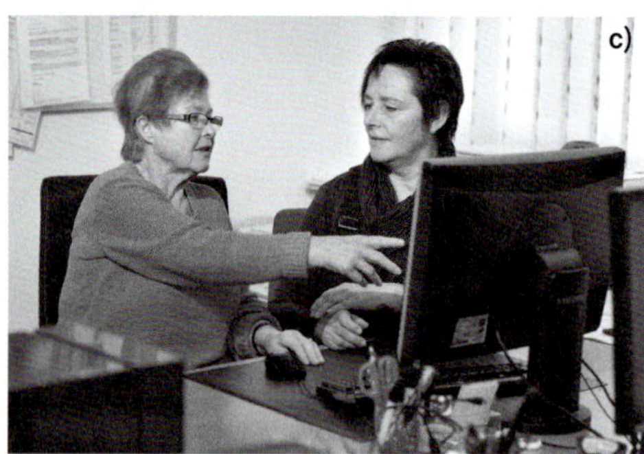

Abbildung 3-25: Freiwillige bildbasiert beraten. (Freiwillige links, Heidi Pauli rechts im Bild).
a. Gute Atmosphäre. (Foto: © dahlia oberaargau ag).
b. Die beiden haben einen gemeinsamen Fokus. (Foto: © dahlia oberaargau ag).
c. Selbstwirksamkeit unterstützen durch Zeitgeben und Folgen. (Foto: © dahlia oberaargau ag)

Heidi Pauli kann anspruchsvolle Informationen in kurzer Zeit konkret, verständlich und brauchbar vermitteln: *nuanciertes Feedback geben* (Aarts, 2018; Film 13). Die Vermittlungsart trägt dazu bei, dass die freiwillige Helferin diese bestmöglich verstehen und speichern kann.

Wichtig!

Wenn sich eine Leitungsperson Zeit nimmt, einer freiwillig tätigen Person bildbasiert Informationen zu vermitteln und dies auf freundliche Weise (*gute Atmosphäre*) und mit *gutem Gesicht* tut, verliert die Freiwillige nicht nur die Angst vor einem nächsten Film, sondern erhält gleichzeitig die emotionale Botschaft, dass sie und ihre Arbeit für den Betrieb wichtig und wertvoll sind. Wer Informationen und Begleitung so erhält, wie auf dem Bild zu sehen ist (**Abb. 3-25a**), tut seine Arbeit nicht nur motiviert, sondern fühlt sich wertgeschätzt.

- *Wann?* Die freiwillige Helferin schaut nun aufs Bild (**Abb. 3-25b**).
- *Was?* Heidi Pauli *folgt aufmerksam* und *gibt ihr Zeit*. Die beiden haben einen gemeinsamen Fokus.
- *Wozu?* Die Freiwillige merkt so, dass wichtig ist, was sie tut. Sie kann die neue Information nochmals in Ruhe auf dem Bild betrachten und bestmöglich mit ihrem eigenen Wissen verbinden, denn sie kann am eigenen positiven Modell lernen (**Kap. 5**). Sie sieht auf dem Bild sich selbst, sie sieht, was sie unterstützend tut und was dies beim Bewohner bewirkt.

Die Ruhe und Leichtigkeit von Heidi Pauli spiegeln sich auf dem Gesicht der Freiwilligen wider: Sie erlebt einen guten Moment. Dies unterstützt den Beratungsprozess zusätzlich positiv (**Abb. 3-25c**). Hier zeigt sich, was das aufmerksame, freundliche Zeitgeben und Folgen von Heidi Pauli bringen:

- *Wann?* In ihren eigenen Worten erklärt die freiwillige Helferin, was sie sieht und versteht, und zeigt dies auf dem Bildschirm.
- *Was?* Heidi Pauli *folgt ihr aufmerksam.*
- *Wozu?* Die Freiwillige merkt: Was ich tue, ist wichtig. Sie wird in ihrer Selbstwirksamkeit und Handlungsfähigkeit gestärkt.
- *Was?* Heidi Pauli *gibt ihr genügend Zeit.*

- *Wozu?* Dies ermöglicht der Freiwilligen, zu erkennen und zu sagen, was genau sie verstanden hat. Somit hat Heidi Pauli gleich ein Feedback, ob angekommen ist, was sie wollte. Was wir in unsere eigenen Worte fassen, können wir als neues Wissen besser und bewusster abspeichern und v.a. im konkreten Alltag einfacher wieder abrufen (**Kap. 8.4**). Das heißt, die Freiwillige wird handlungssicherer aus diesem Beratungsgespräch gehen.

Die freiwillige Helferin weiß, dass sie genauso behandelt wird, wie die Pflegefachkräfte, die regelmäßig Reviews erleben. Sie wird auf einfache, leichte Weise in Sprache und Haltung des Betriebs eingeführt und nicht nur wertgeschätzt, sondern als wichtiges Glied in der Betreuungskette betrachtet. Informationen, auch über komplexe Zusammenhänge, können ihr einfach, in kurzer Zeit und wirksam vermittelt werden (Film 13).

Merke!

Wie damit gezeigt wird, vermag die Marte Meo Methode alle genannten Ziele der Freiwilligenarbeit zu unterstützen. Die Freiwilligen erfahren viel Wertschätzung und kommen motiviert zu ihren Einsätzen. Dass sie genaue und konkrete Informationen darüber erhalten, worauf sie bei ihrer Arbeit mit den Pflegebedürftigen bewusst achten können, gibt ihnen Sicherheit, die wiederum auf die Betreuten wirkt. Zudem werden auch die Pflegefachkräfte optimal durch die Anwesenheit der Freiwilligen unterstützt. Erlebt nämlich eine pflegebedürftige oder demenzkranke Person Ruhe, Sicherheit und gute Momente mit der Freiwilligen, kann dies dazu führen, dass die Fachleute mit weniger herausforderndem Verhalten der Klienten konfrontiert sind. ■

Angehörigenberatung ohne eigene Filme

In Zukunft wird wohl für die Pflege und Betreuung alter und an Demenz erkrankter Menschen immer mehr nach Ressourcen im Umfeld gesucht werden müssen. Die Marte Meo Methode vermag hier Ressourcen und Potenzial zu mobilisieren (Aarts, 2011, S. 72).

Es ist nicht immer möglich zu filmen, gerade in der ambulanten Pflege und Betreuung. Freiwillige, Angehörige, Nachbarn und andere wichtige Personen im Umfeld eines pflegebedürftigen Menschen können auch anhand von Filmen mit einer anderen, ähnlich pflegebedürftigen Person bildbasiert beraten werden. Graaf beschreibt, dass sie im Adele-Projekt Filme anderer Familien verwendet, um Informationen mit Bildern darüber verknüpfen zu können, worauf die Angehörigen zu Hause und im Umfeld achten können (2012, S. 1–10). Dieses Programm scheint im Bereich der ambulanten Angehörigenberatung sehr erfolgreich zu sein und kann bestimmt auch in anderen Situationen, in denen filmen nicht möglich ist, bewusster genutzt werden.

3.7.6 Lernende beraten und begleiten

Claudia Berther

Der Bereich Pflege und Betreuung umfasst ein breites Spektrum diverser Ausbildungsmöglichkeiten für Lernende. Allen gemeinsam ist der Kontakt zu Menschen, die in irgendeiner Form Unterstützung benötigen. Ein hohes Maß an Verantwortungsbewusstsein, ein guter Umgang mit Menschen und Teamfähigkeit sind wichtige Voraussetzungen.

Oft sind Lernende jedoch zum ersten Mal in ihrem Leben mit jungen, alten oder sterbenden Menschen konfrontiert, die es beispielsweise nicht mehr rechtzeitig auf die Toilette schaffen, die sich nicht mehr selbst waschen können, die hoffnungslos und traurig sind oder aggressives Verhalten zeigen. Situationen wie diese brauchen erweiterte Kommunikationsfähigkeiten. Verantwortlichen steht mit der Marte Meo Methode ein zusätzliches Instrument zur Verfügung, um Lernende für den Pflegealltag zu stärken und unterstützendes Verhalten mit ihnen zu trainieren, sodass sie im Umgang mit den Patienten und Bewohnern Freude erleben dürfen.

Anhand von drei Beispielen werden die Unterstützungsmöglichkeiten für Lernende aufgezeigt:

- Marte Meo in Pflegeschulen
- Marte Meo betriebsintern
- Marte Meo im ambulanten Bereich (Spitex).

Marte Meo in Pflegeschulen

Die Marte Meo Methode kann, aber muss nicht, als ganze Ausbildung in Pflegeschulen integriert werden. Es besteht auch die Möglichkeit, einzelne Unterrichtssequenzen themenbezogen zu gestalten. Die videobasierten Beispiele aus der Pflege können den Transfer zwischen theoretischem Wissen und praktischer Arbeit am Patienten unterstützen. Hier einige Beispiele:

- unterstützendes Kommunikationsverhalten für pflegebedürftige Menschen
- Umgang mit demenzkranken Menschen
- Herausforderndes Verhalten und die Botschaft dahinter

Die Filmsequenzen werden dem jeweiligen inhaltlichen Ziel angepasst. Falls an der Pflegeschule Marte Meo Colleague Trainer arbeiten, können die Marte Meo Inputs intern abgedeckt werden. Es gibt aber auch die Möglichkeit, Marte Meo Ausbilder von extern zu engagieren.

Am meisten profitieren die Lernenden von eigenen Filmen. So wurde zum Beispiel an der Krankenpflegeschule der Gesundheitsakademie Weingarten in Deutschland die Marte Meo-Practitioner-Ausbildung (**Kap. 5.4.2**) 2010 direkt in eine bestehende Projektzeit integriert (Berther & Hägele, 2011). Den Lernenden standen mehrere Themenangebote von Ernährung über Biografiearbeit bis hin zum videounterstützten Marte Meo Kommunikationstraining zur Auswahl. Sieben angehende Pflegefachfrauen und zwei Pflegefachmänner entschieden sich dafür.

Vorbereitung. Damit die Lernenden eigene Filme anfertigen konnten, wurden die verschiedenen Stationen der Akutkliniken über das anstehende Projekt informiert. Einwilligungen der Patienten oder deren Angehörigen wurden jeweils vor dem Filmen von den Stationsverantwortlichen eingeholt.

Projektverlauf. Nach der Einführung in die Marte Meo Methode begannen die Dreharbeiten in Dreierteams auf den verschiedenen Pflegestationen. Die Termine für fünf weitere Ausbildungsnachmittage wurden dem Stundenplan angepasst (idealerweise liegen ungefähr 5–8 Wochen dazwischen). Die Teams organisierten sich so, dass für jeden Ausbildungsnachmittag Filme zur Verfügung standen. Diese wurden durch die beiden Marte Meo Supervisor Hägele und Berther Schritt für Schritt analysiert, und die Wirkungen der meist intuitiven und unscheinbaren Handlungen auf das Gegenüber aufgezeigt.

Rückmeldungen der Teilnehmenden. Zu Anfang herrschte beim Filmen Nervosität, die Beteiligten gewöhnten sich jedoch rasch daran. Schon nach den ersten ein, zwei Filmaufnahmen achteten sie vermehrt auf das Anwenden der Marte Meo Elemente. V.a. im Umgang mit demenzkranken Menschen profitierten sie von den Elementen. Die praktische und konkrete Art von Lernen bereitete ihnen viel Spaß und war sehr motivierend. Diese Teilnehmenden würden es befürworten, wenn Marte Meo ein Teil der Ausbildung wäre.

Videounterstützte Unterrichtseinheit mit Marte Meo. Ist das Mitbringen von Filmen aus der täglichen Arbeit der Lernenden nicht möglich oder nicht vorgesehen, dann werden die

Marte Meo Informationen anhand freigegebener Ausbildungsvideos der Ausbildnerin vermittelt. Für Gruppenarbeiten eignen sich die Filmsequenzen dieses Buches beispielsweise verbunden mit einem Beobachtungsauftrag, um den Praxistransfer zu gewährleisten. Jugendliche einer Check-IN Klasse vom Schweizerischen Roten Kreuz in Winterthur gaben nach einem Ausbildungsmorgen zum Thema „Herausforderndes Verhalten und die Botschaft dahinter“ folgende Rückmeldungen:

> *„Aktionen der Pflegenden und Reaktionen der Bewohner (oder umgekehrt) in alltäglichen Situationen bewusst zu sehen half uns, die anvertrauten Personen besser zu verstehen, wir können uns in ihre Lage hineinversetzen und nun mit den Aggressionen der Bewohner besser umgehen.“*

Marte Meo betriebsintern

In diversen Institutionen in der Schweiz und im Ausland wird Marte Meo als Lernbegleitung und Beratung im Pflege- und Betreuungsalltag bereits angewendet. Verantwortliche Pflegekräfte und Berufsbildnerinnen, die in den Betrieben als Marte Meo Colleague Trainer ausgebildet sind, können so direkt im Alltag auch kurzfristige Unterstützung anbieten (**Kap. 9**).

Ablauf. Lernziel, Filmauftrag und die entsprechenden Bewohner werden vorab bestimmt und abgesprochen. Es entsteht ein Film von fünf Minuten Dauer mit der lernenden Person in Interaktion mit einem Bewohner bzw. einer Bewohnerin. Je nach zeitlichen Ressourcen wird die Kamera mit Stativ platziert oder jemand filmt. Wichtig ist, dass beide gut sichtbar sind und dass es keine starken Nebengeräusche gibt (**Kap. 7.1.2**).

Hier ein Beispiel einer Lernbegleitung mit einer Fachangestellten Gesundheit (FaGe) im vierten Semester. Das Lernziel besteht darin, dem Bewohner Sicherheit zu vermitteln.

Beispiel Sicherheit vermitteln

In der *Ausgangslage* befindet sich der Bewohner im Bettenlift, die Lernende bereitet den Rollstuhl vor, geht im Zimmer umher, ohne zu benennen, was sie beabsichtigt. Der Bewohner ist sehr unsicher und versucht, ihr mit dem Blick zu folgen. Er leidet an der Parkinson-Krankheit, ist stark verlangsamt und in seiner Beweglichkeit eingeschränkt.

Mit gezielt ausgesuchten Sequenzen hat die verantwortliche Ausbilderin nun die Möglichkeit, mit der Lernenden das genaue Beobachten zu trainieren, denn Bilder aktivieren die Wahrnehmung (Aarts et al., 2014, S. 51). Die Auszubildende lernt den Bewohner und seine Bedürfnisse besser kennen. Sie erhält konkrete Informationen, was sie unterstützend beitragen kann, damit sich der Bewohner sicherer und daher gut betreut fühlt.

Im *Folgefilm* sucht sie als Colleague Trainer Sequenzen aus, in denen die Lernende ihre eigenen Initiativen benennt und die Wirkung auf den Bewohner sichtbar ist. Anhand dieser Sequenzen werden die Informationen vermittelt. So erhält die Lernende Bestätigung, dass ihr das Umsetzen gelungen ist und einen positiven Einfluss auf den Bewohner und ihre Zusammenarbeit hat.

Wichtig ist, mit der Lernenden im *Dialog* zu sein, damit sie Gelegenheit erhält, in ihren eigenen Worten zu erklären, was sie denkt, fühlt oder wie sie profitiert. Das gibt der Verantwortlichen einen Einblick, was die Auszubildende verstanden hat und was sie beschäftigt.

Wertvolle und wichtige Erkenntnisse der Lernenden werden von der Colleague Trainerin verstärkt. Die Lernende erhält dadurch ein positives Feedback und das ist wichtig, damit sie an ihre eigene Stärke glaubt. Damit lässt sich ein Entwicklungsprozess anstoßen (Aarts, 2011 & 2016, S. 121).

Es braucht Zeit, um ein Review vorzubereiten und durchzuführen. Die bereits gemachten Erfahrungen zeigen, dass sich die investierte Zeit lohnt, weil der Lerneffekt mit den Videos größer ist und die Umsetzung schneller erfolgen kann. Lernende, die sich betreut und begleitet fühlen, haben auch eher den Mut, in herausfordernden Situationen Hilfe anzufordern, das minimiert die Fehlerquelle und wirkt sich positiv auf die Pflegequalität aus.

Hier zwei Rückmeldungen von Lernenden aus der Institution dahlia oberaargau ag, CH (Film 22):

> *„Marte Meo hat mir im Pflegealltag viel gebracht. Wenn etwas nicht klappt mit einer Bewohnerin, überlege ich mir rasch, was ich anwenden könnte. Dann funktioniert es meistens auch. Dann bin ich auch nicht mehr so im Stress und nehme mir kurz Zeit. Durch die Videos ist mir auch viel bewusster geworden, was ich noch nicht so gut mache. V. a. der Baustein „Warten" fällt mir schwer. Ich denke, das hätte ich ohne Filmaufnahme nicht so schnell gemerkt.*

> *„Durch Marte Meo bin ich mir meiner Handlungen bewusster geworden. Ich gebe den Bewohnern Zeit und höre genauer zu. So kann ich besser auf die Bewohner eingehen und sie unterstützen, in jeder Tageszeit und in jeder Betreuungsphase."*

Marte Meo im ambulanten Bereich (Spitex)

Spitexmitarbeitende pflegen, betreuen und beraten Menschen in allen Lebensphasen in ihrem privaten Umfeld. Diese Aufgabe ist sehr vielfältig und reicht von kurzfristigen Einsätzen nach einem Unfall bis zur Langzeitpflege. Für gewöhnlich sind die Mitarbeitenden alleine unterwegs und müssen selbstständig Entscheidungen treffen. Daher wird in der Ausbildung besonders auf die Persönlichkeitsentwicklung geachtet. Der Erwerb von Fähigkeiten zur Eigenständigkeit, die Bereitschaft, Verantwortung zu übernehmen, Urteils- und Entscheidungsfähigkeit, aber auch die Kompetenz zur Reflexion sowie Eigenverantwortung spielen eine bedeutende Rolle (Ausbildungskonzept, Spitex Zürich, 2014, S. 7).

Um die Lernenden in ihrer Persönlichkeitsentwicklung zu unterstützen, sind alle vorab genannten Möglichkeiten auch für die Spitex geeignet. Ein besonderer Umstand in der ambulanten Pflege ist, dass Lernende tagsüber mit einer Person oder gar alleine unterwegs sind.

Hier eignen sich auch *Filmsequenzen* als Einschätzungsinstrument (**Kap. 3.2.13**). In regelmäßigen Abständen kann eine Aufnahme der Lernenden in der Interaktion mit Klienten erfolgen, und zwar unabhängig davon, welche Bezugsperson anwesend ist.

Braucht die Lernende Extraunterstützung, eignet sich eine *Marte Meo Supervision* für das ganze Team oder die Auszubildende. Dafür wird eine Aufnahme organisiert, in der Lernende, die Klientin und die Tagesverantwortliche sichtbar sind. Die Analyse richtet sich dabei auf die Entwicklungsebene der Lernenden und darauf, welches unterstützende Verhalten ihr helfen könnte, die nötigen Kompetenzen zu erlernen. Analyse und Beratung erfolgen jeweils durch interne oder externe Marte Meo Colleague Trainer.

Beispiel:
Grundpflege einer Klientin mit Multipler Sklerose durch einen Praktikanten

Ausgangslage (Film 20)

Der Praktikant ist das erste Mal bei einer Klientin mit Multipler Sklerose für die Grundpflege eingeteilt. Er wird von einer diplomierten Pflegefachfrau begleitet. Der Fokus der Analyse liegt auf den Fähigkeiten, die er schon mitbringt, und auf den unterstützenden Elementen, die er von der Pflegefachfrau erhält.

Unterstützendes Verhalten des Praktikanten

Elemente 1: Anschluss, klarer Anfang

- *Wann?* Vor dem Waschen.
- *Was?* Er schaut der Klientin in die Augen (*Anschluss)* und sagt: „Wir starten nun, Frau Grüter."
- *Wozu?* Frau Grüter ist informiert, dass er nun für die Grundpflege bereit ist. Sie fühlt sich wahrgenommen und in den Prozess einbezogen (**Abb. 3-26**).

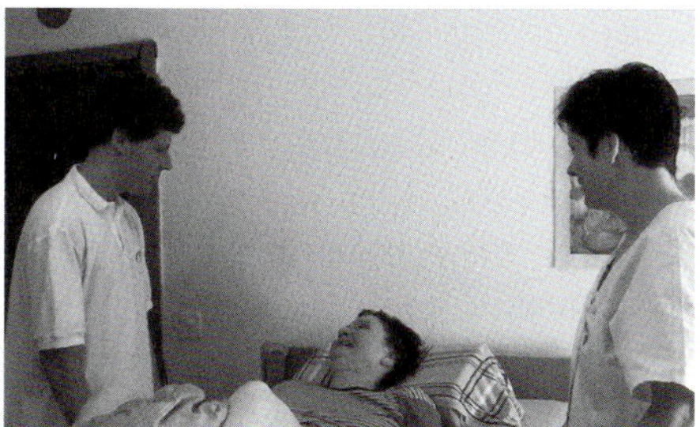

Abbildung 3-26: Anschluss und klarer Anfang. (Videostandbild: © Claudia Berther, Wallbach)

Elemente 2: Vorhersagbar sein, Bestätigen

- *Wann und was?* Er teilt ihr mit: „Ich wasche Ihnen nun den Oberkörper." Er benennt, was er vorhat, und ist dadurch vorhersagbar.
- *Wozu?* Für Frau Grüter ist es wichtig zu wissen, wie er fortzufahren gedenkt. So kann sie sich darauf einstellen oder auch intervenieren. Unverhoffte Bewegungen können bei ihr sofort einen Spasmus auslösen.

Im praktischen Alltag lassen sich diese Elemente nicht so schematisch gliedern. Für dieses Beispiel wurden nur die wichtigsten Elemente hervorgehoben, die sich situationsbedingt in der Reihenfolge und im Auftreten ändern können.

Unterstützendes Verhalten der Pflegefachfrau

Elemente: Folgen und Bestätigen

- *Wann und was?* Der Praktikant ist kurz unsicher und schaut zur Pflegefachfrau. Sie folgt ihm mit dem Blick. Sobald er zu ihr schaut, nickt sie.
- *Wozu?* Durch das Folgen nimmt sie wahr, dass er unsicher ist. Mit ihrem Nicken gibt sie ihm die Bestätigung, dass er auf dem richtigen Weg ist. Sie gibt ihm Sicherheit und er fühlt sich wahrgenommen und unterstützt. Außerdem erhält sie so die Information, dass er bei Unsicherheit nicht einfach nur fortfährt, sondern sich absichert (**Abb. 3-27**).

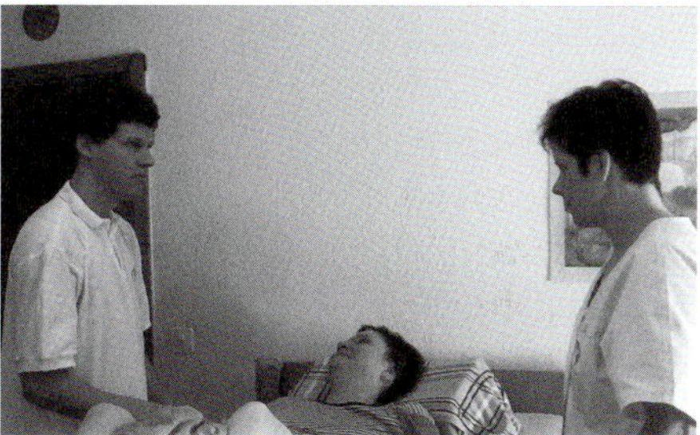

Abbildung 3-27: Die Pflegefachfrau bestätigt durch Nicken. (Videostandbild: © Claudia Berther, Wallbach)

Allgemeine Information: Das Folgen und Bestätigen der Pflegefachfrau helfen nicht nur dem Praktikanten, sondern auch der Klientin, sich sicher zu fühlen. Es gibt ihr Vertrauen, dass da noch jemand aufmerksam nach dem Rechten schaut (**Abb. 3-28**).

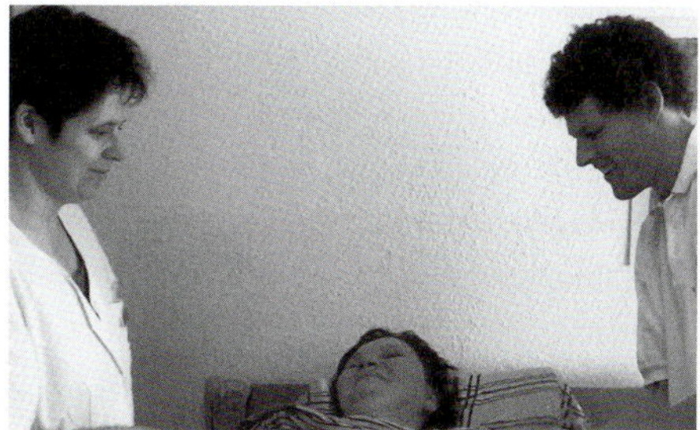

Abbildung 3-28: Folgen und ein freundliches Gesicht bieten Sicherheit. (Videostandbild: © Claudia Berther, Wallbach)

3.7.7 Videounterstütztes Kommunikationstraining im Rettungsdienst

Claudia Berther

Ausgeprägte Kommunikationsfähigkeiten gehören zu den wichtigsten sozialen Kompetenzen eines Rettungssanitäters. Sowohl verbale wie auch nonverbale Signale von Mitarbeitenden und Patienten wahrzunehmen, zu entschlüsseln und in der laufenden Interaktion schnell darauf reagieren zu können hilft lebensrettende Minuten zu gewinnen. Diese Fähigkeiten können erlernt und trainiert werden (Baller et al., 2014. S. 228).

Im folgenden Abschnitt berichtet *Marcel Manigk*, Feuerwehrmann und Rettungsassistent, über seine Erfahrungen mit der Marte Meo Methode während seiner Ausbildung als Rettungsassistent in Deutschland. Durch seine als Heilpädagogin arbeitende Ehefrau wusste er von der Methode. Dies motivierte ihn auf privater Basis den Marte Meo Practitionerkurs bei der Autorin zu besuchen. Er hatte das Ziel, seine kommunikativen Fähigkeiten zu erweitern und dadurch mehr Sicherheit im Umgang mit kranken und verunfallten Menschen in Akutsituationen zu erlangen.

Das Interview fand an seinem letzten Marte Meo Practitioner-Ausbildungstag (2.11.2015) statt und die Fragen stellte Claudia Berther.

Welche Vorbereitungen hattest du vor Ausbildungsbeginn zu treffen?

Marcel Manigk: Zuerst informierte ich meinen neuen Arbeitgeber über meinen Wunsch, ein Kommunikationstraining nach Marte Meo absolvieren zu wollen. Sein Einverständnis war wichtig, weil ich kurze Filmaufnahmen von mir im Umgang mit Patienten benötigte. Als ich die Einwilligung hatte, informierte ich meine Kollegen.

Und die Einwilligung der Patienten?

Marcel Manigk: Da Notfälle nicht planbar sind und Patienten daher im Vorfeld nicht informiert werden können, durfte ich nur filmen, wenn ich im Krankentransport eingeteilt war. So hatte ich die Möglichkeit jene Patienten oder deren Angehörige um Erlaubnis zu fragen, die wiederholt von uns von Ort zu Ort gefahren wurden.

Hast du für die Notfalleinsätze trotzdem profitiert?

Marcel Manigk: Ja, auf jeden Fall. Bereits vom Marte Meo Einführungstag konnte ich einiges mitnehmen. Wir erhielten unter anderem filmbasiert Informationen über die sogenannten Marte Meo Elemente. Kleinste Kommunikationsbausteine, die für ein konstruktives Miteinander wichtig sind. Einige Tage später wurden wir zu einem Notfall gerufen. Meine Aufgabe bestand darin, den Blutzucker des jungen Patienten zu messen. Ich nahm seinen Finger und während ich stach, zog er erschrocken die Hand zurück. In diesem Moment habe ich mich an Marte Meo erinnert. Es wurde mir bewusst, dass ich nicht vorhersagbar war. In der Hektik habe ich vergessen, ihm mitzuteilen, was ich als Nächstes tun werde. Ich musste von vorne beginnen und ab diesem Moment habe ich bewusst jeden neuen Schritt benannt, danach ging alles reibungslos (**Kap. 8.3**)

Welche Herausforderungen hattest du zu bewältigen?

Marcel Manigk: An den ersten drei Ausbildungstagen konnte ich keine eigenen Filme mitbringen. Es hat etwas gedauert bis ich die erste Einwilligung zum Filmen bekam. Betreffend Ausstattung war ich froh, dass ich eine Go-Pro® Kamera mit Weitwinkel zur Verfügung hatte, sonst wäre das Filmen während des Fahrens und wegen der engen Platzverhältnisse im Krankenwagen sehr schwierig geworden.

Was brachten dir die kleinschrittigen Analysen der Videos für deine tägliche Arbeit?

Marcel Manigk: Im Alltag geht alles sehr schnell. Auf Video die Reaktionen der Patienten zu sehen, zum Beispiel das verlorene Gesicht eines an Demenz erkrankten Menschen, wenn er nicht mehr weiter weiß, vergisst man nicht so schnell. Auch mein eigenes Handeln in den jeweiligen Situationen zu reflektieren und zu jeder Interaktion Informationen über unterstützendes Verhalten zu erhalten, war sehr hilfreich und ich konnte es im Alltag gleich ausprobieren. Ich habe anhand der Videos gelernt, Menschen genauer zu beobachten und meine Handlungen der Situation anzupassen.

Kannst du ein Beispiel nennen?

Marcel Manigk: Ja, besonders hilfreich war das Wissen über die Marte Meo Elemente bei Patientenübernahmen, wenn es hieß, dass der Patient aggressives Verhalten zeige und nicht kooperativ sei. Sofort dachte ich dann jeweils an die Botschaft hinter dem Verhalten: Dieser Mensch ist verunsichert, hat eventuell Schmerzen oder Angst und weiß wahrscheinlich nicht, was als Nächstes geschieht. So habe ich bewusst ein paar Sekunden länger in den Anschluss investiert, habe darauf geachtet, dass ich auf Augenhöhe und in der Nähe des Patienten bin, dass ich ein freundliches Gesicht und eine ruhige Stimme benutze. Wenn ich sah, dass der Patient mich wahrnimmt, dann habe ich Schritt für Schritt benannt. Dabei habe ich auch auf mein Tempo beim Sprechen und Gehen geachtet. Diese eigentlich ganz einfachen Elemente haben geholfen, dass die Patienten, zum Erstaunen meiner Kollegen, gut kooperiert haben.

Was sind die wichtigsten Erkenntnisse, die du von den sechs Marte Meo Ausbildungstagen mitnimmst?

Marcel Manigk: Die eindrücklichste Erkenntnis ist, dass ich Angst und Aggressionen vom Patienten minimieren kann. Notfallsituationen sind für den Patienten nicht alltäglich und lösen sehr viele Unsicherheiten aus. Meist muss es dann auch sehr schnell gehen. Mehrere Personen hantieren herum und der Patient kann gar nicht wissen, was alles zu geschehen hat. Wenn ich in diesen Situationen bewusst meine eigene Handlung oder die der Kollegen viel mehr benenne und dies, wenn möglich, nah beim Patienten, dann bin ich in Kontakt mit ihm, er fühlt sich weniger überrumpelt und erhält Orientierung. Wenn ich vorhersagbar bin und den Patienten Schritt für Schritt anleite kann er besser kooperieren. Diese bewusst investierten Sekunden sind sehr wertvoll. Ich komme schneller voran, weil ich keine Zeit verliere für den Umgang mit Widerstand. Durch das videounterstützte Kommunikationstraining habe ich mehr Handlungssicherheit bekommen, ich habe nun einen Rucksack an Ideen. Wenn etwas nicht nach Wunsch läuft, achte ich sofort darauf, ob ich zu schnell bin, ob der Anschluss zum Patienten gewährleistet ist. Auch für den Krankentransport nehme ich einiges mit. Da verbringe ich viel Zeit alleine mit dem Patienten im Krankenauto. Ich weiß nun wie ich in Gesprächssituationen unterstützend sein kann, auch bei sehr verwirrten Menschen. Wie ich durch Folgen und Benennen ein Gespräch in Gang bringe und dadurch die Zeit angenehmer gestalten kann. Es war mir vorher nicht so bewusst, dass ich durch aufmerksames Warten mit Nicken, durch Wiederholen von Wörtern und Geräuschen oder Benennen von Gefühlen dazu beitragen kann, dass sich der Patient wahrgenommen fühlt, dass er dadurch die Botschaft erhält, dass ich mich für seine Geschichte interessiere. Und das Schöne ist, dass ich immer wieder positive Bestätigung von Patienten bekomme, sei es durch ein Lächeln oder wenn ich merke, dass er sich langsam entspannt und es für ihn erträglicher wird. Das tut mir dann so gut und ich kann dadurch auch Energie tanken.

Herzlichen Dank, dass du uns einen Einblick über deine Erfahrungen mit der Marte Meo Methode im Rettungsdienst ermöglicht hast.

4
Grundhaltung der Marte Meo Methode

Therese Niklaus Loosli

Die Grundhaltung der Marte Meo Methode...

- ... ermutigt.
- ... traut dem Gegenüber Veränderungspotenzial zu.
- ... ist respektvoll.
- ... ist lösungsorientiert und nicht ursachen- respektive vergangenheitsorientiert.
- ... geht bei der filmbasierten Reflexion davon aus, dass sich Gelingendes und positive Ausnahmen immer finden lassen.
- ... will anhand positiver Bilder weg vom Problemdenken und hin zum Lösungshandeln.
- ... geht davon aus, dass in jedem Menschen eine Goldmine existiert.
- ... geht davon aus, dass nicht nur die Ressourcen der Klienten und Pflegenden, sondern auch die des Umfeldes genutzt und mobilisiert werden können.
- ... ermöglicht gelebte Inklusion, wo grundsätzlich alle Menschen jeden Alters mit ihren Ressourcen und Einschränkungen auf Augenhöhe wahrgenommen werden und dazugehören (Niklaus & Schluep, 2018, S. 1–8; Venedey, 2017; und **Kap. 4.7;** Film 27b).

Mehr zur „Goldmine“ in jedem Menschen findet sich im **Kapitel 3.5**. In den folgenden Kapiteln werden alle übrigen genannten Aspekte vertieft und anhand von Beispielen dargestellt.

4.1
Einleitung

Aarts (2016, S. 88) schreibt in ihrem Handbuch:

> *„Das Ziel von Marte Meo ist es, auf allen Ebenen Menschen zu ermutigen, ihre eigene Kraft zu nutzen, um Entwicklungsprozesse von Kindern, Eltern, Einzelpersonen, professionell Pflegenden und Supervisoren voranzubringen und anzuregen. Auf diese Weise lernen sie, ihre Fähigkeiten zu entwickeln, die es ihnen ermöglichen, ihr Leben zu verbessern.“*

Becker (2009, S. 44) schreibt:

> *„Der Blick ist konsequent ressourcenorientiert und schafft damit eine Haltung des Respekts sowohl den Bezugspersonen als auch den Erkrankten gegenüber.“*

Wie diese Aussagen zeigen, ist die Grundhaltung der Methode konsequent ressourcen- und lösungsorientiert (Berther & Niklaus, 2012a & b; Berther & Niklaus, 2013). Schon der Name der Methode *Marte Meo* weist auf die Grundhaltung hin: Ermöglichen, dass Weiterentwicklung aus eigener Kraft (Aarts, 2009, S. 64) gelingen kann (Pflegende) oder noch vorhandene Fähigkeiten mobilisiert werden können (Betreute).

Reflexion zur Lösungs- und Ressourcenorientierung

Die Lösungs- und Ressourcenorientierung der Methode wird breit betont (z.B. Bünder et al.,

2009, S. 46–56; Hawellek & von Schlippe, 2005, S. 75; Niklaus, 2019b, S. 11–19).

Radatz (2002, S. 67) schreibt in ihrem Buch über systemisches Coaching:

„Systemisch zirkuläres Denken betrachtet Wechselbeziehungen zwischen dem eigenen Verhalten und dem Verhalten anderer im System. Es sucht niemals nach Ursachen oder Schuldigen, sondern überlegt, ...

- ... welche Muster von Kommunikationen, Beziehungen und Handlungen im Zusammenhang mit anderen Mustern letztendlich zu einem bestimmten Ergebnis führen.
- ... wie diese Muster anders ‚gestrickt' (oder welche anderen Muster ‚gestrickt') werden können, damit zieldienlichere Muster entstehen."

Genau dies erlaubt die Reflexion kritischer Situationen mit der Videointeraktionsanalyse nach Marte Meo (**Kap. 3.2**): Die Botschaft hinter dem herausfordernden Verhalten eines pflegebedürftigen Menschen kann gelesen werden (**Kap. 3.6**). Zudem wird durch die kleinschrittige Analyse sofort klar, was genau wirkt, wie es wirkt und welches Kommunikationsverhalten unterstützend ist.

Radatz (2002, S. 69) erklärt zudem: „Systemisches Denken ist ziel-, nicht ‚ursachen'- und vergangenheitsorientiert. [...] Wir blicken nicht in die Vergangenheit (die im Coaching meist auch gleichzeitig die Problemsicht darstellt), sondern in die Zukunft (Lösungs- und Zielsicht)."

Dies wird möglich durch bild- und filmbasierte Marte Meo Beratung (Review genannt), wenn es um Fragen und Anliegen von Betroffenen oder Betreuenden zu anspruchsvollen Pflegesituationen geht. Radatz (2002, S. 148) erklärt: „Coaching arbeitet mit Situationen, in denen es um ein *hin zu* und nicht um ein *weg von* geht!". Mit dem Marte Meo 3W-Beratungssystem, d.h. mit dem *Wann/Was/Wozu*, geschieht in der filmbasierten Beratung genau dies (**Kap. 3.2.9**).

4.2 Lösungs- und ressourcenorientierte Grundhaltung auf Ausbildungsebene

Die Ausbildung von Fachleuten, die die Marte Meo Methode lernen wollen, erfolgt anhand gelingender Filmsequenzen (Film 11; **Kap. 5**). Wie beschrieben wird der Fokus in den Trainings und Reviews nicht auf Fehlendes oder Fehlerhaftes gerichtet, sondern darauf, wo und wie die Betreuende unterstützendes Kommunikationsverhalten zeigt, das für die pflegebedürftige Person in schwierigen Interaktionsmomenten sichtbar positive Wirkungen hat. Sie kann somit am eigenen positiven Modell auf Film lernen (Film 11; **Kap. 5**). Wie genau die lösungs- und ressourcenorientierte Grundhaltung von Marte Meo auf Trainingsebene umgesetzt wird, zeigt das folgende Beispiel.

Zeit und Ressourcen schonen

Die Pflegefachkraft Y. erhält in einem kurzen Review (**Kap. 3.4**) ein „nuanciertes Feedback" (Aarts, 2018), d.h. Informationen zu einer ultrakurzen Sequenz von *wenigen Sekunden Dauer* aus dem Film, den sie mitbringt (hier Spazierengehen mit einem demenzkranken Bewohner auf dem Flur, s. Film 7). Bereits die Kürze der Ausschnitte, die reflektiert werden, wirkt zeit- und ressourcenschonend für die Pflegefachfrau Y und auch für den Marte Meo Colleague Trainer. Kurze Filme ermöglichen nicht nur einen vertieften Reflexions- und Lerngewinn über Mikrokommunikationselemente der laufenden Interaktion, sondern auch darüber, welche kommunikative Unterstützung bei diesem pflegebedürftigen Menschen, Herrn S., in diesem Moment wirkt (**Kap. 3.3**).

Vorgehen und Informationen lösungs- und ressourcenorientiert

Die lösungs- und ressourcenorientierte Grundhaltung zeigt sich zudem im Vorgehen und in der Art und Weise, wie und welche Informationen zu den Bildern vermittelt werden.

Wichtig!

Es werden Filmsequenzen ausgesucht, in denen die Pflegekraft, die hier erstmals einen Film ins Marte Meo Training mitbringt, bereits intuitiv Marte Meo Elemente anwendet.

Die Pflegefachfrau Y. möchte mehr über Marte Meo und darüber wissen, wie sie Herrn S. unterstützen kann. Üblicherweise erwarten Fachleute zu hören, was sie noch nicht gut genug machen und was sie verbessern könnten. Weil sich die eigene Lern- und Entwicklungskraft am besten durch den Fokus auf das Gelingende anstoßen lässt, werden ihr im Review folgende Informationen zu **Abbildung 4-1** vermittelt:

- *Wann?* Herr S. fährt mit der Hand entlang der Kante des Tisches hin und her (**Abb. 4-1a**).
- *Was?* Die Pflegefachfrau ist mit ihrer Aufmerksamkeit ganz bei dem, was er tut: Sie *folgt* ihm mit dem Blick. Folgen ist ein Marte Meo Element.
- *Wozu?* So merkt er, dass wichtig ist, was er tut. Sie ermöglicht ihm auf diese Weise einen guten Moment (Marte Meo Information, **Kap. 3.2**): Herr S. lächelt beim Aufschauen (**Abb. 4-1b**).
- *Wann?* Herr S. ist mit seiner Aufmerksamkeit noch bei der Tischkante (Abb. 4-1a).
- *Was?* Sie wartet *aufmerksam*, ein weiteres Marte Meo Element.
- *Wozu?* So hat er die Möglichkeit zu tun, was er will, was ihm in dem Moment wichtig ist: Er schaut auf und lächelt. Er als Persönlichkeit wird wahrgenommen und ihr gibt es die Möglichkeit, zu sehen, was er tut, er lächelt: *Marte Meo Information* (**Abb. 4-1b**).

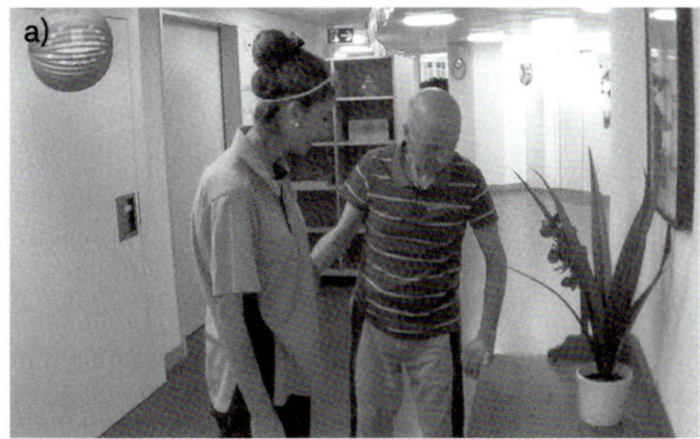

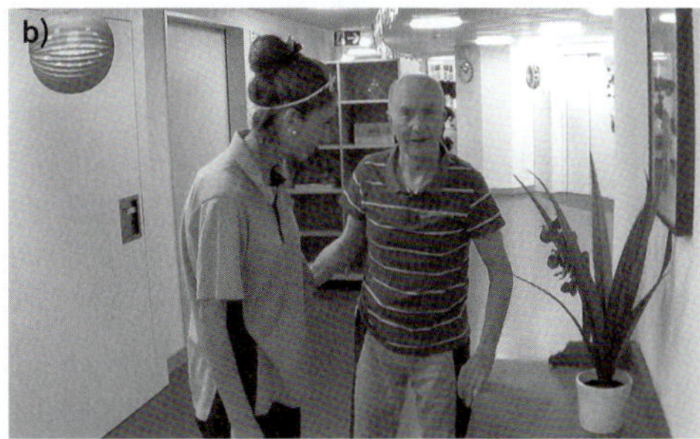

Abbildung 4-1: Die Persönlichkeit mit freundlichem, aufmerksamem Warten und Folgen wahrnehmen.
a. Herr S. reibt mit seiner Hand an der Kante des Tisches, Pflegefachfrau Y. schaut ihm dabei zu (Folgen). Sie ist mit ihrem Blick ganz bei dem, was er tut. (Videostandbild: © Domicil Kompetenzzentrum Demenz Bethlehemacker, Bern)
b. Herr S. schaut auf und lächelt. Pflegefachfrau Y. wartet freundlich und bleibt mit ihrer Aufmerksamkeit bei ihm (Folgen). (Videostandbild: © Domicil Kompetenzzentrum Demenz Bethlehemacker, Bern)

Die Pflegefachfrau erhält zu den Bildern die genannten Informationen. Nun weiß sie bereits einiges über ihr unterstützendes, kommunikatives Verhalten:

- *Folgen* bewirkt in dem Moment (wie die Mikrointeraktionsanalyse des Films 7 zeigt), dass Herr S. ganz ruhig dabeibleiben kann bei dem, was er tut.
- Sichtbar *aufmerksames Warten* ermöglicht ihm, zu tun, was ihm wichtig ist: Er wird als Persönlichkeit wahrgenommen. Für die Pflegefachfrau Y. wird es damit möglich, sein Lächeln zu sehen.

Wichtig!

Im Review gilt es nun Zeit zu geben, um zu hören, was die Pflegefachkraft verstanden hat. Da es trainiert werden muss, diese gelingenden Mikroelemente zu sehen, sind Pflegende nach den ersten Reviews meist erstaunt darüber, was sie intuitiv schon Unterstützendes tun, das ihnen nicht bewusst ist. Das Erstaunen über die Wirkung ihrer kommunikativen Mikrounterstützung ist oft groß: Beispielsweise, dass Herr S. dadurch sogar hochzugucken vermag (eine verloren geglaubte Fähigkeit) und sie zudem noch anlächelt. Anhand dieser bildbasierten Kurz-Reviews und der positiven Bilder von sich selbst kann dies rasch gelernt und automatisiert werden, auch im Alltag mehr Gelingendes bei sich selbst und den Klienten zu sehen, zu nutzen und darüber im Team zu sprechen (**Kap. 5.3**). Auf diese einfache Weise wird der Fokus sofort aufs Lösungshandeln und nicht mehr auf die Problemdiskussion gerichtet. Genau dies ist eines der wichtigsten Postulate der systemisch lösungs- und ressourcenorientierten Theorien, die von Steve de Shazer geprägt sind. Sinngemäß übersetzt: Ein Gespräch über Probleme kreiert Probleme. Über Lösungen zu sprechen hilft, Lösungen zu kreieren, genau wie in diesem Review (Radatz, 2002, S. 69). ■

Die Pflegefachfrau erhält abschliessend die Aufgabe, genau diese beiden Elemente – Folgen und aufmerksam Warten – in täglichen Interaktionen mit Herrn S., wenn sie ihm zum Beispiel im Flur begegnet, *bewusst zu üben*. Dies sind die freien Situationen im Alltag (**Kap. 3.2**), in denen sie die Möglichkeit hat, ihm ein paar Sekunden oder wenige Minuten ihre Aufmerksamkeit zu schenken, ihn wahrzunehmen, um ihm immer wieder kurze, gute Momente zu ermöglichen. Mehr solch kurzer, guter Momente (freie Situationen) am Tag bewirken meistens, dass herausforderndes Verhalten abnimmt (Berther & Niklaus, 2013, S. 54–56; Niklaus, 2018a, S. 1; **Kap. 8.1.3** und Film 15).

Fazit

Die Pflegefachfrau hat nun ein reflektiertes und maßgeschneidertes lösungs- und ressourcenorientiertes Handlungs- respektive Interventionskonzept, das sie im Alltag ausprobieren kann.

Um zu verdeutlichen, wie viel mit wie wenig möglich ist, d.h., wie viele Ressourcen in wenigen Interaktionsbildern entdeckt werden können, die Lösungsideen aufzeigen, sei hier noch ein anderer Fokus erklärt: Die Pflegefachfrau erhält bildbasiert noch eine zusätzliche Information, die sie ausprobieren kann, nämlich mit den Elementen *Zeitgeben und Folgen*. Damit sie sieht, was für Herrn S. wichtig ist und ihn unterstützt, damit er nachher besser mitarbeitet, wenn sie seine Mitarbeit für alltägliche Pflegeverrichtungen braucht (**Abb. 4-1b**).

Die Pflegefachfrau wechselt den Fokus und geht weg von dem, was Herrn S. interessiert (Film 7 und **Abb. 4-2**):

- *Wann?* Er ist mit seiner Aufmerksamkeit noch woanders, hat das Bild an der Wand noch nicht wahrgenommen.
- *Was?* Sie *zeigt mit dem Finger* auf das Bild an der Wand.
- *Wozu?* Er folgt ihrem Finger und schaut jetzt ebenfalls zu dem Bild an der Wand (**Abb. 4-2a**). Ihr Zeigen mit dem Finger hilft ihm, sich neu zu orientieren und zu verstehen, was sie von ihm will:
- *Wann?* Er folgt ihrem Finger und schaut zu dem Bild, auf das sie zeigt.
- *Was?* Gleichzeitig *sagt sie: „Herr S. ...“* (**Abb. 4-2a** und Film 7).
- *Wozu?* Dies ist eine sogenannte *Doppelinstruktion* in der Marte Meo Sprache, d.h., sie gibt die Botschaft auf zwei Ebenen gleichzeitig: Sagen und Zeigen (Aarts, 2009, S. 135). Sie zeigt gleichzeitig mit dem Finger (Handlungsebene) und mit einem freundlichen: „Herr S. ...“ (verbale Ebene).

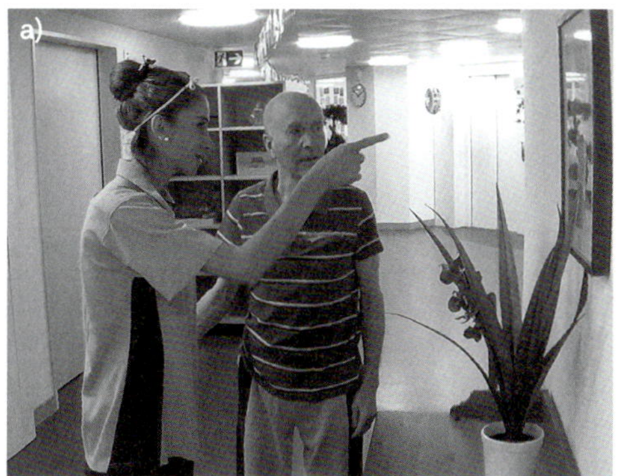

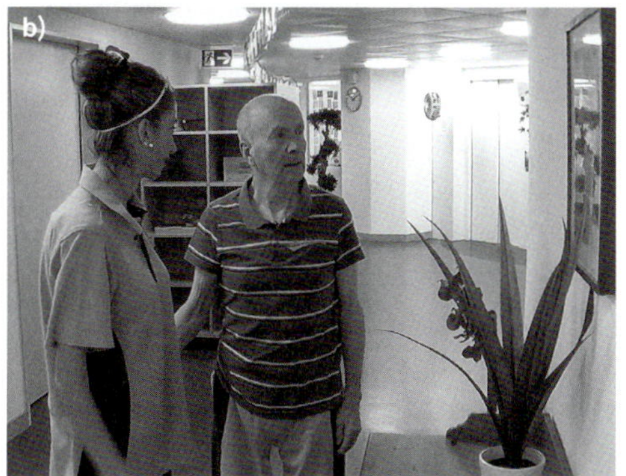

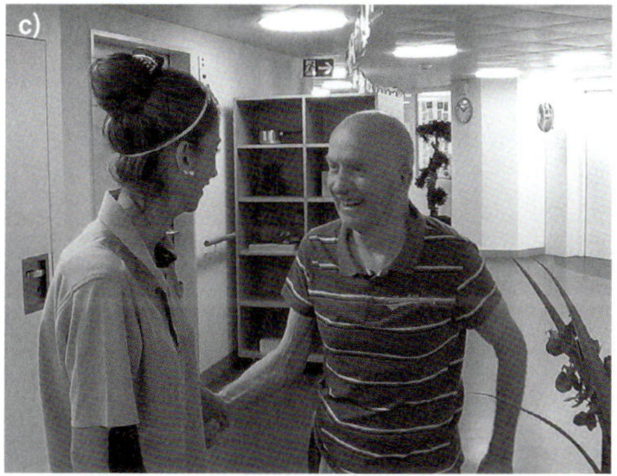

Abbildung 4-2: Unterstützen durch Doppelinstruktion, Zeitgeben und Folgen.
a. Die Pflegefachfrau zeigt mit ihrem Finger auf das Bild. Herr S. folgt ihrem Finger und schaut auf das Bild. (Videostandbild: © Domicil Kompetenzzentrum Demenz Bethlehemacker, Bern)
b. Sie folgt seinem Blick und gibt ihm Zeit. (Videostandbild: © Domicil Kompetenzzentrum Demenz Bethlehemacker, Bern)
c. Er lacht sie an, sie lächelt zurück (gutes Gesicht). Ein guter Moment für beide und eine Bestätigung für ihn: ein positiver Abschluss. (Videostandbild: © Domicil Kompetenzzentrum Demenz Bethlehemacker, Bern)

Marte Meo Information: Diese Doppelinstruktion erleichtert ihm zu verstehen, worum genau es geht und dass er gemeint ist. So findet er in dem Moment rasch den gleichen Fokus wie die Pflegefachfrau: Er ist nun im gleichen *Projekt*, wie Maria Aarts es nennt (2018). In diesem Zusammenhang ist es auch hervorzuheben, den Namen der Person bewusst zu nennen: ebenfalls ein wirksames Mikroelement der Kommunikation (Bakke, 2005, S. 19).

- *Wann?* Nun stellt sie ihm eine Frage zu diesem, für ihn ganz neuen Fokus: „Haben Sie das Bild hier gesehen?“ (Film 7).
- *Was?* Sie *folgt* seinem Blick zum Bild und *wartet aufmerksam und gibt ihm so Zeit* (**Abb. 4-2b**).
- *Wozu?* Dies hilft Herrn S., die Frage überhaupt zu verstehen und dranzubleiben.
- *Wann?* Herr S. schaut ein paar Sekunden auf das Bild.
- *Was?* Sie *gibt weiterhin geduldig Zeit* und *folgt* nach wie vor seiner Initiative.
- *Wozu?* Dies unterstützt ihn, in dem Moment sein bestmögliches Potenzial mobilisieren zu können. Auf dem Film sehen wir, dass er nach ein paar Sekunden eine Antwort auf ihre Frage gibt. Als Erstes sagt Herr S.: „Nein.“ Dass sie *ihm freundlich und geduldig Zeit gibt* und ganz bei ihm bleibt (*Folgen*) führt hier dazu, dass er gut mitarbeiten kann, dass er tut, was sie möchte und dranbleibt, bis er eine Antwort auf ihre Frage geben kann, was für ihn nicht selbstverständlich ist (Film 7).

Theoretische Betrachtung

Oft haben Pflegende subjektiv den Eindruck, schon lange (minutenlang) zu warten und „nur“ zu beobachten, d.h. in ihren Augen „nichts“ zu tun und auch „nichts“ zu bewirken. Im Film überprüft ist die Zeit, die es geduldig aufmerksam abzuwarten und zu geben gilt, meist viel kürzer als gedacht (wenige Sekunden) und bringt in der Regel viel mehr als erwartet.

Die Zeit wird zudem anders investiert: Am Anfang eines Pflegeprozesses gilt es, dem Klienten und sich selbst Zeit zu geben (meist nur wenige Sekunden), um genau beobachten und ihn in seiner Eigenaktivität unterstützen und seine Ressourcen mobilisieren zu können. Dies ermöglicht in der Regel, dass danach mehr Mitarbeit des Klienten möglich wird als gedacht und die Pflegeverrichtung kürzer dauert als erwartet. Der Film hilft, Wahrnehmungen des Alltags, z.B. das Zeitempfinden, zu objektivieren. Dazu ist auch der Folgefilm hilfreich: Er ist ein Evaluationsfilm.

- *Wann?* Herr S. sagt ein paar Worte undeutlich (Film 7).
- *Was?* Die Pflegefachfrau gibt ihm noch mehr Zeit.
- *Wozu?* Dies hilft ihm, noch mehr von dem abzurufen, was er noch kann. In dem Moment schaut er kurz zur Pflegefachfrau auf und es gibt einen kurzen Blickkontakt.
- *Wann?* Herr S. schaut zur Pflegefachfrau auf.
- *Was?* Sie ist da mit ihrem *guten Gesicht* (ein Marte Meo Element).
- *Wozu* (**Abb. 4-2c**)*?* Herr S. nimmt emotional wahr: „Ich bin wichtig“ und lacht sie an. Sie lächelt ihn an – ein guter Moment für beide, eine Bestätigung für ihn und ein positiver Abschluss dieser Interaktion. Ein Happ Happ Moment (**Kap. 3.3.3**) für beide, der auch sie zu stärken vermag, wenn sie ihn bewusst wahrnehmen und genießen lernt anhand der Marte Meo Trainings und der kurzen Reviews in ihrem Betreuungsalltag.

Munch (2013, S. 7) stellt fest: *„Bei fortgeschrittener Demenz ist die Fähigkeit, zu beginnen und aufzuhören reduziert. Um den Patienten in diesem Prozess zu unterstützen, sollte die Pflegeperson den Patienten eine Handlung zu Ende bringen lassen, bevor eine neue Handlung begonnen wird.“*

Diese Information über kommunikative Unterstützung kann der Pflegefachfrau anhand dieser positiven Bilder (kurze Filmsequenz) in kurzer Zeit vermittelt werden. Wenn sie Herrn S. eine Frage zum Bild stellt, ist dies ein Ziel: Sie möchte eine Antwort erhalten. Es ist wichtig, ihn zu begleiten und dranzubleiben, bis diese Interaktion positiv abgeschlossen werden kann (Bakke, 2005, S. 20).

Nun weiß die Pflegefachfrau nicht nur, was sie *intuitiv* bereits tut, das Herrn S. kommunikativ unterstützt. Sie hat zudem eine *konkrete Vorstellung* davon, was genau sie im pflegerischen Alltag bewusst ausprobieren könnte, um seine Aufmerksamkeit rascher zu gewinnen, wenn sie etwas von ihm will, und wie sie Interaktionen kommunikativ begleiten und positiv abschließen kann. Denn es ist oft herausfordernd, Herrn S. für die Mitarbeit bei notwendigen Pflegeverrichtungen zu gewinnen. Zudem hat sie eine konkrete Vorstellung darüber, wie sie sich selbst und ihre eigene Resilienz durch das bewusste Gestalten dieses positiven Abschlusses (Happ Happ) stärken kann und somit aktiv Burnout-Prophylaxe umsetzt (s. **Kap. 6.4**; Stricker, 2015).

Nach ein paar Minuten Review-Zeit hat die Pflegefachfrau viele konkrete Vorstellungen davon, was sie mehr und was sie wann genau tun kann: Sie hat nicht nur ein konkretes lösungs- und ressourcenorientiertes Handlungs- und Interventionskonzept, sondern fühlt sich von ihrem Vorgesetzten wertgeschätzt, der das Review selbst durchführt, und ihre Selbstwirksamkeit und Selbstsicherheit sind gestärkt.

Theoretische Reflexion

Nach gelingendem und weiterführendem kommunikativem Verhalten der Betreuenden wird bildbasiert gesucht. Auf der Ebene des pflegebedürftigen Menschen wird auf dessen Ressourcen respektive darauf geachtet, was er in dem Moment selbst kann, ferner darauf, was er an kommunikativer Unterstützung braucht, um sein optimales Potenzial zeigen zu können. Die Pflegefachfrau erweitert nicht nur ihren Blickwinkel (O'Donovan, 2013. S. 1), sondern lernt, ultrakleine gewünschte Handlungen und Veränderungen beim Klienten und bei sich bewusst wahrzunehmen und zu nutzen. Wir sind gewohnt, Schwieriges und Fehler rasch zu entdecken. Gelingendes zu suchen und mehr davon zu tun, ist aber nicht nur ein zentraler Pfeiler der lösungs- und ressourcenorientierten Haltung und Theorie, sondern muss trainiert werden. Positive Lernerfahrungen mit bildbasiertem Feedback über Gelingendes führen dazu, dass Betreuende glauben, was sie sehen, und sich selbstwirksam und dadurch kompetent erleben. Sie wissen, was sie an anderen Tagen bewusst wieder genau gleich tun können. Der Transfer auf ähnliche Pflegeinteraktionen mit anderen Klienten gelingt deshalb in der Regel gut und das Marte Meo Training ist daher sofort praxiswirksam (**Kap. 5**). Geben Pflegende noch zu wenig kommunikative Unterstützung, wird bei der bildbasierten Reflexion im Review der Fokus lösungsorientiert auf die Bedürfnisse der Klienten gelegt, z.B. bei einer Mobilisation: „Schau, Frau B. ist mit ihrem Blick noch bei ihren Schuhen. Sie braucht – wie hier im Bild erkennbar – noch etwas mehr Zeit, um wahrzunehmen, dass du ihr die Hand hinhältst, damit sie mit deiner Hilfe aufstehen kann. Kannst du ihr die Zeit geben, die sie benötigt, und etwas länger warten?“

4.3 Wertschätzende und achtsame Haltung bei der Selbstreflexion

Wenn Betreuende gelernt haben, Marte Meo Elemente im Pflegealltag bewusst zu nutzen, geht es darum, selbst bildbasiert reflektieren zu können, was ein bestimmtes kommunikatives Verhalten bei unterschiedlichen Personen bewirkt. Oft gehen wir mit einer bestimmten Erwartungshaltung an eine Situation heran. Wenn nicht geschieht, was die Betreuende erwartet, zweifelt sie in der Regel an ihrer Kompetenz oder ärgert sich über sich selbst oder über das Gegenüber.

Die Marte Meo Grundhaltung geht davon aus, dass immer Gelingendes zu finden ist, auch wenn wir den Eindruck haben, die Interaktion sei ungünstig verlaufen. Anhand kurzer Filmsequenzen können Pflegende ihr kommunikatives Verhalten in Interaktionen des gewöhnlichen Pflegealltags selbst nicht nur lösungs- und ressourcenorientiert, sondern auch achtsam und wertschätzend gegenüber sich selbst und den betreuten Personen reflektieren. „Wenn wir Achtsamkeit in der einen oder anderen Situation lehren, dann muss sie wirklich zuerst in unserer eigenen ganz persönlichen Erfahrung verankert sein“ (Arbor Seminare, 2018). Dazu soll im Folgenden ein Beispiel gegeben werden.

Der Pflegefachmann und Leiter Pflege, Remo Stücker, zeigt Frau K. ein Buch über Afrika (**Abb. 4-3**) und sagt freundlich zu ihr: „Ein Buch über Afrika.“ Sie schaut aufs Buch (**Abb. 4-3a**). Nach einigen Sekunden *aufmerksam Warten* und *Folgen* (sie schaut immer noch aufs Buch) fragt er sie: „Schauen wir es zusammen an?“ Frau K. zeigt scheinbar keine Reaktion (Film 2).

Nimmt jemand keinen Blickkontakt auf, wenn wir ihm eine Frage stellen oder ihm etwas sagen (wie im Beispiel) und antwortet er uns auch nicht (mehr) hörbar, kann dies verunsichern: „Ich habe es nicht gut genug gemacht“.

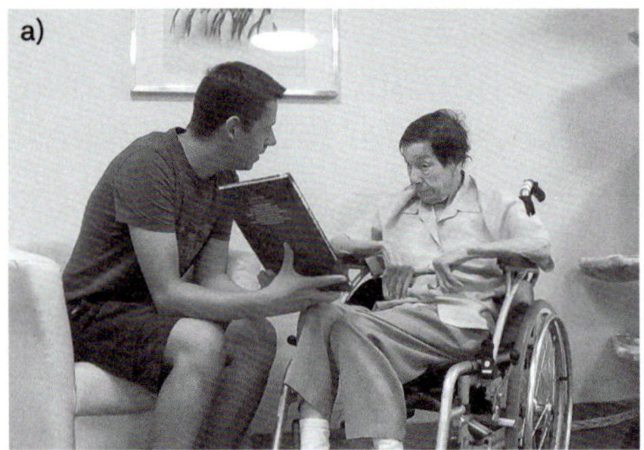

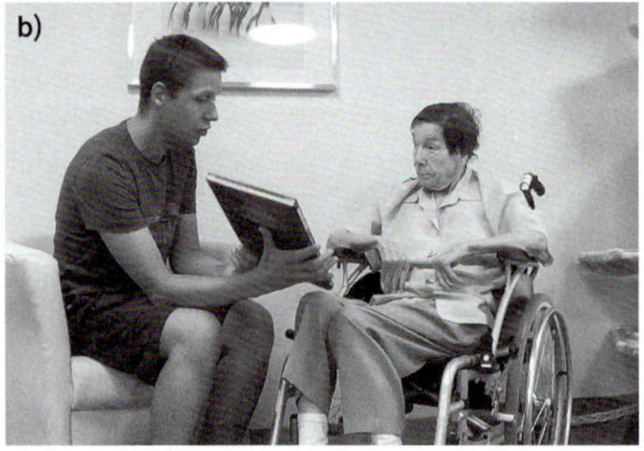

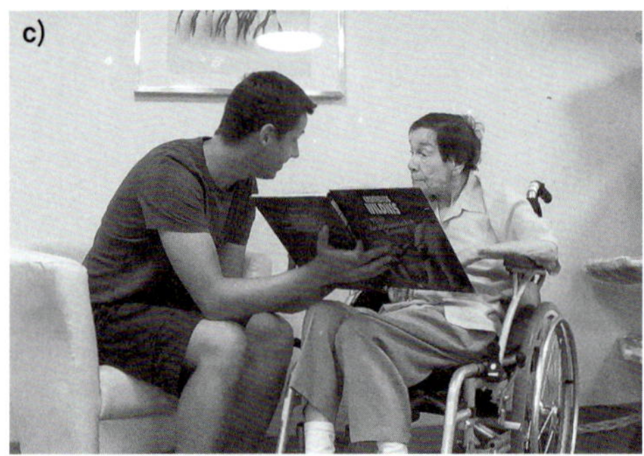

Abbildung 4-3: Unterstützen durch freundliches, aufmerksames Warten und Folgen
a. Remo Stücker sagt zu Frau K.: „Ein Buch über Afrika." Sie ist mit ihrer Aufmerksamkeit beim Buch (sie folgt). (Standbild aus dem Film 2. © Domicil Kompetenzzentrum Demenz Bethlehemacker, Bern)
b. Er sagt: „Dann schlage ich es jetzt mal auf." (Er benennt sich und macht sich voraussagbar.) Sie ist aufmerksam bei dem, was er tut. (Standbild aus dem Film 2. © Domicil Kompetenzzentrum Demenz Bethlehemacker, Bern)
c. Er sagt: „...ein gutes Bild suchen." Ultrakurz nimmt sie nun sogar Blickkontakt zu ihm auf. (Standbild aus dem Film 2. © Domicil Kompetenzzentrum Demenz Bethlehemacker, Bern)

Anhand der Filmsequenz wird aber deutlich, dass Frau K. die ganze Zeit genau bei dem ist, was der Pflegefachmann ihr zeigt. Dass sie seiner Handlung interessiert mit dem Blick folgt, als er sie mit freundlicher Stimme informiert: „Dann schlage ich es jetzt auf" (**Abb. 4-3b**). Als er sagt: „...ein gutes Bild suchen", nimmt sie sogar ultrakurz (< 1 s) Blickkontakt zu ihm auf (**Abb. 4-3c** und Film 2). Live hat er diesen Blickkontakt nicht gesehen, im Film respektive Bild ist dies möglich und er freut sich darüber: die Kraft der Bilder (**Kap. 3.5**).

Theoretische Reflexion

Auf die oben beschriebene Weise kann der Pflegende anhand der achtsamen, filmbasierten Reflexion mit der Videointeraktionsanalyse nach Marte Meo selbst entdecken, welche kleinsten Kommunikationselemente wirken: *mit freundlicher Stimme sagen, was ich tue, danach folgen, aufmerksam warten und Zeit geben*. Was er ebenfalls sieht ist, dass Fragen wohl eher ungünstig sind, wenn Frau K. ihm keine verbale Antwort geben kann. „*Benennen statt fragen*", erklärt Maria Aarts, wenn bildbasiert deutlich wird, dass die pflegebedürftige Person Fragen noch nicht (z.B. Kleinkinder) oder nicht mehr (Menschen, die Fähigkeiten verloren haben) beantworten kann (Aarts, 2009, S. 148). Pflegende stellen Fragen aus Höflichkeit: ein Respektsmodell. Eine respektvolle Haltung bedeutet jedoch, genau hinzuschauen, wie der pflegebedürftige Mensch auf Fragen reagiert, und das Kommunikationsverhalten entsprechend anzupassen (Aarts, 2009, S. 155; Bakke, 2005, S. 20). Selbst Antworten finden zu können, die sich auf verschiedene alltägliche Pflegeinterventionen transferieren lassen, hilft Pflegenden, sich als kompetent zu erleben (Munch, 2013, S. 6–8). Dies führt nicht nur zu einer wertschätzenden Grundhaltung sich selbst und der eigenen Arbeit gegenüber, sondern auch zu mehr Wertschätzung dessen, was die Pflegebedürftigen noch beitragen können, zu mehr Wahrnehmung der Persönlichkeit der betreuten Person und zu mehr Achtsamkeit in der Pflege, d.h. insgesamt zu mehr Pflegequalität.

4.4 Zutrauende Haltung auf Beratungsebene

Wenn pflegende Angehörige und Familien, Freiwillige, Lernende oder Mitarbeitende verunsichert scheinen oder Fragen haben, was sie anders tun sollten, werden sie im Kurz-Review bildbasiert beraten. Es wird ihnen gezeigt, welche Kommunikationselemente unterstützend wirken, die sie verwenden. Wie genau diese Elemente wirken und was das Gegenüber von ihnen als kommunikative Unterstützung braucht (Film 12 & 13 sowie 27 a & b).

Im Film werden bewusst kleinste positive Ausnahmen des kommunikativen Verhaltens gesucht, bei denen die Interaktion mit herausfordernden Pflegesituationen gut läuft. Diese positiven Ausnahmen werden gezeigt, damit die betreuende Person konkret und bildbasiert erfährt, was sie bereits tut und was beim Pflegebedürftigen günstig wirkt, und was sie im Kontakt mit ihm noch bewusster nutzen und ausprobieren könnte.

Nach Ausnahmen suchen

Nach positiven Ausnahmen zu suchen ist eine Methode der systemisch lösungs- und ressourcenorientierten Konzepte (Hawellek & von Schlippe, 2005; Radatz, 2002; Schmidt, 2004). So lernen Betreuende selber erkennen, welche ihrer Kommunikationselemente eine gewünschte Reaktion unterstützen und welche nicht wirken oder gar eine unerwünschte Reaktion provozieren können. Lernen ist nicht nur schneller und einfacher, sondern auch nachhaltiger, wenn anhand positiver Beispiele gelernt wird. Zu sehen, was gelingt, hinterlässt positive Gefühle. Positive Emotionen unterstützen Neulernen (Spitzer, 2007, S. 171–173; ebd. S. 181–195).

Aktivieren statt kompensieren

Davon auszugehen, dass pflegende Angehörige, Freiwillige, Lernende und Mitarbeitende anhand der filmbasierten Informationen in ihrem Alltag selbst entdecken können, was wirkt und was nicht, entspricht der zutrauenden Grundhaltung der Methode. Der Name *Marte Meo* – oder *aus eigener Kraft* – drückt dies deutlich aus: Dass sie selbst passende und maßgeschneiderte Lösungen für das finden können, was in schwierigen Situationen weiterführt (Aarts & Rausch, 2009; Graaf, 2012, S. 1–10). Marte Meo löst die Probleme nicht, sondern unterstützt alle Beteiligten, maßgeschneiderte Lösungen zu finden. Maria Aarts sagt: „*Marte Meo bedeutet aktivieren statt kompensieren*“ und: „*Ich bin gespannt, wie du es lösen wirst*“ (2014b). Dies sind wichtige Leitsätze der zutrauenden Grundhaltung der Methode.

Weniger ist mehr.

Wovon weniger und wovon mehr? Oft braucht es weniger aktives Tun der Betreuenden, aber mehr Geduld und Zeitgeben zu Anfang einer Pflegeintervention. Dies umzusetzen ist nicht einfach und braucht Training. „*Weniger ist mehr*“, oft verbunden mit „*Schritt für Schritt*“ sind nicht nur zentrale Leitsätze, die die Grundhaltung von Marte Meo charakterisieren, sie sind auch handlungsleitend für die konkrete Umsetzung der Methode im Pflege- und Betreuungsbereich (Graaf, 2014, S. 1–8).

4.5 Systemische Grundhaltung

Die systemischen und systemisch lösungs- und ressourcenorientierten Theorien besagen unter anderem, dass es von entscheidender Bedeutung ist, in Auswirkungen zu denken und Situationen aus verschiedenen Perspektiven zu betrachten (Hawellek & von Schlippe, 2005). Sonja Radatz (2002, S. 43) schreibt in ihrem Fachbuch über systemisches Coaching:

„Systemisches Coaching ermöglicht den Menschen, ihr Wahrnehmungsfeld zu erweitern oder zu verändern, indem sie Dinge anders beschreiben, erklären oder bewerten."

Genau dies wird Betreuenden möglich, die ihre Pflegehandlungen und ihre Pflegequalität anhand der eigenen Filme aus dem gewöhnlichen Pflegealltag mit der Videointeraktionsanalyse nach Marte Meo reflektieren (Aarts & Rausch, 2009). Und ebendies wird auch pflegenden Angehörigen ermöglicht, wenn sie in einem Review anhand von Bildern Erklärungen erhalten, *was wann* genau wirkt (Graaf, 2012, S. 1–10). Was z.B. ihr Partner oder Vater noch selbst tun kann und was nicht mehr, welche Modelle und Fähigkeiten er verloren hat und wo er deshalb welche kommunikative Unterstützung braucht. Radatz (2002, S. 48) sagt in ihrem Buch über systemisches Coaching:

„Im Coaching geht es in den meisten Fällen darum, mit dem Kunden neue Beschreibungen, Erklärungen oder Bewertungen von Situationen und/oder Verhaltensweisen zu erarbeiten."

Genau dieses Ziel verfolgt das Marte Meo Konzept: Pflegende Angehörige und Profis sollen in schwierigen Situationen anhand kleinster Filmsequenzen neue Beschreibungen, Erklärungen und Verhaltensweisen für kommunikatives Verhalten in alltäglichen Pflegeinteraktionen finden. Zudem ermöglicht die Methode, dass im gesamten Netzwerk rund um einen pflegebedürftigen Menschen eine gemeinsame Sprache entsteht, was nicht nur zu einer besseren Betreuungsqualität, sondern auch zu mehr Zufriedenheit und Kohärenzgefühl (verstehbar, handhabbar, bedeutsam) aller Beteiligten führt (Antonovsky 1997, S. 33–46; Becker, Hawellek & Zwicker-Pelzer, 2018, S. 186ff; Berther & Niklaus 2012b; Mol et al. 2010, S. 277ff.; Niklaus 2014, S. 1–4).

4.6 Interaktion zur Potenzialunterstützung nutzen

Nur anhand von Filmsequenzen und Folgefilmen kann geglaubt werden, dass es möglich sein soll, mit so wenig kommunikativer Unterstützung, wie auf diesen Bildern zu sehen ist, das Potenzial eines pflegebedürftigen Menschen zu mobilisieren (**Abb. 4-4**).

Herr H. ist mit einer Lernenden dabei, seine Nachttischschubladen aufzuräumen (Film 12). Allein kann er dies nicht mehr tun. Das Modell „Selbstständig seine Schubladen aufräumen" hat er verloren, denn er leidet an einer schweren Demenz. Die Bilder lassen sich mit Hilfe des 3W-Beratungssystems erklären (**Abb. 4-4a**):

- *Wann?* Herr H. nimmt das Nachthemd.
- *Was* tut die Lernende, das ihn in diesem Moment unterstützt und ihm hilft, sein Potenzial zu mobilisieren? Sie *wartet aufmerksam und freundlich und gibt ihm Zeit.*
- *Wozu* soll dies hilfreich sein? Sie ermöglicht ihm mit ihrem *freundlichen* Zeitgeben, alles selbst zu tun, was er noch selbst tun kann (**Kap. 8.4**).

Welches kommunikative Verhalten zeigt sie außerdem noch, das Herrn H. zu unterstützen vermag, wenn er sein Nachthemd nimmt?

- *Was?* Sie *folgt seiner Handlungsinitiative*, d.h., sie ist mit ihrer Aufmerksamkeit ganz bei dem, was er tut.
- *Wozu?* Dies unterstützt ihn, länger fokussiert dranbleiben zu können und zu merken, dass wichtig ist, was er tut.

Nun ist es wichtig, im Film (12) respektive auf den Standbildern aus dem Film genau zu

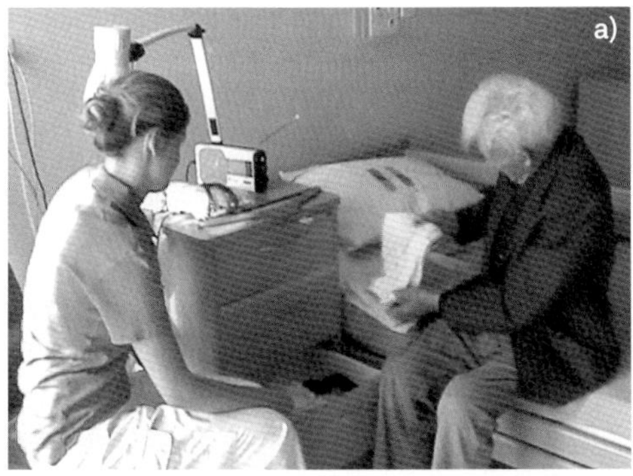

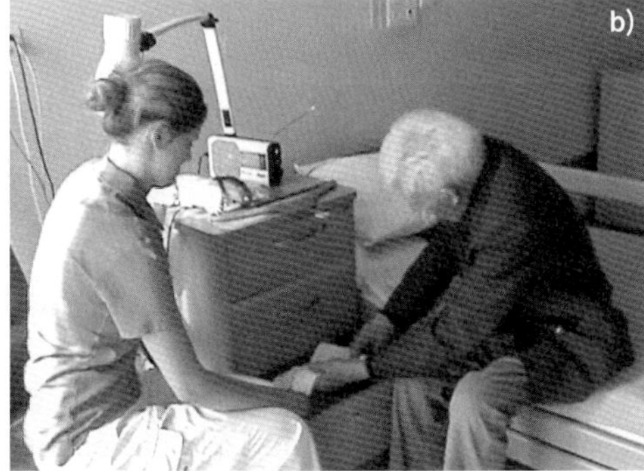

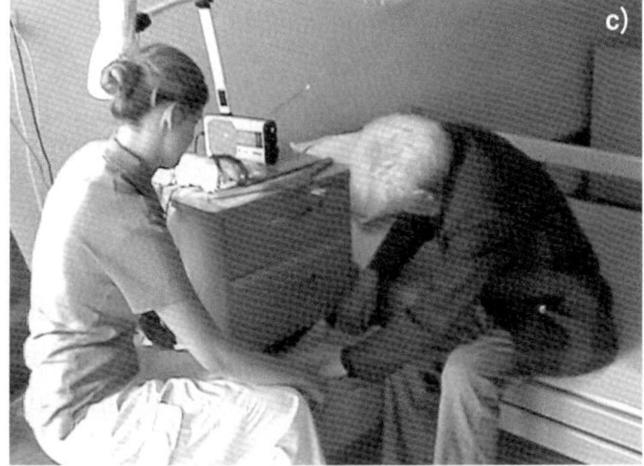

Abbildung 4-4: Unterstützen durch freundliches, aufmerksames Warten und Zeitgeben sowie Folgen.
a. Lernende mit Herrn H. beim Schubladenaufräumen. Der Klient nimmt das Hemd selbst vom Bett. Die Lernende wartet freundlich, gibt ihm Zeit und folgt seiner Handlungsinitiative. (Standbild aus dem Film 12: © dahlia oberaargau ag)
b. Herr H. legt das Hemd in die Schublade. Die Lernende gibt ihm weiterhin Zeit und folgt ihm mit ihrem Blick. (Standbild aus dem Film 12: © dahlia oberaargau ag)
c. Herr H. legt das Hemd sorgfältig in der Schublade zurecht und glättet es mit der Hand. Die Lernende schaut ihm weiterhin bewusst dabei zu (Folgen) und gibt ihm geduldig noch mehr Zeit. (Standbild aus dem Film 12: © dahlia oberaargau ag)

schauen, was die Marte Meo Elemente *„aufmerksam, freundlich Warten und Zeitgeben“* und *„Folgen“* in diesem Moment an diesem Tag bei Herrn H. bewirken. Denn bei Menschen, die an einer Demenz leiden, kann an einem Tag mehr möglich sein als an einem anderen Tag. Es gilt deshalb, genau zu beobachten und zu schauen (Signale lesen):

- Herr H. legt das Hemd sorgfältig selbst in die Schublade (**Abb. 4-4b**) und strengt sich danach besonders an: Er legt das Hemd schön in der Schublade zurecht und glättet es mit der Hand (**Abb. 4-4c**).

Im Film 12 wird deutlich: Herr H. macht selbst weiter, öffnet die nächste Schublade und fängt an, ihren Inhalt zu sortieren. Allein hat er das Aufräumen seit dem Eintritt in die Pflegeinstitution nicht mehr geschafft. Vor dem Marte Meo Training mussten die Pflegefachkräfte jeweils für Herrn H. aufräumen. Schaut man die Bilder an, sieht es jedoch ganz danach aus, als arbeite Herr. H. selbstständig und die Lernende säße einfach nur gemütlich da. Dieses scheinbar *„einfach nur gemütlich Dasitzen“* ist für Fachleute gar nicht so einfach zu tun und muss gelernt werden. Maria Aarts sagt dazu (2014b): „Mit Marte Meo können wir aktivieren statt kompensieren.“

Die Lernende kann die laufende Interaktion und kleinste Kommunikationselemente seit den bildbasierten Reviews mit Sonja Jörg in der dahlia oberaargau ag bewusst nutzen: Sie weiß, dass sie mit *freundlichem, aufmerksamem Warten, Zeitgeben* und *Folgen* Herrn H. in diesem Moment darin unterstützt, sein optimales Potenzial zu mobilisieren, er räumt sein Nachthemd selbst ein. Weil sie dies bewusst wahrnimmt, erlebt sie sich selbst als kompetent und wirksam. So können verschiedenste Marte Meo Elemente in Interaktionen bewusst dazu genutzt werden, das Potenzial pflegebedürftiger Menschen zu unterstützen. In dem Moment geht dies offenbar am besten mit einem der wesentlichen Leitsätze der Marte Meo Methode: „*Weniger ist Mehr*“.

4.7 Die Haltung von Marte Meo ermöglicht Inklusion

Vor gut vier Jahren trat die UN-Behindertenrechtskonvention in der Schweiz in Kraft, ein Übereinkommen über die Rechte von Menschen mit verschiedensten körperlichen, psychischen oder auch geistigen Beeinträchtigungen (s.a. Kiselev & Loosli, 2017, S. 46ff.; Loosli & Kiselev, 2018, S. 36ff). Die Konvention fordert die Gleichstellung von Menschen mit Behinderungen auf allen Ebenen der gesellschaftlichen Partizipation. **Abbildung 4-5** zeigt das Verständnis von Integration und Inklusion nach Häusermann, Bläuenstein & Zibung (2014, S. 15, Abbildung aus Loosli, 2017, S. 17).

Wie diese Rechte ermöglicht werden können, ist seither in Behinderteninstitutionen ein Thema. Der Wagerenhof Uster (CH) beispielsweise hat die Zustimmung für die Planung einer externen wissenschaftlichen Studie gegeben: U.a. soll untersucht werden, ob die Wünsche und der Wille von Menschen, die über wenig oder keine sprachlichen Fähigkeiten verfügen, mit der Marte Meo Methode gelesen werden können. Zudem sind im Behindertensport und in Schulen Integration und Inklusion von Kindern und Menschen mit speziellen Bedürfnissen, Behinderungen oder Migrationshintergrund ein Thema. In diesen Bereichen sind bereits viele Anstrengungen unternommen worden.

Die Haltung sowie die Instrumente der Marte Meo Methode (z.B. die Elemente) eignen sich für Integrationsbemühungen von Menschen (von Kindern, Jugendlichen und Erwachsenen), die spezielle Bedürfnisse haben oder mit Behinderungen leben (Schluep & Niklaus, 2018, S. 1–8, Film 27b).

An der letzten kantonalen interdisziplinären Fachtagung zum Thema „Kinder psychisch belasteter Eltern“ in Biel (27.10.2018), die den Fokus vertiefte: „Kulturen verbinden – Worauf achten?“, wurde ein Workshop zum Thema „Einfachste Methoden im Interaktions- und Bewegungsbereich zur Integration und Inklusion betroffener Kinder in der Schule“ angeboten.

Die Botschaft zu kriegen: „Ich bin ok und wichtig, ich werde gesehen, ich gehöre dazu“ ist zentral. Mit den Elementen: *Aufmerksamkeit verteilen; auf Augenhöhe; kleinste gelingende Handlungsinitiativen der Gegenüber benennen und ein gutes Gesicht schenken*, um nur einige zu nennen (**Kap. 3.3**), kann Inklusion ermöglicht und eine inklusive Haltung vorgelebt werden (Film 27b).

Wenn ein Mensch, unabhängig vom Alter, nicht weiter weiß oder herausforderndes Verhalten zeigt, sind folgende Leitideen von Marte Meo hilfreich:

Informieren statt korrigieren unterstützt Integrationsbemühungen. Mit „eigene Handlung benennen“, „Sagen, was das Gegenüber als Nächstes tun kann“, „Zeitgeben“ und „Bestätigen“ (**Kap. 5.3**) können Modellernen und gleichzeitig mehr Anschlussmomente ermöglicht werden, wiederum wichtige Faktoren, dass Menschen an unserem Sozialleben teilhaben können (s. Film 11).

Diese ressourcenorientierte ermutigende Haltung und Begleitung ermöglicht eine positive Lern-Atmosphäre und macht Zugehörigkeit für alle Menschen erlebbar, unabhängig vom Alter und ihrem aktuellen Unterstützungsbedarf. Kleinste positive Beiträge werden bewusst wahrgenommen und wertgeschätzt (Berther & Niklaus, 2015, S. 58ff).

In **Kapitel 9.1.1** beschreibt Venedey, dass die Bevölkerung rund ums Seniorenzentrum Haarbach in Aachen (DE) Marte Meo Veranstaltungen besuchen kann. Dies sind ebenfalls inklusive Bemühungen, die erfolgreich dazu

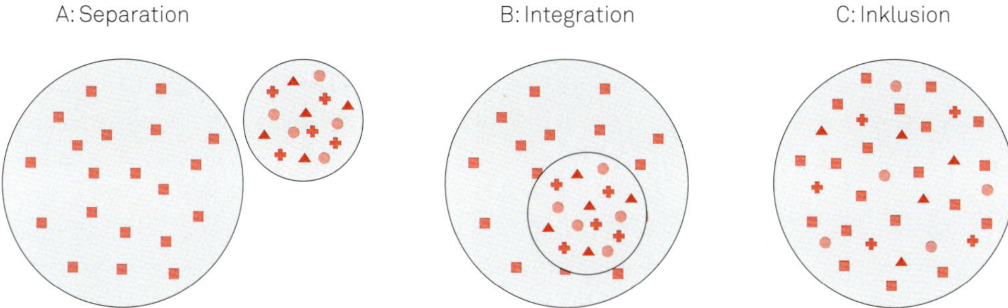

Abbildung 4-5: Darstellung von Separation – Integration – Inklusion (nach Häusermann, Bläuenstein & Zibung, 2014, S. 15 aus Loosli, 2017, S. 17)

führen, dass sich die Demenzerkrankten nicht mehr nur im Seniorenheim aufhalten, sondern ihnen so ermöglicht wird, sich im ganzen Ortsteil bewegen zu können („demenzfreundliches Haaren", **Kap. 9.1.2**; RTL, 2016; Venedey, 2017). Schlüsselpersonen der Gemeinde, wie Geschäftsleute, Polizisten, Bürgermeister u.a. fühlen sich durch die Marte Meo Trainings sicher genug, um den demenzerkrankten Mitbürgerinnen auf der Strasse auf Augenhöhe begegnen zu können, auch in herausfordernden Situationen. Sie wissen nun auch, dass vieles, das sie intuitiv bereits tun, gute Wirkung zeigt. Und dass es darum geht, in schwierigen Momenten die Kommunikation anzupassen, um passende Lösungen zu finden oder Krisensituationen zu vermeiden (**Kap. 8.1.3**). In einem Film von RTL (2016) wird deutlich, dass diese inklusiven Bemühungen mit der Grundhaltung von Marte Meo nicht nur den Demenzerkrankten zugutekommen, sondern dass alle Menschen dieses Ortsteils Haaren davon profitiern und zusammen viele gute und unbeschwerte Momente erleben, wo sich alle oder zumindest viele gesehen, wahrgenommen und wertgeschätzt fühlen.

Der „Zirkel der Liebe" (**Kap. 3.1.1**) ist ebenfalls ein Instrument der Marte Meo Methode, das für das Ermöglichen von Integration und Inklusion genutzt werden kann (Filme 27a & b).

Fazit

Die Methode erscheint geradezu ideal zu sein, um integrative Bemühungen gemäß Häusermann et al. (2014, S. 15) zu unterstützen. Die inklusive Haltung von Marte Meo kommt allen Menschen zugute: Jede Person, ob alt oder jung, ob fremdsprachig oder einheimisch, jeglicher Religion, wird mit ihren Ressourcen wahrgenommen, hat dadurch ihren Platz in der Gemeinschaft. Und wo sich Herausforderungen zeigen, sei dies wegen kognitiven, körperlichen, psychischen oder anderen Beeinträchtigungen oder Behinderungen, wird nach massgeschneiderten, passenden Lösungen gesucht. Menschen können in der Regel viel mehr beitragen an die Gemeinschaft und oft viel mehr selbst tun als gedacht, wenn wir es ihnen zutrauen und ihnen auch Zeit geben, dies zu zeigen. Meine positiven Gedanken, meine zutrauenden Gefühle und mein Bild, dass alle dazu gehören (**Abb. 4-5**), können sich via Spiegelneuronen auf das Gegenüber übertragen und bereits integrative sowie inklusive Wirkung erzeugen (Niklaus, 2019b, S. 11–19; s.a. Filme 27a & b).

5
Die Marte Meo Ausbildung

Therese Niklaus Loosli

5.1 Grundlegendes

Verschiedene Lernaufgaben und Lernziele

Wenn Pflegefachkräfte und andere Fachleute ein Buch über Marte Meo lesen, sagen sie oft: „Das mache ich schon alles.“ Nun ist es in der Tat so, dass wir viele Marte Meo Elemente in Interaktionen bereits *intuitiv* und *unbewusst* anwenden, sie jedoch *bewusst* und *maßgeschneidert* nutzen zu können, ist eine erste Lernaufgabe in der Ausbildung.

Pflegende müssen angeleitet werden, auf das Positive zu achten. In der Regel sehen sie im Film nur, was ihnen nicht gelingt. Das Gelingende und das positive Selbstbild zu sehen, muss trainiert werden: ein weiteres Lernziel der Ausbildung.

Mit Marte Meo gelingt es, viele zusätzliche kommunikative Unterstützungsmöglichkeiten in ultrakurzen Interaktionsmomenten zu entdecken, die wir bewusst zur Ressourcen- und Potenzialmobilisierung einsetzen können. Dies ist ein weiterer Lernschritt.

Diese Mikrokommunikationselemente (< 1 s) sehen und *bewusst für schwierige Pflege- und Betreuungssituationen nutzen zu können*, ist eine Herausforderung und wird repetitiv anhand verschiedener eigener Filme geübt. Wir und unser Gehirn brauchen Training, um gleichzeitig

- die Marte Meo Elemente in gewöhnlichen Pflege- und Betreuungsinteraktionen des Alltags nutzen zu können und
- deren Wirkung beim Gegenüber zu beobachten.

Die Schwierigkeit mit der Einfachheit

Gerade weil die Methode und ihre Elemente so einfach sind, wollen wir gleich alles gleichzeitig üben. Das funktioniert aber nicht. Unser Gehirn braucht gezieltes Training, damit wir nachher in Alltagsinteraktionen jedes einzelne dieser Elemente und seine Wirkung auf das Gegenüber bewusst wahrnehmen und automatisiert maßgeschneidert einsetzen können. Diese Art von Lernen nach dem Marte Meo Leitsatz „Weniger ist mehr“ wird auch in der Literatur und in diesem Buch als schwierig beschrieben: die Schwierigkeit mit der Einfachheit (O’Donovan, 2013, S. 1; **Kap. 6.2**).

Merke!

Intuitiv und unbewusst setzen wir viele Marte Meo Elemente ein. Diese aber bewusst sehen und benutzen zu können, muss gelernt werden. Passend dazu sagt Spitzer (2007, S. 59) über Spracherwerb und Kommunikation: „Fast alles, was wir gelernt haben, wissen wir nicht. Aber wir können es.“ ■

Wir sind gewohnt, viel größere Interventionen umzusetzen. Gemeinhin gilt: Je schwieriger die Situation, desto anspruchsvoller und größer die Intervention. Bei Marte Meo scheint es meist genau umgekehrt zu sein: Je schwieriger, desto geringer und kleiner die Intervention. Auch hier gilt das Marte Meo Prinzip: „Weniger ist mehr“.

Beispiel

Eine Bewohnerin konnte seit einigen Tagen nicht mehr essen. Sie kannte das Modell „Kauen, dann schlucken“ nicht mehr: eine kritische Situation. Nun kommt das Marte Meo Training ins Spiel. Unser Gehirn muss lernen, dass auch solche kleinsten Interventionen, wie etwa, *die Handlung dieser Bewohnerin zu benennen mit: „Sie kauen“ und dann zu warten, Zeit zu geben und zu folgen*, eine Intervention ist, die viel bewirken kann. Die Bewohnerin wird dadurch unterstützt, zu merken, was sie tut, nachdem sie vorher lange gekaut hat, ohne zu schlucken. Nun schluckt sie sofort und nimmt Blickkontakt mit der Pflegenden auf (was schon lange nicht mehr möglich schien), wird durch deren gutes Gesicht bestätigt und beginnt zu lächeln (ein Prozess von vier Sekunden). Auch Wochen danach schaffte es diese Frau immer wieder neu, mit dieser Mikrokommunikationsunterstützung selber zu essen. Sie aß zunehmend mehr und schien die Essenszeiten zu genießen. Ähnliche Beispiele werden auch in der Literatur beschrieben (Hawellek & Becker, 2018, S. 66; Jura et al., 2008, S. 14–18).

Für das Üben der Elemente ist demnach das *Schritt-für-Schritt-Vorgehen* von Marte Meo zu beachten, um die vielfältigen nötigen Netzwerke in unserem Gehirn bahnen zu können (**Kap. 8.4**) und uns selbst in unsere eigene Entwicklungskraft zu bringen. In der Regel braucht es dann nämlich weniger Marte Meo Training als gedacht!

Wichtig!

Je mehr wir uns über kleinste gelingende Momente beim Üben freuen, desto rascher lernen wir. Positive Emotionen wirken sich positiv aufs Neulernen aus (Spitzer, 2007, S. 171–173). So helfen wir uns und unserem Gehirn, die (neuen) benötigten Netzwerke zu stärken und zu bahnen. Dies wird *Neuroplastizität* genannt (Grawe, 2004, S. 51–52, S. 71–82; Hüther, 2007, S. 7–10 und S. 120; Spitzer, 2007, S. 94; **Kap. 8.4**). Je mehr wir uns anhand gelingender Bilder von uns selbst freuen, desto einfacher gelingt der Praxistransfer des Gelernten in den Alltag und v. a. auch auf verschiedenste Situationen von Klienten (Bünder et al., 2009, S. 134–135). ■

5.2 Marte Meo und fremdsprachige Pflegende und Betreuende

Wie in den Erfahrungsberichten (**Kap. 9**) zu lesen ist, scheint die Methode für die Reflexion von Pflege- und Betreuungsinteraktionen und die Weiterbildung fremdsprachiger Fachleute aller Qualifikationsstufen besonders nützlich und brauchbar zu sein. Die beiden Autorinnen beobachten in ihren Marte Meo Trainings Ähnliches (Berther & Niklaus 2012a & b; Rymann, 2014, S. 6; Schäuble & Scholz 2013, S. 1–6).

Wenn fremdsprachige Betreuende die konkreten Marte Meo Informationen anhand eigener Bilder und Filme aus ihrem Alltag erklärt bekommen, können sie gut verstehen, was gemeint ist, und dem Inhalt der Ausbildungen folgen. Sie können angeleitet werden und anhand von Bildern nachvollziehen, wie die Botschaft hinter herausforderndem Verhalten von Klienten zu lesen ist. Und es gelingt ihnen anhand der wirksamen Bilder und Sequenzen aus ihren Filmen, durch Lernen am eigenen positiven Modell gut wahrnehmbare Fortschritte zu machen. Im Review respektive im Marte Meo Training wird bewusst darauf geachtet, sprachlich einfache und stimmige Sätze zu den Bildern zu formulieren; Ansätze deutscher Sätze, die sie selbst formulieren, im Review oder in alltäglichen Interaktionen bestätigend zu wiederholen und allenfalls als ganzen deutschen Satz mit einem „Du" oder „Sie" nachzuliefern. Dies wirkt bestätigend und motivierend, unterstützt ihre Selbstwirksamkeit, ihre Deutschkenntnisse können so einfach erweitert und ihr Mut, Deutsch zu sprechen, gestärkt werden. Dies in der gerade laufenden Interaktion. Damit wissen sie zudem, dass sie gehört und verstanden worden sind. Wie genau die Sprache und die Sprachentwicklung mit den Marte Meo Elementen in laufenden Interaktionen und in Reviews gefördert werden können, beschreibt Isager in ihrem handlichen Fachtaschenbuch ganz konkret (2009).

Im folgenden Kapitel werden zusätzliche Aspekte beschrieben, die erklären können, weshalb fremdsprachige Pflegende von Marte Meo profitieren können. Es ist zu beobachten, dass viele von ihnen nicht nur ihr kommunikatives Unterstützungsverhalten den Klienten gegenüber verbessern und maßgeschneidert einsetzen lernen, sie schaffen sich so auch im Team einen klareren Platz, entwickeln mehr Selbstvertrauen und Selbstwirksamkeit und zeigen in der Regel auch deutliche Fortschritte in der deutschen Sprache. Hinzu kommt, dass sie oft mehr Wahrnehmung und Wertschätzung von anderen Teammitgliedern erleben und lernen, sich selbst und ihre Arbeit mehr wertzuschätzen. Somit werden sie besser in den Kreis der Betreuenden rund um pflegebedürftige Menschen eingebunden. Marte Meo scheint den Autorinnen deshalb besonders für ambulante, teilstationäre und stationäre Betriebe interessant zu sein, die heutzutage meist mehrere fremdsprachige Mitarbeitende beschäftigen. Um in der Marte Meo Methode geschult zu werden, braucht es kein besonderes Vorwissen:

- Während der Einführungszeit nach ihrer Neuanstellung können die Leitenden einen Teil der Einführung mit bildbasierten Beratungsgesprächen nach Marte Meo (Reviews) durchführen und so mit wenig Zeitaufwand bildbasiertes nuanciertes Feedback geben (Aarts, 2018).
- Kurze, bildbasierte Fallbesprechungen in den Teams unterstützen fremdsprachige Mitarbeitende, besser zu verstehen, worüber reflektiert wird, gleichzeitig die Sprache und die Regeln sowie Rahmenbedingungen und die Denkweise im Team am neuen Ort kennen zu lernen.
- Regelmäßige Reviews mit Vorgesetzten sind hilfreich, da immer wieder Missverständnisse auftreten können, die sich mit dem bildbasierten Vorgehen minimieren lassen.

Fremdsprachige Mitarbeitende in der Methode zu schulen führt dazu, dass diese selbst, die Pflegebedürftigen sowie die Institution mehr von ihren Ressourcen profitieren können.

5.3 Lerntheorien, Neurobiologie und Marte Meo

Wir sind gewohnt, die schwierigen Situationen in den Blick zu nehmen und dort nach Lösungen zu suchen. In den Marte Meo Trainings machen wir genau das Gegenteil: Wir filmen und üben in einfachen Pflegeinteraktionen, die in der Regel gut laufen. So kommen wir zu guten Bildern von uns selbst. Das Lernen am positiven Modell geht rascher und neu Gelerntes wird besser im Gehirn verankert (Bandura, 1979, S. 9–23; Eggenschwyler & Loosli, 2011, S. 1–20).

Merke!

Anhand eigener Filme kann Marte Meo schnell und gut gelernt werden, sodass die Umsetzung in den Pflegealltag automatisiert wird. In kritischen Situationen denken wir dann automatisch an Marte Meo; die Hilfestellung der Kamera läuft mit, auch wenn wir nicht filmen (**Kap. 8.4**). ■

Wir lernen an gelingenden Bildern von uns selbst: Die Erfolgserwartung beim Lernen am Modell scheint ein zentraler Faktor zu sein (Bodenmann, Perrez, Schär & Trepp, 2004). Das bewusste Erleben einer Belohnung (positives Feedback, bildbasiert) kann nicht nur die Motivation stärken, mehr davon zu tun, sondern unterstützt gleichzeitig den Lernprozess (Eggenschwyler & Loosli, 2011, S. 17).

Maria Aarts sagt: „Seeing is believing." (2014b). Gerade weil wir im Bild *unser eigenes positives Bild mit unserem gelingenden Handeln sehen, weil wir sehen, was es beim Gegenüber bewirkt, und weil wir dazu interessante Informationen erhalten,* können wir all dies viel besser im Gehirn abspeichern (Bandura, 1979, S. 34–35; Eggenschwyler & Loosli, 2011, S. 1–20). Unser Gehirn kann es „glauben" (Bauer, 2006; Hüther, 2007; Spitzer, 2007) und damit weiterarbeiten. Es baut diese bildliche Bestätigung in unsere Netzwerke ein, das heißt, diese werden beim Betrachten des Bildes gestärkt. Dies wiederum hilft, den Transfer in den Alltag zu erleichtern und das im Bild wahrgenommene, kommunikative Unterstützungsverhalten in der Praxis besser und einfacher umzusetzen. Zudem wirkt es unterstützend, dass auf den Bildern der gewöhnliche Alltag zu sehen ist, was dem Gehirn ermöglicht, die entsprechenden Netzwerke im selben Kontext wieder zu aktivieren.

Die Reviews und bildbasierten Supervisionen nach Marte Meo führen zu einem neuen, positiveren Selbstkonzept mit positiven Erwartungshaltungen an sich selbst, was wiederum Lern- und Entwicklungsprozesse unterstützt (Hawellek, 1997, S. 125–135; Hawellek, 2012; Niklaus, 2014, S. 1–4). Die Anwendung der Wahrnehmungskanäle Sehen, Hören und Handeln (Bandura, 1979; Braun, 2006, S. 418–419; Eggenschwyler & Loosli, 2011, S. 17) begünstigt nicht nur das Lernen, sondern auch die Ausführung des neu Gelernten im Pflegealltag.

„*Weniger ist mehr*" und zwischendurch *bewusstes Warten* mit genügend Schlaf über Nacht gibt uns die Zeit, das neu Trainierte mit dem bereits Gelernten in unserem Gehirn zu verbinden. Spitzer (2007, S. 125) sagt: „Der Hippocampus fungiert im Schlaf als Lehrer des Kortex". Auf diese Weise finden wir unsere eigenen maßgeschneiderten Lösungen mit Marte Meo.

Der bildbasierte Marte Meo Lernprozess

Die große Stärke von Marte Meo ist, wie auch Hawellek betont, dass die Methode anhand von Bildern aus unserem Berufsalltag gelernt wird: So kann der Transfer des neu Gelernten noch besser gelingen (Hawellek, 2012). Durch den Trainingsprozess entwickeln wir neue Fähigkeiten. Marte Meo unterstützt unsere eigene Persönlichkeitsentwicklung, unsere Selbstsicherheit, Selbstwirksamkeit, Selbstwahrnehmung und Selbstregulation und ermöglicht den Einsatz präziser und einfacher Sprache, die Leitungselemente das Lernen und Entwickeln neuer Modelle (Niklaus, 2019a, S. 2–3). Eine neue Methode zu lernen bedeutet, ein neues Modell zu lernen. Wenn wir dies mit Einbezug von Marte Meo tun, geht es auch für uns selbst einfacher, wirksamer und nachhaltiger. Das Lernen macht mehr Spaß, was wiederum den Aufmerksamkeits- und Lernprozess begünstigt (Braun, 2006, S. 414). In **Abbildung 5-1** ist Sonja Jörg noch in Ausbildung zur Marte Meo Supervisor, daher beachtet die Marte Meo Ausbilderin (hier die Autorin) die positiven Leitungselemente der Methode: *Zuerst in den guten Anschluss investieren* (**Abb. 5-1a**). Ein guter Anschluss ermöglicht, neurobiologisch gesehen, eine optimale Entwicklungs- und Lernstimmung des Gehirns:

- Neurotransmitter und Neuromodulatoren werden ausgeschüttet.
- Die Angstzentrale des Gehirns (Amygdala) wird ausgeschaltet.
- Sicherheit und Ruhe der Trainerin können sich auf die Auszubildende via Spiegelneurone übertragen.

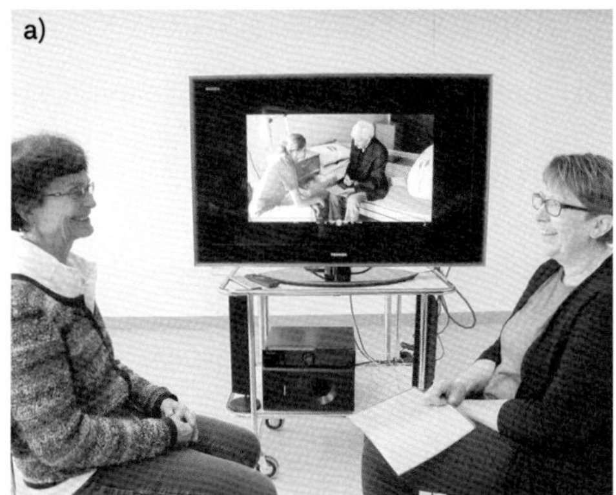
a)

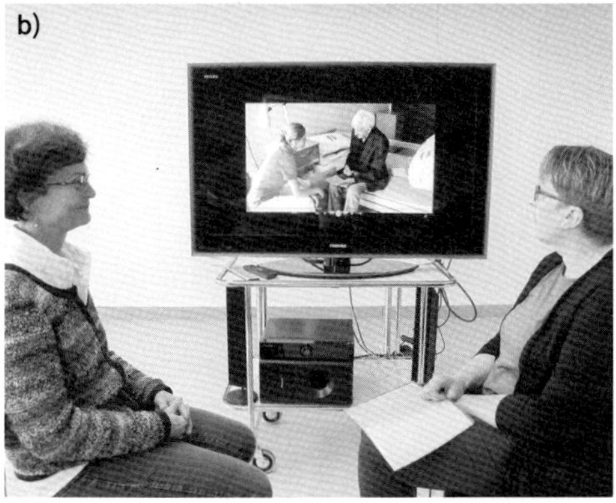
b)

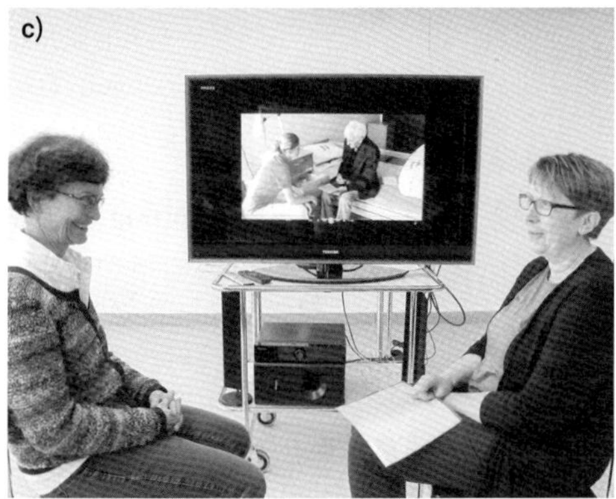
c)

Abbildung 5-1: Lernprozess unterstützen durch Zeitgeben, Folgen und Bestätigen. (rechts: Sonja Jörg, links: Therese Niklaus Loosli).
a. Guter Anschluss. (Foto: © dahlia oberaargau ag)
b. Sonja Jörg schaut sich das Bild nochmals genau an und wird unterstützt durch aufmerksames, freundliches Warten, Zeitgeben und Folgen. (Foto: © dahlia oberaargau ag)
c. Sonja Jörg blickt nun zur Trainerin, um ihre Erkenntnisse mitzuteilen, und bekommt gleich eine nonverbale Bestätigung durch das gute Gesicht. (Foto: © dahlia oberaargau ag)

- Die Angst, sich selbst im Film zu sehen, nimmt ab (Bauer, 2006; Hüther, 2007, S. 119–121; Spitzer, 2007, S. 171–173; **Kap. 8.4**).
- Die Motivation, zu lernen steigt (Eggenschwyler & Loosli, 2011, S. 1–20).

Wie auf dem Standbild des Films 12 deutlich wird, ist dort nicht Sonja Jörg selbst, sondern eine Lernende zusammen mit einem Bewohner zu sehen (Abb. 5-1). Sonja Jörg lernt gerade, wie sie selbst Mitarbeitende in der Marte Meo Methode ausbilden kann. Hier geht es darum, dass ihr klar wird, wie sie die wirksamen Informationen zu diesen Bildern für Präsentationen und andere Mitarbeitende des Betriebs mit dem *Wann/Was/Wozu* des Marte Meo 3W-Beratungssystems aufbereiten kann. Dies ist ein Lernprozess, der vertieftes Nachdenken bedingt, um alles bisher Gelernte gut einbeziehen zu können. So setzt die Ausbilderin in dem Moment auch bewusst *aufmerksames Warten, Zeitgeben* und *Folgen* als kommunikative Unterstützung ihres Lernprozesses ein: *Aktivieren statt Kompensieren.*

Sonja Jörg schaut sich das Bild nochmals genau an. Sie gewinnt durch *freundliches Warten* und *Folgen* Zeit (Unterstützung), um sich durch das Bild für ihre nächste Aufgabe inspirieren zu lassen (**Abb. 5-1b**).

Dann blickt sie zur Trainerin. Sie ist bereit, mitzuteilen, was sie gesehen und entdeckt hat – ihre Erkenntnisse und ihre Lösung – und bekommt gleich eine nonverbale Bestätigung durch das *gute Gesicht* (**Abb. 5-1c**). Diese kommunikative Unterstützung kann ihre dopaminergen neuronalen Netzwerke aktivieren. Spitzer erklärt dazu, das Dopaminsystem im Gehirn diene als Türöffner für die Informationsverarbeitung (2007, S. 177–181). Alle aktivierten Netzwerke in ihrem Gehirn können in dem Moment gestärkt und erweitert werden (Neuroplastizität). Dort werden neue Zellen gebildet, auch bei Erwachsenen (Grawe, 2004, S. 151–153). Dies erleichtert dem Hippocampus, wirksames neues Wissen auf Zellebene zu repräsentieren und danach im Großhirn abzuspeichern und im Alltag wieder abzurufen (Spitzer, 2007, S. 125). Zudem wird Sonjas Selbstwirksamkeit gestärkt: Sie hat ihre maßgeschneiderten Lösungen für ihre Ausbildungsgruppe selbstständig gefunden. Diese Lernunterstützung bewirkt automatisch die Motivation für mehr (Braun, 2006, S. 414–415).

5.4 Ausbildungscurricula

5.4.1 Marte Meo Einführung

Voraussetzungen: Keine.

Dauer: 1 Tag.

Zielgruppe: Betreuungs- und Pflegepersonal aller Stufen, Institutionsleitungen, andere Fachleute aus sozialen, medizinischen, therapeutischen und bildenden Berufen sowie Verwaltungspersonal als auch Freiwillige und Angehörige.

Ziel und Inhalt: Einblick in die Methode. Anhand verschiedener Videoclips werden die Entwicklung von Marte Meo sowie die Theorie und deren Möglichkeiten in der alltäglichen Pflege und Betreuung filmbasiert aufgezeigt. Die Marte Meo Information zu den verschiedenen Filmsequenzen wird mithilfe der Videointeraktionsanalyse und mit dem Marte Meo 3W-Beratungssystem vermittelt (Aarts, 2011, S. 178ff.).

5.4.2 Marte Meo Practitioner mit internationalem Zertifikat

Voraussetzung: Besuch einer Marte Meo Einführung.

Dauer: Zusätzlich fünf Kurstage im Zeitraum von ungefähr einem halben Jahr.

Zielgruppe: wie oben, (**Kap. 5.4.1**).

Ziel und Inhalt: Marte Meo Elemente erkennen und im eigenen Alltag bewusst anwenden können. Filmsequenzen aus dem eigenen Pflege- und Betreuungsbereich werden ressourcenorientiert analysiert. Dabei wird den Teilnehmenden aufgezeigt, welche Marte Meo Elemente sie bereits nutzen und wie diese auf die Pflegebedürftigen wirken. Zudem wird das genaue, wertfreie Mikrobeobachten praxisorientiert trainiert. Um die Ausbildung mit dem internationalen Zertifikat abschließen zu können, bringt jede Person während der Ausbildungszeit mehrere Filmsequenzen aus dem eigenen Alltag mit. Für den Abschluss gilt, dass Marte Meo Elemente (**Tab. 5-1**) im eigenen Alltag und auf dem Film sichtbar bewusst angewendet sowie erkannt und benannt werden können (Aarts, 2011, S. 178ff.).

Die Anzahl der Filmsequenzen wird der Gruppengröße angepasst. Filmaufträge werden am Schluss des jeweiligen Ausbildungstags für das nächste Training erteilt.

5.4.3 Marte Meo Colleague Trainer oder Marte Meo Therapist mit internationalem Zertifikat

Voraussetzung: Abschluss der Marte Meo Practitioner-Ausbildung.

Dauer: Mindestens zwölf Tage, verteilt auf ca. 1 1/2 Jahre (oder mehr, je nach Anzahl der Teilnehmenden).

Zielgruppe: Pflege- und Betreuungspersonal aller Stufen, Institutionsleitungen und andere Fachleute, welche die Möglichkeit haben, andere bildbasiert zu beraten oder zu begleiten.

Ziel und Inhalt: Teilnehmende lernen, in ihrem Berufsfeld bild- sowie filmbasiert Informationen zu vermitteln und zu beraten (z. B. Auszubildende, Mitarbeitende, ganze Teams,

Tabelle 5-1: Überblick über die Ausbildung zum Marte Meo Practitioner – Vorschlag einer Struktur. (Quelle: Claudia Berther, Herbst 2014)

Kurstage	Inhalte/Themen
Tag 1	• freie und geleitete Situationen • Initiativen der Klienten erkennen und benennen • Aktion – Reaktion • Marte Meo Elemente: Warten, Folgen und Benennen • Filmaufträge für Tag 2
Auftrag in der Zwischenzeit	• Filmsequenzen aus verschiedenen Arbeitsbereichen • Filme: freie Situationen • Elemente: Warten, Folgen und Benennen trainieren
Tag 2	• Entwicklungsebene der Klienten und Signale lesen • unterstützendes Kommunikationsverhalten • Folgen und Leiten, Marte Meo Elemente des positiven Leitens
Auftrag in der Zwischenzeit	• Filmsequenzen verschiedener strukturierter Situationen aus den jeweiligen Arbeitsbereichen
Tag 3	• Marte Meo Elemente des positiven Leitens • Botschaft hinter herausforderndem Verhalten • 3W-Unterstützungssystem: Wann – Was – Wozu
Auftrag in der Zwischenzeit	• Filmsequenzen herausfordernder Situationen und gelungener Momente
Tag 4	• Botschaft hinter dem herausfordernden Verhalten lesen lernen • Erkennen, welches unterstützende Verhalten (Marte Meo Elemente) der Klient braucht
Auftrag in der Zwischenzeit	• Filmsequenzen, evtl. mit denselben Klienten • Trainieren von unterstützendem Verhalten
Tag 5	• Abschluss • Marte Meo Elemente erkennen und benennen • Happ-Happ-Momente

freiwillige Helfende, andere Fachleute, Angehörige, Eltern, Betroffene u.a.m.). Ausbildungsschwerpunkte sind:

- Filmmaterial mit der Videointeraktionsanalyse nach Marte Meo analysieren lernen
- Marte Meo Diagnosefilme und Marte Meo Diagnosen (Interaktionseinschätzungen) erstellen können
- Lernen des 3W-Beratungssystems (*Wann/Was/Wozu*) und
- Nutzen des Marte Meo Einladungsprogramms (z.B. für Eltern, Angehörige, s. Glossar)
- Review (bildbasierte Beratung nach Marte Meo) vorbereiten und durchführen lernen (Aarts, 2011, S. 178ff.)

- Weitere Anwendungsbereiche der Methode vertiefen, z. B. Beratung von Klientinnen, Patienten, Angehörigen, der ganzen Familie rund um einen pflegebedürftigen Menschen.

Abschluss: Für den Abschluss auf dieser Ausbildungsstufe mit internationalem Zertifikat als Marte Meo Colleague Trainer oder Marte Meo Therapist gibt es für die Zertifizierung Vorgaben von Marte Meo International (http://www.martemeo.com/de/uber-marte-meo/certification/).

Pluspunkt für Institutionen: Eine Fachperson kann bereits während ihrer Ausbildung Kolleginnen der gleichen Qualifikation zu Marte Meo Practitioners ausbilden. Ihr Abschluss mit internationalem Zertifikat als Marte Meo Colleague Trainer berechtigt sie, nicht nur Kollegen in der Methode auszubilden, sondern auch die Practitioner-Zertifikate direkt in Eindhoven bei Marte Meo International für sie zu bestellen.

5.4.4 Marte Meo Supervisor mit internationalem Zertifikat

Voraussetzungen: Internationales Zertifikat als Marte Meo Colleague Trainer oder Marte Meo Therapist.

Dauer: mindestens 16 Tage, verteilt auf meistens ca. zwei Jahre.

Zielgruppe: Fachleute mit Leitungs-, Ausbildungs- respektive Supervisionsfunktionen in ihrer jeweiligen Institution oder Freiberuflichkeit.

- **Ziel und Inhalt:** Ausbilden von vier bis sechs Fachleuten in der Marte Meo Methode bis zum Abschluss als Marte Meo Colleague Trainer oder Marte Meo Therapist anhand von Videosupervision
- Durchführen von Präsentationen und Fachtagungen, Erstellen von eigenem Präsentationsmaterial (detaillierte Informationen vgl. Aarts, 2014, S. 193–201).

Abschluss: Internationales Zertifikat als Marte Meo Supervisor gemäß den Vorgaben für die Zertifizierung von Marte Meo International (Aarts, 2014, S. 201; http://www.martemeo.com/de/uber-marte-meo/certification/).

5.4.5 Licensed Marte Meo Supervisor mit internationalem Zertifikat

Maria Aarts wählt gezielt Marte Meo Supervisors verschiedener Grundberufe aus verschiedenen Ländern aus und schult sie vertieft. Die licensed Supervisors jeden Landes stehen in Kontakt und im Fachaustausch mit ihr und sind untereinander im internationalen Marte Meo Netzwerk verbunden. Sie führen die Zertifizierungen für den Abschluss mit internationalem Zertifikat als Marte Meo Therapist oder Marte Meo Colleague Trainer durch und sind dafür verantwortlich, dass die Standards eingehalten und die Marte Meo Methode laufend weiterentwickelt wird (Qualitätssicherung und -verbesserung; weitere Informationen vgl. Aarts, 2014, S. 202–203 sowie **Kap. 6.3**).

5.5 Inhouse-Ausbildungen und Implementierung in Institutionen

Wenn eine Institution beschließt, einzelne Teams oder gar alle Mitarbeitenden in der Marte Meo Methode ausbilden zu lassen, werden die Trainings in der Regel vor Ort direkt in der Institution angeboten (Berther & Niklaus 2012a & b; Schäuble & Scholz 2013, S. 1–6; **Abb. 5-2**). Die beiden Autorinnen bevorzugen diese Trainingsform. Einige ihrer Erkenntnisse werden im Folgenden beschrieben.

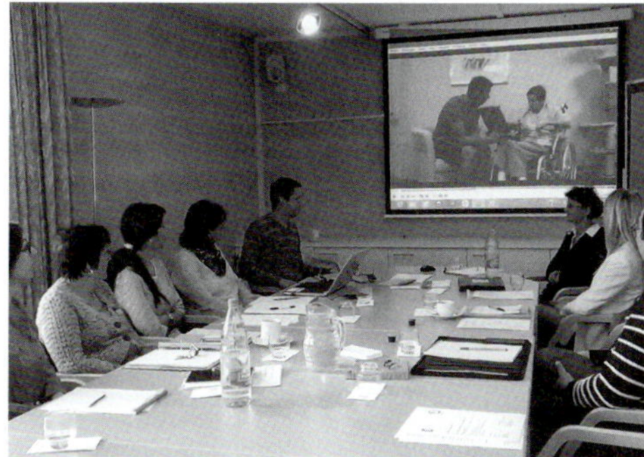

Abbildung 5-2: Marte Meo Inhouse-Training für Leitende und Mitarbeitende von Domicil Kompetenzzentrum Demenz, Bethlehemacker, Bern, und Domicil Steigerhubel, Bern. (Standbild aus Film 2: © Domicil Steigerhubel, Bern)

Vorteile

Vorteile dieser Variante sind, dass die Marte Meo Trainings mit dem Fokus „Pflegequalitätsverbesserung für das Klientel" nebenbei die Kommunikation in den Teams und zwischen Mitarbeitenden verschiedenster Qualifikationen verbessert und in der Institution eine gemeinsame Sprache entwickelt wird (Berther & Niklaus 2012a & b; Rymann, 2014, S. 6; Schäuble & Scholz 2013, S. 1-6). Dies bestätigen Leitende und Mitarbeitende aus Institutionen, in denen Inhouse-Ausbildungen durchgeführt werden und wurden (**Kap. 9**, Filme 2, 30 bis 33). In der Regel finden sie während der Trainings interessante und maßgeschneiderte Lösungen, wie sie Marte Meo in ihrem Berufsalltag einsetzen und mit anderen Pflegemethoden, die sie anwenden, verbinden können (**Kap. 10**). Besonders erwähnenswert erscheint, dass fremdsprachige Mitarbeitende den Marte Meo Kursen nicht nur folgen, sondern auch praxiswirksam davon profitieren können (**Kap. 5.2**).

Nachteile

Nachteile der Inhouse-Ausbildungsvariante sind, dass die Mitarbeitenden nicht von Erfahrungen, Ideen und Lösungsmöglichkeiten von Auszubildenden anderer Institutionen und Kontexte profitieren können. Zudem gibt es bei Inhouse-Ausbildungen manchmal Mitarbeitende, die nicht wirklich motiviert sind, die Marte Meo Methode zu lernen. Dies kann bei filmbasierten Trainings anstrengend sein und bedingt eine enge Zusammenarbeit zwischen der externen Marte Meo Ausbilderin und der institutionsinternen Koordinationsverantwortlichen für die Ausbildung. Vorzugsweise liegt diese interne Ausbildungsverantwortung bei einer Leitungsperson.

Erfahrungsberichte

Die beiden Autorinnen haben für dieses Buch in einigen Institutionen, in denen sie Ausbildungen durchführen, Fragebogen zu Erfahrungen im Pflege- und Betreuungsalltag mit Marte Meo ausfüllen lassen. Diese Verlaufs-/Berichte werden in diesem Buch aufbereitet dargestellt (**Kap. 9** und **Kap. 10**).

5.6 Ausbildungsgruppen – Mischformen

Bezüglich der Zusammensetzung der Ausbildungsgruppen in den externen Marte Meo Kursen haben die beiden Autorinnen gute Erfahrungen mit Mischformen gesammelt. D.h. sie machen Marte Meo Trainingstage gleichzeitig mit:

- mehreren Leitenden und Mitarbeitenden einer Institution
- Mitarbeitenden verschiedener Institutionen
- freiberuflich Tätigen
- Fachleuten mit verschiedenen ambulanten, teilstationären und stationären Tätigkeitsfeldern
- Fachkräften verschiedenster Qualifikationen (z. B. Pflegefachfrau, Pflegehelfer SRK, ambulante Seniorenbetreuerin, Arzt, Leitende, Aktivierungsfachfrau, Spitexfachfrau, Psy-

chiatriepfleger, Fachangestellte Gesundheit oder Betreuung u.a.m.)

- Angehörigen, freiwillig Helfenden, Nachbarinnen, öffentlichen Personen der Gemeinde
- Teilnehmenden auf unterschiedlichen Marte Meo Ausbildungsstufen.

Dies bedeutet, dass die Marte Meo Trainerinnen laufend maßgeschneiderte Ausbildungskonzepte entwickeln müssen. Für die Teilnehmenden scheinen diese Mischformen interessant und lehrreich zu sein.

Interdisziplinäre Zusammenarbeit fördern
Besonders spannend ist es immer wieder neu zu beobachten, dass sich innerhalb dieser Ausbildungsgruppen ein Lernen voneinander und miteinander auf Augenhöhe entwickelt. Eine Ärztin z.B. bemerkte, sie könne ihre wirksamsten „Aha-Erlebnisse" öfters dann ernten, wenn ein Film einer Pflegenden reflektiert werde. Zudem entwickelt sich innerhalb der Ausbildungsgruppe eine gemeinsame Sprache. Dies wird für die Weiterentwicklung von Betreuungskonzepten genutzt, denn mit wachsenden Zahlen pflegebedürftiger alter Menschen in der Gesellschaft sind innovative Pflege-, Betreuungs- und Behandlungskonzepte gefragt, die eine stark vernetzte interdisziplinäre Zusammenarbeit ermöglichen und unterstützen. Mit Marte Meo steht eine Methode zur Verfügung, die für das involvierte System eine gemeinsame Sprache bringt. Zudem können die beteiligten Fachleute miteinander lernen und maßgeschneiderte Lösungen entwickeln, die vergleichsweise einfach umsetzbar sind. Aufgrund ihrer Erfahrungen erachtet die Autorin Marte Meo als sehr geeignet für interdisziplinäre Videofallsupervisionen.

Im Alters- und Pflegezentrum am Haarbach in Aachen beispielsweise (Venedey, 2014 und 2017; **Kap. 9**) werden ähnlich gemischte Weiterbildungstage angeboten, zu denen neben Fachleuten aus der Institution und der Umgebung auch Angehörige, Nachbarn sowie Geschäftsinhaber und Vertreter anderer Institutionen der Gemeinschaft (Schule, Kirche etc.) eingeladen werden. Ziel ist, wesentliches und einfaches Handlungswissen in den erweiterten Lebensraum alter und demenzkranker Menschen und ihrer Familien zu bringen. Das Marte Meo Konzept passt somit gut zu aktuellen gesellschaftlichen Entwicklungen: Beispielsweise braucht es für die „Integrierte Versorung" (Lüthi, 2018, S. 27), ein Miteinander in der Zusammenarbeit aller Player, der ambulanten wie auch der stationären Institutionen. Eine Zusammenarbeit auf Augenhöhe mit einer gemeinsamen Sprache von Fachleuten, Angehörigen und Betroffenen, was Marte Meo zu bieten hat (Niklaus, 2014, S. 1–4). Zudem unterstützt diese Art von Marte Meo Weiterbildungen alle Menschen – mit und ohne spezielle Bedürfnisse – und erleichtert Inklusionsbemühungen (**Kap. 4.7**)

Selbstverständlich müssen bei den genannten bild- und filmbasierten Ausbildungen die rechtlichen Vorgaben des Daten- und Persönlichkeitsschutzes (neues Datenschutzgesetz) eingehalten werden.

5.7 Zeitinvestition? Zeitgewinn?

Sowohl in der Literatur als auch in den Erfahrungsberichten (**Kap. 9**) wird davon gesprochen, dass es Zeit braucht, die Methode zu erlernen. Gleichzeitig wird betont, dass das neu Gelernte *sofort praxiswirksam wird* und bei bewusstem Anwenden von Marte Meo in Pflege- und Betreuungsinteraktionen zu Zeiteinsparungen führt. Es gibt weitere Punkte, die nachstehend kurz beschrieben werden.

Weniger Zeitinvestition für herausfordernde Situationen. Viel Positives wird über Marte

Meo in herausfordernden Situationen berichtet:

- Schwierige Situationen nehmen ab: einfache Handlungsmöglichkeiten stehen mit Marte Meo zur Verfügung, (vgl. die Aussagen von Simone im Interview mit Remo Stücker, Film 30). Weniger schwierige Pflegeinteraktionen sparen Zeit.
- Die Pflegeverrichtungen mit den Klientinnen gehen einfacher.
- Die Betreuten sind danach zufriedener und zufriedene Klienten werden nicht gleich wieder nach Pflegenden rufen.
- Gewisse Pflegeverrichtungen können mit Marte Meo Mikrointerventionen mit einer Betreuenden statt mit zwei durchgeführt werden, weil die Klienten besser mitarbeiten (Aarts, 2009, S. 130–160).

Subjektiv erlebte Zeit wird länger. Pflegekräfte berichten darüber, dass sie die Zeit anders wahrnehmen: Vorher fühlten sie sich oft unter Zeitdruck, während sie viel bewusster *warten* und (sich) *Zeit geben*, seit sie die Marte Meo Methode kennen (Wägeli, 2015b, S. 57). Subjektiv haben sie den Eindruck, viel mehr Zeit zu haben und viel mehr Zeit geben zu können, obwohl die Pflegeverrichtung tatsächlich in der Regel weniger Zeit beansprucht als vorher. Pflegenden zufolge können Pflegebedürftige durch das *aufmerksame Warten und Zeitgeben* nämlich meist besser mitmachen, was die objektive Dauer der Pflegeverrichtung verkürzt.

Fachleute nehmen die konkrete Mitarbeit der Betreuten mit Marte Meo wahr: Sie teilen mit ihnen bewusst ihre Freude über kleinste erreichte Schritte, die sie nun sehen können (z. B.: „Gut, jetzt haben Sie den Schuhlöffel in den Schuh stecken können“.). Auf den bewusst guten Anschluss und das Rhythmisieren wird geachtet.

Zufriedenheit von Pflegebedürftigen und Angehörigen. Die Betreuten sind zufriedener und fühlen sich sichtbar kompetenter, auch wenn die Zeit für Pflegeinteraktionen knapp bleibt. Dies wiederum führt dazu, dass die Angehörigen weniger zu bemängeln haben, das heißt, wenn sie Zeit beanspruchen, dann oft, um Positives rückzumelden (Film 14).

Wie im Kapitel über die Burnout-Prophylaxe (**Kap. 6.4**) berichtet, wissen Pflegefachkräfte mit Marte Meo, wie sie sich durch bewusste *Happ Happ Momente und Freude teilen* stärken können. Dadurch gibt es weniger Kurzzeitkrankheitsausfälle des Personals (Meier, 2013, S. 26). Urs Neuenschwander zufolge, Standortleiter Pflege und Betreuung der dahlia oberaargau, haben die Kurzzeitkrankheitsausfälle seit Einführung der Marte Meo Methode abgenommen, wie Brigitte Meier, Journalistin BR in Aarwangen, in ihrem Beitrag in der Fachzeitschrift SROinfo schreibt (2013, S. 26).

Merke!
Das bewusste Anwenden der Marte Meo Methode bewirkt nicht nur einen Zeit-, sondern auch einen Ressourcengewinn. ■

6 Nachhaltigkeit

Therese Niklaus Loosli

In diesem Kapitel wird die Forschung als Instrument zur Sicherung der Nachhaltigkeit der Marte Meo Methode in der ambulanten, teilstationären und stationären Akut-, Langzeit- und Demenzpflege sowie der Betreuung diskutiert. Ein weiterer Schwerpunkt liegt auf der Sicherung der Nachhaltigkeit der Methode in Institutionen. Ein Abschnitt ist der Sicherung der eigenen Gesundheit und der Stärkung der Resilienz mit Marte Meo gewidmet.

6.1 Grundlegendes

Der Begriff der Nachhaltigkeit sei hier im Sinne der ursprünglichen Bedeutung des Wortes verwendet: eine längere Zeit anhaltende Wirkung (s. Duden). Die Wirkung von Marte Meo wird auf der Ebene sozialer, emotionaler, sprachlicher und kooperativer Fähigkeiten sowie auf der Ebene der verbesserten Interaktion beschrieben (Aarts & Niklaus, 2011a, S. 35; Aarts & Niklaus, 2011b, S. 3–7; Hampel, 2014, S. 15; Niklaus et al., 2014, S. 10; Thelen, 2014, S. 6–10; Vik, S. 8 ff.). Verschiedene Aspekte und Blickwinkel zum Thema Nachhaltigkeit der Marte Meo Methode im Pflege- und Betreuungsbereich werden kurz beleuchtet.

6.1.1 Marte Meo für Menschen, die mit Beeinträchtigungen und Behinderungen leben

Wenn die Marte Meo Methode im Bereich Betreuung und Pflege von Menschen aller Altersgruppen, die mit körperlichen, kognitiven und psychischen Beeinträchtigungen und Behinderungen leben, eingesetzt wird, wird nachfolgend vereinfachend von *Behindertenbereich* gesprochen. Die Wirkung der Methode wird – wie gesagt – auf der Ebene neu entwickelter oder gestärkter sozialer, emotionaler, sprachlicher und kooperativer Fähigkeiten beobachtet und beschrieben (Film 27b). Leitend ist dabei die Frage: Bleiben die neu entwickelten Fähigkeiten nachhaltig erhalten, was aufgrund der beschriebenen neurobiologischen Wirksamkeit von Marte Meo zu erwarten wäre (**Kap. 8.4**)? Dieser Frage könnte in einer größer angelegten wissenschaftlichen Untersuchung in der Schweiz, vorzugsweise mit Nachbarländern zusammen, nachgegangen werden. Marte Meo wird/ist unterdessen in der Schweiz in mehreren ambulant und teil-/stationär tätigen Institutionen implementiert, die im Behindertenbereich tätig sind (z. B. die Institutionen im Adress- und Danksagungssteil dieses Buches).

6.1.2 Marte Meo im Alters- und Demenzpflegebereich

Nachhaltigkeit der Wirkung der Methode im Bereich der Alters- und Demenzpflege auf der Ebene der sozialen, emotionalen, sprachlichen und kooperativen Fähigkeiten der Klienten zu untersuchen, erscheint schwierig, da der Alterungsprozess mit einer Abnahme dieser Fähigkeiten einhergeht. Wie sowohl in verschiedenen Studien und Erfahrungsberichten als auch in diesem Buch zu lesen ist, können Demenzerkrankte durch die kommunikative Unterstützung der Betreuenden mit Marte Meo verloren geglaubte Fähigkeiten wiedererlangen (Becker, 2009, S. 45; Hawellek & Becker, 2018, S. 61ff.; Jura et al., 2008, S. 17; Wägli, 2015b, S. 56). Allerdings bleibt anzunehmen, dass die Betreuten diese Fähigkeiten nur zeigen, wenn sie mit Marte Meo kommunikativ unterstützt werden. Diese These wurde bisher aber nicht vertieft untersucht.

Betreuende und Pflegende können mit dem Marte Meo Training lernen, mit Mikrobausteinen der Kommunikation Pflegeinteraktionen zu verbessern. Die Erfahrungsberichte und Studien berichten von einer verbesserten Interaktion besonders mit Demenzkranken (Alnes, 2011, S. 123–132; Schäuble & Scholz, 2013, S. 3; Wägeli, 2015b, S. 57). Aber auch hier gilt wohl, was bereits beschrieben wurde: Die Interaktionen mit Pflegebedürftigen werden immer dann verbessert, wenn Marte Meo bewusst eingesetzt wird.

6.1.3 Marte Meo zur Förderung von Kompetenzen der Betreuenden und Pflegenden

Die bisherigen Erfahrungsberichte und Studien zeigen, dass Betreuende und Pflegende (Fachleute, Lernende, Freiwillige und Angehörige), die ein Marte Meo Training absolvieren, neu erworbene Kommunikationsfähigkeiten in Interaktionen zeigen (z.B. Bakke, 2005, S. 23–24; Bakke, 2008; Graaf, 2012, S. 1–10; Stücker, 2018, S. 19–20; Ulma, 2005, S. 13–14; Wägeli, 2015b, S. 56–57). Allerdings wurde bisher nicht untersucht, ob diese neu erworbenen Fähigkeiten auf Dauer abgerufen werden können.

Betreuende und Pflegende lernen durch Training, eigene Ressourcen und Ressourcen der Pflegebedürftigen auf der Mikroebene kommunikativer Fähigkeiten bewusst zu nutzen. Grundsätzlich ist dieses Training neurobiologisch wirksam und damit auch nachhaltig (**Kap. 5.3**). Da die Fähigkeit, Interaktionen mit durch Marte Meo geschulten Augen anzugehen, nicht im frühen Kindesalter erlernt wird und ein sehr spezifisches Training ist, muss Folgendes angenommen werden: Die erlernten Fähigkeiten verankern sich zwar dauerhaft im Gehirn, nicht genutzte Hirnregionen und Netzwerke werden jedoch kleiner und teilweise rückgebaut, Fähigkeiten gehen verloren oder können nicht mehr automatisiert abgerufen werden (Hüther, 2007; Spitzer, 2007). Um die neu erworbenen kommunikativen Fähigkeiten immer wieder automatisiert nutzen zu können, braucht es – dies ist zumindest anzunehmen – immer wieder filmbasiertes Training. Auch im Spitzensport ist immer wieder Training erforderlich, um antrainierte Fähigkeiten erhalten zu können.

Die Autorin beobachtet, dass Fachleute, die nach ihrer Marte Meo Colleague Trainer oder Marte Meo Therapist Ausbildung nicht regelmäßig mindestens zu zweit Filme mit der Marte Meo Methode analysieren, auf Dauer immer weniger mit der Methode arbeiten. Vermutlich gibt es einen Stillstand oder Rückschritte der neu erworbenen Fähigkeiten, wenn nicht weiter bild- und filmbasiert trainiert wird (Modellernen am eigenen positiven Bild, was neurobiologisch verstärkend wirkt; **Kap. 5.3**). Aber auch diese These müsste überprüft werden.

6.1.4 Nachhaltigkeit der Implementierung der Methode in der Institution sichern

Wie aus den Erfahrungsberichten aus den Institutionen, welche die Marte Meo Methode implementiert und in ihr Konzept aufgenommen haben (**Kap. 9**) ersichtlich wird, bewährt sich v.a. Folgendes zur Sicherung der Nachhaltigkeit der Methode im Betrieb und der Qualitätssicherung der Arbeit mit Marte Meo:

- Regelmäßige Marte Meo Brush-Up- oder Supervisions-Tage mit neuen Filmen aus der Institution *für das gesamte Personal* zur vertieften Reflexion, zur Erneuerung von vorhandenem und zum Erwerb von neuem Wissen (1- bis 2-mal pro Jahr),
- regelmäßiger Besuch eines Marte Meo Fachtages zur Vernetzung und breiteren Reflexion des neu erworbenen Wissens (ca. 1-mal pro Jahr),
- regelmäßige Kurz-Reviews von 2–10 Minuten zur Vermittlung von nuanciertem bildbasiertem Feedback im Arbeitsalltag (Aarts, 2018) zum Trainieren der Methode und Beantworten von Fragen der Mitarbeitenden, Lernenden, Freiwilligen, Angehörigen sowie neu angestellter Mitarbeitender, die die Methode noch nicht kennen (Vorschlag: ein bis zweimal monatlich)
- regelmäßige bild- und filmbasierte Kurzpräsentationen von gelingendem kommunikativem Unterstützungsverhalten in Pflegeinteraktionen mit Klienten, die auf der Station betreut werden und herausforderndes Verhalten zeigen (regelmäßig in Teamsitzungen, Dauer: 5 bis höchstens 15 Minuten)
- halbtägige Videofallsupervisionen nach Marte Meo (in der dahlia oberaargau ag beispielsweise Qualitätszirkel genannt) durch eine interne oder externe (licensed) Marte Meo Supervisor, durchgeführt mit Mitarbeitenden, die mindestens auf der Ebene Marte Meo Colleague Trainer oder Therapist ausgebildet sind (2 bis 4 mal pro Jahr), zur weiteren Professionalisierung der Methode.

Dies sind letztlich nur ein paar Möglichkeiten, die auch in den Berichten der Institutionen als günstig für die Sicherung der Nachhaltigkeit und der Qualität der Methode genannt werden (**Kap. 9**). Wichtig erscheint:

- Marte Meo sollte immer wieder angewendet und filmbasiert mit kleinstschrittiger Interaktionsanalyse reflektiert werden.
- Es ist ein regelmäßiger Fokus, den die Leitenden setzen.
- Es kann nicht davon ausgegangen werden, dass es genügt, die Methode einmalig zu lernen, um sie nachhaltig zur Verbesserung von Pflege- und Betreuungsinteraktionen und zur Weiterentwicklung von sozialen, emotionalen, kommunikativen und kooperativen Fähigkeiten des Personals nutzen zu können.

Nachfolgend seien zwei Begriffe des vorangehenden Textes etwas ausführlicher erläutert:

- *Marte Meo Fachtag:* Diesen Begriff verwenden beide Autorinnen für öffentliche Weiterbildungsveranstaltungen, bei denen bild- und filmbasiert neues Marte Meo Erfahrungs- und Fachwissen sowie neue wissenschaftliche Studien entsprechend dem Tagungsziel mit Videointeraktionsanalyse und dem Marte Meo 3W-Beratungssystem: *Wann/Was/Wozu* für die Teilnehmenden aufbereitet und vermittelt werden. In der Regel werden diese Fachtagungen mit Maria Aarts und/oder anderen gut ausgebildeten Marte Meo Professionals (licensed Marte Meo Supervisors) aus verschiedenen Fachgebieten der Gesundheitsberufe als Referentinnen durchgeführt (Dietschi, 2013, S. 26–29). Diese Fachtagungen ermöglichen nicht nur, von den Erfahrungen und neuen Erkenntnissen des internationalen Marte Meo Netzwerks sowie seiner

Begründerin zu profitieren und neues Wissen zu erlangen und breit zu reflektieren, sondern sich auch selbst zu vernetzen.

- *Marte Meo Brush-Up- oder Marte Meo Supervisionstage:* Diese Begriffe werden für Weiterbildungstage mit Videofallsupervision mit Interaktionsanalyse nach Marte Meo verwendet. Sie dienen dazu, ...
- ... anspruchsvolle Fragen zu Pflege- und Betreuungssituationen anhand der Interaktionsanalyse nach Marte Meo zu reflektieren und neue Lösungen zu finden (Qualitätsverbesserung).
- ... das Analysieren zu trainieren: ein Brush-Up-Kurstag also, der zur Qualitätssicherung in Institutionen und zur weiteren Professionalisierung des gesamten Personals und der Marte Meo Fachleute beiträgt.

Auch diese Form der Weiterbildung wird in der Regel entweder mit Maria Aarts oder mit gut ausgebildeten licensed Marte Meo Supervisors mit Erfahrung im Gesundheits-, Pflege- und Betreuungsbereich durchgeführt.

6.2 Forschungsprojekte

In der Marte Meo Methode ist eine evidenzbasierte Evaluation anhand des Folgefilms im Konzept integriert. Wissenschaftliche evidenzbasierte Studien durchzuführen ist möglich, da es Tausende von Marte Meo Filmen und Marte Meo Prozessen gibt, die anhand bestimmter Fragestellungen analysiert worden sind und werden können. Da für wissenschaftliche Studien in der Regel nicht die Methode selbst als Evaluationsinstrument gewählt werden kann, muss – wie etwa auch in den Sozialwissenschaften – die Herausforderung angegangen werden, entsprechende Forschungsdesigns zu entwickeln.

6.2.1 Forschungsprojekte im Betreuungs- und Pflegebereich

Forschungsbeispiele (qualitativ beschreibende Methoden)

Bisher wurde die Wirksamkeit von Marte Meo in der Regel anhand von Interviews mit Betreuenden untersucht (qualitative Designs und deskriptive Methoden). So stellt z.B. Ferri, Universität Zürich, im Wagerenhof in Uster, wo das gesamte Personal geschult wurde, nach 5-jähriger Anwendung der Methode einen Zusammenhang zwischen Marte Meo und der Verbesserung der Lebensqualität fest (Rymann, 2014, S. 5).

In Irland wurde eine Forschungsstudie mit dem Ziel durchgeführt, die Erfahrungen von Public Health Nurses (Gemeindeschwestern) mit Marte Meo wissenschaftlich zu erfassen (O'Donovan, 2011a, S. 1–188). Die Ergebnisse dieser Studie mit qualitativem Design aufgrund von Interviews, durchgeführt an der Dublin City University, Faculty of Health and Science, School of Nursing, Irland, wurden als evidenzbasiert gewertet. Hauptergebnisse waren:

- Die Gemeindeschwestern sahen mehr als zuvor und konnten neue Perspektiven ihrer Arbeit beschreiben und einbringen.
- Sie konnten dies in die Praxis übertragen.
- Sie berichteten über eine Stärkung der Beziehung zu den Klienten.
- Ihre Selbstwahrnehmung verbesserte sich.
- Sich selbst durch die Linse der Kamera wahrzunehmen, fiel ihnen zu Beginn schwer, bis sie sich daran gewöhnten, gefilmt zu werden, die Filme als Mittel zum Zweck sahen und Zuversicht entwickelten.
- Sie erlebten es zu Anfang als schwierig, einfache Worte zu verwenden, wenn es um soziale und emotionale Entwicklungssprache ging.

Eine qualitativ beschreibende wissenschaftliche Studie aus Norwegen zu Marte Meo im Demenzpflegebereich sollte erfassen, was Pflegefachkräfte in Marte Meo Trainingseinheiten respektive filmbasierten Beratungen den eigenen Angaben zufolge gelernt hatten. Die Ergebnisse zeigten:

- Die Pflegefachkräfte erhielten neues Wissen über die demenzkranken Patienten, weil sie deren Signale besser lesen und deren erhaltene Fähigkeiten besser wahrnehmen konnten.
- Sie konnten neues Wissen über sich selbst erwerben, denn sie konnten nun die Reaktionen auf ihre Aktionen in Interaktionen sehen und damit auch die Wirksamkeit ihres Handelns wahrnehmen. Besonders nützlich erschien ihnen, sich Zeit zu nehmen, ihr Tempo mit dem Gegenüber abzustimmen sowie Blickkontakt mit den Demenzkranken zu halten, wenn sie ihnen bei Pflegeverrichtungen Erklärungen gaben. Dies schien die Betreuten zu unterstützen, sodass sie sich in der laufenden Kooperation als kompetent erlebten (Alnes et al., 2011, S. 123–132).

Ähnliches wird in einer Evaluation der Anwendung und Wirksamkeit von Marte Meo nach einem Practitionerkurs in zwei Wohnbereichen der Bremer Heimstiftung berichtet (Schäuble & Scholz, 2013, S. 1–6). Hier werden v. a. folgende Punkte hervorgehoben:

- „Eine verbesserte Interaktion zwischen Pflegekraft oder Betreuerin und dem Menschen mit Demenz, wenn gezielt Marte Meo Elemente eingesetzt werden“ (Ebd., 2013, S. 3).
- „Entschleunigung der MitarbeiterInnen“ (Ebd. 2013, S. 3).
- „Eine andere Sichtweise der MitarbeiterInnen auf ihr Tun und Handeln oder
- eine verbesserte Kontaktaufnahme bzw. ein verbessertes Kontakthalten mit den Bewohner/innen“ (Ebd. 2013, S. 3).
- „Die Methode bietet demnach positive Effekte für MitarbeiterInnen, BewohnerInnen und Angehörige und kann zudem zu Verbesserungen in der Teamarbeit beitragen“ (Ebd. S. 3).

Die Autorin stellt fest, dass es sich hier um eine kleine Gruppe befragter Personen handelt und die Resultate somit nicht als wissenschaftlich und statistisch repräsentativ gelten können. Dennoch stimmen die Resultate zuversichtlich, da sie, wie gesagt, vorwiegend mit anderen Forschungsergebnissen und den Berichten aus den Institutionen in diesem Buch übereinstimmen (**Kap. 9**). Wissenschaftliche Studien müssten breit angelegt werden, am besten mit internationaler Zusammenarbeit, damit die Aussagen als wissenschaftlich und statistisch relevant gewertet werden können.

Graaf (2014, S. 1–8) schreibt, dass sich das Sozialpsychiatrische Zentrum Meckenheim (DE), das u. a. auch demenzkranke Menschen und deren Angehörige betreut, und dessen Mitarbeitende Marte Meo Schulungen absolviert haben, Ende 2013 an einer wissenschaftlichen Studie des Instituts für Psychologie der Universität Bonn teilnahm. Die Untersuchung konzentrierte sich v. a. auf die sozialen Kompetenzen von Mitarbeitenden und Leitungskräften in Zusammenhang mit dem Burnout-Risiko. Das Ergebnis (2014) fiel erfreulich aus. Graaf schreibt: „Im Klartext heißt das, dass wir vieles richtig machen, um uns vor Burnout zu schützen“ (ebd., 2014, S. 6). Dies spricht dafür, dass die neu erworbenen sozialen, emotionalen, kommunikativen und kooperativen Kompetenzen der Mitarbeitenden dazu beitragen, dass diese aus eigener Kraft ihr Burnout-Risiko herabsetzen können.

Wägeli, Studentin der Hochschule für Angewandte Psychologie der Fachhochschule Nordwestschweiz (CH), verfasste 2015 eine Bachelorarbeit über eine Studie mit dem Titel „Die Marte Meo Weiterbildung in der Alters- und Pflegeinstitution dahlia oberaargau ag, Kt. Bern", um folgende Frage zu klären: „Fördert die Marte Meo Weiterbildung die Arbeitszufriedenheit und Kompetenz der Pflegekräfte und erleben sie dadurch eine Verringerung der Belastungen in ihrem Arbeitsalltag?". Im theoretischen Teil der Arbeit werden u.a. Begriffe wie Arbeitszufriedenheit, Belastung, Ressourcen und Kompetenzen erörtert. Im methodischen Teil werden die elf bereits durchgeführten Interviews nach qualitativer Inhaltsanalyse ausgewertet (2015a). Obschon auch hier die Menge der Befragten klein und damit die Ergebnisse nicht statistisch repräsentativ sind, sehen diese ähnlich aus wie die Ergebnisse anderer europäischer Studien über Marte Meo im Pflege- und Demenzbereich. Wägeli hält in NOVAcura fest (2015b):

„Das Pflegepersonal wird durch die Marte-Meo-Weiterbildung gestärkt und den berufstypischen Belastungen im Pflegealltag kann entgegengewirkt werden – zum einen, weil durch Marte Meo bewusst Kompetenzen gefördert werden, zum anderen, weil sich das Pflegepersonal dadurch kompetenter fühlt, die Qualität der pflegerischen Arbeit steigt und die Arbeitszufriedenheit verbessert wird." (Ebd., 2015b, S. 57).

In verständlichen Worten wird genau dies deutlich aus den Aussagen der Pflegefachperson S. (Demenzabteilung), die nach Abschluss des Practitioner Kurses von Remo Stücker interviewt worden ist (Film 30, Domicil AG, BE, CH) und den Statements von Sandro Wüst (Film 31, Demenzwohngruppe, Residio AG, LU, CH).

Stücker (2017) evaluiert anhand eines Fragebogens die Implementierung der Marte Meo Methode im Domicil Kompetenzzentrum Demenz Bethlehemacker Bern (CH). Diese Studie wurde im Jahre 2014 gestartet. Die Menge der Befragten ist noch zu klein, um statistisch repräsentativ zu sein. Hier ein paar Aussagen dieser Evaluation, die vergleichbare Resultate lieferte wie andere Studien auch:

- „Viele [Mitarbeitende, die eine Marte Meo Einführung und Kurz-Reviews erhalten haben, Anm. der Autorin] sind der Meinung, dass sie die Elemente und die Methode im Grunde bereits anwenden und zu Beginn waren sie auch nicht überzeugt, dass die Methode für Menschen mit Demenz anwendbar ist." (Ebd., 2017, S. 15).
- „Nach dem ersten Review sind nun fast 58 % der Befragten der Meinung, dass die Methode passend für Menschen mit Demenz ist und niemand ist der Meinung, dass sie nicht passend ist. 53.85 % gaben an, dass es ihnen hilft, ihre Arbeit besser machen zu können." (Ebd., 2017, S. 16).
- „Nur noch 15.38 % der Befragten fühlten sich in der Arbeit unter Zeitdruck. Über 80 % der Befragten nutzen bewusster die Ressourcen der Bewohner. Nur noch knapp 3.8 % wurden unruhig, wenn ein Bewohner zu langsam war und nur noch 38.46 % erlebten körperliches Abwehrverhalten." (Ebd., 2017, S. 18).

Interessant sind die Antworten auf die Frage, weshalb Marte Meo für die Demenzpflege vertieft integriert werden sollte (Stücker, 2018, S. 19 ff.)

- „Das reduzierte auffordernde Verhalten [...]
- [...] dass sich die verbesserte Kommunikation mit Menschen mit Demenz vereinfacht und dadurch ein besserer Anschluss möglich ist
- Fördert den Umgang mit Demenz und die Geduld
- Durch warten und folgen mehr Zeit für die Pflege
- Ressourcen werden mehr gefördert und genutzt
- Einfache Methode für Mitarbeiter aller Funktionsstufen, Sprachkenntnissen und

auch für Lernende eine gute Methode, rasche Fortschritte zu machen

- Fördert das Wohlbefinden der Bewohnenden und der Mitarbeiter
- Einsatz von Neuroleptika kann verringert werden" (ebd., 2017, S. 19–20).

Theoretische Reflexion

Obwohl es v.a. in der Alters- und Demenzpflege bereits etliche Studien und Erfahrungsberichte über Marte Meo gibt, könnten weitere größere Forschungsprojekte entwickelt werden. Es ist weithin anerkannt, dass die Zahl alter und demenzkranker Menschen in den kommenden Jahrzehnten weiter steigen wird. Das bedeutet nicht nur, dass mehr alte und an Demenz erkrankte Menschen in Pflegeheimen, sondern auch von Angehörigen und Spitex zu Hause, von Hausärzten in der Praxis sowie im Akutspital (z. B. bei Schenkelhalsbruch) betreut werden müssen. Und dies wiederum bedeutet eine Zunahme anspruchsvoller Pflegesituationen für Fachkräfte und Angehörige.

Mit Marte Meo steht eine vergleichsweise einfache Methode zur Verfügung, die bei gewöhnlichen Pflegeinteraktionen sowohl in der Akut- als auch in der Spitex- und der Langzeitpflege, ambulant, teilstationär und stationär angewendet werden kann, und zwar unabhängig vom Alter der Betreuten.

Zudem zeigen die Erfahrungsberichte und die Studien, dass nicht nur Fachpersonal der Pflege und Betreuung die Methode zu erlernen vermag, sondern auch freiwillige Helfende sowie Angehörige und pflegende Minderjährige (**Kap. 11.4**). Da aufgrund der demografischen Entwicklung in Zukunft immer weniger ausgebildetes Pflegepersonal für immer mehr Klienten, die auf Pflege und Betreuung angewiesen sind, zur Verfügung stehen wird, scheinen gerade die Erfahrungsberichte über die Wirksamkeit der kommunikativen Unterstützung, die Angehörige und Freiwillige in gewöhnlichen Interaktionen durch Marte Meo Training erreichen können, vielversprechend.

Bisher beruhten die meisten Wirksamkeits- und Evaluationsstudien im Pflegebereich noch auf einer jeweils kleinen Untersuchungsmenge und konzentrierten sich v.a. auf Veränderung und Wirksamkeit auf der Ebene und aus der Sicht der Betreuenden. Über teils mehrjährige Erfahrungen über die Wirksamkeit der Methode im Pflege- und Betreuungsbereich verfügen einige Institutionen, die Marte Meo vor einiger Zeit implementiert und in ihrem Konzept verankert haben (Berichte und Aussagen im **Kap. 9**).

Die Entwicklung wissenschaftlicher Studien ist, wie gesagt, eine Herausforderung. Doppelblindstudien lassen sich ethisch kaum vertreten. Jedoch lassen sich beispielsweise Parameter definieren für einen Vergleich zwischen fünf Institutionen, die ohne Marte Meo Methode arbeiten, und fünf Institutionen, die ihr gesamtes Personal mit Marte Meo geschult haben. Selbstverständlich sind dies, wie in der Sozialempirie üblich, keine exakten wissenschaftlichen Studien. Aber es gibt anerkannte Vorgehensweisen, wie sie zum Beispiel O'Donovan gewählt hat, deren Ergebnisse als evidenzbasiert gelten. Eine weitere Idee könnte darin bestehen, analog der Studie von Schäuble und Scholz (2013) größer angelegte Untersuchungen vor und nach Einführung der Marte Meo Methode durchzuführen, wie dies Wägeli (2015a & b) und Stücker (2017) bereits getan haben. Dies wäre einfach möglich, wenn jeweils vor Beginn der Marte Meo Einführung und am Ende der Practitioner-Ausbildung je ein filmbasiertes oder schriftliches standartisiertes Interview mit den Trainees durchgeführt würde, welche später mit anerkannten empirischen Methoden ausgewertet werden sollten, um geltenden ethischen wissenschaftlichen Vorgaben zu genügen. Mit dieser Vorgehensweise könnten rasch schweiz- und europaweit eine grosse Menge Befragungen ausgewertet werden, deren Ergebnisse als wissenschaftlich und statistisch repräsentativ gelten würden. Voraussetzung ist allerdings, darauf zu achten, dass diese standardisierten Interviews (schriftlich und/oder mündlich) und deren Evaluation von Externen und nicht von Marte Meo Professionals durchgeführt werden.

So haben wir mit Marte Meo eine Methode, deren Erfahrungsberichte praktisch durchwegs positiv ausfallen. Schwerpunkt sind die Bedürfnisse der Klienten und damit ergibt sich eine neue Sichtweise, bei Demenzkranken sogar eine neue Wahrnehmung der Demenz. Es ist eine Methode mit dem Ziel, die Qualität der kommunikativen Unterstützung in Pflegeinteraktionen zu verbessern. Es gibt Tausende von Marte Meo Interaktionsfilmen, auf deren Folgefilmen die Veränderungen zum Erstfilm zu sehen sind und die (mit anderen gängigen Methoden, nicht mit Marte Meo, um wissenschaftlichen Kriterien zu genügen, Anm. der Autorin) evaluiert werden könnten. Moser beschreibt dies ausführlich (Mol et al., 2010, S. 277–296).

Eine Aussage aus dem Seniorenzentrum am Haarbach in Aachen (DE), wo bereits seit 2006 mit Marte Meo gearbeitet wird (**Kap. 9**), lässt aufhorchen: „Sie [die Marte Meo Methode; Anm. der Autorin] mag anfangs mehr Zeit in Anspruch nehmen (Filmen, Analyse, Umsetzung). Im Endeffekt ist sie jedoch zeitsparender, da der zufriedene Bewohner im Kontakt kein Abwehrverhalten zeigt und psychopharmazeutisch nicht stimuliert werden muss.“ (Jura et al., 2008, S. 18)

Allerdings könnte auch diese Aussage vertieft untersucht werden.

Becker schreibt, dass Zwicker-Pelzer in ihrem Praxisforschungsprojekt einen Zuwachs an Selbst- und Fachkompetenz sowie eine Steigerung der Arbeitszufriedenheit der Mitarbeitenden mit einer Verschiebung von der Problem- zur Lösungsorientierung aufzeigt. Es wird betont, ‚immer alles richtig‘ zu machen sei nicht vorrangig, sondern ‚gute Momente häufiger‘ werden zu lassen (Becker, 2009, S. 45, sie basiert ihre Aussagen auf Angaben aus Zwicker-Pelzer, 2008) und erwähnt weiter: „Zu vergleichbaren Schlussfolgerungen kommt Kappert-Grosser (2007) in ihrer Evaluationsstudie. Sie verweist neben der Verbesserung der Lebensqualität der Betreuten ebenfalls auf die gesteigerte Arbeitsqualität und die Zufriedenheit der MitarbeiterInnen. Weiterhin hebt sie den teilweise beeindruckenden Wiedergewinn verlorengegangen geglaubter Fähigkeiten hervor“. (Becker, 2009, S. 45)

Es scheint denkbar, biologisch medizinische Parameter zu finden, die wissenschaftlich untersucht werden könnten. Da neuerdings postuliert wird, dass die Bahnungsfähigkeit im Alter auch mit der Sauerstoffversorgung und Durchblutung des Gehirns zu tun haben könnte, wären möglicherweise auch hier Messparameter zu finden.

Merke!

Marte Meo scheint eine fehlertolerante, stabile, sich selbst zentrierende und nachhaltige Methode zu sein. ■

Es kann festgehalten werden, dass die Aussagen der Erfahrungsberichte aus den Institutionen (**Kap. 9**) sowie die Erfahrungen der beiden Autorinnen dieses Buches weitgehend mit den Ergebnissen aus den Studien übereinstimmen. National und international breit angelegte Studien fehlen allerdings bisher. Weitere Forschungsprojekte in der Schweiz, in denen Aspekte des Einsatzes der Marte Meo Methode wissenschaftlich untersucht werden, sind zur breiteren Akzeptanz der Methode in der ambulanten sowie teilstationären und stationären Akut-, Langzeit-, Alters- und Demenzpflege und Betreuung hilfreich und bereits in Planung (z. B. auf der Demenzwohngruppe von Residio AG, LU, CH).

Es erscheint besonders interessant, Forschungsschwerpunkte im Bereich der kommunikativen Wirkung der Marte Meo Schulung von Angehörigen – ja der ganzen Familie mit Einbezug der Kinder – und von Freiwilligen in Pflege- und Betreuungsinteraktionen zu setzen (s. Filme 27a & b).

6.2.2 Forschungsprojekte im Akutpflegebereich

Obschon der Akutpflegebereich zunehmend mit Menschen zu tun hat, die vielfältige Diagnosen aufweisen und oft gleichzeitig von demenziellen Entwicklungen betroffen sind, scheint Marte Meo noch wenig bewusst als Methode genutzt zu werden. Pérez hat eine Buchbesprechung über das Fachbuch „Die Marte Meo Methode“ (Berther & Niklaus, 2015) für die Fachzeitschrift Pflege geschrieben: Diese wird v.a. von Pflegefachleuten des Akutbereichs gelesen (Pérez, 2017, S. 320–321). Berther und Hägele haben das Thema „Marte Meo im Akutkrankenhaus“ (2011, S. 1–5; Kap. 6.3.4) beschrieben. Ein Forschungsprojekt der Celenus-Kliniken, insbesondere des Bromerhofs (Mutter-Kind-Kuren) wurde an einem Medizinalkongress in Basel vorgestellt (Niklaus et al, 2014). Spezielle Anwendungsbereiche der Methode in der Akutpflege wie z.B. nach einer Hirnblutung oder bei Akuthospitalisationen von Menschen mit Autismus werden in diesem Buch beschrieben (**Kap. 8.2**). Im Frühbereich wurden zum Thema „Kinder von psychisch kranken Müttern“ Forschungsprojekte umgesetzt (Hipp et al., 2016; Vik, 2010), allerdings wird eher die Zeit untersucht, wenn die Mutter und das Kind die Klinik verlassen haben. Forschungsprojekte in der Akutpflege im deutschsprachigen Raum sind der Autorin bisher nicht bekannt. Die Marte Meo Methode hat einiges zu bieten für die Akutpflege, insbesondere bei dem akuten Pflegefachkräftemangel (d.h. viel Personal aus anderen Kulturen und anderen Sprachregionen). Hier einige Beispiele:

- Selbstfürsorge und aktive Burnout-Prophylaxe (**Kap. 6.4**; Graaf, 2014)
- Verbesserung von Deutsch- und Fachkenntnissen für fremdsprachige Pflegende (**Kap. 5.2**)
- Qualitätssicherung/-Verbesserung der Pflege und der Kommunikation im Team (**Kap. 5.5** und **6.3.5**)
- positive Wirkung bei Schmerzen (**Kap. 8.3.4.1**)
- Vermeidung von freiheitsbeschränkenden Maßnahmen in der Akutpflege (**Kap. 6.3.2**)
- Bei herausfordernden Situationen mit z.B. Demenzerkrankten, Menschen mit Autismus oder mit anderen körperlichen, kognitiven oder psychischen Beeinträchtigungen, die akut hospitalisiert werden müssen (**Kap. 8.3.4.7** und Film 26)
- Für Akuthospitalisationen in der Psychiatrie
- Auf der Intensivstation/Neonatologie, speziell für Frühgeborene (Bösche, 2013).

6.2.3 Weitere wissenschaftliche Projekte zu Marte Meo

In den letzten Jahren sind in der Schweiz etliche wissenschaftliche Arbeiten geschrieben worden zur speziellen Wirksamkeit der Methode in verschiedenen Fachbereichen und in Kombination mit gängigen Methoden und Konzepten, z.B. Marte Meo

- und seine neurobiologische Wirksamkeit im Frühbereich (Hampel, 2014)
- zur Stärkung der Resilienz in der Schule (Stricker-Maurer, 2015)
- zur Förderung von sozial-emotionalen Fähigkeiten in der Heilpädagogik (Karlen, 2015)

- zur Entwicklungsförderung (z.B. positiveres Selbstbild) im Sekundarschulbereich 1 mit der Kraft der Bilder (Aeschimann, 2016)
- zur Erleichterung des Übergangs ins formale Bildungssystem (Kauer, 2016)
- zur Förderung des Selbstvertrauens von Kindern traumatisierter Eltern in der Schule (Burri, 2017)
- zur Prävention und Förderung von sozial phobischen Kindern (Luterbacher, 2018)
- zur Unterstützung von Kindern mit AD(H)S im offenen Unterricht (Gartner & Kübler, 2018)

Weitere wissenschaftliche Projekte, welche die Methode im Zusammenhang mit Bindungstheorien, mit Motivations- und Lerntheorien – mit Fokus auf das positive Selbstbild und positive Selbstwirksamkeitserfahrungen – beleuchten, sind in Bearbeitung.

Das Sozialprojekt FLY zeichnet sich dadurch aus, dass Jugendliche der Sekundarstufe 7.-9. Klasse (u.a. Jugendliche mit speziellen Bedürfnissen und Verhaltensauffälligkeiten, Anm. der Autorin) während eines ganzen Schuljahres zwei bis vier Stunden pro Woche in einer Kindergarten- oder Unterstufen-Klasse im Sozialeinsatz sind zur Stärkung ihrer Sozialkompetenzen und für die Verbesserung ihrer Berufswahlchancen. Sie werden individuell mit einem Videocoaching auf der Grundlage der Marte Meo Methode begleitet (Fly, 2018). Dieses Projekt wurde 2017 von der Erziehungsdirektion des Kantons Bern als „Best Practice" ausgezeichnet und am Tag der Schule vorgestellt. Unterdessen wird dieses Programm in verschiedenen Schweizer Schulen vom Verein eingekauft. Dass Lehrkräfte, welche die Jugendlichen mit Videocoaching begleiten, über eine Marte Meo Ausbildung verfügen, ist jedoch offenbar keine Voraussetzung. Deshalb könnten bei einer Studie über das Fly-Projekt wohl kaum Aussagen über die Wirksamkeit der Marte Meo Methode auf der bildbasierten Beratungsebene gemacht werden.

Für die Weiterentwicklung der Marte Meo Methode in der Schweiz wichtig und deshalb erwähnenswert ist, dass voraussichtlich im Frühling 2019 ein Fachbuch in Französischer Sprache erscheinen wird von Irène Baeriswyl-Rouiller mit dem Titel „MARTE MEO – Un concept de guidance interactive pour développer un soutien et soutenir le développement". In diesem Marte Meo Fachbuch werden unter anderem auch Kapitel aus diesem Buch (Berther & Niklaus, 2015) zu finden sein. Ebenso erwähnenswert im Zusammenhang mit der Weiterentwicklung der Methode in der Schweiz: Simone d`Aujourd`hui plant eine Marte Meo Fachtagung auf Italienisch für die italienisch sprachige Schweiz und Italien (2019).

Eine Doppelblindstudie aus Schweden ist erwähnenswert (Balldin, S., Bergström, M., Wirtberg, I. & Axberg, U., 2018), die kürzlich Online publiziert worden ist. Diese evaluiert und vergleicht das Outcome bei 3–12-jährigen Schülern, die in der Schule störendes Verhalten zeigten: Welche einerseits mit dem herkömmlichen Programm und andererseits mit einer systemischen schulbasierten Intervention mit videobasierten Marte Meo Feedbacks und Koordinationssitzungen (genannt MAC Programm) begleitet wurden. Die publizierten Ergebnisse zeigen, dass MAC effektiver war als das herkömmliche Programm in Bezug auf die Reduktion des störenden Verhaltens in der Schule. Diese erfreulichen Ergebnisse zur Wirksamkeit der nuancierten filmbasierten Feedbacks anhand von Kurz-Reviews nach Marte Meo im Schulalltag inspirieren für vergleichbare Studien in der Schweiz.

6.3 Qualitätsverbesserung

6.3.1 Alters- und Demenzpflege

Moser schreibt zur Demenzpflege, der Fokus liege auf der Verbesserung der Pflegequalität, weil es nach wie vor keine Therapie gegen Demenzerkrankungen gebe und es darum gehe, die Interaktionen mit den Pflegebedürftigen zu verbessern. Gerade deshalb sei die Marte Meo Methode sehr geeignet, das kommunikative Verhalten in Pflegeinteraktionen mit Demenzkranken anhand der Filme zu reflektieren und anzupassen. Neues über die Klienten und die Wirkung der eigenen Kommunikation auf sie zu erfahren und damit neue Handlungsmöglichkeiten zu erhalten, sei besonders hilfreich (Mol et al., 2010, S. 277ff.).

In ihrer beschreibenden qualitativen Studie in Norwegen gelang es Alnes, Kirkevold und Skovdahl (2011, S. 123–132), genau diese Punkte aufzuzeigen. Insbesondere halten sie fest, dass es den Pflegefachkräften mit Marte Meo gelang, neues Wissen über die demenzkranken Klienten sowie über sich selbst und ihre kommunikative Wirksamkeit in Pflegeinteraktionen zu gewinnen.

Weitere Erfahrungsberichte und wissenschaftliche Studien zeigen die Verbesserung der Pflegequalität respektive die verbesserte Wirkung in Pflegeinteraktionen durch die Marte Meo Methode (Bakke 2005, S. 17–22; Bakke 2008; Jura et al. 2008, S. 14–18; Ulma 2005, S. 13–14). Insbesondere wird davon gesprochen, dass sich die Interaktionen mit den Pflegebedürftigen durch Marte Meo verbessern lassen (Alnes et al., 2011, S. 123–132; Bakke 2005, S. 17–22; Bakke 2008; Hawellek & Becker, 2018, S. 51ff.; Munch, 2013, S. 8; Schäuble & Scholz, 2013, S. 3), und dass der Fokus mehr darauf liegt, was die betreute Person für Bedürfnisse hat, was sie noch selbst tun kann und wo sie Unterstützung braucht (Mol et al. 2010, S. 277ff.; Munch 2013, S. 1–10).

Insbesondere wird betont, dass es mit Marte Meo gelingt, auch kleinste Initiativen und Signale der Pflegebedürftigen zu lesen (Bakke 2005, S. 21) und Mikrobausteine der Kommunikation in Interaktionen auch in anspruchsvollen Pflegesituationen bewusst zu nutzen (Alnes et al., 2011, S. 123–132; Berther & Niklaus, 2012b, S. 36; Berther & Niklaus, 2013, S. 56).

Da mit der Videointeraktionsanalyse nach Marte Meo das eigene kommunikative Verhalten der Betreuenden mit konsequent lösungs- und ressourcenorientiertem Blick reflektiert wird, sehen diese ihre eigene Wirksamkeit, lernen den Blick auf Gelingendes zu richten und können ihre Arbeit so nicht nur besser wertschätzen, sondern sich auch durch Selbstreflexion weiterbringen und heikle Fragen beantworten. Dies führt zu mehr Sicherheits- und Selbstwirksamkeitserfahrungen und zu mehr Zufriedenheit bei der Arbeit (Becker, 2009, S. 45; Graaf, 2014, S. 1–8; Munch, 2013, S. 8) sowie zu mehr Handlungsmöglichkeiten in und für Pflegeinteraktionen (Mol et al., 2010, S. 277ff.).

6.3.2 Freiheitsbeschränkende Maßnahmen und Marte Meo

Der Begriff der Zwangsmaßnahmen lässt sich auch als Zwangsbehandlung und freiheitsbeschränkende Maßnahmen beschreiben (Ermler & Schmitt-Mannhart 2011, S. 10). Mit Zwangsbehandlung ist der Eingriff in die körperliche Integrität des Menschen gemeint, wenn unter Zwang sedierende Medikamente gegeben werden. Unter freiheitsbeschränkenden Maßnahmen werden Einschränkungen der Bewegungsfreiheit eines Menschen verstanden (Burkhalter et al., 2012, S. 3).

Es wird nach pflegerischen Interventionen gesucht, die freiheitsbeschränkende Maßnahmen zu vermindern vermögen. Unter diesen Maßnahmen werden Interventionen verstanden, die durch physikalische Hilfsmittel (z. B. Fixationsgurt) die Bewegungsfreiheit eines Menschen und die Grundrechte des Menschen (Autonomie, Freiheit, Menschenwürde) einschränken (Kastner & Löbach, 2010, S. 179–180). Seit dem 01.01.2013 ist das neue Erwachsenenschutzrecht in der Schweiz in Kraft. Es regelt die gesetzlichen Vorgaben für freiheitsbeschränkende Maßnahmen bei Menschen in Langzeitbetreuung in Wohn-, Alters- und Pflegeinstitutionen (Gesundheits- und Fürsorgedirektion des Kantons Bern, Alters- und Behindertenamt, S. 1–27). Laut dem nun geltenden Recht, das in Artikel 383 bis 387 des Schweizerischen Zivilgesetzbuches (ZGB) beschrieben wird, dürfen freiheitsbeschränkende Maßnahmen im Langzeitpflegebereich nur ausnahmsweise eingesetzt werden, wenn andere Interventionen unzureichend sind oder die Person eine schwerwiegende Gefährdung für sich selbst oder Dritte darstellt.

Die von vielen beschriebene positive Wirkung von Marte Meo bei herausforderndem und tendenziell selbst- und fremdgefährdendem Verhalten demenzkranker Menschen könnte bewusst untersucht und für den frühzeitigen Einsatz in Situationen getestet werden, in denen die Anwendung freiheitsbeschränkender Maßnahmen erwogen wird: Diese sind nach wie vor weit verbreitet (Bretschneider, 2012, S. 813).

Berichte aus Institutionen (**Kap. 9** und Film 15), die ihr gesamtes Personal in der Methode geschult haben, lassen vermuten, dass der bewusste Einsatz von Marte Meo eine der wirksamsten pflegerischen Interventionen zur Verringerung freiheitsbeschränkender Maßnahmen ist, und zwar auch für den Akutpflegebereich. Diese Hypothese müsste mit Studien untersucht und überprüft werden.

6.3.3 Ambulante Pflege

O'Donovan berichtet in ihrer Forschungsstudie (Irland) darüber, wie sich der Blickwinkel von Gemeindeschwestern (Public Health Nurses) durch die Marte Meo Methode erweitert hat und sie dadurch Situationen besser verstehen können: „Die Erweiterung des Blicks: Die Public Health Nurses erleben sich infolge des Trainings als Personen, die neue Perspektiven in ihre Arbeit einbringen und beschreiben, dass diese Fokuserweiterung ihnen im Alltag hilft, besser zu verstehen und über eine Aufgabenorientierung hinweg zu denken." (O'Donovan, 2013, S. 7; Übers.: Dr. med. Ursula Becker)

Merke!

Die Methode unterstützt Pflegefachkräfte in der konkreten Arbeit, nicht nur die Aufgaben-, sondern auch die Bedürfnisorientierung im Blick zu behalten: ein wichtiges Postulat der heutigen Pflegequalität. ■

Graaf (2012, S. 9) berichtet über das Projekt der bildbasierten ambulanten Marte Meo Beratung Angehöriger demenzerkrankter Patienten. Sie hält fest:

- Mit Marte Meo lassen sich die Interaktionen zwischen Angehörigen und Demenzkranken zu Hause verbessern.
- Die Angehörigen verstehen besser, welches kommunikative Verhalten sich auf den Erkrankten positiv auswirkt.
- Sie können dessen Bedürfnisse besser verstehen und die häusliche Atmosphäre wird dadurch entspannter und fröhlicher.

6.3.4 Akutpflege

Berther und Hägele (2011) schreiben über ein Marte Meo Training für Lernende an der Krankenpflegeschule in Ravensburg folgendes: „In der jeweiligen Pflegesituation konnten die erlernten Elemente von den Auszubildenden auch in schwierigen Situationen angewandt werden und führten gerade dort zu erstaunlich konstruktiven Lösungen.“ (Ebd., 2011, S. 4)

Und: „Die Projektleiter kommen zu dem Schluss, dass die Marte Meo Methode in idealer Weise für den Einsatz im Akutkrankenhaus geeignet wäre, um Interaktionen zwischen Pflegefachkräften und Patienten zu verbessern. Patienten profitieren besonders durch die Vorhersehbarkeit des Pflegepersonals und kooperieren deutlich besser bei zeit- und kraftraubenden Pflegemanövern, wenn sie sich ernst genommen und bestätigt fühlen. (Ebd., 2011, S. 4)

Diese Feststellungen decken sich mit den Beobachtungen, die beide Autorinnen bei Inhouse-Schulungen aller Mitarbeitenden machen: Lernende in den Betrieben profitieren in der Regel rasch und nachhaltig von diesen Trainings und fühlen sich im und vom Betrieb wertgeschätzt (**Kap. 3.7.6**). Wünschenswert erscheint, dass die bildbasierte Theorie der Marte Meo Methode bereits in die Grundausbildung für Pflegefachkräfte eingebaut wird, damit die Lernenden ihr kommunikatives Potenzial in Pflegeinteraktionen in den Betrieben von Beginn an gut nutzen, einbringen und sich weiterentwickeln können.

Auch über eine qualitative Verbesserung von Pflegeinteraktionen von Pflegefachkräften in der Neonatologie, im Akutspital sowie im Alltag einer Kinderarztpraxis und in einer Eltern-Kind-Klinik wird berichtet. Zudem wird auch hier bestätigt, wie rasch Lernende ihre Pflegeinteraktionen mit Marte Meo Trainings verbessern können, und zwar sowohl im Akutspital als auch in der stationären Langzeitpflege (Bösche, 2013, S. 1–10).

In der Akutpflege gibt es offensichtlich zunehmend anspruchsvolle und komplexe Betreuungs- und Pflegesituationen, was nicht verwunderlich ist, wenn die Bevölkerung immer älter wird. Daher wäre aufgrund obiger Berichte vertiefter zu prüfen, inwieweit der Einsatz von Marte Meo wesentliche Zielsetzungen in der Akutpflege zu unterstützen vermag.

6.3.5 Verbesserung der Kommunikation in Pflegeteams

Maria Aarts sagt, eine „Nebenwirkung“ des Marte Meo Trainings in (Pflege-)Teams sei, dass sich auch die Qualität der Kommunikation innerhalb des Teams verbessere (Aarts, 2014b). Dies wird in der vorliegenden Literatur sowie in den Erfahrungsberichten aus den Institutionen in **Kapitel 9** dieses Buches bestätigt. Insbesondere wird beschrieben, dass das Personal ...

- ... eine gemeinsame Sprache entwickelt.
- ... selbstbewusster handelt.
- ... über die Teamgrenzen hinweg besser zusammenarbeitet.
- ... für schwierige Pflegesituationen durch die Filmanalysen neue interessante Lösungen findet.
- ... über Qualitätsstandards für die Gestaltung von Betreuungsinteraktionen verfügt.
- ... gemeinsam gerade in schwierigen Zeiten in den Teams auch Happ Happ Momente zu gestalten vermag und damit aktive Burnout-Prophylaxe betreibt.
- ... die Pflegequalität sichert, indem es in einem Patientenblatt die speziellen Bedürfnisse in Bezug auf die kommunikative Unterstützung in Interaktionen festhält (Berther & Niklaus 2012a, S. 23; Berther & Niklaus 2012b, S. 36; Graaf, 2014, S. 1–8; Munch, 2013, S. 8; Rymann, 2014, S. 6; **Kap. 9**).

Die beiden Autorinnen sehen in den Marte Meo Schulungen Ähnliches, ihre Erfahrungen decken sich mit den Aussagen dieses Kapitels.

6.4 Burnout-Prophylaxe – Stärkung der eigenen Resilienz

Im Marte Meo Training lernen Pflegende, wie sie sich bewusst mit den Marte Meo Elementen im Alltag sorgen, d.h. vor Burnout schützen können (Aarts 2005, S. 6 und Interview in **Kap. 1**). Graaf stellt fest, dass die Elemente *Freude teilen* und *Happ Happ* zu einem bewussten Stressmanagement bestens geeignet sind, dass aber auch das Element *Warten* eine gute Möglichkeit darstellt, sich Zeitdruck zu nehmen, und somit zur Entschleunigung beiträgt (2014, S. 5).

Wie in **Kapitel 4** beschrieben, tragen zudem die Leitgedanken „*Weniger ist mehr*" sowie „*Schritt für Schritt*" zur bewussten Burnout-Prophylaxe bei. *Das Rhythmisieren* – ein Arbeitsmoment, ein Kontaktmoment, ein Arbeitsmoment – hilft nicht nur den Pflegebedürftigen, sondern die Kontaktmomente können von Pflegenden bewusst als Stärkung genutzt werden (*Happ Happ Momente*, **Abb. 6-1**).

In diesem Kapitel soll der Schwerpunkt nun darauf gelegt werden, wie die Marte Meo Methode bewusst zur Stärkung der eigenen Resilienz – der seelischen Widerstandskraft des Menschen (Georg 2010, S. 38–41; Stricker-Maurer, 2015; Wolter, 2005, S. 299) – genutzt werden kann (s.a. Film 27b).

Marte Meo und Stärkung der Resilienz

Resilienz ist eine Fähigkeit, die jeder Mensch erlernen kann (Wolter, 2005, S. 300). Wolter stellt sieben Aspekte vor, die hilfreich sind, die eigene Resilienz bewusst zu stärken und damit Krisensituationen besser bewältigen zu kön-

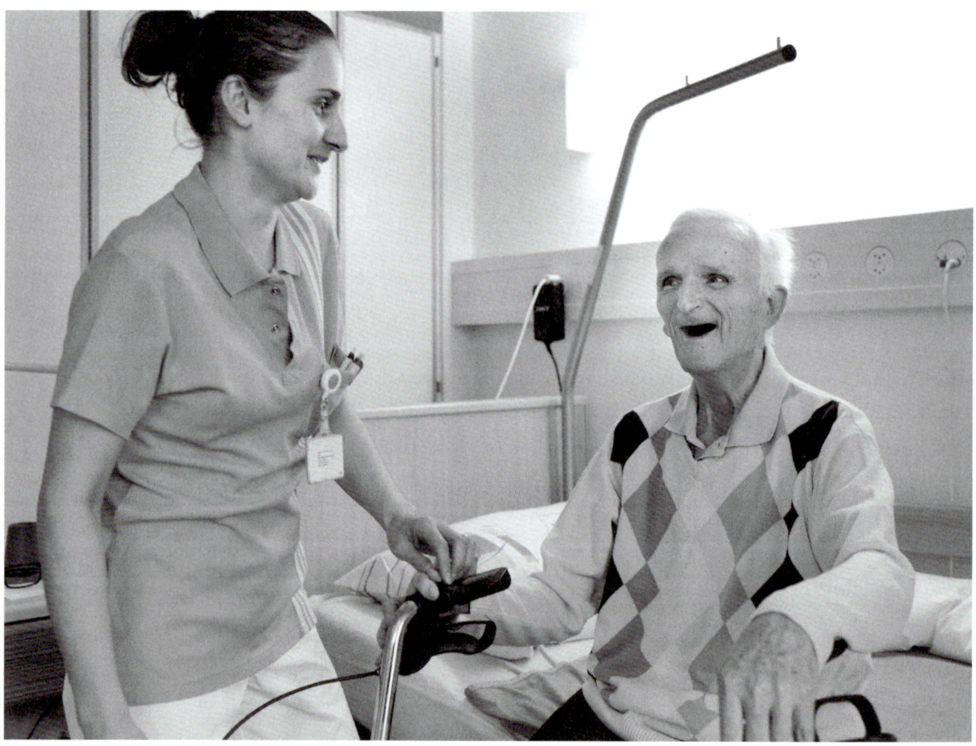

Abbildung 6-1: Im Ablauf Arbeitsmoment – Kontaktmoment – Arbeitsmoment nutzt die Pflegende den Moment des Freudeteilens bewusst als Stärkung. (Foto: © dahlia oberaargau ag)

nen (ebd., 2005, S. 302–304). Alle sieben von Wolter postulierten Kernpunkte zum Erlernen resilienten Verhaltens können mit Marte Meo Elementen unterstützt werden. Im Folgenden werden vier dieser Leitsätze beispielhaft beschrieben und mit Marte Meo Elementen und Grundsätzen der Methode verbunden.

Akzeptanz der Krise und der damit verbundenen Gefühle: Wolter (2005, S. 302) schreibt, dass sich resiliente Menschen in Krisen *Zeit nehmen und ihren Gefühlen Raum geben.* Schon diese beiden Leitgedanken lassen sich gut mit Marte Meo erlernen. Es gilt, in guten Zeiten die Elemente *aufmerksam Warten, Sich-Zeit-geben* und *Sich-selbst-Benennen* (d.h. eigene Handlungen, Gefühle und Gedanken benennen) zu trainieren, damit wir uns in kritischen Zeiten daran erinnern, auf diese Elemente zurückzugreifen und somit unsere Resilienz damit bewusst stärken können. Denn es gilt, sich selbst zuerst wahrzunehmen und ernst zu nehmen, um den eigenen Ausgangspunkt zu erfassen. Dies lässt sich durch die Elemente *Sich-Benennen* und *Sich-Zeit-geben* erreichen (s.a. Film 24).

Suche nach Lösungen: Wolter (2005, S. 302) führt aus, dass resiliente Menschen nicht klagen, *sondern ihre schwierige Situation benennen* und danach überlegen, was sie tun können, um diese Krise zu meistern. Auch dieser Aspekt resilienten Verhaltens kann mit der Marte Meo Methode verknüpft und erlernt werden:

- *Benennen, wie ich es gerne hätte („Ich möchte einen Weg finden, um die schwierige Situation zu meistern.“):* Unsere Stimme zu hören hilft uns, uns selbst in eine positivere Stimmung zu bringen und damit in unserem Cortex (Großhirn) vorhandenes wirksames Wissen zu Bewältigungsstrategien und Lösungen besser abrufen zu können (**Kap. 8.4**). Zudem haben wir so ein bewusstes motivationales Ziel und dies hilft, dass unser Gehirn gut mitarbeitet und für uns überall in allen Hirnregionen nach passenden nächsten Schritten und Lösungen sucht (**Kap. 8.4**). Wichtig ist, sich für diesen inneren Suchprozess *Zeit zu geben.*
- *Warten/sich-Zeit-geben:* Das Marte Meo Element *bewusst Warten/sich-Zeit-geben* gibt unserem Gehirn die Zeit, die es braucht, um hilfreiche weiterführende Möglichkeiten und Lösungen für uns zu finden und abrufen zu können (s.a. Niklaus 2019b, S. 11–19).
- *Folgen:* Auch dieses Element ist resilienzunterstützend. Es hilft uns, an dem Ziel, das wir uns gesetzt haben, nämlich eine passende Lösung zu finden, dranzubleiben.

Problemlösung nicht allein: Wolter (2005, S. 302) beschreibt, dass sich resiliente Menschen in Krisensituationen *anderen anvertrauen und über ihre Sorgen sprechen*, also keinen Alleingang machen. Sie suchen sich in ihrem Netzwerk bewusst Personen aus, die sie an ihre Ressourcen erinnern. Auch diese Resilienzstrategie lässt sich erlernen und mit Marte Meo Elementen verbinden:

- *Sich-Benennen:* Wenn wir unsere Gefühle, unsere Situation benennen, geben wir dem Gegenüber Gelegenheit, unsere Situation zu verstehen und nachzuvollziehen. Wenn wir uns benennen und dem Gegenüber sagen, wie wir es gerne hätten, was wir brauchen und was nicht, hilft uns dies, die Art der Unterstützung zu beeinflussen, die wir erhalten.
- *Aufmerksam Warten* und *Folgen*: Beide helfen, dem anderen die erforderliche Zeit zu geben, um zu verstehen und hilfreiche Fragen zu stellen, um uns Ideen zu Handlungsalternativen geben zu können.

Zukunftsorientiert planen: Wolter (2005, S. 303) zufolge betrachten resiliente Menschen Probleme als Herausforderungen, an denen es zu wachsen gilt. Dazu passen folgende Leitsätze von Maria Aarts (2014b): „*Wenn wir die Probleme für die anderen lösen, nehmen wir ihnen die Möglichkeit zu wachsen.*" Deshalb: „*Marte Meo löst keine Probleme, sondern gibt dem Gegenüber und sich selbst die Möglichkeit, die Probleme selbst zu lösen und an Schwierigkeiten zu wachsen.*" Und: „*Ich bin gespannt, wie du es löst.*" Deshalb: „*Aktivieren statt kompensieren*" (s. Filme 27a & b).

Ein weiterer Kernsatz resilienten Verhaltens in kritischen Situationen, den Wolter postuliert, lautet: „optimistisch bleiben." (2005, S. 303). Das ist nicht leicht. Wenn wir ein Bild (Videostandbild) unserer Arbeit betrachten, das uns gefällt und freut, unterstützen wir uns bewusst, immer wieder neu positiv zu denken und zu fühlen (**Kap. 3.5**). D.h. sich bewusst auch selbst *Happ Happ Momente* zu schaffen. Wenn ich die Freude über ein solches Bild mit einer Kollegin teile, kann ich mich selbst darin unterstützen, dass die dopaminergen neuronalen Netzwerke im eigenen Gehirn zu feuern beginnen und damit Endorphine ausgeschüttet werden. *Happ Happ* und *Freude teilen* helfen also direkt, uns neurobiologisch wirksam in positive, optimistische Stimmung zu bringen. Bei Marte Meo gilt es, dies immer gleich auszuprobieren, daher hier ein Bild aus der dahlia oberaargau ag, das gut zum Thema passt (**Abb. 6-2**).

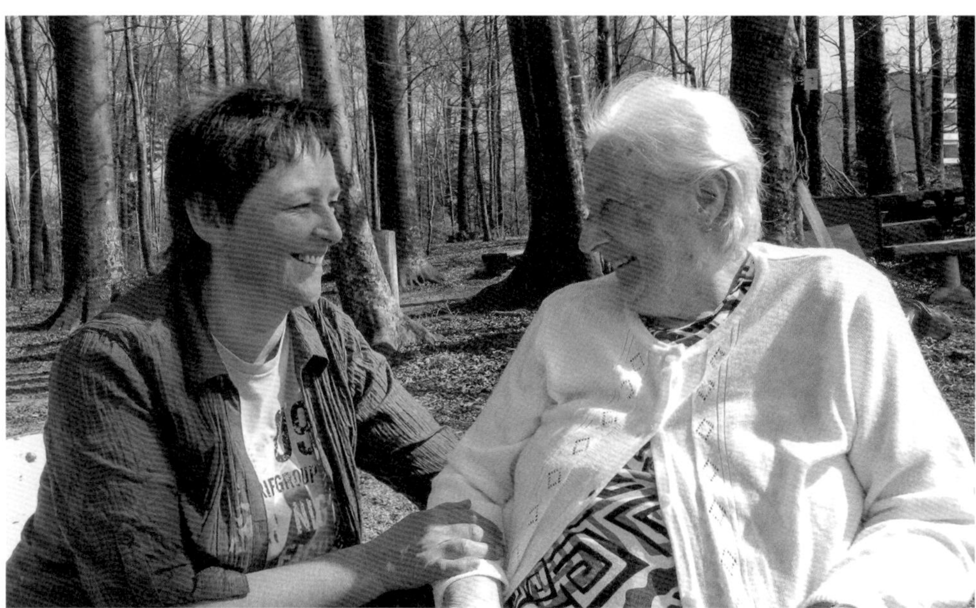

Abbildung 6-2: Sich bewusst Zeit nehmen zum Freude teilen. (Foto: © dahlia oberaargau ag)

7 Wichtige Aspekte bei der Umsetzung der Marte Meo Arbeit

Ein zentrales Instrument der Methode ist der Film. Die Handhabung des Themas „Film“ ist ein Punkt, der sorgfältig zu betrachten ist. Daher ist dieses Kapitel den verschiedenen Aspekten des Filmens gewidmet.

7.1 Das Filmen

Therese Niklaus Loosli

7.1.1 Respekt vor dem Filmen

Wie in den Erfahrungsberichten (**Kap. 9**) und in der Literatur (O'Donovan, 2013, S. 1–11) zu lesen ist, stellt das Sich-filmen-Lassen und Sich-selbst-im-Film-Sehen zu Anfang eine erhebliche Hürde dar. Teilnehmende der Marte Meo Kurse sagen, sie hätten Angst, sich filmen zu lassen. Es hilft, diese Ängste wahrzunehmen. Die beiden Autorinnen machen gute Erfahrungen mit folgenden Punkten:

- Sie lassen von allen Teilnehmenden die Erklärung zur Schweigepflicht unterschreiben, damit der Daten- und Persönlichkeitsschutz für Pflegende und Betreute gegeben ist. Dies gibt Sicherheit und unterstützt eine förderliche Lernatmosphäre.
- Die beiden Autorinnen zeigen als Ausbilderinnen eigene Filme, in denen sie ebenfalls zu sehen sind.
- Sie zeigen bei Inhouse-Trainings Filme aus der Institution, falls es schon welche gibt. Wenn es Marte Meo Filme von Leitenden gibt, ist es günstig, diese zu verwenden. So sehen die Teilnehmenden, dass die Führungspersonen nicht nur sagen, die Mitarbeitenden müssten es tun, sondern sich bei der Arbeit auch selbst gefilmt haben (die Vorbildfunktion wirkt).

Die Methode selbst wirkt angstreduzierend wie in **Kapitel 5** beschrieben: Wenn Teilnehmende merken, dass sie anhand der Filme positives Feedback erhalten, steigt die Motivation zu filmen in der Regel sofort. Die Nervosität während der ersten Aufnahmen ist nicht zu unterschätzen. Für viele ist es das erste Mal, dass sie für einige Minuten gefilmt werden beim Arbeiten. Sie sind meist überrascht, dass im Review trotz ihrer Angst und ihres unguten Gefühls viel Brauchbares und bereits kommunikativ Unterstützendes gezeigt werden kann.

Respekt vor dem Filmen zu haben ist auch ein Vorteil, denn der sorgfältige Umgang mit dem Filmmaterial gemäss neuem Datenschutzgesetz ist zentral.

7.1.2 Checkliste fürs Filmen

Selbstverständlich kann Marte Meo auch ohne Film angewendet werden. Aber um die Methode zu erlernen, um maßgeschneiderte Analysen zu erstellen, um die Botschaft hinter herausforderndem Verhalten zu lesen und die Nachhaltigkeit der Methode zu sichern, braucht es eigene Filme von alltäglichen Interaktionen.

Beim Filmen sind folgende Aspekte zu beachten:

- Liegt für diesen Klienten eine schriftliche Einverständniserklärung für das Filmen vor?
- Bereiten Sie die Situation vor und drehen Sie einen Film von zwei bis fünf Minuten.
- Schaffen Sie eine ruhige Situation und vermeiden Sie Störungen: Radio abstellen, Fenster schließen und darauf achten, dass keine anderen Personen auf dem Film zu sehen sind.
- Filmen Sie nicht gegen Fenster, sondern gegen Wände.
- Bringen Sie die Handlungsabläufe respektive die Interaktion gut sichtbar auf Film.
- Achten Sie darauf, dass die Gesichter der Pflegenden und Klienten so gefilmt werden, dass ihr Gesichtsausdruck gut zu erkennen ist.
- Machen Sie je nach Fragestellung gezielt Teilaufnahmen mit Zoom, auf denen die Mimik der Klientin gut sichtbar ist.

Wichtig!

Die schriftliche Einverständniserklärung fürs Filmen ist absolut zentral, da es gilt, den Datenschutz voll zu gewährleisten. Alle, die einen Film machen wollen, klären diesen Punkt genau ab. Wird der Daten- respektive der Persönlichkeitsschutz verletzt, kann dies strafrechtliche Folgen haben. ■

7.2 Grundsätze beim Filmen

Therese Niklaus Loosli

Damit das Vertrauen der Klienten und Angehörigen zu den Betreuenden und Pflegenden und in die Institution durch das Filmen gestärkt wird, ist es entscheidend, einige ethische Grundsätze zu beachten. So ist z. B. wichtig, dass die Marte Meo Ausbilderinnen und die Leitenden der Institutionen deutlich aufzeigen, was erlaubt ist und was nicht. Wenn die Trainerinnen eigene Präsentationsfilme zeigen, achten sie darauf, dass ethische Grundsätze berücksichtigt und bild- sowie filmbasiert aufgezeigt und erklärt werden. Es wird beispielsweise nicht gefilmt, wenn Betreute in Schambereichen gewaschen werden. Es wird auch nicht gefilmt, wenn Angehörige oder Pflegebedürftige dies nicht wollen. Wichtig ist, dass sowohl Betreute als auch Angehörige merken, dass die vorgegebenen Vereinbarungen eingehalten werden. Die achtsame Grundhaltung der Methode wirkt auch im Ausbildungssetting. Sie prägt die Atmosphäre, d.h. die Ausbilderinnen berücksichtigen die kommunikativen Unterstützungsgrundsätze sowie die Elemente der Methode, damit der Lernprozess der Pflegenden unterstützt werden kann. Wenn die Art und Weise der Kommunikation und des Umgangs miteinander im Review oder im Marte Meo Training respektvoll und achtsam sind, wie die Methode dies vorgibt, begünstigt das auch, dass die Teilnehmenden selbst achtsam umgehen, und zwar:

- miteinander
- mit den Filmen
- beim Filmen
- bei Diskussionen über die Filme.

Sie lernen am positiven Modell (**Kap. 5**).

7.3 Rechtliche und institutionelle Rahmenbedingungen

Therese Niklaus Loosli

Wie Maria Aarts in ihrem Interview im **Kapitel 1** betont, ist der Film ein zentraler Aspekt der Marte Meo Methode und dies bedingt natürlich, dass der Schutz der gefilmten Personen sorgfältig zu beachten und rechtliche Vorgaben einzuhalten sind. In den Institutionen ist es wichtig, darauf zu achten, dass entsprechende Weisungen vorliegen und Klarheit herrscht, worauf Pflegende zu achten haben, bevor sie einen Klienten filmen. Checklisten, die einzuhalten sind, können hilfreich sein. Institutionen, die mit Marte Meo arbeiten und die Methode in ihrem Konzept verankert haben, achten bewusst auf folgende Punkte:

- Bereits bei Eintritt den Pflegebedürftigen und ihren Angehörigen oder Beiständen kurz zu erklären, dass zur Optimierung der Betreuung mit Videos gearbeitet wird.
- Wenn möglich von den Unterschriftsberechtigten gleich bei Einritt die entsprechenden Einverständniserklärungen für das Filmen einzuholen.
- Checklisten auszufüllen und durch die Mitarbeitenden bei jeder betreuten Person, die gefilmt wird, unterschreiben zu lassen, damit deutlich wird, dass die Vorgaben bewusst angeschaut, beachtet und umgesetzt worden sind.
- Darauf zu achten, dass in jeder Abteilung für alle dort Pflegenden einfach ersichtlich ist, wen sie filmen dürfen und wen nicht.
- Im Betrieb klare Regeln aufzustellen: Dass z.B. Filme den Betrieb nicht verlassen dürfen. Wenn dies für die Marte Meo Ausbildung nötig sein sollte, braucht es dazu ebenfalls klare Richtlinien.
- Gute Kontrollsysteme sind zentral, damit die Regeln eingehalten werden und allen Mitarbeitenden klar ist, weshalb diese zu beachten sind.
- Die rechtliche Sachlage bei den Behörden nachzufragen, die entsprechenden schriftlichen Weisungen im Betrieb bekanntzugeben und zu überprüfen, ist Sache der Institution respektive deren Leitung.
- Es lohnt sich, alle Mitarbeitenden schriftliche Vereinbarungen über den Umgang mit den Filmen, dem Filmen an sich sowie dem Daten- und Persönlichkeitsschutz unterschreiben zu lassen.

Die Marte Meo Methode kann den Alltag von Pflegenden eindrücklich erleichtern. Damit sie aber als seriöse Methode anerkannt bleibt und Betroffene sowie Angehörige Vertrauen haben, muss sichergestellt sein, dass die Filme nicht plötzlich ohne Wissen der Betroffenen und ihrer Angehörigen im Internet zu finden sind. Da gerade junge Menschen gewohnt sind, zu filmen und Fotos sowie Filme ins Internet zu stellen, müssen sie gut angeleitet werden, damit sie die Modelle der Methode nicht nur gut kennen, sondern auch gut umsetzen können.

Wie deutlich wird, bringt ein Marte Meo Inhouse-Training sowie die Implementierung der Methode mit sich, dass im Betrieb einiges (neu) entwickelt und geregelt werden muss (Organisationsentwicklung).

7.4 Grenzen der Marte Meo Methode

Therese Niklaus Loosli

Maria Aarts (2011) beschreibt die Grenzen der Methode wie folgt: „Das Marte Meo Programm wurde entwickelt, formuliert und erweitert mit dem Ziel, Menschen praktische Kenntnisse über die Anregung und Unterstützung von Entwicklungsprozessen zu vermitteln. Dies stellt gleichzeitig die Begrenzung des Programms dar." (Ebd., 2011, S. 99)

Diese Zielsetzung und Grenze der Methode zu kennen und einzubeziehen, ist wichtig. Es gibt kein Entweder-Oder bezüglich Marte Meo und anderer Pflegemethoden: Alle sind notwendig. Ein Sowohl-als-Auch ist sinnvoll. Wie etwa in **Kapitel 8.1.3** gezeigt, genügt das Marte Meo Konzept für Krisensituationen nicht, es bedarf gleichzeitig anderer Methoden für die Krisenintervention. Dasselbe gilt bei der Mobilisation, der Lagerung, bei Blutentnahmen, bei der Blutzuckermessung, der Wundreinigung und vielen anderen alltäglichen Pflegeverrichtungen. Wie in den Erfahrungsberichten (**Kap. 9** und **Kap. 10**) und in der Literatur beschrieben, lässt sich beim gemeinsamen Anwenden von Marte Meo mit anderen Pflegemethoden die Pflegequalität verbessern (z.B. Mol et al., 2010, S. 277ff.).

Marte Meo ohne Film: Möglichkeiten und Grenzen

Möglichkeiten: Bei allen, die die Methode gut trainiert haben, läuft die Kamera im Kopf mit, und Betreuende wenden die Methode im Pflegealltag automatisch an. Wie beschrieben denken sie auch daran, die Elemente bei herausforderndem Verhalten der Pflegebedürftigen in schwierigen Situationen einzusetzen. Dies ist eine Ressource für Situationen, in denen nicht gefilmt werden darf, etwa, wenn die Pflegebedürftigen oder ihre Angehörigen respektive rechtlich Verantwortlichen dies nicht erlauben. In gewissen Institutionen ist filmen kaum möglich, wie beispielsweise auf forensischen Abteilungen, in gewissen psychiatrischen Institutionen oder bei Pflegeverrichtungen in Anlaufstellen für Drogenabhängige. In solchen Situationen hat die Autorin gute Erfahrungen gemacht, Interaktionen zwischen Teammitgliedern zu filmen und bei der Vermittlung der Marte Meo Information unter dem Punkt „Wozu?“ darauf zu achten, dass jeweils auch erklärt wird, wie genau das jeweilige Element für die Interaktion z. B. mit den an Drogenabhängigkeit leidenden Menschen eingesetzt werden kann.

Grenzen: Um beispielsweise die Botschaft hinter anspruchsvollem Verhalten individuell zugeschnitten lesen zu können, sind kleine Filmsequenzen erforderlich. Wenn eine Fachperson die Methode nicht lernen möchte, ist dies eine Begrenzung. Wenn die Rahmenbedingungen zu unsicher sind oder die Grundhaltung der Methode nicht zur Haltung und Ausrichtung des Betriebs passt, kann auch dies eine Grenze darstellen. So tauchen immer wieder Grenzen auf, die wahr- und ernst genommen werden müssen, um vielleicht einen Weg zu finden, sie zu überwinden oder zu verändern.

7.5 Technik und Aufwand

Claudia Berther

Bei wem die Verantwortung für die Technik, der rechtlichen Aspekte (**Kap. 7.1.2**) und dem damit verbundenen Aufwand liegt, hängt davon ab, ob die Marte Meo Methode betriebsintern angeboten wird oder ob Fachleute in externen Ausbildungen die Methode erlernen.

Technische Grundausstattung

Ausbildungstage betriebsintern. Angehende Practitioner bringen Filmsequenzen aus ihrem eigenen Berufsalltag mit. Um diese zu erstellen benötigen sie eine Kamera und eventuell ein Stativ. Die Practitioner müssen im Vorfeld über Datenschutz, Kamerareservationssystem und organisatorischen Ablauf informiert sein.

In der Institution muss klar geregelt werden, wer dafür verantwortlich ist, dass die zu analysierenden Filme für die Ausbildungstage bereitstehen und die Geräte funktionieren. Marte Meo Trainerinnen sind auf eine funktionierende Technik am Ausbildungsort angewiesen, denn ohne Filme kann keine Ausbildung stattfinden. D.h. ein Fernseher oder ein Beamer (inkl. Leinwand) mit den kompatiblen Anschlusskabeln für einen Laptop, inklusive Ton gehören zur Grundausstattung für Marte Meo Ausbildungen.

Ausbildungstage extern. Practitioner brauchen eine Film-Einwilligung der jeweiligen Institutionen und/oder Familien. Sie sind selbst für den Datenschutz und das nötige Material (Kamera/Speicherkarte, Stick) verantwortlich.

Colleague Trainer und Marte Meo Supervisor

Auf der Colleague Trainer und Supervisorebene gehört sowohl betriebsintern wie extern eine Kamera, inkl. externe Speichermöglichkeit (Festplatte/gesicherter Server der Institution) ein Computer oder besser ein Laptop und eventuell Lautsprecher zur minimalen technischen Grundvoraussetzung. Für Teaminputs ist ein Beamer plus eine Leinwand/weisse Wand von Vorteil.

Kamera und Videoschnittprogramm

In Institutionen ist zu gewährleisten, dass den Mitarbeitenden jederzeit eine Kamera zur Verfügung steht. Angehende Colleague Trainer oder Marte Meo Supervisors sollten zudem die Möglichkeit haben, selbst Filme zu analysieren und jederzeit auf diese zugreifen zu können. Ein Videoschnittprogramm ist von Vorteil, da damit die Vorbereitung und Durchführung von Reviews leichter fällt. Spätestens für Marte Meo Präsentationen ist ein solches Schnittprogramm jedoch unabdingbar. Dies erfordert den Willen, Neues dazuzulernen sowie gute Computerkenntnisse und manchmal auch gute Nerven. Im Internet lässt sich zum Glück auf viele Fragen eine Antwort finden.

Videomaterial

Für Institutionen, die Marte Meo implementieren, sind Abspeichern und Verwalten des Videomaterials ein wichtiges Thema. Das Kennzeichnen der Filme ist so zu organisieren, dass sie sowohl unter dem Namen von Mitarbeitenden als auch dem des Bewohners gefunden werden können und der Datenschutz gewährleistet ist.

Es gilt, im Umgang mit der Kamera und dem Filmen auf der Abteilung klare Regeln aufzustellen. Es dürfen nur Aufnahmen mit der hauseigenen Kamera gemacht und nur Personen gefilmt werden, deren Einwilligung vorliegt. Die Institution ist dafür verantwortlich, dass dieses Wissen zu den Abteilungen und Mitarbeitenden gelangt. Diese haben die Pflicht, sich daran zu halten. Alle Beteiligten sind für den Datenschutz verantwortlich.

Für detailliertere Auskunft wenden sich Sie sich an eine (lic.) Marte Meo Supervisor Ihrer Wahl.

8 Marte Meo anhand von Fallbeispielen

8.1 Unterstützendes Kommunikationsverhalten bei Demenz

Therese Niklaus Loosli

In der Schweiz leben heute ca. 148 000 Menschen mit einer Demenz (Schweizerische Alzheimervereinigung, 2018). Hauptrisikofaktor ist das Alter (Förstl & Kleinschmidt, 2011, S. 7; Hüther, 2011, S. 17). Die Betreuung ist für pflegende Angehörige kräftezehrend und kann zu Erschöpfung führen. Es wird postuliert, dass in Pflegeheimen alle Mitarbeitenden – von der Leitung bis zum Reinigungspersonal – an Demenz Erkrankte besser verstehen, ihnen wertschätzend begegnen und sie unterstützend begleiten sollten (Martensson, 2014, S. 1–4).

„Subjektive Einstellungen können als mögliche Einflussfaktoren auf die Interaktion mit Menschen mit Demenz wirken und rücken so die Pflegeperson selbst in den Fokus." (Becker, Blaser & Wittwer, 2013, S. 42–43)

Die Marte Meo Methode verfolgt genau diese Ziele und kann zudem einfach trainiert und sofort in die Praxis umgesetzt werden (Aarts, 2009, S. 130–160; Berther & Niklaus, 2012a & b). Die Pflegenden erhalten durch Marte Meo nicht nur *neues Wissen über die demenzkranken Klienten* und entdecken, dass diese oft mehr Fähigkeiten haben als gedacht, sondern auch *neues Wissen über ihr eigenes Kommunikationsverhalten in Pflegeinteraktionen und dessen Wirkung auf die Betreuten* (Alnes et al., 2011, S. 123–132). Denn obwohl sich heute in mittleren und fortgeschrittenen Stadien durch bildgebende Untersuchungen wie Computer- (CT) und Magnetresonanztomographie (MRI) die Schrumpfung des Gehirns bei Alzheimer-Krankheit darstellen lässt (Arendt, 1999, S. 1; Förstl & Kleinschmidt, 2011, S. 13 ff.), hilft dieses Wissen im konkreten Umgang mit dem erkrankten Menschen nicht weiter und die Ursache ist bis heute nicht behandelbar (Hüther, 2011, S. 17). Bakke zufolge verlieren Demenzkranke ihre Fertigkeiten und Fähigkeiten im selben Tempo wie Kinder diese Fähigkeiten entwickeln (Bakke, 2005, S. 18).

Rasche Tempoanpassungen durch bewusstes Benennen

Bei einer demenzkranken Person kann es sehr herausfordernd sein, beispielsweise eine Infusion zu stecken, Blutzucker zu messen, zu mobilisieren oder Essen einzugeben. Verunsicherte oder trauernde Angehörige suchen Kontakt zu den Pflegenden. Es sind also vollkommen unterschiedliche Tempi gefragt:

- In der Zusammenarbeit im Team sind rasches Handeln und Kommunizieren nötig.
- Im Kontakt mit trauernden Angehörigen bedarf es ruhiger Anteilnahme.
- Bei Demenzkranken sind absolut angepasstes Tempo und Ruhe wichtig, um zusätzliche kritische Situationen zu vermeiden (Haas, 2014, S. 1–4).

Mit Marte Meo kann das Personal solche Tempoanpassungen *bewusst* gestalten, und zwar durch folgende Kommunikationselemente:

- *Sich Benennen:* So können sich Pflegende bewusst in die Ruhe bringen, den Überblick behalten und besser wahrnehmen, welches Tempo wo angepasst ist. Zudem kann das Gegenüber sich auch besser auf das Tempo der Betreuenden einstellen.
- *Gegenüber Benennen:* Dies hilft, sowohl mit Demenzerkrankten (Bakke, 2005, S. 22) als auch mit Angehörigen in kurzer Zeit Kontakt zu knüpfen. Pflegeverrichtungen gelingen dadurch besser und Betreute sowie Angehörige sind trotz eingeschränkter Zeit zufrieden.
- *Beide Elemente bewusst nutzen:* Dies unterstützt zudem die Kommunikation im Team und ist besonders in hektischen Zeiten hilfreich. Jede Pflegeperson hat ein anderes Tempo: Tempoabstimmungen sind auch in der Zusammenarbeit gefragt, dadurch können nötige Rollen- und Aufgabenklärungen rasch gelingen (Film 11).

Mehr sagen statt fragen: ein Respektmodell

Bakke zufolge ist es gerade bei Menschen, die an einer Demenz leiden und Fragen nicht mehr einordnen und verstehen können oder dafür viel Zeit brauchen, oft viel respektvoller, mehr zu benennen, was sie tun können, statt zu fragen (Bakke, 2005, S. 20). Und Maria Aarts sagt zu solchen Analysesituationen kurz und bündig: „*Mehr sagen statt fragen*“ (2014b). Denn sowohl ein fragender Tonfall als auch der Inhalt einer Frage, den sie nicht mehr zu verstehen vermag, kann eine demenzkranke Person verunsichern und rasch eine aggressive Reaktion provozieren.

Kurze Aufmerksamkeitsspanne, kleine Initiativen: Blickkontakt beim Sprechen

Ein Mensch mit einer Demenz kann sich oft nur noch kurze Zeit konzentrieren, dann verliert er die Orientierung. Wenn er mitzuarbeiten versucht, sind seine Initiativen klein und erfolgen verzögert, daher werden sie von Pflegenden oft übersehen. Eine Studie aus Norwegen zeigt, dass Pflegende aufgrund des Marte Meo Trainings *neu lernten*, wie wichtig es ist, *den Blickkontakt* mit den Betreuten *bewusst zu halten*, wenn sie *ihnen Erklärungen geben* (Alnes et al., 2011, S. 129). Bei verunsichernden Pflegehandlungen, wie etwa einer Blutentnahme oder Mobilisation, wirkt dieses kommunikative Verhalten besonders unterstützend, weil sich die Betroffenen emotional orientieren, das heißt, der Blick in ein *gutes Gesicht* bringt ihnen Sicherheit. Dies kann kritischen Situationen vorbeugen und herausfordernde Verhaltensweisen reduzieren (Jura et al., 2008, S. 18; Stücker, 2018, S. 19 & 21).

Zudem ist es wichtig, bewusst wahrzunehmen, wie die Botschaft angekommen ist, und die Bedürfnisse und Signale der Betreuten mittels *Folgen, aufmerksam Warten und Zeitgeben* zu lesen (Bakke, 2005, S. 21). *Folgen* unterstützt den Demenzerkrankten, länger konzentriert dabeizubleiben. Mit *aufmerksam Warten* und *Zeitgeben* können Pflegende auch kleinste Initiativen des Gegenübers wahrnehmen und wertschätzen (Signale lesen). Die Bedeutung bewussten Blickkontakts wird bildbasiert anhand einer Mobilisation aus der dahlia oberaargau ag erklärt (**Abb. 8-1**).

Je herausfordernder die Situation auf der Abteilung, desto wichtiger ist es, bewusst Happ Happ Momente zu genießen, um immer wieder genügend Energie zu tanken (Graaf, 2014, S. 1–8).

Linking-up unterstützt Demenzkranke, sich mehr am sozialen Prozess zu beteiligen

Demenzkranke Menschen verlieren zunehmend die Fähigkeit wahrzunehmen, was um sie herum geschieht, können sich dadurch nicht mehr am sozialen Leben beteiligen und werden immer isolierter. Dies kann oft zu herausforderndem Verhalten führen. Mit dem Marte Meo Element *Linking-up* können Betreuende versuchen, demente Menschen am

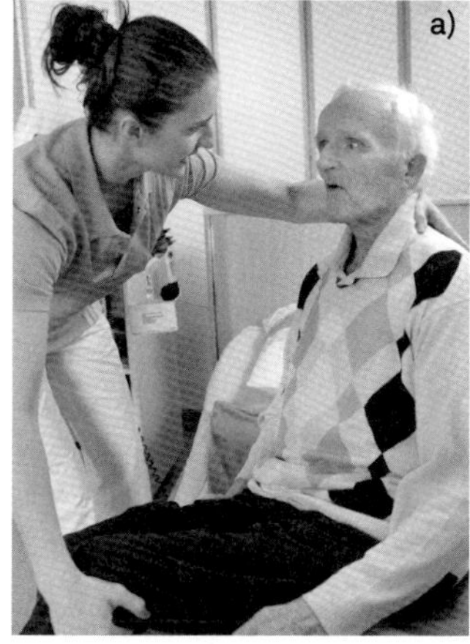
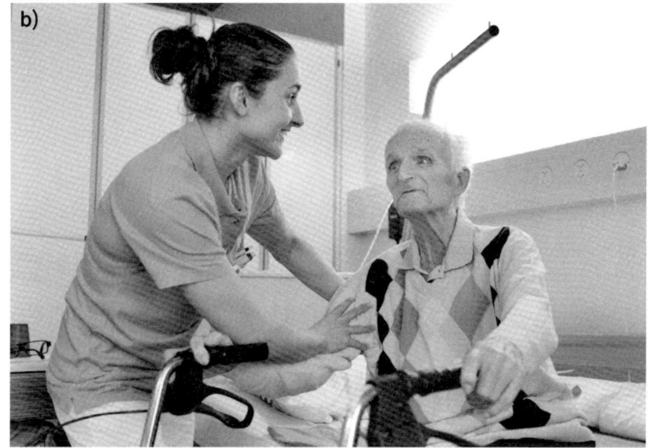
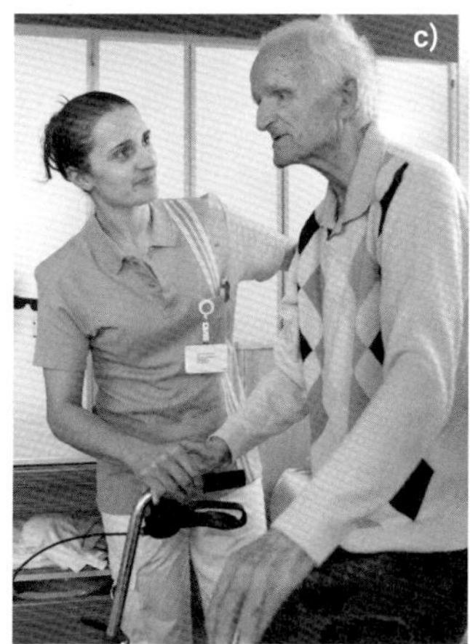
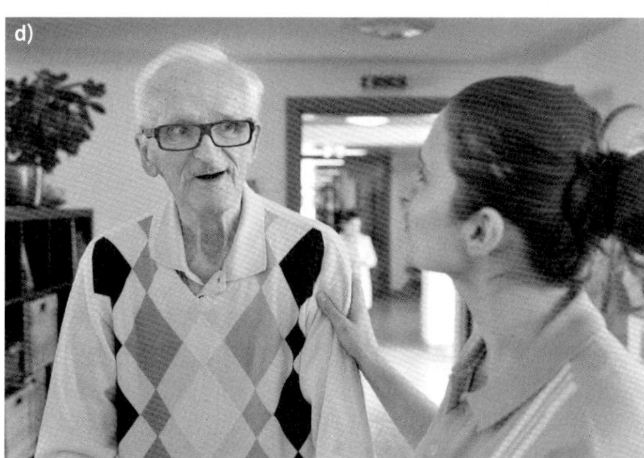

Abbildung 8-1: Bewusst Blickkontakt halten bei schwierigen Pflegeverrichtungen.
a. Die Betreuende spricht bewusst zu Herrn K., wenn sie ihm eine Erklärung gibt. (Foto: © dahlia oberaargau ag)
b. Sie bleibt mit dem Blick bewusst bei ihm (aufmerksam Warten, Zeitgeben und Folgen). Er orientiert sich an ihrem guten Gesicht. Ihr Lächeln und ihre Hand auf seinem Arm geben ihm Sicherheit. (Foto: © dahlia oberaargau ag)
c. Er steht auf, sie wartet aufmerksam, gibt ihm geduldig Zeit, folgt ihm bewusst und unterstützt ihn so, dranzubleiben und möglichst viel selbst zu tun. So kann sie seine Signale gut lesen. Mit ihren Händen auf seiner Schulter und Hand gibt sie ihm Sicherheit, die anspruchsvolle Aufgabe „Aufstehen" aus eigener Kraft zu meistern. (Foto: © dahlia oberaargau ag)
d. Mit ihrem bewussten aufmerksamen Warten, Zeitgeben und Folgen unterstützt sie ihn und ist da, wenn er zu ihr hinsieht. Sie kann seine Signale lesen. Er sieht ihr Lächeln (gutes Gesicht), das sich auf seinem Gesicht zu spiegeln beginnt. Es bringt ihm Sicherheit und ein Gefühl von Kompetenz – ein guter Moment für beide, ein bewusster Happ Happ Moment für sie. (Foto: © dahlia oberaargau ag)

sozialen Geschehen zu beteiligen und in Kontakt mit anderen Bewohnerinnen zu bringen.

Linking-up soll anhand einer Situation aus dem Domicil Kompetenzzentrum Demenz Bethlehemacker in Bern erklärt werden. Der Pflegefachmann und Leiter Pflege, Remo Stücker, steht hier im Gespräch mit zwei Bewohnerinnen (**Abb. 8-2**, Film 6).

Bildbasiert wird deutlich, wie kostbar solche Momente für Betreute sind, die dauerhaft in Institutionen leben. Besonders für Menschen, die die Fähigkeit verloren haben, aus ei-

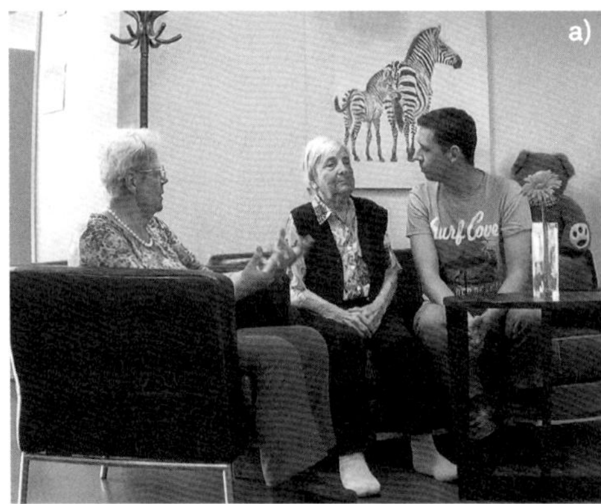

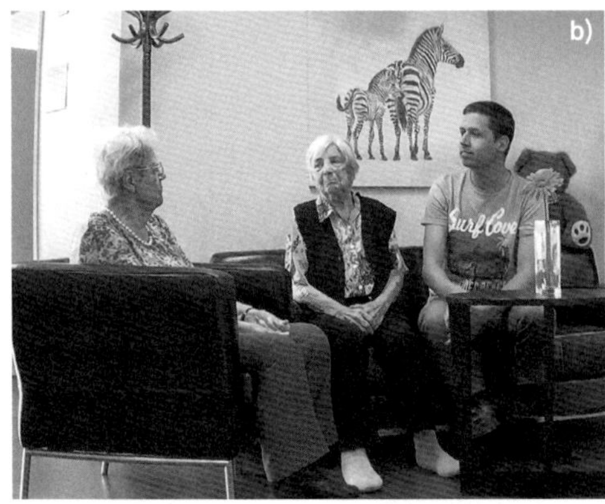

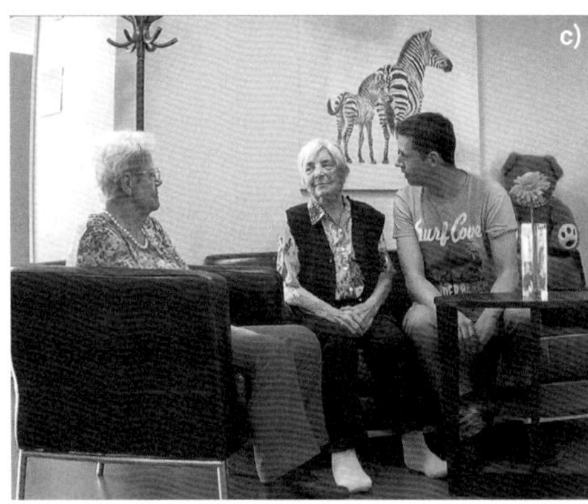

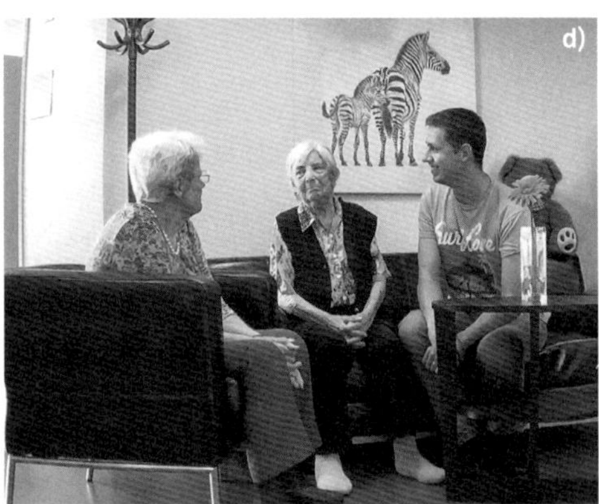

Abbildung 8-2: Demenzkranke Menschen durch Linking-up miteinander in Kontakt bringen (rechts: Remo Stücker, Mitte: Frau G., links: Frau B.).

a. Frau B. sagt etwas zu Herrn Stücker. Er schaut kurz, ob Frau G. der Diskussion folgen kann (Marte Meo Elemente: aufmerksam Warten, Folgen und Aufmerksamkeit bewusst verteilen): Sie schaut ihn fragend an. Frau G. orientiert sich am guten Gesicht, mit dem Herr Stücker sie unterstützt. Zudem sitzt er nahe bei ihr, auf Augenhöhe mit ihr und dies hilft, dass sie merkt, dass sie gemeint ist. (Videostandbild, Film 6: © Domicil Kompetenzzentrum Demenz Bethlehemacker, Bern)

b. Herr Stücker wendet den Kopf und schaut nun zu Frau B. Frau G. wendet den Kopf in die gleiche Richtung wie Herr Stücker und schaut nun angespannt zu Frau B. Das Marte Meo Element Aufmerksamkeit bewusst verteilen hilft Frau G., Frau B. zu sehen. Frau B. sagt noch etwas zu Herrn Stücker. Sie sieht sein gutes Gesicht. Dies wirkt bestätigend auf sie: Ich bin wichtig und was ich tue/sage ist wichtig – eine emotionale Bestätigung. (Videostandbild, Film 6: © Domicil Kompetenzzentrum Demenz Bethlehemacker, Bern)

c. Herr Stücker wendet den Kopf wieder Frau G. zu und wiederholt die letzten Worte von Frau B. mit Blick auf Frau G. Er macht die soziale Information von Frau B. für Frau G. groß. Dies ist bewusstes Linking-up. Diese schaut weiterhin Frau B. an, jetzt mit einem freundlichen Lächeln auf den Lippen: Sie ist in dem Moment am sozialen Geschehen beteiligt. Frau B. hingegen orientiert sich nach wie vor an Herrn Stücker und hört und sieht, wie er gerade ihre Worte zu Frau G. wiederholt. Dies hilft ihr zu wissen, dass er sie gehört und verstanden hat, auch wenn er gerade mit Frau G. spricht. Es unterstützt sie außerdem, zu merken, dass da noch jemand anderes ist. (Videostandbild, Film 6: © Domicil Kompetenzzentrum Demenz Bethlehemacker, Bern)

d. Nun wendet auch Frau B. den Kopf und schaut zu Frau G., die nach wie vor aufmerksam zu ihr hinschaut. Erst jetzt nehmen sich die beiden Bewohnerinnen gleichzeitig wahr und sind nun im Kontakt miteinander. Herr Stücker wartet aufmerksam und folgt den Blicken der beiden und freut sich. Damit unterstützt er die beiden, noch ein wenig länger miteinander in Kontakt zu bleiben und zu merken, dass es wichtig ist, was sie gerade tun. Er baut sich zudem gerade bewusst einen Happ Happ Moment, denn er hat sich zum Ziel gesetzt, Linking-up zu üben und zu versuchen, die beiden Frauen miteinander in Kontakt zu bringen. (Videostandbild, Film 6: © Domicil Kompetenzzentrum Demenz Bethlehemacker, Bern) gener Kraft andere Personen wahrzunehmen, mit ihnen in Kontakt zu kommen und sich am sozialen Geschehen zu beteiligen. Herr Stücker genießt den Moment bewusst und kann sich durch *Freude teilen* einen *Happ Happ Moment* schaffen. Die Marte Meo Elemente *Happ Happ* und *Freude teilen* können das Burnout-Risiko der Betreuenden senken (Graaf 2014, S. 1–8). Der Pflegefachmann und Leitende unterstützt somit nicht nur die beiden Bewohnerinnen kommunikativ in der laufenden Interaktion (Gespräch), er stärkt auch sich selbst und sein Gesund-Bleiben.

Das Element *Linking-up* kann beispielsweise auch bewusst genutzt werden, um Demenzkranke und ihre Angehörigen miteinander zu verbinden, z.B. durch: „Ah, Herr H., jetzt kommt ihr Sohn zur Türe herein." So fühlt sich der Sohn willkommen und wichtig. Und Herr H., der an einer fortgeschrittenen Demenz leidet, wird kommunikativ unterstützt, Schritt für Schritt in Kontakt zu seinem Sohn zu kommen. Dasselbe gilt z.B., wenn die Pflegekraft Herrn H. neue Mitarbeitende oder Lernende vorstellt.

Erwähnenswert: speziell unterstützend ist das Element *Linking-up* auch für Menschen (Kinder und Erwachsene), die an Autismus-Spektrum-Störungen leiden (Film 27a; **Kap. 8.3.4.7**)

8.1.1 Fallbeispiele zu Demenz aus dem stationären Kontext (Pflegeheime)

Therese Niklaus Loosli

Fallbeispiel Frau K. (Pflege)

Frau K. leidet an einer fortgeschrittenen Demenz und ist sehr schwer zu erreichen, was alltägliche Pflegeverrichtungen, z.B. Essen-Eingeben, zu einer äußerst herausfordernden Tätigkeit für Betreuende macht. Die leitende Pflegefachfrau Brigitte Born (**Abb. 8-3**), dahlia oberaargau ag, berichtet (Born, 2012):

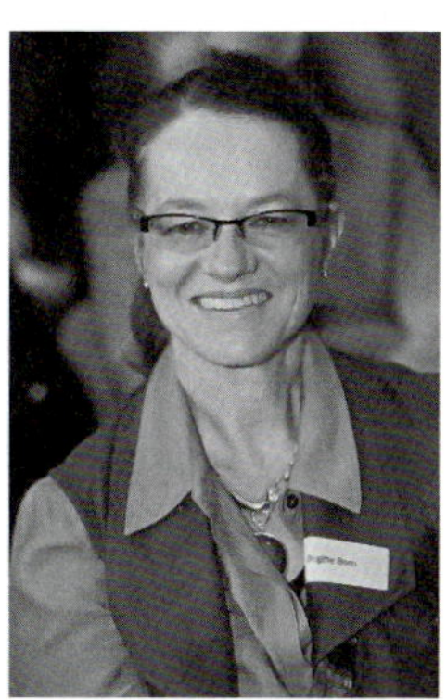

Abbildung 8-3: Die leitende Pflegefachfrau Brigitte Born, dahlia oberaargau ag, auf der Fachtagung am 25. Oktober 2012 in Wiedlisbach. (Foto: © Hans Honders, Marte Meo International)

„Dies war am Anfang meiner Marte Meo Ausbildung im Anwenderinnenkurs (Practitionerkurs, Anm. der Autorin). Ich hatte den Auftrag zu üben, die Handlung des Gegenübers zu benennen. So habe ich Frau K. ausgewählt und mir die Aufgabe gegeben, zu versuchen, ob ich es mithilfe der Marte Meo Elemente schaffen könnte, den Blickkontakt und die Aufmerksamkeit von Frau K. zu gewinnen. Ich habe mich bewusst eingerichtet, hingesetzt (auf Augenhöhe), mich etwas vorgebeugt und sie dann ruhig und mit freundlicher Stimme mit ihrem Namen gegrüßt. Danach habe ich bewusst gewartet und beobachtet (Folgen): keine Reaktion von Frau K. Ihr Blick blieb irgendwo in die Ferne gerichtet, das Gesicht abgewandt wie vorher. Ich wusste, dass ich sie auch durch mein freundliches Warten und Folgen unterstützte, deshalb habe ich gefühlt sehr lange gewartet. Das ist gar nicht so einfach. Dann habe ich ihre Hand sanft berührt, leicht gestreichelt – das kenne ich gut als ausgebildete Kinästhetik-Fachfrau – ihren Finger genommen und sie nochmals freundlich gegrüßt mit „Grüessech, Frau K. ... (Pause) ... Hallo."

Keine Reaktion von Frau K., nur ein Lidschlag der Augen war beobachtbar. Ich habe ihren Finger weiter gehalten und ihre Hand gestreichelt und nach ein paar Sekunden „Heidi" zu ihr gesagt – das tun wir manchmal bei demenz-

kranken Menschen, mit Erlaubnis der Angehörigen natürlich – da habe ich wahrgenommen, dass sie meinen Finger leicht drückte. Da habe ich sie benannt mit: „Heidi ... (Pause) ... Dir hebet mi.“ [„Heidi, Sie halten mich“.]. Und siehe da, sofort kam ein lautes deutliches ‚Ja“ von Frau K. (sie sprach üblicherweise fast nichts mehr), ihr Blick blieb aber weiterhin irgendwo in die Ferne gerichtet. Ich ergänzte noch: „... am Finger“ und sie murmelte sofort bestätigend: „Mmmmh“. Ich konnte also feststellen, dass ich sie bereits erreicht hatte.

Aber ich wollte weiter dranbleiben, um zu schauen, ob es möglich sein könnte, ihre Aufmerksamkeit mit Blickkontakt zu mir zu holen (direkter Blickkontakt von Frau K. war schon lange nicht mehr möglich gewesen). Ich wiederholte das „Mmmh“ von Frau K., streichelte weiter ihre Hand, hielt ihren Finger und wartete und folgte ihrem unfokussierten Blick lange. Dann setzte ich wieder bewusst das Marte Meo Element ‚Ihre-Handlung Benennen‘ ein: „Dir lueget“ [„Sie schauen“.]. Das einzige, was ich wahrnehmen konnte, war, dass Frau K. meinen Finger ein wenig fester hielt. So benannte ich sie weiter: „... und hebet mi und tüet drücke da“ [„... und Sie halten mich und drücken da“]. Sofort bestätigte Frau K. mit ‚Mmmh‘ und zwei Lidschlägen. Ich wiederholte ihr ‚Mmmh‘ mit freundlicher Stimme und wartete und folgte ihr wieder.

Und siehe da, nach wenigen Sekunden begann sie ihren Blick zu heben und schaute nun beobachtbar wacher und fokussierter irgendwohin. Ich folgte ihrem Blick und sah, dass sie auf eine große, rot beschriebene Tafel schaute.

Ich stellte eine Frage, was in einer solchen Situation nicht ganz Marte Meo entspricht: „Isch es rot gschriebe?“ [„Ist es rot geschrieben?“] und wartete und schaute (Folgen) genau hin, was bei Frau K. passierte. Und siehe da, sie nickte ganz deutlich und drehte den Kopf ein klein wenig in die Richtung, wo ich saß. Und nach einer lang wirkenden Pause sagte sie sogar bestätigend „Mmmh“ und drehte ihren Kopf noch ein wenig mehr zu mir. Ihren Blickkontakt hatte ich aber noch nicht. So folgte ich noch deutlicher, ging etwas näher zu ihr hin und sah, wie sie ihre Lippen bewegte und mit der Zunge leckte. Ich wartete noch etwas länger, aber dies reichte nicht aus, dass Frau K. aus eigener Kraft in Blickkontakt mit mir kommen konnte. So benannte ich sie nochmals bewusst: „Dir heit d’ Lippe gläcket.“ [„Sie haben sich die Lippen geleckt.“] und sofort schaute sie mich nun voll und aufmerksam an.

Ich hatte es geschafft – nach einer Minute und 15 Sekunden – ihre Aufmerksamkeit und ihren Blickkontakt zu holen. Ich lächelte sie an (gutes Gesicht) und sie blieb mit ihrem Blick und ihrer Aufmerksamkeit bei mir.

Und was mich besonders erstaunt hat: Ich bin als Leitende nicht regelmäßig in direktem Kontakt mit allen Bewohnenden. V.a. aber hatte ich meinen Arbeitsort in der Zwischenzeit gewechselt (vom Standort dahlia Huttwil auf den Standort dahlia Herzogenbuchsee). Ich habe deshalb Frau K. einige Zeit überhaupt nicht gesehen. Für den Folgefilm ging ich ein paar Wochen später nochmals zurück nach Huttwil auf die Abteilung, um mit Frau K. zu üben, wie ich mit den Marte Meo Elementen das Essen-Eingeben unterstützen kann. Ich richtete mich gut ein, nahm den Finger von Frau K. in meinen Finger und sagte dazu mit freundlicher Stimme: „Grüessech Frau K.“ [„Guten Tag Frau K.“] und sofort schaute mich Frau K. aufmerksam an und begann auch gleich zu sprechen. Dies verblüffte mich sehr. Sofort aufmerksam zu sein und in Kontakt zu kommen, das konnte Frau K. sonst nicht mehr. Auch das Zvieri-Eingeben lief dann viel besser als sonst. (Zvieri ist der Imbiss am Nachmittag.).

Diese Erfahrung hat uns als Team viel gebracht: Da wir nun wussten, dass Frau K. sehr gut auf Berührung der Hand reagierte, zusammen mit freundlichem Benennen zum Anschluss-Machen, haben wir dies gezielt genutzt und in der Pflegedokumentation vermerkt. Zudem konnten wir viele Erkenntnisse aus dieser filmbasierten Reflexion der kurzen Interaktionsmomente auch in Leitungssituationen mit anderen demenzkranken Menschen nutzen.

Beachte!

Besonders erwähnenswert ist, wie die taktilen Reize respektive die Berührung des Fingers in Kombination mit Marte Meo wirken. Die Erfahrungsberichte (**Kap. 9**) zeigen, dass sich Kinästhetik gut mit Marte Meo verbinden lässt. ■

Fallbeispiel Herr H. (Aktivierung)

Herr H. leidet an einer fortgeschrittenen Demenz. Seine motorische Unruhe und Tendenz zum Weglaufen sind eine große Herausforderung für die Pflegenden der Abteilung. Er wird durch eine gemeinsam erfasste 24-Stunden-Tagesstruktur (Pflege und Aktivierung) unterstützt. Dies beinhaltet einen täglichen Spaziergang zu einer festen Zeit, der von der Aktivierung übernommen wird (**Abb. 8-4**).

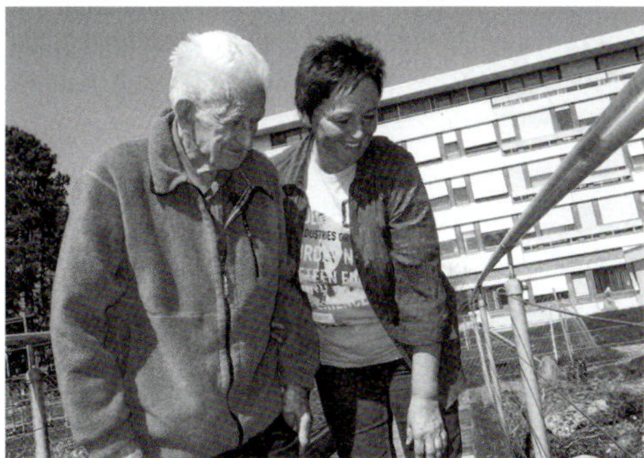

Abbildung 8-4: Heidi Pauli, Leiterin Aktivierung, mit Herrn H. beim Spazieren. (Foto: © dahlia oberaargau ag)

Heidi Pauli, Leiterin Aktivierung bei dahlia oberaargau ag, berichtet, wie sie als Fachfrau Aktivierung eine anspruchsvolle Situation mit Herrn H. erlebt und wie sie Marte Meo dabei einsetzt (Film 13):

„Herr H. war oft sehr unruhig, ging auf der Abteilung immer hin und her. [...] So ging ich bewusst mit ihm spazieren. Es war schwierig, denn er hatte ein Ziel. Er wollte unbedingt nach Bützberg gehen. Und ich konnte ihn einfach nicht davon abhalten. Da kam mir vom Marte Meo in den Sinn, dass ich mich benennen könnte. Und ich habe mich noch nie so benannt wie gerade dann. Dem Bewohner, der durch den Wald gehen wollte, mitten durch den Wald, habe ich gesagt, dass ich eine Frau sei und dass ich jetzt hier nicht durch den Wald hindurchgehen könne. Ich hatte flache Schuhe an. Aber Herr H. hörte mich nicht. Zwei-, ja dreimal musste ich dasselbe sagen und dann schaute er mich lange an und kehrte dann um mit mir [...] und kam wieder zurück mit mir. Dabei murmelte er die ganze Zeit etwas vor sich hin. Ich kann mich nicht genau erinnern, was. Aber es hat gewirkt: mit Benennen.

[...] Was mir noch aufgefallen ist: Wenn wir zurückgekommen sind, war er immer sehr ruhig. Er war zufrieden, ausgeglichener und das entlastet natürlich die Abteilung, v.a. auch die Pflegenden. Und was speziell war bei ihm: Ich habe ihm dann jeweils einen Kaffee angeboten, sagte ihm, dass er an seinem Platz absitzen könne. Aber er beanspruchte es [den Kaffee, Anm. der Autorin] nicht für sich selbst: Er bot mir seinen Platz an. Ich musste also mit ihm zusammen – nein, ich durfte – mit ihm einen Kaffee trinken. Das hat er sehr geschätzt."

Fallbeispiel von Maria Aarts

Maria Aarts schreibt zur Ausgangslage (2008, S. 48): „Eine Marte Meo Supervisorin bat mich um eine kurze Supervision zu einem Film, der von einem älteren, zunehmend an Demenz erkrankenden Mann in einem Altenpflegeheim handelte. Das Pflegeteam: Wir können bald nicht mehr. Dieser Mann will immer im Mittelpunkt stehen; wir kommen kaum zu unserer Routinearbeit [...].

Die Marte Meo Supervisorin zeigte mir einen Filmausschnitt: Darin sieht man, wie der Bewohner den Pflegekräften hinterherläuft; sie reagieren darauf, indem sie ihn bitten, sitzen zu bleiben. [...] Es kostet ungeheuer viel Aktivität und Energie, ihn an einem Ort zu halten." (Ebd., 2008, S. 48)

In der Folge berichtet Maria Aarts, wie sie versuchte, *die Botschaft hinter dem herausfordernden Verhalten* dieses Mannes zu lesen. Nachdem sie erfahren hatte, dass er zuvor mit seiner Frau zu Hause gelebt hatte und nach deren plötzlichem Tod vor zwei Monaten unvorbereitet ins Pflegeheim musste, war ihr klar, dass er auf diese Weise versuchte, Kontakt aufzunehmen:

„Daraufhin wurde mir klar, dass dieser Mann versuchte, so etwas wie eine ‚erste Beziehung bzw. Bindung' aufzubauen. [...] Davon ausgehend brachte ich die Marte Meo Information über den Aufbau einer ersten Beziehung bzw. Bindung ein. Wir wissen, dass es hierfür erforderlich ist, einem Menschen auch körperlich nahe zu sein. Jemand zeigt dir, dass er/sie gerne mit dir zusammen ist, dich gerne sieht, sich freut, dass du da bist, an deinen Initiativen interessiert ist. Auf diese Weise entwickelt sich eine emotionale Beziehung als Basis für eine gute Grundsicherheit. Auf der anderen Seite hilft dieses Vorgehen, das Leben, den Alltag zu strukturieren und Verhaltensmodelle zu entwickeln, die helfen, mit schwierigen Situationen umzugehen, Gefühle zu regulieren [...]." (Aarts, 2008, S. 49)

Maria Aarts gibt folgende bildbasierte Informationen:

- Zeigen Sie ihm ein *gutes Gesicht*, wenn Sie den Mann sehen.
- Sobald er nur eine Andeutung eines positiven Gefühls in seiner Mimik zeigt, spiegeln Sie ihm dies. *Wozu?* Damit eine emotionale Bindung wieder möglich werden kann.
- Nehmen Sie ihn eine Weile mit.
- Benennen Sie dabei deutlich, was Sie beide tun. Benennen Sie die Abläufe. *Wozu?* Damit er Sie in der für ihn neuen Umgebung kennenlernt und Orientierung und Überblick und damit auch ein Gefühl von Sicherheit gewinnt. (Ebd., 2008, S. 49).

Der alte Mann konnte so von Tag zu Tag neu eine Beziehung aufbauen. Die Pflegenden hatten neue Handlungsideen, um auf sein herausforderndes Verhalten zu reagieren (Aarts, 2008, S. 49; Aarts, 2009, S. 136–138).

Beachte!

Es ist bekannt, dass sich die Bindungstheorien (z.B. Ruppert, 2006, S. 1–34) im Frühbereich mit Marte Meo einfach und konkret in die gewöhnlichen Interaktionen des Alltags übertragen lassen (Hawellek, 2006, S. 4–11; Thelen, 2014, S. 7). Interessant ist, dass Maria Aarts dies für den Demenzpflegebereich ähnlich erklärt. ■

8.1.2 Fallbeispiele zu Demenz aus dem ambulanten Kontext

Claudia Berther

In der ambulanten Pflege ist das Einhalten eines Einsatzplans immer wieder ein Thema. V.a. bei der Pflege demenzkranker Klienten wirkt sich Eile jedoch kontraproduktiv aus. Bewusst Leitungselemente anzuwenden, beugt Widerstand vor, hilft den Klienten, zu kooperieren, und trägt somit dazu bei, rechtzeitig fertig zu sein.

Ausgangslage (Film 18)

Die Spitexmitarbeiterin hat die Grundpflege praktisch beendet und möchte nun noch Creme auf die Wange der Klientin auftragen. Im Rahmen des Marte Meo Practitioners werden die Klientin und die Pflegende gefilmt. Die Klientin war darüber informiert worden, hatte dann jedoch vergessen, dass noch jemand da ist.

Beginn des Dialogs

Die Klientin schaut zur Kamera, dann zurück zur Pflegenden und fragt: „Was ist das für eine Frau?" Die Pflegende entgegnet: „Das ist Claudia." Klientin: „Ja, was macht sie?" Pflegende: „Sie filmt uns." Klientin: „Aha."

Marte Meo Information

Die Antworten erfolgen mit ruhiger Stimme und einem freundlichen Lächeln, als ob die Pflegende die Fragen zum ersten Mal gehört hätte.

Beachte!

Für die Klientin ist es wichtig, Informationen in wohlwollendem Ton zu erhalten. Sie ist dadurch für kurze Zeit orientiert und fühlt sich sicher. Eine gestresste Stimme würde sie verunsichern: Sie könnte den Ärger nicht einordnen, weil sie kein Erinnerungsvermögen mehr hat (Hauser et al., 2016).

Positive Leitungselemente

Marte Meo Elemente: Freude teilen, Zeitgeben, Folgen, Benennen, Bestätigen.

Unterstützendes Verhalten: wohlwollende Stimme, freundliches Gesicht, in eine positive Atmosphäre investieren.

Im Video ist zu sehen, wie sehr sie sich darüber freut, gefilmt zu werden, sie animiert die Pflegende dazu, mit ihr zu jubeln. Diese tut ihr den Gefallen, ein goldenes Geschenk für die Klientin (Aarts, 2017d) und gemeinsam erleben sie einen schönen Moment. Die ganze Szene dauert ca. 20 Sekunden - gut investierte Zeit in eine fröhliche, positive Atmosphäre. Mittlerweile hat die Klientin aber vergessen, wie es weitergeht. Die Pflegende geht zum positiven Leiten über:

- *Wann und was?* Als die Klientin den Kopf in Richtung der Pflegenden zu wenden beginnt, tritt diese einen Schritt näher zur Klientin und wartet einen kurzen Moment (**Abb. 8-5**).
- *Wozu?* Durch Körperhaltung und das *Zeitgeben* sendet die Pflegende der Klientin die nonverbale Botschaft, dass sich nun etwas verändert. Das Folgen hilft ihr, den geeigneten Moment zu erkennen, um den nächsten Schritt einzuleiten.
- *Wann und was?* Als die Klientin die Arme zu senken beginnt, zeigt die Pflegende mit dem Finger auf die Wange und benennt, was als Nächstes geschieht (**Abb. 8-6**).

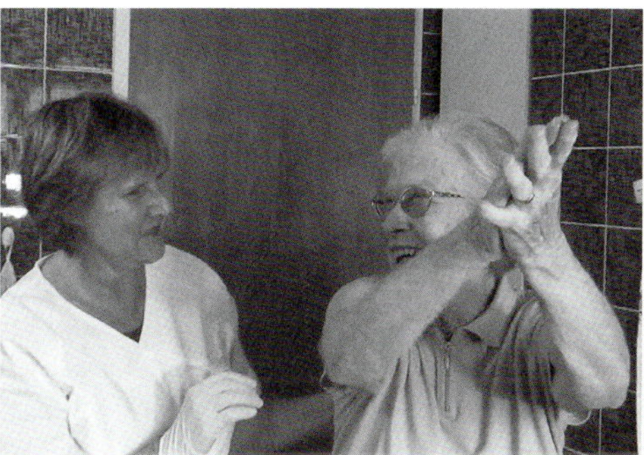

Abbildung 8-5: Zeitgeben und Folgen. (Videostandbild: © Claudia Berther, Wallbach)

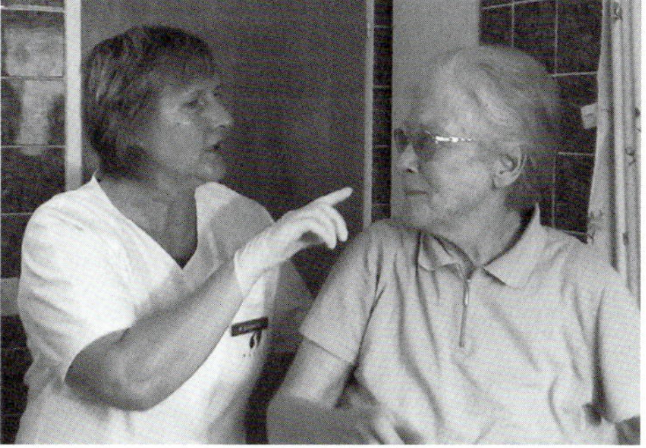

Abbildung 8-6: Den nächsten Schritt zu benennen hilft der Klientin, zu kooperieren. (Videostandbild: © Claudia Berther, Wallbach)

- *Wozu?* Durch das Zeigen und Verbalisieren hilft sie der Klientin einzuordnen, was nun weiter geschieht. Wenn sie dies versteht, kann sie besser kooperieren.

8.1.3
Das Marte Meo Krisenkonzept bei Demenz

Therese Niklaus Loosli

Der Umgang mit herausfordernden Situationen, beispielsweise Verweigerung, Verwirrung, Orientierungslosigkeit, Davonlaufen und aggressivem Verhalten, fordert sowohl von Pflegenden als auch von demenzkranken Menschen viel Energie und Geduld und führt oft rasch zu kritischen Situationen. Mit der Marte Meo Methode lässt sich *die Botschaft hinter herausforderndem Verhalten lesen.* Dies ermöglicht, in Krisensituationen deeskalierend zu kommunizieren und zu intervenieren (Berther & Niklaus, 2013, S. 54–56; Niklaus, 2018a, S. 1).

Fallbeispiel

Herr F. leidet an einer fortgeschrittenen Demenz. Er geht oft unruhig auf der Abteilung der Alters- und Pflegeinstitution hin und her und betritt oft Zimmer anderer Bewohner. Hin und wieder gelingt es ihm, trotz verschlossener Türen und codiertem Lift, unbemerkt die Abteilung zu verlassen und zügig wegzulaufen: eine kritische Situation für den Bewohner, aber auch für das involvierte Pflegeteam und die Angehörigen. Herrn F. zurückzubringen wird zunehmend anspruchsvoller, denn er reagiert aufgebracht, schlägt um sich und lässt sich von Betreuenden nur mühsam beruhigen. Die immer häufigeren heiklen Situationen mit Weglaufen, motorischer Unruhe, Verwirrung, Verweigerung und aggressivem Verhalten belasten die Pflegenden. Nicht zu wissen, wann schlechte Nachrichten zu erwarten sind, verunsichert die Angehörigen. Zudem werden Besuche bei Herrn F. für sie immer mehr zur Belastung.

Im Beispiel nimmt die Selbst- und Fremdgefährdung von Herrn F. zu und es kann von einer Krise des Individuums und seines sozialen Systems gesprochen werden. Eine Krisenintervention bedeutet, sich von außen einzuschalten, wenn sich eine Situation für ein Individuum oder ein soziales System akut und bedrohlich zuspitzt. Diese Intervention sollte eine kritische Entwicklung zur möglichen Katastrophe aufhalten und die kritische Situation bewältigen helfen.

8.1.3.1
Einschätzen mit der Marte Meo Methode

Die Marte Meo Methode kann gemäß obiger Definition auf vielfältige Weise zur *bewussten Krisenprävention* und *Krisenintervention* bei Menschen mit einer Demenz beitragen. Dies wird am Beispiel von Herrn F. konkret dargestellt.

- Zuerst dient die Marte Meo Methode als lösungsorientiertes *Einschätzungsinstrument* zum Lesen der Botschaft hinter seinem schwierigen Verhalten. Es werden kurze Alltagsinteraktionen, keine Krisensituationen gefilmt (Berther & Niklaus, 2013, S. 54). Herr F. wird beim Zähneputzen mit einer Pflegenden gefilmt. Es geht darum, die Botschaft hinter seinem herausfordernden Verhalten zu lesen:
- Welche Fähigkeiten hat er noch, welche hat er bereits verloren? Kennt er den Ablauf „Zähneputzen“ noch?
- Wie reagiert er auf Tempo und Menge von Informationen?
- Welches Kommunikationsverhalten kann ihn beruhigen?

- Was braucht er an kommunikativer Unterstützung, um sich kompetent und sicher zu fühlen?

8.1.3.2 Marte Meo für die Krisenprävention

Die Beantwortung obiger Fragen hilft, in kritischen Situationen deeskalierend zu kommunizieren, denn Überforderungen können bei demenzkranken Menschen rasch Konflikte auslösen (Haas, 2014, S. 1–4). Dies bewusst zu tun trägt zur *Krisenprävention* bei.

Bei der Analyse des Films von Herrn F. zeigt sich:

- Es ist wichtig, bewusster den *Anschluss* mit ihm zu suchen, damit er überhaupt wahrnimmt, worum es geht, und „ankommt im gleichen Projekt wie die Betreuungsperson", wie Maria Aarts zu sagen pflegt (2014b).
- Herr F. macht besser mit und wirkt viel ruhiger, wenn die Pflegende deutlich *benennt, was sie selbst konkret tut*. Wenn sie ihm die Zahnbürste gibt, sagt sie: „Herr F., ich gebe Ihnen nun die Zahnbürste." Sie sagt dies mit *ruhiger, einladender Leitungsstimme* (**Kap. 8.4**).

Diese Marte Meo Elemente sind für Pflegende hilfreich, um ganz *in die Ruhe*, ins *Hier und Jetzt* und in den *Schritt-für-Schritt-Modus* zu kommen. Und das brauchen Menschen, die an einer fortgeschrittenen Demenz leiden besonders, denn sie leben oft vollständig im Hier und Jetzt, haben die Fähigkeit verloren, vorauszudenken und zu planen, nehmen aber emotional vieles wahr und reagieren oft sehr emotional.

Genau diese Marte Meo Elemente – *guten Anschluss herstellen, die eigene Handlung benennen, eine ruhige, einladende Leitungsstimme verwenden* – können Pflegende nun bei alltäglichen Pflegeverrichtungen bewusster und öfter anwenden. Wenn sie *die eigene Handlung benennen*, fühlen sie sich sicherer und haben in der kritischen Situation einen besseren Überblick. Den demenzkranken Menschen gibt es Orientierung und Sicherheit und schon dies kann in kritischen Situationen deeskalierend wirken.

Im Film tragen die Miniinterventionen der Kommunikation – *guten Anschluss herstellen, Sich Benennen, mit einladender Stimme sprechen* – schon sichtlich zur *Krisenprävention* bei. Zudem wird der Pflegenden anhand der Marte Meo Videointeraktionsanalyse klar, dass sie bewusster und *etwas länger aufmerksam wartet, ihm Zeit gibt und folgt*, nachdem sie Herrn F. gesagt hat, was er als Nächstes tun kann. Denn sein Befinden und seine Orientierung schwanken von Tag zu Tag, manchmal von einem Moment zum anderen erheblich. Heute geht das Zähneputzen mit wenig unterstützender Kommunikation. Die Pflegende gibt ihm die Zahnbürste, benennt sich und schon putzt Herr F. alle seine Zähne selbstständig gut und sauber, hält am Schluss seine Zahnbürste sogar unter den Wasserhahn und stellt sie in den Becher zurück: all dies ohne weitere Anweisungen und Hilfestellungen der Pflegeperson. Heute gelten die wichtigen Marte Meo Prinzipien „*Weniger ist mehr*" und „*Aktivieren statt kompensieren*".

Ein *positives Abschließen* mit einer *freundlichen Bestätigung*: „Das haben Sie gut gemacht" genügt heute und hilft ihm wahrzunehmen, dass er die Handlung abgeschlossen hat, es gibt ihm Struktur und hinterlässt bei ihm ein gutes Gefühl.

Der Pflegenden fällt auf, dass sie diese Unterschiede bisher gar nicht deutlich wahrgenommen hat: Am heutigen Tag weniger zu tun ist wichtig, damit Herr F. Gelegenheit erhält, es noch selbstständig zu tun und sich als kompetent und wichtig zu erleben. Für die Pflegende gibt es mehr Möglichkeiten, bei denen sie nichts aktiv tun muss, sich im Gegenteil freuen kann an dem, was gut läuft. Den Moment bewusst zu genießen führt bei der Pflegenden zu einem *guten Gesicht*, das sie Herrn F. schenkt, wenn er sie anschaut.

Merke!
Ein *gutes Gesicht* zu sehen unterstützt und bestätigt demenzkranke Menschen, die sich an Emotionen orientieren. Gleichzeitig kann die Pflegeperson bewusst Energie tanken, denn es ist ein *Happ Happ Moment*. Beides trägt zur *Krisenprävention* bei, denn je ruhiger und entspannter Pflegepersonen Interaktionsmomente angehen, desto günstiger verlaufen sie. Schwierige Verhaltensmomente demenzkranker Menschen zu begleiten braucht viel Energie und Geduld. Genügend *Happ Happ Momente* einzubauen, führt daher nicht nur zur *Krisenprävention* für den Betreuten, sondern auch zur persönlichen *Krisenprävention* für die Pflegenden (Burnout-Prophylaxe) (Graaf, 2014, S. 1–8).

Selbstverständlich hat die Pflegende die Möglichkeit, die laufende Interaktion zur *bewussten Krisenprävention* mit unterstützenden Mikrokommunikationselementen weiter zu nutzen: Das regelmäßige *Bestätigen* mit: „Sehr gut", „Ja, genau, jetzt putzen Sie noch die oberen Zähne" (*Handlung des Gegenübers benennen*) und „Jetzt haben Sie alle Zähne sehr gut geputzt" trägt dazu bei, dass Herr F. zu lächeln beginnt und sich sichtlich kompetent und wahrgenommen fühlt. Ein solch guter Interaktionsmoment während des Zähneputzens trägt in der Regel den Pflegenden zufolge auch dazu bei, dass er im Verlauf des Tages seltener dazu neigt, bei Überforderung mit aggressivem Verhalten und Davonlaufen zu reagieren (Mol et al., 2010, S. 277–300).

> *„Bei fortgeschrittener Demenz ist die Fähigkeit zu beginnen und aufzuhören, reduziert. Um den Patienten in diesem Prozess zu unterstützen, sollte die Pflegeperson den Patienten eine Handlung zu Ende bringen lassen, bevor eine neue Handlung begonnen wird. Um das Ende einer Handlung deutlich zu machen, sind die Sprechmelodie und das Timing sehr wichtig. Wenn eine Handlung zu Ende geht, signalisiert die Pflegekraft dies durch Senken der Stimme. Wenn eine Handlung beginnt, signalisiert sie das durch die Wahl höherer Töne."* (Munch, 2013, S. 7)

An anderen Tagen genügt es nicht, einen guten Anschluss herzustellen und zu benennen. Gestern beispielsweise hielt Herr F. die Zahnbürste in der Hand und schaute sie ratlos an. Bevor mit der Marte Meo Methode gearbeitet wurde, blieben solche Momente meist unerkannt, da sie ultrakurz und damit nicht einfach wahrzunehmen sind. Zudem war die Pflegende oft schon beim nächsten Schritt und ließ Wasser in den Becher laufen, während Herr F. sich die Zähne putzen sollte. Daher sah sie seinen ratlosen Gesichtsausdruck erst später im Film. Und dann kam es, wie sie es sich gewohnt war, bevor sie die Methode kannte: Herr F. stand auf, rannte aus dem Zimmer und reagierte auf den Versuch der Pflegenden, ihn wieder ins Zimmer und zum Zähneputzen zu führen, äußerst aufgebracht mit Schlagen.

Offensichtlich wusste Herr F. in diesem Moment nicht mehr, was er als Nächstes tun sollte. Seit die Pflegenden in der Marte Meo Methode geschult sind, nehmen sie bewusst wahr, wenn der Bewohner kommunikative Unterstützung braucht. Zeigt er einen orientierungslosen Gesichtsausdruck, setzen sie bewusst die sogenannte *Schritt-für-Schritt-Anleitung zur Krisenprävention* ein (Berther & Niklaus, 2013, S. 54; Niklaus, 2018a, S. 1) und sagen: „Herr F., Sie können jetzt die Zahnbürste in die rechte Hand nehmen. Ja, genau, sehr gut. Und jetzt können Sie damit hier unten die Zähne putzen. Sehr gut." Je nachdem mit *Doppelinstruktion: Genau sagen, was er als Nächstes tun kann und mit dem Finger gleichzeitig zeigen*. Immer wieder aufmerksam warten, Zeit geben, kleinschrittig bestätigen: So wird es möglich, dass Herr F. nicht nur seine Zähne selbstständig putzen kann, sondern nach dem Zähneputzen ganz ruhig sitzen bleibt und dies sichtlich geniesst.

Merke!

Wird ein demenzkranker Mensch bei einer Pflegeverrichtung ärgerlich und reagiert verwirrt, wenn die Betreuende ihm zu wenig Zeit lässt, ist beim Kommunizieren darauf zu achten, länger aufmerksam zu *warten*, ihm *mehr Zeit* zu geben. Ferner ist genau zu beobachten, was er noch selbst tun kann und wo er Hilfe braucht (bewusst Schritt-für-Schritt-Anleitung anwenden). In alltäglichen Pflegesituationen bewirkt dies öfters, dass Krisensituationen und auffälliges Verhalten abnehmen (Munch, 2013, S. 1–10; Niklaus, 2018a, S. 1).

Bei Pflegeverrichtungen und in gewöhnlichen Interaktionsmomenten kann mit der Marte Meo Methode bewusst *Krisenprävention* bei demenzkranken Menschen geleistet werden – für diese und ihre Angehörigen eine *Qualitätsverbesserung der Pflege*. Und Pflegende werden motiviert, ihre nächste Arbeit mit der demenzkranken Person sicher und ruhig anzugehen, denn sie haben Handlungsideen.

8.1.3.3 Bewusstes Nutzen der freien Situation zur Krisenprävention

Kurze *freie Momente* (**Kap. 3.2**) von ein bis zwei Minuten Dauer können bewusst zur *Krisenprävention* genutzt werden. Wenn Herr F. im Flur sitzt und vor sich hinschaut, können Pflegende kurz anhalten, *auf Augenhöhe gehen*, *aufmerksam warten* und *ruhig schauen (Folgen)*, wo sein Aufmerksamkeitsfokus liegt. Mit *freundlicher Stimme* können sie die *Handlung des Gegenübers benennen*: „Sie schauen gerade vor sich hin, Herr F." Auf jeden Fall weiß der Bewohner in dem Moment, dass die Pflegende ganz bei ihm ist, dass wichtig ist, was er tut. Und sehr oft gelingt es Herrn F. durch eine solche Mikrointervention aus eigener Kraft *Blickkontakt* zur Pflegenden zu suchen. Aus eigener Kraft Blickkontakt mit dem Gegenüber aufzunehmen, diese Fähigkeit, dieses Modell hat er größtenteils verloren.

Die genannten Marte Meo Elemente, v.a. das *Benennen der Handlung oder des Gefühls des Gegenübers*, vermag das größtmögliche, in dem Moment verfügbare Potenzial eines demenzkranken Menschen zu wecken (**Kap. 8.4**). Durch die *freundliche Stimme* erhält der Bewohner zudem eine Orientierung, einen „akustischen Anker": Er weiß, dass ein Gegenüber da ist und wo es ist. Gerade bei demenzkranken Menschen, die die Fremdwahrnehmung mehrheitlich verloren haben, sind diese Mikrobausteine der Kommunikation eine starke Unterstützung und führen in der Regel dazu, dass die demenzkranke Person danach während des Tages weniger herausforderndes Verhalten zeigt. Wenn sie den Blick zur Pflegeperson (**Abb. 8-7**) sucht, sieht sie ihr *gutes Gesicht* und bekommt emotionale Bestätigung. Das gibt der Klientin Sicherheit. Freie Situationen wirken nicht nur präventiv zur Vermeidung von kritischen Momenten, sondern erleichtern auch nachfolgende Pflegeverrichtungen und ermöglichen Betreuten gute Momente (Berther & Niklaus, 2012b, S. 35; Berther & Niklaus, 2013, S. 54; Niklaus, 2018a, S. 1). Im Film 15 wird deutlich, wie eine freie Situation nach Marte Meo für herausfordernde Situationen und Krisenprävention genutzt wird.

8.1.3.4 Marte Meo als Kriseninterventionsinstrument

Wie kann Herr F. dazu gebracht werden, zurück ins Zimmer zum Zähneputzen zu kommen, wenn er aufgebracht aufgesprungen und weggelaufen ist?

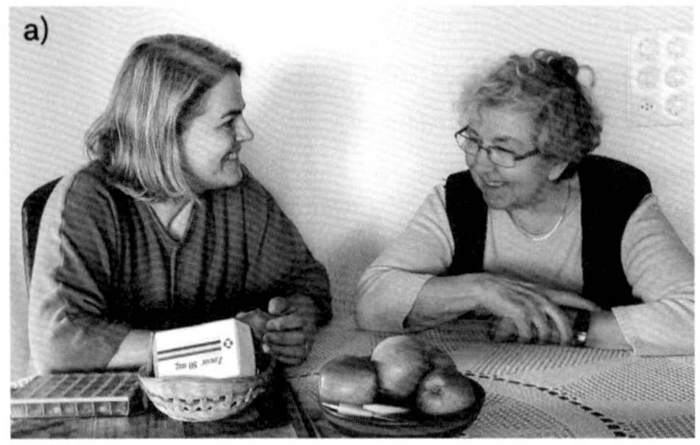

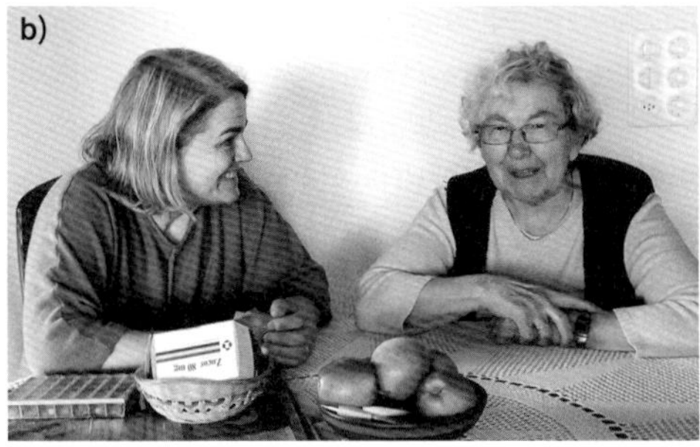

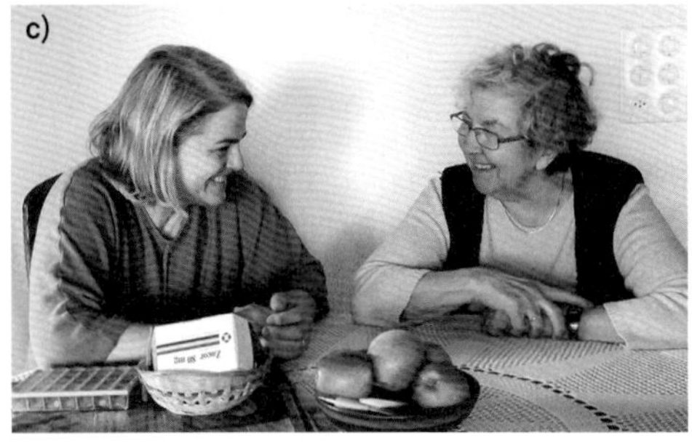

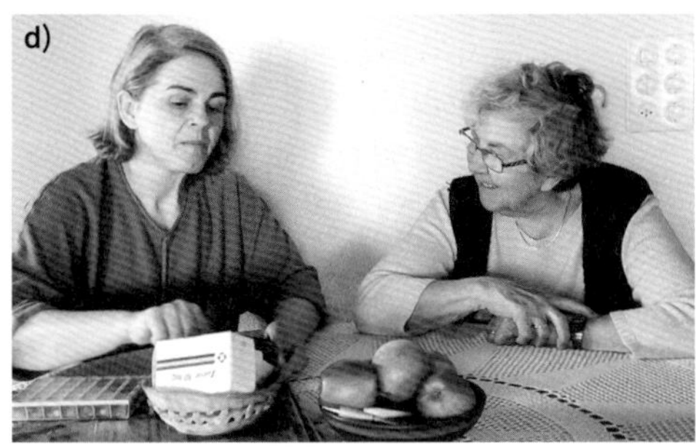

Abbildung 8-7: Elemente der freien Situation nutzen.
a. Einen Moment (wenige Sekunden) zusammen geniessen und lachen – so aktiv eine gute Atmosphäre schaffen: Frau E., sie ist betreuende Angehörige, (links im Bild) lacht (*gutes Gesicht*), *wartet aufmerksam* und *folgt* mit ihrem Blick Frau H. (rechts), die in diesem Moment auf den Tisch guckt und auch schon mitschmunzelt. (Videostandbild: © Therese Niklaus, Herzogenbuchsee)
b. Eine Sekunde später sieht Frau H. auf und in den Raum (Richtung Kamera). Frau E. schenkt ihr diese Zeit, *wartet weiter aufmerksam und geduldig*, mit *freundlichem Gesicht*, *einem Lachen* und ist mit ihrer Aufmerksamkeit (*folgen*) ganz bei Frau H. Diese Marte Meo Elemente aktivieren Frau H. (Videostandbild: © Therese Niklaus, Herzogenbuchsee)
c. Frau E. *folgt* und *wartet* weiter *aufmerksam* (1 Sekunde): Schon guckt Frau H. in die Richtung von Frau E. und sieht in ein lachendes Gesicht *(gutes Gesicht)*, wo auch die *guten Töne* (Lachen) herkommen. Bereits nach wenigen Sekunden ermöglicht dies einen *guten Anschluss*. Frau H. erfährt nicht nur einen guten Moment, sondern dieser *gute Anschluss* ermöglicht, schon jetzt und optimal zu starten mit dem„Medikamente zeigen und erklären". Frau H. kann sich Neues nicht mehr gut merken, vergisst rasch und bringt die Medikamente oft durcheinander, auch wenn diese vor ihren Augen in den selbsterklärenden 1-Tagesdosierer gefüllt werden. Dies belastet die Angehörigen und führt öfters zu kritischen Situationen. (Videostandbild: © Therese Niklaus, Herzogenbuchsee)
d. Die Angehörige E. beginnt nun gleich und nimmt mit ihren Händen das Körbli mit den Medikamenten in die Nähe und *benennt sich dazu*: Frau H. ist ganz aufmerksam mit ihrem Blick bei den Lippen von Frau E. Diese wenigen Sekunden erleichtern nicht nur, dass das „Medikamente zeigen und erklären" einfacher geht, sondern dass Frau H. die damit verbundenen Informationen auch besser verarbeiten kann (**Kap. 8.4**). (Videostandbild: © Therese Niklaus, Herzogenbuchsee)

Folgende *Marte Meo Leitungselemente* wirken deeskalierend:

- *Folgen und seine Handlung benennen:* Sich in seine Welt begeben und daran anschließen. „Sie gehen jetzt sehr schnell, Herr F.", anstatt: „Nun sind Sie schon wieder weggelaufen!"
- *Seinen Namen zu nennen* ist geschickt, weil er so besser merkt, dass er gemeint ist.
- *Aufmerksam warten, Zeit geben* und *folgen:* genau beobachten, wie diese Worte bei ihm angekommen sind.
- *Sich selbst benennen:* „Ich gebe Ihnen die Hand und führe Sie zurück in Ihr Zimmer"

anstatt: „Nein, Sie dürfen nicht weiter weg. Nicht aus dem Zimmer gehen!"

- *Den nächsten Schritt benennen/sagen wie ich es haben möchte:* Dies gibt ihm Orientierung und Sicherheit. „Sie können hier nach rechts gehen." anstatt Fragen zu stellen: „Wollen Sie jetzt nicht mit mir zurückkommen?" Fragen werden oft aus Höflichkeit gestellt, obwohl dies den Bewohner überfordert und er in dem Moment keine Wahl hat. Fragetöne verunsichern/verwirren ihn zusätzlich.
- *Freundliche Töne* und klare, *einfache Sätze* in *ruhigem Tempo* wirken deeskalierend.
- *Tempo* und *Klang* der *Stimme* beachten, denn Demenzkranke reagieren stark auf Zuwendung und Gefühle. Dies ist in Krisensituationen entscheidend. Hektisch ausgesprochene Sätze verstärken eine akute Krisensituation.
- Einen *Ton*, ein *Wort der demenzkranken Person zu wiederholen*, wenn sie verwirrend oder unverständlich spricht. Er sagt: „... und sofort Abfall." Wir wiederholen: „Abfall". Oder er murmelt etwas Unverständliches, wir wiederholen seine Töne. Dies gibt ihm das Gefühl, verstanden zu werden und bringt Verlangsamung und Beruhigung (**Kap. 8.4**).

Merke!

Mikrokommunikationselemente tragen dazu bei, aggressives und/oder verwirrtes Verhalten zu reduzieren, sich selbst und das Gegenüber in die Ruhe zu bringen und ganz auf den Moment bezogen zu kommunizieren (Schäuble & Scholz, 2013). ■

Betreuenden bringt es Sicherheit zu wissen, wie sie in akuten Krisen kommunizieren und mit welchen Marte Meo Elementen sie ihre Interventionen unterstützen können. Ihre Sicherheit überträgt sich über Spiegelneurone auf den Menschen mit Demenz und trägt zu dessen Beruhigung bei (Bauer, 2006; Berther & Niklaus, 2013, S. 55; **Kap. 8.4**).

8.1.3.5 Krisenprävention und -intervention mit bildbasierter Beratung

In Krisensituationen ist das Umfeld eines dementen Menschen (Angehörige, Nachbarn, Spitexfachleute, freiwillige Helfende, Betreuende, Lernende) meist besorgt, ratlos und überfordert. Diese negativen Gefühle übertragen sich auf die Erkrankten und verstärken das herausfordernde Verhalten des Betroffenen und die Krise des Systems: ein Teufelskreis (Berther & Niklaus, 2013, S. 55; **Kap. 8.4**). Hier ist die bildbasierte Beratung hilfreich. Wenn Filmsequenzen zeigen, was eine Angehörige oder Lernende intuitiv unterstützend tut, was den dementen Menschen beruhigt, erlebt sie sich als sicher und handlungsfähig. Sie kann diese Marte Meo Elemente nun *bewusst* anwenden. Ihre positiven Gefühle übertragen sich auf den demenzerkrankten Menschen, was auch ihn beruhigen kann (**Kap. 3.7.4**).

Die Bilder helfen zudem, auffälliges Verhalten einzuordnen und die betroffene Person neu und besser kennenzulernen. Alle Beteiligten haben eine gemeinsame Sprache. Eine gelingende Kommunikation ist besonders wirksam bei Menschen, die an einer Demenz leiden (Schäuble & Scholz, 2013), und erleichtert die Zusammenarbeit im Team und im interdisziplinären Helfernetz. Dies ist wesentlich für eine erfolgreiche Krisenintervention.

8.1.3.6 Kritische Reflexion

Um eine passgenaue Fachberatung für Krisensituationen zu bieten, sind Filmaufnahmen mit Einverständnis der betroffenen Person oder ihrer Angehörigen respektive rechtlich Zuständigen erforderlich (**Kap. 7**). Nach genauer Analyse der Interaktionen werden nötige Schritte davon abgeleitet. Ohne Filmaufnahmen lassen sich bei der betroffenen Person in der akuten

Krise zwar einige hilfreiche Marte Meo Elemente anwenden, um jedoch die Botschaft hinter ihrem herausfordernden Verhalten zu lesen, sind kurze Filmsequenzen nötig, um präventiv kommunikative Unterstützung einsetzen zu können. Ist vor einer erneuten Krisensituation keine Reflexion anhand des Films erfolgt, kann in der akuten Krise selbst nicht gleichzeitig gehandelt und am Film reflektiert werden (Berther & Niklaus, 2013, S. 56).

Automatisieren und vertieftes Lernen der Elemente für das Nutzen in kritischen Situationen sind aus Büchern kaum ausreichend möglich: Das Lernen am eigenen positiven Modell ist dazu in der Regel notwendig (**Kap. 5.3**). Damit diese Mikrokommunikationsbausteine (< 1 s) auch in schwierigen Situationen automatisch angewendet werden können, ist bildbasiertes Training wichtig. An einfachen Situationen werden die Elemente geübt, um sie dann automatisch auf kritische Situationen transferieren zu können (**Kap. 8.4** und **Kap. 5**).

Zur maßgeschneiderten Krisenbewältigung sind in der Regel weitere Interventionen nötig (z. B. Krisengespräch, schützende Maßnahmen, möglicherweise Medikamente). Marte Meo als alleiniges Krisenkonzept genügt nicht. Bewusst Marte Meo Elemente einzusetzen, kann jedoch die Wirkung anderer Interventionen und Maßnahmen sowie die Kommunikation im Helfernetz unterstützen (Berther & Niklaus, 2013, S. 56).

Auch wenn generell anerkannt wird, wie wichtig eine gelingende Kommunikation im Umgang mit an Demenz erkrankten Menschen ist (Schäuble & Scholz, 2013), wurde die Marte Meo Methode noch nicht oft als Krisenkonzept für Demenz beschrieben. Maria Aarts weist lediglich darauf hin, dass anhand von Filmsequenzen die Botschaft hinter herausforderndem Verhalten lesbar wird, was Krisen vorbeugen und verringern kann (Berther & Niklaus, 2013, S. 56; Niklaus, 2018a, S. 1). Allerdings wurde das Marte Meo Krisenkonzept bereits oft in der Praxis erprobt mit zum Teil verblüffender Wirkung (Filme 13, 14 & 15).

8.2 Unterstützendes Kommunikationsverhalten in der allgemeinen Pflege

Claudia Berther

Ob ambulant oder stationär, in der Akut- oder Langzeitpflege: Mitarbeitende in Pflege und Betreuung müssen sich laufend, meist innerhalb von Minuten oder sogar Sekunden auf verschiedene Menschen und Situationen einstellen können. Die Pflegeziele, die unterschiedlichen Bedürfnisse und das Arbeitspensum gilt es unter einen Hut zu bringen. Unterstützendes Kommunikationsverhalten kann entscheidend dazu beitragen, dass ein Tag trotz Zeitdruck erfolgreich verläuft.

8.2.1 Registrieren kommt vor Regulieren

Claudia Berther

Filmaufnahmen tragen wesentlich dazu bei, dass sich Mitarbeitende durch das bildbasierte Feedback besser kennenlernen. Einerseits sehen sie sich selbst in den Sequenzen, andererseits erfahren sie, wie sie von Dritten wahrgenommen werden. Oft weichen Selbst- und Fremdwahrnehmung voneinander ab. Jeder Mensch hat einen Bereich (SE-SK®, 2012, S.92ff.) mit „blinden Flecken", d.h. Persönlichkeits- und Verhaltensmerkmalen, die ein Mensch bei sich selbst nicht sieht, die das Gegenüber jedoch wahrnimmt. Durch einfühlsame und ermutigende Rückmeldungen können Selbstvertrauen, Ausdrucksfähigkeit und Kooperationsbereitschaft gestärkt werden (SE-SK®, 2012, S. 94ff.).

Wissen hilft handeln. Wenn Pflegende registrieren, *wann* sie *was* tun und *wozu* diese Marte Meo Elemente wichtig sind (**Kap. 3.4**), haben sie die Möglichkeit, in herausfordernden Situationen ihre eigenen Ressourcen gezielter zu nutzen und ihr Handeln bewusster zu regulieren.

Es folgen Beispiele von unterstützendem Verhalten mit Marte Meo Elementen, erklärt anhand des 3W-Beratungssystems (**Kap. 3.4.1**):

- *Wann* tut die Pflegende etwas, in welchem Moment?
- *Was* tut sie?
- *Wozu* ist das wichtig?

Beispiel 1

Ausgangslage: Eine 96-jährige Bewohnerin leidet an schwerer Osteoporose. Die vergangenen Monate waren geprägt von mehreren Knochenbrüchen. Das Anziehen der Stützstrümpfe (**Abb. 8-8**) ist für sie schmerzhaft, aber aus medizinischer Sicht notwendig. Für die Pflegende erfordert es Kraft und Geschicklichkeit, der Bewohnerin die Kompressionsstrümpfe anzuziehen, wodurch ihre Konzentration automatisch intensiv auf das Bein fixiert ist (**Abb. 8-8a**).

Sich dessen bewusst zu sein ist sehr wichtig, damit auf die Rhythmisierung „Kontaktmoment – Informationsmoment – Aktionsmoment" geachtet werden kann.

Marte Meo Elemente: Anschluss, klarer Anfang und Benennen der eigenen Initiative

- *Wann?* Sobald die Pflegende bereit ist, stellt sie Anschluss her, schaut zur Bewohnerin und sagt: „So, nun bin ich bereit, ich ziehe Ihnen nun den Stützstrumpf an."
- *Was?* Die Pflegende stellt den Anschluss durch Blickkontakt her, macht einen klaren Anfang durch Benennen und ist somit vorhersagbar.
- *Wozu?* Durch Anschluss und Kontakt sind die beiden im gleichen Projekt. Die Pflegende kann Signale lesen und sieht, ob die Bewohnerin ebenfalls bereit ist. Durch das Benennen ist auch die Bewohnerin vorbereitet und über den nächsten Schritt informiert.

Marte Meo Elemente: Benennen der eigenen Initiative, Zeitgeben, Folgen, Anschluss und Kontakt

- *Wann?* Wenn ein heikler Moment bevorsteht.
- *Was?* Die Pflegende benennt die Situation und ihre eigene Initiative: „Achtung, jetzt wird es kurz unangenehm, ich muss das Bein etwas höher halten." Sie blickt zur Klientin (Kontaktmoment, Zeitgeben), bevor sie sie ausführt (**Abb. 8-8b**).

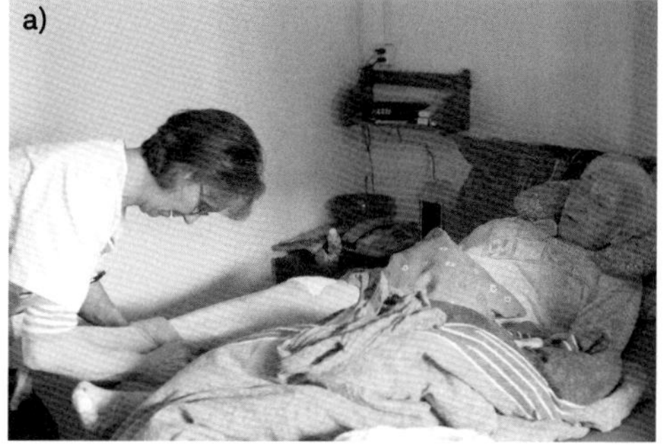

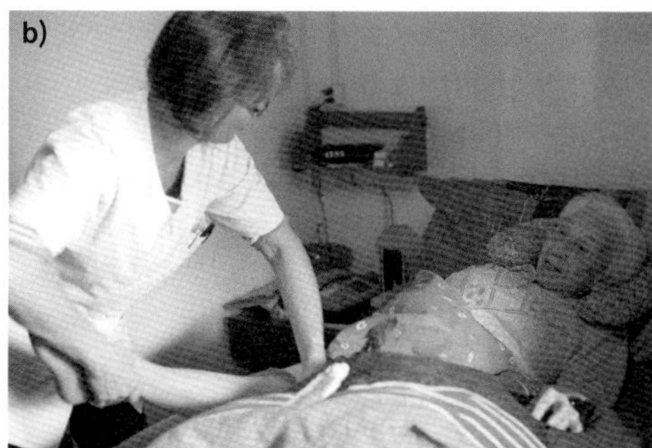

Abbildung 8-8: Feinabstimmung zwischen Pflegender und Bewohnerin durch Rhythmisierung.
a. Aktionsmoment – die Bewohnerin folgt der Handlung. (Foto: © Justine Speissegger, Wallbach)
b. Anschluss durch Blickkontakt. (Foto: © Justine Speissegger, Wallbach)

- *Wozu?* Dadurch gibt sie der Bewohnerin Struktur und Orientierung, was als Nächstes geschieht und diese kann sich besser auf die schmerzhafte Situation vorbereiten. Außerdem erhält sie so die Information, dass die Pflegende weiß, dass die nächste Handlung für sie unangenehm ist. Die Bewohnerin fühlt sich verstanden und kann davon ausgehen, dass die Pflegende möglichst vorsichtig sein wird.

Beispiel 2

Ausgangslage. Eine Klientin hat Durchblutungsstörungen in den Beinen und sehr trockene Haut. Die Gefahr eines Ulcus cruris ist groß. Wegen starker Rückenschmerzen braucht sie Hilfe beim Eincremen und beim Anziehen der Strümpfe. Sie ist bei klarem Verstand, aber schwerhörig. Das Zimmer ist voller Blumen, denn sie durfte gerade ihren 80. Geburtstag feiern.

Beziehungsebene. Solche Pflegemomente sind sehr geeignet für die Beziehungsebene. Durch Folgen und Benennen (**Kap. 3.3**) die Welt der Klienten besser kennenzulernen, daran teilzunehmen und sich gemeinsam zu freuen, ist stärkend für beide Seiten.

Marte Meo Elemente: Anschluss, Folgen, Benennen der Situation, aufmerksam Warten

- *Wann?* Die Pflegende cremt die Zehen ein, ist mit dem Blick bei der Klientin und sagt: „Was für schöne Blumen, Sie hatten gestern Geburtstag". (**Abb. 8-9**).
- *Was?* Die Pflegende stellt zuerst Anschluss durch Blickkontakt her, benennt, was sie sieht, und schließt an das Thema der Klientin an, danach wartet sie ab.
- *Wozu?* Durch die Schwerhörigkeit der Klientin ist es besonders wichtig, erst zu sprechen, wenn der Anschluss gewährleistet ist. Dies ist ein wichtiges Respektmodell und ermöglicht es der Klientin, am Gespräch teilzunehmen. Durch die soziale Aufmerksamkeit der Pflegenden („Was für schöne Blumen, Sie hatten gestern Geburtstag.") und das anschließende „Warten" gibt sie der Klientin Gelegenheit, mitzuteilen, was sie momentan beschäftigt, beispielsweise, dass sie einen wunderschönen Tag gehabt habe, aber nun so müde sei. Die Pflegende erhält so einen Einblick in die Welt der Klientin und kann eventuell die nächsten Pflegeverrichtungen der Situation anpassen. Die Klientin fühlt sich dadurch wahrgenommen. Dies sind wichtige Faktoren für eine gute Beziehung und Klientenzufriedenheit (**Abb. 8-10**).

8.2.2 Multiple Sklerose – wenn der Körper nicht mehr kann

Claudia Berther

Im Gegensatz zu Menschen, die wegen einer Demenzerkrankung nicht auf Erfahrungen zurückgreifen können und dadurch die einfachsten Handlungsmodelle verloren haben, verhält es sich bei Menschen, die z.B. an Multipler Sklerose leiden, genau umgekehrt: Der Kopf weiß Bescheid, aber der Körper kann nicht mehr zuverlässig gesteuert werden. Diese Menschen wissen in der Regel genau, was ihnen guttut und was nicht. Für die Umsetzung sind sie jedoch auf fremde Hilfe angewiesen. Anhand der folgenden Beispiele wird erläutert, welche Marte Meo Elemente für dieses Klientel unterstützend sind.

Beispiel 1

Ausgangslage. Die Klientin leidet zusätzlich zur Multiplen Sklerose an schwerer Osteoporose. Sie erlitt bereits spontane Knochenbrüche, seither ist der Respekt vor dem Transfer in den Rollstuhl gestiegen. Die Angst, dies könnte wieder auftreten, ist bei ihr immer präsent. Er-

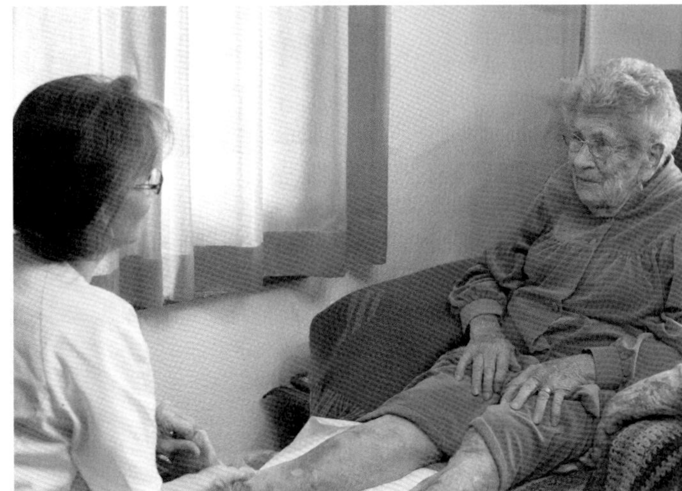

Abbildung 8-9: Anschluss durch Blickkontakt. (Foto: © Justine Speissegger, Wallbach)

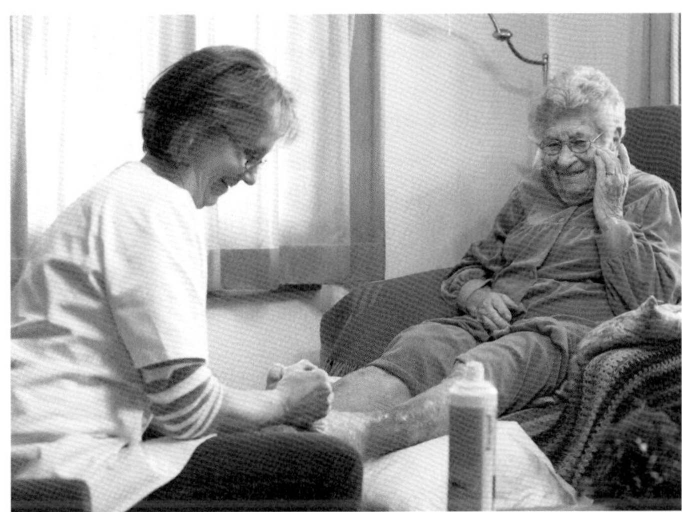

Abbildung 8-10: Eine gute Beziehung. (Foto: © Justine Speissegger, Wallbach)

schwerend kommt hinzu, dass sie auf hektische und unerwartete Bewegungen mit einem Spasmus reagiert.

Marte Meo Element: Benennen der eigenen Handlung

- *Wann?* Vor einer neuen Situation oder neuen Initiativen.
- *Was?* Beispiele: „Ich gehe Wasser holen“, „Ich wasche Ihnen nun den linken Fuß“, „Achtung, ich ziehe nun das Kissen hervor“.
- *Wozu?* Die Klientin kann sich auf eine Handlung einstellen. Sie ist orientiert, was als Nächstes geschieht.

In einem Interview berichtet die Klientin dazu: „Wenn Pflegende benennen, was sie als Nächstes tun, hilft mir dies, mich zu orientieren, ich erschrecke weniger und bin informiert, womit sie gerade beschäftigt sind. Die kurzen Bemerkungen entspannen mich, das ist sehr wichtig für mich, damit ich keinen Spasmus bekomme. (Berther, 2013, Interview)

Beispiel 2

Ausgangslage. Im folgenden Beispiel wird der Transfer (Bett – Rollstuhl) vorbereitet. Die Klientin liegt dazu auf der Seite.

Marte Meo Elemente: Anschluss, aufmerksames Warten, Folgen, Benennen, Rhythmisieren:

Aktionsmoment – Kontaktmoment – Aktionsmoment

- *Wann?* In dem Augenblick, in dem Klientin sagt: „Sie können mir die Kniekehle ein bisschen mehr zum Schrank ziehen, so ist das Becken nachher besser ausgerichtet."
- *Was?* Die Pflegende schaut zur Klientin (*Anschluss*), *wartet*, hört aufmerksam zu und befolgt anschließend die Anweisungen in ruhiger Art. Sie blickt erneut zur Klientin und dann wieder zurück zur Beinstellung. Sie wechselt ab zwischen Aktionsmoment und Kontaktmoment. Sie nimmt dadurch wahr, dass das obere Bein etwas verrutscht ist, sie *benennt* die Situation und ihre nächste Handlung (**Abb. 8-11**).
- *Wozu?* Da die Klientin ihren Körper sehr gut spürt, ihn aber nicht mehr selbst regulieren bzw. bewegen kann, ist sie darauf angewiesen, dass Pflegende achtsame, abgestimmte Bewegungen ausführen. Das gibt der Klientin Sicherheit, sie fühlt sich wahrgenommen, sie entwickelt Vertrauen, die Angst nimmt ab und dadurch bleibt sie entspannter, was den Transfer erleichtert.

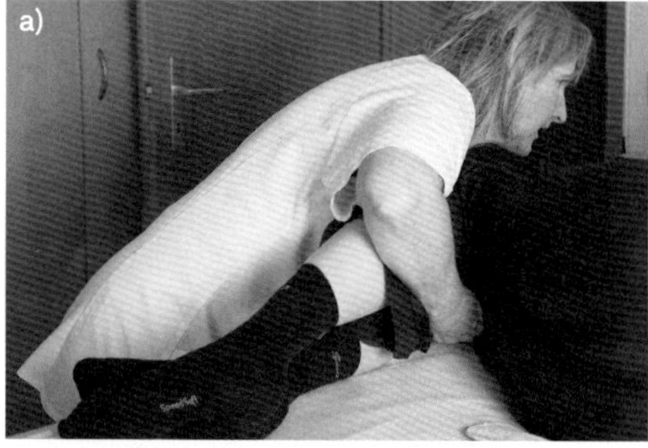

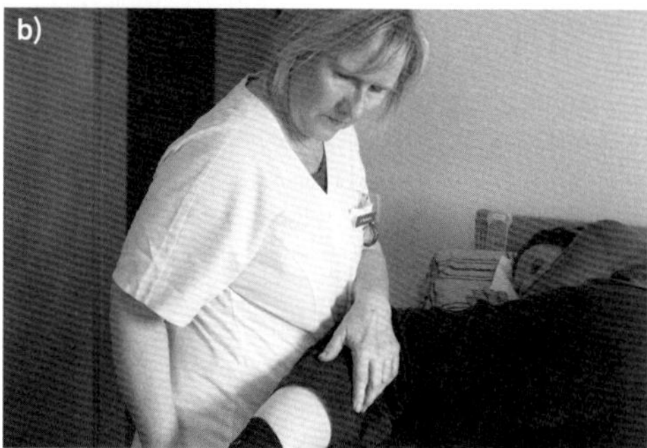

Abbildung 8-11: Feinabstimmung – erfolgreiche Kooperation durch aufmerksames Zuhören und achtsames Handeln.
a. Feinabstimmung – Kontaktmoment (Foto: © Justine Speissegger, Wallbach)
b. Wahrnehmen – Beinlagerung korrigieren (Foto: © Justine Speissegger, Wallbach)

Kleine Veränderung – große Wirkung. In einem Interview teilt die Klientin mit: „Für mein Empfinden ist die Veränderung ganz deutlich, aber man sieht von außen fast nichts. Für das Pflegepersonal ist es unvorstellbar, was diese kleinen Veränderungen für mich bedeuten. Es hat für mich eine andere Qualität, wenn ich gut liege, dann geht der Transfer viel besser. Ich habe einmal den Fehler gemacht, dass ich gedacht habe, für das kleine Bisschen könne ich mich ja zusammenreißen und die Fehlstellung aushalten, aber leider ging der Transfer dann gar nicht. Um mich trotzdem mobilisieren zu können, musste eine Pflegende zusätzlich geholt werden. Sie brauchten dadurch viel mehr Zeit und das kann es ja auch nicht sein." (Berther, 2013, Interview)

Schritt-für-Schritt-Anleitung – persönliche Erfahrung der Autorin. Um meine an Multipler Sklerose erkrankte Bekannte über das geplante Marte Meo Projekt in der Spitex zu informieren, besuchte ich sie persönlich. Sie ist durch ihre Erkrankung an den Rollstuhl gebunden. Dank der Technik kann sie ihn mit den drei Fingern ihrer linken Hand noch selbst steuern. Für die übrigen Tätigkeiten ist sie auf Hilfe angewiesen und wird daher täglich durch die Mitarbeitenden der Spitex betreut.

Sie bot mir einen Kaffee an, den ich in einer mir fremden Küche selbst zubereiten musste. Sie fühlte meine Unsicherheit und mit einem Lachen leitete sie mich Schritt für Schritt durch den Ablauf:

- „Der Knopf zum Aufheizen der Kaffeemaschine befindet sich hinten links." Sie *folgt* meiner Handlung - *wartet* bis ich sie ausgeführt habe.
- „Im zweiten Schrank oben rechts findest du die Tassen." Sie *wartet* erneut und *bestätigt*, ja genau diese. „Du kannst zuerst meinen Espresso rauslassen, dann kann er in der Zwischenzeit schon abkühlen." Sie ist *vorhersagbar,* sie sagt, *wie sie es gerne hätte. Sie benennt den nächsten Schritt:* „Nachher kannst du für mich noch einen Trinkhalm mitbringen, sie befinden sich rechts vom Kühlschrank."

In diesen vier Minuten habe ich selbst die Erfahrung gemacht, wie hilfreich es ist, Schritt für Schritt (**Kap. 3.3.3**) durch eine Situation begleitet zu werden. Meine Unsicherheit war rasch verflogen, ihre gezielte Anleitung half mir, mich in einer fremden Küche gut und schnell zurechtzufinden.

8.2.3 Hirnblutung – wenn plötzlich Worte fehlen

Claudia Berther

Meist trifft es Menschen unerwartet. Innerhalb von Sekunden, durch eine Blutung oder Durchblutungsstörungen im Gehirn, gehen wichtige Fähigkeiten verloren, die für das tägliche Leben von zentraler Bedeutung sind. Plötzlich ohne Worte kommunizieren zu müssen und angewiesen zu sein auf Pflegende und Angehörige, die trotzdem verstehen, was gemeint ist, ist für alle Beteiligten eine große Herausforderung. Es gilt, einen Weg zu finden, der für alle eine optimale Zusammenarbeit ermöglicht.

Fallbeispiel

Eine 60-jährige Frau erlitt vor einigen Jahren eine Subarachnoidalblutung und zeigt seither eine Tetraspastik mit Hemiplegie links sowie eine Aphasie. Sie kann sich nur noch durch lautes Schreien äußern, was für alle Beteiligten oft sehr anstrengend ist. Vorher beherrschte sie fünf Sprachen fließend. Sie lebt zu Hause und neben den Angehörigen und den Betreuerinnen sind die Spitexmitarbeiterinnen zweimal täglich für sie im Einsatz.

Anhand des Zähneputzens – einer alltäglichen Pflegesituation – wird dargelegt, welche Elemente für diese Klientin aufgrund der Videointeraktionsanalyse besonders wichtig sind, um gut kooperieren zu können.

Ausgangslage

Beim Zähneputzen sind folgende Herausforderungen zu bewältigen. Es gilt, die Zahnschiene zu entfernen, damit sie separat geputzt werden kann. Kaum ist die Zahnbürste im Mund der Klientin, beißt sie darauf und die Zähne lassen sich nur schwer reinigen. Außerdem greift sie oft mit den Händen nach der Zahnbürste und will selbst auch putzen. Die verschiedenen Aspekte zeigt **Abbildung 8-12.**

Marte Meo Elemente: Benennen der eigenen Initiative, Benennen der nächsten Schritte, Zeitgeben, Bestätigen

- *Wann?* Bevor die Betreuerin die Zahnbürste zum Mund führt.
- *Was?* Die Betreuerin sagt: „Ich nehme zuerst die Essensreste raus, danach dürfen Sie

alleine putzen." Sie ist vorhersagbar und signalisiert, dass sie die Bedürfnisse der Klientin wahrnimmt.

- „So, nun können Sie den Mund öffnen." Sie benennt, was die Klientin als Nächstes tun kann.
- *Wozu?* Die Klientin ist orientiert, fühlt sich wahrgenommen und weiß, was von ihr erwartet wird. Dadurch gelingt es ihr, besser zu kooperieren (**Abb. 8-12a**).

Marte Meo Elemente: Warten, Zeitgeben, Folgen, Benennen des nächsten Schrittes, Benennen der Situation

- *Wann?* Die Klientin ist unruhig und wehrt sich.
- *Was?* Die Betreuerin *wartet* einen Augenblick, hält ihre Hand und sagt in freundlichem Ton: „Sie können den Mund weit öffnen." *Sie sagt, wie sie es haben möchte*, und teilt der Klientin mit: „Da hängt auch noch was in den Zähnen." Sie informiert die Klientin, warum sie noch weiter Zähne putzen muss.
- *Wozu? Die Klientin erhält genug Zeit, um sich zu beruhigen und das Gewünschte umzusetzen.* Auf der Filmsequenz ist zu sehen, dass sie daraufhin den Mund wieder öffnet (**Abb. 8-12b**).

Registrieren und Regulieren

Marte Meo Elemente: Benennen der Initiative der Klientin

- *Wann?* Die Klientin beißt auf die Zahnbürste.
- *Was?* Die Betreuerin benennt: „Uh, Sie beißen auf die Zahnbürste."
- *Wozu?* In der Filmsequenz ist sichtbar, dass die Klientin daraufhin den Mund öffnet und der Betreuerin ermöglicht, die Zähne weiter zu putzen. In diesem Fall hat es der Klientin geholfen, zu registrieren, was sie tut

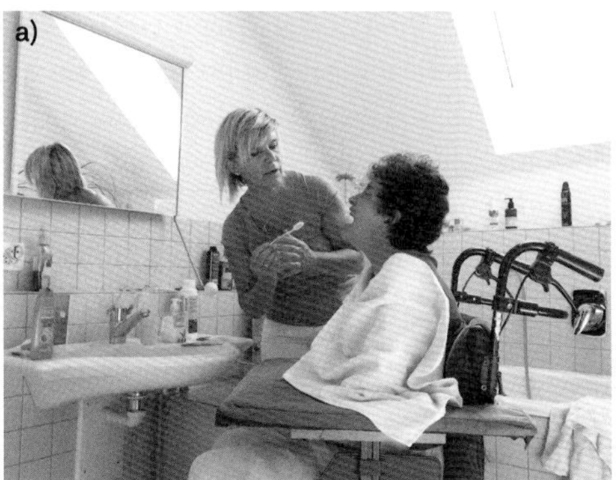

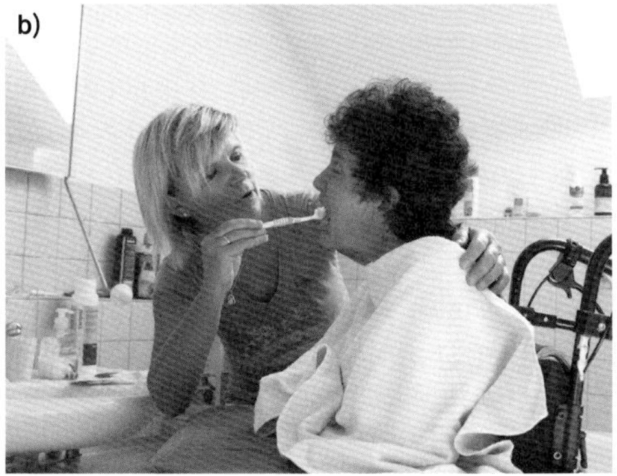

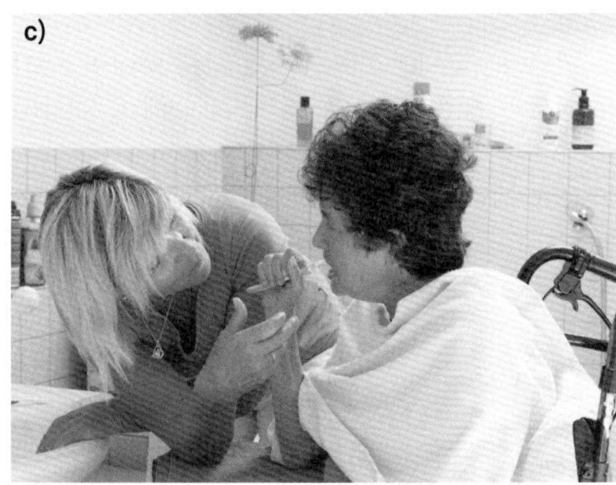

Abbildung 8-12: Einbeziehen der Ressourcen der Klientin in der Pflege durch Benennen.
a. Kooperation ermöglichen, indem die Betreuerin vorhersagbar ist. (Foto: © Justine Speissegger, Wallbach)
b. Kooperation ermöglichen durch benennen der Situation. (Foto: © Justine Speissegger, Wallbach)
c. Schritt für Schritt anleiten. (Foto: © Justine Speissegger, Wallbach)

(dass sie zubeißt), so konnte sie selbst den Mund öffnen (ihre Handlung regulieren) (**Kap. 3.3.1**).

Beachte!
Immer wieder ist zu überprüfen, wann Benennen hilfreich ist und wann es eine unerwünschte Handlung sogar verstärkt. ■

Schritt-für-Schritt-Anleitung

Marte Meo Elemente: Zeitgeben, Folgen, Bestätigen, Benennen des nächsten Schrittes

- *Wann?* Die Klientin putzt sich die Zähne selbst.
- *Was?* Die Betreuerin leitet Schritt für Schritt: „Ja genau, jetzt noch auf der linken Seite." Sie gibt Zeit, folgt und benennt: „Und jetzt noch unten. Ja genau, prima."
- *Wozu?* Das Schritt-für-Schritt-Anleiten hilft der Klientin, ihren Möglichkeiten entsprechend selbst zum Zähneputzen beizutragen. Die verbliebenen Koordinationsfähigkeiten werden dadurch immer wieder trainiert (**Abb. 8-12c**).

Eine Marte Meo Fachberatung im Team
Wenn es konkrete Fragen oder Anliegen gibt, können Einzelpersonen oder ganze Teams filmbasiert unterstützt werden. Die unten beschriebene Fachberatung fand im Rahmen eines Marte Meo Projekts in der Spitex statt und soll einen Einblick in einen möglichen Ablauf vermitteln.

Die Teilnehmenden beschäftigte folgende Frage: „Was können wir dazu beitragen, dass die Klientin während der Pflegeverrichtungen weniger schreit?"

Der Diagnosefilm (Kap. 3.2.4): Jede Mitarbeiterin filmte sich im Vorfeld für ein paar Minuten im gewöhnlichen Pflegealltag in der Interaktion mit der Klientin.

Die Marte Meo Diagnose (Kap. 3.2.5): Jeder Film wurde vor dem Treffen kleinschrittig analysiert (**Kap. 3.2.8**). Dabei richtete sich der Fokus auf die Entwicklungsebene der Klientin und auf das unterstützende Kommunikationsverhalten der Mitarbeitenden.

Entwicklungsebene der Klientin:
- Welche Fähigkeiten und Ressourcen stehen der Klientin noch zur Verfügung?
- Welche sind durch die Hirnblutung verlorengegangen?

Unterstützendes Kommunikationsverhalten:
- Welches unterstützende Kommunikationsverhalten setzt jede Mitarbeitende bereits ein?
- Welche Kommunikationselemente wären für diese Klientin zusätzlich hilfreich?

Die Botschaft hinter herausforderndem Verhalten – Arbeitsliste erstellen
Auf den Videoaufnahmen war deutlich erkennbar, wie die Klientin dem Geschehen um sich herum zu folgen versuchte. Ihre Schreie waren intensiver, wenn zu viel gleichzeitig geschah, z.B. wenn ihr die Spitexmitarbeiterin und die anwesende Betreuerin an beiden Füßen zugleich Socken anzogen. Ebenso reagierte sie, wenn bei einer Verrichtung zwischen den Ansagen zum nächsten Schritt („Ich drehe Sie nun auf die Seite") und der Durchführung der Handlung (Auf-die-Seite-Drehen) das Tempo zu hoch war (Timing und Tuning). Außerdem reagierte sie mit großer Unruhe auf hektische Stimmen und Gesten.

Unterstützendes Verhalten und Entwicklungspunkte
Die Auswahl der Filmsequenzen erfolgte anhand der bereits genannten Erkenntnisse. Da die Fachberatung im Rahmen einer Weiterbildung stattfand, wurden bewusst von jeder Mitarbeiterin Sequenzen ausgesucht, in denen sie

dem Bedürfnis der Klientin und dem Ziel des Teams (Reduzieren des Schreiens) entsprechend unterstützendes Verhalten zeigten. Jede Mitarbeitende erhielt einen individuellen Entwicklungpunkt, auf den sie im Alltag bis zum nächsten Weiterbildungstermin speziell zu achten hatte. Die Umsetzung wurde auf den mitgebrachten Sequenzen überprüft und weitere Schritte wurden individuell festgelegt.

Alternatives Vorgehen

Das Vorgehen in einer Marte Meo Beratung wird „maßgeschneidert" dem Auftrag und dem Ziel angepasst. D.h. alternativ hätten die Marte Meo Informationen auch in einem Film vermittelt werden können, z.B. im Rahmen einer Team-Supervision.

Wahrung der Intimsphäre beim Filmen

Während der Intimpflege schreit diese Klientin besonders heftig. Eine Mitarbeiterin möchte wissen, was sie dazu beitragen kann, dass das Schreien abnimmt.

Marte Meo Beratungen finden grundsätzlich anhand von Filmen aus dem Pflegealltag statt. Jedoch wird stets darauf geachtet, dass die Wahrung der Intimsphäre der Bewohner und der Klienten gewährleisten ist. In diesem besonderen Fall wurde die Kamera so positioniert, dass nur das Gesicht der Klientin sichtbar und die Stimme der Mitarbeiterin hörbar war.

Diagnosefilm

Die Klientin ist sehr unruhig und schreit laut. Die Mitarbeiterin ist vorhersagbar, sie teilt mit, was sie als Nächstes unternehmen wird, und zwar sehr schnell und in einem hektischen Ton. Als das Schreien besonders laut wird, möchte die Mitarbeiterin die Klientin beruhigen und erwidert: „Es ist nicht schlimm, es ist nicht schlimm – alles ok, alles ok." Daraufhin beißt sich die Klientin in den Pullover. Die Mitarbeiterin beeilt sich sehr, denn das Schreien ist sehr intensiv. Das Tempo der Kommunikation ist entsprechend hoch, es fehlen der Anschluss zur Klientin, die ruhige Stimme, das Zeitgeben nach dem Benennen des nächsten Schrittes und das Benennen der Gefühle.

Das Review

Vorbereitung. Die Erfahrung zeigt, dass in Stresssituationen oft das sonst von den Mitarbeitenden angewandte unterstützende Verhalten fehlt. Gelungene Interaktionen werden demnach meist in normalen Pflegeverrichtungen gefunden. Diese gilt es in den vorhandenen Filmaufnahmen zu suchen, um das unterstützende Verhalten mit den nötigen Marte Meo Informationen (**Kap. 3.2.10**) vermitteln zu können.

Review-Informationen. Marte Meo Elemente, wie zum Beispiel das Benennen des nächsten Schrittes, Zeitgeben, Folgen, Anschluss, ruhige Stimme und deren Wirkung auf die Klientin, werden anhand geeigneter Filmsequenzen ganz kleinschrittig aufgezeigt und mit dem Anliegen der Mitarbeiterin verknüpft (**Kap. 3.2.10**).

> **Beispiel aus diesem Review**
>
> „Hier teilst du ihr mit, was du als Nächstes beabsichtigst. Wenn sie weiß, was du als Nächstes vorhast, kann sie sich darauf einstellen. Achte nun darauf, was du tust: Du gibst ihr Zeit. Das ist bei ihr ganz wichtig, weil sie diese braucht, um deine Information einordnen zu können. Je mehr sie schreit, desto wichtiger ist das Tempo und deine beruhigende Stimme."

Filmsequenzen, kombiniert mit Informationen, helfen den Mitarbeitenden, ihre eigenen Ressourcen wahrzunehmen. Dies ist wichtig, um den Transfer in Stresssituationen aus eigener Kraft zu schaffen.

Nächster Entwicklungsschritt

Neben den Informationen über unterstützendes Verhalten gehört zu einer Beratung auch das Aufzeigen eines neuen Entwicklungsschrittes. In diesem Fallbeispiel ist es das Üben von „Gefühle benennen".

Beispiel

„Hier entgegnest du: ist nicht so schlimm." Du möchtest sie damit beruhigen. Für sie ist es offensichtlich sehr unangenehm. In dieser Situation könntest du ihr Wörter für ihre Gefühle geben, z.B.: ‚Das ist unangenehm für Sie, das haben Sie gar nicht gerne.' So fühlt sie sich eher verstanden und bleibt mit ihren unangenehmen Gefühlen nicht alleine."

Im Dialogmoment gilt es herauszufinden, ob die Mitarbeiterin den nächsten Arbeitspunkt, Entwicklungsschritt verstanden hat oder ob sie noch kurze Übungsmomente braucht. Im Folgefilm wird darauf geachtet, ob die Mitarbeiterin die Informationen umgesetzt hat.

8.3 Marte Meo in der Akutpflege

8.3.1 Behandlungspflege

Claudia Berther

Viele Aufnahmen ins Akutspital erfolgen kurzfristig oder gar notfallmäßig. Die Menschen werden aus ihrer gewohnten Umgebung gerissen und sind mit Schmerzen, Ängsten und unbekannten Abläufen konfrontiert. Um die richtige Behandlung einleiten zu können, wird schon bald nach Ankunft des Patienten mit einer umfassenden Aufnahmeuntersuchung begonnen. Dazu gehören unter anderem auch Blutentnahmen und das Anlegen von Infusionen, was in der Schweiz in den Kompetenzbereich diplomierter Pflegefachleute gehört. So startet der Beziehungsaufbau zwischen Pflegenden und Patienten oft gleichzeitig mit einer unangenehmen Handlung. Bereits genannte Elemente des positiven Leitens geben dem Patienten Orientierung und Sicherheit und er kann besser kooperieren.

Beispiel

Eintritt eines körperlich rüstigen 99-jährigen Herrn mit akuter Dyspnoe. Die Pflegefachfrau teilt ihm mit, dass sie nun eine Blutentnahme machen möchte und er dafür aus dem rechten Ärmel schlüpfen soll. Sie benennt ihre eigene Initiative und sie sagt, was er als Nächstes tun kann, aber er macht es nicht. Statt sich zu ärgern, gilt es herauszufinden, was die Botschaft hinter seinem Verhalten sein könnte. Dies spart Zeit und Energie. In diesem konkreten Fall war der Mann bei klarem Verstand, jedoch sehr schwerhörig. Die Pflegefachfrau gab die Anweisung, während sie alles für die Blutentnahme vorbereitete: Er konnte sie nicht hören.

Merke!

Dies ist ein oft gesehenes Bild: Pflegende, die aus Zeitnot gleichzeitig vorbereiten und sprechen, ohne zuerst in den Anschluss (**Kap. 3.3**) zu investieren, verlieren Zeit, weil die Patienten in der Folge nicht adäquat kooperieren können. Pflegeinteraktionen in den Marte Meo Trainings mit Abstand, sozusagen in Zeitlupe zu betrachten, hilft, das eigene Handeln zu überprüfen und so Entwicklungsschritte zu erkennen, die zur Erleichterung der Arbeit beitragen. ■

Marcel Manigk, Rettungsassistent, teilte am ersten Marte Meo Practitionertag (**Kap. 5.4.2**) folgende Erfahrung mit:

„Wir wurden zu einem Notfall gerufen und meine Aufgabe war, den Blutzucker von diesem jungen Mann zu messen. Ich nahm seinen

Finger und während ich stach, zog er die Hand erschrocken zurück. In dem Moment habe ich mich an Marte Meo erinnert, es wurde mir bewusst, dass ich nicht vorhersagbar war. In der Hektik habe ich vergessen, ihm mitzuteilen, was ich als Nächstes tue. Ich musste von vorne beginnen und ab diesem Augenblick habe ich bewusst jeden neuen Schritt benannt und ab dann ging alles reibungslos“ (**Kap. 3.7.7**).

Wichtig zu erwähnen ist hier, dass bei Marte Meo nicht auf technisch fachgerechte Handhabung oder hygienisch korrekte Details geachtet wird. Dieses Wissen wird vorausgesetzt. Selbstverständlich ist auf den Filmaufnahmen nicht immer korrektes Ausführen pflegerischer Tätigkeiten zu sehen. Verantwortliche können die Augen davor nicht verschließen. Während des Marte Meo Trainings wird aber höchstens ein Hinweis gegeben, dass das Fehlverhalten ein anderes Mal thematisiert würde. Grundsätzlich gilt, die Marte Meo Zeit nicht als Korrekturzeit zu nutzen, sondern im Alltag darauf zu achten, wo sich Möglichkeiten zum Vermitteln fehlenden Wissens bieten. Maria Aarts sagt dazu in ihren Seminaren: „Marte Meo Zeit ist Entwicklungszeit“ (Aarts, 2014a). In den Marte Meo Ausbildungen geht es allein um Qualitätsverbesserung der Interaktionen zwischen Pflegenden und Patienten, die Methode ist stets eine Ergänzung zum medizinisch-pflegerischen Handeln (Berther & Hägele, 2011).

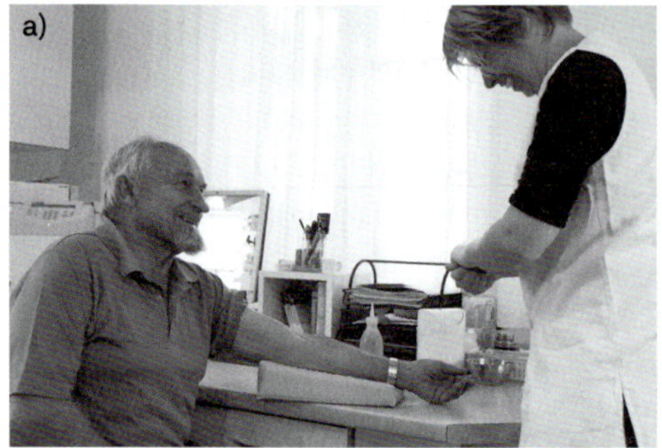
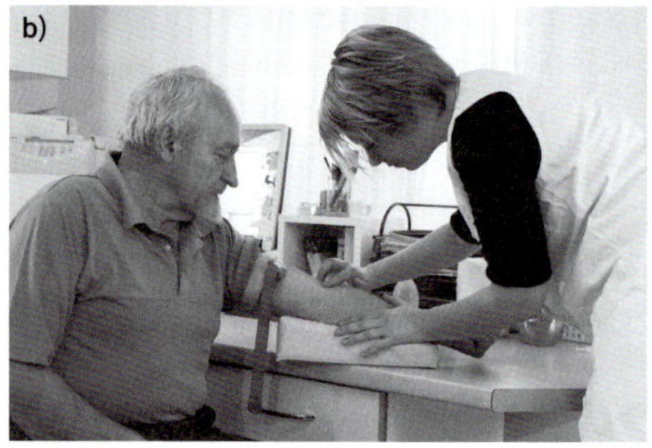
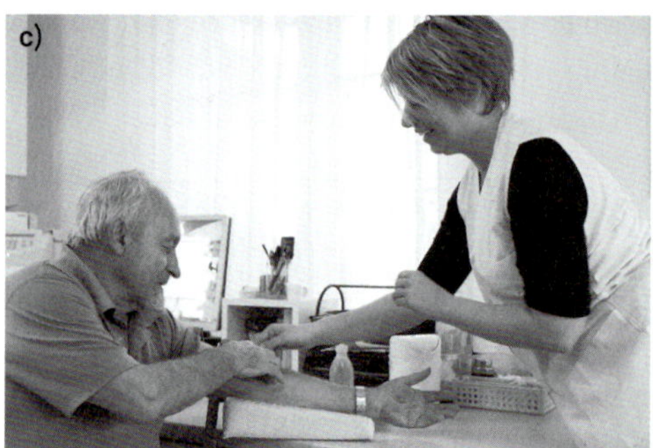

Abbildung 8-13: Begleiten eines Patienten durch schwierige/unangenehme Situationen.
a. Gute Atmosphäre. (Foto: © Justine Speissegger, Wallbach)
b. Benennen des nächsten Schrittes. (Foto: © Justine Speissegger, Wallbach)
c. Klares Ende. (Foto: © Justine Speissegger, Wallbach)

8.3.2 Marte Meo Elemente in der Behandlungspflege

Die wichtigsten Elemente, aufgezeigt am Beispiel einer Blutentnahme (**Abb. 8-13**):

Guter Anschluss

Bedürfnisse und Befinden des Patienten können wahrgenommen werden. Beispiel: Ist die Blutentnahme im Sitzen durchführbar oder muss der Patient liegen, damit er nicht kollabiert?

Auch Ängste und Erfahrungen des Patienten bezüglich der Venenverhältnisse (z. B. Rollvenen) können mit einfließen. Der Patient fühlt sich gehört und kann kooperieren.

Gutes Gesicht und freundlicher Ton

Ein guter Anschluss sowie ein gutes Gesicht und ein freundlicher Ton tragen zu einer positiven Atmosphäre bei und helfen dem Patienten, sich in ungewohnter Umgebung aufgehoben zu fühlen. Diese Elemente haben eine beruhigende Wirkung und Unangenehmes lässt sich besser ertragen. (**Abb. 8-13a**).

Nächsten Schritt benennen

Es gibt dem Patienten Orientierung und Sicherheit, wenn *Pflegende benennen, was sie als Nächstes tun*. Er kann sich auf die Situation besser einstellen (**Abb. 8-13b**).

Klarer Abschluss

Ein *klarer Abschluss* gibt Struktur und Orientierung. Es signalisiert dem Patienten, dass er es geschafft hat. Er ist informiert, kann kooperieren und dies wirkt sich positiv auf die Zusammenarbeit aus. Auch Erleichterung und Freude teilen nach einer gelungenen Blutentnahme bei schwierigen Venenverhältnissen helfen dem Patienten, Zuversicht zu tanken (**Abb. 8-13c**).

8.3.3 Erfahrungsbericht einer Patientin

Interview mit Joke Wubs

Claudia Berther: „Du bist licenced Marte Meo Supervisor und bildest in einer Institution Fachleute im Bereich Betreuung in der Methode aus. Von einer Sekunde auf die andere veränderte sich dein Leben. Du wurdest notfallmäßig hospitalisiert, musstest diverse Untersuchungen über dich ergehen lassen und warst auf Pflege angewiesen. Kannst du aus der Sicht der Patientin erzählen, welche Marte Meo Elemente und welches unterstützende Verhalten dir am meisten geholfen haben?“

Joke Wubs: „Als ich eingeliefert wurde verbrachte ich zuerst acht Stunden auf dem Notfall. Es ging mir wirklich nicht gut, ich hatte Schmerzen, Atemnot und war sehr verunsichert, weil ich nicht wusste, was betreffend Diagnose auf mich zu kommt. Da ich durch meinen Allgemeinzustand nicht alles mitbekam, merkte ich wie wichtig für mich der „Anschluss“ vor einer Handlung war. Beispielsweise durch eine Initialberührung (Berührung an der Schulter). Es hat mir sehr geholfen, wenn die Verantwortlichen mir immer wieder sagten, was sie als Nächstes vorhaben und wie die Untersuchung an meinem Körper vonstatten geht. Ich war dadurch stets informiert und fühlte mich ernst genommen. Auch das Sprechen des Fachpersonals mit einer angenehmen Stimme hat mir gutgetan. Ich fühlte mich gut aufgehoben.

Eine weitere prägende Erinnerung habe ich an den Zeitpunkt, als man mir die Diagnose mitteilte. Zwei Ärzte kamen zu mir und mussten mir die schlechte Nachricht übermitteln, dass sie bei mir große bösartige Tumore mit Metastasen gefunden haben. Nach der Mitteilung warteten sie in aller Ruhe auf meine Reaktion. Mit ihrer Aufmerksamkeit waren sie immer bei mir, wenn ich aufschaute, waren sie mit ihren Blicken da. Die ruhige Atmosphäre und ihr aufmerksames Warten halfen mir sehr in dieser schwierigen Situation. Ich traute mich auch Fragen zu stellen und zu reagieren wie es mir zumute war. Nach dem Besuch der beiden Ärzte kam eine Viertelstunde später die Pflegefachfrau, welche für mich am Abend zuständig war. Sie fragte, ob ich erzählen und darüber reden möchte, was die Ärzte mitgeteilt haben. Sie teilte mir mit, dass sie genügend Zeit hätte. Das war so schön und wichtig für mich. Da interessiert sich jemand für mich und meine im Moment schwierige Situation.

Ein weiteres Beispiel: Eine neue Untersuchung stand bevor und ich musste nüchtern bleiben. Im August war es sehr heiß und ich hatte Durst. Das Benennen ‚Es tut mir so leid, dass Sie weder essen noch trinken dürfen' nahm mir zwar den Durst nicht, aber die Anteilnahme tat mir so gut, ich fühlte mich verstanden. Und als ich dann um 11.30 Uhr zurück auf die Abteilung gebracht wurde, war diese Frau der Hotellerie so aufmerksam und brachte mir sofort zu trinken und teilte mir mit, dass ich in zwei Stunden essen darf. Sie hat mir am Morgen zugehört, mich ernst genommen und hat sich daran erinnert und war vorhersagbar. Dies gab mir Sicherheit, Klarheit und Struktur: sie sorgt für mich und ich weiß Bescheid, ab wann ich Essen bekomme und dass es klappen wird."

Claudia Berther: „Hast du Situationen erlebt, bei denen das unterstützende Verhalten gefehlt hat? Und wenn ja, welche Gefühle hat es bei dir ausgelöst?"

Joke Wubs: „Ja, das habe ich leider auch erlebt. Es musste eine Biopsie des Tumors gemacht werden. Zu diesem Zeitpunkt benötigte ich noch vier Liter Sauerstoff und durfte auch nicht flach liegen. Der Radiologe hat sich vorgestellt und mir kurz den Ablauf erklärt. Die Pflegefachfrau wurde instruiert, meine Atmung im Auge zu behalten und wenn nötig mehr Sauerstoff zu geben.

Die Vorbereitungen, welche hinter meinem Rücken stattfanden, dauerten ziemlich lange. Ich hörte, wie der Radiologe den zwei weiteren anwesenden Personen einiges erklärte. Eine davon hat mich nicht einmal begrüßt, was in mir unschöne Gefühle auslöste wie: man sieht nur die medizinische Handlung, ich werde nicht beachtet, bin nicht wichtig. Die Biopsie selbst habe ich als unangenehm erlebt, es tat weh. Der Radiologe war sehr konzentriert auf seine Arbeit und auf seine zwei Kollegen. Wenn ich durch Schmerzen Geräusche von mir gab oder versuchte mit der Atmung meine Schmerzen zu lindern, haben weder er noch die anwesende Pflegefachfrau dies beachtet. In diesen 1.5 Stunden wurde ich nicht einmal zu meinem Befinden befragt. Ich fühlte mich wie ein medizinisches Problem, aber nicht wahrgenommen als Mensch und Patientin.

Als der Radiologe fertig war, sagte er: ‚Den Bauch können sie auf der Abteilung sauber machen' (braunes Desinfektionsmittel entfernen). Dann lief er aus dem Raum. Ich schaute ihm hinterher und war gedanklich damit beschäftigt, ob er nun wiederkommt oder nicht. In diesem Moment fuhr jemand mit einem kalten Waschlappen über meinen Bauch. Ich erschrak so sehr, dass ich einen lauten Schrei ausstiess. Ich entschuldigte mich dafür und erklärte, dass ich erstens darauf nicht vorbereitet war und dass zweitens der Waschlappen kalt sei. Die Pflegende rechtfertigte sich, dass der Waschlappen doch gar nicht kalt sei. Ich empfand ihn aber wirklich als kalt.

Danach wurde ich auf dem Flur platziert, um auf den Patiententransport zu warten, ohne den Radiologen nochmals zu sehen. Man wies mich an, zu rufen, wenn etwas sei oder wenn es mir nicht gut gehe. Die Tür zum Behandlungsraum wurde aber geschlossen. Wen hätte ich rufen sollen? Ich fühlte mich nicht ernst genommen, nicht gesehen, und vorallem nicht wichtig. Ich kam mir vor wie ein Klumpen Fleisch.

Dass es aber auch anders gehen kann erfuhr ich ein paar Tage später. Eine zweite Biopsie wurde nötig. Aufgrund der unschönen Erfahrung beim ersten Mal war ich sehr nervös. Aber dann wurde ich positiv überrascht. Sie wurde durch einen anderen Radiologen ausgeführt und startete mit einer herzlichen Begrüssung inklusive freundliches Gesicht, Blickkontakt und einer Initialberührung an der Schulter. Die Atmosphäre war sofort angenehm und ich war fähig ebenfalls freundlich zu gucken! Meine Nervosität nahm umgehend ab. Mit ruhiger Stimme folgte eine Erklärung, wie die Biopsie mit Hilfe von CT-Scan abläuft. Ich fühlte mich gut informiert und wusste, was auf mich zukommt. Dann begann der Radiologe mit seiner Arbeit und fragte mich, ob ich bereit sei. Dies löste in mir ein Gefühl aus von: ‚Wow, ich darf mitbestimmen'. Während der Biopsie hat er immer wieder kurz zu mir geschaut. ‚Oh, er behält mich im Auge!' Ich war nicht nur eine Krankheit, ich fühlte mich als Mensch wahrgenommen. Wenn ich ein kleines Geräusch von mir gab, weil es weh tat, hörte er sofort auf, schaute mich an und erkundigte sich, ob ich Schmerzen habe. Wenn ich dies bejahte, bekam ich sofort noch etwas mehr Betäubungsmittel und man liess mir eine kurze Pause, bis ich wieder bereit war. Es tat mir so gut, dass der Radiologe mich wahrnahm, seine Beobachtungen benannte, mir gab, was ich brauchte und mich beim Tempo mitentscheiden ließ. Als er nach einer halben Stunde fertig war, folgte wieder ein Kontaktmoment durch eine Berührung und ein klares Ende. Beim Abschied bedankte er sich bei mir für die gute Mitarbeit und wünschte mir alles Gute. Das gab so ein gutes Gefühl. Anschließend wurde wieder mein Bauch gesäubert, aber dieses Mal mit einer Vorankündigung und erst noch mit einem warmen Waschlappen. Auch wenn ich bei dieser Biopsie ebenfalls Schmerzen hatte, ertrug ich die Prozedur viel besser. Heute stand ich im Mittelpunkt, wurde wahrgenommen, war gut informiert, die nächsten Schritte wurden immer benannt, die Atmosphäre war gut und ich konnte mitbestimmen.

An eine weitere unschöne Situation erinnere ich mich, als ich nach einer Woche das erste Mal duschen durfte. Es begleitete mich eine Pflegehilfskraft. Sie hat im Badezimmer alles vorbereitet und ich konnte im Sitzen duschen. Ich war das erste Mal für den Zeitraum des Duschens ohne Sauerstoff. Es kostete mich sehr viel Kraft und bereitete mir Mühe. Die Betreuende stand nur im Raum und hat mich die ganze Zeit beobachtet, ohne etwas zu sagen. Das war mir sehr unangenehm. Sie scheint nicht wahrgenommen zu haben, wie schwer mir das Duschen fiel. Trotz meinen Bemühungen, ein Gespräch zu initiieren, kam nichts von ihrer Seite. Es kamen Gedanken in mir hoch wie: nimmt sie mich überhaupt wahr und ernst? Sieht sie nicht was ich brauche?"

Claudia Berther: „Welche Kommunikationselemente scheinen dir nach deinen persönlichen Erfahrungen besonders wichtig im Akutspital?"

Joke Wubs: „Ich habe in meinen bereits genannten Beispielen öfters erwähnt wie hilfreich es für mich war, wenn die Pflegenden oder die Ärzte im Voraus sagten, was sie tun. Hier weitere Beispiele: Bei jedem Schichtwechsel kam eine Pflegefachfrau, um sich vorzustellen (oder wenn ich sie schon kannte, um Hallo zu sagen) und mit mir den Tagesablauf zu besprechen. So wusste ich immer, wer für mich zuständig ist und was mich wann erwartet. Dies gab mir Sicherheit und Orientierung. Auch wenn man den Blutdruck oder den Sauerstoff gemessen hat oder eine Blutentnahme bevorstand, wurde ich jeweils über die nächsten Schritte orientiert. Die Handlungen waren vorhersagbar, ich war vorbereitet, ich wußte was passiert und konnte mich darauf einstellen.

Ich war über zwei Wochen im Spital in einem Einzelzimmer und kannte alle Pflegenden auf der Abteilung. Auch wenn sie nicht für mich zuständig waren, kamen sie oft kurz vorbei, wenn sie Zeit hatten. Einfach zum Fragen wie es mir geht und für *coffee, cookies and the dog* (**Kap. 3.3.2**). Als klar wurde, dass ich nach Hause kann, kamen sie vorbei und sagten: ‚Sie gehen (über)morgen nach Hause, ich habe dann frei. Darum komme ich jetzt, um mich zu verabschieden.' Diese Beziehungsarbeit habe ich sehr geschätzt, es tat so gut, sie zeigten wirklich Interesse für mich."

Claudia Berther: *„Liebe Joke, ganz herzlich möchte ich mich bei dir bedanken, dass du uns an deinen persönlichen Erfahrungen und Gedanken hast teilhaben lassen. Für den weiteren Weg Richtung Gesundwerden wünsche ich dir* *viel Kraft und Geduld sowie Pflegende und Ärzte, die dich dabei weiter mit wertschätzender Kommunikation begleiten und unterstützen.“*

8.3.4 Beispiele in der Akutpflege

Therese Niklaus Loosli

8.3.4.1 Angst, Unsicherheit und Schmerzen verringern

Gerade in der Akutpflege lohnt es sich, Marte Meo bewusst einzusetzen (Bösche, 2013, S. 1–10). Viele Pflegefachleute im Akutbereich nutzen diese Elemente intuitiv und unbewusst, ohne zu wissen, wie viel diese bewirken.

Eine anspruchsvolle Pflegehandlung vorzunehmen oder eine Routinearbeit zu verrichten geht einfacher, wenn die Pflegekraft in einen guten Anschluss investiert: „Ah Herr Sieber, schön, Sie wiederzusehen. „Gut, dass Sie da sind, damit ich mit Ihnen schauen kann, was zu tun ist.“ Und schon fühlt sich der Patient gesehen, wertgeschätzt und bereits ein wenig beruhigt.

Ein Patient, der sich sicher fühlt und weiß, was als Nächstes geschieht, weil die Pflegekraft *sich bewusst selbst benennt* und *sich klar voraussagbar macht*, kann besser mitarbeiten: „Ich halte jetzt Ihren Arm, damit ich das Pflaster entfernen kann.“ Und schon hält er seinen Arm in der richtigen Position bereit. Benennt sie nicht, braucht er viel länger, bis er merkt, worum es als Nächstes geht.

Wenn der Patient größere Schmerzen hat, was ihn verunsichert und ängstigt, machen die *freundliche Stimme* und ein Lächeln im Gesicht der Pflegekraft einen Unterschied (*gutes Gesicht*): Wenn er sie hört und ansieht, weiß er: „Es ist in Ordnung, mir kann nichts Schlimmes geschehen.“ Er fühlt sich sicherer und die Schmerzen werden subjektiv als weniger schlimm empfunden (**Kap. 8.4**).

Wenn Zwischenschritte getan sind, lohnt es sich, diese jeweils *positiv abzuschließen* (*klarer Abschluss*), und zwar mit einer kleinen *Bestätigung*: „So, das Pflaster ist bereits zur Hälfte weg“, und den nächsten Zwischenschritt wieder mit *einladender Leitungsstimme klar anzusagen* (*klarer Anfang*): „Nun löse ich den Rest des Pflasters von Ihrem Arm“ (ein Arbeitsmoment – ein Kontaktmoment – ein Arbeitsmoment). Unsicherheit und Angst (negative Gefühle) tragen dazu bei (neurobiologische Zusammenhänge; s. **Kap. 8.4**), die Schmerzschwelle so zu beeinflussen, dass die Schmerzen subjektiv als schlimmer erlebt werden. Die Schmerzschwelle kann aber auch durch die einladende Leitungsstimme mit guten Tönen und dem guten Gesicht beeinflust werden (gute Gefühle haben ebenfalls eine Wirkung auf die Schmerzschwelle: s. Neurobiologie **Kap. 8.4**): Die Schmerzen nehmen so meistens ab und werden oft weniger oder kaum mehr wahrgenommen.

Interessant ist, dass in der Regel in Betrieben, wo Marte Meo implementiert ist, weniger Medikamente verordnet werden müssen (s. z. B. **Kap. 9.1.2**). Es ist zu vermuten, dass gerade auch schmerzreduzierende Medikamente weniger verabreicht werden müssen. Studien könnten auch in diesem Bereich mehr Klarheit bringen.

8.3.4.2 Mut, Zuversicht, Motivation, Selbstheilungskräfte aktivieren

Das positive Abschließen und Beginnen führt zu mehr Mut und Zuversicht, die schwierige Situation bewältigen zu können. Beides bewirkt ein Gefühl, dieser Situation gewachsen zu sein und sie handhaben zu können (Kohärenzgefühl), was die Selbstheilungskräfte anregen kann (Salutogenese; Antonovsky, 1997). Die Worte und ihr Inhalt bewirken mehr Orientierung und ermöglichen, dass der Patient besser und motivierter mitarbeiten kann (Berther & Hägele, 2011, S. 4).

Wenn die Pflegekraft den Patienten benennt, z. B. durch: „Sehr gut, *wie Sie den Arm anspannen*, dann tut es Ihnen weniger weh, wenn ich das Pflaster entferne“, fühlt sich der Patient wertgeschätzt und wird motivierter sein, noch mehr mitzuarbeiten.

Lässt sich die Pflegekraft am Schluss die Zeit, *ihre Freude zu teilen und einen Happ Happ Moment einzubauen* durch: „Super, wie Sie mitgearbeitet haben, nun sind wir schon fertig. Ich bin sehr froh darüber“, so hilft dies, dass nicht nur der Patient, sondern auch die Pflegekraft einen besseren Moment erleben und sich beide stärken können.

8.3.4.3 Resilienz stärken

Dies alles sind sehr kleine Interventionen, die nicht mehr Aufwand und keine zusätzliche Zeit kosten. Im Gegenteil: In der Regel geht die Pflegeinteraktion schneller als sonst (Jura et al., 2008, S. 18), der Patient ist zufriedener und bleibt mit dem Gefühl von Kompetenz zurück. Dies führt dazu, dass Patienten der Pflegeverrichtung und der ausführenden Person das nächste Mal mit einer positiveren Erwartungshaltung begegnen, was eine zusätzliche positive Wirkung erzeugen kann (Bodenmann et al., 2004, S. 232–236). Insgesamt stärken die genannten Marte Meo Elemente die Resilienz, und zwar sowohl bei den Patienten als auch bei der Pflegekraft (Moser & Niklaus, S. 46; Stricker-Maurer, 2015, S. 62ff.).

Wie Berther und Hägele (2011) erklären: „Durch den verbesserten Patientenkontakt erhalten die Pflegenden mehr Anerkennung ihrer sehr anstrengenden Tätigkeit durch die Patienten, was die Sinnhaftigkeit ihres Berufes in jedem einzelnen Patientenkontakt unterstreicht und so Burnout-Phänomenen entscheidend vorbeugt.“ (Ebd., 2011, S. 5)

8.3.4.4 Mehr Wertschätzung der eigenen Leistung

Pflegekräfte und Auszubildende lernen durch die kurzen Filmanalysen, die von ihnen geleistete Arbeit bewusst zu sehen. Wenn sie ihre Handlung benennen, werden auch der Patient und die Ärztin bewusst wahrnehmen, was ihre Arbeit ausmacht, und sie erhalten mehr Wertschätzung in der Zusammenarbeit mit Patientinnen, Angehörigen, Ärzten und anderen Fachleuten. In der Pflege haben wir in der Schweiz einen Fachkräftemangel. Dies mag dahingehend motivierend wirken, dass junge Menschen den Pflegeberuf erlernen oder weiter dabeibleiben wollen.

8.3.4.5 Geriatrie: Signale lesen können, auch wenn die Initiativen sehr klein sind

In der Akutpflege haben wir es aus demografischen Gründen zunehmend mit alten Menschen zu tun: Patienten, die langsamer begreifen, weniger gut hören und sehen können, teilweise nur mit kleinen Initiativen und oft erst nach einer gewissen Zeit mithelfen und nur kurze Momente dabeibleiben können (**Kap. 8.1**). Umso wichtiger erscheint, dass den Betreuenden Pflegekonzepte zur Verfügung stehen, die den Fokus auf die Interaktion mit den Patientinnen legen, um damit die Qualität der Pflegeverrichtungen verbessern zu können (Aarts, 2009, S. 130–160; Bakke, 2005, S. 17–22). Handelt es sich um Patienten, die nicht mehr gut hören oder sehen können oder an einer Demenz leiden, ist es wichtig, die Elemente *aufmerksam Warten, Zeitgeben* und *Folgen* bewusst einzusetzen und zu prüfen: Ist meine Information angekommen? Ist der Patient überhaupt schon bereit? Verweigert er wirklich seine Mitarbeit oder bin ich einfach ein wenig zu schnell und habe seine kleinen Initiativen mitzumachen gar nicht gesehen? Denn, wie

Bakke ausführt, geben gerade Demenzkranke dreimal ein Signal, bevor es dann kippt und sie auf die Überforderung mit Schlagen oder verbal aggressivem Verhalten reagieren (Bakke, 2005, S. 21).

8.3.4.6
Zahnpflege für Demenzerkrankte

Diese drei *gewöhnlichen Signale* vorher lesen zu lernen und in gerade diesen Momenten präventiv kommunikative Unterstützung bieten zu können, ist die Stärke der Marte Meo Methode. In dieser Aussage liegt großes Potenzial, denn Demenzerkrankungen nehmen zu, und so gibt es auch in außerfamiliären Beziehungen viele alltägliche Interaktionen, die zunehmend anspruchsvoll werden, z.B. ein Besuch beim Frisör, ein Pediküretermin oder eine Behandlung beim Zahnarzt. So stimmt es zuversichtlich, dass am Kongress von Marte Meo Medical in Bergen, Norwegen, verschiedene Anwendungsbereiche von Marte Meo vorgestellt wurden. Ursula Becker zeigte in einem Referat mit einem Zahnärztinnenteam bildbasiert auf, wie die Methode als kommunikative Unterstützung für zahnärztliche und zahnpflegerische Handlungen bei Demenzkranken genutzt werden kann (s. Programm Marte Meo Medical Congress, Bergen, Norwegen, 10.09. 2014).

Wie Marte Meo in diesem Bereich konkret eingesetzt wird, beschreibt Moser anhand einer Fallsituation eines Demenzkranken, der die tägliche Zahnpflege völlig verweigerte, was zu Folgeproblemen führte. Mit kommunikativer Unterstützung anhand der Marte Meo Methode wurde die Zahnpflege bei ihm wieder gut möglich (Mol et al., 2010, S. 277ff.). Erwähnt sei hier, dass Marte Meo nicht nur bei (demenz)kranken Menschen wirkt. Arbeitet die Zahnärztin *intuitiv* mit den Marte Meo Elementen, indem sie beispielsweise *benennt, was sie tut* und *sich vorhersagbar macht*, erscheint uns die Prozedur viel weniger schlimm, viel kürzer als erwartet und die Schmerzen sind erträglicher. Zudem haben wir ein besseres Gefühl, wenn wir das nächste Mal zum Zahnarzt gehen.

8.3.4.7
Menschen mit Autismus im Akutspital

Die Begriffsklärung zu „Autismus-Spektrum-Störung (ASS)“ finden Sie im Glossar am Schluss dieses Buches (s.a. Autismus deutsche Schweiz, 2018). In diesem Kapitel werden Auswirkungen der ASS-Diagnose für die direkt Betroffenen und ihr Umfeld von drei Personen beleuchtet, die mit dem Thema „Autismus im Akutspital“ vertraut sind. Sie haben alle bereits etliche Marte Meo Trainingstage absolviert und beleuchten aus ihrer jeweiligen Perspektive folgenden Fokus:

Wie kann die Marte Meo Methode Menschen mit Autismus im Akutspital unterstützen?
Cécile Kamber ist Mutter von zwei jugendlichen Kindern mit Autismus und langjähriges Vorstandsmitglied von Autismus Bern:

„Fehlende Rituale, zu wenig Struktur und unbekannte Situationen, mit einem Ortswechsel verbunden, verunsichern Menschen mit Autismus. Dies kann zu Verweigerung, Blockaden und unerwünschtem Verhalten führen. Durch das Schaffen einer guten Atmosphäre mit einem *freundlichen Gesicht*, werden viele Momente im Akutspital bereits erträglicher. Die Initiativen der Menschen mit Autismus besser wahrnehmen: Durch *Zeitgeben* und *Folgen* zeige ich, dass ich mit meiner Aufmerksamkeit ganz bei ihnen bin. Wenn ich mich *voraussagbar mache*, versteht mein Gegenüber besser, was gerade kommt. Durch das *konkrete Benennen* dessen, was ich tue, erlebt es weniger unliebsame Überraschungen. Mit einem *klaren Anfang* und einer *Schritt-für-Schritt-Anleitung* helfe ich, schwierige Situationen besser zu meistern. Die kurzen *freien Situationen* dazwischen helfen dem gegenseitigen Verständnis und können das Geschehen entspannen. Meine Jugendlichen mit Autismus benötigen oft *mehr Zeit*, bis meine Botschaft angekommen ist und verstanden wurde. Durch die *gute, ruhige Atmosphäre* kann ich mein Kind darin unterstützen und gebe genügend Zeit, um das Gesagte zu verstehen und umzusetzen."

Margrit Dobler ist Sozialarbeiterin und Demenzfachfrau und war viele Jahre bei der Pro Senectute und der Alzheimervereinigung tätig. Sie ist im aktiven Ruhestand, leitet Gesprächsgruppen für Angehörige von Menschen mit einer Demenz oder ASS und ist Vorstandsmitglied von CURVITA (Verein für pflegende Angehörige, GR).

„Ich vertiefe die Marte Meo Methode nicht nur als Fachperson, sondern auch deshalb, weil es meinen privaten Alltag erleichtert als Ehefrau meines von Asperger betroffenen Partners. Wenn ein Mensch mit einer ASS ins Spital kommt, ist dies eine sehr grosse Herausforderung für ihn. Ganz viel Neues, Unvorhergesehenes: Neue Umgebung, neue Gerüche, neue Geräusche, neue Menschen, neue Geräte, andere Lichtverhältnisse. Dies alles bedeutet eine Flut an Neuinformationen, welche schlecht ausgefiltert werden können. Die Gefahr eines Zusammenbruchs oder Overloads (Reizüberflutung, Anm. der Autorin) ist erhöht (Film 26).

Wichtig:

- *Sich voraussagbar machen:* Erwachsene Menschen mit ASS würden es teilweise sogar schätzen, wenn sie vorgängig per Mail über den bevorstehenden Untersuch oder Eingriff informiert werden. Gleichen Sachverhalt nicht auf verschiedene Arten erklären. Gängige Fragen für Anamnese vorgängig schriftlich abgeben. Zweideutigkeit vermeiden. Kein Fachchinesisch.
- *Sich benennen:* Klare, einfache Sätze. Normales Sprechtempo, jedoch zwischen dem Gesagten Zeit lassen, damit es beim Gegenüber ankommen kann. Durch die andere Vernetzung im Gehirn braucht es länger bis die Information angekommen ist. Klar sagen, wie man es gerne hätte.
- *Gegenüber benennen:* Gibt Orientierung und Sicherheit. Person mit ASS fühlt sich ernst genommen.

Weitere Hinweise: Nicht zu viel Zwischenkommunikation. Möglichst wenig Nebengeräusche (z.B. Musik nur, wenn es gewünscht wird). In Zimmer mit wenig Belegung unterbringen. Möglichkeit geben, Sonnenbrille zu tragen. Nur *eine* Bezugsperson (kann evtl. auch ein Familienmitglied sein). Auf keinen Blickkontakt beharren. Schmerzskala funktioniert nicht, d.h. gut auf Körpersignale achten (Stirnrunzeln, Gesicht verziehen, zusammenzucken). Möglichkeit geben, einen Pamir anzuziehen (Gehörschutz, Anm. der Autorin). Stress vermeiden. Ärzte wie Pflegepersonal und Therapeuten müssen vorgängig informiert sein. Familie bitten, einen kurzen Bericht zu verfassen, was für den Menschen mit ASS wichtig ist. Und zuletzt: Geduld und nochmals Geduld (Film 26)".

Bettina Tillmann ist Fachärztin für Kinder- und Jugendmedizin und Leiterin des GSR Autismuszentrums in Aesch/BL:

„Aufgrund meiner Tätigkeiten in der Kinderarztpraxis als auch im Autismuszentrum der GSR in Aesch habe ich Einblick in verschiedene Lebensbereiche von Kindern mit ASS und deren Familien. Dazu gehören andere Institutionen, z.B. KiTas und Kindergärten, Schulen, aber insbesondere auch Spitäler. Allein der Gedanke, ins Spital gehen zu müssen, löst bei jedem von uns schon mulmige Gefühle aus. Wie mag es da einem Kind gehen, das nicht in der Lage ist, seine Empfindungen und Ängste zu verbalisieren. Erschwerend dazu kommt noch, dass Kinder mit Autismus in der Regel nicht über nonverbale Kompensationsfähigkeiten verfügen.

Ausgesprochen dankbar war ich daher, eine Anfrage der Pflegedienstleitung des Universitäts-Kinderspitals beider Basel erhalten zu haben. Die Herausforderung im Umgang mit Patienten mit ASS ist längst an den meisten Orten wahrgenommen worden. Die Frage war also, wie man am besten mit einem von ASS betroffenen Kind umgehen möge.

Für Kinder mit ASS sind Übergänge bzw. neue Situationen/Eindrücke (Gerüche, Farben, Licht, Geräusche, Schmerzempfindungen etc.) schwierig bezüglich Priorität, Bedrohlichkeit und Bedeutung zu analysieren. Oft werden Details fokussiert, die für den Beobachter vollkommen unbedeutend sind. Auf diese gänzlich andere Art der Sinneswahrnehmung und -verarbeitung gilt es, sich bei jedem Patienten neu einzustellen. Dies ist eine herzliche Einladung zum Perspektivenwechsel, denn es könnte sich alles ganz anders anfühlen und darstellen, als wir es gewohnt sind zu deuten.

Und so macht es einen Unterschied, ob ich die Interaktion mit dem Kind, aber auch der begleitenden Person – in der Regel der Mutter – mit Elementen aus Marte Meo unterstütze, z. B.:

- Zunächst für eine *ruhige Atmosphäre*, einen *guten Anschluss* sorgen. Dies bedarf oftmals eines separaten Raums, der in der Notaufnahme in der Regel zur Verfügung steht.
- *Sich selbst benennen*, was man tut. „Ich lege meine Hände auf deinen Bauch, jetzt drücke ich ganz wenig."
- Dem Patienten *sagen, was er tun kann*. „Du kannst deine Hand heben, wenn der Druck unangenehm ist." Dies gibt Sicherheit für das Kind, aber auch für die Mutter. Die Mutter kann sich dadurch ganz auf die Mutterrolle konzentrieren, wenn eine Fachperson benennt, wer, was, wann, wozu macht.
- Beim Spitalbesuch, im Sinne einer herausfordernden Situation, bewusst am Anfang aber immer auch im Verlauf, wenn es sich einrichten lässt, *freie Situationen* einbauen. Damit kann, für die unausweichlich erfolgenden geleiteten Situationen, möglichst viel Kooperationsbereitschaft aufgebaut werden.
- Und selbstverständlich, wenn es sich nicht um einen lebensbedrohlichen Notfall handelt, dem *Gegenüber Zeit lassen*, gefühlt viel mehr als üblich. Allein mit diesem Verhalten ist es manchmal möglich, eine Untersuchung überhaupt durchzuführen.

Wie gesagt, Marte Meo macht im Spital einen Unterschied im Umgang mit Patienten mit ASS, einen bedeutsamen, positiven Unterschied! Eltern berichten immer wieder, dass es beim letzten Mal im Spital *gar nicht so schlimm* war."

Abschliessend kann festgehalten werden, dass beschrieben wird, dass sich das Anwenden der Methode – der erwähnten Marte Meo Elemente und der *freien Situation* (**Kap. 3.2.2**; Film 27a) – lohnt und dass Marte Meo einen Unterschied macht. Zudem ähneln sich die drei Beschreibungen, wozu die Marte Meo Elemente eingesetzt werden können. Aus den drei Aussagen könnte angenommen werden, dass es empfehlenswert sein dürfte Studiendesigns zu „Marte Meo und ASS" zu entwickeln, nicht nur mit dem Fokus „Akutspital", sondern auch in anderen Lebensbereichen wie Familie, Schule, Arbeitsstelle, Freizeit u. a. (s. a. Aarts, 2012)

Ergänzend ist festzuhalten, dass sich in Marte Meo Kursen (Autismus Bern und Wallis sowie Autismuszentrum GSR/BL, alle CH), die Therese Niklaus durchführt, zeigt, dass sich die Methode mit ihren Instrumenten (inklusive Reviews mit Kindern, Jugendlichen und Erwachsenen mit ASS) sehr gut eignet, um eine Weiterentwicklung der ASS-Betroffenen zu ermöglichen. Zudem ist es eindrücklich, zu hören und auf den Filmen auch zu sehen, wie sehr die Lebensqualität sich zuhause für alle Familienmitglieder verbessert. Wie herausforderndes Verhalten zuhause, in der Schule, in der Lehre, bei der Arbeit abnimmt. Gerade, um den Menschen mit ASS zu ermöglichen, mehr am sozialen Leben teilzunehmen, ist wichtig, dass sie die Welt der anderen Menschen besser lesen lernen können. Die Unterstützung des Aufbaus von Empathiefähigkeiten ist zentral. Dazu eignen sich nicht nur alle Elemente der *freien Situation* nach Marte Meo, sondern natürlich auch jene des positiven Leitens (beispielsweise *eigene Handlung, Gefühle, Gedanken oder soziale Situation benennen*, speziell mit Ich- und Du-Sätzen, z.B.: „Ich freue mich, dass Du mir das Buch gibst", und v.a. immer *genügend Zeit geben*).

Hier sei insbesondere das Element *Linking-up* hervorgehoben – ein Element der freien Situation – das wirksam eingesetzt werden kann, um Kinder, Jugendliche und Erwachsene mit ASS mit anderen Menschen zu verbinden (s. dazu Film 27a).

Hilfreich ist, dass gerade auch die *freie Situation* gut zum Alltag in der Familie passt. Und dass z.B. Eltern in der Rolle als Eltern eine freie Situation gestalten können, damit sie so ihr Kind in seiner Persönlichkeitsentwicklung unterstützen können, ohne eine Therapeutenrolle einzunehmen.

8.3.4.8
Notfallmässige Aufnahme in der Augenklinik

Frau L. – sie hat schon Marte Meo Kurse besucht – musste wegen eines Augenproblems akut hospitalisiert werden. Sie berichtet:

„Ich hatte Angst, nie mehr richtig sehen, meine bisherige Arbeit nie mehr tun zu können. Meine Verunsicherung war gross. Da erlebte ich als Patientin, wie es sich anfühlt, wenn Marte Meo Elemente laufend angewendet werden. Ich erlebte vieles ähnlich, wie dies im **Kap. 8.3.3** bereits festgehalten ist. Schon nur *freundliche Töne* zu hören, tat mir gut: Ich fühlte mich etwas weniger alleine in meiner akuten Dunkelheit. Wenn das Sehen beeinträchtigt ist, verunsichert dies tief. Wenn die Pflegefachperson *sich mit freundlicher Stimme benannte* mit ‚Ich komme jetzt zu Ihnen ans Bett', fühlte ich gleich, wie mir dies etwas Sicherheit zurückgab. Ich war nicht mehr alleine, war beteiligt am Geschehen in meiner kleinen, begrenzten Welt rund um mein Bett. Mit ‚Sie können den Kopf liegen lassen. Ich halte ihn jetzt, kippe ihn leicht gegen hinten', wusste ich, was nun mit mir passieren würde und wie ich einen Beitrag leisten könnte: Sie machte *sich so voraussagbar* und half mir damit, mich etwas weniger ohnmächtig zu fühlen, ja, sogar mitarbeiten zu können. ‚Und ich öffne gleich Ihr rechtes Auge. Halten Sie bitte Ihren Kopf möglichst ruhig. Ja, genau. Und jetzt träufle ich einen Tropfen in dieses Auge. Es könnte etwas unangenehm sein'. Ich merkte, wie mir dies Sicherheit, Orientierung und Ruhe gab. Da ich ja nicht sehen konnte, was sie tat und tun würde. Üblicherweise orientiere ich mich stark visuell. Umso verunsichernder war dies für mich, auf diesen Wahrnehmungskanal verzichten zu müssen. Diese kurzen Sätze des *Benennens mit freundlicher Stimme*, der *Bestätigung,* halfen mir bereits, mich mit den anderen Sinnen besser orientieren zu können. Die Pflegefachperson nahm wahr, wenn ich nicht so schnell begriff, was zu tun war, was mich zusätzlich ängstigte. Sie reagierte darauf nicht mit beunruhigter Stimme, sondern *benannte ihre Handlung* erneut: ‚Ich stelle jetzt die Tropfen zuerst auf Ihren Nachttisch, Frau L.' Dies war so hilfreich und v.a. sehr beruhigend für mich, denn ich konnte nicht sehen, was sie tat. Ich konnte nur ihre Bewegungen oder vielleicht eher die Luft fühlen, die sich bewegte. Und wusste nun weshalb. Ihre Ruhe tat mir gut. So fühlte ich mich aufgehoben. Merkte, wie ein kleines Gefühl von Zuversicht zurückkam. ‚Es ist grad schwierig für Sie, das kann ich sehen.' Da fühlte ich, dass Sie mich verstehen konnte, dass ich nicht ganz allein war mit all den beunruhigenden Gedanken und meiner Angst. Sie musste wieder gehen, hatte viel zu tun auf der Abteilung und wenig Zeit. Diese Momente werde ich aber nicht vergessen, kleine Momente, die damals einen grossen Unterschied für mich gemacht haben und mir immer wieder Kraft und Zuversicht schenkten. Heute sehe ich so gut wie vor dem Ereignis, vielleicht sogar noch besser. An diesen Spitalaufenthalt erinnere ich mich aber regelmäßig. Denn ich konnte Unterschiede feststellen. Pflegende, die sich z.B. nicht benannten. Und wie viel Kraft ich in solchen Momenten aufwenden musste, um mich vom Schrecken zu erholen, wenn plötzlich – ohne Vorwarnung – scheinbar aus dem Nichts eine Hand meinen Kopf berührte. Dann breitete sich die Angst und Verzweiflung mit voller Wucht in mir aus. Blieb lange im Körper hängen, bis ich mich wieder etwas entspannen konnte. Und wie anders dies doch auch laufen konnte mit den kleinen unterstützenden Kommunikationselementen. Wie wenig doch einen großen Unterschied macht."

Aufgrund verschiedener Marte Meo Prozesse auf Film, die Therese Niklaus als lic. Marte Meo Supervisor von Kursteilnehmenden analysiert hat, lässt sich feststellen, dass dieses Beispiel kein Einzelfall ist. Die Aussagen von Frau L. lassen sich übertragen: Marte Meo bietet für Menschen mit (akuten) Augen- und Sehproblemen, mit eingeschränktem Sehvermögen und Sehbehinderungen, im gewöhnlichen Alltag einfach umsetzbare, wirksame und respektvolle Unterstützungsmöglichkeiten (ohne zusätzlichen Zeitaufwand): die *Mikroelemente* der Methode. Speziell hervorzuheben ist die Wirkung der paraverbalen Kommunikation: Hilfreich sind die *freundlichen Töne* und das *Benennen mit entspannter und ruhiger Stimme*. „Gute Töne" haben verschiedene positive neurobiologische Wirkungen, z.B. dass die Amygdala (Alarmzentrale im Gehirn des Patienten) beruhigt wird: die Angst nimmt in der Regel ab. Stresstöne oder eine angespannte Stimme können die Amygdala (noch mehr) aktivieren, umso mehr, wenn der Gesichtsausdruck der Fachperson von der sehbeeinträchtigten Person nicht gleichzeitig gelesen werden kann (s. **Kap. 8.4**): ihre Angst und Verunsicherung nehmen meistens zu.

Nicht nur im Akutspital, sondern auch im ambulanten Kontext, zuhause oder bei Freizeitaktivitäten können die Marte Meo Elemente bewusst genutzt werden – und damit für alle Beteiligten, auch für die Sorgenden, zu mehr Lebensqualität und zu qualitativ reicheren Interaktionsmomenten beitragen,

- Angst und Unsicherheit reduzieren helfen
- Sicherheit und Orientierung geben
- die von Sehbeeinträchtigungen Betroffenen mit *Benennen* (u.a. mit *eigene Handlung und eigene Gefühle benennen*) mehr am Geschehen der Umwelt beteiligen und damit dazu beitragen, dass sie sich ein bisschen weniger einsam fühlen (s. z.B. **Kap. 4.7** Inklusion ermöglichen mit Marte Meo).

8.3.4.9 Mentalisieren und Marte Meo

Diese Beispiele zeigen, wie zentral die Mentalisierungsfähigkeit gerade auch in der Akutpflege ist.

Was genau bedeutet Mentalisieren?

„Mit anderen Menschen in Beziehung zu sein bedeutet sich zu verstehen und die Perspektive des anderen einnehmen zu können, um sie mit den eigenen und den Bedürfnissen anderer abstimmen zu können. Es geht hierbei auch darum, Gefühle zu verstehen und ein Verständnis für die eigenen Gedanken, Interpretationen und Handlungen zu entwickeln. Ob wir von einer tiefgehenden oder eingeschränkten Fähig-

keit zur Mentalisierung sprechen, hängt davon ab, inwieweit es der jeweiligen Person gelingt, die Perspektive anderer auf der Basis einer selbstreflektiven Perspektive zu übernehmen" (Allen & Fonagy, 2006; aus Lund & Rohde, 2015, S. 2).

„*Mentalisierung heisst, sich und die anderen verstehen zu können – so einfach und doch so schwierig.*" (Lund & Rohde, 2015, S. 3).

„*Es wird uns nie gelingen, uns und andere völlig zu verstehen. Von daher stellen die Fähigkeiten zu offener Reflektion, sich zu wundern und positiver Neugierde nützliche Werkzeuge dar, um sich mit anderen besser zu verständigen*" (Lund & Rohde, 2015, S. 3).

Die Marte Meo Methode bietet genau solche Handwerkszeuge an (z. B. Lund & Rohde, 2015, S. 1–9):

Auf den kurzen Filmen sind Interaktionen festgehalten, die mit der kleinschrittigen Interaktionsanalyse nach Marte Meo analysiert und reflektiert werden können: Die Reflexion wird so objektiviert.

Gleichzeitig bietet die Methode die Möglichkeit, anhand gerade dieser Filme die Mentalisierungsfähigkeit zu vertiefen und zu trainieren:

- die Signale des Patienten im Mikrobereich zu lesen
- gleichzeitig die eigenen (Fachperson) – möglicherweise auch intuitiv benutzten – Mikrokommunikations- und Interaktionsbausteine wahrzunehmen, die bei der Patientin unterstützend wirken (oder auch nicht)
- zudem Hypothesen darüber, was der Patient braucht, zu überprüfen (**Kap. 11.4**).

8.4 Marte Meo und Neurobiologie

Therese Niklaus Loosli

Eine Stärke der Marte Meo Methode ist, dass sie ermöglicht, neurobiologische Erkenntnisse in die gerade laufende alltägliche Interaktion zu übertragen (Aarts & Hüther, 2008; Hampel, 2014). Kurze Interaktionen des Alltags können somit zur neurobiologisch wirksamen Entwicklungs- und Lernunterstützung von Kindern, Jugendlichen und Erwachsenen, von Lernenden, Freiwilligen, Mitarbeitenden, anderen Fachleuten sowie von Menschen mit speziellen Bedürfnissen genutzt werden (Hampel, 2014, S. 97 ff.; Niklaus, 2010, S. 1–7; Niklaus, 2011, S. 1–6; Niklaus, 2014, S. 1–4; Niklaus et al., 2014, S. 10). Im Behindertenbereich, in Betreuung sowie in der Langzeit-, Alters- und Demenzpflege scheinen die Marte Meo Elemente ebenfalls neurobiologisch wirksam zu sein. Es wird von *Potenzialmobilisierung* gesprochen. In der Folge sollen einige Elemente und deren Wirkung mit *vermuteten neurobiologischen Erklärungen* verknüpft werden (Berther & Niklaus 2012a & b; Berther & Niklaus, 2013). Die neurobiologische Wirksamkeit der Marte Meo Methode ist in diesen Fachbereichen bisher noch nicht wissenschaftlich untersucht worden.

8.4.1 Marte Meo Elemente des positiven Leitens neurobiologisch erklärt

Ziel des Anwendens der Marte Meo Elemente des positiven Leitens ist, Menschen bei Pflegeinteraktionen (Situationen mit einem Ziel) kommunikativ so zu unterstützen, dass ...

- ... sie besser kooperieren können.
- ... Respektmodelle erleben und entwickeln oder wieder abrufen können.
- ... sie möglichst viel selbstständig tun können, wie zum Beispiel selbst essen, sich selbst anziehen und/oder sich selbst waschen.

- ... sie sich als kompetenter, selbstsicherer und selbstwirksamer erleben.
- ... herausforderndes Verhalten abnehmen kann.

Die neurobiologischen Erklärungen basieren auf Hypothesen und Aussagen, die in Artikeln und Büchern zu finden sind und nachfolgend auf den Langzeit-, Behinderten-, Betreuungs-, Alters- und Demenzpflegebereich übertragen werden (Aarts & Hüther, 2008; Bauer, 2006; Berther & Niklaus, 2012a & b; Berther & Niklaus, 2013; Grawe, 2004; Hampel, 2014; Hüther, 2007; Spitzer, 2007).

Die ersten Sekunden der Kontaktaufnahme

In den ersten Sekunden der Kontaktaufnahme sind es meist folgende Marte Meo Elemente: bewusster *guter Anschluss* mit „Guten Morgen", eine *gute Atmosphäre herstellen* mit *freundlicher, einladender Leitungsstimme* und einem Lächeln auf den Lippen (*gutes Gesicht*).

Neurobiologisch erklärt: Patienten und pflegebedürftige Menschen haben oft Angst und fühlen sich unsicher. Ihr Mandelkern (Amygdala), die Alarmzentrale im Gehirn, ist aufgrund der negativen Gefühle aktiviert. Ihr Hippocampus – der „Bibliothekar" des Gehirns – wird dadurch blockiert.

> Neurobiologisch erklärt: Patienten und pflegebedürftige Menschen haben oft Angst und fühlen sich unsicher. Ihr Mandelkern (Amygdala), die Alarmzentrale im Gehirn, ist aufgrund der negativen Gefühle aktiviert. Ihr Hippocampus – der Bibliothekar des Gehirns – wird dadurch blockiert.

Jedes der genannten Marte Meo Elemente hilft, über Spiegelneurone positive Gefühle auf die pflegebedürftigen und demenzkranken Menschen zu übertragen (Bauer, 2006, S. 11ff.). Deren Amygdala kann durch diese positiven Gefühle beruhigt oder gar abgeschaltet werden (Grawe, 2004, S. 71–82). Dies wiederum ermöglicht, dass der Hippocampus aktiviert wird. Es wird vermutet, dass die freundliche Stimme die Ausschüttung hilfreicher Neurotransmitter und Neuromodulatoren anregen kann. Sollte die pflegebedürftige Person bereits in diesen ersten Sekunden der Kontaktaufnahme Blickkontakt mit der Betreuenden aufnehmen können, trägt das Marte Meo Element *gutes Gesicht* nicht nur dazu bei, dass sich der Klient selbstsicherer und bestätigt fühlt (Hawellek, 2012 S. 68), sondern auch die dopaminergen neuronalen Netzwerke des Gehirns aktiviert werden können. All dies trägt dazu bei, das Gehirn der Klienten (auch derer mit Demenz) in optimale „Entwicklungs- respektive Arbeitsstimmung" zu versetzen.

Weitere Leitungselemente

Benennen der eigenen Handlung mit freundlicher Stimme („Ich gebe Ihnen den Löffel" oder „Ich hole Ihnen den Rollstuhl") tragen zu Orientierung und Sicherheit der Pflegebedürftigen bei und geben ihnen Struktur. Durch das Benennen der eigenen Handlung wird den Klienten der Ablauf des Projektes deutlich.

> Neurobiologisch erklärt: Sich sicher zu fühlen (positives Gefühl) kann den Hippocampus noch mehr aktivieren. Der aktivierte Hippocampus kann neues Wissen, neue Erfahrungen, neue Modelle im Großhirn (Cortex) so abspeichern, dass er sie bei Bedarf wiederfinden und abrufen kann. Und er kann vor langer Zeit Trainiertes und Gelerntes, das im Cortex gespeichert ist, abrufen helfen (Grawe, 2004, S. 71–82). Die freundliche Stimme kann zur Ausschüttung weiterer Neuromodulatoren beitragen. Dies aktiviert das Gehirn der Betreuten noch weiter, und ermöglich eine optimale Mitarbeit sowie Ressourcen- und Potenzialmobilisierung.

Wie bereits beschrieben, arbeiten sogar Demenzkranke unter Marte Meo besser mit und zeigen verloren geglaubte Fähigkeiten wieder (Jura et al., 2008, S. 14–18). Dieses Phänomen ist übrigens auch bei Menschen zu beobachten, die eine Hirnverletzung oder -entzündung oder Hirninfarkte erlitten haben oder an angeborenen genetischen Hirnveränderungen leiden (Niklaus, 2011, S. 1–6; **Kap. 8.2**).

Im Film ist beobachtbar, dass das Kommunikationselement *Sich Benennen* Menschen unterstützen kann, die an erheblichen Schmerzen leiden. Sichtbar wird dies dadurch, dass sich oft der Gesichtsausdruck der Leidenden zu entspannen beginnt.

Neurobiologisch erklärt: Offenbar kann die zentrale Schmerzwahrnehmung durch das Benennen mit freundlicher Stimme verändert werden.

So kann das Element *Benennen der eigenen Handlung* bewusst bei schmerzhaften Pflegeverrichtungen, wie etwa einer Blutentnahme oder Mobilisation, genutzt werden.

Das Element *Sich selbst Benennen* hilft nicht nur den Patienten, sondern auch den Betreuenden. Sie kommen dadurch ganz in die Selbstwahrnehmung und somit in den konkreten Moment und die Schritt-für-Schritt-Haltung und vor allem: in die Ruhe.

Neurobiologisch erklärt: Die eigene Stimme zu hören scheint dazu beizutragen, die Amygdala der Pflegeperson zu beruhigen. Somit kann diese ruhig und ganz im Augenblick handeln, und das brauchen demenzkranke Menschen. Ihr eigener Hippocampus wird eingeschaltet und hilft ihr, eigene Ressourcen und ihr Wissen abzurufen und die kleinsten Initiativen des Gegenübers wahrzunehmen und zu nutzen. Dieses Wissen zu nutzen lohnt sich. So ist es günstig, vor der Analyse eines Films durch *Sich Benennen* Ruhe zu finden. Wenn man sich selbst in die Ruhe bringen kann, lässt sich neu Gelerntes besser abrufen, weil die Amygdala durch das „Sich Benennen" abgeschaltet und der Hippocampus aktivert werden kann. Somit kann das Gehirn mithilfe des Hippocampus (Bibliothekar) neu Gelerntes besser aus dem Großhirn (Cortex) abrufen. Diese neu erlernten Mikrokommunikationsbausteine können daher auf diese einfache Weise durch kommunikative Unterstützung mittels hörbarem „Sich Benennen" besser im Grosshirn abgerufen, aktiviert und in den Alltag umgesetzt werden. Dies ermöglicht, die gelingenden Mikromomente in alltäglichen Interaktionen auch wirklich *bewusst* wahrzunehmen und zu nutzen. (Grawe, 2004, S. 71–82 und S. 151–153).

Bewusst eine *Schritt-für-Schritt-Anleitung* zu geben ist für Menschen, die z. B. das Modell „Suppe-Essen" teilweise verloren oder noch nicht entwickelt haben, besonders hilfreich. Wenn die Pflegende sagt, „Sie können selbst Suppe essen" und die Bewohnerin den Löffel nimmt, den Mund öffnet und isst, wird deutlich, dass sie sich in diesem Augenblick daran erinnern kann, was das Modell „Suppe-Essen" ausmacht. Beim Lesen der Signale wird deutlich, dass *Folgen, Zeitgeben, gutes Gesicht, Bestätigen* und *Freude teilen* gerade jetzt als kommunikative Unterstützung genügen, um die Bewohnerin zu unterstützen (**Abb. 8-14**).

Kann eine Bewohnerin aber das Modell „Suppe-Essen" damit noch nicht abrufen, ist mehr kommunikative Unterstützung erforderlich:

- *Sagen, was sie als Nächstes tun kann:* „Sie können den Löffel in die Hand nehmen".
- Mit *aufmerksam Warten* und *Folgen* die Mikrosignale lesen und so sehen, wie viel Unterstützung sie braucht. Zwischendurch *Bestätigen* und wenn nötig kleinschrittig *Benennen*, was sie als Nächstes tun kann: „Ja genau. Jetzt können Sie den Löffel in den Mund nehmen ...". „Gut, und schlucken".

- Positiv abschließen: individuell zugeschnitten und dem Gegenüber und dessen Tagesform angepasst (s. Film 8).

Neurobiologisch erklärt: Die Schritt-für-Schritt-Anleitung scheint – neurobiologisch gesehen – dazu beizutragen, die vorhandene Repräsentation eines Handlungsmodells (z. B. „Essen", „Schuheanziehen" oder „Zu-Fuß-Gehen") im prämotorischen Cortex optimal zu aktivieren. Dies hilft Pflegebedürftigen, aktiv mitzumachen, was bei diesen und den Betreuenden zu mehr Kompetenzerleben führt. Die freundliche Bestätigung durch ein „Gut" (**Abb. 8-14e**), das noch mit erhobenem Daumen, kann Neuromodulatoren und möglicherweise sogar eine Dopaminausschüttung im Gehirn in Gang bringen. Dies kann helfen, die Netzwerke des Modells (hier „Essen") zu stärken und bewirken, dass Pflegebedürftige oft mehr selbst tun können als erwartet. Neuromodulatoren (Botenstoffe) tragen dazu bei, ihr Gehirn und dessen Strukturen weiterhin in optimaler Arbeits- und Entwicklungsstimmung zu halten.

Bewusst *aufmerksam zu warten/Zeit zu geben* und *zu folgen*, d.h. mit der Aufmerksamkeit ganz bei der Handlung der pflegebedürftigen Person zu sein, helfen der Betreuenden nicht nur, präzise wahrzunehmen, was diese noch selbst tun kann, sondern auch, wo sie Hilfe braucht.

Neurobiologisch erklärt: Das *aufmerksame und freundliche Warten*, *Zeitgeben* und *Folgen* tragen dazu bei, dass die Hirnstrukturen der betreuten Person, die langsamer arbeiten, aber wichtige Informationen im Cortex gespeichert haben, Zeit bekommen, um nach weiterem Wissen und Können sowie weiteren Erfahrungen zu suchen und diese abzurufen.

Sehr oft können Pflegebedürftige viel mehr als erwartet und vermögen schneller mitzuarbeiten, wenn die Betreuenden ihnen genügend Zeit lassen. Sogar bei der Mobilisation ist es oft erstaunlich, wie viel die Betreuten selbst – ohne aktive Hilfe – tun können, wenn sie wissen, was sie als Nächstes tun müssen. So kann dieses neurobiologische Wissen bewusst genutzt werden für anspruchsvolle Pflegeverrichtungen mit den Marte Meo Elementen: *sagen, was die Klientin als Nächstes tun kann*, dann aufmerksam und freundlich warten, Zeit geben und folgen.

Bewusstes *Benennen der Handlung* oder des Gefühls des pflegebedürftigen Menschen durch „Sie putzen nun die oberen Zähne" oder „Das ist anstrengend für Sie" zeigen ihm, dass er gesehen und wahrgenommen wird, dass wichtig ist, was er tut. Gerade Menschen, die Modelle verloren oder noch nicht entwickelt haben, merken auf diese Weise, dass sie nicht alleine sind. Selbstwahrnehmung und Selbstorientierung sind bei ihnen oft stark eingeschränkt. Mit den genannten Kommunikationselementen erhalten sie Orientierung in Bezug auf sich selbst und können bewusster wahrnehmen, was sie gerade tun.

Neurobiologisch erklärt: Durch das *Benennen der Handlung* der Betreuten können entsprechende Repräsentationen eines Handlungsmodells im prämotorischen Cortex spezifisch aktiviert und gestärkt werden. Gleichzeitig wird das Broca-Zentrum im Gehirn, wo die Sprache produziert wird, vermutlich über Spiegelneurone mit den gerade aktivierten Netzwerken des prämotorischen Cortex verbunden (Bauer, 2006, S. 75 ff.). Dies erklärt unter Umständen neurobiologisch, dass Pflegebedürftige, die Modelle verloren oder noch nicht entwickelt haben, durch diese winzige kommunikative Unterstützung (*Benennen des Gegenübers*) manchmal Fähigkeiten zeigen, die sie vorher noch nie oder schon lange nicht mehr mobilisieren konnten.

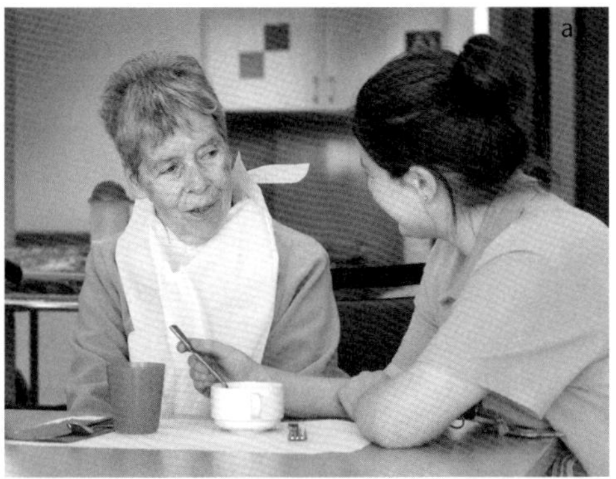

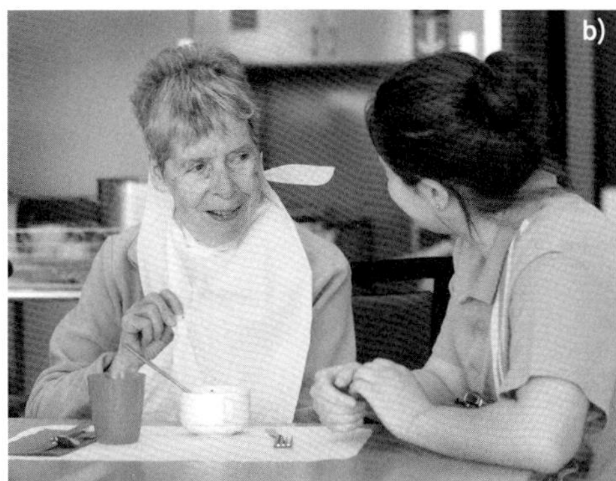

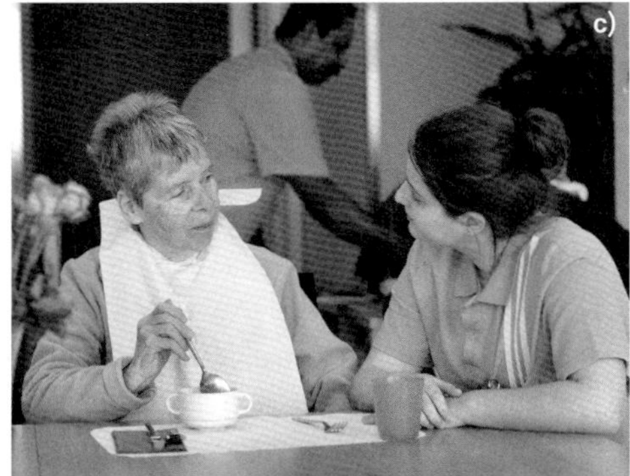

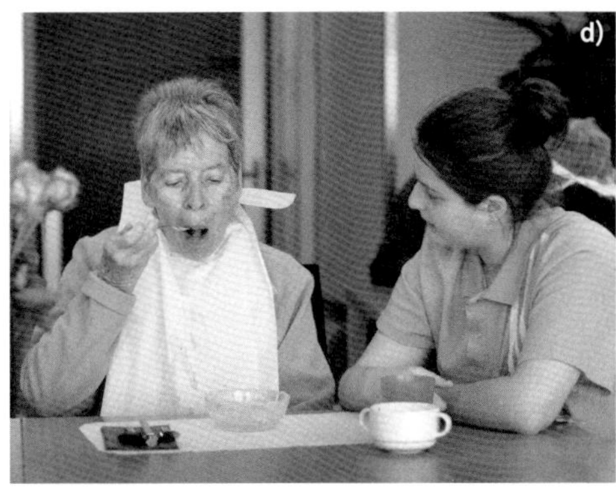

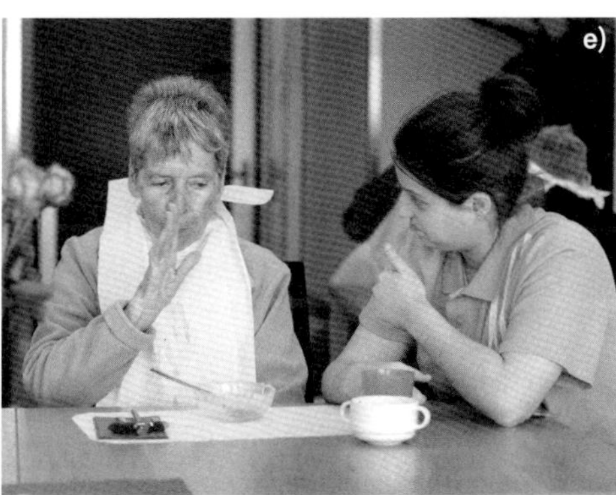

Abbildung 8-14: Schritt-für-Schritt-Anleitung als kommunikative Unterstützung einer Bewohnerin, die das Modell „Suppe-Essen" verloren zu haben scheint.
a. Die Pflegende schaut die Bewohnerin freundlich an und sagt (sich vorhersagbar machen mit Doppelinstruktion): „Sie können selbst Suppe essen" und hält ihr den Löffel hin. (Foto: © dahlia oberaargau ag)
b. Nun wartet die Pflegende aufmerksam und gibt ihr freundlich Zeit. Sie hält Blickkontakt mit der Bewohnerin. Diese hebt die rechte Hand ein wenig in Richtung des Löffels. (Foto: © dahlia oberaargau ag)
c. Die Bewohnerin nimmt den Löffel in die Hand. Die Pflegende unterstützt sie weiter durch freundliches Warten, Zeitgeben und Folgen. Die Bewohnerin erhält Bestätigung beim Blick in das gute Gesicht der Pflegenden. (Foto: © dahlia oberaargau ag)
d. Die Bewohnerin isst jetzt selbstständig. Die Pflegende unterstützt sie weiter durch aufmerksames, freundliches Zeitgeben und Folgen. (Foto: © dahlia oberaargau ag)
e. Die Pflegende bestätigt und teilt ihre Freude durch den erhobenen Daumen und mit einem freundlichen: „Gut." Die Bewohnerin schaut auf deren erhobenen Finger. (Foto: © dahlia oberaargau ag)

Im Film ist zu beobachten, dass Pflegebedürftige, die kaum noch sprechen können, innerhalb von nur drei Minuten oft mehr Worte und Sätze sprechen als zuvor.

Die Marte Meo Elemente *Bestätigen* und *Freude teilen* mit freundlicher Stimme und einem *guten Gesicht* tragen dazu bei, dass sich die betreute Person und die Pflegenden kompetenter und zufriedener fühlen. Beim bewussten *Freude teilen* können auch die Betreuenden einen stärkenden Moment erleben.

> Neurobiologisch erklärt: Freude bewusst zu teilen führt dazu, dass dopaminerge neuronale Dopamin-Netzwerke der Fachleute selbst aktiviert und dadurch in ihrem Gehirn Endorphine produziert und freigesetzt werden.

Pflegende können sich durch bewusstes *Freude teilen* und *Genießen* stärken und sich so Glücksmomente schaffen. Dieses Marte Meo Element heißt *Happ Happ*. Auf diese Weise können Betreuende im Pflegealltag bewusst Energie tanken (Aarts, 2009, S. 135–136; Graaf, 2014, S. 1–8; **Kap. 1**).

8.4.2 Marte Meo Elemente der freien Situation neurobiologisch erklärt

Ziele des bewussten Anwendens der Marte Meo Elemente der freien Situation im Pflegebereich sind:

- den Menschen in seiner eigenen Persönlichkeit wahrzunehmen
- optimale Unterstützung und Weiterentwicklung von
  - Selbstsicherheit
  - Selbstwirksamkeit
  - Selbstwahrnehmung
  - Selbstregulation
  - Sprache und damit
- Vorbeugen von herausforderndem Verhalten
- besser gelingendes Gestalten nachfolgender Leitungssituationen (Niklaus, 2019a, S. 2–3; s. a. Film 15).

Kurze Begegnungsmomente im Flur, beim Eintreten in ein Zimmer oder beim Spaziergang können daher von Pflegenden bewusst als freie Momente genutzt werden (Film 4 & 5).

Für die Entwicklungsunterstützung von Babys, Kindern und Jugendlichen wurden Elemente der freien Situation bereits mit neurobiologischen Erklärungen verknüpft (Aarts & Hüther, 2008; Hampel, 2014; Niklaus, 2010). Folgende neurobiologischen Erklärungsversuche der Kommunikationselemente der freien Situation beruhen ergänzend auf den Ausführungen in der Pflegefachzeitschrift NOVA (Berther & Niklaus, 2012a & b; Berther & Niklaus, 2013).

Am Fallbeispiel werden die Hauptelemente der freien Situation nach Marte Meo mit neurobiologischen Erklärungen verknüpft. Herr H. verhält sich sehr unruhig, läuft ständig agitiert umher, was v. a. auf der Abteilung zu einer größeren Herausforderung geworden ist. Die Pflegenden und Angehörigen wünschen sich, dass Herr H. etwas ruhiger wird. Dazu können kurze freie Situationen auf der Abteilung und im Garten oder beim Spaziergang mit der Aktivierungstherapeutin bewusst genutzt werden. Wesentliche Kommunikationselemente der freien Situation und ihre Wirkungen werden anhand der Bilder mit dem Marte Meo 3W-Beratungssystem erklärt. Jedes Marte Meo Element kann demzufolge – bewusst angewendet – als Mikrointervention der gewöhnlichen Kommunikation in alltäglichen Interventionsmomenten gelten.

In **Abbildung 8-15** wird das Element *aufmerksames Warten* erklärt. Das *Warten* der freien Situation ist ein anderes als jenes *Warten*, das zum positiven Leiten gehört, denn es ist kein Ziel damit verbunden. In der freien Situation nach Marte Meo ermöglicht *aufmerksames*

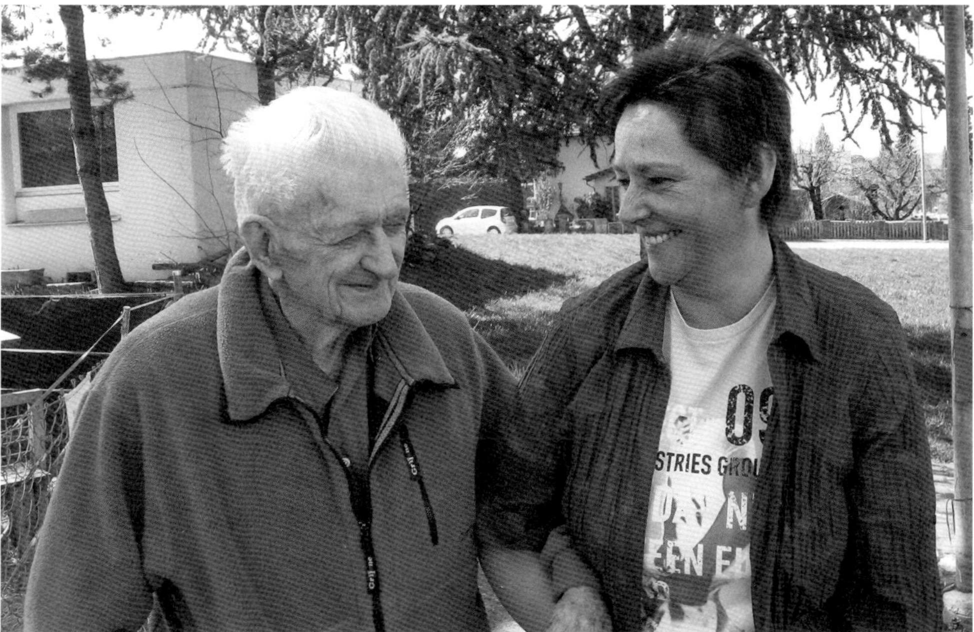

Abbildung 8-15: Die Elemente aufmerksam Warten und Folgen, dargestellt am Beispiel von Herrn H. mit Heidi Pauli, Leitung Aktivierung. (Foto: © dahlia oberaargau ag)

Warten, dass die pflegebedürftige Person zeigen kann, was *ihr* in dem Moment wichtig ist:

- *Wann?* Wenn Herr H. vor sich hin schaut, in diesem Moment ...
- *Was?* ... *wartet* Heidi Pauli *bewusst aufmerksam, freundlich und ruhig auf Augenhöhe* mit Herrn H.
- *Wozu?* Herr H. hat so die Möglichkeit, in dem Moment zu tun, was er gerne tun möchte, was ihm wichtig ist. So lernt sie ihn und seine Welt besser kennen. Zudem hilft das Marte Meo Element *aufmerksam Warten* in diesem freien Moment, dass sich Herr H. nicht nur beruhigen kann, sondern die Ruhe auch später auf der Abteilung noch nachwirkt (s. Film 13).

Neurobiologisch erklärt: Indem Heidi Pauli ruhig wartet, kann sich ihre Ruhe über Spiegelneurone auf Herrn H. übertragen. Zudem ist zu vermuten, dass ihr freundliches Warten (über Spiegelneurone) dazu beiträgt, dass sein Gehirn von positiven Gefühlen gesteuert wird, was ihm ermöglicht, sein Potenzial und das ihm in diesem Moment Wichtige besser wahrzunehmen: Das ist ein guter Moment im Leben eines pflegebedürftigen Menschen.

Durch ihr *freundliches, aufmerksames Warten* ermöglicht Heidi Pauli Herrn H., sein Potenzial optimal abzurufen und zu zeigen, was ihm jetzt wichtig ist (**Abb. 8-15**). In freien Situationen ist es wichtig, kein Ziel vorzugeben. Daher ist es auch nicht ein Ziel gelingender kommunikativer Unterstützung in freien Situationen, dass er Blickkontakt aufnimmt, sondern deren Ergebnis. Gelingt es ihm aber aus eigener Kraft, Blickkontakt mit ihr aufzunehmen, kann er stärker von ihrer Präsenz profitieren, v.a. von ihrem *guten Gesicht*, das sie ihm die ganze Zeit schenkt, ohne dass er es bisher wahrgenommen hat.

Neurobiologisch erklärt: Eine tragende Beziehung und ein *gutes Gesicht* können dazu beitragen, die Stressreaktion im Körper und im Hirn abzuschalten (Hüther, 2007, S. 119).

Herr H. kann selbst nicht mehr gut Blickkontakt zum Gegenüber aufnehmen und ihn auch nicht mehr lange halten. Diese Fähigkeit hat er verloren. *Ihr freundliches Warten* ermöglicht ihm jedoch zu mobilisieren, was er noch kann und was ihm wichtig ist. Wie wenige Sekunden später zu sehen ist (**Abb. 8-16**), gelingt es Herrn H. in diesem Moment, Blickkontakt mit Heidi Pauli aufzunehmen.

Anhand von **Abbildung 8-16** ließe sich sehr gut auch das Element *Folgen* erklären. Hier sei jedoch gesagt: Wenn die Betreuende mit ihrer Aufmerksamkeit ganz bei dem ist, was Herr H. in dem Moment tut (vor sich hin schauen), unterstützt sie ihn, länger dabeizubleiben und zu merken, dass wichtig ist, was er tut. Seine Selbstwirksamkeit wird demnach durch das Element *Folgen* bewusst unterstützt. Nimmt ein Betreuter plötzlich Blickkontakt zum Gegenüber auf, ist die Betreuungsperson da. Er kann ihr *gutes Gesicht* sehen und davon profitieren (s. nachstehende neurobiologische Erklärung zu Abb. 8-16), wenn wir ihm und seiner Handlung die ganze Zeit *entspannt gefolgt sind.*

In **Abbildung 8-16** wird das Element *gutes Gesicht* der freien Situation erklärt:

- *Wann?* In dem Moment, in dem Herr H. zu Heidi Pauli aufblickt.
- *Was?* Sie ist da und schenkt ihm ein *gutes Gesicht.*
- *Wozu?* Er sieht ihr Lächeln und weiß: „Ich bin wichtig“. Er fühlt sich bestätigt und gesehen: noch ein guter Moment für ihn.

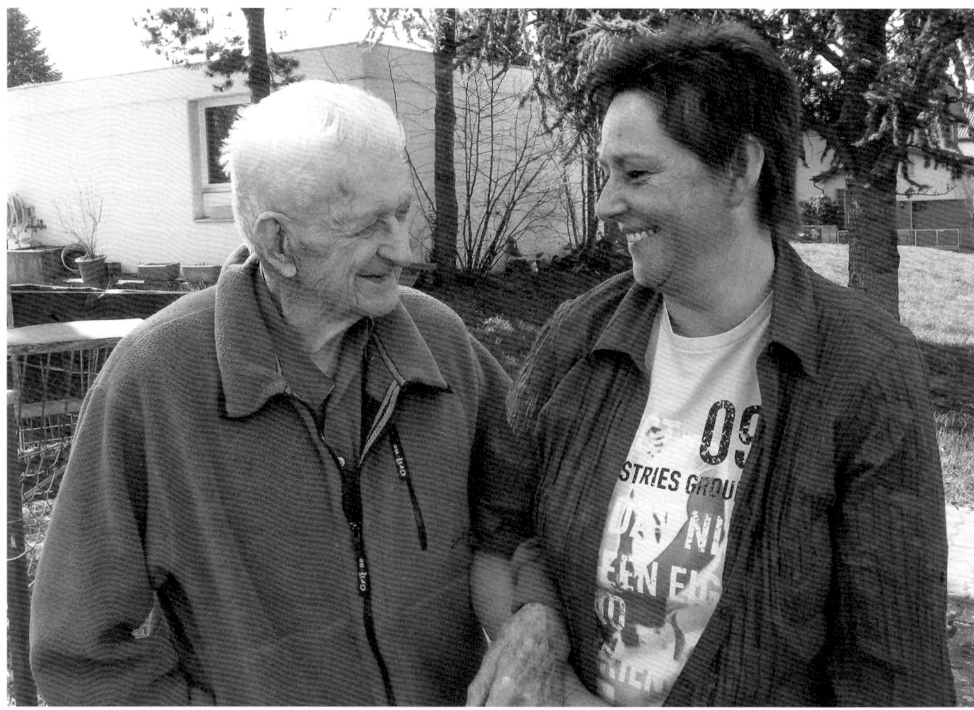

Abbildung 8-16: Das Element gutes Gesicht, dargestellt am Beispiel von Herrn H. mit Heidi Pauli, Leitung Aktivierung. (Foto: © dahlia oberaargau ag)

Neurobiologisch erklärt: Das Marte Meo Element *gutes Gesicht* kann bei Herrn H. über Spiegelneurone nicht nur ein gutes Gefühl auslösen und sein Gehirn aktivieren, sondern auch dazu führen, dass seine dopaminergen neuronalen Netzwerke aktiviert werden, Dopamin ausgeschüttet wird und Endorphine produziert werden, die wiederum zu Glücksgefühlen führen können. Man beachte auf diesem Bild das Lächeln von Herrn H. (**Abb. 8-16**).

Sieht die Betreuende dieses Lächeln, kann sie ihre eigene Wirksamkeit bewusst wahrnehmen und weiß, wie sie ihn in dieser kurzen Interaktion unterstützt hat. Sie kann sich darüber bewusst mit einem vertieften Lachen in leisen Tönen freuen und sich so einen *Happ Happ Moment* schaffen. Die Töne, das *gute Gesicht*, ihr *Blickkontakt* und das *Lachen* wiederum helfen Herrn H., länger in Blickkontakt mit ihr und ruhig bei ihr zu bleiben. Ein Anliegen ist, dass er ruhiger wird. Da Dopamin auch hilft, Netzwerke im Gehirn zu stärken (Neuroplastizität, s. Spitzer, 2007, S. 94), lässt sich die Fähigkeiten von Herrn H. dadurch wohl auch aktivieren, ruhig bei jemandem zu bleiben. Zudem wird sein linker prämotorischer Cortex (motivationale Ziele) aktiviert. D.h. seine Motivation wird gestärkt, noch öfter und länger das gute Gesicht seines Gegenübers zu sehen und den Blickkontakt länger zu halten. Mit diesen Marte Meo Elementen wird seine eigene Kraft neurobiologisch weiter aktiviert. Spitzer zufolge dient das Dopaminsystem als Türöffner für die Informationsverarbeitung im Gehirn (Spitzer, 2007, S. 177–181).

Solche *Happ Happ Momente* helfen aber auch der Betreuenden, sich wieder für einen anspruchsvollen Arbeitsalltag zu stärken, in dem es nicht einfach ist, solch bewusste unterstützende kurze Interaktionsmomente zu schaffen. Bewusste Happ Happ Momente (von mindestens 5–10 Sekunden Dauer) ermöglichen der Betreuenden, im Arbeitsalltag Energie zu tanken und damit aktiv Burnout-Prophylaxe für sich selbst zu leisten (Graaf, 2014, S. 1–8; **Kap. 6.4**) und die eigene Resilienz zu stärken (Stricker-Maurer, 2015, S. 63ff; **Kap. 6.4**).

Beachte!

Es sieht zwar einfach aus, gute Interaktionsmomente zu schaffen, es muss jedoch trainiert werden, um es in einem Arbeitsalltag umsetzen zu können, der von vielen Herausforderungen und Zeitnot geprägt ist. ■

In der freien Situation nach Marte Meo sind die Elemente des bewussten *Freudeteilens*, v.a. das *gute Gesicht*, manchmal mit *guten Tönen*, *Benennen der Handlung des Gegenübers* sowie die *freundliche, einladende Stimme* beim Benennen des Gegenübers oder beim Wiederholen eines Wortes oder Tones des Betreuten.

In der freien Situation fällt die Form des Freudeteilens durch Benennen der eigenen Gefühle der Pflegeperson weg. Aber auch die oben genannten Kommunikationselemente können die bereits erklärten neurobiologischen Wirkungen auslösen (Dopaminausschüttung, Endorphinproduktion). Da die Pflegeperson in der freien Situation keine Verantwortung für Pflegehandlungen hat und somit ganz entspannt sein kann, können diese freien Situationen nach Marte Meo für alle an der Interaktion Beteiligten nachhaltig und neurobiologisch wirksam sein.

Wenn der Betreute Töne von sich gibt oder – verständlich oder unverständlich – spricht, ist es hilfreich, die Töne oder ein Wort seines Satzes zu wiederholen und allenfalls nachher einen bestätigenden Satz nachzuliefern: „Füttern, ah ja, Sie füttern jetzt die Fische". So weiß er, dass er gehört worden ist. Dies kann ihn auch beruhigen. Er nimmt zudem bewusster wahr, was er eben für Töne von sich gegeben oder welche Wörter er gesagt hat, d.h., seine Sprache und Selbstwahrnehmung werden bewusst unterstützt (Bakke, 2005, S. 21; Isager, 2009, S. 1–50).

Neurobiologisch erklärt: Auch das Gehirn eines Menschen mit speziellen Bedürfnissen kann in der Regel unterscheiden, ob er selbst oder jemand anderes Töne von sich gibt oder spricht. Er kann also wahrnehmen, dass da noch jemand anderes ist. Somit gibt das Wiederholen eines Tons oder Wortes eine Orientierung und einen akustischen Anker und kann die Fremdwahrnehmung des Pflegebedürftigen aktivieren. Neurobiologisch gesehen werden die bereits aktivierten Nervenbahnen des Broca-Zentrums (Sprachzentrum im Gehirn) durch das Wiederholen eines Wortes mit freundlicher, bestätigender Stimme zusätzlich aktiviert. Netzwerke können verstärkt (Neuroplastizität) und Neuromodulatoren ausgeschüttet werden. So kann die Sprachfähigkeit durch diese Mikrointerventionen der Kommunikation bewusst unterstützt werden.

Im folgenden Abschnitt wird nun auch das Marte Meo Element Folgen nochmals bildbasiert anhand der **Abbildung 8-17** mit neurobiologischen Informationen verknüpft:

- *Wann?* Wenn Herr H. den Fischen mit der rechten Hand Futter hinstreut ...
- *Was?* ... ist Heidi Pauli mit ihrem Blick aufmerksam bei seiner Handlung: Sie folgt ihm.
- *Wozu?* Herr H. merkt, dass es wichtig ist, was er tut. Ihr Folgen unterstützt seine Selbstwirksamkeit und hilft ihm, länger und ruhiger dabeizubleiben. Siehe dazu auch den Film 13.

Gut zu sehen ist in dieser dritten, etwas später angefertigten Aufnahme, wie Herr H. ganz ruhig füttert, ohne dass Heidi Pauli ihn am Arm hält. Außerdem hat seine Selbstwirksamkeit zugenommen: Er beugt sich beim Füttern der Fische aktiv über den Zaun. Wie Maria Aarts (2013) sagt: „Mit Marte Meo können wir aktivieren statt kompensieren“. Scheinbar ohne viel zu tun, nur durch *freundlich aufmerksames Warten* und *Folgen* erfüllt Heidi Pauli ihre Aufgabe als Aktivierungstherapeutin. Zudem lernt sie, was genau in dem Moment für Herrn H. wichtig ist, d.h., sie lernt seine Welt besser kennen. *Folgen* ist hilfreich für das neurobiologisch wirksame Aktivieren, und mehr Fokussierung wird zudem für ihn so möglich. Das kann dazu führen, dass Herr H. nach den Interaktionsmomenten mit Heidi Pauli während der freien Situation des Spaziergangs auf der Abteilung nicht nur ruhiger, sondern auch fokussierter an etwas dranbleiben kann.

Positive Erfahrungen

Es verblüfft immer wieder, wie viel die scheinbar so kleinen und einfachen Kommunikationselemente als bewusste Interventionen bewirken können. Die Aktivierungstherapeutin von Herrn H. stellt fest, dass er nun in der Regel viel ruhiger reagiert. Ein Multiplikatoreffekt (Aarts, 2011, S. 49) und gewünschte systemische Wirkungen sind beobachtbar.

Angehörige kommen gerne zu Besuch

Auch der Sohn von Herrn H. stellt positive Veränderungen fest: Sein Vater sei viel weniger allein. Er nehme sogar von sich aus wieder Kontakt zu anderen Bewohnern und zum Pflegepersonal auf. Er erzähle zwar weiterhin oft Ähnliches, erkenne die Menschen nach wie vor kaum, sei aber im Kontakt viel zufriedener und wirke v.a. viel ruhiger als vorher. Das erleichtere ihm die Besuche bei seinem Vater. Er komme nicht mehr bedrückt, sondern ruhig, ja sogar gestärkt von dem Besuch nach Hause, was wiederum seine Frau freue (s. Film 14).

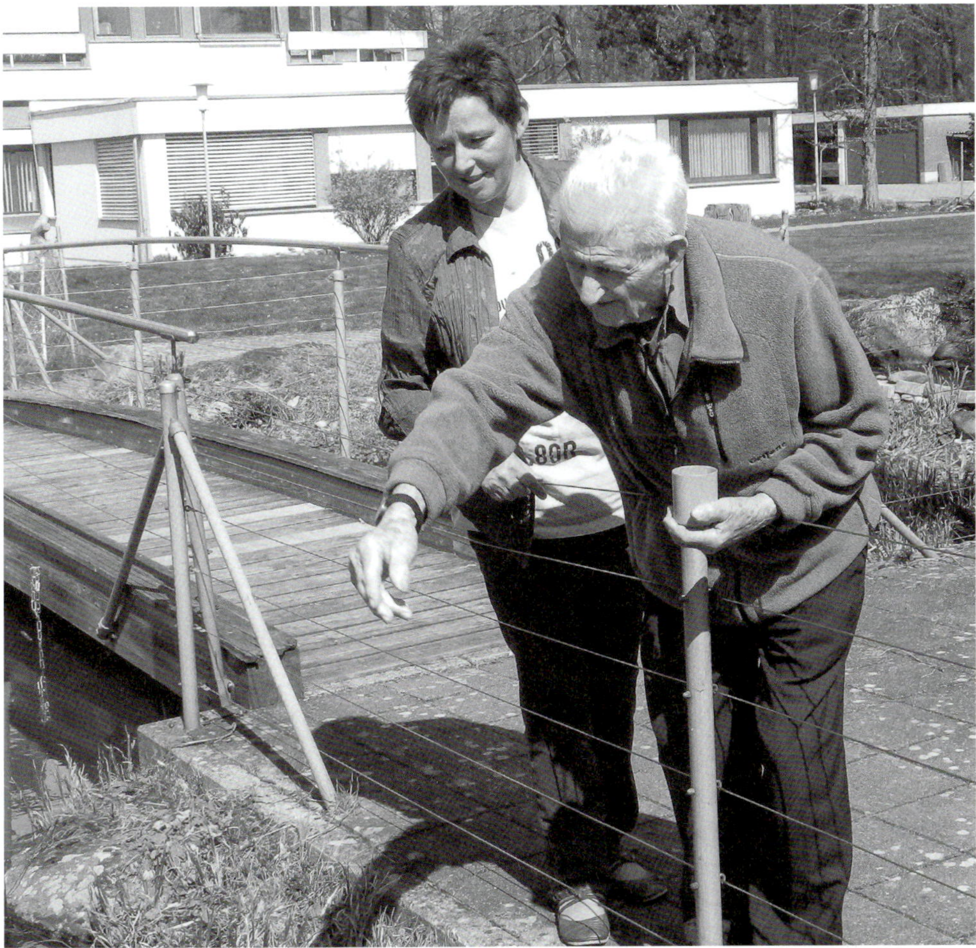

Abbildung 8-17: Das Element Folgen, dargestellt am Beispiel von Herrn H. mit Heidi Pauli, Leitung Aktivierung, beim Füttern von Fischen. (Foto: © dahlia oberaargau ag)

8.4.3 Fazit: Marte Meo und Neurobiologie in der Pflege und Betreuung

Der bewusste Einsatz jedes einzelnen Marte Meo Elements ...

- ... hilft, neurobiologische Erkenntnisse auf einfache Weise in den Pflegealltag zu übertragen.
- ... kann als neurobiologisch wirksame Mikrointervention der gewöhnlichen Kommunikation in alltäglichen Interaktionsmomenten gesehen und genutzt werden.

Die neurobiologischen Erklärungen machen deutlich, dass ...

- ... die Marte Meo Elemente oft nicht nur im Augenblick wirken, sondern meist auch nachhaltigere Wirkung zeigen.
- ... diese Mikrokommunikationselemente auch bei alten und demenzkranken Menschen oder bei Menschen wirken können, die entsprechende Fähigkeiten noch nicht entwickelt haben.

9 Erfahrungsberichte aus der Praxis

9.1 Erfahrungen aus Institutionen

Claudia Berther und Therese Niklaus Loosli

Die Marte Meo Methode im Pflege- und Betreuungsbereich war in der Schweiz 2014 noch wenig bekannt, daher haben sich verschiedene Verantwortliche für die Erstauflage dieses Buches bereit erklärt, mittels eines Fragebogens (12/2014) Einblick in ihre Erfahrungen mit Marte Meo zu gewähren (Berther & Niklaus, 2015, S. 159 ff). Für die Neuauflage haben wir denselben Institutionen Ergänzungsfragen (6/2018) gestellt. Die Antworten von 2014 und 2018 werden – leicht gekürzt – in der **Tabelle 9-1** und unter der jeweiligen Frage zusammengefasst, damit ein direkter Vergleich möglich wird.

Tabelle 9-1: Stand der Erfahrungen/Entwicklungen mit Marte Meo in ausgewählten Institutionen (Quellen: Berther & Niklaus, 2015, S. 159 ff; ebd., 2018a, b, c, d & e)

Institution	Verantwortliche Personen, Name und Funktion	Verwendete Abkürzung
dahlia oberaargau ag, Herzogenbuchsee/CH Alters- und Pflegeinstitution, Kt. Bern mit vier Standorten (Kap. 9.1.1) www martemeo-dahlia.ch	*Urs Neuenschwander,* Standortleiter Herzogenbuchsee, Huttwil, Niederbipp *Sonja Jörg,* Bereichsleiterin Betreuung und Pflege	*U.N.* *S.J.* *dahlia*
Seniorenzentrum am Haarbach Aachen/DE (Kap. 9.1.2) www.amhaarbach.de	*Christoph Venedey* geschäftsführender Heimleiter	*CH.V.* *Haarbach*
Domicil Kompetenzzentrum Demenz Bethlehemacker, Bern/CH (Kap. 8.1) www.bethlehemacker.domicilbern.ch Domicil Steigerhubel, Bern/CH (Kap. 5.5) www.steigerhubel.domicilbern.ch www.bethlehemacker.domicilbern.ch	*Patrizia Baeriswyl,* seit 1/2019 Geschäftsleiterin von Domicil Kompetenzzentrum Demenz Bethlehemacker und von Domicil Steigerhubel *Remo Stücker,* Leiter Pflege und Stv. Geschäftsleiter Domicil Kompetenzzentrum Demenz Bethlehemacker	*P.B.* *Domicil Beth.* *Domicil Steig.* *R.S.* *Domicil Beth.*
Stiftung Scalottas, Scharans/CH Kompetenzzentrum für Menschen mit Behinderung (Kap. 9.1.4) www.scalottas.ch	*Luzi Tscharner,* Geschäftsleiter bis 2017 *Andrea Simeon,* Betriebsleiterin, ab 2017 Geschäftsleiterin *Natascha Balestra,* Bereichsleiterin Fachdienste, ab 2015 Marte Meo Verantwortliche	*L.T.* *A.S.* *N.B.* *Scalottas*

1. Frage: Seit wann arbeitest du mit der Marte Meo Methode (12/2014)?

U.N. und S.J., dahlia: seit 2011 Ch.V., Haarbach: seit 2006 P.B. und R.S., Domicil Beth.: seit 2013 / 2014 L.T., A.S. und N.B., Scalottas: seit 2014

2. Frage: Wie wurdest du auf die Marte Meo Methode aufmerksam (12/2014)?

U.N. und S.J., dahlia
Urs Lüthi, Delegierter vom Verwaltungsrat der dahlia oberaargau ag, hat bei einem Nachtessen von der Methode erfahren. Er hat uns damit beauftragt, zu prüfen, ob das etwas für uns wäre.

Ch.V., Haarbach
Durch den Besuch des systemischen Kongresses der DGSF 2006 in Berlin. Dort habe ich Maria Aarts vor Fachleuten der Kinder- und Jugendhilfe erlebt. Nach ihrem Vortrag fragte ich nach der Anwendbarkeit der Marte Meo Methode für alte bzw. demenziell erkrankte Menschen. Maria sah darin kein Problem und so verabredeten wir eine Impulsveranstaltung in unserer Einrichtung.

P.B. und R.S., Domicil Beth.
An der ersten Fachtagung in Wiedlisbach, 2012 (**Kap. 9.1.1**).

L.T. und A.S., Scalottas
An der Fachtagung in Uster, 2013 (**Kap. 9.1.3**).

3. Frage: Was hat dich am Anfang zur Annahme bewogen, dass es sich lohnen könnte, mehr über die Möglichkeiten von Marte Meo zu erfahren (12/2014)?

U.N., dahlia
Zuerst das Schriftliche, dann die erste Präsentationsstunde durch Therese Niklaus. Der Besuch bei Christoph Venedey im Seniorenzentrum in Aachen.

S.J., dahlia
Die Texte und Unterlagen, die wir damals bekommen haben. Der praxisorientierte Bericht von Ursula Becker hat mich sehr beeindruckt. Das Schriftliche war ein Ansporn, sich mit Marte Meo auseinanderzusetzen. Und nachher das Aha-Erlebnis – hier ist etwas, das auf der ganzen praxisbezogenen Ebene funktioniert.

Ch.V., Haarbach
10/2002 trat ich meine Stelle als geschäftsführender Leiter einer stationären Einrichtung der Altenhilfe an und wurde mit folgender Problematik konfrontiert: viele „schwierige Situationen" wegen hohem Energieverlust, häufigen Krankschreibungen des Pflegepersonals und fehlenden Werkzeugen im Umgang mit demenziell erkrankten Menschen. Es wurde viel bewertet („Das macht Frau X extra, nur um ihren Willen durchzukriegen") und weniger das Bedürfnis hinter dem „herausfordernden Verhalten" gesehen. Dadurch verpasste das Team oftmals die Gelegenheit, bedürfnis- und beziehungsorientiert zu arbeiten.

P.B., Domicil Beth.
Die Begeisterung meines Vorgesetzten. Um mitreden zu können, habe ich versucht, mehr über die Methode zu erfahren.

R.S., Domicil Beth.
Die Einfachheit der Methode hat mich beeindruckt, sowie dass man mit Marte Meo auf eine basale Art die Kommunikation mit Menschen mit einer Beeinträchtigung verbessern kann.

L.T. und A.S., Scalottas
Die Einfachheit/kann sofort umgesetzt werden/beobachten durch Video/wiederholen der Sequenzen/alle können dasselbe sehen.

4. Frage: Seit wann wird in der Institution mit der Marte Meo Methode gearbeitet (12/2014)?

U.N. und S.J., dahlia: seit 2011 Ch.V., Haarbach: seit 2006

P. B. und R. S., Domicil Beth: seit 2014
L. T., A. S. und N. B., Scalottas: seit 2014

5. Frage: Wie erfolgten die ersten Implementierungsschritte (12/2014)?

U. N., und S. J., dahlia
Nach dem Besuch des Leitungsteams in Aachen fiel der Entscheid für die definitive Implementierung. Begonnen haben wir mit der Schulung des Kaders, danach wurden parallel zwei Gruppen à 20 Mitarbeitende ausgebildet. Bis 7/2011 hatten bereits 120 Mitarbeitende eine Marte Meo Einführung absolviert; bis 7/2012 waren es mehr als 170 Personen (inklusive neu integrierter Standort dahlia Wiedlisbach), die Marte Meo mindestens an einem Kurstag kennengelernt hatten.

Ch. V., Haarbach
11/2006 fand der erste Fortbildungstag mit Maria Aarts für 30 Mitarbeitende statt. Im Vorfeld wurde zudem ein interner Prozess des „Neugierig-Machens“ organisiert. Wir wollten nicht einfach entscheiden, Marte Meo von jetzt an einzusetzen, sondern die Mitarbeitenden in den Entscheidungsprozess miteinbeziehen. Nach diesem Fortbildungstag mit Maria Aarts waren alle Teilnehmenden begeistert. So lautete sozusagen der Auftrag des Teams an die Leitung: „Wir wollen Marte Meo erlernen und im Haus anwenden.“ Dies freute uns sehr. Es folgte die Terminierung und Durchführung einer Marte Meo Practitioner Ausbildung mit Maria Aarts.

P. B. und R. S., Domicil Beth.
Nach diversen Fachtagungen wurden zwei Mitarbeitende des Kaders und die Aktivierungstherapeutin zum Practitioner ausgebildet. Die gleichen Personen sind nun in der Ausbildung zum Colleague Trainer und diese bilden auch gleich neue Mitarbeitende zum Practitioner aus. Ziel ist es, Schritt für Schritt möglichst viele Mitarbeitende zum Practitioner auszubilden.

L. T. und A. S., Scalottas
Wir sind in der Einführungsphase mit 24 Teilnehmenden aus verschiedenen Bereichen gestartet.

Was waren die Beweggründe für die gewählte Vorgehensweise (12/2014)?

U. N. und S. J., dahlia
Um möglichst schnell einen Effekt zu erzielen, haben wir uns entschieden, unsere Ressourcen für Weiterbildungen auf Marte Meo auszurichten und andere Themen zurückzustellen.

Ch. V., Haarbach
Wenn das Team an der Entscheidung mitbeteiligt wird, scheint mir wahrscheinlicher, dass das „Projekt Marte Meo“ auch von den Mitarbeitenden besser und nachhaltiger getragen wird, als bei einer sogenannten „Top-down“-Entscheidung. Bereits im Vorfeld, wird darüber geredet: man tauscht sich aus, entwickelt Meinungen, überprüft seine Grundhaltung etc.

P. B. und R. S., Domicil Beth.
Durch das Konzept des Hauses (Kompetenzzentrum Demenz) steht die Validation an erster Stelle. Die Marte Meo Methode wird als sinnvolle Ergänzung angesehen, wo wir mit einem kleineren Einsatz die Mitarbeitenden ausbilden werden.

L. T. und A. S., Scalottas
Die Idee ist: eine möglichst breit abgestützte Einführung (verschiedene Bereiche) mit vielen Mitarbeitenden (rasche Umsetzung).

Was sind die Vorteile dieses Vorgehens (12/2014)?

U. N. und S. J., dahlia
Dadurch, dass wir alle das gleiche Wissen hatten, gab es auch standortübergreifend positive Auseinandersetzungen. Es war ein Gewinn für die Entwicklung, Pflegephilosophie und Hal-

tung. Wir haben viel profitiert. Wichtig für den Prozess war, dass alle dahintergestanden sind, inklusive dem Delegierten des Verwaltungsrates. Das hatte eine ganz andere Wirkung. Es ist für uns ein Instrument, das wir nun standortübergreifend einführen. Und das ist natürlich schon etwas anderes als wenn eine einzelne Person an einer Weiterbildung war und etwas einführen möchte.

Ch. V., Haarbach
Diese Vorgehensweise erhöht die Basis für Nachhaltigkeit auch über den Projekt- bzw. Ausbildungszeitraum hinaus. Das Team hat somit einen selbstbestimmten Ankerpunkt. Dies erhöht die Identifikation zur eigenen Arbeit und auch zu unserer Einrichtung. Auch und gerade bei der Fragestellung: Was unterscheidet uns von anderen Einrichtungen. Die Mitarbeitenden können selbstbewusst sagen: „Wir machen Marte Meo“. Marte Meo Elemente können problemlos täglich angewendet werden. Die Mitarbeitenden haben die Möglichkeit, sich gute Momente bewusster zu machen (wahrnehmen, folgen, benennen, positiv leiten, bestätigen), damit die professionelle Grundhaltung weiterzuentwickeln, welche für die Arbeit mit älteren Menschen unabdingbar ist.

P. B. und R. S., Domicil Beth.
Die Methode wird Schritt für Schritt implementiert; die Mitarbeitenden haben Zeit, diese zu lernen und werden weniger überfordert. Mitarbeitende, welche noch nicht ausgebildet werden, haben eventuell auch mehr Interesse, wenn sie sehen, was die Kollegin so macht.

L. T. und A. S., Scalottas
Marte Meo ermöglicht den gegenseitigen Austausch, auch bereichsübergreifend (Betreuung, Sonderschule, Therapie, Beschäftigung) und mit den Leitungspersonen (Bereichsleitungen, Geschäftsleitung).

Welche Nachteile siehst du darin (12/2014)?

U. N., und S. J., dahlia
Der Nachteil ist ein relativ großes Engagement und Ressourcenbindung. Wir haben andere wichtige Themen und Weiterbildungen wie Kinästhetik, Validation, in dieser Zeit auf Sparflamme gehalten.

Ch. V., Haarbach
Keine.

P. B. und R. S., Domicil Beth.
Es sind nicht alle Mitarbeitenden in kurzer Zeit mit der Methode vertraut.

L. T. und A. S., Scalottas
Viele Mitarbeitende sind gleichzeitig in der Schulung und somit abwesend vom Arbeitsplatz

6. Frage: Welche Vorbereitungen waren notwendig, um mit Marte Meo starten zu können (12/2014)?

U. N. und S. J., dahlia
Informationen an Angehörige und Beistände über die Marte Meo Methode. Einholen der Einverständniserklärung bei den Verantwortlichen, dass gefilmt werden darf. Informationen für die Mitarbeitenden über die Methode. Planung, welche Mitarbeitenden wann ausgebildet werden. Organisation des Datenschutzes.

Ch. V., Haarbach
Wir mussten Auswahlkriterien entwickeln, mit welchen Mitarbeitenden wir anfangen.

P. B. und R. S., Domicil Beth.
Abklärung und Entscheid über die Ausbildung im Betrieb. Einverständniserklärungen von Bewohnern einholen (über Angehörige). Technische Voraussetzungen abklären und Material beschaffen Mitarbeiter/Angehörige informieren.

L. T. und A. S., Scalottas
Einwilligung zum Filmen einholen (Bewohner, rechtliche Vertreter, Mitarbeitende). Budget.

7. Frage: Was war am Anfang die größte Herausforderung (12/2014)?

U.N., dahlia
Eine große Herausforderung war, die Mitarbeitenden und die Angehörigen zu überzeugen, dass Marte Meo etwas Gutes ist, dass wir keine Schindluderei betreiben. Das bedingte, dass wir die Strukturen so legten, dass eine saubere Kontrolle möglich war. Es sind nicht nur 2/3 der Mitarbeitenden, es sind 100 Leute miteinander, die wir geschult haben, x Filme, die gemacht wurden. Die Regeln festzulegen, wie man was genau macht, war Pionierarbeit. Nun wissen wir wie.

S.J., dahlia
Ich denke, die Leute mit ins Boot zu nehmen, den Angehörigen aufzuzeigen, wie wichtig es sein kann für sie. Gut war, dass wir die Wirkung für alle aufzeigen konnten. Pflegende, die sich am Anfang nicht filmen lassen wollten, haben wir respektiert. Mittlerweile ist es beim Einstellungsgespräch ein Thema, dass im dahlia gefilmt wird.

Ch.V., Haarbach
Die Mitarbeitenden da abzuholen, wo sie stehen, und bei denen zu beginnen, die eine klar sichtbare Motivation haben. Unseren Bewohnern die größtmögliche Unterstützung zu geben, um am Anfang möglichst wenige „Bremser" zu haben. Dadurch können die anderen zu einem späteren Zeitpunkt einsteigen und durch den Austausch mit den „Beginnern" mehr Eigenmotivation entwickeln und vielleicht Skepsis und Scheu ablegen.

P.B. und R.S., Domicil *Beth.*
Sich auf ein Ziel/auf eine Aufgabe zu reduzieren und nicht gleich zu Beginn alles richtig machen zu wollen.

L.T. und A.S., Scalottas
Alle Beteiligten „ins Boot" zu holen; nach dem Einführungstag waren alle dabei.

8. Frage: Wie viele Mitarbeitende hat der Betrieb?

U.N. und S.J., dahlia: 12/2014: 220; 6/2018: 250

Ch.V., Haarbach: 12/2014: 135; 6/2018: 100

P.B. und R.S, Domicil Beth.: 12/2014: 110
P.B., Domicil Steig.: 6/2018: 55
R.S., Domicil Beth.: 6/2018: 85

L.T. und A.S, Scalottas: 12/2014: 210
N.B., Scalottas 6/2018: 213

Wie viele Mitarbeitende haben den Einführungskurs besucht?

U.N. und S.J., dahlia: 12/2014: praktisch alle; 6/2018: 80 %

Ch.V., Haarbach: 12/2014: 30; 6/2018: Alle*

P.B. und R.S, Domicil Beth.: 12/2014: 4
P.B., Domicil Steig.: 6/2018: 20
R.S., Domicil Beth.: 6/2018: 50

L.T. und A.S., Scalottas: 12/2014: 24
N.B., Scalottas: 6/2018: 124

Wie viele Mitarbeitende haben den Practitioner besucht?

U.N. und S.J., dahlia: 12/2014: über 100; 6/2018: in Ausbildung 20, abgeschlossen 120

Ch.V., Haarbach: 12/2014 18; 09/2018: in Ausbildung 10, abgeschlossen 25

P.B. und R.S., Domicil Beth.: 12/2014: in Ausbildung 6, abgeschlossen 3
P.B., Domicil Steig.: 6/2018: in Ausbildung 8, abgeschlossen 6
R.S., Domicil Beth.: 6/2018: in Ausbildung 9, abgeschlossen 21

* Neue Mitarbeitende erhalten spätestens nach einem halben Jahr eine Einführung

L. T. und A.S, Scalottas: 12/2014: 24
N. B., Scalottas: 6/2018: in Ausbildung 11, abgeschlossen 68

Wie viele Mitarbeitende haben die Colleague-Trainerebene besucht?

U. N. und S. J., dahlia: 12/2014: 10; 6/2018: in Ausbildung 3, abgeschlossen 6

Ch. V., Haarbach: 12/ 2014: 8;
6/2018: in Ausbildung 1

P. B. und R. S., Domicil Beth.: 12/2014: in Ausbildung 3
P. B., Domicil Steig.:
6/2018: in Ausbildung 3, abgeschlossen 1
R. S., Domicil Beth.: 6/2018: in Ausbildung 4, abgeschlossen 1

L. T. und A. S., Scalottas: 12/2014: ab 05/2015: in Ausbildung 5
N. B., Scalottas: 6/2018: in Ausbildung 2, abgeschlossen 5

Wie viele Mitarbeitende sind auf der Marte Meo Supervisor-Ebene?

U.N und S. J., dahlia: 6/2018: abgeschlossen 2

Ch. V., Haarbach: 12/2014: 4;
6/2018: abgeschlossen 2

P. B. und R. S., Domicil Beth.: 12/2014: keine
P. B., Domicil Steig.: 6/2018: in Ausbildung 1
R. S., Domicil Beth.: 6/2018: in Ausbildung 1

L. T. und A.S, Scalottas: 12/2014: keine

N. B., Scalottas: 6/2018: keine

Hat jemand das Zertifikat als licensed Marte Meo Supervisor (6/2018)?

U. N. und S. J., dahlia: 1
Ch. V., Haarbach: 2
P. B. und R. S., Domicil: 0
N. B., Scalottas: 0

Ist die Institution ein von Maria Aarts anerkanntes Marte Meo Kompetenzzentrum (6/2018)?

U. N. und S. J., dahlia: ja
Ch. V., Haarbach: ja
P. B. und R. S., Domicil: nein
N. B., Scalottas: nein

9. Frage: Welchen Nutzen siehst du durch die Marte Meo Methode für die Institution?

U. N., dahlia: 12/2014
Wir haben Bewohner hier, die wir ohne Marte Meo nicht hätten behalten können. Sie hätten zurück in die Psychiatrie verlegt werden müssen. Wir haben nun ein Werkzeug, mit Filmen die Botschaft hinter dem Verhalten zu lesen, die kleinen Interaktionen zu sehen und daraus die nächsten Schritte abzuleiten. Auf den Abteilungen wird gefilmt, man achtet darauf, was gut gelaufen ist. Das müssen die Leute zuerst lernen. Das ist am Anfang schon schwierig, aber es macht Mut für mehr. Um die Methode zu üben, filmt man nicht in schwierigen Situationen. Heute ist das bei uns anders, heute machen wir die Filme in herausfordernden Situationen. Ja und dann das Gute herauszunehmen, daran weiterarbeiten und zu schauen, welche Punkte man verbessern kann. Das ist das, was an der Methode genial ist.

S. J., dahlia: 12/2014
Die ganze Achtsamkeit, es wird bewusster wahrgenommen und dadurch sind auch die Mitarbeitenden resilienter. Sie können so viel mehr bewirken. Dadurch hat man die Möglich-

keit, etwas zu wagen, die Mitarbeitenden bekommen Bestätigung, sie haben viel mehr Freude, mutig zu sein, etwas auszuprobieren: es ist legitim. Das ist das, was es auch ausmacht. Mit legitim meine ich, etwas zu wagen. Nicht die Standardbetreuung, sondern mal zu schauen, was dieser Mensch überhaupt braucht.

U.N. und S.J., dahlia: 6/2018
Durch die Marte Meo Methode zeigt sich eine Verbesserung in der Kommunikation/Interaktion mit den Bewohnern, Angehörigen und in allen Bereichen der Institution sowie Dritten.

Ch.V., Haarbach: 12/2014
Grundsätzlich verbindet Marte Meo die Teams untereinander und fördert die Kooperationsbereitschaft bzw. Kooperation mit anderen Teams, was unseren Bewohnern zugutekommt. Wir haben bei unseren Mitarbeitenden eine weitgehend wertfreie, ressourcenorientierte Grundhaltung, mit unseren Bewohnern kooperations- und beziehungsorientiert zu kommunizieren bzw. zu arbeiten. Im Pflegeprozess führt es im Endeffekt zu Zeit- und Energieersparnis und ermöglicht, Pflegeziele, wie z.B. den Genuss oraler Nahrungsaufnahme zu erreichen, anstelle der Versorgung durch eine PEG-Sonde oder die konfliktfreie bzw. -arme Durchführung pflegerischer Handlungen.

CH.V. Haarbach: 6/2018
Wir haben sichtbar qualitativ bessere Kontaktmomente mit den Bewohnern und weniger Reibungsverlust durch abwehrendes Verhalten. Für unsere Mitarbeitenden bedeutet die Anwendung der Marte Meo Methode neben einer guten Kooperation mit unseren Bewohnern eine im Alltag gelebte Burnout-Prophylaxe. Regelmäßig bekommen wir viele positive Rückmeldungen, dass wir Marte Meo anwenden. Dies zeigt sich durch die große Nachfrage an stationären Plätzen, aber auch viele Bewerbungen von Fachpersonal, welches bei uns gerne arbeiten möchte.

P.B., Domicil Beth.: 12/2014
Einfache Methode, für alle Mitarbeitenden umsetzbar. Mit kleinen Schritten große Erfolge erzielen.

P.B., Domicil Steig.: 6/2018
Grundhaltung in der Kommunikation wird gefestigt und institutionalisiert. Sie ist mit unseren Grundwerten vereinbar und hilft so mit, die Werte im Alltag zu leben. Die Methode macht für alle „Sinn" und ist gut mit anderen Theorien kombinierbar. Sie wirkt leicht verständlich und ist für alle erlernbar.

R.S., Domicil Beth.: 12/2014
Die Kommunikation mit den Bewohnern wird enorm sensibilisiert, eine andere und auch basalere Kommunikation wird möglich. Auf eine einfache Art wird der Mitarbeitende befähigt, seine Kommunikation anhand der Videos zu reflektieren und durch das Coaching kann gezielt daran geübt werden. Durch die Videoanalyse kann Feedback wertfrei und auf einer sachlichen Ebene gegeben werden. Der Mitarbeitende sieht selbst, was er verändern kann.

R.S., Domicil Beth.: 6/2018
Allgemein können Mitarbeitende mit unterschiedlichen Qualifikationen, Aufgaben, Berufserfahrungen und Sprachen individuell und konkret praxiswirksam geschult werden. Auf die Bewohner bezogen bietet die Methode neben vielen medizinischen und nicht medizinischen Ansätzen (z.B. STI: Serial Trivial Intervention), zum Umgang mit aufforderndem Verhalten, einen praktischen Ansatz. Wie meine CAS Arbeit aufzeigt (Stücker, 2018), haben nach dem Erlernen der Methode viel weniger Mitarbeitende körperliches Abwehrverhalten erlebt. Ihre Erklärung dazu war, dass die Bewohner weniger überfordert wurden, die Pflegenden mehr Geduld haben, die Atmosphäre ruhiger ist. Aussagen zum Nutzen der Methode von Mitarbeitenden (Stücker, 2018):

- Fördert den Umgang mit Demenz und die Geduld
- Durch „Warten" und „Folgen" mehr Zeit für die Pflege
- Ressourcen werden mehr gefördert und genutzt
- Einfache Methode für Mitarbeiter aller Funktionsstufen, Sprachkenntnissen, inkl. Lernende
- Eine gute Methode, um rasche Fortschritte zu machen
- Fördert das Wohlbefinden der Bewohnenden und der Mitarbeiter
- Einsatz von Neuroleptika kann verringert werden

L. T. und A. S., Scalottas: 12/2014
Gezieltere Förderung, Beeinflussung, Bewusstmachen von Verhaltensweisen, Fördern/Sichtbarmachen der positiven Momente und/oder dessen, was gut funktioniert.

N. B., Scalottas: 6/2018
Der Austausch, das Hinsehen, das Ausprobieren und das bewusste Reflektieren und Analysieren wird gefördert.

Welche langfristige Marte Meo Implementierungsziele hat die Institution (6/2018)?

U. N. und S. J., dahlia:
Vorhandenes Wissen festigen und weiterentwickeln. Eröffnung eines Schulungszentrums im Altersbereich

Ch. V., Haarbach:
Wir wollen Marte Meo als konzeptionell festen Bestandteil in der internen Ausbildung unserer Lernenden festigen. Die Pflegeschulen, auch Fachseminare für Altenpflege genannt, begrüßen dies und zeigen sich der Marte Meo Methode gegenüber sehr aufgeschlossen. Regelmäßige Schulungen für neue Mitarbeitende. Um die Nachhaltigkeit unseres Projektes „Demenzfreundliches Haaren mit Marte Meo" zu stabilisieren, welches 2015 startete, haben wir viele Angebote entwickelt, die sowohl von demenzkranken als auch von nicht erkrankten Menschen im Stadtteil besucht werden können. Beispiele:

- Ein Chor von 30 SängerInnen, der von einem professionellen Musiker geleitet wird.
- Ein Handarbeits- und Reparaturkreis, der für alle offen ist und wo man sich gegenseitig hilft oder gemeinsam etwas herstellt. Hilfe beim Knopfannähen; der tropfende Wasserhahn etc.
- Dazu werden weiterhin in Kooperation mit der Krankenkasse regelmäßige Schulungen für Angehörige, Nachbarn und Ehrenamtler angeboten.

P. B., Domicil Steig.:
Practitioner Zertifikat für möglichst alle Mitarbeitenden in der Pflege und teilweise im Hausdienst. Implementierung an weiteren Domicil Standorten voranbringen (Baeriswyl, Stücker & Niklaus, 2018).

R. S., Domicil Beth.:
Marte Meo ist fester Bestandteil der Ausbildung für Pflegemitarbeitende. Ziel ist, dass alle den Practitioner abgeschlossen haben und Neue nach der Probezeit die Ausbildung beginnen.

N. B., Scalottas:
Mindestens drei Practitioner auf allen Gruppen und Bereichen, die mit Bewohnenden arbeiten.

10. Frage: In welchen Bereichen setzt ihr die Marte Meo Methode in der Institution gezielt ein?

U. N., dahlia: 12/2014
Überall in der Pflege, Betreuung, für Lernende, Angehörige. Wir setzen Marte Meo als Qualitätssicherungssystem ein. Wir sind heute soweit, dass gesagt wird: da haben wir ein Problem, nun filmen wir mal und versuchen dann, Lösungen zu finden.

S. J., dahlia: 12/2014
Wir machen auch bildbasierte Pflegetrainings, damit BewohnerInnen, die via Spital zu uns zur Erholung kommen, möglichst bald wieder nach Hause können.

U. N. und S. J., dahlia: 6/2018
In der Betreuung und Pflege.

Ch. V., Haarbach: 12/2014
In den Wohnbereichen der stationären Altenpflege, in der sozialen Betreuung, in der Cafeteria, auf Leitungsebene.

Ch. V., Haarbach: 6/2018
Ursprünglich war der Fokus auf dem Einsatz der Marte Meo Methode im Bereich der Pflege und der Hauswirtschaft, insbesondere bei demenziell veränderten Bewohnern. Ergänzend dazu ist es uns heute wichtig, dass wir in allen Bereichen nach dem Marte Meo Prinzip handeln. Uns ist ein guter Kontaktmoment mit allen, die das Haus besuchen, wichtig. Dies gilt insbesondere für Angehörige, aber auch für Gäste unserer Cafeteria.

P. B. und R. S., Domicil Beth.: 12/2014
In der Pflege und Aktivierung.

P. B., Domicil Steig.: 6/2018
In der Pflege, im Hausdienst und Sekretariat.

R. S., Domicil Beth.: 6/2018
Bis jetzt sind v. a. Pflegende in der Ausbildung. Ziel ist es, dass auch Mitarbeitende, welche nicht in der direkten Pflege arbeiten, die Ausbildung machen können.

L. T. und A. S., Scalottas: 12/2014
In der Betreuung, Beschäftigung, Sonderschule und Therapie.

N. B., Scalottas: 6/2018
Auf Wohngruppen, in der Beschäftigung, Therapie, Sonderschule, für Lernende.

11. Frage: In welchen Situationen setzt ihr die Marte Meo Methode in der Institution gezielt ein?

U. N., dahlia: 12/2014
Allgemein in herausfordernden Situationen. Die Leute sind visuell besser aufnahmefähig und v. a. profitieren auch fremdsprachige Mitarbeitende mit verschiedenen Qualifikationsstufen von der filmbasierten Vermittlung. Es ist nicht irgendein Film, sondern er ist eins zu eins bei einem Bewohner aufgenommen, den sie jeden Morgen mobilisieren. Der Lerneffekt ist ganz anders.

S. J., dahlia: 12/2014
Lernende begleiten, Mitarbeitende und Angehörige beraten, freiwillig Helfende schulen, betriebsinterne RAI-Schulungen, Informationsvermittlung: Beispiel „herausfordernde Mobilisation“. Es gibt immer mehr Ideen, wie wir Marte Meo noch nutzen können.

U. N. und S. J., dahlia: 6/2018
Im Alltag sowie in Beratungsgesprächen mit Beteiligten.

Ch. V., Haarbach: 12/2014
In der Betreuung, in Alltagssituationen, bei der Körperpflege, beim Essen-Anreichen, in der sozialen Einzel- und Gruppenbetreuung. Bei Pflegevisiten werden die Grundelemente einbezogen. In der Schulung von Angehörigen, was den Umgang mit dem nahestehenden Bewohner angeht.

Ch. V., Haarbach: 6/2018
Generell bei demenziell veränderten Menschen, besonders bei ablehnendem Verhalten. Hier werden die Angehörigen mit einbezogen.

P. B., Domicil Beth.: 12/2014
Im Moment v. a. zu Ausbildungszwecken der Mitarbeitenden und auch der Lernenden/ Studierenden im Umgang mit BewohnerInnen.

R.S., Domicil Beth.: 12/2014
Bei der Grundpflege geht es einfacher, wenn wir mit einem freundlichen Gesicht auf die Bewohner zugehen. Sie sind durch dieses kleine Element bereits viel entspannter und bereit, bei der Pflege mitzumachen. Bei Bewohnern, welche eine stark bis sehr stark eingeschränkte Kommunikationsfähigkeit besitzen, ist es erstaunlich, wie viel man aus ihnen herausholen kann. Reaktionen sind gekommen, wo man bisher dachte, dass da nichts mehr vorhanden ist. Mit dem Linking-up kann eine Diskussion am Tisch entstehen, erstaunlich, wenn am Tisch nur Menschen mit einer Demenz sitzen.

P.B., Domicil Steig.: 6/2018
Bei pflegerischen/kommunikativen Alltagssituationen.

R.S., Domicil Beth.: 6/2018
Wenn wir mit den konventionellen Methoden ein aufforderndes Verhalten nicht beeinflussen können und eine „Diagnose der Ressourcen" machen wollen. Damit erkennen wir gezielte Möglichkeiten, das Verhalten zu beeinflussen, und v.a. die vorhandenen Ressourcen des Bewohners und der Mitarbeitenden.

L.T. und A.S., Scalottas: 14/2014
Noch keine Beispiele.

N.B., Scalottas: 6/2018
Unterschiedlich: zu Standortbestimmungen, Lernbegleitungen oder ganz gezielt bei spezifischen Fragen zum Bewohner und auch schon für das Coaching eines Bewohners.

12. Frage: Was hat sich durch die Marte Meo Methode aus deiner Sicht in der Institution verändert?

U.N., dahlia: 12/2014
Die Haltung hat sich verändert. Wir haben eine andere Haltung gegenüber Bewohnern, Angehörigen und KollegInnen als noch vor vier Jahren.

S.J., dahlia: 12/2014
Die gemeinsame Sprache. Es erleichtert auch das Beschreiben für die Dokumentation. Wir haben eine Vielfalt gewonnen von Möglichkeiten und es gibt immer wieder neue Ideen dazu. Wir haben gemerkt, dass das Lernen über die Filme viel besser anwendbar ist und man kann so die kleinen Momente aufzeigen. Der Effekt ist viel größer, als wenn wir mit Papieren arbeiten.

U.N. und S.J., dahlia: 6/2018
Siehe Frage 9.

Ch.V., Haarbach: 12/2014
Durch Marte Meo hat sich eine bewusste Grundhaltung entwickelt, möglichst wertfrei und ressourcenorientiert mit unseren pflegebedürftigen Bewohnern zu kommunizieren und zu kooperieren.

Ch.V., Haarbach: 6/2018
Der Kontakt mit den Bewohnern wird besser gestaltet, die Mitarbeiter sind aufmerksamer für die Bedürfnisse, aber auch die Fähigkeiten der Bewohner. Der Einsatz beruhigender Medikamente ist zurückgegangen, weniger abwehrendes Verhalten. Unsere Bewohner können sich freier durch den Stadtteil bewegen, da viele Menschen außerhalb der Einrichtung geschult sind. Durch das Anwenden der Methode entstehen viele Synergieeffekte, was positive Auswirkungen auf den Energiehaushalt unserer Einrichtung hat. Es entstehen weniger konfliktgeladene Situationen mit unseren Bewohnern, indem durch Marte Meo eine gute Wahrnehmung, ein guter Anschluss erfolgen. Wir gehen mit dem Bewohner in eine wertschätzende Kommunikation und Kooperation auf Augenhöhe. Der Krankenstand sowie die Fluktuation unserer Mitarbeiter sind sehr gering. Unsere Mitarbeitenden zeigen eine hohe Identifikation mit ihrer Arbeit und verstehen sich als Team, welches an einem Strang zieht. Wir haben einen Fachkraftschlüssel in der

Pflege von 60 %, was angesichts der bekannten Personalnot (DE) schon bemerkenswert ist.

P. B., Domicil Beth.: 12/2014
Wir sind auf dem Weg. Die Mitarbeitenden beobachten gezielter, machen Schritte im Umgang mit den Bewohnern und Bewohnerinnen.

P. B., Domicil Steig.: 6/2018
Sensibilisierung der Mitarbeiter für bessere Kommunikation und Umgang. Alles andere ist noch auf dem Weg.

R. S., Domicil Beth.: 12/2014
Die Kommunikation wurde angepasster und weniger auf den Verstand des Kunden bezogen. Eine hohe Aufmerksamkeit des Personals die eigene Kommunikation betreffend ist entstanden. Man achtet darauf, was man wie sagt.

R. S., Domicil Beth.: 6/2018
Die Beobachtungsgabe hat sich sehr stark verbessert. Situationen, in welchen die herkömmlichen Maßnahmen nicht greifen, werden mit der Videoanalyse vertieft und fokussiert angegangen. Nicht selten können so neue Lösungswege mit Erfolg gefunden werden. Es werden kaum mehr Menschen mit Demenz überfordert, dies durch das erfolgreiche Anwenden der Marte Meo Elemente. Fallbesprechungen können objektiver durchgeführt werden dank der Videoanalyse. Erfolge werden sichtbar gemacht und können gefeiert werden. (Film 30)

L. T. und A. S. Scalottas: 12/2014
Zu früh, um eine fundierte Aussage zu machen. Gefühlsmäßig wird bereits besser beobachtet, auch wenn nicht gefilmt wird.

N. B., Scalottas: 6/2018
V. a. das bewusste Handeln. Die Mitarbeiter reflektieren mehr und sehen, was sie schon alles gut machen. Immer wieder höre ich, dass es die kleinen Details sind, die den grossen Unterschied machen.

13. Frage: Wie groß war der zusätzliche Arbeitsaufwand für dich persönlich für die Ausbildung auf der Practitionerebene (12/2014)? Beschreibe, welche Arbeiten du zwischen den Marte Meo Ausbildungstagen zu absolvieren hattest.

U. N. und S. J., dahlia:
Wir waren verantwortlich, dass alle Filme der Mitarbeitenden und unsere eigenen für die Ausbildung bereit waren. Nach diesen Tagen haben wir uns jeweils mit unseren Ausbilderinnen ausgetauscht und je nachdem Organisatorisches angepasst.

Ch. V., Haarbach:
Es war sehr gut zu schaffen, da man die Anwendung der Marte Meo Methode sehr gut in die aktuelle Arbeit integrieren kann. Die Aufnahme von Filmbeispielen schulte unsere Wahrnehmung für Initiativen und Ressourcen unserer Bewohner, aber auch unserer Mitarbeitenden.

P. B. und R. S., Domicil Beth.:
Aufträge anschauen, Filme machen und prüfen. Aufwand nicht groß. Die Einfachheit der Methode erlaubte es mir, mit einem Film oder auch zwei, die Methode so nebenbei zu erlernen, auch da die Ausbilderinnen uns den Rat gaben, nicht zu viel in den bestehenden Büchern zu lesen. Aufträge: Nach jeder Schulung bekam man 1–2 Ziele (meistens waren es Elemente einzusetzen), diese konnte man in einem oder auch in zwei Filmen üben.

L. T. und A. S., Scalottas:
Für die Geschäftsleitung – noch keine.

Wie groß war der zusätzliche Arbeitsaufwand für dich persönlich für die Ausbildung auf der Colleague Trainerebene (12/2014)?
Beschreibe, welche Arbeiten du zwischen den Ausbildungstagen zu absolvieren hattest.

S.J., dahlia:
Der Aufwand war etwas größer, v.a. das Filme-Analysieren und das Beraten, Organisieren und Üben. Aber das ist auch das Spannende und Gewinnbringende an Marte Meo. Organisatorisches siehe Frage 13.

Ch.V., Haarbach:
Ich konnte dies gut in meine Leitungsaufgaben integrieren und mit den Mitarbeitenden arbeiten, die dazu freiwillig bereit waren. Dies verbesserte die Basis einer guten Zusammenarbeit.

P.B., Domicil Beth.:
Aufträge anschauen, Filme machen und prüfen. Aufwand größer, da Wissen gewachsen ist und ich andere coache. Vorbereitung für die Reviews braucht etwas Zeit. Trotzdem ist der Aufwand für die Ausbildung im Vergleich zum Nutzen gering.

R.S., Domicil Beth.:
Der Aufwand wurde etwas größer. Da ich mit anderen Mitarbeitern die Methode üben musste, war wichtig, dass diese auch anwesend waren. Auch das Erklären der Technik dauerte etwas länger. Arbeiten: Nach jeder Schulung erhielt ich klare Ziele, meistens auch mit den Elementen, welche ich bearbeiten sollte.

Wie groß war der Aufwand für dich persönlich für die Ausbildung auf der Marte Meo Supervisorebene (12/2014)?

S.J., dahlia:
Die Vernetzung und die Vertiefung auf dieser Ebene intensivieren sich. In der Praxis konnte ich sehr von der Vielfalt der möglichen Begleitungen profitieren und praxisbezogene Prozesse aufnehmen und begleiten. Dies war und ist für die persönliche wie auch für die betriebliche Weiterentwicklung sehr unterstützend.

Ch.V., Haarbach:
Natürlich muss man in erster Linie Zeit investieren, aber diese Zeit war unheimlich lernintensiv. Besonders wertvoll waren auch der Austausch und die Vernetzung mit den KollegInnen, was für mich zur Weiterentwicklung einer Einrichtung dazugehört.

14. Frage: Wie war es für dich, gefilmt zu werden (12/2014)?

U.N., dahlia:
In der Ausbildung als Praktiker war das Filmen für mich kein Problem. Ich wollte als Vorgesetzter mit gutem Beispiel vorangehen und damit den Mitarbeitenden die Einstiege ins Filmen-Lassen erleichtern. In den weiterführenden Ausbildungen, wo das Beurteilen und Schneiden von Filmen dazukommt, sind die Anforderungen erhöht.

S.J., dahlia:
Zu Beginn war das Filmen schon gewöhnungsbedürftig. Da aber der Fokus auf den positiven Sequenzen ist, konnte ich die Elemente zugunsten der Bewohnerinnen und Bewohner gezielt nutzen und daran arbeiten. Nun finde ich es sehr spannend, dass ich als Colleague Trainer und Supervisor selbst gelernt habe, die Filme zu analysieren und das Wissen weiterzugeben.

Ch.V., Haarbach:
Erst ungewohnt, dann normal. Man achtet später nicht mehr darauf.

P.B., Domicil Beth.:
Kein Problem.

R.S., Domicil Beth.:
Zu Beginn schrecklich, nach dem zweiten, dritten Film war es jedoch Routine und jetzt ist es spannend zu sehen, wie ich die Elemente einsetzen kann.

15. Frage: Welchen Nutzen siehst du durch die Marte Meo Methode für dich persönlich (12/2014)?

U.N., dahlia:
Ich bereite schwierige Gespräche bewusster vor. Ich höre anders hin, als ich das vorher gemacht habe und probiere, dem Mitarbeiter das Gefühl zu geben, dass ich die Situation verstehen kann.

S.J., dahlia:
Rückblickend ist es die Summe von vielen einzelnen Momenten, Prozessen und positiven Rückmeldungen, dass ich festgestellt habe, dass ich mit Marte Meo nicht nur auf eine achtsame Interaktion mit dem Gegenüber schaue, sondern auch bewusster auf mich selbst.

Ch.V., Haarbach:
Ich bin im Bereich Wahrnehmen/Folgen viel sensibler und aufmerksamer geworden. Dies gilt auch für den generellen Umgang mit Menschen.

P.B., Domicil Beth.:
Ich beobachte mich gezielter. Kann profitieren von den Feedbacks und sie in meinem Alltag umsetzen. Mit einer einfachen Art der Selbstreflexion kann ich mich und andere in der Zusammenarbeit z.B. mit einem Menschen mit einer Demenz in der Kommunikation trainieren und uns daher auch gleich die Arbeit erleichtern.

16. Frage: Was hat sich konkret in deiner Arbeit verändert (12/2014)?

U.N. und S.J., dahlia:
Siehe Frage 15.

Ch.V., Haarbach:
Ich habe eine andere Bewusstheit entwickelt. Die Gewissheit, dass mit Marte Meo ein ganzes System profitieren kann, Synergieeffekte genutzt werden können und ein ressourcenorientierter, wertschätzender Umgang entwickelt und gelebt wird, der allen Beteiligten, Bewohnern, Angehörigen und Mitarbeitern, zugutekommt.

P.B., Domicil Beth.:
Siehe Frage 15.

R.S., Domicil Beth:
Meine Beobachtungsgabe wurde geschärft und ich kann heute differenzierter kommunizieren. Es macht Spaß, neue Elemente bei den Bewohnern auszuprobieren und ich bin immer wieder über deren Wirkung erstaunt.

17. Frage: Wovon hast du am meisten profitiert (12/2014)?

U.N., dahlia:
Nach der Ausbildung als Praktiker habe ich am meisten von den Diskussionen mit den Kolleginnen beim Film-Betrachten, -Schneiden und -Beraten sowie dem Sehen der Erfolge auf den Wohngruppen profitiert. Auch die Begegnungen und Supervisionen mit Maria Aarts waren für mich sehr lehrreich.

S.J., dahlia:
Die internen Supervisionen mit Maria Aarts waren für mich und auch alle Mitarbeitenden eine große Motivation und Bestätigung. Sehr profitiert habe ich vom standortübergreifenden Austausch im Rahmen des Qualitätszirkels sowie vom Austausch mit anderen Berufsgruppen, welche Marte Meo anwenden.

Ch.V., Haarbach:
Natürlich von den Schulungsmomenten während meiner Ausbildung und der Begegnung mit Maria Aarts. Aber auch vom Austausch mit meinen Marte Meo Kolleginnen und Kollegen. Es ist ein gutes und effektives Netzwerk entstanden und somit die Möglichkeit für überregionale Kooperationen.

R.S., Domicil Beth:
Von der Selbstreflexion anhand der Videos.

18. Frage: Was war/ist eher schwierig (12/2014)?

U. N. und S. J., dahlia:
Siehe Frage 7.

Ch. V., Haarbach:
Wenn man überhaupt von Schwierigkeit sprechen kann, ist immer wieder herausfordernd, die Balance herzustellen zwischen den unterschiedlichen gesetzlichen Anforderungen, deren Abarbeitung einfach zeitintensiv ist, und dem eigentlichen Kern der Arbeit, nämlich die bewusste und wertschätzende Kommunikation und Kooperation mit unseren Bewohnern adäquat umzusetzen. Aber diese Situation kennt jede Einrichtung, und Marte Meo ist hilfreich, diese Balance in arbeitsintensiven Zeiten herzustellen.

P. B., Domicil Beth.:
Ich gehe gerne schnell vorwärts und würde jeweils lieber mehrere Elemente einfließen lassen – muss mich da etwas zurückhalten.

R. S., Domicil Beth.:
Immer wieder in kleinen Schritten ein Element allein zu üben.

19. Frage: Welches waren deine persönlichen Erfahrungen mit Marte Meo (12/2014)?

Welches sind deine wichtigsten persönlichen Erfahrungen mit Marte Meo (6/2018)?

U. N. und S. J., dahlia: 6/2018
Ist eine einfache für alle anwendbare Methode, welche eine positive Wirkung für alle Beteiligten hat.

Ch. V., Haarbach: 12/2014
Marte Meo hat meine schon immer beziehungsorientierte Grundhaltung in meiner alltäglichen Arbeit bestätigt und mir noch mal Rückenwind in meiner Leitungstätigkeit gegeben.

Ch. V., Haarbach: 6/2018
Die Pflege- oder Betreuungssituationen selbst eher genießen zu können, schöne Momente mit dem Bewohner bewusst zu erleben und zu genießen. Selbst aufmerksamer für den anderen zu sein. Ich freue mich, dass unsere Mitarbeiter eine sehr gute Wahrnehmungsfähigkeit besitzen, die durch Marte Meo nochmal bewusster geworden ist. Die Mitarbeiter haben damit ein Instrument, um gut die tägliche Arbeit im Miteinander mit unseren Bewohnern verrichten zu können. Das Bewusstsein hat sich im Laufe der letzten Jahre herausgebildet, dass jede notwendige Arbeitsaufgabe, sei es Körperpflege oder das Servieren von Mahlzeiten, kein notwendiges Übel ist, sondern eine Chance, mit unseren Bewohnern in einen guten Kontakt zu treten. Und dieser ist für den Bewohner elementar, um sich noch als Person mit noch vorhandenen Kompetenzen, die mit Marte Meo aktiviert werden, selbst wahrnehmen zu können. Im Stadtteil ist zu erkennen, dass die Menschen es sehr begrüßen, dass wir uns nachhaltig um die Fragen kümmern, die rund um das Thema Demenz entstehen. Die Haarener Bürger melden mir zurück, dass es ihnen wichtig ist, dass keiner vergessen wird und noch am Leben, an der Gemeinschaft teilhaben soll. Diesbezüglich bekommen wir von über 40 ehrenamtlichen MitarbeiterInnen, die auch in Marte Meo geschult sind, regelmäßige tolle und beziehungsorientierte Unterstützung.

P. B., Domicil Beth.: 12/2014
Marte Meo ist eine Methode, von der alle Mitarbeitenden und auch Angehörige (beziehungsweise auch andere Dienste) profitieren können. Der Nutzen ist sehr schnell sichtbar und der Aufwand relativ gering. Auf einen guten Umgang mit Medien muss geachtet werden.

P. B., Domicil Steig.: 6/2018
Siehe alle oberen Fragen. Die Antworten decken sich mit meinen Erfahrungen. Zudem konnte ich schon viele Beobachtungen auch im

privaten Bereich machen. Auch dort sehe ich immer wieder, wie sinnvoll die Methode wirkt (z. B. im Umgang mit Kindern).

R. S., Domicil Beth.: 12/2014
Bereits an der ersten Fachtagung konnte man viel lernen und es war so einfach, die Methode auch ohne Ausbildung umzusetzen. Mit Marte Meo kann ich als Leiter mein Team auf die gleiche Qualität der Kommunikation befähigen. Es ist eine sehr gute Methode, mit dem Team zu arbeiten, Vertrauen zu schaffen und miteinander Erfolge zu feiern.

R. S., Domicil Beth.: 6/2018
Die Einfachheit überrascht mich immer wieder. Durch die wertfreie und objektive Methode kann ich Mitarbeitern rasch weiterhelfen und so das Knowhow im Betrieb fördern. Es braucht nicht viel Zeit: Reviews und die Weiterbildung sind nicht starr strukturiert, sondern können auf das Gegenüber angepasst angeboten und durchgeführt werden. Meine Beobachtungsfähigkeit hat sich über die Jahre verbessert und ich sehe kleinste Elemente in alltäglichen Situationen bewusster und kann darauf reagieren. Weiterbildungen in Gruppen erlauben, dass man vom Gegenüber von dessen Filmen lernen kann: Dies fördert den Zusammenhalt teamübergreifend.

N. B., Scalottas: 6/2018
Marte Meo gibt mir die Legitimität, dass man sich bewusst Zeit nehmen darf und auch muss, um zu reflektieren. Marte Meo hat mir eine noch höhere Art von Aufmerksamkeit geschenkt.

Weitere Bemerkungen oder Ergänzungen, die dir wichtig erscheinen (6/2018)?

Ch. V., Haarbach: 6/2018
Menschen im Umfeld (von demenzerkrankten Menschen) brauchen Konzepte, die von jedem zu erlernen sind. Diese sollen in alltäglichen Situationen leicht anzuwenden sein. Es geht darum, Sicherheit zu gewinnen im Umgang mit Demenzerkankten, nicht verängstigt zu sein, sich handlungskompetent zu fühlen. Auch und gerade demenzerkrankte Menschen brauchen das Gefühl, wahrgenommen und gesehen zu werden, dazuzugehören. Die ressourcenorientierte Kommunikationsmethode Marte Meo ist hervorragend geeignet, ihnen Orientierung zu geben, ihnen die nötige Wertschätzung entgegenzubringen, mit ihnen schöne Kontaktmomente zu erleben. Hier ziehen wir mittlerweile auch mit den Beteiligten im Ortsteil an einem Strang und befinden uns in einem Prozess des gemeinsamen Lernens. Dabei legen wir einen besonderen Fokus auf ein gutes Zusammenspiel von professionellem Auftrag, den Betroffenen und dem Stadtteil sowie dem Quartier. Wir sind bestrebt, über Schulungsangebote, Veranstaltungen und Feste noch mehr Menschen zum Mitmachen anzuregen (s. **Kap. 9.1.2**; RTL, 2016; Venedey, 2017).

R. S., Domicil Beth.: 6/2018
Die Marte Meo Methode wird durch ihre Einfachheit und dass – nicht wie in anderen Weiterbildungen – die kleinste Unterrichtseinheit klar strukturiert ist, oftmals unterschätzt und daher nicht geschult.

N. B., Scalottas: 6/2018
Ich bin sehr dankbar, dass ich diese Methode kennenlernen durfte und dass unser Betrieb erfolgreich damit arbeitet.

9.1.1 dahlia oberaargau ag, Alters- und Pflegeinstitution, Kt. Bern, Schweiz

Urs Neuenschwander und Sonja Jörg

Die dahlia oberaargau ag wurde 1/2011 gegründet. Die neue Firma übernahm den Geschäftsbereich Wohnen und Pflege im Alter (Standorte Herzogenbuchsee, Huttwil und Niederbipp) des Spitals Region Oberaargau AG (SRO). Mit der Integration des Oberaargauischen Pflegeheims Wiedlisbach 1/2012 erweiterte sich das Angebot der dahlia oberaargau ag in der Region auf vier Standorte für Pflege und Betreuung von 300 teils pflegebedürftigen und teils behinderten Bewohnern und 220 Mitarbeitenden in den Funktionsstufen 1, 2 und 3 gemäß Richtstellenplan des Kantons Bern.

9.1.1.1
Marte Meo in der dahlia oberaagau ag

Marte Meo kennenlernen

Ende 2010 erhielt Urs Neuenschwander, Standortleiter dahlia oberaagau ag Herzogenbuchsee, Huttwil und Niederbipp, Unterlagen der Marte Meo Methode von Urs Lüthi, dem Delegierten des Verwaltungsrates, um zu evaluieren, ob diese Methode in der Alterspflege einsetzbar ist. Schon bald zeigte sich, dass Marte Meo an den Ressourcen der Bewohner und Pflegenden ansetzt und im Hier und Jetzt nach positiven Lösungen sucht sowie die Kompetenzen der Pflegenden bildbasiert unterstützt und stärkt.

Im November 2010 wurden alle Gruppenleiterinnen, Stellvertreterinnen, die Pflegeexpertin und die Ausbildungsverantwortliche zu einem Marte Meo Einführungsanlass mit Therese Niklaus eingeladen, um über eine Einführung zu diskutieren. Die Weiterbildungsreise 3/2011 mit dem ganzen Kader und dem Delegierten des Verwaltungsrates nach Aachen (DE) in das Seniorenzentrum am Haarbach, hat den Entscheid, die Methode einzuführen, definitiv bestärkt: Dort sind die Mitarbeitenden der Pflege, des Reinigungsdienstes, der Küche und des Services geschult, die Methode wurde für uns erlebbar und spürbar.

Nach dem Entscheid, Marte Meo einzuführen, wurden die Mitarbeitenden an den jeweiligen Teamsitzungen über die Methode, den Umgang mit den elektronischen Medien und das weitere Vorgehen informiert.

Alle Bewohnerinnen, Angehörige, Bezugspersonen und Beistände wurden brieflich informiert. Die Betroffenen hatten die Wahl, ob sie sich filmen lassen wollten oder nicht und mussten dies jeweils schriftlich auf der Einverständniserklärung vermerken. Dieses Vorgehen wird bis heute so gehandhabt. Die Einverständniserklärungen werden auf der Wohngruppe in einem Ordner abgelegt und die Dokumentationen der entsprechenden Bewohner werden gekennzeichnet.

Marte Meo Practitioner: Schulung des Kaders der Standorte Herzogenbuchsee, Huttwil und Niederbipp

Von März bis Juli 2011 haben alle Mitarbeitenden des Kaders den Marte Meo Kurs für Practitioner mit Zertifikatsabschluss absolviert. Mit jedem Kurstag wurde der Entscheid, diese Methode in der Altersbetreuung umzusetzen, bestätigt. Durch die Einfachheit und das konkrete, bildbasierte Hinschauen erhielten wir ein Instrument, um einen Moment zu analysieren und mit den Marte Meo Elementen die Bewohner zu unterstützen. Als positiver Nebeneffekt hat sich standortübergreifend das gemeinsame Pflegeverständnis des Kaders vertieft und eine gemeinsame Sprache entwickelt. Nach jedem Kurstag wurde mit den Kursleiterinnen Therese Niklaus und Claudia Berther die Schulung reflektiert und die Anliegen für den folgenden Kurstag aufgenommen. So konnten wir eine für uns angepasste Schulung anbieten.

Kennenlernen von Marte Meo und Schulung der Mitarbeitenden

An Einführungsanlässen wurde die Methode vorgestellt. Eingeladen wurden neben den Mitarbeitenden der Betreuung und Pflege aller Funktionsstufen auch die Mitarbeitenden der Küchen und der Administration.

Ab 8/2011 wurden für die Pflegenden monatliche Termine festgelegt, um möglichst viele Mitarbeitende zu schulen mit dem Ziel, dass sie alle den Practitionerkurs mit Zertifikatsabschluss absolvieren. Für die Kursleiterinnen war es möglich, vormittags und nachmittags je 20 Mitarbeitende zu trainieren.

Die Reaktion auf die Marte Meo Methode zeigte sich sehr unterschiedlich. Einerseits wurde klar geäußert: „Das machen wir ja schon" und „Wir haben nicht noch Zeit zu filmen". Anderseits wurden die Möglichkeiten, mit dieser Methode zu arbeiten, sofort erkannt und genutzt. Das Filmen zeigte sich zu Beginn als große Hürde. Um die Mitarbeitenden zu unterstützen, wurde an jedem Anlass ein Film durch eine Kaderperson vorgestellt und die eigenen Erfahrungen konnten einfließen. Dieses Vorstellen stärkte die Mitarbeitenden, indem sie bemerkten, dass nicht eine Beurteilung im Vordergrund steht, sondern eine objektive Analyse der Interaktion mit den Bewohnern. Die Schulung wurde immer durch die Anwesenheit von Herrn Neuenschwander, Standortleiter, mit der Begrüßung begonnen und am Schluss hatten die Mitarbeitenden ein Zeitfenster, um ihm ihre Anliegen direkt mitzuteilen. Schon rasch wurde durch die Rückmeldungen bemerkt, dass die Schulungen in einem zu schnellen Tempo geplant waren: Sie konnten individuell für alle Ausbildungsstufen angepasst werden.

Ausbildung Marte Meo Colleague Trainer

Um die Mitarbeitenden an der Basis zu begleiten, wurde der Entschluss gefasst, dass die Stellvertreterin Bereichsleitung Pflege und Betreuung, alle Gruppenleiterinnen, deren Stellvertreterinnen und die Leiterin Aktivierung die Ausbildung als Colleague Trainer absolvieren. Die Schulung begann 9/2011 zeitgleich mit der Ausbildung der Mitarbeitenden der Standorte. So konnten die Leitenden die Mitarbeitenden bildbasiert beraten und die Methode am jeweiligen Standort implementieren. Dies bewirkte eine hohe Identifikation und eine hohe Glaubwürdigkeit der Teams gegenüber den Bewohnerinnen und deren Angehörigen. Aussagen, wie „Dieses schwierige Verhalten von Bewohnern können wir in dieser Gruppe nicht bewältigen" wurden deutlich weniger. Die Teams reflektierten ihr Verhalten und suchten gemeinsam nach Lösungen.

Schulung Marte Meo ab 2012

Nach dem Zusammenschluss mit dem Oberaargauischen Pflegeheim Wiedlisbach stellte uns die Größe der Institution vor neue Herausforderungen, wie wir die Schulung und Umsetzung der Methode weiterführen wollten.

3/2012 wurden alle Leitenden zu einer Reise nach Aachen ins Seniorenzentrum am Haarbach (DE) eingeladen. Das Ziel war einerseits der Austausch über den Stand der Umsetzung von Marte Meo und andererseits die Gründung eines Netzwerkes in der ambulanten und stationären Altenhilfe.

Die Implementierung der Marte Meo Methode an allen Standorten wurde situativ angepasst, das heißt, die Schulungen wurden statt monatlich alle zwei Monate und standortübergreifend gemeinsam durchgeführt. Durch die Mitarbeitenden der Standorte Herzogenbuchsee, Huttwil und Niederbipp, welche schon eine Schulung besucht hatten, konnten Erfahrungen mit der Methode diskutiert und die Wirksamkeit aufgezeigt werden. Der Nutzen wurde auch schon bald für die Mitarbeitenden des Standorts Wiedlisbach sichtbar und dies unterstützte die Integration.

Ab 3/2013 wurden die Schulungen von Sonja Jörg, Marte Meo Supervisor in Ausbildung, durchgeführt. Die Ablösung der Kursleiterinnen (T. Niklaus und C. Berther) wurde zuvor auch so besprochen und unterstützt. 11/2014 hat Sonja Jörg die Ausbildung als Marte Meo Supervisor abgeschlossen.

Fachtagungen

Um die Methode im Altersbereich bekannt zu machen, wird seit 2012 am Standort Wiedlisbach jährlich eine Schweizerische Marte Meo Fachtagung zu verschiedenen Themen durchgeführt. Die Gründerin Maria Aarts hält jeweils Referate an diesen Veranstaltungen (**Abb. 9-1**). Die Fachtagungen hinterlassen bei den Besuchern bleibende Eindrücke, zum einen wegen der Einfachheit der Methode, zum andern wegen deren Wirksamkeit.

9.1.1.2
Die Marte Meo Methode in der Praxis

Die Marte Meo Methode unterstützt Menschen verbal und/oder nonverbal durch Gespräche, Gestik und Führung im Alltag. Alltagssituationen werden gefilmt. Die Filme dauern 3–5 Minuten. Im Vordergrund der Analyse steht es zu erkennen, welche Fähigkeiten die Bewohner haben und was seitens der Betreuung zu einer positiven Begegnung führen kann. Ein Review beginnt mit einem Standbild, anschließend wird der Film in ganz kurzen Sequenzen gezeigt. Dies unterstützt und fördert das lösungsorientierte Handeln der Betreuenden. Durch bewusst eingesetzte Marte Meo Elemente (Abwarten und Folgen einer Handlung, Erkennen und Benennen der Gefühle des Bewohners etc.) kann eine gute Stimmung geschaffen und unterstützt werden. Erschwerte Situationen, z. B. Aggressionen, können durch die Filmanalyse gezielt evaluiert sowie positiv angegangen werden. Folgender Prozess findet sich auf Film 16 und wird hier schriftlich dokumentiert.

„Botschaft hinter herausforderndem Verhalten“

Frau A., geboren 1918, lebte seit Anfang 2013 in einem Altersheim der Region. Durch ihre zunehmende demenzielle Entwicklung und ihr herausforderndes Verhalten konnte sie dort nicht mehr betreut werden und wurde in die

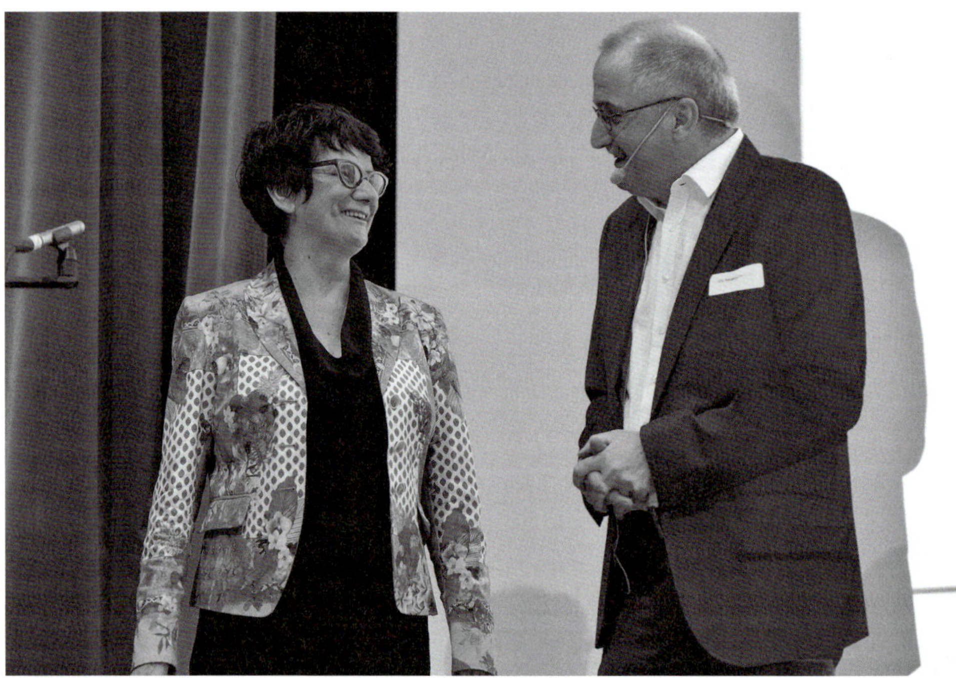

Abbildung 9-1: Maria Aarts und Urs Neuenschwander auf der 3. Fachtagung 2014 in Wiedlisbach. (Foto: © dahlia oberaargau ag)

gerontopsychiatrische Klinik überwiesen. Aufgrund ihres Krankheitsbildes kam sie 9/2013 in die dahlia oberaargau ag.

Bei Frau A. zeigen sich massive Probleme im Kurz- und Langzeitgedächtnis sowie in den Handlungsabläufen. Ihre Fähigkeiten, sich verbal adäquat zu äußern, sind sehr eingeschränkt, sie versteht oft den Inhalt von Gesagtem nicht. Dazu kommt eine starke Schwerhörigkeit. Sie trägt im rechten Ohr ein Hörgerät.

Der Umgang mit den Verhaltensauffälligkeiten war für das Pflegeteam eine große Herausforderung. Diese zeigten sich mit körperlichen und verbalen Aggressionen laut Pflegeteam „Wie aus dem Nichts“. Mögliche organische Faktoren, z. B. Schmerzen oder ein Harnwegsinfekt, sind mittels Schmerzerfassung und Urinuntersuchung ausgeschlossen worden.

Seitens des Pflegeteams war dies eine sehr intensive Zeit des Kennenlernens und des Suchens nach möglichen Lösungsansätzen, um die körperlichen und verbalen Aggressionen zu reduzieren. Etwa 80 % der Pflegenden hatten zu diesem Zeitpunkt die Grundausbildung als Marte Meo Practitioner abgeschlossen. So entwickelte sich die Frage: „Welches Marte Meo Element kann während der Interaktion von den Pflegenden genutzt werden, um verbale und körperliche Aggressionen von Frau A. zu minimieren?“

Film 16: Clip 1 – Die Bewohnerin und die Pflegende betrachten gemeinsam ihr Fotoalbum. In Clip 1 ist die Pflegende zu sehen, Fachfrau Gesundheit und in Ausbildung als Marte Meo Practitioner. Die Ergänzungen in Kästchen beziehen sich auf die Marte Meo Elemente in der laufenden Interaktion.

Die Pflegende sitzt am Tisch mit Frau A. Sie hält deren Fotoalbum. Sie schauen zusammen auf ein Bild. Frau A. schüttelt leicht den Kopf und sagt: „Ich weiß nicht mehr.“ Die Pflegende zeigt auf das Bild und sagt: „Freiheitsstatue.“

> Sie unterstützt Frau A. durch doppelte Anleitung: sagen und zeigen. So erhält Frau A. Orientierung.

Frau A. schaut auf das Bild und die Pflegende schaut auf sie. Frau A. wendet den Kopf und sagt: „Hä?“ und schaut die Pflegende an. Sie schauen sich an.

> Die Pflegende macht ein freundliches Gesicht und hat in diesem Moment Kontakt mit Frau A. Dies gibt ihr Sicherheit und wirkt beruhigend.

Die Pflegende wiederholt: „Freiheitsstatue von Amerika“. Frau A. äußert: „Ah“ und schaut sie immer noch an. Die Pflegende blättert auf eine neue Seite. Frau A. sagt: „Freiheitsstatue“ und schaut sie immer noch an. Die Pflegende nickt, blättert zurück und sagt: „Mmmh.“ Sie schauen zusammen wieder auf die Freiheitsstatue.

> Die Pflegende reagiert durch „Mmmh“. Dadurch erfährt Frau A. das Gefühl von Bestätigung. Dies kann ihr Vertrauen geben und sie fühlt sich verstanden.

Die Pflegende blättert weiter. Frau A. beginnt, schneller zu atmen und schlägt das Album weg. Die Pflegende sagt nichts, nimmt ihre Hand und schaut ihr in die Augen.

> Die Pflegende setzt ein klares Ende dieser Aktion. Berührt ihre Hand und hat Blickkontakt. Dies zeigt Frau A., dass sie wahrgenommen wird.

Clip 2 – Erstes Review für diese Pflegende mit Sonja Jörg. Wir schauen zusammen eine Filmsequenz der Interaktion mit der Bewohnerin an. Es ist von großer Bedeutung, mit einem positiven Bild oder einer positiven Filmsequenz zu starten. In diesem Clip beginne ich (Sonja Jörg) mit dem Standbild, als die Pflegende ein freundliches Gesicht macht und mit Frau A. Blickkontakt hat.

Ich lasse den Film weiterlaufen, stoppe ihn dann und benenne ihre Handlung: „Schau, wie du hier schön gewartet hast". Ich frage sie: „Was würdest du in einer solchen Situation machen?" Ich rege hier bewusst ihren Entwicklungsprozess an und warte, ob sie die gelernten Elemente gezielt einsetzen kann.

Ich nutze das Marte Meo 3W-Beratungssystem: Wann? Was? Wozu?

- *Wann?* In diesem Moment hast du verstanden, was sie gesagt hat.
- *Was?* Hier kannst du das Gesagte aufnehmen und wiederholen.
- *Wozu?* Sie fühlt sich verstanden und wahrgenommen.

Ich benenne die Handlung von Frau A: „Sie dreht den Kopf zu dir und schaut dich an und sagt: ‚He'. Die Pflegende hat das Gesagte von Frau A. wiederholt.

- *Wann?* Frau A. dreht den Kopf zur Pflegenden.
- *Was?* Diese wiederholt: „Freiheitsstatue."
- *Wozu?* Frau A. erhält auf diese Weise die Bestätigung, dass sie in diesem Moment gehört wird. Dies ist wichtig für deren Selbstwertgefühl.

Ich stoppe den Film und bespreche das Standbild. Ich beschreibe die Filmsequenz.

- *Wann?* Hier hast du Blickkontakt auf gleicher Augenhöhe mit Frau A.
- *Was?* Diesen Moment bewusst wahrnehmen.
- *Wozu?* Dieser Kontakt auf Augenhöhe gibt Frau A. Sicherheit und Bestätigung.

Die Pflegende zeigt durch das Zurückblättern im Fotoalbum, dass sie Frau A. bewusst wahrnimmt und das Tempo anpasst.

Aufbauend rege ich den Entwicklungsprozess der Pflegenden an, um sie zu motivieren, durch zusätzliche Marte Meo Elemente die Interaktion mit Frau A. zu unterstützen und bewusst zu gestalten. Ich erkläre das weitere Vorgehen des Prozesses. Weiter lasse ich die Pflegende die wichtigen Punkte des Reviews zusammenfassen und die Elemente aufzeigen, welche ihr im Review wichtig geworden sind. Diese kann sie als Schwerpunkte in die nächste Filmsequenz einbeziehen. Sie wird beim Folgefilm die Marte Meo Elemente „aufmerksam Warten" und „Benennen" bewusst einsetzen.

Clip 3 – Folgefilm: Frau A. und die Pflegende sind bei einer Mobilisation zu sehen. Die Sequenz reicht vom Liegen bis zum Gehen. Dieser Folgefilm ist eine strukturierte Situation, die Ergänzungen in den Kästchen beziehen sich auf die Marte Meo Elemente in der laufenden Interaktion.

Üblicherweise wird im ersten Folgefilm nochmals die gleiche Situation gefilmt wie im ersten Film (Diagnosefilm), hier also *gemeinsam ein Buch anschauen,* siehe Clip 1, damit die Wirkung der geübten Elemente im Mikrobereich für die Marte Meo Beginnerinnen sichtbar und erlebbar wird. Dies ist allerdings im Alltag, wie hier deutlich wird, nicht immer möglich (Anm. der beiden Autorinnen Berther & Niklaus).

Frau A. liegt im Bett. Die Pflegende sagt: „Wollen Sie aufstehen? Ich helfe Ihnen."

> Hier macht die Pflegende einen klaren Anfang mit Benennen. Dies gibt Frau A. Sicherheit und Orientierung für den nächsten Schritt.

Frau A. sagt: „Ja" und hat Blickkontakt mit der Pflegenden. Diese sagt: „Hmm" und senkt das Bettgitter am Kopfende ohne Kommentar, sie wendet sich zum Fußende und senkt dort das Bettgitter am Fußende. Frau A. folgt der Handlung der Pflegenden. Diese sagt: „Ich nehme die Bettdecke weg“ und hat Blickkontakt mit Frau A., die deren Handlung folgt.

Die Pflegende nimmt die Hausschuhe von Frau A. und geht zum Bett. Frau A. sieht ihre Schuhe. Die Pflegende beugt sich zu Frau A. und sagt: „Noch die Schuhe“, zeigt auf die Schuhe und wartet.

Die Pflegende gibt doppelte Instruktion, indem sie mit freundlicher Stimme benennt: „Noch die Schuhe“ und diese zeigt. Dies gibt Frau A. klare Orientierung.

Die Pflegende führt ihre Handlung in folgendem Rhythmus aus: Sie hat mit Frau A. einen Kontaktmoment und wartet und hat anschließend einen Aktionsmoment. So kann Frau A. der Information folgen und die Pflegende sieht, ob Frau A. ihr folgen kann.

Die Pflegende dreht sich zu den Füßen. Frau A. folgt ihr mit den Augen. Die Pflegende zieht den rechten Schuh an. Frau A. folgt der Handlung und lässt dies zu. Die Pflegende zieht den linken Schuh an. Frau A. folgt ihrer Handlung und hebt den Kopf. Die Pflegende schaut zu Frau A. und zieht den Schuh fertig an. Die Bewohnerin senkt den Kopf auf das Kissen zurück. Die Pflegende dreht den Kopf zu ihr und sagt: „Ist gut.“

Die Pflegende führt ihre Handlung in folgendem Rhythmus aus: Sie hat mit Frau A. einen Kontaktmoment und wartet und hat anschließend einen Aktionsmoment. So kann Frau A. folgen.

Die Pflegende sagt: „Also, Sie können aufstehen“ und Frau A. „Ja“. Die Pflegende umfasst deren Beine und sagt: „Zuerst die Beine“.

Die Pflegende benennt den nächsten Schritt, dies gibt Frau A. Orientierung.

Frau A. hebt den Kopf. Die Pflegende dreht die Bewohnerin und streckt ihr die Hände entgegen. Diese streckt ihr die Hände entgegen. Die Pflegende zieht sie hoch und beugt sich dabei zu ihr.

Die Pflegende reagiert nonverbal auf die Initiativen von Frau A.

Die Pflegende führt die linke Hand der Bewohnerin nonverbal an die Matratze.

Dies gibt Frau A. Sicherheit und Orientierung.

Die Pflegerin dreht sich, hält den Kontakt durch das Berühren des Arms der Bewohnerin, nimmt den Rollator und stellt ihn vor sie hin. Sie führt die rechte Hand von Frau A. an den rechten Griff und gibt ihr Zeit, bis diese selbst die linke Hand zum Griff des Rollators streckt und ihn umgreift.

Durch das Zeitgeben kann Frau A. die Handlung selber ausführen. Dies ermöglicht ihr Selbstkompetenz.

Die Pflegerin kniet sich vor Frau A., guckt sie an und sagt: „Ich stelle das Bett hoch“.

Die Pflegende hat Blickkontakt und wartet. Sie benennt ihre Handlung. Dies gibt Frau A. Orientierung und Sicherheit.

Frau A. sagt: „Ja. – Hinunterlassen“ und die Pflegende: „Hinauf“ und zeigt dazu nach oben.

Frau A. erhält hier doppelte Unterstützung durch Sagen und Zeigen. Dadurch erhält sie Orientierung.

Die Pflegende geht näher zu Frau A., hält den Blickkontakt, wartet und sagt dann: „Ist gut?“. Frau A. antwortet mit „Ja“. Die Pflegende gibt ihr Zeit, bis sie bereit ist aufzustehen und sagt dann: „Aufstehen" und hat Kontakt mit Frau A. über die Augen sowie über taktile Berührung des rechten Knies und des rechten Arms. Sie stellt sich zur Seite und unterstützt Frau A. beim Aufstehen.

Die Pflegende gibt Frau A. über die Berührung die Richtung an. Sie unterstützt nonverbal ihr Kooperationsmodell und ihre Handlungskompetenz.

Die Pflegende sucht Blickkontakt zu Frau A., welche geradeaus schaut, den Kopf zur Filmkamera dreht, wendet und geht.

Implementierung im Team. An den Standorten wurde ab 2013 bei den Teamsitzungen unter dem Punkt Marte Meo mindestens alle Monate eine gefilmte Situation besprochen. Wie eingangs erwähnt, haben 80 % der Mitarbeitenden den Marte Meo Practitionerkurs abgeschlossen oder sind in der Ausbildung. Am Standort dieser Pflegenden gibt es zwei Marte Meo Colleague Trainer. Auf den Teamsitzungen werden die Filmsequenzen besprochen und ein Element bewusst angewendet.

In dieser Situation mit Frau A. war es für das Team von großer Bedeutung, dies so früh zu besprechen, weil sie verbale und körperliche Aggressionen mit Frau A. erlebten.

Mit dem ersten Clip konnte ich ihnen die guten Momente von Frau A. aufzeigen und was bei ihr die möglichen Faktoren sind, die Aggressionen auslösen. Durch das Wissen um die Marte Meo Elemente kam das Team zu den gleichen Erkenntnissen wie die Pflegende und ich beim ersten Review und beschloss, bei der Kontaktaufnahme mit Frau A. mit dem Element „aufmerksam Warten" zu arbeiten.

Diese Maßnahme wurde in die Pflegeplanung integriert. Es wurde festgehalten, dass v.a. bei Verrichtungen auf einen guten Anschluss geachtet wird. Mit dem Element „aufmerksam Warten" hat Frau A. genug Zeit, den Kontakt aus eigener Initiative in ihrem Tempo aufzunehmen.

Hier habe ich das Marte Meo 3W-Beratungssystem genutzt: Wann? Was? Wozu?

- *Wann?* In jedem Interaktionsmoment.
- *Was?* Blickkontakt aufnehmen und aufmerksam warten und Zeit geben, bis Frau A. die Pflegende wahrnimmt, dann die Handlungen im Rhythmus Kontaktmoment/Aktionsmoment ausführen.
- *Wozu?* Sie fühlt sich verstanden und wahrgenommen. Die Struktur gibt Frau A. Sicherheit und Orientierung. Verbale und körperliche Aggressionen können vermindert werden.

Durch das Zeigen des zweiten Filmes waren viele positive Rückmeldungen möglich. Das Team hatte schon einige Erfolge mit der Umsetzung des Elements „aufmerksam Warten/Zeitgeben". Durch die positive Erfahrung hat das Team eine klare Struktur beim An- und Auskleiden von Frau A. erstellt, die ein fester Bestandteil in der *Pflegeplanung* ist.

Evaluation zu „Botschaft hinter herausforderndem Verhalten". Basierend auf der Fragestellung bei Frau A. war es wichtig, so früh wie möglich zu filmen. Zu Beginn wurde der Familie die Marte Meo Methode vorgestellt und die Filmgenehmigung eingeholt. Alle Filme, mit denen wir arbeiteten, wurden der Familie gezeigt, so war diese auch stets in den Prozess integriert. Dieser ging über einen Zeitraum von sechs Wochen.

Dadurch konnte das Team (Pflegende und Aktivierung) filmbasiert gemeinsam nach Lösungen suchen und eine gemeinsame Entscheidung treffen. Die positiven Erfahrungen im Umgang mit Frau A. wurden hervorgehoben. Weiterhin gab oder gibt es noch heute herausfordernde Situationen. Das Pflegeteam hat gemeinsam einen Weg gefunden, damit umzugehen. Dies zeigte sich durch die gemeinsame Freude am Erreichten und die innovativen Ideen. Die Verordnung und Verabreichung von Neuroleptika hat einen anderen Stellenwert erhalten, der Einsatz von Neuroleptika wird bewusster angegangen.

Die wertfreie Interaktionsanalyse trägt dazu bei, dass Situationen objektiv angeschaut werden. Dies unterstützt auch die Einträge in die Pflegedokumentation. Durch das Festhalten, wie die Interaktion umzusetzen ist, kann die Qualität der Betreuung und Pflege bei Frau A. aufgezeigt und belegt werden. In diesen Prozess waren alle Pflegenden unabhängig von ihrer Ausbildung involviert.

Zusätzlich wurden die freiwilligen Mitarbeitenden geschult, wie sie Situationen mit Frau A. konkret angehen können, wie sie z.B. bewusst Kontakt aufnehmen können. Diese Unterstützung wurde von den freiwilligen Mitarbeitenden sehr geschätzt. Es gab ihnen Sicherheit und Bestätigung, bei herausfordernden Situationen kompetent zu reagieren.

Aufgrund dieser Erfahrung wurde uns wichtig, dass wir Angehörige, freiwillige Mitarbeitende und Pflegende ab Beginn des Aufenthalts mit Marte Meo kompetent begleiten können. Wenn die unterstützenden Elemente der Methode im Alltag bewusst eingesetzt werden, haben wir die Erfahrung gemacht, dass vorhandene Bewältigungsstrategien und Initiativen der dementen Menschen unterstützt werden.

Mitarbeiterbefragung über die Anwendung der Marte Meo Methode

Um die Anwendung und Wirksamkeit von Marte Meo in der Praxis zu überprüfen, haben wir 1/2015 eine Befragung der Mitarbeitenden des Bereichs Pflege und Betreuung durchgeführt. Es wurden Mitarbeitende aller Funktionsstufen sowie Lernende der Standorte Herzogenbuchsee, Huttwil und Niederbipp befragt. Insgesamt wurden 27 Fragebogen verteilt, davon wurden 24 ausgefüllt. Sämtliche Mitarbeitende haben einen Marte Meo Practitionerkurs absolviert oder befinden sich noch in der Ausbildung. Einige haben auch bereits den Marte Meo Colleague Trainer Kurs besucht.

Der Fragebogen enthielt Fragen, die Schäuble und Scholz (2013, S. 5–8) in ihrer Evaluationsstudie über die Anwendung und Wirksamkeit der Marte Meo Methode verwendet haben.

Ergebnisse der Befragung

1) *Empfandest du die Marte Meo Fortbildung und die Videoanalysen als hilfreich?* (**Abb. 9-2**)

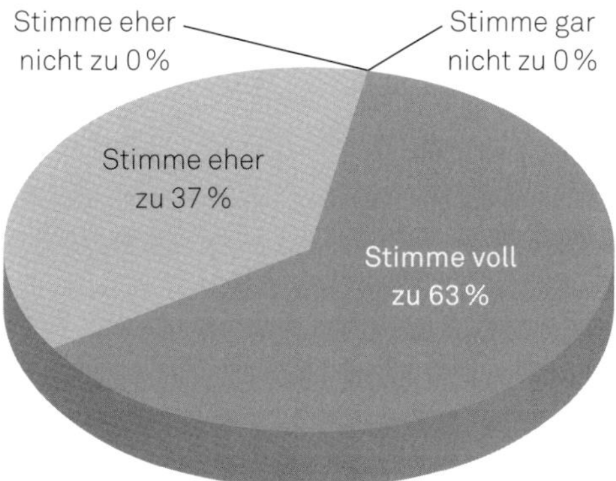

Abbildung 9-2: Verteilung der Antworten zu Frage 1. (© dahlia oberaargau ag)

2) *Kannst du die gelernten Inhalte im Arbeitsalltag anwenden?* (**Abb. 9-3**)

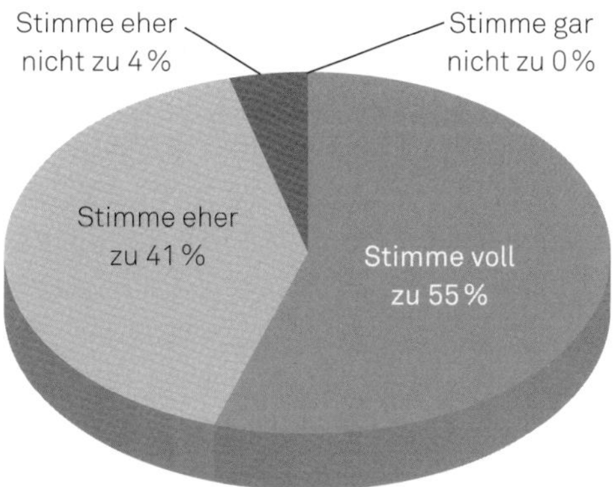

Abbildung 9-3: Verteilung der Antworten zu Frage 2. (© dahlia oberaargau ag)

Die Mitarbeitenden erwähnen zu dieser Frage, dass sie sich Zeit nehmen für die Bewohnerinnen oder ihnen genügend Zeit lassen, um ihre Ressourcen zu nutzen. Es wird aber auch auf die große Belastung durch den Zeitdruck hingewiesen. Den Bewohnern wird Aufmerksamkeit geschenkt. Sie werden bewusst wahrgenommen. Auch das Wahrnehmen von positiven Momenten wird als wichtig erachtet.

Die Marte Meo Elemente *aufmerksam Warten, sich Benennen, gute Atmosphäre schaffen, Folgen* und *guter Anschluss* sind einfach und können jederzeit in den Alltag integriert werden. Die Anwendung der Methode ist situationsabhängig. Je regelmäßiger man sie anwendet, umso leichter fällt die Ausführung. Die Methode geht im Alltag manchmal unter und wird nur in schwierigeren Situationen angewendet. Es wird aber auch eine intensive Auseinandersetzung mit Marte Meo im Alltag beschrieben.

Die Verwendung von Videoaufnahmen wird als hilfreich empfunden, weil auch kleine Sequenzen wahrgenommen werden können, die im Alltag sonst leicht übersehen werden. Durch das Reflektieren der gefilmten Situation kann Marte Meo im Alltag gut angewendet werden.

Die Marte Meo Methode fördert die Zufriedenheit der Bewohner und macht Spaß. Die positiven Momente zu genießen und dem Team mitzuteilen, wird als wichtig erachtet.

3) *Was hat sich durch die Marte Meo Methode in deiner Arbeit verändert? (N = 20)*
Als Veränderung bzw. Verbesserung bei der Arbeit durch die Marte Meo Methode wird von den Befragten genannt, dass sich der Umgang mit den Bewohnern verändert. Gespräche werden bewusster geführt. Blickkontakt und Berührung gezielt eingesetzt. Bewohner werden bewusst angesprochen und es wird besser auf sie eingegangen. Sie werden dort „abgeholt", wo sie sind und teilweise viel besser verstanden. Der Umgang mit den Bewohnern fällt den Befragten leichter: Sie fühlen sich sicherer und kommen ihnen entgegen, ohne sie zu überfordern.

Die Pflegequalität hat sich verbessert. Die Befragten schauen besser hin und sind achtsamer geworden. Das Auffassungsvermögen hat sich vergrößert. Die Bedürfnisse der Bewohner werden dank Videoanalyse schneller erfasst und entsprechende Konsequenzen, wie zum Beispiel Tempoverlangsamung, werden ergriffen. Die Befragten gehen überlegter an eine Situation heran. Es fällt ihnen leichter, in bestimmten Situationen Probleme zu lösen. Die Spirale des Lernens wird angewendet, das heißt: Hinsehen, Situationen analysieren, Pflegesituationen anpassen, evaluieren und neue Situationen (Ausgangslagen) schaffen. Das eigene Handeln wird reflektiert. Es hat sich eine gemeinsame Sprache entwickelt. Das Gelernte umzusetzen gibt Kraft, Selbstvertrauen und Vertrauen in andere Menschen. Arbeitsabläufe verbessern sich und werden ruhiger. Es wird sich und anderen mehr Zeit gegeben. Dazu wird mehr Zeit benötigt. Durch die Anwendung der Marte Meo Elemente reagieren Bewohner besser auf die Befragten. Freude wird geteilt. Die Begleitung der Lernenden hat sich positiv verändert. Die Motivation im Team ist gestiegen.

4) *Fällt es dir leichter, durch die Marte Meo Methode in bestimmten Situationen Probleme zu lösen?* (**Abb. 9-4**)

5) *Hat sich durch die Marte Meo Methode deine Sicherheit im Umgang mit Menschen mit Demenz erhöht?* (**Abb. 9-5**)

6) *Sind die Bewohner kooperativer und leichter zugänglich, wenn Marte Meo angewendet wird?* (**Abb. 9-6**)

7) *Hat sich durch Marte Meo die Zusammenarbeit im Team verbessert?* (**Abb. 9-7**)

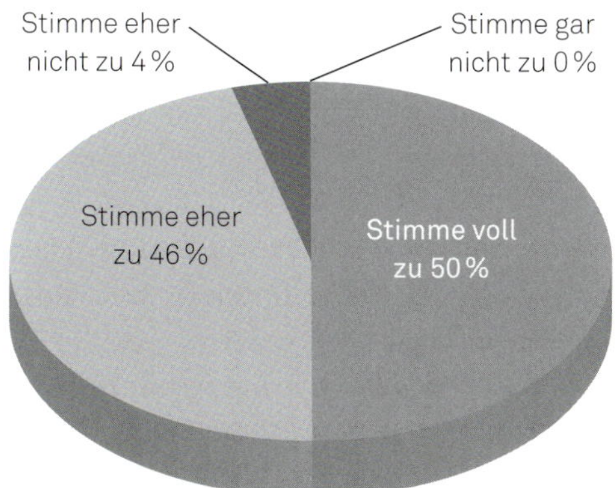

Abbildung 9-4: Verteilung der Antworten zu Frage 4 (© dahlia oberaargau ag)

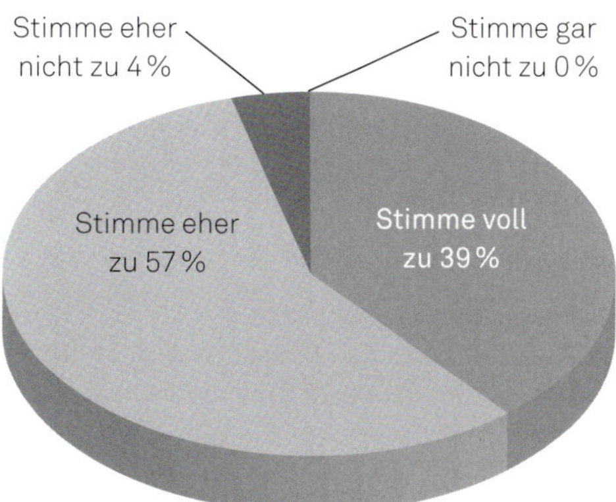

Abbildung 9-5: Verteilung der Antworten zu Frage 5 (© dahlia oberaargau ag)

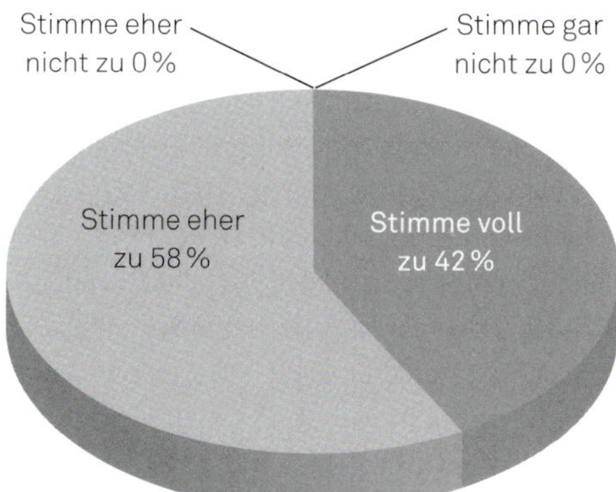

Abbildung 9-6: Verteilung der Antworten zu Frage 6 (© dahlia oberaargau ag)

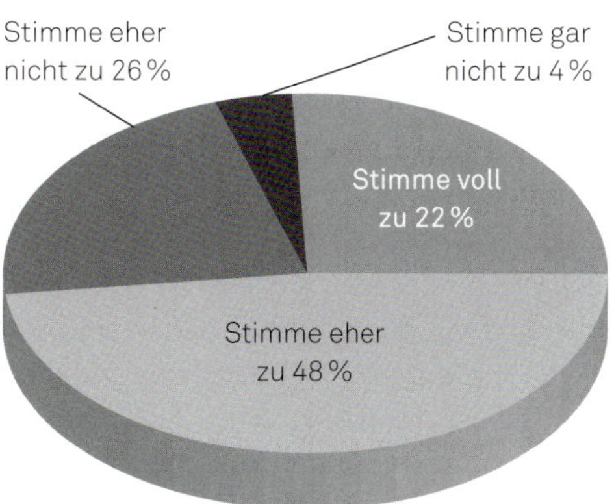

Abbildung 9-7: Verteilung der Antworten zu Frage 7 (© dahlia oberaargau ag)

9.1.1.3 Die Rolle der Projektleitung

Die Rolle des Projektleiters beinhaltete nebst den Vorabklärungen und dem Erarbeiten von Entscheidungsgrundlagen in erster Linie die Drehscheibenfunktion und Kommunikation mit den Entscheidungsträgern sowie den Aufbau des Marketings. Nach dem definitiven Entscheid für die Einführung der Marte Meo Methode in der dahlia oberaargau ag ging es an die Planung und Organisation der Einführung und Schulungen sowie das Festlegen der Datenschutzrichtlinien. Weiter wurden die Bewohner, ihre Angehörigen und die Mitarbeitenden informiert. V.a. für die Mitarbeitenden war eine regelmäßige Information sehr wichtig.

Da es sich bei der Einführung der Marte Meo Methode in der Alterspflege um ein Pilotprojekt handelte, musste der Prozess immer wieder den Gegebenheiten angepasst werden. Aus diesem Grund war die Projektleitung bei den Auswertungen der Schulungseinheiten mit den Mitarbeitenden dabei. So konnte auf Fragen, Befürchtungen, Kritik usw. direkt eingegangen werden.

Nach einem Jahr hat die dahlia oberaargau ag beschlossen, mit dem Thema an die Öffentlichkeit zu gehen und organisierte ihre erste Schweizerische Marte Meo Fachtagung. Die Fachtagungen werden seit 2012 jährlich durchgeführt.

9.1.1.4 Reflexion und Ausblick

Durch die Implementierung und Umsetzung der Marte Meo Methode in unserer Institution zeigen sich auch deutlich Haltungsänderungen. Die Kompetenz, Interaktionen bewusst wahrzunehmen und zu gestalten, zeigt sich durch eine empathische, authentische Haltung gegenüber den Bewohnern sowie deren Angehörigen. Durch die positiven Erfahrungen haben wir festgestellt, dass die bestehenden Pflege- und Betreuungskonzepte durch Marte Meo unterstützt und ergänzt werden.

Als ressourcen- und lösungsorientierte Methode wird Marte Meo von allen Beteiligten als unterstützend erlebt. Dies motiviert uns, die Methode in unserem Betrieb zu manifestieren und weiterzuentwickeln. Durch die Gründung des Marte Meo Qualitätszirkels über alle vier Standorte hinweg können wir diese Kompetenzen weiterentwickeln.

An allen Standorten führten wir 2014 eine Veranstaltung für Angehörige durch und stellten die Methode anhand konkreter Beispiele vor. Präsentiert wurden die Filme von Pflegenden und Mitarbeitenden der Aktivierung. Der Anlass wurde genutzt, um die Vielfalt der Unterstützungen mit Marte Meo aufzuzeigen. So konnten Filme mit Bewohnern, Angehörigen, freiwilligen Mitarbeitenden, der Fußpflegerin und dem Frisör sowie auch Lernbegleitungen gezeigt werden.

Bei Vorstellungsgesprächen ist Marte Meo ein Bestandteil des Gesprächs. So wissen auch zukünftige Mitarbeitende, dass wir mit dieser Methode arbeiten. Sich filmen zu lassen und Filme gemeinsam zu reflektieren ist für uns ein wichtiger Teil in der Betreuung und Pflege geworden. Die Ausbildung zum Marte Meo Practitioner gehört zur Grundanforderung in der Betreuung und Pflege und es entwickelt sich ein gemeinsames Betreuungs- und Pflegeverständnis. Im Weiteren ist die Marte Meo Methode ein zentraler Aspekt bei Mitarbeitergesprächen, um die Sozial- und Selbstkompetenz zu unterstützen.

Um die Methode weiter präsent zu halten, zeigen wir jeweils an Teamsitzungen eine kurze Filmsequenz. Diese wird kleinschrittig mit Marte Meo analysiert und im Team besprochen. Durch die internen Schulungen werden neue Mitarbeitende zu Marte Meo Practitioner oder zu Marte Meo Colleague Trainern ausgebildet. Die Marte Meo Methode wird von uns auch extern vorgestellt und geschult. Durch unsere Erfahrung im Umgang mit Partnern von Menschen mit Demenz stellen wir fest, dass in diesem Betreuungsbereich eine filmbasierte Unterstützung sehr hilfreich ist. Oft sind Betroffene, die einen dementen Partner zu Hause betreuen, mit dieser großen Herausforderung alleine. Aufgrund verschiedener Rückmeldungen ist es für die Betroffenen hilfreich, wenn sie wissen: Wie kann ich meinen Partner in schwierigen Situationen unterstützen? So wird die Betreuung von demenzkranken Menschen für deren Partner entspannter und sie können sie länger zu Hause betreuen. Dementsprechend sehen wir unsere Aufgabe auch darin, Betroffene schon vor dem Heimeintritt zu unterstützen.

Rückblickend gibt es nicht nur einen eindrücklichen Moment, sondern es ist die Summe von vielen einzelnen Momenten, Prozessen und positiven Rückmeldungen, die uns aufgezeigt hat, dass mit der Marte Meo Methode nicht nur auf eine achtsame Interaktion geachtet wird, sondern dass es auch wichtig ist, auf sich zu schauen. Solche bewusst wahrgenommenen Momente haben Auswirkungen auf die Selbstwahrnehmung, Selbstwirksamkeit und Selbstsicherheit aller Beteiligten. (Aus Berther & Niklaus, 2015, S. 169 ff: Text leicht gekürzt und Begrifflichkeiten aktualisiert von T. Niklaus).

Weiterentwicklung des Angebots (8/2018):
Angehörige, Nachbarn und Freiwillige tragen den Hauptanteil der Betreuung und der Versorgung in der häuslichen Umgebung von Menschen mit Demenz. Sie übernehmen damit eine verantwortungsvolle und herausfordernde Aufgabe. Diese kann sich über Jahre hinziehen und zu einer großen Belastung werden. Deshalb bietet die dahlia oberaargau ag seit 2016 dreimal jährlich Kurse zu „Umgang und Betreuung von Menschen mit Demenz" für betreuende und pflegende Angehörige an. Jeder Kurs hat drei Module à je 3 Stunden:

- Bedürfnisse und Wünsche der Menschen mit Demenz wahrnehmen.
- Wie kann ich mit den Bedürfnissen und Wünschen des Menschen mit Demenz den Alltag gestalten?
- Wie kann ich mit herausforderndem Verhalten bei Menschen mit Demenz im Alltag umgehen?

Der Kurs ist anhand von filmbasierten Praxisbeispielen aufgebaut. Die Kursteilnehmer werden durch die Marte Meo Methode unterstützt, die Interaktion und Kommunikation weiterzuentwickeln und können positive Momente bewusst wahrnehmen. Dies wirkt sich auf die Selbstsicherheit aller Beteiligten aus und so ist es den Angehörigen möglich, sich immer wieder über gute Momente zu freuen und trotz der Krankheit wertvolle gemeinsame Jahre zu erleben (Jost-Zürcher, 2018).

Weitere Informationen (Kap. 8.1).

Urs Neuenschwander, Standortleiter Herzogenbuchsee, Huttwil, Niederbipp, Marte Meo Supervisor
Sonja Jörg, Bereichsleiterin Pflege und Betreuung, licensed Marte Meo Supervisor
dahlia oberaargau ag
CH-3360 Herzogenbuchsee
www.martemeo-dahlia.ch

9.1.2 Seniorenzentrum Haarbach, Aachen, Deutschland

Christoph Venedey

Über die konzeptionelle Anwendung von Marte Meo in einer Einrichtung der Altenhilfe

Im Seniorenzentrum am Haarbach wird die Marte Meo Methode fachübergreifend eingesetzt. Sowohl die Mitarbeitenden der Pflege, der Hauswirtschaft, des Sozialdienstes als auch jene der Verwaltung wenden die wichtigen Basiselemente der Methode für die Kommunikation sowie Beziehungsgestaltung an. Marte Meo hilft uns zu erkennen, welche Ressourcen unsere Bewohner haben, aktiv mit ihrer Umwelt zu kommunizieren.

Unser Seniorenzentrum am Haarbach bietet die Möglichkeit, in der Nähe und in Verbindung zum bisher gewohnten Lebensumfeld alt zu werden. Es wurde 1/2001 eröffnet, ist eine Einrichtung der Katholischen Kirchengemeinde St. Germanus und im Besonderen der Botschaft Jesu Christi verpflichtet.

Das Seniorenzentrum am Haarbach ist in drei Teile gegliedert:
Altenpflegebereich mit 51 Einzel- und neun Doppelzimmern, Betreutes Wohnen mit sechs Mietwohnungen und Begegnungszentrum mit Altentagesstätte. Der Baustein „Ambulant Betreutes Wohnen", in Fachkreisen auch als „BEWO" bezeichnet, besteht seit 2006. Wir wenden uns an Menschen mit einer seelischen oder geistigen Beeinträchtigung, an chronisch sucht- sowie demenziell erkrankte Menschen.

Die demografische Entwicklung der Gesellschaft in der Bundesrepublik Deutschland und in vielen anderen Ländern mit einer steigenden Anzahl älterer Menschen und einem zunehmenden Verlust an nahen, familiären Kontakten, trägt dazu bei, dass immer mehr Menschen ihren Lebensabend in stationären Einrichtungen verbringen. Dabei steigt insbesondere der Anteil an demenzkranken Bewohnern in den Seniorenzentren. Der Umgang mit ihnen setzt eine hohe Fach- sowie Sozialkompetenz der Fachkräfte in der Altenpflege voraus. Die Entwicklung neuer Handlungskonzepte, die den sozialen Bedürfnissen der Bewohner gerecht werden, ist dabei unerlässlich. Dabei sollten sich neue Konzepte in den bisherigen Verfahrensablauf gut integrieren lassen und unter systemischen Aspekten möglichst umfassend alle Beteiligten einbeziehen, um so eine tragfähige Basis zu gewährleisten (Maelicke & Tietze, 2007, S. 52–55).

Seit Beginn meiner Aufgabe als geschäftsführender Leiter dieses Seniorenzentrums 2002 beschäftigt mich die Frage, wie man den Umgang mit demenziell erkrankten Menschen für alle Beteiligten, d.h. für diese selbst, für Mitarbeitende sowie für die Angehörigen zufriedenstellender gestalten könnte.

Die Mitarbeitenden litten darunter, nicht genügend Zeit für die Bewohnerer zu haben und so ihren professionellen Ansprüchen nicht gerecht zu werden. Dazu kam, dass sie in schwierigen Situationen oft nicht wussten, wie sie mit Aggression, Desorientiertheit und Gefühlsschwankungen umgehen sollten. Den Mitarbeiterinnen fehlten schlicht und einfach Instrumente im Umgang mit sogenannten „schwierigen Situationen“ (Sachweh, 2008).

Wir alle kennen die Äußerungen:„Frau X ist aber schwierig! Gehört die eigentlich hier hin? Das lass ich mir von der nicht mehr gefallen.“ Diese Aussagen von Mitarbeitenden sind nachvollziehbar, da jede Einrichtung der stationären Altenhilfe eine nicht unbeträchtliche Zahl an Mitarbeitenden aufweist, die in ihrer Ausbildung den Umgang mit schwerkranken Menschen nicht erlernt haben (siehe hauswirtschaftliche Mitarbeiterinnen). Sogar examinierte Pflegekräfte sind auf diese besonderen Situationen oft nur unzureichend vorbereitet. Die Folge davon war, dass viele einfach überfordert waren, sich ausgelaugt fühlten und nicht selten krank wurden. Dies war für alle Beteiligten mehr als unbefriedigend und sehr belastend.

Da stellte sich uns die Frage ...
Was brauchen Mitarbeitende, um „schwierige Situationen“ angemessen selbstständig zu lösen?

Auf der Suche nach erweiterten konzeptionellen Möglichkeiten im Umgang mit demenziell erkrankten Menschen lernte ich 2006 im Rahmen eines systemischen Fachkongresses in Berlin die fachübergreifende Kommunikationsmethode Marte Meo zur Verbesserung von Interaktionsprozessen kennen.

Der Grundgedanke dieses Ansatzes ist es, die Interaktionsprozesse zwischen den Bewohnern, Pflegekräften, Mitarbeitern der verschiedenen Fachbereiche und Angehörigen mithilfe kurzer Videoaufzeichnungen zu analysieren (Aarts, 2009, S. 130 ff.). Die Videoanalyse ermöglicht die Bewertung der Situation ohne erhobenen Zeigefinger. Dabei werden v.a. die Ressourcen erkannt und daran knüpft man an. Es wird möglich herauszufinden, welche Botschaft hinter einem Verhalten steht. Durch Erkennen der Botschaft und der daraus resultierenden Veränderungen von Rahmenbedingungen und Umgangsweisen erhält der (demenzerkrankte) Mensch soweit wie möglich Anschluss an die Realität. Dabei geht Marte Meo sowohl von den natürlichen Schritten im Alterungsprozess des Menschen als auch von Verhaltensweisen aus, die mit der Diagnose Demenz in Verbindung stehen.

Die Marte Meo Methode ist hervorragend geeignet, eingefahrene Verhaltensmuster in Alltagssituationen der Interaktion zu verändern. Hinzu kommt, dass viele Menschen (sowohl professionelle Pflegekräfte als auch Angehörige), die mit einem Demenzkranken in Kontakt stehen, instinktiv Elemente des Marte Meo Konzepts anwenden, ohne es zu wissen. Bei der dann durchgeführten Videoanalyse kommt es nicht selten zu der Aussage: „Aha, ich wusste gar nicht, dass ich es kann. Das ist doch einfach." Maria Aarts ist der festen Überzeugung, dass die meisten Menschen über das Potenzial zur Lösung ihrer Probleme und zur Sicherung bzw. Wiederherstellung der Entwicklungsprozesse verfügen (2009).

Bei der Arbeit mit Marte Meo ist hilfreich, dass sich die Methode sehr praktisch auf das Wesentliche, nämlich den Umgang mit den Bewohnern konzentriert. Die Art und Weise, wie die Interaktion zwischen Pflegekräften, Angehörigen und Bewohnern stattfindet, wird in den Blick genommen. Dabei richtet sich der Fokus ausdrücklich auf das, was der Mensch noch kann und nicht auf das, was er nicht mehr kann. Die Methode setzt eine ressourcenorientierte Grundhaltung bei allen voraus, die mit unseren Bewohnern umgehen und soll helfen, Orientierung zu geben, was für den älteren Menschen noch leistbar ist (Venedey, 2009).

Im Seniorenzentrum am Haarbach wird Marte Meo seit 2006 fachübergreifend eingesetzt (Jura et al., 2008). Nicht nur das gesamte Personal, von der Reinigung bis zur Verwaltung, sondern auch die Angehörigen als wichtige Bezugspersonen, Ehrenamtliche und regelmäßige Besucher des Hauses sind einbezogen. Zurzeit haben über 20 Mitarbeitende aus den Fachbereichen Pflege und Hauswirtschaft die Marte Meo Practitioner-Ausbildung absolviert. Davon haben fünf weitere die Marte Meo Colleague Trainer- und drei die Supervisor-Ausbildung abgeschlossen. Dazu schulen wir seit 2010 im Auftrag der Krankenkassen Angehörige und Ehrenamtliche im Umgang mit demenziell erkrankten Menschen. Ganz wichtig ist, vor jeder Videoanalyse das schriftliche Einverständnis von Angehörigen bzw. gesetzlichen Betreuern einzuholen und diese in den Kommunikations-, gegebenenfalls in den Interaktionsprozess einzubeziehen.

„Mein Mann lacht wieder und ist ausgeglichen, und mir geht es auch viel besser damit."

„Kann man das nicht den Krankenkassen zeigen?"

So lauteten einige Kommentare von Angehörigen. Es waren deren erste Reaktionen nach dem bewussten Anwenden der Marte Meo Methode. Die Idee der Entwicklung eines neuen Konzepts für die Arbeit mit demenzkranken Menschen in unserer Einrichtung hat zu vielfältigen Veränderungen in unserer Arbeit im Seniorenzentrum geführt, vieles ist in Bewegung geraten. Demenzen spielen eine Schlüsselrolle bei der Bewältigung der zahlreichen Alterungsprobleme in unserer Gesellschaft. Es ging uns also darum, neue Antworten darauf zu finden und gleichzeitig im Blick zu haben, dass die steigenden Anforderungen in der Altenpflege nicht zu einem Absinken der Pflegequalität führen dürfen. Im begonnenen Implementierungsprozess ließ sich feststellen, wie wichtig dabei ist, Kooperationen mit anderen Interessengruppen zu suchen und zu verankern, um Synergieeffekte nutzen zu können. Dabei kommt es darauf an, dass sie ...

- ... zum bestehenden Konzept passen.
- ... sich wirtschaftlich tragen.
- ... zur wirtschaftlichen Sicherung des Standorts Seniorenzentrum Am Haarbach beitragen.
- ... von Menschen getragen werden, die sich mit der Einrichtung und der Marte Meo Idee identifizieren.

Mit der Marte Meo Methode können wir die Ressourcen eines ganzen Systems nutzen. Damit wahren wir dessen Kräftehaushalt und erhöhen somit die Lebens- beziehungsweise Arbeitsqualität der beteiligten Personen. Im Pflegeprozess führt es im Endeffekt zu einer Zeit- und Energieersparnis und ermöglicht, Pflegeziele, wie zum Beispiel den Genuss oraler Nahrungsaufnahme statt der Versorgung durch eine PEG-Sonde, zu erreichen.

Ein weiterer Aspekt ist die konfliktfreie bzw. -arme Durchführung der Betreuungs- und Pflegeaufgaben.

Auch wenn vonseiten der schwer Demenzerkrankten scheinbar keine Reaktionen mehr kommen, entbindet es die Pflegekräfte nicht, weiterhin konsequent die „Marte Meo Elemente“ anzuwenden, um die Chance einer Interaktion aufrechtzuerhalten. (Aus Berther & Niklaus, 2015, S. 181ff: Text leicht gekürzt und Begrifflichkeiten aktualisiert von C. Berther und T. Niklaus.)

Ergänzung 8/2018: Projekt „Demenzfreundliches Haaren mit Marte Meo“

Beim Neujahrsempfang des Stadtbezirkes 2015 wurde die Idee, aus Haaren einen demenzfreundlichen Stadtteil zu machen, öffentlich von Christoph Venedey vorgestellt. Teilgenommen hatten Vertreter aus Politik, Geschäftsleben, Kirchen, Vereinen und Behörden: sie alle sagten ihre Unterstützung zu. Ein Fachtag zum Thema Demenz fand 11/2015 mit breiter regionaler Unterstützung statt. Mit einer Aachener Werbeagentur wurde eine Broschüre entwickelt und ein kleiner Film mit Unterstützern vor Ort gedreht, um auf das Projekt aufmerksam zu machen und weitere Unterstützer ins Boot zu holen. Die Menschen im Stadtteil bekamen (richtig) Lust auf das Projekt, was auch die enorme Beteiligung an der Fachtagung mit 300 Teilnehmern vorwiegend aus dem Stadtteil deutlich machte. Referentin der Tagung war neben anderen Demenzfachleuten auch Maria Aarts. Mittlerweile ist das Seniorenzentrum am Haarbach eine zentrale Anlaufstelle für Interessierte und Betroffene, um sich allgemeinen Rat rund um das Thema Pflegebedürftigkeit und Demenz zu holen. Dabei arbeitet die Einrichtung mit vielen Netzwerkpartnern innerhalb und auch außerhalb Haarens zusammen.

Zusammenfassend lässt sich sagen, dass eine gelingende Integration von demenziell veränderten Menschen und deren Angehörigen im Stadtteil dann gelingt, wenn die Bürger sowie die Institutionen, z.B. Geschäfte, Gaststätten, Vereine, etwas über die Besonderheiten des Krankheitsbildes Demenz und den Umgang und die Kommunikation mit diesen Menschen wissen. Eine ressourcenorientierte Kommunikation und Integration, wie sie die Marte Meo Methode vermittelt, hilft dabei sehr. Und die Gelegenheit, sich gegenseitig kennenzulernen. Denn wo man sich persönlich kennt, fällt es auch leichter zu helfen (RTL, 2016; Venedy, 2017; s.a. Einrichtungsinterne Quellen, Konzeption des Seniorenzentrums am Haarbach; Leitbild des Seniorenzentrums am Haarbach).

Weitere Informationen (Kap. 9.1)

Christoph Venedey, geschäftsführender Heimleiter, licensed Marte Meo Supervisor
Seniorenzentrum am Haarbach
DE-52080 Aachen
www.amhaarbach.de

9.1.3 Stiftung Wagerenhof, Uster, Schweiz

Colette Rymann Solèr

Implementierung der Marte Meo Methode

Implementierung der Marte Meo Methode in einer Einrichtung für Menschen mit Einschränkungen am Beispiel der Stiftung Wagerenhof, Uster, Schweiz.

9.1.3.1 Einführung

Die Stiftung Wagerenhof in Uster bietet 220 Menschen mit geistiger, teils schwerster, mehrfacher Beeinträchtigung ein lebenslanges Zuhause in einem vielgestaltigen Lebens- und Arbeitsumfeld. Die Grundhaltung ist geprägt vom Gedanken, dass jeder Mensch, unabhängig von seiner Beeinträchtigung, dort mittun und teilhaben können soll, wo er es gerne möchte. Dazu ist im agogischen Konzept verbindlich festgehalten:

> „*Dem zu begleitenden Menschen wird die Übernahme der Verantwortung für sich selbst zugestanden. Die Begleitung orientiert sich an dessen Selbstständigkeit, Wahlfreiheit und Wohlbefinden und ermöglicht dadurch Lebensqualität.*" (Stiftung Wagerenhof, 2006, S. 6)

Die Aufgabe der Mitarbeitenden besteht darin, einerseits die Bewohnerinnen und Bewohner im Alltag zu begleiten (Alltagsbegleitung) und andererseits, mit ihrem Einfühlungsvermögen als Prozessbegleitung (im Sinne von Empowerment) zu wirken. Deren Qualität liegt in der Fachlichkeit und im Einfühlungsvermögen der Mitarbeitenden. Ebenso ist der Prozess geprägt von einem Dialog, der das Bewusstsein der Gleichwertigkeit von BewohnerInnen und Mitarbeitenden voraussetzt.

Die Anwendung bzw. Implementierung der Marte Meo Methode trägt zur Entwicklung von Dialog- und Reflexionsfähigkeit der Mitarbeitenden bei und zeigt handlungsleitende Elemente für eine sichere und klare Begleitung auf. Das Konzept wurde durch die systematische Weiterbildung der Mitarbeitenden alltagsnah differenziert und ermöglicht eine Orientierung, was die Lebensqualität für Menschen mit Beeinträchtigungen verbessern könnte. Das agogische Konzept der Stiftung Wagerenhof lehnt sich bei seiner Definition der Lebensqualität an die von Prof. Monika Seifert breit angelegte Studie in Einrichtungen der Behindertenhilfe in Nordrhein-Westfalen aus dem Jahre 2001, Universität Köln. Der in der Folge von ihr entwickelte „Leitfaden zur Beobachtung" zeigt fünf Kernfelder auf, die das Wohlbefinden und damit die Lebensqualität maßgeblich beeinflussen.

Soziales Wohlbefinden. Zentral für das soziale Wohlbefinden ist die Möglichkeit, mit anderen kommunizieren und interagieren zu können. Das Selbst konstituiert sich in der sozialen Interaktion, die wesentlich durch die Qualität und Quantität der persönlichen Beziehung bestimmt wird. Besondere Bedeutung kommt der Wertschätzung zu. Bedürfnisorientierte Interaktion und dialogische Beziehung bei Menschen mit Beeinträchtigung setzen jedoch das Wahrnehmen und Verstehen ihres nonverbalen Verhaltens voraus. Ebenso wichtig sind ein achtungsvoller Umgang und positiv erlebte Beziehungen zu Mitarbeitenden, MitbewohnerInnen und Angehörigen.

Die Hälfte aller betreuten Menschen erfährt keine intensiven Formen der Interaktion und Zuwendung. Der weitaus häufigste Kontakt findet zu Fachpersonen statt und nur etwa ein Drittel der HeimbewohnerInnen pflegt zu diesen eine vertrauensvolle Beziehung. Soziale Kontakte zu Freunden innerhalb und außerhalb der Institution fehlen oder werden von Mitarbeitenden unzureichend assistiert. Vielfach vertreten sie die Meinung, dass die begleiteten Menschen nicht wollen oder räumlich nicht können.

Die Kontaktgestaltung zwischen professionellen Begleitpersonen und Menschen mit einer Beeinträchtigung gestaltet sich eher distanziert, besonders in Pflegesituationen. Vorherrschend sind zweckgebundene Zuwendungen und Kontaktaufnahmen, z.B. in Zusammenhang mit dem Essen, Anziehen oder Ähnlichem. Hinzu kommt, dass auffälliges Verhalten nicht als Kommunikationswille verstanden wird und dementsprechend keine Interaktion erfolgt. Das „Fehlverhalten" wird viel mehr als Störfaktor gesehen und mit Nichtbeachtung bestraft. Dies wiederum führt bei den Betroffenen zu noch mehr Frustration und Aggression.

Emotionales Wohlbefinden. Zentral für das emotionale Wohlbefinden sind Gefühle der

Zugehörigkeit, Sicherheit und Geborgenheit, des Angenommen-Seins und Verstanden-Werdens. Ein liebevoller Kontakt, ein achtungsvoller Umgang und freundliche Zuwendung in alltäglichen Situationen vermitteln ein positives Selbstwertgefühl. Diese Komponenten sind schwer zu fassen und werden durch lange Heimaufenthalte, traumatische Erlebnisse und die aktuelle Situation beeinflusst. Über die Hälfte der begleiteten HeimbewohnerInnen zeigen auffällige Verhaltensweisen. Nicht verbal kommunizieren zu können ist unweigerlich verbunden mit einem besonderen Bedarf an individueller Zuwendung. Weil ihre vielgestaltigen Ausdrucksweisen nicht verstanden werden, erhalten sie weniger Aufmerksamkeit und somit weniger Wertschätzung. Wichtig wäre also, die bedürfnisorientierte Interaktion wahrzunehmen und zu verstehen. Häufig fehlt die Vertrautheit, um diese Signale richtig zu deuten. Passives Verhalten wird als Bedürfnislosigkeit oder als Wunsch nach Rückzug fehl interpretiert. Kontaktgesten, Laute oder auffällige Verhaltensweisen werden nicht als Kommunikationswille erkannt oder durch Ungeduld ignoriert.

Schlussfolgerungen. Die Studie gibt uns Anhaltspunkte, wo wir bei einer Verbesserung der Lebensqualität ansetzen müssen. Die Schwierigkeit liegt in der doppelten Anforderung, die an die professionellen Begleitpersonen gestellt werden. Einerseits sollen sie Zugang zu den begleiteten Menschen finden und interaktiv an ihrem Alltag teilnehmen, um ihre individuellen Verhaltensweisen und den mutmaßlichen Willen zu verstehen und mit ihnen interagieren zu können. Andererseits ist bei der Reflexion der Situation und des eigenen Verhaltens Distanz gefragt, um das Beobachtete überhaupt wahrnehmen, einordnen und verstehen zu können. Ein Zwiespalt, der eine Herangehensweise erfordert, die beide Komponenten gleich stark berücksichtigt.

9.1.3.2 Implementieren von Marte Meo in der Stiftung Wagerenhof

Ausgangslage

Peter Knechtle, Leiter Agogik in der Stiftung Wagerenhof, erkannte in der von Maria Aarts entwickelten videobasierten Methode ein wertvolles Instrument, mit dem sich das soziale und emotionale Wohlbefinden der Menschen mit Beeinträchtigung entscheidend verbessern ließe. Auf sein Drängen hin besuchte der agogische Fachdienst im Jahr 2007 etwas widerwillig einen Kurs von Maria Aarts. „Noch eine dieser neuen Methoden" – war der Tenor. Doch der Kurs hinterließ bleibende Eindrücke denn Marte Meo ist so einfach wie genial und setzt genau dort an, wo bislang geeignete Instrumente fehlten: bei der Möglichkeit, einen neuen Zugang zu den Bewohnerinnen und Bewohnern zu finden und ihre Kommunikationssignale lesen und richtig interpretieren zu können.

Schritt für Schritt

Die Methode kennenlernen. Es war vorauszusehen, dass eine Einführung von Marte Meo in der Stiftung Wagerenhof von Skepsis und Vorbehalten begleitet sein würde. Der Fachdienst Agogik setzte deshalb in einem ersten Schritt auf Freiwilligkeit. Wer die Methode kennenlernen wollte, konnte dies tun, wer nicht mitmachen wollte, ließ es bleiben. Diese Freiwilligkeit ermöglichte Marte Meo einen guten Start. Über 80 Mitarbeitende wollten mehr über die Methode wissen und haben 2008 den Einführungsvortrag von Maria Aarts in der Stiftung Wagerenhof besucht.

Mit eigenen Bildern arbeiten. Nach dem Kennenlernen folgte als zweite Hürde die eigentliche Einführung im Betrieb. Wesentlicher Teil von Marte Meo sind Videoaufnahmen, die mit zeitlicher Distanz eine objektive Analyse der Interaktionen ermöglichen. Dies erfordert die Fähigkeit, das eigene Tun zu reflektieren und, wenn nötig, zu verändern. Wo sollten wir beginnen? Bei wem?

Im Bewusstsein, dass eigene Erfahrungen die Stärken und Schwächen am besten herauskristallisieren würden, begann ich als Leiterin des Fachdienstes selbst in einer Wohngruppe mit der Methode zu arbeiten. Gleichzeitig kamen wir durch die dort entstandenen Videoaufnahmen zu Bildern aus der eigenen Institution. Sie bewirken bei Schulungen eine hohe Identifikation und Glaubwürdigkeit. Die Fachpersonen erkennen die BewohnerInnen wieder und sehen die Fortschritte ihrer Entwicklung. Mit dem Vorangehen machte der Fachdienst zudem klar, dass es bei den Analysen der Aufnahmen nicht um die Beurteilung der Mitarbeitenden geht, sondern um die Frage, wie sich die Signale der Menschen besser sehen sowie lesen lassen und wie die Lebensqualität der Menschen mit Beeinträchtigung verbessert werden kann.

Alle ins Boot holen. Die Stiftung Wagerenhof ist eine große Institution mit 30 Wohngruppen und über 20 Arbeits- und Tätigkeitsfeldern in Ateliers, Erlebnisräumen und Betrieben. Es lag auf der Hand, dass Marte Meo und die damit verbundene Haltung nicht nur in einer Wohngruppe zur Anwendung gelangen, sondern alle Bereiche durchziehen sollte. So folgte als dritter Schritt die Information an die Geschäftsleitung, Ressortleitungen, Gruppenleitungen und alle Mitarbeitenden im Rahmen eines Campus. Wir sensibilisierten für das Thema, weckten Verständnis für das, was wir tun und erklärten, weshalb wir es tun wollen. Am Ende dieses Prozesses gab die Geschäftsleitung ihr Einverständnis zum Pilotprojekt „Marte Meo".

Einen klaren Anfang wagen. Dieser Entscheid setzte das Zeichen für einen klaren Anfang. Es nahmen 45 Mitarbeitende aus verschiedenen Bereichen auf freiwilliger Basis teil. Um herauszufinden, welche Ausbildungsart am effektivsten wäre, erprobten wir verschiedene Formen. Angeboten wurden Kurse, Schulungen, Kommunikationstrainings, Fachberatungen für Einzelpersonen, Teams und Gruppen, von einzelnen Stunden pro Monat bis hin zu ganzen Schulungstagen.

Aus dem Prozess lernen. Nach einer einjährigen Pilotphase fiel der definitive Entscheid für die Einführung von Marte Meo in der Stiftung Wagerenhof. Die Erfahrungen zeigten, dass mit dieser Methode v. a. das soziale und emotionale Wohlbefinden der Menschen mit Beeinträchtigung, verbessert werden konnte. Es stellte sich nur noch die Frage nach der Ausgestaltung der Ausbildung. Der Fachdienst dachte erst an Zweitageskurse. Doch die Mitarbeitenden intervenierten. Sie sahen Schwierigkeiten darin, ganze Tage in der Wohngruppe zu fehlen. Als ideal erachtet wurden Halbtageskurse. Positiv für das gegenseitige Verständnis und die Gemeinschaft bewerteten sie zudem die Durchmischung von Teilnehmenden aus verschiedenen Wohngruppen und Tagesstrukturangeboten. Die Ausbildung wurde aufgrund dieser Rückmeldungen angepasst und als eigener Anwenderkurs mit 8- mal 4 Stunden durchgeführt, in gemischten Gruppen, mit Fachberatungen und Interaktionsanalyse.

Standards festlegen. Um einen eigenen Anwenderkurs anbieten zu können, ließen sich drei Mitarbeitende zum Marte Meo Supervisor ausbilden. Bei der Planung der Kurse zeigte sich, dass wir als AusbilderInnen einheitliche Standards für die wichtigen Elemente von Marte Meo benötigen. Alle Mitarbeitenden sollten den gleichen Inhalt vermittelt bekommen. Deshalb entwickelten wir eigene Karten, die, wie die Methode selbst, einfache und klar verständliche Hinweise enthielten. V. a. sollten sie im Alltag schnell greifbar sein und sich gut verinnerlichen lassen. Entstanden sind Karten zu den Marte Meo Elementen Kontakt, Atmosphäre, aufmerksames Warten, Initiative-Folgen, Benennen der Handlung, Benennen der Gefühle, positiv-leiten.

Fortschritte teilen. Um die Akzeptanz auf breiter Basis zu fördern, informierten wir vom Stiftungsrat über die Geschäftsleitung bis zur Basis immer wieder über das Erreichte. Erfolge wurden aufgegriffen und mit Hilfe der Videosequenzen mit allen geteilt. Immer wieder sprachen wir über den Nutzen der Methode, ihre Wirkung und das mit ihr angestrebte Ziel.

Mit Geduld Barrieren überwinden. Ohne die videobasierte Analyse ist die objektive Beobachtung einer Interaktion zwischen Begleitperson und HeimbewohnerIn nur oberflächlich möglich; zu viele andere Faktoren beeinflussen die Wahrnehmung. Wenn es also ernst gemeint ist mit der Verbesserung der Lebensqualität, müssen alle mit der Videokamera umgehen können. Alle mussten wissen, was gefilmt werden soll, wie lange, was erlaubt ist und was verboten. Die Schulungen nahmen auch diese Fragestellungen auf und gingen auf die Ängste der Mitarbeitenden ein. Denn Videosequenzen zeigen gelungene Interaktionen, decken aber auch schonungslos misslungene auf. Dies fordert neben der Fähigkeit zur Selbstreflexion auch eine Kultur, die Fehler als Chance zur Veränderung anerkennt.

Erkenntnisse

Nach einer 5-jährigen Anwendung von Marte Meo in der Stiftung Wagerenhof können wir sagen, dass die Einführung der Methode die Lebens- und Arbeitsqualität auf der Ebene der BewohnerInnen, Mitarbeitenden und Teams positiv verändert hat. Eine Untersuchung mit Interviews der Mitarbeitenden durch Frau *Carmen Ferri* der Universität Zürich stellte einen positiven Zusammenhang zwischen der verbesserten Lebensqualität und der Anwendung der Marte Meo Methode fest.

Ebene der BewohnerInnen. Die BewohnerInnen erhalten verlässliche und einfühlsame Dialogpartner. Sie werden mit ihren Bedürfnissen betrachtet und können bei angepasstem Tempo ihre Initiative zeigen und damit Selbstverantwortung übernehmen. Zudem werden sie individuell in ihrer Entwicklung unterstützt. Die BewohnerInnen wirken dadurch selbstbewusster, offener und zufriedener. So wurde beispielsweise bei einer Frau mit schwerster Beeinträchtigung erst durch das wiederholte Anschauen der Videoaufnahmen festgestellt, dass sich ihre Lider bei leisen Ansprachen zeitverzögert öffneten und schlossen. Diese Wahrnehmung war der Beginn eines Dialogs.

Ebene der Mitarbeitenden. Die Haltung der Mitarbeitenden zu den betreuten Menschen verändert sich positiv, die Beziehung wird gestärkt und ihr Verhalten besser nachvollziehbar. Sie gewinnen Vertrauen in die eigenen Stärken und schätzen die persönliche Lern- und Entwicklungsmöglichkeit. Die erfolgreichen Interaktionen unterstützen sie in ihrer Absicht, ganz auf den Menschen mit Beeinträchtigung einzugehen und in Pflegesituationen nicht dem vorgegebenen Muster zu folgen.

Eine Mitarbeiterin beschrieb ihre Furcht vor den Badesituationen mit einem bestimmten Bewohner. Erst die Videosequenz offenbarte, wie sehr der Bewohner während des Vorgangs ihr Gesicht fokussierte und wegen ihrer ungenügenden Zuwendung auf Abwehr schaltete. Heute nimmt sich die Mitarbeiterin mehr Zeit, geht auf den Bewohner ein und folgt seiner Initiative. Das Baden findet nun in einer angenehmeren Atmosphäre statt.

Erkenntnisse Team/Organisation. Die Mitarbeitenden haben mit Marte Meo eine gemeinsame Sprache und Haltung für Dialog und

Begegnung. Der Betreuungsalltag wird durch das Training leichter wahrgenommen und sie agieren und reagieren selbstbewusster: „Wie ich es tue, ist es richtig.“ Zudem wird der agogische konzeptionelle Auftrag sichtbar, sich wiederholende Diskussionen entfallen und die Organisation besitzt Qualitätsstandards für die Gestaltung von Interaktionen.

9.1.3.3 Heutiger Stand der Marte Meo Implementierung in der Stiftung Wagerenhof

(Heutiger Stand bedeutet 2014, Anm. T. Niklaus). Um eine nachhaltige sowie qualitative Implementierung sicherzustellen, werden seit 2011 jährlich Inhouse-Schulungen für alle Mitarbeitenden in enger Zusammenarbeit mit Maria Aarts durchgeführt. Auf Fachtagungen zu individueller Lebensqualität und Interaktion werden die eigenen Filmsequenzen einem breiteren Publikum vorgestellt. An einem dieser Fachtage sagte Peter Knechtlein in seiner Einleitung: „Marte Meo und Maria haben uns geholfen, unsere Philosophien konkret zu machen!“

Bis Januar 2015 ließen sich in der Stiftung Wagerenhof 70 Mitarbeiterinnen zum Marte Meo Practitioner ausbilden. Im Bereich Atelier- und Tagestrukturangebote sind alle 45 Mitarbeiterinnen geschult. In den 30 Wohngruppen arbeitet man an dem ersten Ziel, pro Wohngruppe drei Teammitglieder zu Marte Meo Practioners auszubilden. Dazu starten in diesem Jahr vier weitere Ausbildungsgruppen.

Vier Marte Meo Supervisoren (eine Person davon lizenziert) bilden, trainieren und supervidieren systematisch in den Betreuungsteams. Einen besonderen Schwerpunkt bildet das individuelle Training für Menschen mit Beeinträchtigungen in Kommunikationsfähigkeiten.

Marte Meo ist als Fachstrategie im Konzept verankert und alle Stufen sind darüber informiert.

9.1.3.4 Ziele für die Zukunft

Für die Zukunft setzen wir uns das Ziel, in jeder Wohngruppe bis zu drei ausgebildete Marte Meo Practioners zu haben. Ebenso sind im Bereich Atelier- und Tagesstruktur alle Mitarbeitenden trainierte Marte Meo Practitioners. Zudem sind die Qualitätszirkel fester Bestandteil der Jahresplanung.

Neu möchten wir auch Kurse mit Kommunikationstraining für mehr Autonomie und Selbstbestimmung für Menschen mit Beeinträchtigung einführen.

Die Stiftung Wagerenhof ist ausgewiesen als Marte Meo Kompetenzzentrum. Marte Meo International und die Stiftung Wagerenhof als Kooperationspartner produzieren ein Handbuch für dieses Fachgebiet.

Mehr Informationen finden Sie auf www.martemeo.com.

Zusammenfassung

Die Lebensqualität von Menschen mit Beeinträchtigung im Heim wird stark beeinflusst durch ihr soziales und emotionales Wohlbefinden. Beide sind eng verknüpft mit der Fähigkeit der professionellen Begleitpersonen, ihnen soziale Inklusion zu ermöglichen sowie Sicherheit und Geborgenheit zu vermitteln, indem sie ihre Kommunikationsbedürfnisse wahrnehmen und richtig interpretieren. Dies stellt eine doppelte Anforderung an die Fachpersonen. Einerseits sollen sie Zugang zu den begleiteten Menschen finden und interaktiv an ihrem Alltag teilnehmen und ihre individuellen Verhaltensweisen und mutmaßlichen Willen verstehen. Andererseits ist Distanz bei der Reflexion der Situation und des eigenen Verhaltens gefragt, um das Beobachtete einordnen und verstehen zu können. Ein Dilemma, das eine Herangehensweise erfordert, die beide Komponenten gleich stark berücksichtigt. In der videobasierten Methode Marte

Meo erkannte die Stiftung Wagerenhof ein wertvolles Instrument, mit dem sie die Lebensqualität der Menschen mit Einschränkungen v.a. in Bezug auf das soziale und emotionale Wohlbefinden verbessern kann. Die Implementierung von Marte Meo in einer Institution mit fast 600 Mitarbeitenden in unterschiedlichen Bereichen erfordert jedoch ein behutsames und schrittweises Vorgehen, um die Methode nachhaltig verankern zu können. Dieser Artikel ist eine Zusammenfassung des gehaltenen Vortrags der Leiterin Fachdienst Agogik anlässlich der Marte Meo Fachtagung am 14. November 2013 in der Stiftung Wagerenhof.

Literatur

Aarts, M. (2011). *Marte Meo - Ein Handbuch.* 3. Auflage. Eindhoven: Aarts Productions.

Aarts, M. & Rausch, H. (2009). *Mir fällt nix ein - Marte Meo Kommunikationstraining.* Eindhoven: Aarts Productions.

Ferri, C. (2013). *Marte Meo - Auf dem Weg zur gelingenden Kommunikation, Untersuchung der Anwendung der Marte Meo Methode in der Stiftung Wagerenhof.* Zürich: Universität Zürich, Institut für Erziehungswissenschaften.

Stiftung Wagerenhof (2006). *Agogische Konzepte.* Uster: Stiftung Wagerenhof.

Weitere Informationen

Colette Rymann Solèr
Bereichsleiterin Fachliche Führung Kerngeschäft in der Stiftung Wagerenhof, Uster, Marte Meo Licensed Supervisor, Systemische Beraterin, Coach und Therapeutin
Stiftung Wagerenhof
CH-8610 Uster
www.wagerenhof.ch und www.martemeo.com

Copyright-Anmerkung:

9.1.4 Stiftung Scalottas, Scharans, Schweiz

9.1.4.1 Implementierungsstart

Luzi Tscharner und Andrea Simeon

Die Stiftung Scalottas ist ein Kompetenzzentrum für Menschen mit Behinderung in Scharans, Kanton Graubünden, und bietet zwölf Kindern und 73 Erwachsenen in 11 Wohngruppen ein Zuhause (**Kap. 8.1**); 210 Mitarbeitende betreuen diese Menschen.

Im Jahr 2013 besuchte das Leitungsteam eine Fachtagung in Uster über die Marte Meo Methode. Danach beschlossen wir, die Methode bei uns einzuführen. Die sofortige Umsetzbarkeit in den Alltag, das Beobachten durch Video und dass Marte Meo für alle Berufsgruppen in unserer Institution eine Unterstützung bietet, hatte uns überzeugt.

Nach einem Einführungstag im April 2014 mit Maria Aarts starteten wir im Oktober 2014 mit der Practitioner-Ausbildung (**Kap. 5.4.2**) unter der Leitung von Claudia Berther. Die Gruppe von 24 Teilnehmenden ist berufs- und qualifikationsübergreifend gemischt. Alle bringen Filmbeiträge aus ihrem eigenen Arbeitsfeld mit und profitieren so voneinander.

Folgende Mitarbeitende aus verschiedenen Berufen haben sich bereit erklärt, einen Fragebogen der Autorinnen auszufüllen. Die Leser erhalten so einen Einblick, was die Teilnehmenden der Marte Meo Practitioner-Ausbildung bereits nach vier Ausbildungstagen (Stand: 1/2015) zu berichten haben.

9.1.4.2 Erfahrungsberichte nach vier Ausbildungstagen

1. Welchen Nutzen siehst du durch die Marte Meo Methode für dein Team?

Tilo Dörrer, Verantwortlicher für Qualität und Sicherheit: Eine gemeinsame Marte Meo Sprache – dann weiß jeder, was der andere meint. Mit Marte Meo können Fragen oder Situationen, die bei der Betreuung der Bewohner entstehen, analysiert und Lösungen evaluiert werden.

Tony Simmen, Leiter/Lehrperson Sonderschule: Folgenden Nutzen erwarte ich:

- Schüler werden in ein anderes Licht gerückt.
- Die Ressourcenorientierung wird verbessert.
- Mitarbeitende werden zu sensibleren Beobachtern und in der Folge zu verlässlichen Partnern für die Schüler.

Silvia Herrmann, Gruppenleitung: Selbstreflexion, blinde Flecken bewusst machen, Ermutigung, persönliche und fachliche Weiterentwicklung.

Gisela Rupf, Gruppenleitung Kinder und Jugendgruppe: Zum jetzigen Zeitpunkt profitiert das Team noch nicht wirklich von der Marte Meo Methode. Ich bringe natürlich meine Erfahrungen, die ich im Kurs mache, so weit wie möglich ins Team mit ein. Z.B. mache ich die Mitarbeitenden auf das Benennen, Warten, Blickkontakt, Kommunikation usw. aufmerksam und animiere sie, dies zu machen. Zu einem späteren Zeitpunkt bin ich davon überzeugt, dass die Mitarbeitenden viel durch die Marte Meo Methode für sich und ihre Arbeit profitieren können.

Natascha Balestra, Bereichsleiterin Fachdienste: Situationen können in Ruhe nochmals überprüft werden. Jeder Mitarbeitende kann sich selbst reflektieren, erkennen welches Verhalten was beim Bewohner bewirkt. Details beim Bewohner können erkannt werden, die wir im Alltag verpassen. Oder anders gesagt, eine Analyse wird im Nachhinein möglich. Das Team lernt, gezielt zu benennen.

Marina Hochmuth, Ergotherapeutin: Als unterstützende Maßnahme bei unklaren oder schwierigen Situationen.

Miriam Wüst, Mal- und Kunsttherapeutin: Einblick in andere Bereiche über Video, Verständnis-/Handlungsweisen können nachvollzogen werden.

Tina Schneider, Neuropsychologin: Marte Meo setzt gezielt dort an, wo man unbewusstes Verhalten bewusst wahrnehmen kann. Durch die Aufteilung des Films in kleinste Sequenzen sieht man, dass auch die kleinsten Verhaltensweisen eine große Wirkung haben. Ebenfalls fallen einem Dinge auf, welche man im angezogenen Tempo des Alltages nicht wahrnimmt.

Manuela, Gruppenleitung in einer Wohngemeinschaft für Menschen mit ASS und ähnlichem strukturellem Betreuungsbedarf: Ich sehe einen sehr großen Nutzen. Weiterentwicklung der pädagogischen Betreuung sowie auch der Teamarbeit und der Mitarbeiterführung, da Marte Meo für alle drei Bereiche eingesetzt werden kann.

2. Was war am Anfang die größte Herausforderung?

Tilo Dörrer: Die Vorstellung, mich auf einem Video zu sehen und insbesondere, mich selbst sprechen zu hören.

Tony Simmen: Marte Meo war mir weitgehend bekannt und so konnte ich erahnen, was kommen wird. Also keine besondere Herausforderung.

Silvia Herrmann: Alle sehen im Film, wie ich arbeite und was für Fehler ich mache. Aber dadurch, dass alle im gleichen Boot sitzen und Filme liefern, ist die „Angst" schnell verflogen.

Gisela Rupf: Sich beim Filmen so zu geben, wie ich bin. Bei meinem ersten Film in einer freien Situation habe ich mich nicht so gut gefühlt, weil ich eigentlich so nicht arbeite. Ich habe fast keine Kommunikation gebraucht, und das war für mich nicht natürlich.

Marina Hochmuth: Ich verspürte einen Prüfungsdruck beim Gefilmtwerden. Die Bewohner unseres Hauses hatten unterdessen Gefallen daran gefunden und wollten sich unbedingt auch sehen.

Miriam Wüst: Sah ich keine, bin unvoreingenommen an die Weiterbildung gegangen.

Tina Schneider: Für mich als Therapeutin war es die größte Herausforderung, in meinem durchorganisierten Alltag eine explizit „freie Situation" zu gestalten. Doch durch diese Filmaufnahme habe ich über die Bewohner und auch mich selbst jede Menge gelernt, was ich in einer geleiteten Therapiesituation nicht wahrgenommen hätte. Es lohnt sich deshalb sehr, sich aus seiner „comfort zone" herauszubewegen und Marte Meo als Instrument bei Krisensituationen zu nutzen und mit dem Bewohner zusammen neues Terrain zu betreten.

Manuela: Sich selbst filmen zu lassen und es sich dann anzusehen und dass man sich ständig bewusst machen muss, auf das Positive zu schauen. Da der Mensch an sich dazu neigt, erst auf das Negative zu schauen.

3. Wie war es für dich, gefilmt zu werden?

Tilo Dörrer: Zuerst war ich ein wenig befangen, dann aber kein Problem, eventuell gebe ich mir dann extra Mühe, alles fachlich richtig zu machen.

Tony Simmen: Kein Problem, da ich das Medium Film schon mehr eingesetzt habe und auch in diversen Weiterbildungen schon mit Aufnahmen von mir konfrontiert wurde.

Silvia Herrmann: Ich fühle mich dabei wohler als ich dachte. Es ist gar nicht so schlimm.

Gisela Rupf: Ich bin es von meiner Ausbildung her gewohnt, gefilmt zu werden. Darum ist es nichts Neues für mich. Mehr Mühe habe ich, wenn ich auf den Aufnahmen meine Stimme höre.

Marina Hochmuth: Oh je, oh je... wurde aber mit der Zeit besser. Kann mich daran gewöhnen.

Miriam Wüst: Ungewohnt, aber auch interessant.

Tina Schneider: Es war für mich nicht sehr angenehm. Auch weil man weiß, dass der Film in der Weiterbildung gezeigt wird. Durch die freundliche Begleitung unserer Dozentin und das Feedback war es dann nicht ganz so schlimm und der Lerneffekt war riesig.

Manuela: Am Anfang schwierig. Man versucht, sich nicht zu verstellen, tut es dann aber trotzdem. Ich hoffe, dass es zunehmend einfacher wird. Ich denke aber auch, dass man sich an die Präsenz der Kamera gewöhnen wird.

4. In welchen Situationen setzt ihr die Marte Meo Methode im Team gezielt ein? Beispiele?

Tilo Dörrer: Ich habe kein Beispiel.

Tony Simmen: Anfänglich stelle ich mir unproblematische Situationen vor, dann vielleicht zunehmend schwierigere Inhalte.

Silvia Herrmann: Noch nicht.

Gisela Rupf: Gezielt setze ich die Methode für die Filme für den Kurs ein. Ansonsten achte ich auf die Elemente, die ich unter Punkt 1 notiert habe.

Marina Hochmuth: Bei Fragestellungen, Überprüfung und Veränderung der verschiedenen Strukturen. Zum Beispiel bei der Zahnpflege eines jungen mehrfachbehinderten Mannes, der sich weigert, die Zähne zu putzen. Sein und auch mein Verhalten mit Abstand zu analysieren. Wie und wann reagiert er? Wie verhalte ich mich in der Situation? Übersehe ich etwas Wichtiges in der Situation? Wo geschieht Veränderung?

Miriam Wüst: Bis jetzt Übungsfeld v. a. in der Weiterbildung, für die Zukunft spezifisch bei Bewohnern, wo andere Sichtweisen erforderlich sind – nicht erklärbar, dafür sichtbar.

Manuela: Bisher v. a. in den 1 : 1-Situationen mit den Bewohnern, bisher auch nur von den Mitarbeitenden, die geschult worden sind. Situationen, in denen Fragen da sind, freie Situationen mit Stereotypien (Wort und Handlungen), geleitete Situationen mit herausforderndem Verhalten, wo man an die Grenzen stößt.

5. Was hat sich durch die Marte Meo Methode aus deiner Sicht in der Institution oder im Team verändert?

Tilo Dörrer: Alle sind motiviert für was Neues und wir haben ein Instrument in der Hand, mit dem man dem Bewohner und Bewohnerinnen etwas Gutes tun kann, damit mehr Lebensqualität erlebt werden kann.

Tony Simmen Das kann ich noch nicht so klar beantworten. Ich denke aber,

- dass den Bewohnern mit mehr Respekt begegnet wird,
- dass ressourcenorientierter gehandelt wird,
- dass die Kommunikation an Wert gewinnt,
- dass auch die Beziehungen gefestigt/tiefer werden,
- dass die Mitarbeitenden an Verlässlichkeit gewinnen,
- dass die Arbeit mit den Bewohnern schließlich mehr Freude macht,
- dass die Mitarbeitenden mehr Erfolg in ihrer Arbeit sehen.

Silvia Herrmann: Bei den Teilnehmenden: Bewusstsein für die einzelnen Elemente und deren Einsatzmöglichkeiten. Offenheit und Ehrlichkeit untereinander.

Gisela Rupf: Veränderungen sind für mich bei den Kursteilnehmern ersichtlich: erhöhte Aufmerksamkeit und Achtsamkeit ist für mich deutlich zu spüren.

Natascha Balestra: Das Bewusstsein für das Handeln wird erweitert und sensibilisiert. Ein ganz wichtiger Aspekt war bis jetzt auch, dass einige erkannt haben, was sie alles gut gemacht haben. Die meisten Mitarbeitenden waren vor der Videoanalyse eher kritisch gegenüber sich selbst eingestellt. Nachdem sie gesehen haben, was alles schon gut geht, waren sie positiv überrascht.

Marina Hochmuth: Ich fühle mich in meiner Arbeit bestätigt. Das Benennen der Situationen, das Gute, was ich vom anderen hervorheben will, den ehrlichen Kontaktaufbau und die dazu benötigte Zeit – diese Vorgehensweise wird klarer und verständlicher für alle.

Miriam Wüst: Man sieht andere Situationen/Themen/Kleinigkeiten/Probleme wirklich und nicht nur vom Erzählen und Lesen.

Manuela: Da wir noch am Anfang stehen, finde ich es schwierig zu sagen. Allerdings denke ich, dass sich die Haltung weiterentwickeln wird und man dann mehr auf die positiven Momente schaut wie auf die negativen. Eine gemeinsame „Marte Meo“-Sprache und der Blick wird sich entwickeln.

6. Was hat sich konkret in deiner Arbeit verändert?

Tilo Dörrer: ... noch nichts, vielleicht sehe ich die Bewohner noch ressourcenorientierter?

Tony Simmen: Ich bin kritischer mit mir. Ich bin interessierter, beteiligter, näher am Schüler.

Silvia Herrmann: Bewusstsein und Anwendung der verschiedenen Elemente. Ich habe gemerkt, dass ich einen Teil der Elemente bereits anwende/lebe – schon vor der Weiterbildung.

Gisela Rupf: Ich versuche, achtsamer zu sein bei meiner Arbeit, d.h. mich auf das Wesentliche, was ich gerade mache, zu konzentrieren, und nicht schon beim nächsten Arbeitsschritt zu sein. Sich und seinem Gegenüber Zeit lassen und Selbstreflexion gehört mit dazu.

Marina Hochmuth: Ich fühle mich bei meinem Tun sicherer.

Miriam Wüst: Kleines hat große Wirkung, vermehrtes Benennen.

Tina Schneider: Durch das Benennen von Gefühlen z.B. habe ich einen ganz anderen Zugang zu meinen Bewohnern. V.a., da viele durch ihre Hirnverletzung ihre eigenen Gefühle nicht mehr korrekt benennen bzw. erkennen können. Durch das Benennen von außen hilft es ihnen, sich selbst besser sortieren zu können. Sie fühlen sich dadurch auch mehr wahrgenommen.

Manuela: Ich schaue mehr auf die Feinheiten, lasse Bewohnern mehr Zeit, wiederhole Aussagen, spiegle Verhalten und reflektiere mich noch stärker als zuvor.

7. Welchen Nutzen siehst du durch die Marte Meo Methode für dich persönlich? Wovon hast du am meisten profitiert?

Tilo Dörrer: Das „Benennen“ war für mich eine hilfreiche Information für den Umgang mit Kindern, Bewohnern und demenzkranken Mitmenschen!

Silvia Herrmann: Siehe Frage 5 und 6.

Gisela Rupf: Ich finde es interessant, meine Körpersprache und Mimik zu studieren. Wie wirke ich auf andere Menschen, wie wirkt meine Stimme auf mein Gegenüber?

Natascha Balestra: Ich werde meine Mitarbeitenden besser unterstützen können, indem ich geschilderte Situationen, die mir die Mitarbeitenden dann visualisieren, besser nachvollziehen kann.

Marina Hochmuth: Die Auffrischung und Bestätigung, auf dem richtigen Weg zu sein. Durch Marte Meo wieder klarer zu sehen.

Miriam Wüst: Die Metaebene bringt mir viel, der Austausch und für mich persönlich die Selbstreflexion. Durch die Videosequenzen sehe ich, was ich tue.

Tina Schneider: Ich gehe mit meinen Gefühlen noch bewusster um. Es hilft mir in meiner Arbeit, wenn ich mir meiner Gefühle und ihrer Auslöser expliziter bewusst bin. Dann kann ich darauf eingehen und konkreter darauf reagieren.

Manuela: Ich profitiere am meisten von den Videos. Man sieht plötzlich viel mehr, auch was gut ist und das bestärkt mich, weiterzumachen. Eine persönliche, innerliche Marte Meo Checkliste hilft mir im Alltag, mit mehr Ruhe und Gelassenheit an die Arbeit zu gehen und wichtige Elemente nicht zu vergessen, v.a. wenn's einmal grad schwierig ist.

8. Was war eher schwierig?

Tilo Dörrer: Nichts Spezielles.

Tony Simmen: Sich die Zeit zu nehmen, das Medium Film gelegentlich einzusetzen. Sich die Zeit zu nehmen, das Gefilmte auszuwerten.

Marina Hochmuth: Andere darauf aufmerksam zu machen, auf die Bewohner genauer und tiefer einzugehen, sie als Individuum zu respektieren und mit allem, was diese Menschen sind, ernst- und wahrzunehmen.

Gisela Rupf: Eventuell einzelne Mitarbeitende von der Methode überzeugen zu können.

Miriam Wüst: Ich sehe Hindernisse als Herausforderung zur Weiterentwicklung, schwierig abzuschätzen, was ist wirklich förderlich?

Tina Schneider: Das konsequente Benennen von Verhaltensweisen der Bewohner ist am Anfang sehr gewöhnungsbedürftig. Es hilft meiner Meinung nach beiden, dem Betreuer und dem Bewohner. Das für uns Offensichtliche wird dem Bewohner durch diese Methode ebenfalls zugänglich gemacht.

Manuela: Den Blick auf das Positive zu wenden und das Negative quasi auszuklammern, das muss ich mir immer wieder bewusst machen.

9. Deine persönlichen Erfahrungen mit Marte Meo?

Tilo Dörrer: Ich habe noch sehr wenige Erfahrungen gemacht, die Filmevaluationen sind interessant und aufschlussreich.

Tony Simmen: Meine Sinne sind im Umgang mit den Schülern wieder wacher. Ich denke, dass ich mit dem Marte Meo Hintergrund für die Schüler verlässlicher werde. (**Abb. 9-8**).

Silvia Herrmann: Es ist sehr praktisch; keine komplizierte Theorie oder Philosophie, sondern grundlegende und nachvollziehbare Handlungsaspekte mit großer Wirkung.

Gisela Rupf: Ich bin überlegter in meinen Handlungen, und die Selbstreflexion ist ein immerwährender Bestandteil meiner Arbeit.

Marina Hochmuth: Es macht unheimlich Spaß, an etwas, das mir am Herzen liegt, arbeiten zu können sowie die gleiche Sprache mit anderen sprechen zu können, sich auszutauschen und gegenseitig die Augen zu öffnen.

Miriam Wüst: Durchwegs positive Horizonterweiterung, Vertiefung (**Abb. 9-9**).

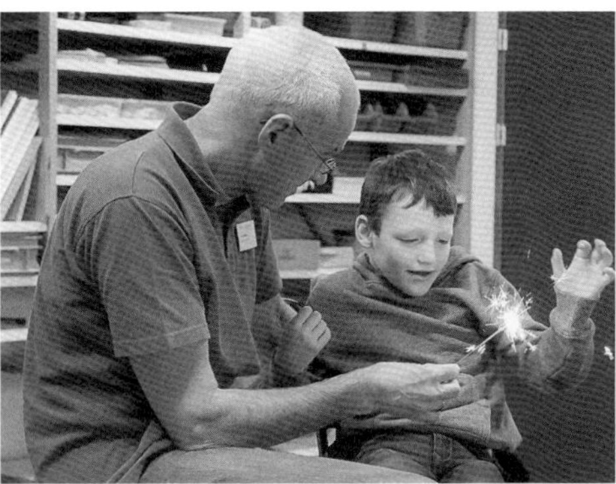

Abbildung 9-8: Folgen und genießen. (Foto: © Stiftung Scalottas, Scharans)

Tina Schneider: Es wird einem bewusst, wie kleine Dinge eine große Wirkung haben können. Mir hat es bereits nach einer Filmaufnahme sehr geholfen, meinen Fokus im Alltag noch mehr auf mein Verhalten zu legen und mir bewusst zu sein, dass bereits kleine unbewusste Handlungen eine Wirkung auf den Bewohner haben können (**Abb. 9-10**).

Manuela: Sind sehr positiv und lassen sich auch in den privaten Bereich übertragen und anwenden. Gute Kontaktmomente und das Nutzen von freien Situationen stabilisieren vorhandene Beziehungen weiter und das Fundament wird noch stärker. Oft wird es dadurch einfacher, in Situationen mit herausforderndem Verhalten zu agieren und auf der Beziehungsebene zu arbeiten.

10. Was möchtest du noch sagen?

Tony Simmen: Die Inhalte von Marte Meo sind doch eigentlich das Einfachste der Welt. Die Methode Marte Meo hat für mich sehr viel zu tun mit Respekt vor dem Mitmenschen. Ich selbst möchte auch nicht, dass über mich verfügt wird oder dass ich einfach behandelt werde. Nein, ich möchte, dass mit mir kommuniziert wird, dass ich informiert werde, dass ich mich aufgrund meiner Ressourcen entwickeln darf. Leider ist dieser Respekt weitläufig verloren gegangen, stattdessen wird über den Menschen verfügt. Wenn Letzteres Kinder, benachteiligte Menschen (Kranke, Alte oder Menschen mit einer Behinderung u.a.m.) betrifft, so ist dies mehr als tragisch.

Silvia Herrmann: Vielen Dank für die großartige Erfahrung, lernen und sich weiterentwickeln anhand von eigenen Filmen.

Gisela Rupf: Ich habe die Marte Meo Methode vor dem Kurs nicht gekannt. Vorgängig habe ich im Internet recherchiert und Berichte aus anderen Institutionen gelesen. Es hat mich neugierig gemacht und der Kurs bringt mich und die Bewohner weiter in ihrem Sein.

Marina Hochmuth: Es ist eine wertvolle, aufbauende Fortbildung.

Miriam Wüst: Eine bereichernde Methode, welche für alle etwas bringt und Erfolgserlebnisse schafft.

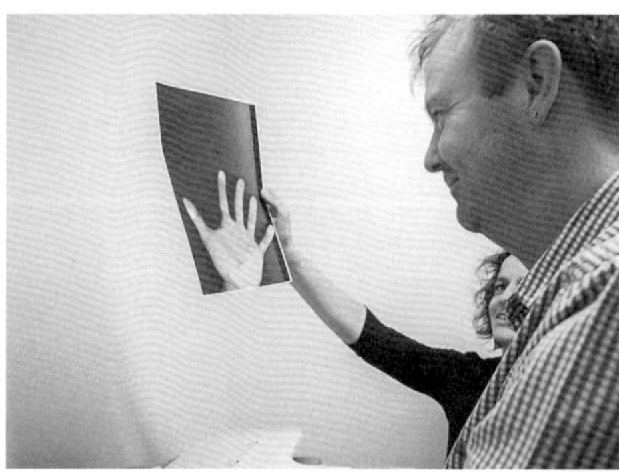

Abbildung 9-9: Aufmerksam warten und folgen. (Foto: © Stiftung Scalottas, Scharans)

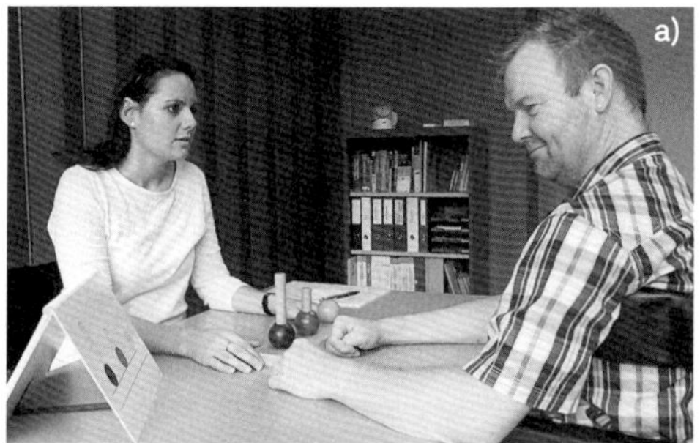

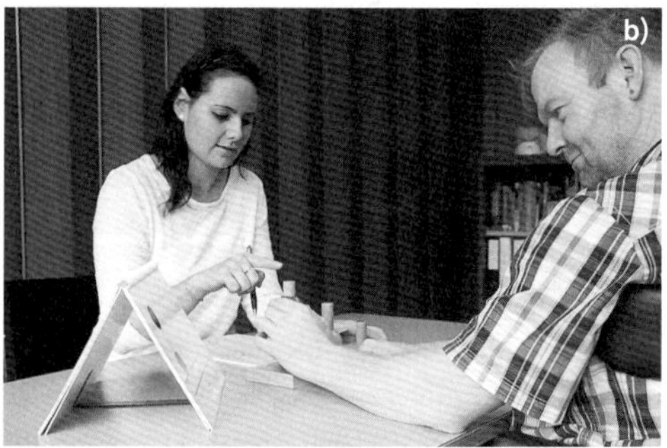

Abbildung 9-10: Kleine Dinge mit großer Wirkung.
a. Zeit geben. (Foto: © Stiftung Scalottas, Scharans)
b. Benennen des nächsten Schrittes. (Foto: © Stiftung Scalottas, Scharans)

Manuela: Ich bin sehr froh, Marte Meo kennengelernt zu haben und mich darin weiterbilden zu dürfen und zu können.

(Aus Berther & Niklaus, 2015, Kap. 9.1.4, S. 190 ff: Darstellung sowie Begrifflichkeiten wurden aktualisiert).

9.1.4.3 Stand der Marte Meo Implementierung nach vier Jahren

Natascha Balestra

Seit dieser Befragung sind beinahe vier Jahre (7/2018) vergangen. Mittlerweile konnten mit der Methode vielfältige Erfahrungen gesammelt werden. Marte Meo wird im Betrieb als Bereicherung und Unterstützung für die Bewohner und Mitarbeitenden angesehen (siehe Film 32 und Aussagen auf der Webseite von Claudia Berther). Die betriebsinterne Verantwortung für Marte Meo hat Natascha Balestra, Bereichsleitung Fachdienste und Marte Meo Colleague Trainer, übernommen. Die Marte Meo Ausbildungen werden nach wie vor von Claudia Berther durchgeführt. Zu Beginn der Implementierung fanden zwei Practitioner pro Jahr statt. Mittlerweile wird einer jährlich durchgeführt, sodass der Stand von mindestens drei Practitioner pro Wohngruppe erhalten werden kann. Zweimal im Jahr findet für die bereits Ausgebildeten anhand von Videos aus dem jeweiligen Arbeitsgebiet eine „Auffrischung" statt. Weiter haben alle Mitarbeitenden jederzeit die Gelegenheit bei den mittlerweile ausgebildeten Marte Meo Collegue Trainer eine Einzel- oder eine Teamberatung zu beantragen. Damit dieses Angebot auch längerfristig genutzt werden kann, absolvieren zwei weitere Mitarbeitende die Marte Meo Collegue Trainer Ausbildung. In den Kapiteln 3.5.1, 3.6.3, 9.1, 10.4 und 11.2 und den Filmen 4, 10, 17, 23, 28, 32 erhalten Sie einen Einblick zum Einsatz der Marte Meo Methode in der Stiftung Scalottas.

Weitere Informationen:
Natascha Balestra, Bereichsleiterin Fachdienste
Andrea Simeon, Geschäftsleiterin
Stiftung Scalottas
CH-7412 Scharans
www.scalottas.ch

9.2 Erfahrungsberichte von Leitenden und Mitarbeitenden

Claudia Berther und Therese Niklaus Loosli

Die beiden Autorinnen verschickten 12/2014 einen Fragebogen an weitere Leitende und Mitarbeitende in Institutionen, in denen sie damals schon Marte Meo Trainings durchgeführt haben. In den folgenden Beiträgen werden persönliche Meinungen/Aussagen dieser Pflegefachleute festgehalten. Die Fragen werden jeweils direkt beantwortet.

9.2.1 Erfahrungen von (leitenden) Pflegefachleuten der dahlia oberaargau ag

1. Welchen Nutzen siehst du durch die Marte Meo Methode für dein Team?

Brigitte Born, leitende Pflegefachfrau: Wir lernen besser hinzuschauen, auch wenn nicht gefilmt wird! Wir teilen gute und schlechte Momente viel bewusster miteinander.

Kathrin Frauchiger, Pflegefachfrau, Gruppenleiterin: Den Nutzen für das Team sehe ich in der gemeinsamen Sprache: Wir müssen nicht lange erklären, was wir meinen. Jeder weiß, was gemeint ist. Die Mitarbeitenden sind motiviert, weil wir auch mit schwierigen Situationen besser umgehen können. Durch die filmbasierte Beobachtung haben sie auch einen neuen Zugang zu den Bewohnern. Wir können schöne Momente erkennen und genießen:

Happ Happ. Es herrscht eine ruhigere und entspanntere Atmosphäre bei uns, wir werden auch von Besuchern und Außenstehenden darauf angesprochen.

Werner Nietlispach, dipl. Pflegefachmann PsychKP: Die Marte Meo Methode ist eine gute Möglichkeit, unser Verhalten zu reflektieren. Und sie ist eine gute Diskussionsgrundlage: Was kann ich/können wir in schwierigen Situationen ändern?

Es tut gut, zu sehen und zu erkennen, dass ganz einfache Elemente wie „freundlicher Anschluss“, „schöne Töne“, „das Benennen“ und „aufmerksam Warten“ einen wichtigen Einfluss auf die Entwicklung eines Menschen haben können. Der Erfolg braucht vielleicht etwas Zeit, ist aber nachhaltig und von Dauer. Im Alltag zeigt Marte Meo immer wieder einfache Handlungsansätze, die jeder einzeln oder auch das Team als Ganzes gemeinsam anwenden kann.

2. Was war am Anfang die größte Herausforderung?

Brigitte Born: Technik mit Filmapparat, schneiden usw.

Kathrin Frauchiger: Das Warten. Für die Mitarbeitenden war es am Anfang schwierig zu erkennen, dass wir durch Investition von Zeit auch Zeit gewinnen.

Werner Nietlispach: Altes loszulassen und Neues auszuprobieren.

3. Wie war/ist es für dich, gefilmt zu werden?

Brigitte Born: Ungewohnt, fremd.

Kathrin Frauchiger: Am Anfang sehr ungewohnt, v.a. sich selbst danach im Film zu sehen. Jetzt ist es wie selbstverständlich und bereitet mir keine Mühe mehr. Es gehört einfach zum Arbeitsalltag.

Werner Nietlispach: Zuerst schon etwas mulmig und Gedanken wie: „Das auch noch“. Sich selbst im Film anzuschauen, machte etwas Mühe und Angst. Schon bald Gelassenheit und eine positive Einstellung. Heute schaue ich mich gerne im Film an, auch um zu überprüfen, wie ich wirke und um mein Bild mit dem Bild im Film zu überprüfen.

Andere Mitarbeitende: Es war nicht einfach, den eigenen Ansprüchen gerecht zu werden. Im Gegensatz zu mir gingen die jungen Menschen (Lernende und Praktikanten) spontan, mit Freude, unbelastet und natürlich mit dem Medium Film um.

4. In welchen Situationen setzt ihr die Marte Meo Methode im Team gezielt ein? Beispiele?

Brigitte Born: Um Mitarbeitenden, die unsicher sind, positive Feedbacks zu geben, Pflegeabläufe zu gestalten (s. Marte Meo Fachtagung 11/2014).

Kathrin Frauchiger: Ein demenzkranker Bewohner steht während den Mahlzeiten immer wieder auf und läuft hin und her. Durch die Filmaufnahme haben wir erkannt, dass er überfordert ist mit dem Lärm im Esszimmer. Ebenso war er überfordert, wenn er das ganze Menü vor sich hatte. Er wusste nicht, was er jetzt zuerst essen soll. Diese Erkenntnis haben wir genutzt: Wir haben ihm einen Tisch in einer Ecke des Essraumes gegeben, an dem er alleine essen kann. Im Weiteren stellen wir nicht mehr das ganze Menü hin, sondern eines nach dem anderen. Dadurch hat sich die Situation entspannt und der Bewohner ist viel ruhiger geworden.

Bei Neueintritten ist es auch wichtig, dass wir den Bewohner besser kennenlernen. Durch die Filme können wir Bedürfnisse viel schneller erkennen und so den Bewohnern den Eintritt und den Umgang mit der neuen Situation erleichtern.

Werner Nietlispach: In Handlungsabläufen benennen wir uns vermehrt, warten (geben Zeit) und bestätigen. In schwierigen Situationen versuchen wir, positiv zu leiten, stellen Anschluss her und benennen uns.

Förderung der sozialen Interaktion der Bewohnerinnen in einfachen Alltagssituationen wie einer Feier, beim Spazieren, bei Beizlibesuchen und Essenszeiten.

Durch das Thematisieren an Teamsitzungen und durch das gemeinsame Anschauen von Filmen.

An Rapporten und Besprechungen durch die Frage: „Welches Element habe ich/hast du in dieser Situation angewendet?"

Andere Mitarbeitende: Zu Beginn haben wir mit Lernenden freie Situationen gefilmt, um die Marte Meo Methode kennenzulernen (da sein/abwarten, was kommt/folgen und benennen). Später haben wir die Methode gezielt als Lernbegleitung/Lernsituation bei den zu erreichenden Kompetenzen eingesetzt.

5. Was hat sich durch die Marte Meo Methode aus deiner Sicht in der Institution oder im Team verändert?

Brigitte Born: Wir schauen besser hin, probieren mehr Neues aus, auch Ungewohntes, lassen „Fremdes" zu. Wir sind innovativer, weniger festgefahren.

Kathrin Frauchiger: Wie schon erwähnt, herrscht eine entspanntere und ruhigere Atmosphäre bei uns. Durch die gemeinsame Sprache müssen wir nicht lange erklären, was wir meinen. Jeder weiß, was gemeint ist. Das Wichtigste ist, dass wir die Bewohner so besser verstehen und mit schwierigen Situationen besser umgehen können. Durch die schönen Momente sind wir motiviert und können Kraft und Energie tanken.

Werner Nietlispach: Eine langsame Öffnung und Offenheit für Neues hat eingesetzt. Eigene Ansprüche werden langsam hinterfragt.

Andere Mitarbeitende: Es führt zu einer gefühlten Entschleunigung. Wenn die Methode internalisiert ist und die Elemente bewusst eingesetzt werden, bekommt der Bewohner mehr Zeit, ohne dass man mehr Zeit braucht. Es ist teils ruhiger auf den Wohngruppen. Sich Zeit lassen können (warten) ist institutionalisiert. Wir haben ein zusätzliches Angebot, an anspruchsvolle Situationen heranzugehen. Sich klar benennen, geschieht bewusster.

6. Was hat sich konkret in deiner Arbeit verändert?

Brigitte Born: Ich mache bewusst Anschlussmomente und nehme dadurch ein positives Gefühl mit. Den ganzen Tag über positive Momente.

Kathrin Frauchiger: Ich habe ein neues Werkzeug erhalten, das ich gezielt einsetzen kann. Es erleichtert mir den Alltag. Ich habe sehr viele schöne Momente, die ich einfach genieße. Happ Happ.

Werner Nietlispach: Ich setze Marte Meo Elemente wie Anschluss, Benennen, aufmerksam Warten, Wiederholen und Freude teilen im Alltag und Tagesablauf bewusster ein. Ich hinterfrage meine und die Ansprüche von anderen öfters. („Alle rannten ihren Ansprüchen nach." Zitat von Christoph Venedey, das mir Eindruck gemacht hat.)

Andere Mitarbeitende: Ich habe eine zusätzliche und lustvolle Methode, Lernsituationen zu gestalten. Ich nutze Interaktionsmomente bewusst.

7. Welchen Nutzen siehst du durch die Marte Meo Methode für dich persönlich?

Brigitte Born: Mehr Freude (bewusst) an kleinen Dingen.

Kathrin Frauchiger: Ich setze die Marte Meo Elemente auch im Alltag ein im Umgang mit unseren Kindern oder meinem Ehemann. Aber auch, wenn ich beim Einkaufen an der Kasse stehe und nörgelnde oder ungeduldige Mitmenschen sehe. So habe ich schon manche Situation entschärft.

Werner Nietlispach: Ich bin mir wichtiger geworden und ich akzeptiere mich mit meinen Stärken und Schwächen besser. Ich arbeite freier und gelassener. Die Marte Meo Elemente sind meine Leitideen. Die Einsicht, dass viele kleine Dinge und Freuden Lebensqualität bedeuten. Die Bestätigung, dass es dafür keine großen Diskussionen und Abmachungen braucht.

8. Wovon hast du am meisten profitiert?

Brigitte Born: Ich merke oder werde auf Geschwindigkeit aufmerksam gemacht. Bei Bewohnerinnen klappt das gut, bei Mitarbeitenden oder privat weniger.

Kathrin Frauchiger: Ich habe gelernt zu warten, genauer hinzusehen und so viele kleine Details erkannt, die den Bewohnern sowie den Pflegenden den Alltag erleichtern. Auch bei der Betreuung unserer Lernenden setze ich Marte Meo ein. Sie finden so viel schneller den Zugang zum Bewohner, weil sie lernen zu erkennen, was durch unser Handeln bei ihnen ausgelöst wird.

Werner Nietlispach: Das gemeinsame Anschauen und Analysieren der Filme fand ich immer wieder förderlich. Den Einblick in andere Gruppen und Standorte erlebte ich anregend und verbindend.

9. Was war/ist eher schwierig?

Brigitte Born: Ein Gang langsamer.

Kathrin Frauchiger: Bis wir alle uns an das Gefilmtwerden gewöhnt haben.

Werner Nietlispach: Ganz am Anfang hat mir der Überblick über das ganze Konzept etwas gefehlt. Das Aushalten der Langsamkeit der Veränderung bei mir und dem Team finde ich oft anstrengend.

10. Deine persönlichen Erfahrungen mit Marte Meo?

Brigitte Born: Mehr Austausch, mehr Offenheit, etwas nicht tun zu können, es gemeinsam anzuschauen. Mehr teilen von Happ Happ Momenten.

Kathrin Frauchiger: Durch Marte Meo hat sich vieles zum Besseren verändert. So wie ich es schon bei den anderen Fragen erläutert habe.

Andere Mitarbeitende: Die eigenen kurzen Filmsequenzen/Standbilder sind unmittelbar, sehr präsent und ich komme nicht ums Reflektieren herum. Lernen findet unmittelbar statt. Das Interesse, die Motivation und der Lernzuwachs der von mir gecoachten Lernenden und Praktikanten freuen mich enorm.

11. Was möchtest du noch sagen?

Brigitte Born: Vieles ist mir nicht fremd gewesen, jedoch kann ich bewusster und fundiert

Elemente anwenden, die nun einen Namen haben und analysieren, evaluieren und mich neuen Situationen stellen.

Andere Mitarbeitende: Die Schulung Marte Meo hat die dahlia-Standorte näher zusammengebracht. Die Mitarbeitenden der vier Standorte lernten sich kennen. Wir haben nun eine gemeinsame Sprache.

(Aus Berther & Niklaus, 2015, Kap. 9.2, S. 198ff: Begrifflichkeiten wurden angepasst und einige wenige Antworten gekürzt oder ganz weggelassen).

9.2.2 Marte Meo im Altersheim Büren an der Aare, BE

Claudia Berther

Für 61 Menschen bietet das Altersheim Büren a.d. Aare ein Zuhause für die letzte Lebensphase. Sie werden im Haupthaus und zwei Aussenwohngruppen – eine davon ist eine Villa für Menschen mit Demenz – von insgesamt 90 Mitarbeitenden gepflegt, betreut und begleitet. Um diesen Menschen mit ihren unterschiedlichen Bedürfnissen noch besser gerecht zu werden und um die Pflegenden in ihrer anspruchsvollen Arbeit zu unterstützen, entschied die Leitung, die Marte Meo Methode ab Oktober 2016 zu implementieren. Ziel ist, dass alle Mitarbeitenden die Practitioner-Ausbildung (**Kap. 5.4.2**) absolvieren. Die Ausbildungsgruppen werden interdisziplinär und qualifikationsübergreifend durchgeführt. Mittlerweile ist der dritte Practitionerkurs am Laufen (12/2018) und parallel dazu werden fünf Personen als Colleague Trainer (**Kap. 5.4.3**) von Susann Wintenberger (Marte Meo Supervisor i.A.; **Kap. 5.4.4;** dipl. Betagtenbetreuerin) ausgebildet. Nur ihr als Wohngruppenleiterin und dem Geschäftsführer war die Methode bekannt. Dementsprechend war am Anfang die Angst vor dem Unbekannten und dem gefilmt werden sehr groß. Es zeigte sich auch in diesem Betrieb, dass die Methode zuerst „erlebt" werden muss. Auch wenn die Teilnehmenden über die Marte Meo Grundhaltung Bescheid wissen, haben sie keine Vorstellung davon, welche Informationen die Ausbilderin aus den Videoanalysen zieht. Die Angst davor, etwas „falsch" zu machen, sitzt bei vielen tief. Vielfach ist es v.a. bei älteren Mitarbeitenden das erste Mal, dass sie während der Arbeit gefilmt werden. Es ist wichtig, dass dieser Aspekt bei der Implementierung berücksichtigt wird. Es gilt zuerst das Vertrauen aufzubauen. Positive Erfahrungen im Kurs selbst und danach beim Anwenden haben eine ermutigende Wirkung, die dazu beiträgt, dass die Methode als wertvolle Unterstützung der täglichen Arbeit wahrgenommen werden kann. Mehr dazu im Fallbeispiel **Kapitel 11.3**, Film 25. Nachfolgend einige Aussagen von Mitarbeitenden (8/2018). Weitere Aussagen befinden sich im Film 32.

Welchen Nutzen siehst du durch die Marte Meo Methode für dein Team?

Prisca Heim, Leiterin Pflege und Betreuung, Colleague Trainer i.A.: Unterstützung im Team untereinander, sich selbst und die Situation reflektieren. Es ist ein besseres Verständnis vorhanden für die Bewohner und es kommt weniger zu Missverständnissen, weil besser „benannt" wird.

Christina Heydolph, Leiterin Aktivierung: Die Marte Meo Methode bietet dem Team ein Instrument während der gemeinsamen Practitioner Ausbildung, anhand der gemeinsam betrachteten Videos die Interaktionen zu reflektieren. Gestützt wurde diese Reflektion durch die wertfreien Feedbacks der Ausbilderin (Claudia Berther), sodass im Team eine gewisse Hemmschwelle durchbrochen wurde und wir lernen durften, positive Aspekte unserer Arbeit zu erkennen und weiterzuentwickeln.

Susanne Rudolf von Rohr, Mitarbeiterin Pflege und Betreuung, Colleague Trainer i.A., Villa Pfister (Aussenwohngruppe für Menschen mit Demenz): Die Marte Meo Schulung für das ganze Team finde ich sehr gut, so können wir zusammen mehr erreichen für die Bewohner, da alle auf demselben Stand sind.

Melanie Bleuer, Mitarbeiterin Pflege und Betreuung, Villa Pfister: Wir sprechen dann alle die gleiche Sprache und das kommt unseren Bewohnern zugute.

Susann Wintenberger, Wohngruppenleiterin, Marte Meo Supervisor i.A., Villa Pfister: Wir sprechen gemeinsam die Marte Meo Sprache. Ohne viel zu erklären, wissen wir alle von was wir reden. Die Mitarbeitenden sind interessierter und motivierter. Sie haben Lust, Neues auszuprobieren. In schwierigen Situationen können wir ruhiger und gezielter vorgehen, dies entspannt den Alltag und kostet weniger Energie und Zeit. Wir geniessen die schönen Momente gemeinsam. Ich spüre im Team, dass durch die wertfreie Videoanalysen der Colleague Trainer, die Ängste abgebaut werden. Das Gefühl entsteht, ich mache soviel gut und kann mich weiterentwickeln.

Was hat sich konkret in deiner Arbeit verändert?

Prisca Heim: Auf der Führungsebene halte ich bewusster inne, frage nach, gebe mehr Zeit, sodass klarer „benannt" werden kann und ich dadurch die Anliegen der Mitarbeitenden besser verstehe.

Christina Heydolph: Ich erlebe, dass ich bewusster die Interaktionen im Moment beobachte und wahrnehme, im Augenblick ganz aufmerksam bin und versuche zu erfassen, was dieser Augenblick gerade braucht.

Susanne Rudolf von Rohr: Ich versuche kleinschrittiger zu arbeiten, probiere Neues aus. Ich versuche Pflegepersonal zu motivieren und mitzuziehen.

Melanie Bleuer: Ich gebe den Bewohnern mehr Zeit als vor der Marte Meo Weiterbildung. Ich warte bevor ich „handle". Ich habe eine andere Haltung durch die Marte Meo Methode. Ich genieße die „Happ Happ-Momente" bewusster.

Susann Wintenberger: Ich habe gelernt zu entschleunigen, indem ich aufmerksam warte, klar benenne, was ich will. Ich beobachte viel genauer und kann dadurch besser Signale lesen.

9.2.3 Erfahrungen von Leitenden und Mitarbeitenden weiterer Institutionen

Therese Niklaus Loosli

In den vergangenen Jahren wurde Marte Meo in weiteren Institutionen (CH) vertieft genutzt und implementiert. Erfahrungen, die bereits in diesem Buch erwähnt worden sind, werden von anderen Leitenden und Mitarbeitenden ähnlich beschrieben (z.B. Casa s. Giusep, Cumpadials/GR). Aber auch mit interessanten neuen Erfahrungen, Ideen und Nutzungsmöglichkeiten ergänzt. Hier ein paar wenige Beispiele.

9.2.3.1 RESIDIO AG, Hochdorf/LU

Franziska Werder, Leiterin Betreuung und Pflege, Mitglied der Geschäftsleitung (in der RESIDIO AG wird seit Frühling 2017 Marte Meo implementiert; s.a. Residio, 2017, S. 6–7):

„Mit Marte Meo gelingt es uns, das gemeinsame Betreuungs- und Pflegeverständnis zu stärken.

Sobald die Mitarbeitenden der Demenzwohngruppe genügend Sicherheit erlangt haben, werden sie ihr Wissen den Mitarbeitenden auf den anderen Abteilungen weitergeben. Marte Meo ist somit auch ein tolles Hilfsmittel, die abteilungsübergreifende Zusammenarbeit zu optimieren. Beim jährlichen Beurteilungs- und Fördergespräch durch die Abteilungsleiterin wird Marte Meo thematisiert und beurteilt.

Wir erwähnen Marte Meo im Stelleninserat: ‚Sie erlernen die ressourcen- und entwicklungsunterstützende Marte Meo Methode und wenden diese erfolgreich an.' Bei Bewerbungsgesprächen wird die Methode auch wieder erwähnt und vorgestellt, da sie den meisten Bewerbern nicht bekannt ist."

Sandro Wüst, Hausleiter Betreuung und Pflege Haus Rosenhügel (s. Film 31). Hier ein paar ausgewählte Statements, die er gesammelt hat von Mitarbeitenden, die sich nun seit mehr als eineinhalb Jahren mit Marte Meo auseinandersetzen auf der Demenzwohngemeinschaft mit 30 Bewohnern:

„Wenn ich ein gutes Gesicht zeige gegenüber einem dementen Menschen, zeigen unsere Erfahrungen, dass das gute Gesicht gespiegelt wird und zurückkommt. Wenn ich Marte Meo anwende, habe ich den Eindruck, dass eine entspanntere Situation entsteht: bringt mehr Ruhe.

Viele (Mitarbeitende) sagen, dass durch das Benennen der Bewohner besser nachvollziehen kann (worum es geht) – ich sage, dass durch das Benennen sogar wir einander besser nachvollziehen können.

Durch das „Geführt werden" können Kontaktmomente schneller entstehen. Geführte Situationen (positives Leiten) von Marte Meo sind hilfreich, um ans Ziel zu kommen."

9.2.3.2 Domicil Kompetenzzentrum Demenz Bethlehemacker Bern

Remo Stücker, Leiter Pflege (zudem seit 1.01.2019 Stv. Geschäftsleiter), führt 2017 ein Interview mit der Pflegefachfrau Simone zum Thema Marte Meo, nachdem sie das Practitioner Zertifikat erlangt hat (s. Film 30). Er hat im Rahmen seiner Marte Meo Colleague Trainer Ausbildung viele kurze Reviews mit ihr durchgeführt (**Kap. 5.4**). Diese kurzen Reviews von ein paar Minuten Dauer können im Pflegebetrieb, wo in der Regel Zeitnot und Personalmangel herrschen, gut im Alltag eingebaut und durchgeführt werden. So wird Marte Meo sichtbar auf der Abteilung gelebt, nicht nur den Bewohnenden gegenüber sondern auch in der Art und Weise, wie die Methode weiter trainiert und deren Qualität im Betrieb nicht nur gesichert, sondern auch laufend verbessert wird. Feedbacks von Leitenden für Mitarbeitende gehören zum Pflegealltag. Wenn sie bildbasiert mit kurzen Reviews durchgeführt werden können, ist dies nicht nur ein nuanciertes Feedback (Aarts, 2018; Film 11), sondern eine Rückmeldung, die rasch verstanden und geglaubt wird sowie für fremdsprachige Mitarbeitende gut nachvollziehbar ist. Zudem kann auf diese einfache und zum Ablauf des Betriebs passende massgeschneiderte Art und Weise Marte Meo einfach vermittelt werden. Was Schritt für Schritt zum internationalen Zertifikat als Marte Meo Practitioner führt, wie bei Simone, die im Interview Aussagen zu verschiedenen Fragen macht, was Marte Meo ihr als Pflegefachperson, dem Team und den Betreuten auf ihrer Demenzabteilung gebracht hat. Hier eine der Aussagen von Simone (s. vollständiges Interview auf Film 30):

„...mich dünkt, der Umgang mit herausforderndem Verhalten ist extrem rückgängig. Wenn ich gucke, wie viele Probleme ich jetzt

noch habe im Umgang mit Menschen mit herausforderndem Verhalten im Gegensatz zu vor einem Jahr, dann finde ich es erstaunlich.“

9.3 Erfahrungsbericht einer Angehörigen

Heike Bösche

„Wenn du da bist, find' ich mich in mir!“

Meine Mutter hat Alzheimer. Die Diagnose erahnten wir schon, dennoch war es ein sehr trauriger Moment für uns alle, als sie ausgesprochen wurde.

Der Zustand meiner Mutter war unberechenbar. Mal wollte sie mitten in der Nacht Zigaretten kaufen, vergaß Termine und beschimpfte uns, wenn sie ihre Geldbörse nicht fand. Auch vergaß sie zu essen und zu trinken. Immer öfter hatte sie die zuletzt gerauchte Zigarette gar nicht mehr in Erinnerung und rauchte somit pausenlos. „Ich habe heute erst eine geraucht.“ Wie oft hörte ich diesen vorwurfsvoll ausgesprochenen Satz.

Nachdem sie im Februar 2011 versucht hatte, ihre Wohnungstür mit einem Feuerzeug zu öffnen, zog sie in das Evangelische Altenheim Wahlscheid ein. Dort genoss sie bis zu ihrem Tod im Dezember 2016 eine rundum rührende, liebevoll zugewandte, individuelle und professionelle Betreuung.

Seit nahezu 18 Jahren arbeite ich beratend und ausbildend als licensed Marte Meo Supervisor mit der Marte Meo Methode. Auch Mitarbeitende der Altenpflege sind regelmäßig in meinen Ausbildungsgruppen. Nun stehe ich plötzlich auf der anderen Seite der Kamera: als Tochter einer demenziell erkrankten Mutter. Alle Empfindungen wie Trauer, Verzweiflung, Angst, Wut, Ratlosigkeit und Hilflosigkeit habe ich durchlebt, schaute anfänglich hilflos zu, wie meine Mutter ihre mir so vertraute Persönlichkeit und vor allen Dingen ihre Selbstständigkeit verlor. „Die Juliane“, eine Persönlichkeit in unserer Kleinstadt, 25 Jahre in einer eigenen Praxis „Mütterschule“ beliebt und erfolgreich tätig, plötzlich ziemlich hilflos und klein.

Zunächst habe ich sehr viel nachgedacht. Wie soll ich mit meiner Mutter umgehen, wie gehe ich mit mir um? Wie können wir trotz alledem Mutter und Tochter bleiben?

Marte Meo ist auch privat täglich mein ständiger Begleiter. Ich habe gelernt, auf die Ebene meines Gegenübers einzugehen und dort anzuschließen. Ich weiß, wie wichtig es ist, den Initiativen des anderen zu folgen, meinem Gegenüber Raum zu geben und die Botschaft zu vermitteln: „Du bist ok so wie du bist, ich bin gerne mit dir zusammen.“

Es ist mein tägliches Arbeitsfeld, Videoclips zu analysieren und zu schauen, welche Unterstützung Menschen brauchen und welche Unterstützung Menschen geben können. Aber bei meiner eigenen Mutter?

Zunächst standen die Diagnose Alzheimer und die damit verbundenen finanziellen und organisatorischen Nöte und Sorgen im Vordergrund. Kurz: „Wie soll es jetzt weitergehen?“

Kaum Zeit für persönliche, emotionale Reflexionen. Ich denke, alle Angehörigen demenziell erkrankter Menschen sind auf der Suche nach einer anderen, *der* richtigen Umgangsweise mit ihren bis dahin so vertrauten Personen. Manch einer kapituliert, zieht sich zurück oder verzweifelt und andere haben das Glück und finden den für sie passenden Weg.

Den für mich persönlich wichtigsten ersten Schritt tat ich, als ich den Ist-Zustand meiner Mutter akzeptierte und die Diagnose Alzheimer in den Hintergrund rücken konnte. Dies gelang mir, als ich mein persönliches Anliegen, mein persönliches Bedürfnis im weiteren Zusammensein mit meiner Mutter begreifen und formulieren konnte. Es geschah völlig unvorbereitet. Heute bin ich überzeugt, dass diese persönliche Entwicklung nicht planbar ist. Ich rate jedem Angehörigen, der sich in solch einer Situation befindet, darauf zu vertrauen, dass so ein Entwicklungsmoment einfach geschehen kann. Manchmal benötigt es professionelle Unterstützung, für die man offen sein sollte – zum Beispiel ein Angehörigen-Training nach Marte Meo, erfolgreich erstmalig praktiziert 2010 im Seniorenzentrum am Haarbach in Aachen (DE), Leitung Christoph Venedey.

Ich persönlich erlebte diesen Moment, als ich einen Fachvortrag zum Thema „Marte Meo in der Neonatologie“ (Früh- und Neugeborenenmedizin) vorbereitete. In diesem Zusammenhang kam mir ein vertrauter und für mich wichtiger Marte Meo Satz von Maria Aarts in den Sinn: „Das Recht auf Glück“. Das Recht der Eltern und Babys, auf der Frühgeborenen-Intensivstation *intensiv beglückende Augenblicke* zu erleben. Zwischen all den Maschinen und bedrohlichen Momenten Eltern sein zu dürfen und auch Glück zu empfinden, ist ein wichtiger Bestandteil einer gesunden Entwicklung der Kleinsten.

„Das Recht auf Glück“, das war es, was ich wollte. Mit meiner Mutter glückliche Momente erleben. Hier sah, sehe und erlebe ich eine reale Möglichkeit, mit und trotz der Diagnose Alzheimer gemeinsam mit meiner Mutter unseren persönlichen Frieden zu leben.

So weit so gut. Nun wusste ich, was ich mir als Tochter im Zusammensein mit meiner Mutter (**Abb. 9-11**) wünsche. Aber was bedeutet das konkret im alltäglichen Beisammensein? Wie lässt sich mein Wunsch „Ich bleibe Tochter und meine Mutter bleibt meine Mutter“ realisieren?

Der nächste Schritt hieß: Abschied nehmen von alten Mustern, von vertrauten Abläufen, von Vorstellungen und Wünschen. Nicht einfach, aber unumgänglich. Ich brauchte ein Handwerkszeug, eine „Anleitung zum Glücklichwerden.“ Es geschah wie von selbst.

Meine Mutter sagte im Februar 2011, kurz nach ihrem Einzug in das Altenheim, zu mir: „Wenn du da bist, find' ich mich in mir.“ Ein bis heute für mich wunderbarer Satz, der mich in meinem Verhalten bestätigt, sicher macht und vor allen Dingen freut und beruhigt. Es ist mir

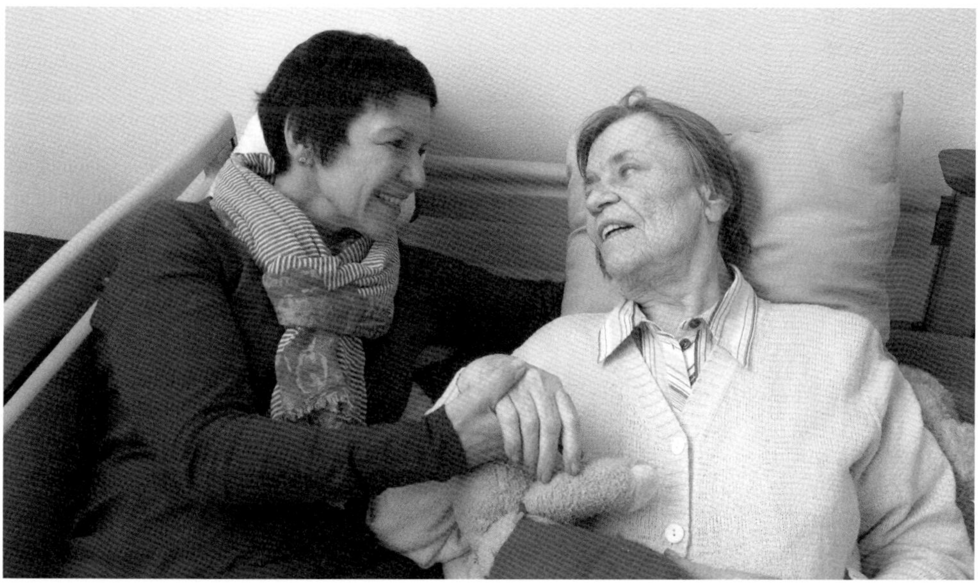

Abbildung 9-11: Heike Bösche mit ihrer Mutter Juliane. (Foto: © Heike Bösche, Lohmar, DE)

gelungen, meiner Mutter Orientierung und Sicherheit zu geben. Eine gute Voraussetzung für sie, entspannt und ohne Angst zu sein.

Was war passiert? Ein Beispiel: Es ging meiner Mutter an einem Nachmittag sehr schlecht. Sie war nicht in der Lage zu laufen, konnte kaum sprechen und war unglaublich schwach. Selbst das Essen und Trinken gingen nicht selbstständig. Ich wollte ihr kleine Stücke weiches Marmeladenbrot anreichen und ermunterte sie mit den Worten: „Hier Mami, nun kannst du ein leckeres Brot essen!“ Normalerweise greift sie dann gleich zu und isst etwas. Nicht an diesem Nachmittag. Sie schaute mich hilflos und fragend an und verharrte in ihrer Position. Jetzt benannte ich mit freundlichem Ton und lächelndem Gesicht jeden kleinsten Schritt: „Schau hier, ein Brot... mmmh... leckere Marmelade. Du magst die Marmelade, Erdbeere.“ Sie schaute mich an und lächelte ein wenig. „Schau Mami, jetzt kannst du deinen Mund öffnen... so...“ (ich machte es ihr vor). Sie öffnete nach einigen Wiederholungen langsam ihren Mund. Ich bestätigte mit einem freundlichen: „Ja, so ist es gut.“ Nun schob ich ihr vorsichtig ein kleines Stückchen Brot hinein und sie nahm es an. Dann sagte ich: „Jetzt kannst du kauen.“ Sie begann zu kauen und ich konnte sehr deutlich sehen, dass es ihr schmeckte und lächelte sie mit einem emotionalen „Mmmmh“ wieder an. Auch sie schaute mich an und machte ein zufriedenes, genießerisches Gesicht, das ich gleich wieder mit einem bestätigenden und freundlichen „Mmmh“ quittierte. So machte ich es einige Male.

Es überraschte mich tatsächlich, dass meine Bemühungen,

- mich ihrem Tempo anzupassen,
- genau zu schauen, was sie als Nächstes braucht,
- der Wechsel von Kontaktmoment zu Aktionsmoment,
- mein deutlich hervorgehobener emotionaler Anschluss an ihre Empfindungen und
- v. a. das sehr kleinschrittige Benennen
- zum Erfolg führten.

Soeben hatte ich Marte Meo hautnah erlebt. Ein gutes Gefühl, das auch mir gleich Sicherheit und Freude bereitete.

Als Marte Meo Ausbilderin erlebe ich tagtäglich in den unterschiedlichsten pädagogischen, medizinischen und therapeutischen Bereichen solche Momente. Es aber selbst im Umgang mit meiner eigenen Mutter zu praktizieren, findet auf einer emotional tieferen Ebene statt. Warum sonst war ich in dieser eben beschriebenen Situation so überrascht? Schließlich bin ich schon lange absolut von der Wirksamkeit der Marte Meo Methode überzeugt. Eine wertvolle Erfahrung.

Ein Bad – hundert Freuden

„Guck mal Heike, mein neues Badezimmer, schau, wie schön es aussieht.“ Ich weiß nicht mehr genau, ob es das 90. oder das 100. Mal war, dass meine Mutter mir ihr Badezimmer zeigte. Anfängliche Korrekturen: „Mami, ja, das kenne ich doch schon...“ stifteten bei ihr Verwirrung und Ärger. Dieses Verhalten legte ich sehr schnell ab und freute mich jedes Mal aufs Neue *mit* ihr in allen Einzelheiten über dieses wunderbare Badezimmer.

Meine stetige Bestätigung: „Toll, wie gut das Bad gestaltet ist, so eine große Dusche, das praktische Waschbecken mit Spiegel – und so sauber. Ja, da hast du es wirklich schön“ ließ meine Mutter (und mich) viele Male strahlen und genießen. Für mich immer wieder neue Chancen für gemeinsame Glücksmomente.

Alltägliche Marte Meo Momente

- Ich suche Gelegenheiten, emotional anzuschließen.
- Ich beobachte sie genau und lerne so wenigstens einen Teil ihrer Welt besser kennen.

- Ich benenne, was grade geschieht, wenn wir im Stationswohnzimmer sitzen und sie die anderen Bewohner beobachtet.
- Ich bin vorhersagbar, wenn der Augenarzt sie untersuchen möchte, und gebe ihr so Sicherheit. Die Untersuchung läuft dann meist friedlich ab.
- Dann bestätige ich meine Mutter, wenn sie bei der Untersuchung gut mitarbeitet. Sie freut sich.
- Immer wieder benenne ich, was ich tue, wenn ich ihr z. B. die Haare kämme oder die Jacke anziehe. Auch wenn sie es nicht versteht, ist dies eine Möglichkeit für Kontakt.
- Ich gebe ihr leise Wörter, wenn sie wie verträumt aus dem Fenster zum Wald schaut. Sie bekommt die Botschaft oder auch „nur" das Gefühl: „Ich bin nicht alleine."

Als meine Mutter damals ins Altenheim eingezogen war, bekam ich gleich einen guten Kontakt zum Pflegepersonal. In erster Linie, da es sich um ein hervorragendes Team handelt und ich gleich erkennen konnte, mit welch liebevoller Wertschätzung und professioneller Fürsorge in diesem Haus gearbeitet wird. Nicht unwesentlich auch hier mein professioneller Marte Meo Blick, der mir ermöglicht, viel intensiver zu sehen, was geleistet wird. Dies eröffnet mir immer wieder neue Chancen, mit den Mitarbeitenden gute Momente zu schaffen, die uns verbinden und für mich sehr wichtig sind. Durch diese Erfahrung lassen sich auch schwierige Momente gemeinsam konstruktiv lösen.

Gerade in den ersten Wochen ermöglichte mir die Marte Meo Sprache, den Mitarbeitenden viel präziser und verständlicher „die Welt meiner Mutter" zu erklären und meiner Mutter „die Welt ihrer neuen Wohnung mit all den unterschiedlichen Menschen" vertraut zu machen."

Ich bin froh, dies geschafft zu haben und nicht mit meinem Schicksal als Tochter einer Mutter mit Alzheimer zu hadern. Wie Maria Aarts sagt: „Ein guter Moment am Tag macht einen besseren Tag, ein besserer Tag macht eine bessere Woche", auch in meinem Leben als Tochter.

Marte Meo ist mein Handwerkszeug für Verbindung, Beziehung, Verständnis, Sicherheit und immer wieder zur Gestaltung vieler glücklicher Momente, wie mit meiner Mutter. Die beste Möglichkeit, ihr nah zu sein, in ihrem Leben und nun in meiner Erinnerung.

„Wenn du da bist, find' ich mich in mir." (Juliane, Februar 2011)

Weitere Informationen:

Heike Bösche, Kinderkrankenschwester und licensed Marte Meo Supervisor
DE-53797 Lohmar
www.martemeo-bonn-rhein-sieg.de

9.4 Marte Meo für die Kurse des Schweizerischen Roten Kreuzes für Pflegehelfende, BE (CH)

Therese Niklaus Loosli

Silvia Pirovano, Ausbilderin im Lehrgang Pflegehelfende SRK beim Schweizerischen Roten Kreuz (SRK), BE, die eine Marte Meo Fachtagung und eine Marte Meo Einführung besucht hat, berichtet. Hier ist ein Auszug ihrer Aussagen (12/2014) zu Marte Meo (aus Berther & Niklaus, 2015, S. 206–209):

Silvia Pirovano: „Ich unterrichte im Lehrgang für Pflegehelfende SRK, der 120 Stunden Unterricht umfasst. Mit dem nationalen Zertifikat Pflegehelferin SRK können die Teilnehmenden in der ganzen Schweiz arbeiten: in Alters- und Pflegeheimen, Behinderten- und Spitexorganisationen. So erkannte ich die Chance von Marte Meo für gerade diese Ausbildung: Sie können lernen, die Botschaften hinter dem Verhalten besser zu verstehen. Marte Meo vermag ihre Ressourcen, ihre Kommunikation, ihr Interaktionsverhalten und ihre Beziehungen zu den Pflegebedürftigen zu stärken und zu fördern.

Damals, während meiner eigenen Ausbildung zur Erwachsenenbildnerin, habe ich das Analysieren von Filmsequenzen als hilfreich erlebt, um zu sehen, wie genau ich mich verhalte, um daraus zu lernen. Was drücke ich nonverbal, paraverbal und verbal aus und welche Wirkung hat meine Kommunikation auf das Gegenüber – manchmal ist sie anders als vermutet. So erkannte ich damals die Chance, Filmanalysen als Reflexionsinstrument zu nutzen. Mit Marte Meo habe ich nun für meine Funktion als Ausbilderin im SRK-Kurs ein solches Instrument in Händen.

Für mich als Ausbilderin sehe ich den Einsatzbereich der Methode besonders für den Ausbildungsteil „Herausfordernde Situationen bei Menschen mit Demenz". Marte Meo ist eine Ausbildungsunterstützung für mich! Menschen mit Demenz zeigen verschiedene Symptome, wie Angst, Verwirrung, Verweigerung, Aggressivität. Pflegehelfende SRK sind durch dieses Verhalten der betreuten Person gefordert. Mit Marte Meo die Möglichkeit zu erhalten, ihnen am Film die Botschaft hinter diesem schwierigen Verhalten zeigen zu können, und sie dies selbst lesen zu lehren, führt in der Praxis zu mehr Wohlbefinden der betreuten Person und hilft ihnen selbst als Pflegende. Insbesondere hilft es ihnen, ihre Arbeit mit mehr Qualität, mit weniger Stress und mit mehr Freude und Motivation zu erfüllen.

Ich habe selbst schon die Erfahrung gemacht, dass mich filmen zu lassen zuerst Stress pur und sehr unangenehm ist, ich aber nach wenigen Minuten vergesse, dass ich gefilmt werde. Dies wird auch für Pflegehelfende SRK ähnlich sein, wenn sie Filme mit in den Unterricht bringen sollten. So kann ich meine Erfahrungen mit dem Filmen als Ausbilderin nutzen.

So sehe ich den Nutzen von Marte Meo v. a. auch für Pflegehelfenden SRK, die ich im Lehrgang unterrichte (**Abb. 9-12**).

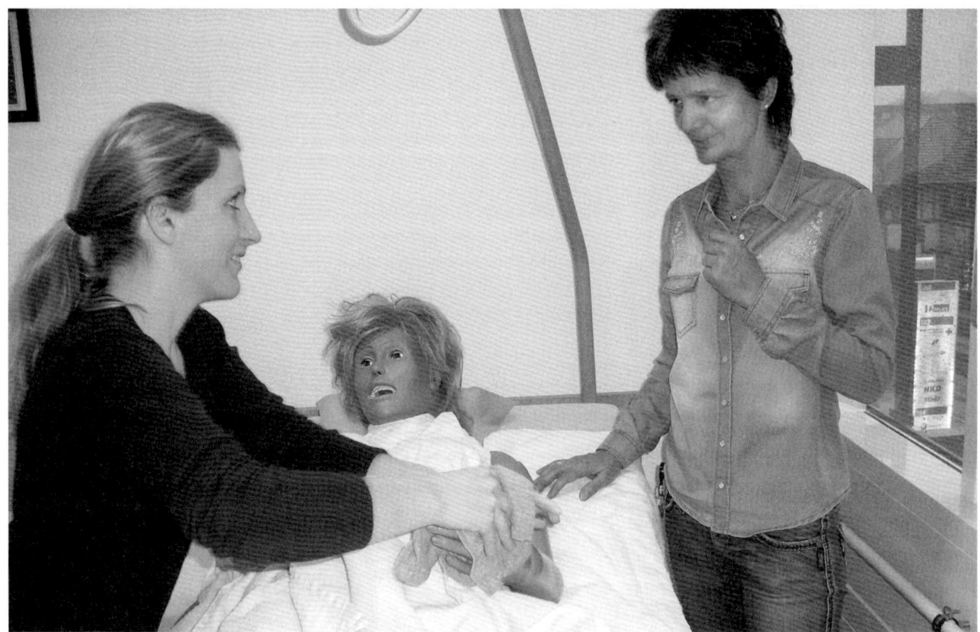

Abbildung 9-12: Die Lernende wäscht. Wenn sie aufblickt, bekommt sie gleich eine Bestätigung durch das gute Gesicht ihrer Lehrerin, Silvia Pirovano, Ausbilderin im SRK-Kurs für Pflegehelfende. (Foto: © Silvia Pirovano)

Der Nutzen für mich persönlich ist, dass ich analysieren kann, wie genau ich verbal, nonverbal und paraverbal kommuniziere und wie meine Kommunikation auf Auszubildende und auch auf die betreute Person wirkt. Und was ich konkret tun kann, dass sie sich wohler und kompetenter fühlen und ihre Selbstständigkeit und ihre Bedürfnisse und Stärken besser erkennen und weiterentwickeln können. Ich fördere meine eigenen Stärken und kann mich selbst weiterentwickeln - und dies mit Marte Meo sogar noch an besten Bildern/Filmsequenzen von mir selbst!

Dass sie (Teilnehmende des SRK-Kurses, Anm. der Autorin) aus der Reflexion am Film sehen lernen, was gelingt und weiterführt und wo sie mit den Marte Meo Elementen neue Handlungsmöglichkeiten haben, die sie in der Praxis ausprobieren können. Handlungsalternativen selbst zu entdecken, zur Verfügung zu haben und ausprobieren zu können, führt zu Freude am Arbeiten und zu mehr Motivation. Und es führt zu eigenen Erfahrungen, was sich bewährt und was in dem Moment eher nicht weiterführend ist. Marte Meo ist ein hilfreiches Instrument für dieses Ziel. Zum Beispiel zeigt der Film, dass die betreute Person noch etwas anderes braucht. Es gibt den Pflegehelfenden SRK Ideen, was sie konkret ausprobieren können. Von einem Pflegefehler kann aus meiner Sicht nur dann gesprochen werden, wenn wir nicht bereit sind, etwas Neues auszuprobieren.

Zudem ist Marte Meo auch für uns Führungs- und Ausbildungsverantwortliche eine Erleichterung und hilft uns, uns weiterzuentwickeln. Wir lernen in Sekunden zu sehen, was zentral ist. Und dies kann in der Praxis und für unseren Berufsalltag eine große Auswirkung haben."

Offermanns (2012) schreibt in NOVAcura:

„Fertigkeiten und Fähigkeiten der Pflegehelferinnen sind gefragt. Unverzichtbar sind sie, die Helferinnen und Helfer in der Pflege. Ohne sie wäre die Betreuung in stationären Einrichtungen, Wohngruppen und speziell in Demenzwohngemeinschaften gar nicht durchführbar, geschweige denn zu finanzieren." (Offermanns, 2012, S. 30–31).

Silvia Pirovano zufolge können Pflegehelfende mit Marte Meo auf relativ einfache Weise die von Offermanns postulierten Fähigkeiten erlernen und sofort praxiswirksam umsetzen.

10 Erfahrungsberichte über Marte Meo und andere Methoden

10.1 Validation und Marte Meo in der Praxis

Claudia Berther und Therese Niklaus Loosli

„Was ist der Unterschied zwischen Validation und Marte Meo?“ Mit dieser Frage sind die beiden Autorinnen bei Marte Meo Schulungen und Präsentationen im Alters- und Demenzbereich immer wieder konfrontiert. In folgenden Beiträgen wurden 12/2014 persönliche Meinungen/Aussagen von Fachleuten aus der Pflege festgehalten, die mit beiden Methoden vertraut sind. Leitend für sie war ein Fragebogen der beiden Autorinnen mit folgenden Fragen:

1. Du hast eine Ausbildung in Validation? Validation® nach Naomi Feil oder Integrative Validation nach Nicole Richard®? Welche Ausbildungsstufe in Validation?
2. Worin bestehen für Dich die Unterschiede zwischen Validation und Marte Meo?
3. Was denkst du über Marte Meo und Validation?

Die kursiv in Klammern stehenden Ziffern 1 bis 3 in den Antworten beziehen sich auf diese drei Fragen.

Silvia Pirovano, Ausbilderin im Lehrgang Pflegehelfende SRK, BE/CH, hat eine Ausbildung in Validation® nach Naomi Feil *(1)*. Fünf Jahre lang ist sie als Stationsleiterin regelmäßig zum Heimleiter (Validationsexperte) in die Validationsweiterbildung gegangen. Sie berichtete (12/2014):

(2) Stundenlang habe ich für diese Ausbildung Gespräche mit validierten Personen aufgeschrieben, um die Validationsanalyse vorzustellen. Ich war in der Beschreibung sozusagen die Kamera und habe die Mimik, Gestik, das Verhalten etc. der pflegebedürftigen Person fokussiert. Habe aber mein eigenes Kommunikationsverhalten nicht gesehen und dessen Wirkung aufs Gegenüber auch nicht. Mit Marte Meo kann dies alles gleichzeitig analysiert werden.

(3) Marte Meo ist eine Unterstützung für die Validation: eine Erleichterung für die Durchführung! Und es ist eine Unterstützung für mich persönlich und führt für mich zu einem größeren persönlichen Lerneffekt aus den analysierten Filmen.

Remo Stücker, Leiter Pflege und seit 1/2019 zudem Stv. Geschäftsleiter, Domicil Kompetenzzentrum Demenz Bethlehemacker in Bern/CH, hat den Grundkurs Validation nach Nicole Richard® absolviert *(1)*. Seine Meinung (12/2014) als Marte Meo Practitioner (er hatte damals den Marte Meo Colleague Trainer-Kurs gerade begonnen) zu Marte Meo und Validation lautete:

(2) Bei Marte Meo gibt es klare Vorgehensweisen. Die Validation nach Nicole Richard® basiert mehr auf Interpretation: Es geht um das Benennen der Gefühle und Antriebe. Verbun-

den mit ritualisierten Sätzen, um in die Welt des Gegenübers einzutauchen.

(3) Validation und Marte Meo sind gerade bei der Arbeit mit Menschen mit einer Demenz eine perfekte Kombination: Man kann viel mehr aus ihnen herausholen. Bei eigenen Filmen sah ich immer wieder Elemente der Validation in Kombination mit Elementen der Marte Meo Methode. Eine vertiefte Auseinandersetzung mit der Kombination beider Methoden wäre wünschenswert. Grundhaltungen und Techniken beider Methoden können vereint werden. Durch die Videoanalyse kann gut auch gleich die Validation geübt werden. Durch die Kombination beider Methoden ist es möglich, den Demenzerkrankten gezielt dort abzuholen, wo er gerade ist und es kommt bei Pflegeverrichtungen zu weniger Problemen.

Patrizia Baeriswyl ist Geschäftsleiterin von Domicil Steigerhubel, seit 1/2019 auch vom Domicil Kompetenzzentrum Demenz Bethlehemacker, beide Bern/CH. *(1)* Sie hat eine Ausbildung in Validation nach Nicole Richard® (Aufbaukurs) und sagte (12/2014):

(2) Marte Meo ist für mich eine Ergänzung zur Validation. Validation ist für mich die Grundlage und eher auf der verbalen Ebene angesiedelt – wie ich kommuniziere. Sie setzt dort an und schaut auch noch weiter. Marte Meo ist für mich die Methode, die ich schneller erlernen kann – auch wenn die Deutschkenntnisse eher knapp sind.

(3) Die beiden Methoden ergänzen sich meiner Meinung nach optimal.

Christoph Venedey, geschäftsführender Heimleiter Seniorenzentrum am Haarbach, Aachen/DE meinte (12/2014):

(2) Ich denke, dass die Validation® nach Naomi Feil große Unterschiede zu Marte Meo zeigt. Der Aspekt der unerledigten Aufgaben spielt bei Marte Meo keine Rolle. Die Integrative Validation nach Nicole Richard® hat deutlich mehr Gemeinsamkeiten mit Marte Meo, da es hauptsächlich darum geht, den Menschen mit seinem jetzigen Verhalten und Befinden zu begleiten und zu akzeptieren.

(3) Ich glaube nicht, dass Marte Meo und Validation in Konkurrenz stehen. Beide Methoden können sich ergänzen und nebeneinander stehen. Und solange beide Methoden das gleiche Ziel haben, nämlich den Menschen wahrzunehmen, zu bestärken und ihm gute Momente zu schenken, ist der Name Marte Meo oder Validation nebensächlich. Wichtig ist doch, dass der Mensch seine Ressourcen leben kann und er so an Lebensqualität gewinnt, und dass wir auf herausforderndes Verhalten eine ressourcenorientierte Grundhaltung und mit Marte Meo ein sehr gutes Kommunikations-/Kooperationsmodell haben. Dies kommt allen Beteiligten zugute.

Werner Nietlispach, dipl. Pflegefachmann, PsychKP, dahlia oberaargau ag, BE/CH, hat eine Einführung in Validation® nach Naomi Feil *(1)*. Er ist zertifizierter Marte Meo Colleague Trainer und führte (12/2014) aus:

(2) Die bildbasierte Komponente und damit die praktische und einfache Umsetzung bei Marte Meo besticht und imponiert mir. Die Validation hat vielleicht größere theoretische Grundlagen und ist in erster Linie für ältere und demenzerkrankte Menschen gedacht. Die Grundhaltung ist allerdings ähnlich. Marte Meo ist breiter abgestützt und ein Konzept für das Zusammenleben aller Menschen. Marte Meo ist gut einprägbar und auch erklärbar.

(3) Empathie braucht es bei beiden Methoden. Es sind sich ergänzende Methoden mit gemeinsamen Elementen, z. B. *nicht korrigieren*, sondern akzeptieren und *informieren*.

Kathrin Frauchiger, Pflegefachfrau HF, Wohngruppenleiterin in der dahlia oberaargau ag, BE/CH, mit Grundkurs Validation® *(1)* und Marte Meo Colleague Trainer, hielt (12/2014) fest:

(3) Bei der Validation lernte ich, mich in andere Menschen und Situationen hineinzuversetzen. Was ich als sehr wichtig erachte. Aber erst Marte Meo und die bildbasierten Auswertungen ermöglichten mir, dies auch wirklich richtig zu verstehen.

Zusammenfassung

Therese Niklaus Loosli

Die meisten der oben genannten Pflegefachleute beschreiben, dass sie die Marte Meo Methode und sowohl die Validation® nach Naomi Feil als auch die Integrative Validation nach Nicole Richard® als einander ergänzend wahrnehmen. Die Aussagen zeigen, dass beide Methoden nicht nur miteinander verbunden werden können, sondern dass dies als bereichernd erlebt wird. Zudem wird öfters darauf hingewiesen, dass die Grundhaltung und die Zielsetzungen der beiden Validationsmethoden und des Marte Meo Konzeptes ähnlich seien.

Die Beantwortung des Fragebogens ist keine wissenschaftliche Untersuchung. Es wäre aber interessant, die Erfahrungen von Pflegefachleuten, die sowohl mit Validation als auch mit Marte Meo arbeiten, weiter zu vertiefen. In der vorhandenen Literatur wird das Thema Marte Meo und Validation nicht deutlich beschrieben. Da in der Schweiz viele Pflegefachkräfte im Langzeit- und Demenzbereich eine Validationsausbildung haben, ist es wichtig, diesem Fokus gezielt Aufmerksamkeit zu schenken.

10.2 Andere Pflegemethoden und Marte Meo in der Praxis

Claudia Berther und Therese Niklaus Loosli

Die beiden Autorinnen haben 12/2014 einen Fragebogen mit einer offenen Frage zum Thema „Marte Meo und andere Methoden in der Pflege“ an Pflege- und Betreuungsfachkräfte verschickt. Folgender Satz einer Leitenden bringt die meisten dieser Aussagen auf den Punkt:

> *Ob Validation, Marte Meo oder Kinästhetik etc.: Sie alle sind sowohl eine Methode als auch eine Haltung im Umgang mit Menschen und bereichern sich gegenseitig.*

Hier eine Auswahl an Aussagen von Pflegefachleuten, die Ausbildungsteile oder die gesamte Marte Meo Ausbildung bei den beiden Autorinnen besucht haben.

Silvia Pirovano, Ausbilderin im Lehrgang Pflegehelfende SRK, BE/CH, sagte (**Kap. 9.4**): „So sehe ich nun den Nutzen von Marte Meo v.a. auch für die Pflegehelfenden SRK, die ich im Lehrgang unterrichte. Sie können verschiedene Pflegemethoden, wie z.B. Validation, Basale Stimulation, Aromatherapie, Realitätsorientierung, kognitive Stimulationstherapie, Kinästhetik und anderes mehr mit Videointeraktionsanalysen nach Marte Meo besser integrieren, mehr daraus lernen und besser die Wirkung dessen sehen, was sie machen. Zudem wird die Zusammenarbeit gefördert: Alle tun dasselbe, dies führt zum Erfolg!“

Remo Stücker (**Kap. 9.1**), Leiter Pflege und Stv. Geschäftsleiter Domicil Kompetenzzentrum Demenz Bethlehemacker, BE/CH, erwähnte dazu: „Oft ist das Arbeitstempo zu hoch. Mit der Marte Meo Methode lernt man, es anders zu machen. Erstaunlicherweise ist man danach meistens schneller als wenn man versucht, in Eile den Bewohner zu pflegen."

Urs Neuenschwander (**Kap. 9.1**), Standortleiter Herzogenbuchsee, Huttwil, Niederbipp dahlia oberaargau ag, BE/CH, äußerte sich wie folgt: „Wenn wir die Signale besser lesen können und dadurch unsere Interaktionen mit den Bewohnern verbessern, hilft das sowohl Pflegenden wie auch Bewohnern bei allen Pflegeverrichtungen, egal mit welcher Methode sie ausgeführt werden. Marte Meo hilft, die Interaktionen gut zu gestalten und das kann dazu führen, dass die Pflegemethode, die in diesem Moment wichtig ist, besser ausgeführt werden kann."

Sonja Jörg (**Kap. 9.1**), Bereichsleiterin Betreuung und Pflege dahlia oberaargau ag, BE/CH, ergänzte: „Dies führt zu Qualitätsverbesserungen nicht nur für die Bewohner, sondern auch auf Mitarbeiterebene. Es geht für uns Leitende auch immer wieder darum, wie man Mitarbeitende in ihrem Alltag unterstützen kann."

Brigitte Born, leitende Pflegefachfrau, dahlia oberaargau ag, BE/CH, sagte dazu: „Bei Kinästhetik behaupte ich, dass die Interaktion weitaus das Wichtigste ist. Eigentlich entspricht es Marte Meo!"

Werner Nietlispach, dipl. Pflegefachmann PsychKP, dahlia oberaargau ag, BE/CH, führte folgende Erfahrungen zum Thema an: „*Zu Kinaesthetics*: Es gibt sicher zum Teil ähnliche Elemente. Das Warten fällt oft bei beiden Methoden schwer. Es gibt in der Theorie zwei große Aspekte: Einerseits die Schonung des Körpers der Betreuer und andererseits die Entwicklungsförderung der Bewohner. In der Praxis steht oft nur der Betreuer im Mittelpunkt.

Zur personzentrierten Haltung von Marlis Pörtner: Diese kenne ich recht gut und habe auch längere Zeit nach bzw. mit ihr gearbeitet. Eine zentrale Aussage ist für mich: Personzentriert arbeiten heißt, nicht von den Vorstellungen ausgehen, wie Menschen sein sollten, sondern davon, wie sie sind, und von den Möglichkeiten, die sie haben (Ernstnehmen, Zutrauen, Verstehen, Pörtner, 2008, S. 20). [...] Für mich gibt es bei beiden Methoden viele Ähnlichkeiten und Gemeinsamkeiten.

In den Handlungsgrundlagen und den Richtlinien für den Alltag von Marlies Pörtner finden sich viele Parallelen zu den Elementen von Marte Meo. Einige Ideen begleiten mich seit Jahren. Die Richtlinie „Eigenständigkeit unterstützen" hat mir von Anfang an Eindruck gemacht und kommt mir in der täglichen Arbeit immer wieder in den Sinn.

Eigenständigkeit versus Selbstständigkeit. Marlies Pörtner stellt die These auf, dass die Betreuerinnen mit der Aussage „Selbstständigkeit fördern" meist sehr genaue Vorstellungen haben, was die Klienten tun müssten. ‚Auch im Umgang mit alten Menschen meint Förderung der Selbstständigkeit oft vorwiegend, dass sie ganz bestimmte Verrichtungen selbst erledigen sollen.' Bei „Eigenständigkeit unterstützen" ist der Fokus breiter und offener. Es gibt viele Wege, um ein Problem zu lösen und um von A nach B zu kommen. ‚Eigenständigkeit bedeutet manchmal auch, sich nicht so zu verhalten, wie die Bezugspersonen es gerne hätten.' Das gefällt mir. Ich denke, diese Haltung kommt auch in der Marte Meo Methode zum Tragen. Bestätigt haben mich an der Tagung folgende Äußerungen von Maria Aarts: ‚Schwierigkeiten sind eine Möglichkeit, um zu lernen, ein Problem zu lösen.' Und: ‚Ich bin gespannt, wie du das Problem löst.' (Dies als mögliche Antwort auf die Mitteilung eines Problems).

Zu Tao: Auch mit östlichen/chinesischen Schriften und Weisheiten bestehen viele Gemeinsamkeiten. Zum Beispiel ‚Eine Reise von tausend Meilen beginnt mit einem Schritt' von Laotse. [...]

Kathrin Frauchiger, Pflegefachfrau HF, Gruppenleiterin, dahlia oberaargau ag, BE/CH, meinte zu Kinästhetik und Marte Meo:

„Seit ich bei der bildbasierten Analyse sehe, wie ich mit dem Bewohner umgehen kann, kann ich die Kinästhetik-Methode effizienter anwenden."

Patrizia Baeriswyl (**Kap. 9.1**), Geschäftsleiterin Domicil Steigerhubel und Domicil Kompetenzzentrum Demenz Bethlehemacker, BE/CH, brachte es auf den Punkt: „Marte Meo erlebe ich mit allen anderen Methoden in der Pflege immer ergänzend."

Zusammenfassung

Diese Aussagen bestätigen, was Maria Aarts betont, dass ein Marte Meo Training „Upskilling von Mitarbeitenden" (Upskilling: Ausbau von Qualifikationen) bedeute, denn Marte Meo lasse sich bestens mit den anderen Pflegemethoden verbinden. Und die Qualität der Arbeit werde durch Marte Meo verbessert (Aarts, 2014b; s.a. **Abb. 9-12**).

10.3 Marte Meo und andere Theorien

Therese Niklaus Loosli

In ihren Marte Meo Kursen ist den beiden Autorinnen bisher noch keine Theorie begegnet, die nicht mit Marte Meo zu kombinieren war, sofern es sich um Theorien oder Konzepte handelt, die zur Vermittlung und Umsetzung auch Interaktion und Kommunikation nutzen. Dies gilt nicht nur für Konzepte für den Pflege- und Betreuungsbereich, die in diesem Buch beschrieben werden, sondern auch für Theorien, die in anderen Bereichen zum Einsatz kommen (z.B. Schule, Universität, Familie, Personalführung, Teams und Gruppen, Sport u.a.m.), sowie für alle gängigen medizinischen Fachbereiche (z.B. Physio- und Ergotherapie, Mütter-/Väterberatung, hausärztliche Praxis, Zahnmedizin, Psychiatrie u.a.m.). Und für Fachbereiche für Menschen mit speziellen Bedürfnissen, wie Frühförderung, aufsuchende Familienbegleitung, Psychotherapie, schulische Heilpädagogik und Sozialarbeit, Sozialpädagogik, um nur ein paar Beispiele zu nennen.

Es fällt auf, dass in der Literatur die Wirkung der Marte Meo Methode anhand verschiedenster Theorien erklärt wird (z.B. Becker et al., 2018; Bünder et al., 2015; Hawellek, 2012 und 2016). Ergänzend zu den bisher beschriebenen Methoden in diesem Kapitel (**Kap. 10.1, 10.2, 10.4**) werden nachstehend ein paar weitere Theorien aufgelistet, die im Pflege- und Betreuungsbereich auch eingesetzt werden und die mit Marte Meo einfach und wirksam im Berufsalltag angewendet werden können.

Bindungstheorien lassen sich mit Marte Meo geradezu ideal in die Praxis umsetzen (s. DVD Gelungene Bindung, 2012, mit Hipp zum Thema Kinder psychisch kranker Eltern und Bindungsstörungen); für den Demenzbereich (Aarts, 2008 und **Kap. 8.1.1**); für Frühgeburten in der Neonatologie (Bösche, 2013); für Kinder von psychisch kranken Eltern (Burri, 2017; Hipp et al., 2016; Modellprojekt: Mo.Ki-Marte Meo, 2016; Thelen, 2013; Schluep & Niklaus, 2018).

Lerntheorien (**Kap. 5.3**; Aeschimann, 2016; Eggenschwyler & Loosli, 2011; Gartner & Kübler, 2018).

Neurobiologische Theorien (**Kap. 5.3. und 8.4**; Hampel, 2014; Hipp et al., 2016; Niklaus, 2010; Niklaus, 2019b, S. 11–19). Besonders spannende Erfahrungen machte Therese Niklaus an den beiden Fachtagen des süddeutschen Marte Meo Instituts, wo sie ein längeres filmbasiertes Referat halten durfte zum Thema *Interaktionen mit Marte Meo neurobiologisch* *wirksam nutzen* (SMMI, 2018). Eine Rückmeldung einer Teilnehmenden sei hier exemplarisch erwähnt: „Die Wichtigkeit von Warten habe ich mit dem neurobiologischen Hintergrund noch besser verstanden."

Theorien zu Mentalisieren (Kap. 8.3.4.9; Aarts & Hüther, 2008; Lund & Rohde, 2015)

Resilienztheorien (Kap. 6.4; Graaf, 2014; Stricker-Maurer, 2015).

Entwicklungspsychologische Theorien (Bünder et al., 2015; Hawellek, 2016; Kauer, 2016).

Systemische Theorien (Kap. 4.5; Becker et al., 2018, S. 186 ff; Hawellek & von Schlippe, 2005).

Systemisch lösungs- und ressourcenorientierte Theorien (Kap. 3.2.14, Kap. 4.2; Niklaus, 2019b, S. 11–19).

Theorien zur Sprachentwicklung oder zur Förderung von Sprechfähigkeiten (Isager, 2016; Film 23).

Es ist immer wieder erstaunlich, wie die Marte Meo Methode es ermöglicht, bildbasiert komplizierte Theorien einfach verständlich und praxisorientiert zu erklären, zu vertiefen und praxiswirksam umzusetzen. Hier gleich ersichtlich anhand einiger Aussagen zum Konzept Lebensqualität, welches in verschiedenen Instutitionen für Menschen mit Behinderung eingesetzt wird.

10.4 Marte Meo und das Konzept Lebensqualität in der Praxis

Claudia Berther

Die Stiftung Scalottas in Scharans, GR/CH, arbeitet mit dem Konzept Lebensqualität in der Betreuung von Menschen mit einer Behinderung (Kinder und Erwachsene). Einige Mitarbeitende haben 2014 die Fragen wie folgt beantwortet.

Worin bestehen für dich die Unterschiede zwischen dem Konzept Lebensqualität und Marte Meo?

Andrea Simeon, Geschäftsleiterin Stiftung Scalottas: „Das Konzept Lebensqualität beschäftigt sich damit, wie man Lebensqualität in einem Betrieb professionell und systematisch entwickeln kann. Es geht um die Fragen: *Wie entsteht Lebensqualität*? Und: *Wie kann ich die Lebensqualität an meinem Arbeitsplatz (für Bewohner und Mitarbeitende) fördern*? Die Methodik fördert die Wahrnehmung in einem übergeordneten Sinn. Marte Meo fördert das Beobachten und die Wahrnehmung im Detail.

Marina Hochmuth, Ergotherapeutin: „Marte Meo ist *anschaulicher*. Ich drehe mich weniger im Kreis. Es hat etwas Handfestes, um damit zu arbeiten."

Tilo Dörrer, Verantwortlicher für Qualität und Sicherheit, Stiftung Scalottas, Scharans: „Marte Meo ist einfach in der täglichen Arbeit umzusetzen und kommt dem Bewohner und dem Betreuer unmittelbar zugute. Marte Meo ist eine Methode, die Lebensqualität erzeugt, d.h. der Bewohner erlebt Lebensqualität, was letztendlich auch im Konzept Lebensqualität der Output ist. Für mich ist das Konzept Lebensqualität der theoretische Überbau und Marte

Meo die Methode, um die Betreuung am Bewohner zu evaluieren und anzupassen."

Natascha Balestra, Bereichsleiterin Fachdienste (**Kap. 9.1.4**): „Im Endeffekt führt das Konzept wie auch die Methode zu einer Sensibilisierung und bei motivierter und engagierter Anwendung zum Anstreben einer bestmöglichen Lebensqualität, ganz individuell auf den Bewohner abgestimmt. Die Anwender können sich ebenfalls weiterentwickeln und lernen, den Blickwinkel zu erweitern und den Fokus zielgerichtet und flexibel einzusetzen."

Gisela Rupf, Gruppenleiterin Kinder- und Jugendgruppe: „Marte Meo ist für mich eine klare Ergänzung zum Konzept Lebensqualität – durch Marte Meo kann die Lebensqualität jedes Einzelnen verbessert und erhöht werden. Kleine Schritte führen zum Ziel, und das Ziel besteht darin, die bestmöglichste Lebensqualität zu erlangen, sei es für die Bewohner oder auch die Mitarbeitenden."

Miriam Wüst, Kunsttherapeutin: „Marte Meo ist differenzierter, schaut genauer ins Detail und wird in Teilschritten verfolgt – die Lebensqualität ist breiter und übergreifender."

Was denkst du über Marte Meo und das Konzept Lebensqualität?

Andrea Simeon: „Das Konzept Lebensqualität verlangt viel *Denkleistung*, welche dann aufgeschrieben werden muss. Das ist für viele Mitarbeitende eine große Hürde. Marte Meo ist von der Methodik her sehr einfach, einladend und kann sofort mit sichtbaren Erfolgen angewendet werden.

Marina Hochmuth: „Beides kann gut kombiniert werden."

Tilo Dörrer: „Hier gilt das Gleiche wie oben, Marte Meo verbindet die Methoden, um sie individuell an den Bewohner anpassen zu können.

Gisela Rupf: „Ich bin froh und dankbar, die Marte Meo Methode kennengelernt zu haben. Es hilft mir nicht nur bei der täglichen Arbeit mit den Bewohnern, bei meiner Arbeit als Führungsverantwortliche, sondern auch in meinem privaten Leben und Umfeld. Eine gute Beobachtung verhilft zu besserem Verstehen, besseres Verstehen führt zu individuellem Handeln.

Miriam Wüst: „Marte Meo ist eine gute Sache, womit gearbeitet werden kann, wenn man feststeckt und nicht gerade weiterkommt."

Ist Marte Meo aus deiner Sicht eine Konkurrenz zum Konzept Lebensqualität?

Andrea Simeon: „Nein, die beiden Methoden ergänzen sich sehr gut".

11 Marte Meo und Palliative Care

Claudia Berther und Therese Niklaus Loosli

Aufgrund des demografischen Wandels in den meisten Ländern (steigende Lebenserwartungen und sinkende Geburtenraten) und den damit verbundenen Herausforderungen wächst der Bedarf an professionellen Leistungen in medizinisch, pflegerischen, therapeutischen und psychosozialen Bereichen (Bundesamt für Gesundheit (BAG) Bildungskonzept PC, 2012, S. 3.). Die Menschen leben immer länger und unheilbare, chronisch fortschreitende Krankheiten und Mehrfacherkrankungen treten im Alter häufiger auf. Aber auch jüngere schwerkranke Patientinnen und Patienten mit Krebs- und neurologischen Leiden oder chronischen Krankheiten benötigen oft über längere Zeit umfassende Behandlung und Betreuung.

Deshalb erachten Bund und Kantone in der Schweiz die Förderung der Palliative Care als zentral (Binder & von Wartburg, 2014, S. 4; BAG Bildungskonzept PC, 2012). In den letzten Jahren wurden nationale Strategien erarbeitet, gefolgt von kantonalen Umsetzungskonzepten bis hin zu vielfältigen Qualität Standards und Richtlinien.

In der Definition des Begriffes *Palliative Care* wird folgendes Ziel beschrieben:

> *Patientinnen und Patienten wird eine ihrer Situation angepasste optimale Lebensqualität bis zum Tode gewährleistet und die nahestehenden Bezugspersonen werden angemessen unterstützt. Palliative Care beugt Leiden und Komplikationen vor. Sie schliesst medizinische Behandlungen, pflegerische, therapeutische Interventionen sowie psychologische, soziale und spirituelle Unterstützung mit ein.* (Binder & von Wartburg, 2014, S. 8).

In den kommenden Beiträgen erhalten Sie einen Einblick, was Marte Meo und Palliative Care verbindet, wie die erforderlichen Kompetenzen aller Beteiligten (Fachpersonal, Freiwillige, Familien etc.) erweitert werden können und in welcher Form Marte Meo eingesetzt wird, um die genannten Ziele zu erreichen.

11.1 Palliative Haltung und Marte Meo

Ursula Becker

„Wenn nichts mehr zu machen ist, ist noch viel zu tun!“ – so lautet der Titel eines Buches von Heller, Heimerl & Husebö (1999). Palliative Care (Deutsche Gesellschaft für Palliativmedizin, o.J.), die lindernde Behandlung am Lebensende fragt nicht danach, was noch „zu machen“, d.h. zu heilen ist, sondern was getan werden kann, um Leben bis zuletzt lebenswert zu machen. Der Blick geht von der – objektiven – Behandlung einer Krankheit zur Linderung der den Patienten quälenden Symptome. Palliative Care ist damit ein Konzept, welches sich radikal an den subjektiven Bedürfnissen orientiert und damit beziehungsorientiert ist. Kernelement von Palliative Care ist die ganzheitliche Wahrnehmung des Patienten, auch

Total Pain genannt. Dieser Schmerzbegriff umfasst körperlichen, seelischen, sozialen und spirituellen Schmerz. Die Bereiche beeinflussen sich wechselseitig (Weissenberger-Leduc, 2009; Kojer & Schmidl, 2016).

Als palliative Erkrankungen werden jene Krankheiten bezeichnet, die nicht (mehr) heilbar sind und mit einer eingeschränkten Lebenserwartung einhergehen – beispielsweise Krebs- oder chronische neurologische Erkrankungen, chronische Herzinsuffizienz, chronisch-obstruktive Lungenerkrankungen und Demenz. Standen lange Krebs- und neurologische Erkrankungen im Zentrum der Palliativversorgung, so sind mittlerweile auch die sogenannten Nicht-Tumor-Erkrankungen in den letzten Jahren in den Fokus gerückt.

Eine ganz besondere Herausforderung stellt die Sichtweise von Demenz als einer palliativen Erkrankung dar, ist sie doch mit drei großen Unklarheiten verbunden.

Diese sind:

- Die *Unklarheit des Verlaufs*: Auch wenn das Vorliegen einer Demenz die Lebenszeit statistisch gesehen verkürzt, ist eine Einschätzung darüber, wann die letzte Lebensphase beginnt, deutlich schwieriger als beispielsweise bei Menschen, die an einer Krebserkrankung leiden.
- Die *Unklarheit der Symptome*: Menschen mit Demenz leiden unter vielfältigen Symptomen/Beschwerden wie Schmerz, Angst, Einsamkeit u.a. Durch den Verlust der Sprachfähigkeit und der kognitiven Einordnung ihrer Wahrnehmungen können sie diese Symptome mit fortschreitender Erkrankung immer weniger verbalisieren. Sie sind dann angewiesen auf Menschen, die gut und einfühlsam beobachten und ihnen bis zum Lebensende das Recht und die Fähigkeit zusprechen, durch ihr Verhalten und mittels nonverbaler Signale Auskunft über sich zu geben.
- Die *Unklarheit des persönlichen Willens*: In der letzten Lebensphase tauchen häufig Fragen auf, die ethische Aspekte berühren. Soll/will dieser Mensch noch essen? Ist eine Krankenhauseinweisung bei akuter Verschlechterung wirklich sinnvoll und hilfreich; in welchen Fällen? Aber auch: Was ist diesem Menschen wirklich wichtig? Nicht immer gibt es frühere Aussagen, auf die zurückgegriffen werden kann. Häufig stehen die Sorgenden vor der Herausforderung, zu einer stellvertretenden Entscheidung auf der Basis der vermuteten Bedürfnisse dieses Menschen zu kommen.

In diesem Kapitel soll an einigen Fallbeispielen deutlich gemacht werden, wie Marte Meo gerade auch in der Palliativversorgung hilfreich genutzt werden kann. Zuvor geht der Blick auf verblüffende Ähnlichkeiten in der Verstehens- und Handlungslogik beider Konzepte.

11.1.1 Was verbindet Marte Meo und Palliative Care?

Schaut man sich die Zielsetzung von Marte Meo im pädagogischen Bereich an, so geht es dort um die Anregung von Entwicklung und nicht primär um Linderung von Beschwerden. Von der Zielsetzung her wäre das mit einem kurativen Ansatz in der Medizin zu vergleichen. Gleichzeitig ist Marte Meo konsequent subjektorientiert, indem der Blick darauf gerichtet wird, welche Entwicklungsinitiativen ein Kind gerade zeigt. Durch diesen Blick wird gewissermaßen eine Brücke gebaut zwischen objektiven Notwendigkeiten („Was sollte das Kind entwickeln?") und subjektiven Aspekten („Wann ist das Kind soweit, dass diese Entwicklung stattfinden kann?"; „Was benötigt es, um diesen Entwicklungsschritt zu tun?").

Im Gesundheitswesen und ganz besonders in der Altenhilfe ist das Anliegen von Marte

Meo nicht mehr Entwicklungsförderung, sondern gute Momente zu ermöglichen, die Förderung von Lebensqualität. Damit rücken die subjektiven Bedürfnisse noch stärker in den Fokus und wir finden eine deutliche Analogie zu Palliative Care.

Eine weitere - verblüffende - Ähnlichkeit findet sich beim Vergleich der in der Palliativversorgung so wichtigen und grundlegenden Schmerzbehandlung und dem alltagsorientierten Blick von Marte Meo auf die kleinen Momente der Interaktion (Vik & Rohde, 2014). Menschen mit palliativen Erkrankungen leiden häufig unter chronischen krankheitsbedingten Schmerzen. Erst wenn diese ausreichend gelindert sind, sind Betroffene in der Lage, Angebote zur Linderung seelischen, sozialen und spirituellen Schmerzes anzunehmen. Die rasante Entwicklung einer adäquaten Schmerztherapie hat wesentlich zur Verbreitung des palliativen Gedankens beigetragen. Was kennzeichnet nun die moderne Therapie chronischer Schmerzen? Solange nur kurzwirksame Substanzen zur Verfügung standen, war medikamentöse Schmerztherapie auch bei chronischem Schmerz vorrangig Krisenintervention (**Abb. 11-1**).

Mit einem Blick auf die Zeitleiste wird deutlich, dass es bei einer solchen Vorgehensweise letztlich nur kurze Zeiträume sind, in denen Schmerz erträglich ist. Betroffene pendeln häufig zwischen heftigem, unerträglichem Schmerz und Schläfrigkeit. Die dazwischenliegenden guten Zeiten werden allerdings überschattet von der Erinnerung an den vergangenen und der Furcht vor dem kommenden Schmerz. Eine wirkliche Entspannung ist nicht möglich.

Erst durch die Einführung neuerer, langwirksamer Substanzen, sog. Retardpräparate in Tabletten- oder Pflasterform, war es möglich, chronischen Schmerz dauerhaft zu lindern und die Patienten damit aus dem Teufelskreis von Hoffnung und Angst, Linderung und Schmerzspitzen herauszuholen. Retardpräparate setzen kontinuierlich kleine Mengen eines Wirkstoffes frei und beugen auf diese Weise aufkommendem Schmerz vor. Werden solche Substanzen angewendet, dann ergibt sich daraus im Idealfall folgende Kurve (**Abb. 11-2**):

Auch hier wird es Momente geben, in denen der Schmerz kurzfristig überhandnimmt und in denen es rasch wirksamer Schmerzbehandlung bedarf. Aber der Alltag ist geprägt von relativer Schmerzfreiheit.

Marte Meo kann in Bezug auf die Interaktion und damit auf weite Bereiche seelischen Schmerzes mit vorbeugender Schmerzthera-

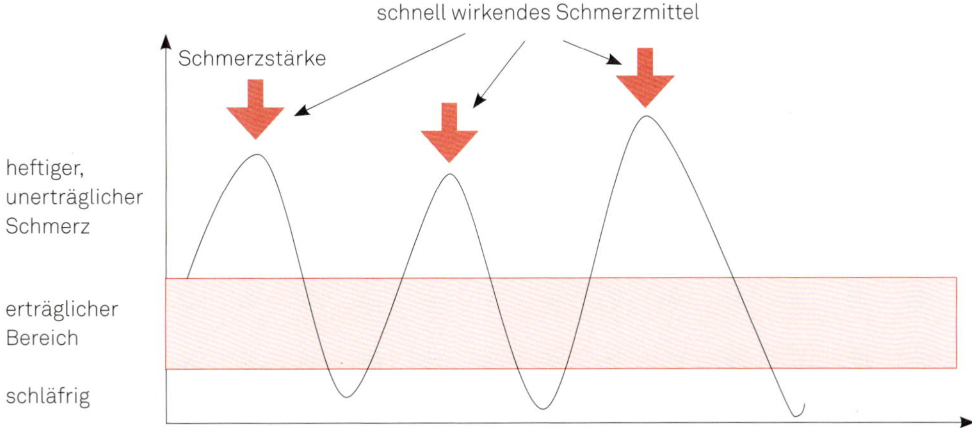

Abbildung 11-1: Schmerztherapie – Reaktion auf Krisen (Becker, Hawellek & Zwicker-Pelzer, 2018, S. 153)

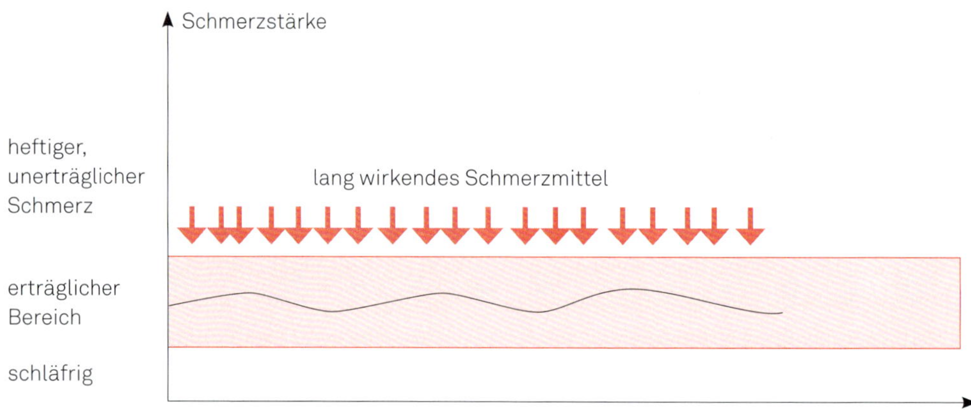

Abbildung 11-2: Vorbeugende Schmerztherapie mit Retardpräparaten (Becker, Hawellek & Zwicker-Pelzer, 2018, S. 154)

pie verglichen werden (Becker, Hawellek & Zwicker-Pelzer, 2018). Hilfreiche Beziehungsgestaltung in vielen kleinen Momenten ermöglicht es Menschen in beeinträchtigten Lebenssituationen, Vertrauen zu entwickeln – Vertrauen, dass immer wieder jemand für sie da ist; Vertrauen, dass sie weiterhin bedeutsam sind. Dies zeigt sich ganz besonders in der Umgangsweise mit herausforderndem Verhalten. Anstatt nur auf die Eskalation zu reagieren, eröffnet Marte Meo den Blick auf die „Botschaft hinter dem Verhalten" (**Kap. 3.6**) und damit auf einen Zugangsweg, der viel früher und quasi in kleinen Dosen einem Menschen in Not das zukommen lässt, was er braucht. So wie Retardpräparate zur Schmerzlinderung nicht erst gegeben werden, wenn der Schmerz unerträglich ist, sondern gewissermaßen vorbeugend, lindert Marte Meo möglichen seelischen Schmerz ebenfalls vorbeugend in den kleinen Alltagsmomenten der Begegnung.

Dabei nutzt Marte Meo einen ebenso ganzheitlichen Zugang, wie er der Palliativversorgung eigen ist und im Total- Pain-Konzept seinen Ausdruck findet. Ergänzend zu biografischem Wissen und Informationen, die ein Mensch noch aktiv geben kann, lenkt Marte Meo den Blick auf den aktuell stattfindenden Moment und auf alle Ausdrucksformen von Bedürfnissen. Gerade wenn Menschen nicht mehr in der Lage sind, ihre Bedürfnisse zu äußern, hilft der Videoblick, auch kleinste Signale zu erkennen und darauf zu reagieren. Insofern stellt Marte Meo an diesem Punkt eine Ergänzung zu einem biografieorientierten und auf Fragen basierenden Zugang zur Schmerzlinderung dar.

Aus palliativer Sicht können mögliche Schmerzursachen folgendermaßen beschrieben werden:

- **Körperlich:** Schmerzen des Bewegungsapparats, neuropathische Schmerzen, Karzinomschmerzen u. a.
- **Seelisch:** Verlust der eigenen Geschichte, Verlust der Ausdrucksfähigkeit, Verlust der Selbstwahrnehmung, Kompetenzverlust
- **Sozial:** Einsamkeit, Verlust von Zugehörigkeit, Verlust nahestehender Menschen
- **Spirituell:** Gefühl der Sinnlosigkeit, Gefühl der Wertlosigkeit, sich nicht (mehr) aufgehoben fühlen.

Marte Meo lenkt den Blick auf die Bedürfnisse und Ziele. Aus Sicht der Betroffenen könnten diese folgendermaßen lauten:

- **Körperlich:** „Ich spüre meinen Körper in angenehmer Weise. Ich weiß, wie ich mich bewege bzw. bewegen werde. Ich bewege mich in meinem Rhythmus."
- **Seelisch:** „Ich weiß, wer ich bin. Ich weiß, was mir wichtig ist. Ich bin kompetent, ich kann kooperieren."
- **Sozial:** „Ich weiß, was andere von mir erwarten, ich kann kooperieren. Ich bin in Kontakt mit anderen Menschen, ich bin für andere wichtig. Ich kann mich auf andere verlassen."
- **Spirituell:** „Ich bin aufgehoben. Ich bin ein wertvoller Mensch – jenseits von Leistungsfähigkeit. Das, was um mich herum passiert, hat einen Sinn – auch wenn er sich mir momentan nicht erschließt."

Marte Meo stellt das Handwerkszeug bereit, um diese Ziele auf einer Interaktionsebene zu erreichen. Hierzu einige Beispiele:

- **Das gute Gesicht, die gute Stimme:** Ein gutes Gesicht vermittelt einem Menschen, dass er liebenswert ist. Dies lindert seelischen Schmerz, schafft Beziehung und lindert damit auch sozialen Schmerz. Erlebt ein Mensch vorbehaltlos und ohne Vorleistungen im Lächeln des Gegenübers angenommen zu werden, stellt dies eine Linderung spirituellen Schmerzes dar. Auf der körperlichen Ebene laden ein gutes Gesicht und eine gute Stimme zur Kontaktaufnahme und zur Fokussierung ein. Ist die Mobilisierung eines Patienten vorgesehen, so braucht es zunächst diesen gemeinsamen Fokus, um anschließend in die gemeinsame Handlung und damit schmerzarme Bewegung zu kommen.
- **Benennen, was ich am anderen wahrnehme:** Erlebt ein schwer kranker Mensch, dass es Worte für das gibt, was er von sich zeigt, äußert etc., dann kann er dadurch nochmals in Kontakt mit sich kommen und erlebt sich in seiner Individualität gesehen. Seelischer, sozialer und spiritueller Schmerz werden gelindert. Aber auch körperlicher Schmerz kann gelindert bzw. vermieden werden, wenn Bewegungen eines Menschen benannt werden, die dieser nur noch begrenzt steuern kann. Körpererfahrungen werden bewusst gemacht und können wieder in das Selbstbild integriert werden.
- **Benennen, was ich tue:** Durch das Benennen eigener Handlungen, Gedanken und Gefühle schaffen Sorgende bis zuletzt eine Atmosphäre von Gemeinsamkeit und machen sich vorhersehbar. Auch wenn ein Mensch nicht mehr in der Lage ist, Handlungen selbst durchzuführen, wird durch das Benennen der Sorgenden in Verbindung mit dem jeweiligen Handlungsschritt zumindest kurzzeitig Verstehen ermöglicht. Wendet sich ein Sorgender ab oder verlässt den Raum, so trägt das Benennen dazu bei, den Kontakt trotzdem aufrechtzuerhalten und dem Schwerkranken und Sterbenden immer noch das Gefühl zu geben, nicht alleine zu sein. Im Gegensatz dazu stellt wortloses Sich-Abwenden für Menschen in einer so verletzlichen Lebenssituation einen Kontaktabbruch dar. In der allerletzten Lebensphase und bei schwerer Demenz ist davon auszugehen, dass es im Wesentlichen der Tonfall ist, der Sicherheit und Kompetenz vermittelt und es dadurch einem schwer eingeschränkten Menschen ermöglicht, sich fallen zu lassen und sich aufgehoben zu fühlen.
- **Benennen, was der/die andere tun kann:** Durch das kleinschrittige Benennen auch kleinster Handlungsmöglichkeiten kann sich ein Mensch bis zum Schluss als kompetent erleben.
- **Aufmerksames Warten:** Im aufmerksamen Warten wird einem Menschen bis zuletzt zugestanden, einen eigenen Rhythmus zu haben und diesen leben zu können. Rhythmus kann als Ur-Ausdruck des Menschen angesehen werden.

Auf diese Weise stellt Marte Meo ein wirksames Instrument nichtmedikamentöser Schmerzlinderung dar. Dies kann auch diagnostisch genutzt werden: Bleiben trotz respektvollem und unterstützendem Umgang Hinweise auf Schmerzen, so sollte eine weitergehende, medikamentöse Schmerztherapie in Erwägung gezogen werden. Konkrete Möglichkeiten für den Einsatz und Nutzen von Marte Meo zeigen die folgenden Beispiele.

11.1.2 Marte Meo in ethischen Konfliktsituationen

In ethischen Konfliktsituationen, beispielsweise der Nahrungszufuhr bei weit fortgeschrittener unheilbarer Erkrankung, gibt es in der Palliativversorgung etablierte Zugangsweisen, um eine der Situation und dem Menschen angemessene Entscheidung zu treffen. Ein wichtiges Instrument stellt die ethische Fallbesprechung dar, deren Anliegen und Ziel es ist, eine solche Konfliktsituation von allen Seiten zu beleuchten und eine Entscheidung zu treffen, die den Betroffenen am ehesten gerecht wird (Riedel, Lehmeyer & Elsbernd, 2013).

Fallbeispiel

Frau M., 89 Jahre, leidet unter einer chronischen Lungenerkrankung sowie einer weit fortgeschrittenen Demenz. Sie lebt seit etwa zwei Jahren im Pflegeheim. Nach anfänglichen Eingewöhnungsschwierigkeiten schien sie sich dort recht wohl zu fühlen. In den letzten Wochen fällt allerdings auf, dass sie sich immer mehr zurückzieht und kaum essen will. Selbst mit ihren Lieblingsspeisen ist sie kaum noch zu locken.

Was nun? Vor welche Herausforderung sehen sich die Sorgenden gestellt? Eigentlich muss und will doch jeder Mensch essen, oder?

Mitarbeitende sehen sich in einer solchen Situation vor schwierige Fragen gestellt. Soll Frau M. jetzt „um jeden Preis" ernährt werden? Wie hoch wäre dieser Preis und inwiefern würde sie davon profitieren? Oder ist es gerechtfertigt, die Lebenssituation von Frau M. als palliativ zu sehen und zu akzeptieren, dass sie nicht mehr essen mag und vermutlich von weiterer Nahrungszufuhr auch nicht mehr profitieren würde? Solche Fragen stellen sich im ärztlichen und pflegerischen Alltag häufig und bedeuten eine Herausforderung für alle Sorgenden, zu guten – stellvertretenden – Entscheidungen zu gelangen. Denn Frau M. kann sich nicht mehr adäquat dazu äußern. Wie ein solcher Entscheidungsweg aussehen kann, zeigt **Abbildung 11-3**.

Marte Meo kann als eine Sichtweise auf die Situation gesehen werden, die quer dazu verläuft. Mit Fragen wie:

- In welcher Atmosphäre findet das Essen statt?
- Wird ihr Essensrhythmus beachtet?
- Werden die Initiativen von Frau M. gesehen?

kommen neue Aspekte in die Diskussion. Es geht nicht mehr allein um die Frage, ob die Bewohnerin von der Nahrungszufuhr profitiert, sondern darum, was sie eigentlich möchte. Und das hat möglicherweise nichts mit dem Essen zu tun. Oder für sie ist es viel wichtiger, wie oder in welcher Atmosphäre das Essen stattfindet, als was ihr zu essen angeboten wird. Um Antworten auf diese Fragen zu erhalten, eignet sich ein kurzes Video von einer Essenssituation. Dies ist im vorliegenden Fall erfolgt.

Hierin zeigt sich sehr schnell, dass die Mitarbeiterin mit einem guten Gesicht, guter Stimme und ausreichend Zeit Frau M. zum Essen einlädt. Sie achtet auch darauf, dass keine Störungen von außen erfolgen. Und immer wenn Frau M. den Mund verschließt, wird dies respektiert.

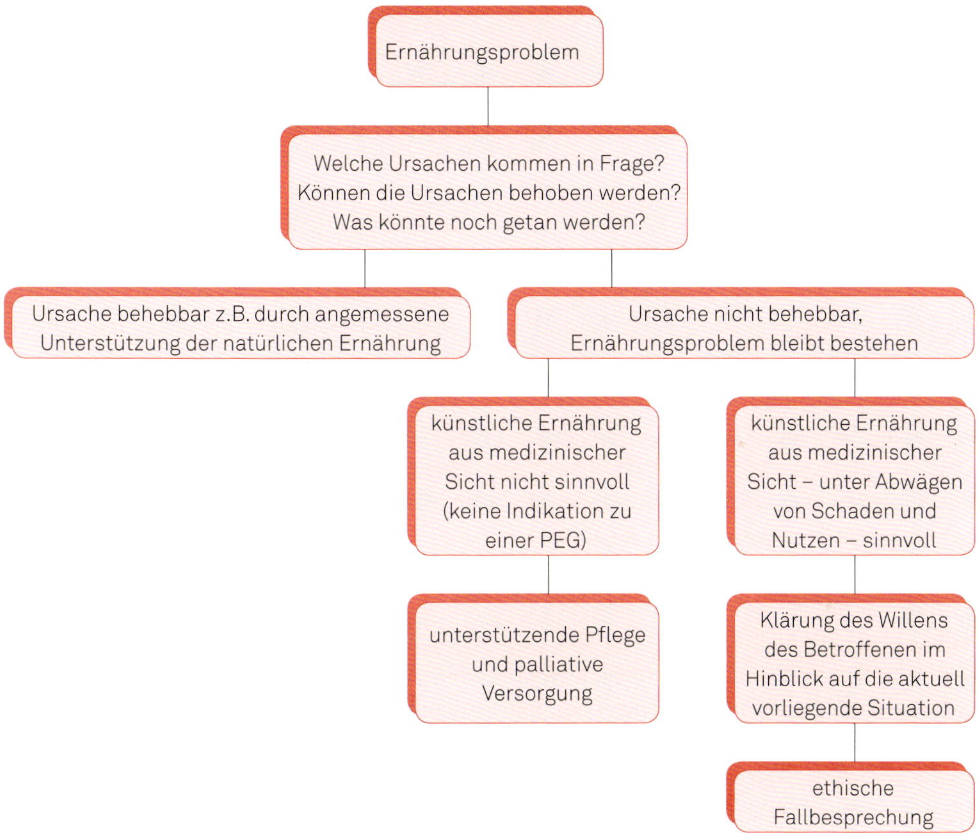

Abbildung 11-3: Entscheidungswege zur künstlichen Ernährung (nach Dinand, Bartholomeyczik & Becker, 2011, S. 5)

In der Analyse fällt aber noch mehr auf. Während die ablehnenden Initiativen von Frau M. immer respektiert werden, werden die – ganz kleinen – positiven Initiativen der Bewohnerin nicht gesehen. Als Ergebnis einer gemeinsamen Fallbesprechung auf Basis des vorhandenen Videos wird vereinbart, dass die Mitarbeiter in den nächsten Wochen verstärkt auf die Initiativen von Frau M. achten, diese benennen und ihnen so oft wie möglich folgen wollen.

Ein paar Wochen später:
Frau M., die kaum noch gesprochen hat, spricht wieder öfter – nicht immer verständlich, aber sie erlebt, dass das, was sie von sich gibt, beantwortet wird. Dazu greifen die Mitarbeiter ihren Tonfall und ihre Gestik auf und Frau M. fühlt sich verstanden. Die Mitarbeiter sehen jetzt auch viel mehr Initiativen – Frau M. nimmt gerne Blick- und Körperkontakt auf und sie beschäftigt sich häufig mit Stoffen wie ihrer Bluse, der Tischdecke u.Ä. Wenn sie erlebt, dass ihre Initiativen wahrgenommen werden, geht ihre Hand bei den Mahlzeiten ganz von alleine wieder zur Gabel und sie isst.

Die große ethische Frage nach der Angemessenheit weiterer Nahrungszufuhr wurde beantwortet durch die auf den Menschen bezogene Frage: „Was will Frau M.?“ und die

Wahrnehmung ihrer Initiativen. In diesem Fall möchte die Patientin sehr wohl noch essen, es gibt aber andere Bedürfnisse, die vorrangig befriedigt werden sollten. Der Marte Meo-Blick hat den Mitarbeitern geholfen, die grundlegenden Bedürfnisse der Bewohnerin umfassender zu sehen.

Deci & Ryan beschreiben diese grundlegenden Bedürfnisse eines Menschen in ihrer Selbstbestimmungstheorie als das Bedürfnis nach sozialer Eingebundenheit und Bindung, nach Autonomie und Selbstbestimmung und nach Kompetenz (Deci und Ryan 1993, Rohlfs 2011). In den Bedürfnissen nach Bindung, Wirksamkeit und Autonomie drückt sich die grundlegende Notwendigkeit aus, als Mensch – so wie wir sind – wahrgenommen, ernst genommen zu werden und uns als wirksam zu erleben. Im Marte Meo-Konzept wird dies mit dem Begriff des „Folgens“ beschrieben. Wenn wir einem Menschen folgen, wollen wir ihn nicht verändern, sondern ihn in seinem So-Sein wahrnehmen und wertschätzen und ihn damit darin unterstützen, mit sich in Kontakt zu kommen.

Die Frage, ob Frau M. noch essen mag oder nicht, erscheint vordergründig als eine Frage nach deren autonomen Wünschen. Was aber, wenn es für Frau M. viel wichtiger ist zu erleben, dass sie trotz ihrer schweren Einschränkungen in Beziehung mit anderen Menschen, also in einer positiven Bindung ist? Was wenn andere autonome Entscheidungen – Körperkontakt, Blickkontakt, haptischer Kontakt mit Stoffen – in dieser Lebenssituation viel relevanter für ihr Wohlergehen sind?

Maria Aarts hat den Satz „Ohne Anschluss keine Leitung“ geprägt (mündliche Aussage Maria Aarts). Damit drückt sie aus, dass das Bedürfnis nach Bindung und Autonomie erst erfüllt sein muss, bevor wir einen Menschen mit besonderen Bedürfnissen darin unterstützen, seine Sozial- und Handlungskompetenz zu erleben. Im Fall von Frau M. bedeutet dies, dass sie erst dann auf adäquate Unterstützung beim Essen angewiesen ist, wenn ihre Initiativen ausreichend gesehen und beantwortet werden. Erst dann lässt sich mit hinreichender Sicherheit eine Aussage dazu treffen, ob Nahrungsaufnahme für Frau M. überhaupt noch von Bedeutung ist.

Ein weiterer Aspekt betrifft die Sorgenden, in diesem Fall die Mitarbeiter. Gerade in der palliativen Begleitung stehen sie immer wieder vor der Herausforderung, nicht nur für andere, sondern auch für sich zu sorgen. Selbstfürsorge stellt somit einen wesentlichen aber häufig nur unzureichend gelebten Aspekt ihrer Tätigkeit dar. Marte Meo lenkt den Blick auf beide Seiten des Sorgesystems. Auf das obige Beispiel bezogen kann gefragt werden, ob in der Ausgangssituation – Frau M. verweigert das Essen – die wesentlichen Bedürfnisse der Mitarbeiter erfüllt werden konnten. Erlebten sie sich als bedeutsam und wirksam für Frau M. oder eher nur reagierend und damit abhängig vom Verhalten von Frau M.? Konnten sie ihr noch liebevoll begegnen oder war die Anspannung so groß, dass sie alles überdeckte? Konnten sie ihr fachliches Wissen anbringen und sich als kompetent erleben oder fühlten sie sich hilflos? War es möglich, das Anreichen des Essens als gemeinsame Handlung zu erleben oder als Kampf? Die Antworten liegen auf der Hand.

Und wie war es nach Einsatz von Marte Meo, nachdem die Initiativen von Frau M. gesehen und beantwortet wurden? Es ist davon auszugehen, dass die Mitarbeitenden die Situation nun als deutlich angenehmer, beziehungsorientierter und sich selbst als kompetenter erlebten. Damit erhält die gerade in der Palliativversorgung so wichtige Selbstfürsorge einen angemessenen Raum, und zwar im Moment der Begegnung und nicht erst nach Feierabend. Für Sorgende kann dies einen wesentlichen Baustein zur Vermeidung eines Burnouts darstellen.

11.1.3 Hospizliche Begleitung: Einfach nur da sein

Hospizliche Begleiter sehen ihre wesentliche Aufgabe darin, für Menschen am Lebensende einfach nur da zu sein – ohne Erwartungen und ohne vorgegebenes Ziel. Was so einfach klingt, stellt sich in der Praxis gar nicht so einfach dar. Marte Meo stellt einen hilfreichen Zugang dar.

Fallbeispiel

Herr L. ist 87 Jahre alt. Er lebt im Haushalt seiner Tochter. Vor vielen Jahren war bei ihm Darmkrebs diagnostiziert worden. Nach etlichen Jahren der Beschwerdefreiheit ist die Krankheit nun vor ca. einem Jahr zurückgekommen und schreitet rasch voran. Mittlerweile hat er kaum noch Appetit und Schmerzen quälen ihn. Seit einigen Wochen wird er von einem spezialisierten ambulanten Palliativteam betreut. Die Schmerzen sind jetzt erträglich, aber seine Kraft lässt rapide nach und die ihn betreuenden Pflegekräfte sowie die Haus- und Palliativärztin denken, dass seine Lebenszeit nur noch sehr begrenzt ist. In den letzten Tagen hat er auch die wenige Nahrung, die er noch zu sich nahm, abgelehnt. Meist liegt er mit dem Gesicht zur Wand und zeigt keinerlei Interesse an seiner Umgebung.

Seine Tochter ist verzweifelt. Nur zu gern würde sie ihm die letzte Zeit seines Lebens angenehm gestalten aber sie hat den Eindruck, als wolle er das alles gar nicht mehr. Seit einigen Wochen kommt auch ein ehrenamtlicher Begleiter des ambulanten Hospizdienstes, Herr B., regelmäßig zu ihm. Anfangs freute sich Herr L., endlich mal wieder einen männlichen Gesprächspartner zu haben. Rasch entdeckten die beiden ihre gemeinsame Liebe zum Tennis. Das brachte immer Gesprächsstoff. Aber mittlerweile reagiert Herr L. auch auf ihn kaum noch.

Zwei Menschen, die gerne für einen anderen Menschen da sein wollen, fühlen sich hilflos. Sie wollen etwas geben und ihr Geschenk wird nicht angenommen.

Wie kann der Marte Meo-Blick in einer solchen Situation hilfreich sein?

In dieser Situation bietet die in Marte Meo ausgebildete Hospizkoordinatorin ihre Unterstützung an. Zunächst fragt sie Herrn B., ob er sich vorstellen könne, sich in der Begleitung von Herrn L. filmen zu lassen. Dieser zögert kurz und bejaht die Frage dann. Als Nächstes gilt es herauszufinden, ob die Erstellung eines kurzen Videos im Interesse von Herrn L. wäre und ob auch die Tochter damit einverstanden wäre. Letztere ist erst einmal überrascht und hat Angst, dass ihr Vater „vorgeführt" werde. Die Koordinatorin erklärt ihr in aller Ruhe das Vorgehen und schlägt vor, Herrn L. selbst entscheiden zu lassen. Das findet die Tochter gut. Herr L. stimmt zu und beim nächsten Besuch von Herrn B. erstellt die Koordinatorin ein kurzes Video.

Hierin ist zu sehen, wie sich Herr B. vorsichtig ans Bett von Herrn L. setzt und diesen begrüßt. Obwohl Herr L. mit dem Gesicht zur Wand liegt, fällt auf, dass sich seine Augen kurz dem Begleiter zuwenden. Dieser versucht, an alte Interessen anzuschließen und erzählt von den aktuellen Tennismeisterschaften. Herr L. zeigt keine Reaktion. Nach einer Weile schweigt der Herr B. und bleibt ganz ruhig am Bett sitzen. Dabei liegt seine Hand offen neben der Hand von Herrn L. Ganz langsam dreht sich Herr L. ein wenig zu ihm und berührt ganz leicht seine Hand. Dabei wirkt er entspannt. Wenig später schaut Herr L. zu dem Kreuz, das gegenüber von seinem Bett an der Wand hängt und der Begleiter sagt: „Ja, Jesus ist bei Ihnen." Daraufhin lächelt Herr L. kurz und seufzt.

Das Video gibt wertvolle Hinweise

Zunächst bestätigt es das Gefühl des Hospizbegleiters, dass alte Interessen – Tennis – für Herrn L. nicht mehr bedeutsam sind. Er braucht Herrn L. nicht mehr mühsam zu „aktivieren“. Der Film gibt aber auch Antworten darauf, was Herr L. jetzt möchte bzw. braucht. Mit Erstaunen sieht der Hospizbegleiter, dass Herr L. ihn bei der Begrüßung kurz anschaut – er hatte das Gefühl, gar nicht wahrgenommen zu werden. Auch dass sich Herr L. ein wenig zu ihm dreht und ihn sogar berührt, als er einfach bei ihm sitzt, beeindruckt ihn. An den Satz „Ja, Jesus ist bei Ihnen“ kann er sich zwar noch erinnern, aber ihm war nicht klar, wie feinfühlig er in diesem Moment auf etwas reagierte, was Herrn L. bewegte. Dies tat er, indem er einfach dem Blick von Herrn L. folgte.

Auch die Tochter von Herrn L. profitiert von diesem Video und den Bildern. Sie sieht, wie klein die Signale ihres Vaters geworden sind und wie viele Pausen er benötigt. Sie entwickelt eine Ahnung von der Lebenswirklichkeit ihres Vaters und der Satz „Einfach nur da sein“ wird mit Inhalt und Bildern gefüllt.

An diesem Beispiel wird deutlich, wie gerade die Marte Meo Elemente „Das gute Gesicht“, „Aufmerksames Warten“ sowie „Initiativen wahrnehmen, folgen und benennen“ in der letzten Lebensphase eines Menschen große Bedeutung haben. In diesen Momenten lassen sich Sorgende ganz darauf ein, den Sterbenden so zu sehen, wie er ist. Damit wird einem Menschen, der sich aus sich heraus kaum noch äußern kann, bis zuletzt Bedeutsamkeit und Wirksamkeit zugesprochen. Er kann für kurze Momente nicht der Nehmende, sondern der Gebende sein. Je mehr sich die Sorgenden zurücknehmen und diesem Menschen sein Tempo überlassen, desto mehr ermöglichen sie ihm auf diese Weise, immer noch „Regisseur“ der Begegnungen zu sein.

Der Übergang vom Leben zum Tod stellt für jeden Menschen etwas Einmaliges dar. Wir können vorher nicht dafür üben und niemand kann diesen Schritt mit uns gehen. Wenn es aber gelingt, einem Sterbenden bis zuletzt die Erfahrung zu vermitteln, bedeutsam zu sein und bedingungslos angenommen zu werden, wenn wir aushalten, dass die Situation unendlich traurig ist und nicht davor weglaufen, so können wir vielleicht auf diese Weise dazu beitragen, den allerletzten Schritt mit Hoffnung zu versehen.

Weitere Informationen

Ursula Becker, Dr. med. Ärztin für Allgemeinmedizin und Palliativmedizin, systemische Familientherapeutin (DGSF), licensed Marte Meo Supervisor
DE-53347 Alfter bei Bonn
www.ursulabecker-bonn.de

11.2 Palliative Care, Marte Meo und Unterstützte Kommunikation

Nicole Solèr

Mein Handlungsfeld

Seit 2006 arbeite ich als Sozialpädagogin in der Stiftung Scalottas in Scharans im Bereich Bildung. Dieses Angebot richtet sich an erwachsene Bewohnerinnen und Bewohner mit verschiedenen geistigen und/oder körperlichen Behinderungen, Autismus-Spektrum-Störungen und Hirnverletzungen. Für den lebenspraktischen Bereich werden in Einzel- oder Gruppensituationen die Kulturtechniken erhalten und erweitert. Bei Bedarf wird die individuelle Allgemeinbildung vertieft sowie Wissen und Theorie zu arbeitsbezogenen Abläufen vermittelt. Auch unterstütze ich die Bewohner im Erhalt und der Pflege ihrer sozialen Kontakte. Dafür werden Adressen, Telefonnummern und auch Geburtstage des sozialen Umfeldes gesammelt und dokumentiert. Zudem erhalten sie Support im Verfassen von Briefen oder E-

Mails sowie bei Skype-Telefonaten. Viermal jährlich wird mit den Bewohnern das Trampolin, die Hauszeitung der Stiftung Scalottas, verfasst. Um eine individuell angepasste Unterstützung bieten zu können, ist neben meinem Fachwissen eine umfassende Methodenvielfalt sehr hilfreich. 2014 lernte ich Marte Meo an einer Fachtagung kennen und erkannte, dass Marte Meo für meine Arbeit eine optimale Ergänzung darstellt. Bevor ich das Zusammenspiel der verschiedenen Methoden vorstelle, erfolgt eine kurze Erläuterung zu den einzelnen.

11.2.1 Die Methoden

Unterstützte Kommunikation

Sich mitteilen zu wollen ist ein Grundbedürfnis der Menschen und Gefühle der Selbstständigkeit, Selbstachtung und des Selbstwerts sind eng mit der Fähigkeit, sich auszudrücken, verbunden.

Ich arbeite mit Bewohnern, die keine oder eine eingeschränkte Lautsprache haben. Der Schwerpunkt in der Bildung liegt bei der *Unterstützten Kommunikation* (www.gesellschaft-uk.de/www.buk.ch) welche die Lautsprache ergänzt oder ersetzt. Zum einen sind das Handzeichen (Gebärden, Zeigebewegungen mit dem Finger oder den Augen...) und zum anderen graphische Zeichen (Fotos, Bilder, Symbole, Schrift). Letztere sind z.B. in Kommunikationsbüchern oder auch in elektronischen Kommunikationshilfen integriert. (**Abb. 11-4**)

In der Bildung werden individuelle Kommunikationssysteme entwickelt und hergestellt sowie für den alltäglichen Gebrauch erlernt und eingeübt. Dabei werden den Bewohnerinnen und Bewohnern Strategien für eine aktive Kommunikation aufgezeigt. Ebenso wird ihr Umfeld in die Handhabung der Kommunikationshilfen und Möglichkeiten der Gesprächsführung eingeführt. Eine gelingende Interaktion im Alltag wird so angestrebt und aufgebaut,

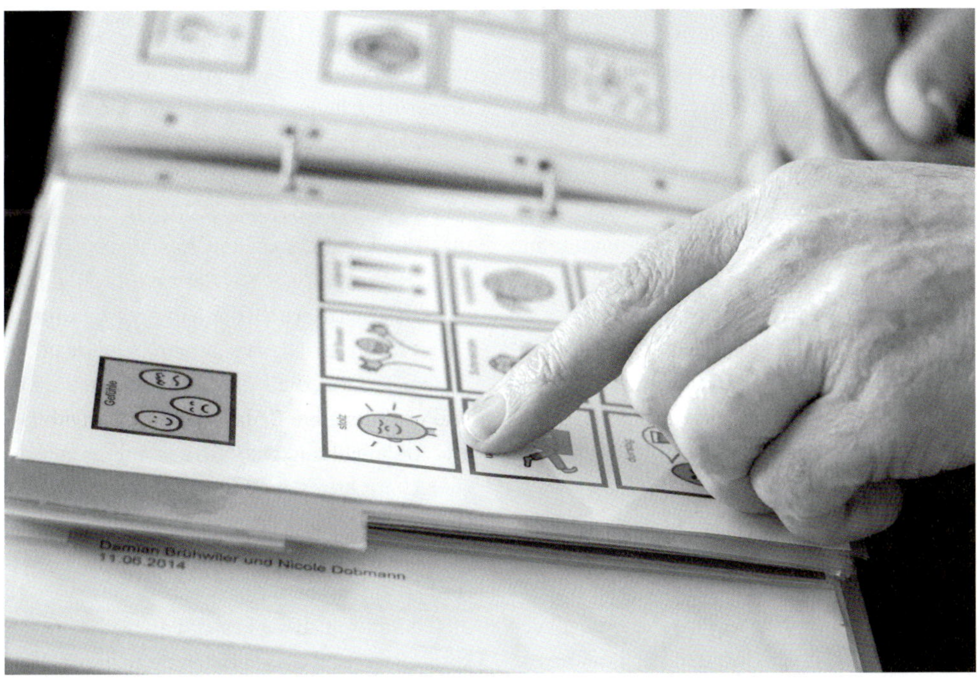

Abbildung 11-4: Beispiel für ein Kommunikationsbuch der Stiftung Scalottas. (Foto: © Stiftung Scalottas)

dadurch wird der Interpretationsspielraum der Betreuenden kleiner.

Palliative Care

In der Stiftung Scalottas wird Palliative Care (Konzept Palliative Care Stiftung Scalottas Scharans) als umfassendes, ganzheitliches Betreuungskonzept definiert, welches die Menschen mit einer schweren oder chronisch fortschreitenden unheilbaren Krankheit oder Behinderung in jedem Lebensalter begleitet. Viele denken dabei an die letzte Lebensphase, dies ist jedoch lediglich ein Teil von Palliative Care. Die Stiftung Scalottas verpflichtet sich diesem Ansatz und sieht alle ihre Bewohner als Empfänger von Palliative Care. Sie sollen von Anfang an eine Haltung spüren, die ein Leben in Würde und mit bestmöglicher Lebensqualität erlauben. Wir nehmen in der palliativen Betreuung die Einzigartigkeit und Individualität eines jeden auf, versuchen aus der persönlichen Biografie zu lesen und zu verstehen.

Marte Meo

Der Fokus von Marte Meo, welcher sich auf das Interaktions- und Kommunikationsverhalten richtet, stimmt mit meiner täglichen Arbeit überein. Als mittlerweile ausgebildete Colleague Trainerin nutze ich die Methode sowohl im direkten Kontakt mit den Bewohnern wie auch in der Beratung von Mitarbeitenden und Angehörigen. Wenn ich mit der Methode der *Unterstützten Kommunikation* arbeite, muss ich unterstützend kommunizieren und nehme sowohl die Rolle der Gesprächspartnerin als auch der Dolmetscherin ein. Als Gesprächspartnerin achte ich darauf, die Gefühlslage meines Gegenübers zu erfassen und darauf einzugehen. Mithilfe von Marte Meo erkenne ich bei den Videointeraktionsanalysen viele Ressourcen und Fähigkeiten, die ich während der gemeinsamen Gespräche nicht wahrnehme. Dies eröffnet mir neue Ansätze und ich kann meine Arbeit auf die Aktivierung und Entwicklung der Ressourcen der Bewohnerinnen und Bewohner anpassen. Durch die Marte Meo Elemente habe ich zudem viele neue Interventionsstrategien, die ich bewusst einsetzen kann, und deren Wirkung ich sofort spüre.

Die *Freien Momente* (**Kap. 3.3.4**) haben es mir besonders angetan. Als *Schlüssel* für eine gelingende Kommunikation ermöglichen sie eine professionelle Kontaktaufnahme. Durch das Benennen werden Initiativen der Bewohnerinnen und Bewohner in Worte gefasst. Dies fördert das Sprachverständnis, gibt eine wertvolle Orientierung, vermittelt Sicherheit und sie fühlen sich dadurch auch wahrgenommen.

11.2.2 Praxisbeispiele

11.2.2.1 Kommunikationshilfsmittel

Kommunikationsmöglichkeiten abklären. Damit ich die Kommunikationsmöglichkeiten von nicht oder kaum sprechenden Bewohnern entdecken und unbekannte Interessen oder Vorlieben erfahren kann, nehme ich das *Plauderbuch*, ein Hilfsmittel der *Unterstützten Kommunikation*, zur Hand (**Abb. 11-5**).

In diesem Buch sind diverse Bilder zu verschiedenen Themen wie Kulturen, Landschaften, Emotionen, sozialem Austausch, Tieren, Fahrzeugen und noch vielem mehr eingeordnet. Dieses blättere ich dann interessiert durch. Dabei benenne ich, so spannend wie möglich, meine Gedanken zu den Bildern. Nach einer Weile fokussiere ich mich auf mein Gegenüber und fordere es auf, ein Bild, das interessant ist, zu suchen. Jetzt benenne ich die Initiative des Gegenübers. Ich achte auf die Signale, Gestik, Mimik und wo genau hingeschaut wird. Mithilfe der Videointeraktionsanalyse nach Marte Meo kann ich anschließend in Ruhe meine kommunikationsunterstützenden Interventionen und die Reaktionen meines Gegenübers

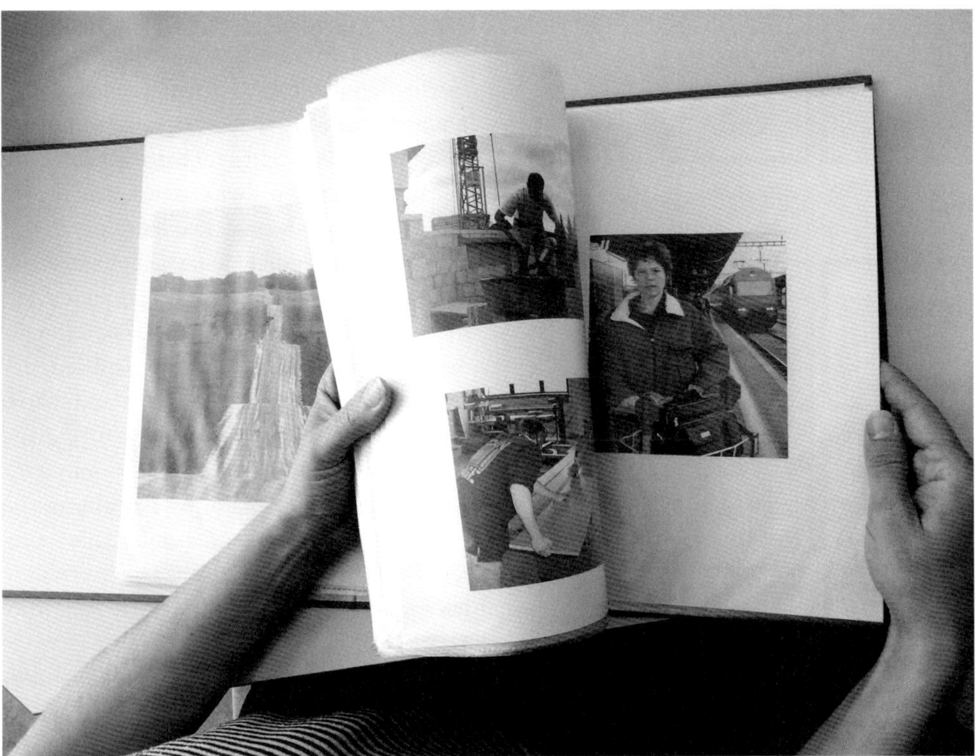

Abbildung 11-5. Das Plauderbuch, ein Hilfsmittel der Unterstützten Kommunikation. (Foto: © Stiftung Scalottas)

reflektieren. Dabei sehe ich Details, wie mein Gegenüber wann und wie reagiert. So kann ich die Interessen, Motivationsfaktoren sowie die Kommunikationsmöglichkeiten schneller und besser erkennen und dementsprechend das individuelle Kommunikationshilfsmittel erstellen. Interessengebiete zu erfassen und den Zugang dazu zu ermöglichen ist ein wichtiger Schritt. Dies sind Ressourcen, welche die Lebensqualität verbessern und ein starker Anker in Krisensituationen sein können.

Kommunikationshilfsmittel erstellen. Beim Erstellen der Kommunikationshilfsmittel ist für mich das Bewusstsein des Abhängigkeitsverhältnisses immer wieder ein Thema. Ich gebe das Vokabular vor. Wenn ich z. B. keine Auswahl zum Thema Religion gebe, kann über dieses Thema nicht gesprochen werden. Dieses Abhängigkeitsverhältnis muss mir stets bewusst sein, um es so gering wie möglich zu halten. Als Motivation, dass das Hilfsmittel genutzt wird, müssen die persönlichen Interessen der Bewohner und ihre Biografiedaten vorhanden sein.

Das heisst, dass z. B. Bilder von wichtigen Personen, die Lieblingsorte, das Lieblingsessen und kulturelle und religiöse Interessen sowie Hobbys usw. vorhanden und berücksichtig sind.

Steht das Hilfsmittel der *Unterstützten Kommunikation* einmal, gilt es, dieses immer aktuell zu halten und mit den wichtigsten Plauderwörtern passend zum Thema und den Interessen zu ergänzen. Auch unbeliebte Dinge, Dinge, die nicht gemocht werden, müssen zur Verfügung gestellt werden (**Abb. 11-6**).

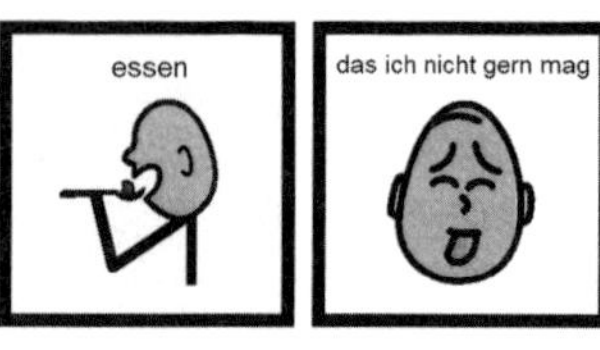

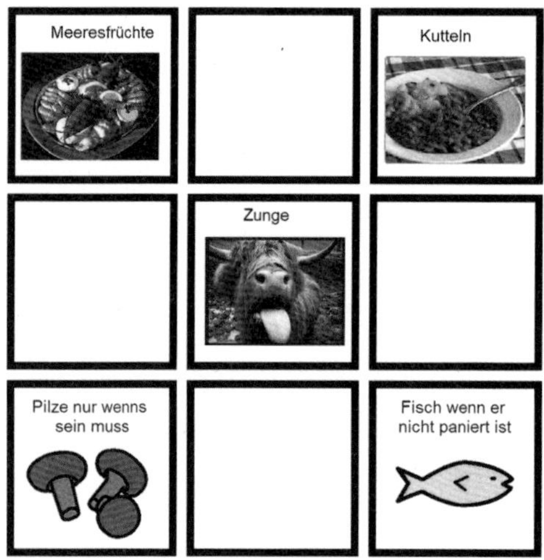

Abbildung 11-6: Kapitel Essen im Kommunikationsbuch: Was ich nicht gerne esse. (Foto © Stiftung Scalottas)

Die Personenfotos in den Kommunikationshilfen werden ebenfalls laufend angepasst. Verlässt z.B. eine Mitarbeiterin die Stiftung Scalottas oder verstirbt jemand, wird der jeweilige Bewohner gefragt, unter welcher Rubrik (z.B. neutrale Person, verstorbene Person) sie hinzugefügt oder ob das Foto gelöscht werden soll. Denn auch über diese Personen will der Bewohner eventuell sprechen. Wenn ich spüre, dass die Entscheidung schwerfällt, stelle ich die Frage mehrmals und an unterschiedlichen Tagen, filme das Gespräch und werte es anschließend aus.

Nebst der Kommunikationshilfe ist es im Sinne des Palliative Care Ansatzes wichtig, dass erfreuliche, traurige und alltägliche Erlebnisse und Situationen in den Fotobüchern festgehalten sind. Erinnerungen können so immer wieder im Betreuungsalltag thematisiert werden.

Die Kommunikationshilfen werden mit der Methode der *Unterstützten Kommunikation* erstellt. *Marte Meo* hilft, bei der Erstellung mit dem Gegenüber in Kontakt zu kommen, die Ressourcen zu erkennen und die kommunikationsunterstützenden Elemente optimal anzuwenden, zu reflektieren und zu optimieren. Für die Arbeit nach dem *Palliative Ansatz* kann ich das Kommunikationshilfsmittel anhand der Biografiedaten erstellen und es laufend auf die aktuelle Lebensphase anpassen.

Kommunikationshilfsmittel einführen. Die Anwendung der Kommunikationshilfe muss regelmäßig eingeübt werden. Dabei vermittle ich mögliche Kommunikationsstrategien (**Abb. 11-7**).

Auch hier ist die videobasierte Interaktionsanalyse nach Marte Meo hilfreich. Ich erkenne, wie der Bewohner das Hilfsmittel anwendet und welche Signale er dabei sendet. Auch sehe ich, wie ich als Dolmetscherin und Gesprächspartnerin wirke und handle und in welcher Form ich das Gespräch beeinflusse.

Die bewusste Wahl des Übungssettings ist wichtig. Zum Beispiel gehe ich mit einem Bewohner, mit dem ich die Gebärdensprache übe, einmal wöchentlich in die Turnhalle in die Bewegungsgruppe. Er bewegt sich gerne, zeigt großes Interesse am Geschehen und fühlt sich wohl in der zehnköpfigen Gruppe. Während dieser Einheit kann ich ihm die Gebärden aktiv und situativ vorzeigen und er versteht so schneller, was sie bedeuten.

Mit der Marte Meo Methode habe ich bei der Einführung der Kommunikationshilfe für alle Beteiligten gute Erfahrungen gemacht. Anhand der Videos führe ich z.B. das Betreuungsteam und Angehörige in die Strategien der Gesprächsführung ein und zeige ihnen auf, welche kommunikationsunterstützende Elemente sie einbringen können.

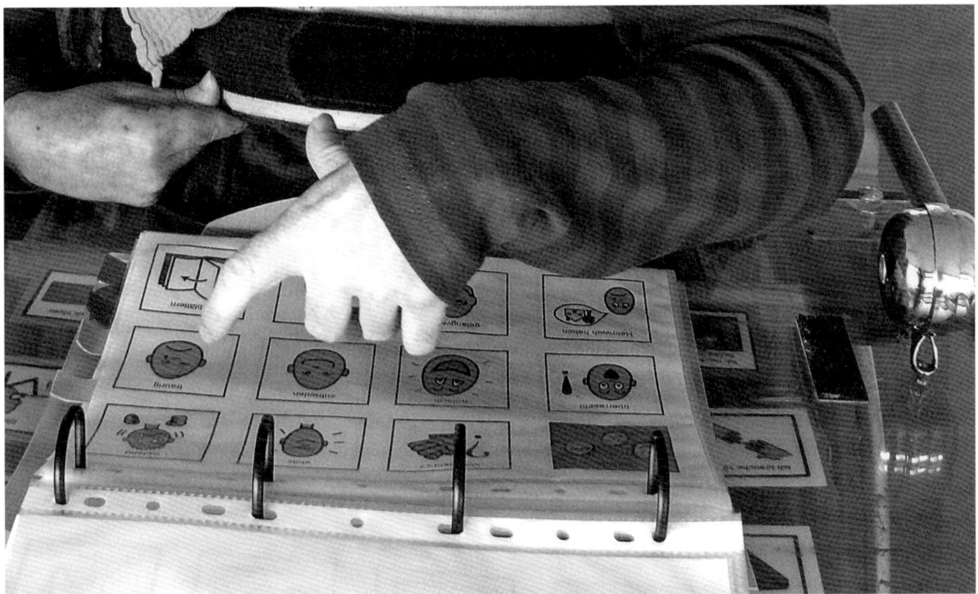

Abbildung 11-7: Kommunikationsbuch. Das Anwenden einer Kommunikationshilfe muss regelmäßig geübt werden. (Foto: © Stiftung Scalottas)

Vielfältige Unterstützung im Umgang mit Gefühlen

Ein junger, fröhlicher Mann mit einer Autismus-Spektrum-Störung trat in den Erwachsenenbereich ein. Er hat keine Lautsprache, mag es eher gemütlich und benötigt klare Alltagsstrukturen. Es ist ihm wichtig, dass sein Umfeld ihn mag. Seine Gefühle und Emotionen kann er schlecht wahrnehmen und regulieren. Es gab nach dem Eintritt eine Phase, in der er massive Auto- und Fremdaggressionen zeigte. Durch dieses Verhalten wurde sein Umfeld unsicher, er spürte diese Unsicherheit und fühlte sich nicht mehr gemocht, wodurch sich seine Aggressionen noch verstärkten.

In den Bildungseinheiten habe ich mit ihm anhand der *Unterstützten Kommunikation* viele „Wutgespräche" geführt und mit ihm eingeübt, anhand der erstellten Wut-Skala und den Ampeln seine Gefühlsintensität und sein aktuelles Befinden mit der Wäscheklammer anzuzeigen. Das Hilfsmittel nannten wir darum *Befindlichkeitsbarometer* (**Abb. 11-8**).

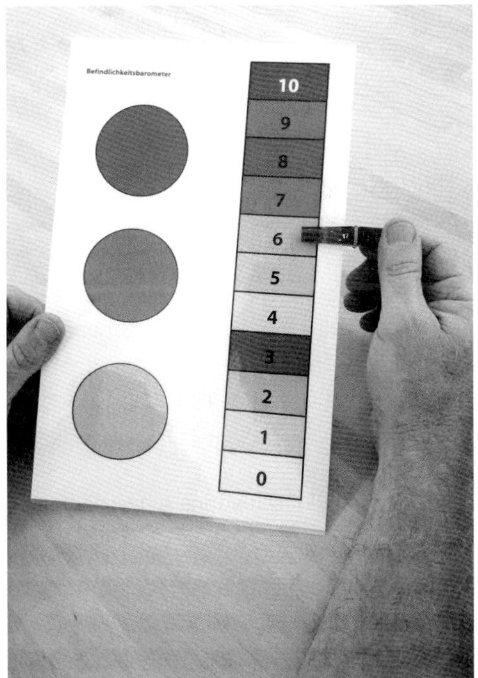

Abbildung 11-8: Befindlichkeitsbarometer, eine Unterstützung für den Bewohner, um, seine momentane Befindlichkeit auszudrücken. (Foto © Stiftung Scalottas)

Eine Mitarbeiterin habe ich in der Arbeit mit dem jungen Mann mit *Marte Meo* begleitet. Während des Arbeitsprozesses kam es immer wieder zu grenzüberschreitendem Verhalten. Der Bewohner wollte offensichtlich mit der Mitarbeiterin in Kontakt sein, wusste aber nicht, wie er das machen soll. Er sendete sehr gute und viele Signale und wendete seine Befindlichkeitsbarometer an. Trotzdem hat er die Mitarbeiterin immer wieder gekniffen. Anhand der Videointeraktionsanalyse nach Marte Meo erkannte ich, dass die Mitarbeiterin seine Signale gut wahrnimmt, sachliche Informationen erteilt und eine gute Schritt-für-Schritt-Anleitung macht. Die Mitarbeiterin hat viele Marte Meo Elemente angewendet, konnte aber nur bedingt auf den Wunsch nach Kontakt oder das Befinden des Bewohners eingehen.

Auf das Kneifen bin ich bewusst nicht eingegangen. Ich ging davon aus, dass das Kneifen abnimmt, wenn die Mitarbeiterin seine Gefühle benennt und er sich dadurch besser wahrgenommen und verstanden fühlt. Daher entschied ich mich ihr als erstes den Entwicklungsschritt *„Gefühle benennen“* mitzugeben.

Im zweiten Review konnte ich der Mitarbeiterin bereits aufzeigen, dass es ihr gelang, auf die Gefühle des Bewohners einzugehen und diese auch zu benennen. Seine offensichtliche Freude darüber war auf Video gut sichtbar und dies konnte ich ihr aufzeigen. Die gemeinsame Arbeit wurde für beide viel angenehmer, was sowohl für den Bewohner wie für die Mitarbeiterin einen Einfluss auf die Lebens- und Arbeitsqualität hatte.

11.2.3
Zusammenspiel der Methoden

Mit der *Unterstützten Kommunikation* wird für die Bewohnerinnen und Bewohner mit keiner oder einer eingeschränkten Lautsprache Selbstbestimmung möglich. Gefühle, Vorlieben und Ängste können geäußert werden, dadurch kann ein soziales Zusammensein entstehen.

Für die Bewohner, die mit *Unterstützter Kommunikation* kommunizieren, ist die Kommunikation in der Regel kein automatischer Vorgang, sondern eine bewusste Tätigkeit. Dies erfordert einen hohen Anteil an Aufmerksamkeit und kognitiven Bemühungen. Dazu kommt, dass es oft einige Zeit beansprucht, bis es zu einer Aussage kommen kann. Diese Anforderungen und teilweise auch die verminderte motorische Kontrolle oder unwillkürliche Bewegungen führen zu Fehlern. Dies wiederum führt zu Missverständnissen. Scheitert das Mitteilen von eigenen Bedürfnissen, Ideen, Gefühlen und Sorgen, scheitert die soziale Interaktion. Dies kann zu Passivität, Frustration, starker Abhängigkeit oder gar zum Zusammenbruch der Kommunikation führen.

Um die besondere Rolle der Dolmetscherin und Gesprächspartnerin, meine Beeinflussung der Kommunikation zu reflektieren, ist die *Marte Meo* Methode eine sehr große Unterstützung. In den Videoanalysen kann ich meine Interventionen objektiv reflektieren, beispielsweise die Tempoanpassung: habe ich genug Zeit gegeben, damit eine Antwort überhaupt möglich wurde? Habe ich kleinste Initiativen des Bewohners wahrgenommen und seine Signale erkannt? Während einem Gespräch versuche ich, die von mir wahrgenommenen Gefühle oder Aussagen sensibel zu erfassen und teile das von mir Verstandene mit. Im Video kann ich dies nochmals überprüfen und lerne so, die Ressourcen und Bedürfnisse meines Gegenübers besser kennen.

Es ist wichtig, neben der Freude auch die Trauer und alle anderen Gefühle mit den Bewohnern zu teilen und ihre Bedürfnisse im Sinne von *Palliative Care* zu ergründen (**Abb. 11-9**).

Wenn es mir nicht gelingt, diese existentiellen Fragen zu beantworten und ich somit meinem Gegenüber nicht in seinen Interessen und Bedürfnissen folgen kann, wird der Aufbau ei-

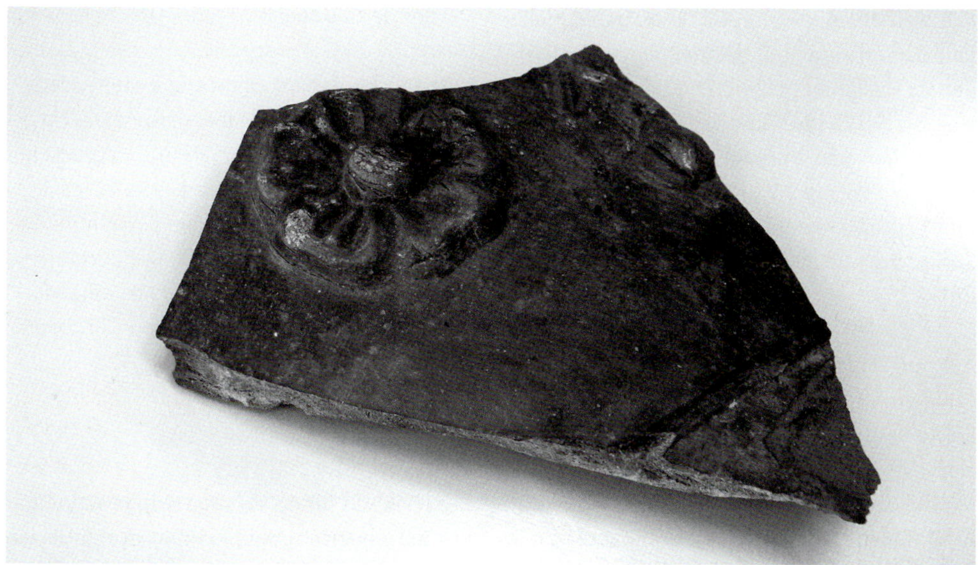

Abbildung 11-9: Begleitung von Krisen über Symbole. Bsp. eine Tonscherbe als Symbol im Verarbeitungsprozess einer erworbenen Hirnverletzung. (Foto: © Stiftung Scalottas)

ner gelingenden Kommunikation schwierig sein. So schließt sich der Kreis. Die Unterstützte Kommunikation, Marte Meo und die Palliative Care unterstützen mich darin, mein sozialpädagogisches Wissen optimal umzusetzen und so einen Beitrag zu bestmöglicher Lebensqualität zu leisten.

Eins geht nicht ohne das Andere. Wir sind darauf angewiesen, so viele Methoden wie nötig anzuwenden, um ein optimales Zusammenspiel für die einzelnen Bewohnerinnen und Bewohner in ihrer aktuellen Lebenslage zu ermöglichen. Auch eine gute Zusammenarbeit der verschiedenen Professionen, die sich alle dem Ansatz von *Palliative Care* verpflichten, ist elementar.

Als Marte Meo Colleague Trainerin begleite ich Prozesse mit Mitarbeitenden unterschiedlichster Professionen, die diverse Methoden anwenden, darunter Kinaesthetics, TEACCH und Affolter. Alle teilten mir mit, dass das Zusammenspiel ihres Fachbereiches und Marte Meo interessant, lehrreich und nicht mit zusätzlichem Aufwand verbunden sei.

Nicole Solèr, Leitung Bildung Stiftung Scalottas
Bachelor of Science FHO Sozialpädagogik
CAS Schwere Kommunikationsbeeinträchtigungen-Unterstützte Kommunikation
Marte Meo Colleague Trainer
www.scalottas.ch

11.3 Palliative Care in der stationären Langzeitpflege

Claudia Berther

11.3.1 Wenn nichts mehr ist, wie es einmal war

Menschen mit unheilbaren und fortgeschrittenen Erkrankungen können vielfach ihre Schmerzen, Sorgen und vielfältigen Bedürfnisse nicht mehr verständlich ausdrücken. Aber wir alle wünschten uns in dieser Lebenslage, dass diese erkannt und ernstgenommen werden. Videoanalysen lassen feinste Initiativen und Signale von betroffenen Menschen sichtbar werden, die dann für eine individuelle Palliativversorgung, Begleitung und interdisziplinäre Zusammenarbeit genutzt werden können. Bereits kleine Veränderungen in der Kommunikation und Interaktion können zu mehr Geborgenheit, Wohlbefinden und Lebensqualität beitragen und so für alle Beteiligten die anspruchsvolle Aufgabe erleichtern (Berther, 2018).

Ausgangslage

Eine grosse Herausforderung für Pflegende sind demenzerkrankte Bewohner, die sehr unruhig sind, laut rufen oder schreien, die sich sowohl alleine wie auch in Gesellschaft nicht wohl fühlen und bei denen übliche Interventionen ins Leere laufen (Schmid, 2017). Mit einer solchen Situation waren auch Ursula Schmid (dipl. Pflegefachfrau Höfa 1) und ihr Team konfrontiert. Zu dieser Zeit fand der erste Marte Meo Practitionerkurs im Altersheim Büren an der Aare statt, und sie nahm daran teil. Das Entdecken von spannenden Details in Pflegeinteraktionen mit Bewohnern aus dem eigenen Betrieb weckte ihr Interesse an der Methode. Sie entschied im Rahmen der Projektarbeit für das „CAS Demenz und Lebensgestaltung" an der Berner Fachhochschule, sich intensiver mit Marte Meo auseinanderzusetzen, in der Hoffnung, die Not einer ihr am Herzen liegenden Bewohnerin etwas lindern zu können (Schmid, 2017, S. 2).

11.3.2 „Es ist niemand da für mich."

Fallbeispiel (Film 25)

Die Bewohnerin (Fr. J.) leidet an einer Demenz und ruft seit längerer Zeit häufig Tag und Nacht laut und verzweifelt, was für die Pflegenden wie auch für die anderen Bewohner schwer zu ertragen ist und eine große Herausforderung darstellt. Diverse Untersuchungen und Zimmerwechsel wurden veranlasst, Gespräche geführt und verschiedene Medikamente ausprobiert, aber es konnte jeweils nur eine kurze oder gar keine Entspannung der Situation herbeigeführt werden. Es erfolgte eine Einweisung in die psychiatrische Klinik und nach vier Wochen die Rückverlegung ins Heim, da keine Therapie gefunden wurde, die neue Erkenntnisse oder Verbesserungen brachte (Schmid, 2017, S. 4 ff).

Vorgehen

Frau Schmid filmte sich in der Interaktion mit der Bewohnerin (Frau J.) in drei strukturierten (**Kap. 3.3.3**) und vier freien Situationen (**Kap. 3.3.4**). Nach jeder Begegnung hat sie die Zeit der anschließenden Ruhephase der Bewohnerin gemessen. Diese und weitere Beobachtungen notierte sie in einer Tabelle. Nach der Supervision mit Claudia Berther wurde diese mit den Erkenntnissen aus den Videointeraktionsanalysen nach Marte Meo ergänzt (Schmid, 2017, S. 20 ff).

11.3.3 Videointeraktionsanalyse nach Marte Meo

Bei der Videointeraktionsanalyse standen die Fragen der Modularbeit im Zentrum:

- Welche Fähigkeiten bezüglich Kommunikation sind bei der Bewohnerin noch vorhanden, welche ihrer Ressourcen können gezielt genutzt werden?
- Mittels welcher Marte Meo Elemente können die Pflegenden in der Kommunikation mit der Bewohnerin erreichen, dass sie sich schneller beruhigen kann?

Um eine Antwort auf die genannten Fragestellungen zu finden, stellt die Videointeraktionsanalyse ein wichtiges Instrument dar. Filmsequenzen werden kleinschrittig angeschaut, Aktionen und Reaktionen können genau analysiert werden. Dies hilft, die Bewohnerin besser kennenzulernen. Es wird sichtbar, welches unterstützende Verhalten eine beruhigende Wirkung zu erzielen vermag und welche Interventionen der Bewohnerin ermöglichen, von einem Kontaktmoment so zu profitieren, dass sie sich und ihr Gegenüber wahrnimmt und dadurch ihr Gefühl von Einsamkeit reduziert werden kann. Die daraus gewonnenen Erkenntnisse können bereits in einer nächsten Begegnung angewendet und gezielt den Bedürfnissen sowie den Fähigkeiten der Bewohnerin angepasst werden. Da die unterstützenden Elemente und die Auswirkungen auf die Bewohnerin im Film festgehalten sind, können die Informationen mit dem Team und den Angehörigen geteilt und ein gemeinsames Vorgehen abgesprochen werden, was die interdisziplinäre Zusammenarbeit und eine gemeinsame Sprache (im Sinne von Palliative Care) fördert (Von Wartburg, 2016; OdaSanté, 2015; Film 32).

Informationen und Erkenntnisse aus der Videointeraktionsanalyse

Der folgende Text versteht sich als Ergänzung zum Film 25. Darauf sind fünf ausgewählte Sequenzen zu sehen, Erfahrungen von Ursula Schmid zu hören und die wichtigsten Informationen und Erkenntnisse festgehalten. Die Zeitangaben beziehen sich auf die Sequenzen im Film.

Erste Sequenz, Zeit: 0:24. *Marte Meo Elemente: Anschluss, Gefühle benennen, Worte wiederholen*

Ausgangslage

Die Bewohnerin hat eine sehr unruhige Phase, sie fühlt sich alleine und äußert dies mit lauten Rufen. Frau Schmid hat in dieser Sequenz bewusst vermieden, den Aussagen der Bewohnerin zu widersprechen. Sie hat sich auf den *guten Anschluss*, auf das *Benennen* und das *Wiederholen* der Worte von der Bewohnerin konzentriert.

Die Botschaft hinter dem herausfordernden Verhalten und der Umgang damit

Wenn Pflegende und Angehörige immer wieder Vorwürfe („es hilft mir niemand"; „ich bin ja immer alleine"; „es hat nie jemand Zeit") hören und die Verzweiflung der Bewohnerin spüren, im Wissen, dass eigentlich bereits viel Zeit investiert wurde, kann dies zur Belastung werden sowie Frustration, negative Gefühle oder Hilflosigkeit auslösen. Bei Marte Meo wird davon ausgegangen, dass hinter jedem herausfordernden Verhalten eine „Entwicklungsbotschaft" zu erkennen und zu lesen ist. Was hat die Person noch nicht entwickelt oder welche Fähigkeiten sind verloren gegangen (**Kap. 3.6**, Aarts et al., 2014, S. 47). Welche Botschaft könnte also hinter den geäußerten Vorwürfen stecken? Demenzerkrankte leiden oft darunter, dass sie von kurzen Begegnungsmomenten nicht mehr profitieren können, weil das Erinnerungsvermögen, das Zeitgefühl und die Wahrnehmung beeinträchtigt sind. Daher kann eine Entspannung der Situation nicht mit Rechtfertigungen („Ich war doch vor fünf Minuten schon da.") herbeigeführt werden. Es gilt darauf zu achten was es braucht, damit diese Bewohner überhaupt von einem Kontaktmoment profitieren können. Die Qualität der Interaktionen ist für diese Menschen daher besonders wichtig.

Zweite Sequenz, Zeit: 1:45. *Marte Meo Element: eigene Initiativen benennen*

Der Aussage: „Es hat niemand Zeit" widerspricht die Pflegefachfrau nicht, sie geht aber darauf ein, in dem sie ihre eigene Initiative benennt: „Jetzt bin ich da für Sie...". Durch diese Information und die gleichzeitige Berührung wird die Pflegefachfrau „sichtbar". Sie hilft der Bewohnerin wahrzunehmen, dass sie für sie da ist. Durch das Benennen und fühlen lassen aktiviert sie zudem einen Dialogmoment. Die Bewohnerin kann diesen Beziehungsmoment wahrnehmen und somit vom Kontaktmoment profitieren. Die anfängliche Unruhe ist gewichen. Die Bewohnerin kann sich mit Unterstützung der Pflegefachfrau entspannen.

Dritte Sequenz, 3:05. *Ressourcen und verloren gegangene Fähigkeiten*
Filmsequenzen helfen, die Bewohnerin besser kennen zu lernen. Verloren gegangene Fähigkeiten können erkannt, noch vorhandene Ressourcen entdeckt und das eigene Handeln reflektiert werden.

Die Pflegefachfrau spricht weiterhin mit sehr ruhiger Stimme. In der Filmsequenz ist nun zu hören, dass die Bewohnerin von ihr den liebgemeinten Auftrag erhält, „an etwas Schönes zu denken“.

Indem die Pflegefachfrau weiterhin auf das Element „Zeitgeben“ achtet (13 Sekunden), ermöglicht sie der Bewohnerin, ihre Überforderung in Worte zu fassen (noch vorhandene Ressource). Aber die Bewohnerin kann den „Auftrag“ weder einordnen noch ausführen (verloren gegangene Fähigkeit) und reagiert sofort wieder mit Unruhe (Botschaft hinter dem Verhalten: „Ich weiss nicht mehr...“). Die durchgeführten Analysen zeigten auf, dass die Bewohnerin sich (je nach Verfassung) bis zu max. 10 Minuten zurückerinnern konnte. Alles, was vorher geschah, war für sie nicht existent. Darauf angesprochen reagierte sie mit Unruhe, Anschuldigungen und Verzweiflung.

Um eine beruhigende Wirkung zu erzielen und Beziehungsmomente zu ermöglichen, hilft:

- Anschluss auf verschiedenen Ebenen
- Aufmerksam Warten
- Gefühle benennen, Wörter wiederholen
- Initiativen/soziale Situation benennen
- Achten auf Thema, Tempo und Menge der Informationen.

Vierte Sequenz, 4:30. *Marte Meo Elemente: aufmerksam Warten, Folgen, Verstandenes wiederholen, ohne Fragen zu stellen*

Ausgangslage
Als Gruppenleiterin hat Fr. Schmid das Ziel, ihre Mitarbeiterinnen in den Prozess miteinzubeziehen. Je mehr Pflegende involviert und informiert sind, desto größer ist die beruhigende Wirkung der „freien Situationen“. In der folgenden Sequenz geht es der Bewohnerin sehr schlecht. Sie ist unruhig und spricht in unzusammenhängenden Sätzen. Frau Kunz, dipl. Pflegefachfrau und Marte Meo Practitioner, achtet hauptsächlich darauf, keine Fragen zu stellen, sondern aufmerksam zu warten, zu folgen, die verstandenen Worte zu wiederholen und daran anzuschließen.

Fünfte Sequenz, Zeit: 7:05 *Marte Meo Elemente: aufmerksam Warten, Folgen, beim Thema der Bewohnerin anschließen, Reihe bilden*

Ausganglage
Für diese Aufnahme wurde ein Zeitpunkt gewählt, in dem es der Bewohnerin gut geht. Sie plaudert mit Frau Schmid übers Wetter. Es wurde bewusst eine Nahaufnahme gefilmt, damit Gesichtsausdruck (Signale), Aktion und Reaktion gut sichtbar sind. Die Pflegefachfrau achtete während dem Gespräch auf folgende Marte Meo Elemente: aufmerksam Warten, folgen, beim Thema der Bewohnerin anschließen.

Bei der Videointeraktionsanalyse wurde bei der Bewohnerin auf folgende Details geachtet:

- Bei welchem Thema kann die Bewohnerin mitreden?
- Auf welcher Konversationsebene kann sie mithalten?
- Kann die Bewohnerin das Gehörte einordnen und verstehen?

- Wie signalisiert sie, dass sie es verstanden hat?
- Kann die Bewohnerin mit eigenen Worten einen Beitrag zum Gespräch leisten?
- Kann sie „*Reihen bilden*" (**Kap. 3.3.2**)?
- Kann die Bewohnerin ihre Gesprächspartnerin wahrnehmen?
- Kann sie in einen sozialen Kontakt treten?

In dieser Sequenz zeigten sich folgende Fähigkeiten und Ressourcen: Die Bewohnerin kann

- auf verschiedenen Ebenen beim Thema „Wetter" mitreden
- das Gesagte einordnen und verstehen
- mit eigenen Worten einen Beitrag zum Gespräch leisten.

Sie hat ihre Gesprächspartnerin wahrgenommen und konnte vom positiven Kontaktmoment profitieren.

Es wurde deutlich, dass die Bewohnerin bis zu 13 Sekunden Zeit brauchte, um komplexere Wörter und Sätze zu formulieren und auszusprechen. Bei der Analyse wurde sichtbar, dass sich die Mundpartie stark bewegte, wenn sie noch etwas beizutragen hatte (**Abb. 11-10**).

Wichtig für Pflegende und Angehörige ist, dass sie während einem Gespräch gut auf Signale achten. Braucht die Bewohnerin mehr Zeit, um antworten zu können, oder hat sie den Gesprächsfaden verloren?

Damit die Bewohnerin ihre noch vorhandenen Ressourcen nutzen konnte, war folgendes unterstützendes Verhalten nötig:

Aufmerksames Warten

Dadurch wurde der Bewohnerin ermöglicht:

- Den eigenen Wortschatz zu nutzen (verkümmert dadurch weniger schnell)
- Selbst zum Gespräch beizutragen (Selbstwertgefühl, Selbstvertrauen)
- Ein Gefühl der Wertschätzung zu erfahren (als Person wahrgenommen zu werden).

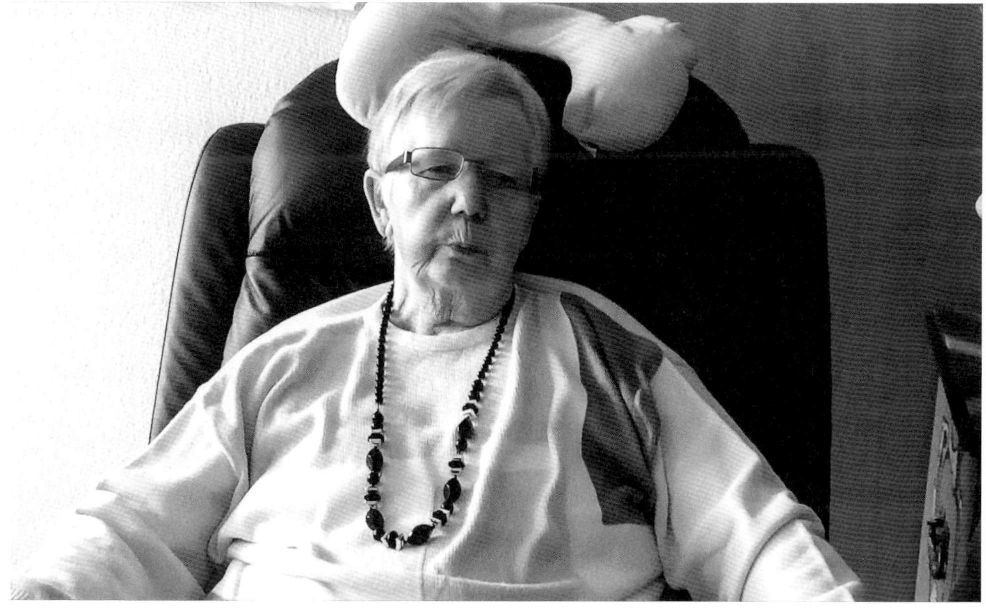

Abbildung 11-10: Die Videoanalyse hilft nonverbale Initiativen zu entdecken und Signale zu lesen. (Videostandbild: © Altersheim Büren a.d. Aare)

Durch weiteres unterstützendes Verhalten wie

- die interessierte, wohlwollende Stimme, das freundliche Gesicht
- das Wiederholen von Worten und das Bestätigen
- das Anschließen beim Thema der Bewohnerin

trägt die Pflegefachfrau zu einer positiven Atmosphäre bei und ermöglicht der Bewohnerin, vom sozialen Kontakt zu profitieren. Dies ist besonders wichtig für die emotionale Ebene: „Es ist jemand da für mich, ich bin nicht alleine".

11.3.4 Erkenntnisse und Fazit

Die Erfahrungen zeigten, dass die Bewohnerin auf Fragen wie: „Sie haben gerufen?", „Was ist los?", „Kann ich Ihnen helfen?" keine Antwort geben konnte und sich ihre Unruhe dadurch nur verstärkte. Je schwieriger die Umstände, desto wichtiger sind solche „freien Momente", in denen Menschen einfach „sein dürfen" und nicht mit ihren Defiziten konfrontiert sind, sondern *sich gesehen, verstanden und verbunden fühlen.*

Bei dieser Bewohnerin wurden bewusst jeden Tag solche freien Situationen eingeplant. Die unruhigen Phasen verschwanden nicht, aber sie konnten reduziert werden. Dadurch hat sich die Situation deutlich entspannt. Das bewusste Zeitnehmen hatte nicht nur für die Bewohnerin eine beruhigende Wirkung, sondern erleichterte auch den Alltag für die Pflegenden.

Rückmeldung von Ursula Schmid: Zeit: 9:17. *Erfahrungen zu freien Situationen im Pflegealltag*

Braucht „Marte Meo" mehr Zeit? Die Pflegefachfrau meint: „Nein! Die Zeit wird gebündelt und die Marte Meo Elemente werden gezielt eingesetzt."

Reflexion

Frau Schmid berichtet:

„Bei der Analyse wurde mir bewusst, dass wir Pflegenden längst nicht alles wahrnehmen, was während den Interaktionen abläuft. Es sind kurze Momente, nur Augenblicke, in denen sich die Mimik verändert oder in der Körperhaltung eine Spannung oder Entspannung

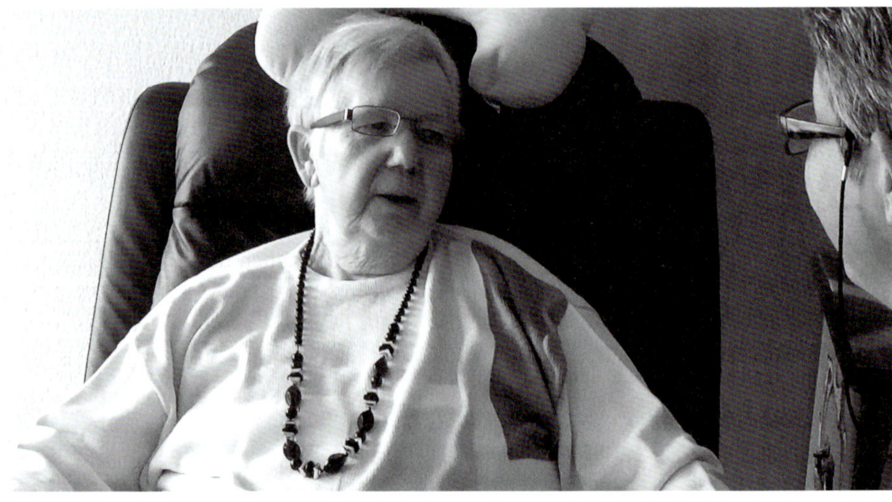

Abbildung 11-11: Ein Lächeln der Bewohnerin, ein Happ Happ Moment. (Videostandbild: © Altersheim Büren a.d. Aare)

sichtbar wird. Eine humorvolle Antwort oder ein verschmitztes Lächeln eröffneten mir eine neue Sicht der Dinge." (Schmid, 2017, S. 23ff).

„Es waren schlussendlich nur ein paar Minuten, die, wenn gezielt eingesetzt, ihre Wirkung haben… Es erfüllt mich mit Zufriedenheit, wenn es gelingt, Druck von schwierigen Pflegesituationen wegzunehmen, wenn ich Zeit schenke. Es sind viele Ressourcen bei Menschen mit Demenz vorhanden, die wir nutzen sollten. Das gelingt aber nur, wenn wir hinschauen und erkennen wollen. Es kam mir während der ganzen Zeit vor, als wenn ich in einer Schatztruhe nach den verlorenen Schätzen suchen würde. Sie waren schon vorher da, aber nicht immer gleich sichtbar. Ich habe mich über die schönen Momente gefreut. Ein Lächeln **(Abb. 11-11)** *der Bewohnerin oder eine kecke Antwort bescherten mir ein Happ Happ Gefühl.*" (Schmid, 2017, 26ff.)

11.4 Young Carers, Marte Meo und Palliative Care

Therese Niklaus Loosli

11.4.1 Begriffsklärung und Einleitung

In diesem Beitrag werden zuerst die Begriffe erklärt, dann das Thema anhand eines Fallbeispiels vertieft.

Begriffsklärung (Careum Schweiz, 2018)
Young Carers sind minderjährige Kinder und Jugendliche, die ihre Angehörigen pflegen und *Young Adult Carers* sind Adoleszente respektive junge Erwachsene, die ihre Angehörigen pflegen.

Der Begriff kommt aus Großbritannien. Im Forschungsprogramm „Young Carers" von Prof. Dr. Agnes Leu und Team (Careum Forschungsprogramm) gibt es erstmals Resultate für die Schweiz. Eine Onlinebefragung von Kindern und Jugendlichen an Schulen zeigt Resultate, die aufhorchen lassen:

Knapp 8% Kinder und Jugendliche sind pflegende Angehörige (Leu & Becker, 2018, S. 1). Haushalten, einkaufen, pflegen, Notarzt rufen gehören zum gewöhnlichen Alltag dieser Young Carers. Die Kinder schweigen oft aus Scham und um die Familie zu schützen. Sie haben keine Zeit für übliche Freizeitaktivitäten. Es kann zu Leistungsabfall, Konzentrationsschwierigkeiten, verspätetem Eintreffen in der Schule, Mobbing, u.a.m. kommen. Helen Arnet spricht in ihrer SRF-Dok-Sendung (20.09.2018) von: „Die unsichtbaren Young Carer. Schwere Last auf schmalen Schultern."

Ganze Familien, schon kleinere und jugendliche Kinder, sind pflegende Angehörige und vom Thema „Palliative Care" nicht nur direkt betroffen: Sie erleben sie täglich in ihrem Alltag und setzen palliative Pflege selbst um. Kinder von demenzkranken Großeltern oder Eltern, die im gleichen Haushalt leben oder Kinder, deren Vater an MS oder deren Mutter an einem bösartigen Tumor erkrankt sind, um nur einige Beispiele zu nennen. Diese Kinder und Familien leisten Großartiges: Bereits Kinder ab vier Jahren putzen, kochen, waschen die kranke Mutter, geben ihr Essen ein, salben ihren Rücken und rufen den Notarzt oder die Nachbarin, wenn dies nötig erscheint – oft ganz alleine. Ihre „Freizeit" ist in der Regel vollumfänglich der Pflege und Betreuung der geliebten Mami (Papi oder Grosi) gewidmet und der Hoffnung, dass ihr dies hilft und dass es ihr bald wieder besser gehen würde. Mit anderen Kindern spielen zu gehen ist häufig mit Schuldgefühlen verbunden. Bei einer Verschlechterung des Zustandes der Mutter fühlt sich das Kind oft schuldig (Dobler & Niklaus, 2018, S. 1–4).

Was braucht dieses Kind, was brauchen diese pflegenden Kinder und Jugendlichen (s.a. **Kap. 11.4.3**)?
Das Kind braucht u.a. Informationen und auch deutliche Hinweise von den Erwachsenen, dass es nicht schuld ist an der Krankheit und der Verschlechterung des Zustandes der Mutter oder des Vaters. Aber oft sieht niemand, dass gerade dies nötig wäre: Die Erwachsenen haben selbst viele Anpassungsleistungen zu bewältigen. Die kleineren Kinder haben meistens die Fähigkeit noch nicht entwickelt, zu benennen, was sie brauchen: Sie können dies selbst noch gar nicht erkennen. All diese Haus-, Pflege- und Betreuungsarbeiten zu tun erscheint ihnen normal, es ist ihr „gewöhnlicher" Alltag: Sie kennen oft nichts Anderes!

Sie erwerben und haben bereits viele Kompetenzen, auch bezüglich „Palliative Care", ohne dies zu wissen oder benennen zu können und oft ohne, dass dies bewusst wahrgenommen und wertgeschätzt wird von Fachleuten oder von anderen Erwachsenen im Umfeld (oft auch nicht von ihren Eltern). Meistens ist der Hauptfokus bei den erkrankten Menschen, die palliativer Pflege und Betreuung bedürfen. Die Bedürfnisse und die riesigen Leistungen der Familie – und der minderjährigen Kinder – werden kaum gesehen und oft auch nicht erfragt. Die Fachwelt ist damit beschäftigt, den Begriff „Palliative Care" in die Praxis zu übernehmen und entsprechende Konzepte zu entwickeln und in ambulanten, teil- und stationären Institutionen umzusetzen, was sehr wichtig ist.

Dass ganze Familien mit minderjährigen Kindern oft jahrelang ihre Liebsten palliativ pflegen, mit den entsprechenden Belastungen und dem Verzicht auf altersübliche Tätigkeiten, ist bekannt, aber noch nicht wirklich im Fokus der Fachwelt und unserer Gesellschaft.

Aber: Wenn es den Angehörigen und den Kindern rund um einen palliativ pflegebedürftigen Menschen gut geht, hat dies auch positive Auswirkungen auf die Erkrankten (s. **Kap. 11.4.2**). Dies lässt sich anhand neurobiologischer Theorien erklären z.B. daran, dass sich via Spiegelneurone positive Gefühle aufs Gegenüber übertragen können (**Kap. 8.4**). Dass sich die Familie gut um den Pflegebedürftigen sorgt, kann dazu beitragen, dass die Resilienz aller Beteiligten gestärkt wird: dies ist aktive Burnout-Prophylaxe für die Pflegenden, die Betreuenden und die Pflegebedürftigen, unabhängig vom Alter (**Kap. 6.4**). Und die guten Gefühle, dass es auch den pflegenden Kindern und Angehörigen gut gehen darf, ermöglichen, dass die Kinder in der Schule besser lernen und sich auch altersgemäß gut weiterentwickeln können. Wie die Marte Meo Elemente dazu benutzt werden können, wurde bereits in diesem Buch beschrieben (z.B. Burri, 2017).

In einem Workshop an der Schweizerischen Marte Meo Fachtagung für den Alterspflegebereich in Wiedlisbach (1.11.2018) wurde das Thema „Was braucht die Familie? Young Carers, Marte Meo und Palliative Care" anhand von Fallbeispielen vorgestellt (Dobler & Niklaus, 2018, S. 1–4).

Hier wird das Beispiel der Familie einer jungen Mutter dargestellt, die an einer schweren, sich rasch verschlechternden dementiellen Erkrankung leidet, an einer Frontotemporalen-Demenz (FTD, Werder, 2015).

Es geht darum, exemplarisch und hier etwas punktuell zu beleuchten, was die Familie dieser jungen Frau braucht, was der junge Ehemann und Vater und was die Kinder brauchen. Und was die Marte Meo Methode für Möglichkeiten bietet, den Bedürfnissen der ganzen Familie zu begegnen,

- um den Alltag erträglicher zu machen, die Lebensqualität der Pflegebedürftigen und der pflegenden Kinder, Teenager und Erwachsenen zu verbessern und
- um die Resilienz (psychische Widerstandskraft) aller Mitglieder der von palliative Care betroffenen Familie zu stärken, damit

sie gesund bleiben und sich gut weiterentwickeln können trotz schwerer Krankheit der Mutter resp. Ehefrau,
- und um selbst bewusst gelingende Pflege- und Kontaktmomente mit der Erkrankten gestalten zu können, sei dies zuhause oder – in dieser konkreten Situation – seit einigen Monaten nun im Pflegeheim.

Der Ehemann konnte die Pflege zuhause nicht mehr bewältigen. Deshalb wurde die an FTD-erkrankte Partnerin und Mutter vor kurzem in einem Pflegeheim untergebracht. Im Film 24 schildert der Ehemann und Vater, wie herausfordernd die Zeit nach der Verlegung seiner jungen, schwer demenzkranken Ehefrau ins Pflegeheim für ihn persönlich war. Gleichzeitig wird aufgezeigt (Film 24), wie im gewöhnlichen Gespräch Marte Meo Elemente bewusst eingesetzt werden können zur Stärkung des Gegenübers (s. **Kap. 11.4.4**).

Frontotemporale Demenzen (FTD)

FTD treten häufig bei jüngeren Menschen auf, die noch kleine Kinder haben. FTD ist eine neurodegenerative Erkrankung: Im Frontal- und/oder Temporallappen des Gehirns verkümmern Nervenzellen. Der Antrieb kann vermindert, aber auch extrem erhöht sein. Es gibt drei Hauptgruppen: die Verhaltensvariante (Symptome zeigen sich stark auf der Verhaltensebene), die semantische Variante (die betroffenen Menschen verlieren ihr Weltwissen, d.h. sie können noch reden, verstehen aber die Bedeutung der Worte nicht mehr) und die progrediente Aphasie-Variante (die Menschen verstummen relativ schnell, d.h. sprechen gar nicht mehr; s. z.B. Becker et al., 2018, S. 26–32).

FTD führt oft früh zu Persönlichkeitsveränderungen: die Mentalisierungsfähigkeit (Einfühlen in den anderen Menschen; s. **Kap. 8.3.4.9**) und die Reflexionsfähigkeit gehen verloren, durch die Regulationsstörung tritt eine Enthemmung auf. Neben der Sprache und dem Antrieb verändert sich das Sozialverhalten und das Vorausplanen ist oft nicht mehr möglich. Das Zusammenleben wird stark erschwert (Becker, 2017; Becker et al., 2018, S. 26 ff.; Werder, 2015). In einem Alter, in dem üblicherweise nicht an eine Demenz gedacht wird, braucht es bei FTD früh palliative Pflege: Die Verschlechterung schreitet oft rasch voran. Für die engsten Familienmitglieder (Eltern, Partner, kleine Kinder, Teenager u.a.) sind diese Symptome, die zu schwierigen Interaktionen führen, schwer zu ertragen und oft mit Schamgefühlen verbunden.

11.4.2 Bedürfnisse rund um die Heimeinweisung

Herr S. äußert sich im Gespräch mit Margrit Dobler zu seinen Bedürfnissen, die er im Zusammenhang mit der Heimeinweisung seiner jungen, an FTD-Demenz erkrankten Ehefrau und Mutter seiner kleinen Kinder erfahren und erkannt hat. Nachstehend einige Aussagen aus diesem Gespräch. Das ganze Gespräch mit weiteren konkreten Anliegen und Bedürfnissen und Aussagen von Herrn S. ist auf Film 24 zu finden.

„Wenn ich dies jetzt nicht selber erlebt hätte, wäre ich nie darauf gekommen. Dies wird dann sozusagen ihr letztes Zuhause. Ich habe mich sehr gut (auf die Heimeinweisung) vorbereitet. Als der Tag kam, machte es mich extrem traurig. Aber als ich ein/zwei Tage zuhause war, merkte ich, dass ich zwar jemanden verloren habe, das ist traurig.

Aber jetzt kommt eigentlich der entscheidende Punkt: Wie weiter?

Man weiß ja, es wird alles leichter, es wird eine Entlastung sein. Aber man vergisst etwas: Dass man viele Jahre lang immer für jemanden gesorgt hat. Wenn es ihr gut ging, ging es mir auch gut. Du [Margrit Dobler] hast mir auch immer gesagt, man müsse auch einzahlen, man könne nicht immer geben. Eine Auszeit ist aber nicht dasselbe. Mit Freunden: Da habe ich Kraft getankt. Aber jetzt kommt der Alltag. Jetzt ist niemand mehr da. Jetzt bist du alleine. Jetzt musst du nicht mehr einfach geben, sondern versuchen, wieder einen Ursprung zu finden.

Was mache ICH gerne? Wo engagiere ICH mich? Was tut MIR gut?
Damit es nachher auch den anderen (hier sind möglicherweise Kind/Kinder, pflegebedürftige Ehefrau, andere Menschen im Umfeld gemeint, Anm. der Autorin) wieder gut geht... das hat extrem gezehrt an mir. Die Umstellung nach einer sooooo langen Zeit. Man geht aufs Spielfeld eins ...

Man muss sich selber beschäftigen lernen. Wieder an etwas Freude finden. Vorher war es fast einfacher, da musste man sich diese Frage nicht stellen ... Es war immer noch jemand da. Da habe ich mir diese Fragen nicht bewusst gestellt.

Du musst in dich gehen: Was tut DIR gut? (Schweizerdeutsche Ausdrucksweise, übersetzt auf Deutsch: „Ich muss in mich gehen: Was tut MIR gut"; Anm. der Autorin).

Was ich gebraucht hätte? Es wäre beispielsweise schön gewesen, wenn du nicht nur aufgezeigt hättest, was es für Möglichkeiten gibt, sondern gesagt hättest:

Soll ICH das für DICH abklären?
Das ist und macht den kleinen feinen Unterschied ... Soll ICH für DICH...wie der erste Dominostein, damit man wieder starten kann. Ja, denn die Trauerphase, die begleitet dich (übersetzt: „mich"; Anm. der Autorin), die kennst du auch. Es ging ja um ein ständiges Abschiednehmen. Ich denke, es könnte helfen, wenn jemand sagt:

ICH mache etwas für DICH (s.a. Kap. 11.4.4).

11.4.3 Was brauchen die engsten Familienangehörigen?

Es ist wertvoll, wenn diese pflegenden Kinder und Jugendlichen und deren Eltern, Großeltern und weitere Menschen des engen Umfeldes, die in die Pflege eingebunden sind, vergleichsweise einfach Informationen Online finden können (z.B. iks institut kinderseele schweiz, 2017). Online-Diskussionsplattformen, welche für Jugendliche eine tiefschwellige Möglichkeit bieten, mit anderen pflegenden Kindern und Jugendlichen in Austausch zu kommen, wie in Großbritannien (UK) bereits gut bekannt und breit genutzt, gibt es in der Schweiz – soweit der Autorin bekannt – bisher noch nicht.

Was brauchen Young Carers und Young Adult Carers?
Um das Wesentliche zu nennen:

- Ermutigende Kontaktmomente: „Ich sehe dich", „Ich höre dich", „Ich sehe, dass dich die Situation belastet und dir auch Angst macht"
- Informationen zur Erkrankung des Eltern- oder Großelternteils
- Wahrnehmung und Wertschätzung für ihren Beitrag/ihre Leistung, d.h. für Fähigkeiten und Ressourcen, die sie haben und einbringen; dies von ihren Eltern, aber auch in der Schule von Lehrkräften
- Unbeschwerte Momente: „Du bist wichtig und ok, so wie du bist".
- Stärkung ihrer Selbstwirksamkeit
- Stärkung ihrer Resilienz
- Eine zutrauende Haltung

- Austausch mit anderen betroffenen Gleichaltrigen (z.B. Internetplattformern wie in UK, Onlinefilme, damit sie sich finden)
- Normalität

Meistens brauchen sie viel weniger, als wir denken, das aber brauchen sie!

Auch ihr pflegender Vater/ihre pflegende Mutter hat Bedürfnisse, teils sehr ähnliche. Um auch hier das Wesentliche zu nennen:

- Ermutigende Kontaktmomente „Ich sehe dich", „Ich höre dich", „Ich sehe, dass dich die Situation belastet und ängstigt"
- Informationen
- Konkrete Unterstützungsangebote auf verschiedenen Ebenen (die angenommen werden können oder auch nicht)
- Gleichzeitig zutrauende Haltung der Fachleute
- Wahrnehmung und Wertschätzung für ihren Beitrag/ihre Leistung
- Informationen der Wichtigkeit über sowie konkrete Unterstützung für unbeschwerte Momente mit ihren Kindern und für sich alleine
- Information darüber, dass die Selbstfürsorge zentral ist und dass es wichtig ist, eigene Grenzen zu erkennen und diese bekannt zu geben zur Stärkung der eigenen Resilienz und als Vorbildfunktion für ihre pflegenden Kinder (damit diese sich auch trauen, Grenzen zu setzen und etwas für sich zu tun)
- Wissen darüber, was ihre pflegenden Kinder brauchen und allenfalls Unterstützungsangebote für die Umsetzung (z.B. kinds- und altersgerechte Information über die Erkrankung)
- Stärkung ihrer eigenen Selbstwirksamkeit (hat meistens auch positive Wirkung auf die Kinder)
- Austausch mit anderen pflegenden Erwachsenen und mit Fachleuten, auch krankheitsspezifischer Austausch (in unserem Fallbeispiel über FTD-Demenz, s. z.B. alzheimerpunktch, Witte, F., 2018)
- Normalität

Auch für pflegende erwachsene Familienangehörige gilt meistens: Mit vergleichsweise geringem Aufwand kann eine Unterstützung gelingen, die für ihren Alltag und ihre Lebensqualität einen Unterschied macht.

Natürlich hat das erkrankte Familienmitglied (Mutter/Vater oder Großmutter/Großvater) ebenfalls viele Bedürfnisse. Diese Bedürfnisse wurden bereits in vorangehenden Kapiteln mehrfach beleuchtet. Meistens sind der Fokus und die Antennen aller übrigen Familienmitglieder sowieso ganz auf den Erkrankten gerichtet:

Sich selbst im Blick zu behalten (Selbstfürsorge) ist eine Herausforderung und auch eine Aufgabe, die geleistet werden muss sowohl von den pflegenden Kindern und Jugendlichen als auch von den pflegenden erwachsenen Familienmitgliedern.

11.4.4 Was hat die Marte Meo Methode zu bieten?

Mikrokommunikationselemente der gewöhnlichen alltäglichen Interaktion bewusst nutzen (ohne zusätzlichen Zeitaufwand) mit der Marte Meo Methode, um einen Unterschied zu machen für alle Familienmitglieder mit den Elementen der freien Situation (**Kap. 3.3.5**) und den Elementen des positiven Leitens oder der Schritt-für-Schritt-Anleitung (**Kap. 3.3.3**). Ein paar Elemente werden hier kurz beschrieben und in der gewöhnlichen Gesprächssituation (Herr S. im Gespräch mit Margrit Dobler, Film 24) konkret aufgezeigt.

In den guten Anschluss und die gute Atmosphäre investieren: Dies wird in der Regel von allen pflegenden Familienangehörigen als Wahrnehmung und Wertschätzung erlebt und ermöglicht gute Momente, die Energie geben. Und diese Anschlussmomente werden als unbeschwerte Momente erlebt: Es macht einen Unterschied, auch wenn ein solcher Moment nur ein paar Sekunden dauert. Die pflegenden Kinder und Angehörigen können so merken, dass sie gesehen und auf *Augenhöhe* wahr- und ernst genommen werden. In *ein gutes Gesicht* zu sehen, wenn sie aufschauen, gibt ihnen die Botschaft: „Ich bin ok, ich bin wertvoll, ich bin wichtig. Es ist jemand da für mich." *Ein Nicken* ermutigt und bestätigt. *Ein Wort oder einen Satz des Gegenübers zu wiederholen* macht bereits einen Unterschied: das pflegende Kind/Jugendliche oder die pflegende erwachsene Person (und die Betreute) merkt, dass sie gehört wird und dass wichtig ist, was sie sagt. *Hin und wieder eine Handlung des Gegenübers zu benennen* wird verstanden als „Aah, da ist jemand, jemand der sieht, dass ich gerade den Lappen hole, um meiner Mutter die Hände zu waschen; was ich mache ist wichtig; ich bin wichtig; was ich mache ist dieser Person wichtig". Dies kann bereits zu mehr Selbstvertrauen und Selbstwirksamkeit führen (Burri, 2017, S. 69).

Die eigene Handlung und die eigenen Gefühle zu benennen ist zentral, u. a. auch als Vorbildfunktion für die pflegenden Kinder, Jugendlichen und Erwachsenen: so verstehen sie, dass erlaubt ist, zu sagen, was man alles tut für die anderen und seine eigenen Gefühle zu benennen, auch schwierige Gefühle.

Sätze mit *Ich und Du, z. B. „Ich zeige dir, ich helfe dir"* brauchen wenig Zeit, machen aber einen großen Unterschied. Das Gegenüber merkt, dass da ein ICH und ein DU ist, dass er/sie nicht alleine ist, dass er/sie wirklich gemeint ist (s. auch Aussagen von Herrn S. im Film 24 im **Kap. 11.4.2**).

Die Elemente des *Sichbenennens* tragen zu mehr Sicherheit, Orientierung, Ermutigung und Ruhe bei. Sie stärken zudem die Resilienz aller Anwesenden (der Pflegenden, der Betreuten sowie der Fachleute). Auch Grenzen zu setzen wird durch das *Sichbenennen* einfach möglich. Rollen können so rasch, respektvoll und wertschätzend für alle Beteiligten geklärt werden: Was tut die Fachperson, was tut der Partner oder das Kind, was tut die pflegebedürftige Person noch selbst. *Schritt für Schritt* vorzugehen wird so möglich (**Kap. 6.4**), was ein demenzkranker Mensch braucht und was auch kleine Kinder und verunsicherte Familienangehörige brauchen.

Mit dem Marte Meo Element *Gegenüber Benennen, hier Linking-Up,* kann die Information über Möglichkeiten und Bedürfnisse der Mutter sowohl dem Kind als auch dem Vater einfach nachvollziehbar vermittelt werden: „Nun streckt die Mutter ihre Hand zum Glas aus, das du (Kind) ihr hinhältst. ... jetzt berührt sie das Glas und du unterstützt sie, indem du geduldig wartest und ihr Zeit gibst. ... sie bewegt die Hand ganz langsam, hält jetzt das Glas in deinen Händen selbst fest ... und ... trinkt jetzt selbst. Wenn du *aufmerksam wartest und mitguckst (Folgen)* wie gerade jetzt, kannst du ihre kleinen Signale lesen. Indem du *ihr die Zeit gibst*, dir zu zeigen, was sie möchte, was sie braucht, was sie noch selbst tun kann, trägst du dazu bei, ihr gute Momente zu ermöglichen: dass sie es schafft, noch selbst zu trinken." (Informationen über die Bedürfnisse und Möglichkeiten der Mutter vermitteln und über konkrete Unterstützungsmöglichkeiten).

Und einen Moment lang ganz im Hier und Jetzt zu sein, nicht die Berge von Arbeit, die noch warten, vor sich zu sehen, sondern das Lächeln, das sich in dem Moment im Kindergesicht ausbreitet und diesen kleinen Moment zu leben und zu genießen (*Happ Happ Moment*).

Aufmerksam warten und Zeit geben, auch sich selbst Zeit geben: Diese Elemente ermöglichen, dass die pflegenden Kinder, Jugendlichen und Erwachsenen überhaupt zur Ruhe kommen können und merken, wie es ihnen geht und was sie brauchen.

Es ist eine Herausforderung und kaum möglich, allen gerecht zu werden, den pflegenden Familienangehörigen und den Pflegebedürftigen. Mit dem Element *Aufmerksamkeit verteilen* fühlen sich alle zumindest schon mal gesehen und wertgeschätzt. Immer wieder *Bestätigen, Freude teilen*: „Ah, du bist am Hände waschen deiner Mami. Und ja, genau, du kannst mir den Lappen jetzt wieder geben! Das hast du sehr gut gemacht! Super! Und guck, jetzt lächelt deine Mami sogar! Und ich freue mich: Du hast deinem Papi und mir gerade sehr gut geholfen! Nun kann ich ein wenig länger sitzen bleiben." Diese Elemente ermöglichen Kompetenzgefühle und führen zu weiteren *Happ Happ Momenten*, die bewusst genossen werden können. Sie führen wiederum zu mehr Energie und zu kleinen, bewusst erlebten guten Momenten im gewöhnlichen anspruchsvollen Alltag bei allen Beteiligten. Was die Fachperson nachvollziehbar vorlebt, kann unter Umständen auch in den schweren Pflegealltag zuhause übertragen werden. Marte Meo ist ein Konzept, das die Selbstfürsorge beinhaltet: nachvollziehbare, konkrete, einfach umsetzbare Selbstfürsorge. Sie ist nicht nur für die Erwachsenen, sondern auch für die palliativ pflegenden minderjährigen Kinder und Jugendlichen wichtig!

Sicher interessant ist zudem, dass die Marte Meo Methode ermöglicht, pflegenden Familienangehörigen unabhängig ihres Alters Fragen bild- und filmbasiert zu beantworten und so u.a. auch nuancierte positive Feedbacks zu geben: Dies unterstützt die Selbstwirksamkeit und das positive Selbstbild (Reviews, **Kap. 3.4**). Maria Aarts spricht in dem Zusammenhang vom *Zirkel der Liebe* (**Kap. 3.1.1**).

11.4.5 Zusammenfassung

Mit Marte Meo können positive Beiträge von allen Familienmitgliedern – auch der erkrankten Person – bewusst wahrgenommen und gleich wertgeschätzt werden.

Unbeschwerte Momente können mit den Elementen der freien Situation einfach und wirksam gestaltet werden, für alle Familienmitglieder, nicht nur für die Betreuten, sondern auch für die Pflegenden. Unbeschwerte Momente zu erleben ist für die Young Carers und ihre eigene Entwicklung besonders wichtig (s. **Kap. 11.4.3**).

Die Selbstwirksamkeit wird durch all die genannten Elemente gestärkt (Burri, 2017, S. 69): Die betroffene Person und ihre Familie sowie die in die Betreuung eingebundenen Fachleute fühlen sich dadurch in der Regel wirksamer.

Stärkung der Resilienz und Resilienzerfahrungen können mit diesen Marte Meo Mikroelementen und der Marte Meo Haltung möglich werden.

Die Methode ermöglicht eine gemeinsame Sprache und gelingende Zusammenarbeit im interdisziplinären Helfersystem auf Augenhöhe mit dem Kind, den Eltern und der ganzen Familie.

Kurze Reviews in der Beratung nutzen: Z.B. das Beantworten von Fragen und das Geben von nuancierten Feedbacks anhand von gelingenden Bildern und Mikrofilmsequenzen zur lösungs- und ressourcenorientierten Informationsvermittlung für die pflegenden Kinder und Erwachsenen ist eine Möglichkeit, die in der Regel äußerst wirksam ist. Im Bereich Young Carers und Young Adult Carers und auch für die pflegenden Erwachsenen zuhause ist zu wünschen, dass Programme zur bild- und filmbasierten Beratung nach Marte Meo (Reviews, **Kap. 3.4**) stark ausgebaut werden. Denn mit wenig Zeit – ein solches Review dauert in der Regel nur wenige Minuten – und vergleichsweise geringem finanziellem Aufwand kann viel wirksames Wissen vermittelt werden auf eine Art, die die Pflegenden verstehen und in ihrem konkreten Alltag nutzen können. Bereits mit 4-jährigen Kindern können Kurzreviews durchgeführt werden. Zudem können sie – pflegende Kinder, Jugendliche oder auch Erwachsene – anhand der besten Bilder von sich selbst (auf Film) nicht nur ein positives Selbstbild und eine positive Selbsterwartungshaltung aufbauen, sondern sich auch selbst weiterentwickeln, einfacher Neues lernen und ihre verborgenen Ressourcen – ihre Goldmine – mobilisieren (Aarts et al. 2014; Dobler & Niklaus, 2018; Niklaus, 2014; **Kap. 5.3**).

12 Schlussreflexion

Claudia Berther und Therese Niklaus Loosli

Marte Meo ist eine vergleichsweise einfache Methode, die bei gewöhnlichen Pflege- und Betreuungsinteraktionen - sowohl in der Akut- als auch in der Spitex-, der (Geronto-) Psychiatrie- und der Langzeitpflege, ambulant, teilstationär und stationär - unabhängig vom Alter der Betreuten angewendet werden kann.

Nützlich und brauchbar

Aufgrund der bisherigen Literatur, der Erfahrungsberichte in diesem Buch und der vielen Filme, die wir schon gesehen haben, scheint uns die Marte Meo Methode ein nützliches und unterstützendes Konzept für Betreuende und Pflegebedürftige zu sein. In den Ausbildungen und auf den mitgebrachten Filmen sehen und erleben wir in der Regel, dass die meisten Pflegenden und Betreuenden sehr bald mehr lachen, auch wenn vielen von ihnen das „Sich-filmen-Müssen" am Anfang gar nicht gefällt. Wir sehen und erleben, dass sie entschleunigen und mehr Mut entwickeln, Neues auszuprobieren. Ähnliches wird in den Erfahrungsberichten im Buch und in Studien beschrieben.

Reflexion zum Begriff „helfen"

Das bekannte Helfersyndrom wird negativ bewertet, obwohl Helfen an sich eine positive Tätigkeit ist. Aufgrund der Reflexionen anhand der Filme gelingt es Pflegenden, einen neuen Zugang zum Begriff *wirksam helfen* zu finden. Oft sehen sie erst im Film, dass sie dem Klienten Arbeitsschritte abnehmen in (Mikro-) Momenten, wo er bereits Ansätze zeigt, es selbst zu tun.

Beispiel

„Frau T., Sie können jetzt die Jacke ausziehen." Die Pflegende beginnt gleich, Frau T. die Jacke von hinten auszuziehen, obwohl Frau T. mit der rechten Hand bereits versucht, den Ärmel vom linken Arm zu ziehen. Da sich die beiden Handlungen gleichzeitig blockieren, braucht der Ablauf mehr Zeit als nötig. Diese Zeit ließe sich besser investieren, indem man die Klientin mehr selbst tun lässt. Die Pflegende sieht dies aber nicht, weil sie selbst mit „*helfen*" beschäftigt ist.

Dadurch, dass die Betreuende die Arbeit für die Klientin erledigt, nimmt sie dieser die Möglichkeit,

- einen Trainingsmoment zu erleben,
- so viel wie möglich selbst zu tun,
- sich als wirksam und kompetent zu erleben.

Tendenziell geht bei der Klientin auch die Motivation zurück, es ein nächstes Mal überhaupt noch selbst zu versuchen. Es ist bequem, sich bedienen zu lassen. Damit gehen die Fähigkeiten aber immer mehr verloren. Darauf muss nicht nur in der Langzeit- und Alterspflege, sondern auch in der Akutpflege bei Menschen mit Beeinträchtigungen und Behinderungen sowie bereits bei jüngeren Menschen und auch bei Kindern (hier geht es ums Entwicklen von Fähigkeiten) geachtet werden.

Anhand der Filmreflexion mit der Marte Meo Methode entdeckt die Pflegende selbst, was „*wirksam helfen*" in dieser Situation bedeutet:

- der Klientin etwas mehr Zeit zu geben (*aufmerksam zu warten/ihr Zeit zu geben*) und
- genau zu schauen (*zu folgen*), was sie noch selbst tun kann.

Gerade im Alter verlieren Menschen Fähigkeiten rascher, wenn sie diese nicht mehr anwenden. Wird uns abgenommen, was wir mit Mühe noch selbst tun könnten, gehen die Fähigkeiten verloren. Im Gehirn werden die entsprechenden Netzwerke dünner. Diese und die entsprechenden Zellen werden rückgebaut (Spitzer, 2007, S. 118). Daher passen die Leitsätze „*Aktivieren statt kompensieren*" und „*Weniger ist mehr*" von Marte Meo sehr gut.

Merke!

„*Wirksam zu helfen*" bedeutet, maßgeschneidert für den anderen Menschen nur so viel zu tun wie nötig, um möglichst viele Fähigkeiten erhalten zu können. Maria Aarts betont, es nehme dem Gegenüber auch die Möglichkeit zur Weiterentwicklung, wenn man zu viel für ihn/sie tue (Aarts, 2009, S. 70). In der Pflege und Betreuung geht es oft um Menschen, die sich noch weiterentwickeln oder die es darin zu unterstützen gilt, möglichst viele Fähigkeiten möglichst lange zu behalten und nutzen zu können. ■

Haltungsänderung

Beachtlich erscheint uns, dass in den Antworten auf unsere Fragen (**Kap. 9**) auch von Haltungsänderungen die Rede ist, und zwar nicht nur bezogen auf einzelne Betreuungs- und Pflegefachkräfte, sondern offenbar auch auf Teams. So können beispielsweise mit Marte Meo im Team vergleichsweise einfach gemeinsame Haltungen in Bezug auf die Pflege und den Umgang mit Patienten, die herausforderndes Verhalten zeigen, entwickelt werden. Auf der anderen Seite sehen wir in den Filmen, dass sich mit Marte Meo offensichtlich die Ressourcen und das Potenzial der Pflegebedürftigen und der Betreuenden mobilisieren lassen.

Die Methode ermöglicht mehr bewusste Kontaktmomente im Alltag zwischen Pflegenden und Betreuten, Angehörigen, Freiwilligen und Lernenden sowie untereinander im Betreuungsteam. Angehörige kommen lieber zu Besuch, fühlen sich sicher in den Interaktionen mit ihren pflegebedürftigen Lieben und gehen gestärkt nach Hause (Film 14). Pflegende und Betreuerinnen nehmen nicht nur das Gegenüber viel differenzierter wahr, sondern sehen auch ihre eigene Arbeit bewusster und entwickeln mehr Selbstbewusstsein für das Ausprobieren neuer Wege für besonders anspruchsvolle Betreuungs- und Pflegesituationen.

Pflegequalität

Durch Marte Meo lässt sich die Pflegequalität verbessern. Zudem ist die Methode für eine auf die Bedürfnisse der Klienten maßgeschneiderte Betreuung hilfreich. Aufgrund der sorgfältigen Analyse der Filme haben die Pflegefachkräfte in der dahlia oberaargau ag z.B. herausgefunden:

Es gibt gewisse Demenzkranke, die viel besser im Kontakt bleiben und mitarbeiten können, wenn nur ganz leise mit ihnen gesprochen wird. Einzelne reagieren sogar mit herausforderndem Verhalten auf die „gewöhnliche Lautstärke" einer Pflegenden.

Andere Betreute wiederum brauchen, dass ihr Name sehr laut und deutlich ausgesprochen wird, damit sie merken, dass sie gemeint sind.

Manchmal geht es bei gewissen Patienten viel einfacher, wenn der Kontakt nicht nur mit Worten, sondern auch mit einer achtsamen Berührung gesucht wird.

Auf die Bedürfnisse des Bewohners maßgeschneiderte Pflege und Betreuung scheint mit der Marte Meo Methode vergleichsweise einfach umsetzbar.

Interdisziplinäre Zusammenarbeit

Ältere und demenzerkrankte Menschen sowie Personen in Langzeitbetreuung sind in der Regel auf die Unterstützung vieler verschiedener Fachleute, Angehöriger sowie freiwillig Helfender angewiesen. Die Zusammenarbeit in diesen Helfersystemen kommt oft durch die unterschiedlichen Sichtweisen und Sprachen der verschiedenen Beteiligten an ihre Grenzen oder scheitert gänzlich, meist genau dann, wenn es um sehr anspruchsvolle Betreuungssituationen geht. Mit Marte Meo steht eine Methode zur Verfügung, die es ermöglicht, unterschiedliche Sichtweisen auf einfache Art deutlich zu machen und relevante Informationen so zu vermitteln, dass alle Beteiligten des Unterstützungsnetzwerks – Angehörige und Betroffene eingerechnet – diese Informationen verstehen können (**Kap. 5**). Dies wirkt sich wie folgt aus:

- Die Unterschiedlichkeit wird zu einer Ressource.
- Missverständnisse werden rasch geklärt.
- Rund um die Pflegebedürftigen entsteht ein lernendes System.
- Alle Beteiligten lernen voneinander zum Wohle der Betreuten und zur Verbesserung der eigenen Berufs- und Lebensqualität, über die Grenzen der Berufsgruppen und Rollen hinweg.

Reflexion zur Einfachheit der Methode

„Keep it simple“ ist ein Ausdruck von Maria Aarts (2009, S. 51ff.). Sie versteht darunter, nicht nur die Methode selbst sowie deren Sprache, sondern auch die Organisation des Marte Meo Netzwerks möglichst einfach zu halten, damit die eigene Kraft aller Beteiligten auf verschiedensten Ebenen voll zum Tragen kommen kann: *Marte Meo*, aus eigener Kraft eben. Beeindruckend und eine große Hilfe für viele ist, dass die Begründerin der Methode es geschafft hat, die einfach umsetzbaren Marte Meo Elemente zu finden, zu benennen und damit für absolut komplexe Zusammenhänge einfache Handlungsmöglichkeiten für alltägliche Pflege- und Betreuungsinteraktionen zu schaffen (Dietschi, 2013, S. 26–29).

Was diese Mikrokommunikationselemente von weniger als einer Sekunde zu bewirken vermögen, verblüfft uns beide immer wieder neu. Diese Elemente erscheinen so einfach, und doch lassen sie sich nicht einfach allgemein erklären, sondern die Information zu den Elementen ist praktisch nur anhand konkreter, bildbasierter Situationen zu beschreiben. Die Elemente bewirken nämlich je nach Situation nicht immer dasselbe. Ihre Wirksamkeit hängt ab vom Kontext, der Interaktion, dem Gegenüber (u. a. von seinem Entwicklungsstand) und dem Anliegen. Wir hören von allen Neueinsteigenden in Marte Meo Kursen regelmäßig, sie seien überzeugt, Marte Meo bereits größtenteils anzuwenden. Dem ist auch so. Vieles wenden sie bereits an. Es ist aber eindrücklich zu sehen, welchen Unterschied in der Wirkung es macht, wenn wir ein Kommunikationselement einfach *intuitiv* und *unbewusst* anwenden oder wenn wir es in alltäglichen und in herausfordernden Situationen *bewusst* nutzen können.

Kritische Reflexion zu Marte Meo allgemein

Vor vier Jahren fehlte in Ergänzung zum videounterstützten Training ein Nachschlagewerk für den Bereich Marte Meo in der Pflege und Betreuung. Wir sind mit diesem Buch dem Wunsch nach etwas Schriftlichem nachgekommen. Wir freuen uns sehr über die zahlreichen Rückmeldungen, dass unser Nachschlagewerk offenbar nicht nur für Marte Meo Kurse im Pflege- und Betreuungsbereich geeignet ist, sondern auch von anderen Berufsgruppen geschätzt und regelmäßig benutzt wird, beispielsweise von Lehrkräften und anderen Fachleuten, die im Frühbereich sowie mit Kindern und Jugendlichen arbeiten. Dass Menschen mit ASS, ihre Familien und die involvierten Fachleute zunehmend auch von Marte Meo profitieren können, freut uns sehr. Mit Erstaunen haben wir im Herbst 2018 zur Kenntnis genommen, dass die erste Auflage unseres Buches früher ausverkauft war als erwartet. Da die erste Auflage während der Pionierzeit der Methode im Pflege- und Betreuungsbereich in der Schweiz geschrieben worden ist, war für uns klar, dass es nötig ist, das Fachbuch vollständig zu überarbeiten und zu ergänzen sowie die neusten wissenschaftlichen Erkenntnisse zu integrieren.

Die Erfahrungen zeigen, dass die vielseitigen Einsatzmöglichkeiten der Marte Meo Methode effizienter genutzt werden können, wenn die Institutionsleitung hinter dem Marte Meo Projekt steht und mehrere Personen in der Abteilung auf der Practitionerebene (**Kap. 5**) ausgebildet sind. Wenn eine gemeinsame Marte Meo Grundhaltung vorhanden ist, können miteinander Ideen entwickelt werden, nach dem Motto: „Nicht auf die Probleme fokussieren, sondern auf Möglichkeiten achten."

Angestellte, die aus eigener Initiative die Methode erlernen, brauchen anfänglich mehr Zeit und Geduld für Organisatorisches wie etwa, die Leitung und alle Betroffenen zu informieren und Bewilligungen für das Filmen einzuholen.

Kritische Reflexion zum Umgang mit Filmen

Der sorgfältige Umgang mit den Filmen ist absolut zentral. Wenn uns Pflegebedürftige oder deren Angehörige so sehr vertrauen, dass sie mit dem Filmen einverstanden sind, ist es wichtig, mit diesen Filmen und deren Inhalten auch vertrauenswürdig umzugehen. Zudem muss der Daten- und Persönlichkeitsschutz beachtet werden (neues Datenschutzgesetz, 2018). Gerade wenn eine Institution ihr gesamtes Personal in der Methode ausbilden lässt, ist es wichtig, klare Regeln für den Umgang mit den Filmen und deren Inhalten zu entwickeln, zu kommunizieren und verbindlich zu nutzen (**Kap. 7**).

Der Film ist ein wirksames Instrument von Marte Meo, um die Lebens- und Pflege- und Betreuungsqualität zu verbessern. Dazu ist jedoch von jeder Fachperson sowie der Institution selbst eine reflektierte Haltung im Umgang damit erforderlich. Es ist uns daher ein Anliegen, dies in den Ausbildungen von Anfang an und immer wieder zu thematisieren. Am besten ist, wenn jeweils gleich die Leitungspersonen mit dabei sind, wenn der Umgang mit dem Filmen und die Regeln des Datenschutzes (Schweigepflicht) besprochen werden. Dies hat sich bisher als Modell bewährt.

Es ist wichtig, dass in Institutionen, in denen einzelne oder alle Pflegenden und Betreuenden mit der Methode arbeiten, der achtsame Umgang mit den Filmen immer wieder thematisiert wird, und zwar nicht nur aufgrund der Personalfluktuation, sondern auch, weil solche Modelle zwischendurch aufgefrischt werden müssen, um voll präsent zu sein.

Lernende

Junge Menschen, die Pflegeberufe lernen, können Marte Meo nicht nur sehr gut lernen und umsetzen, sie zeigen oft sehr bald viel Engagement und Lernfreude, mit der Methode im Praxisalltag zu üben. Sie fühlen sich wertgeschätzt und wichtig im Betrieb. Für Lernende und die Betriebe wäre es von Vorteil, wenn Marte Meo an Pflege- und Betreuungsschulen und Pflegehochschulen im Kommunikationsteil des jeweiligen Curriculums als Methode gelehrt würde (Hägele & Berther, 2011, S. 1–6).

Freiwillige und Angehörige

Eine besondere Ressource der Methode ist, dass sie sich auch von freiwilligen Helfenden und pflegenden und betreuenden Angehörigen relativ einfach erlernen und gut in die Praxis umsetzen lässt. Da in Zukunft für immer mehr pflege- und betreuungsbedürftige Klienten immer weniger ausgebildetes Personal zur Verfügung stehen wird, könnte Marte Meo für die kommenden Herausforderungen unserer Gesellschaft noch bewusster genutzt und erforscht werden.

Ein Aspekt sei hier speziell betont: Gerade weil die Politik „ambulant vor stationär“ unterstützt, wird auch die jüngste Generation öfter mit Pflegebedürftigen und demenzkranken oder chronisch kranken Großeltern oder Eltern im selben Haushalt leben (**Kap. 11.4**). Dies kann eine Ressource sein: die Kinder bewusster einzubinden, sodass sie schon früh wertvolles Erfahrungswissen mitbekommen. Die Entwicklungskraft kann jedoch eingeschränkt werden, wenn die Kinder nicht sorgfältig begleitet werden (z. B. Dobler & Niklaus, 2018, S. 1–4; Moser & Niklaus, 2015, S. 43–49; Niklaus, 2019b, S. 11–19). Für pflegende Angehörige mit Kindern im Entwicklungsalter ist ein bewusster Umgang nicht nur mit den Pflegebedürftigen, sondern auch in Bezug auf die Entwicklungsunterstützung ihrer Kinder wichtig. Diese *Young Carers*, wie die pflegenden Minderjährigen international bezeichnet werden, sind aber oft nicht einfach zu erfassen: Tagungen, an denen pflegende Angehörige und Fachleute willkommen sind, sind deshalb zwingend nötig: Es geht um das generationenübergreifende Lernen miteinander und voneinander: Fachleute, Betroffene und Angehörige auf Augenhöhe. Für die Leitenden solch integrativer Kurse und Tagungen ist eine fundierte Marte Meo Ausbildung lehrreich und unterstützend, wie die beiden Autorinnen immer wieder feststellen.

Mit Marte Meo steht eine Methode zur Verfügung, die nicht nur die Lebensqualität und die Lebensfreude, sondern auch Interaktionen und Kommunikation in der ganzen Familie, in der Nachbarschaft, in Betrieben, ja, in der Gesellschaft verbessern und die Entwicklung aller unterstützen kann (Niklaus et al., 2014, S. 10; Thelen, 2014, S. 6–10; Venedey, 2017).

Somit kann die Marte Meo Methode nicht nur das ganze Umfeld in Selbstwirksamkeit und Handlungskonzepten für Pflege- und Betreuungsinteraktionen, sondern auch in Resilienz für die ganze Familie einschließlich heranwachsender Kinder unterstützen und damit allen ein besseres Leben ermöglichen: *Circle of Love* (Aarts, 2011, S. 72; Dobler & Niklaus, 2018, 1–4; Graaf, 2012, S. 1–10).

Fremdsprachige Pflege- und Betreuungspersonen

Nicht nur im stationären, sondern auch im ambulanten Bereich sind immer mehr fremdsprachige Mitarbeitende tätig. Mit großem Herz, aber oft sehr geringen Deutschkenntnissen und v. a. mit einem anderen Pflegeverständnis betreuen sie Menschen. Die Kraft der Bilder ist hier besonders hilfreich, weil das Vermitteln von Informationen mit wenigen Worten möglich ist. Um diese fremdsprachigen Fachpersonen optimal in den Betrieb oder in die Familie zu integrieren, lohnt es sich, kürzere Abstände zwischen den Review-Terminen zu vereinbaren. Die Bedürfnisse der zu Betreuenden kennenzulernen, erfolgt schneller anhand von Bildern, weil im Alltag mit Worten vieles gar nicht erklärt werden kann. Das erleichtert den Pflege- und Betreuungsalltag für beide Seiten (s. **Kap. 5.2**).

Pflegeleichter Alltag

Damit Betreuende mit Marte Meo auch wirklich einen pflegeleichten Alltag erleben lernen, genügt das Buch nicht. Da ist das Training anhand eigener Filme erforderlich, damit wir am eigenen positiven Modell lernen können (s. **Kap. 5.3**):

- Dann geht das Lernen einfacher.
- Die Kommunikationselemente bewusst zu nutzen wird anhand des Trainierens an den eigenen Filmen rasch und mit vergleichsweise geringem Aufwand automatisiert.
- Die Methode respektive das neu Gelernte werden dadurch besser im Gehirn gespeichert und einfacher im Alltag abrufbar.

- Die Elemente können einfacher und automatischer auf herausfordernde Pflege- und Betreuungssituationen transferiert werden.

So wird Marte Meo nicht nur für den Beruf, den konkreten Pflege- und Betreuungsalltag, und für die Betreuten wirksam, sondern auch für das eigene Privatleben.

13 Schlussworte

13.1 Schlusswort Therese Niklaus Loosli

Für Claudia Berther und mich ist es eine Freude, dass die erste Auflage des Buches genutzt wird und bereits ausverkauft ist. Wie schon erwähnt, scheint „unser Buch" nicht nur für Pflegende und Betreuende, sondern auch für Fachleute aus sozialen und therapeutischen Instititutionen, dem Kinder- und Jugendbereich und aus Schulen lesenswert zu sein. Aber eine vollständig überarbeitete und ergänzte zweite Auflage zu schreiben war für uns zwei freiberuflich Tätige wiederum ein neues großes Projekt. Wir waren aber zuversichtlich, dies mit den Leitsätzen, Prinzipien und Elementen von Marte Meo bewältigen zu können.

Wir haben das Ziel, diese zweite Auflage zu aktualisieren und mit neustem Wissen zu ergänzen, klar benannt und gut im Auge behalten.

Wir sind Schritt für Schritt vorgegangen.

Interaktionen und Zwischenschritte des Projekts haben wir positiv abgeschlossen.

Motto: ein Arbeitsmoment - ein Kontaktmoment - ein Arbeitsmoment.

Meine Handlung (hörbar) bewusst zu benennen, war besonders hilfreich für mich, weil ich so jeweils rasch den Überblick fand. Mit diesem Element konnte ich mich zur Ruhe, nach Rückschlägen in Zuversicht und erneut in den Fokus bringen, wenn ich neben meinen anderen Aufgaben eine kurze Zeit zum Schreiben fand. *Uns zu benennen* war förderlich, um unsere Zusammenarbeit immer wieder neu und gut abzustimmen, uns gegenseitig Orientierung zu geben, denn Claudia schrieb in Wallbach/AG, ich in Herzogenbuchsee/BE (beide CH).

Bewusst benennen, wie es mir geht, was ich als Nächstes tun kann und wie ich es gerne hätte oder was ich brauche: Diese Elemente halfen uns, unsere Standpunkte deutlich zu sehen und uns gut und rasch zu einigen, obwohl wir sehr unterschiedliche Persönlichkeiten sind und unterschiedliche Berufe haben.

Mir selbst und meinem Gehirn immer wieder Zeit zu geben, um Lösungen für herausfordernde Situationen zu finden - mit einer Pause, einer Weile marschieren oder einkaufen. Um uns Zeit zu geben, neue Erkenntnisse, die während des Schreibens und Diskutierens entstanden waren, mit unserem bisherigen Wissen vernetzen und neu verwenden zu können. Und um auch immer wieder Zeit für unsere Partner und engsten Familienangehörigen und für uns selbst zu finden.

Der Marte Meo Leitsatz „Weniger ist mehr" war für die anspruchsvolle Überarbeitung und das Abstimmen des Manuskripts hilfreich.

Kraft der Bilder: Wir haben uns immer wieder an den schönen Fotos stärken können, die wir für das Buch erhalten haben von Menschen, die wir in Marte Meo ausbilden. Ganz herzlichen Dank für die Bilderkraft, die ihr uns geschenkt habt: für die bisherigen und für die neuen Bilder und Filme!

Ganz besonders wichtig waren folgende Marte Meo Elemente für mich: kleinste Zwischenschritte zu feiern und *meine Freude darüber bewusst zu teilen*. Und mir bewusst möglichst viele *Happ Happ Momente* zu schaffen: Dies half mir, gesund zu bleiben. Die frühmorgendlichen Mails von dir, Claudia, waren und sind immer stärkend für mich, sogar wenn du Anspruchsvolles benennst. Es ist einfach schön, dich zu hören, von dir zu wissen, wie es dir geht und wie gesagt: Du schaffst es immer wieder neu, mir mit einem Wort oder einem Satz einen guten Moment zu ermöglichen. Merci dir vielmals!

Auf diese Weise haben wir beide es wiederum gemeinsam geschafft, was wir uns vor einigen Monaten kaum vorstellen konnten und vorher noch nie getan hatten: Dieses Buch ist nun vollständig überarbeitet und mit Texten ergänzt, bildbasiert erklärt, mit etlichen neuen Filmen!

Nun denn, ich hoffe, dass Sie neugierig geworden sind, mehr über die Marte Meo Methode für den Pflege- und Betreuungsbereich zu lesen. Viel Freude und Inspiration wünsche ich Ihnen beim Lesen, Filme gucken und beim bewussten Ausprobieren dieser einfachen Kommunikationselemente in Ihrem Alltag.

Herzogenbuchsee, im Februar 2019
Therese Niklaus Loosli

13.2 Schlusswort Claudia Berther

Im April 2014 besuchte ich einen Vortrag von Liliane Juchli, der 1933 geborenen Pflegepionierin der Schweiz, die auch mich als ehemalige „Krankenschwester" mit dem „Juchli" (Pflegefachbuch) geprägt hat. Auf die Aussage, dass in der heutigen Zeit doch gar keine ganzheitliche Pflege mehr geboten werden könne, antwortete sie:

> *„Man kann sicher nicht für alle [Patienten] alles jederzeit richtig machen, aber was man immer kann, ist einen Moment ganz da sein: Jetzt bin ich da für Sie ... und das setzt ein Denken voraus."*

Genau da setzt die Marte Meo Methode von Maria Aarts an. Sie unterstützt die Pflegenden und Betreuenden mit Hilfe der kleinschrittigen Analyse von Interaktionen darin, diese Momente zu sehen, zu erleben und zu nutzen und trägt so zur Verbesserung der Pflegequalität bei. Es fasziniert mich täglich aufs Neue, mit wie wenig wie viel verändert, erreicht und dadurch erleichtert werden kann.

Dieses Bewusstsein hat mein Leben verändert. „Das kleinschrittige Sehen und Denken" unterstützt mich täglich, auch ohne laufende Kamera. Maria Aarts lehrte mich, nicht auf die Probleme fokussiert zu sein, sondern nach den Möglichkeiten Ausschau zu halten. Liebe Maria, herzlichen Dank dafür. Diese Grundhaltung spendet mir Energie, hat meinen Horizont erweitert und bewirkt, dass ich mich täglich weiterentwickle.

Auch dir, Therese, möchte ich herzlich danken. Du hast mich damals zum Marte Meo Projekt in der dahlia oberaargau ag geholt. Gemeinsam durften wir viele Erfahrungen sammeln, die nun auch in dieses Buch eingeflossen sind. Wir sind zwei sehr unterschiedliche Persönlichkeiten, arbeiten und schreiben verschieden und konnten uns dadurch auch in diesem Buchprojekt gut ergänzen. Nicht nur in anspruchsvollen Zeiten kann ich mich immer auf dich verlassen und das schätze ich sehr!

Nun freue ich mich, dass wir Ihnen, liebe Leserinnen und Leser, bereits in der zweiten Auflage Marte Meo für die Pflege und Betreuung vorstellen dürfen. Eine Methode, die Pflegende und Betreuende für den Einsatz, den Sie täglich für uns und unsere Angehörigen leisten, unterstützen und stärken kann.

Wallbach, im Februar 2019
Claudia Berther

Literatur

Aarendt, T. (1999). *Die neurobiologischen Grundlagen der Alzheimer-Krankheit*. Berlin: Deutsche Alzheimer Gesellschaft. Das Wichtigste 2, 08/99: 1–2. https://www.deutsche-alzheimer.de/fileadmin/alz/pdf/factsheets/FactSheet02_01.pdf [Zugriff: 19.01.2019].

Aarts, M. (2005). Marte Meo Programme for the Elderly Care. *Marte Meo Magazine, 31 (2)*, 4–7.

Aarts, J. (2007). *Marte Meo-Methode für Schulen. Entwicklungsfördernde Kommunikationsstile von Lehrern - Förderung der Schulfähigkeit von Kindern.* Eindhoven (NL): Aarts Productions.

Aarts, M. (2008). Die Botschaft hinter herausfordernden Verhalten verstehen. *Marte Meo Magazine, 39 (2)*, 48–49.

Aarts, M. (2009). *Marte Meo - Ein Handbuch* (2. Aufl.). Eindhoven (NL): Aarts Productions.

Aarts, M. (2011). *Marte Meo - Ein Handbuch*. Eindhoven (NL): Aarts Productions.

Aarts, M. (2012). *Marte Meo Programm für Autismus*. Eindhoven (NL): Aarts Productions.

Aarts, M. (2013). *Marte Meo Fachtag* (11.11.2013). Wiedlisbach: dahlia oberaargau ag. [Unveröffentlichte Seminarmitschrift, Therese Niklaus Loosli].

Aarts, M. (2014a). *Interne Supervision* (04.11.2014). Huttwil: dahlia oberaargau ag. [Unveröffentlichte Seminarmitschrift, Claudia Berther].

Aarts, M. (2014b). *Marte Meo Fachtag* (05.11.2014). Wiedlisbach: dahlia oberaargau ag. [Unveröffentlichte Seminarmitschrift, Therese Niklaus Loosli].

Aarts, M. (2016). *Marte Meo Handbuch* (4. leicht überarbeitete Ausgabe). Eindhoven (NL): Aarts Productions.

Aarts, M. (2017a). *Marte Meo - „aus eigener Kraft" - eine wertvolle Unterstützung im Betreuungsalltag. Marte Meo Fachtag* (22.3.2017). Scharans, CH: Stiftung Scalottas. [Unveröffentlichte Seminarmitschrift, Claudia Berther].

Aarts, M. (2017b). *Interne Supervision (23.3.2017)*. Luzern, CH: Kinderheim Titlisblick. [Unveröffentlichte Seminarmitschrift, Claudia Berther].

Aarts, M. (2017c). *Marte Meo meets mindfulness (28.10.2017)*. Argenbühl, DE: Celenus Fachklinik Bromerhof. [Unveröffentlichte Seminarmitschrift, Claudia Berther].

Aarts, M. (2017d). *Interne Supervision (17.11.2017)*. Herzogenbuchsee: dahlia oberaargau ag. [Unveröffentlichte Seminarmitschrift, Claudia Berther].

Aarts, M. (2017e). *Masterclasses für licensed Marte Meo Supervisior* (14. & 15.12.2017). Eindhoven (NL): Marte Meo International. [Unveröffentlichte Seminarmitschrift, Claudia Berther].

Aarts, J. (2017). *Videounterstützte Entwicklungsbegleitung in sozialen Einrichtungen. Marte Meo Fachtag* (25.11.2017). Ravensburg, DE: Institut für soziale Berufe, GmbH. [Unveröffentlichte Seminarmitschrift, Claudia Berther].

Aarts, M. (2018). *Marte Meo Fachtag mit Masterclasses für (licensed) Marte Meo Supervisors* (13.06.2018). Zürich: HfH. [Unveröffentlichte Seminarmitschrift, Therese Niklaus Loosli].

Aarts, M. & Hüther, G. (2008). *DVD. Fachtag: Interaktion und Entwicklung, Marte Meo Praxis und Neurobiologie*. Eindhoven (NL): Aarts Productions.

Aarts, M., Hawellek, Chr., Rausch, H., Schneider, M. & Thelen, Ch. (2014). *Marte Meo: Eine Einladung zur Entwicklung*. Eindhoven (NL): Aarts Productions.

Aarts, M. & Niklaus, T. (2011a). *Marte Meo Elterncoaching*. Zürich: Marie Meierhofer institut für das Kind. *Heft und Kinder, 87(1)*, 31–36.

Aarts, M. & Niklaus, T. (2011b). Früh fördern mit Marte Meo. Zürich: SVM/ASISP Schweiz. Verband der Mütterberaterinnen. *Die Informationszeitschrift des Schweizerischen Verbandes der Mütterberaterinnen SVM, 71(3)*, 3–7.

Aarts, M. & Rausch, H. (2009). *Marte Meo Kommunikationstraining, Mir fällt nix ein*. Eindhoven (NL): Aarts Productions.

Aeschimann, C. (2016). *Kraft der Bilder - Entwicklungsförderung durch die Marte Meo Methode auf der Sekundarstufe 1. Erfahrungen von Fachpersonen und Lehrpersonen*. Bern: pädagogische Hochschule Bern, Institut Heilpädagogik. Masterarbeit. https://www.therese-niklaus.ch/.cm4all/uproc.php/0/2016_masterarbeit_ca.pdf?_=1687f1907eb&cdp=a [Zugriff: 30.01.2019].

Allen, J.G., & Fonagy, P. (2006). *Handbook of mentalization-based treatment*. (Opptrykk 2008 ed.). Chichester: John Wiley.

Alnes, R.E., Kirkevold, M. & Skovdahl, K. (2011). Insights gained through Marte Meo counselling: experiences of nurses in dementia specific care units. *International Journal of Older People Nursing, 6*(2), 123–132.

alzheimerpunktch, Marcus, M. (2018). *Ich habe gelernt, dass man sich selbst nicht vergessen darf. Jung betroffen.* https://alzheimer.ch/de/angehoerige/krankheitsverlauf/magazin-detail/412/ich-habe-gelernt-dass-man-sich-selbst-nicht-vergessen-darf/ [letzter Zugriff: 6.12.2018].

alzheimerpunktch, Witte, F. (2018). *„Die Wesensveränderungen tun den Angehörigen oft ziemlich weh."* https://alzheimer.ch/de/angehoerige/krankheitsverlauf/magazin-detail/120/die-wesensveraenderungen-tun-den-angehoerigen-oft-ziemlich-weh/ [Zugriff: 4.12.2018].

Alzheimer Schweiz- (Hrsg.). (2018). *Menschen mit Demenz in der Schweiz: Zahlen und Prognosen.* Bern: 1–4. http://www.alz.ch/index.php/zahlen-zur-demenz.html [letzter Zugriff: 18.08.2018].

Antonovsky, A. (1997). *Salutogenese.* Tübingen: dgvt-Verlag.

Arbor Seminare- (2018). Über die universelle Kraft der Achtsamkeit. https://www.arbor-seminare.de/ueber-die-universelle-kraft-der-achtsamkeit https://www.arbor-seminare.de/ueber-die-universelle-kraft-der-achtsamkeit [letzter Zugriff: 18.08.2018].

Autismus deutsche Schweiz- (2018). *Autismus-Spektrum-Störungen.* https://www.autismus.ch/autismus-spektrum-stoerungen/ [Zugriff: 14.12.2018].

Baeriswyl, I. (2011). MARTE MEO, ein Konzept des Interaktiven Coaching zur Unterstützung der sozialen und kommunikativen Entwicklung. *Psychologie & Erziehung, 37*(1), 16–23.

Baeriswyl-Rouiller, I. (2019). *MARTE MEO. Un concept de guidance interactive pour développer un soutien et soutenir de développement.* PRESSES POLYTECHNIQUES ET UNIVERSITAIRES ROMANDES, EPFL-Rolex Learning Center, Lausanne. Erscheint demnächst.

Baeriswyl, P., Stücker, R. & Niklaus, T. (2018). *Domicil Weiterbildungsangebote 2018. Marte Meo Einführung und Marte Meo Kurse.* https://www.domicilbern.ch/fileadmin/customer/demenz/doku mente/Domicil_Weiterbildungsprogramm_2018.pdf [letzer Zugriff: 06.09.2018].

Bakke, L. (2005). Video Supervision Gives Better Interaction with Demented People. *Marte Meo Magazine, 31*(2), 17–22.

Bakke, L. (2008). Marte Meo anvendt på plejehjem. Odense M: Syddansk Universitet, *Sygeplejersken, 104*(18), 52–57.

Baller, G., Bsullak-Trepte, M., Glaese, M., Grosse Feldhaus, J., Grosse Feldhaus, S., Dr. Günther, A., Tanzer, W. (2014). *Notfallsanitäter.* Lehrbuch für den Rettungsdienst. Berlin: Cornelsen Schulverlag GmbH

Balldin, S., Bergström, M., Wirtberg, I. & Axberg, U. (2018). *Marte Meo and Coordination Meetings (MAC): A Systemic School-Based Video Feedback Intervention – A Randomised Controlled Trial.* Child and Adolescent Social Work Journal. Springer. https://doi.org/10.1007/s10560-018-0580-2.

Bandura, A. (1979). *Sozialkognitive Lerntheorie.* Stuttgart: Klett-Cotta.

Bauer, J. (2006). *Warum ich fühle, was Du fühlst. Intuitive Kommunikation und das Geheimnis der Spiegelneurone.* Hamburg: Hoffmann & Campe.

Becker, S., Blaser, R. & Wittwer, D. (2013). Personenorientierung in der Pflege neu gedacht. *NOVA, 44*(10/13) 42–43.

Becker, U. (2009). Marte Meo – auf die Beziehung kommt es an. *pflegen: Demenz, 4*(12), 42–45.

Becker, U. (2011). Marte Meo: Auf die Beziehung kommt es an. *Marte Meo Magazine, 9*, 1–6. https://www.martemeo.com/~uploads/magazine/files/Becker-v4-Auf-die-Beziehung-Upload2011061 51.pdf [Zugriff: 30.01.2019].

Becker, U. (2017). *Partnerschaft leben trotz und mit FTD.* Fachtagung Grenzgänge(r) – ein Leben mit Frontotemporaler Demenz (27.09.2017). Bad Sassendorf. https://www.demenz-service-nrw.de/tl_files/Landesinitiative/Die%20Landesinitiative/Aktuelle%20Themen/Frontotemporale%20Demenz%20Fotos/PPP%20Fachtagung%20FTD%202017-09-25Pr%C3%A4siWebsite.pdf [Zugriff: 6.12.2018].

Becker, U.; Hawellek, Ch. & Zwicker-Pelzer, R. (2018). *Eindeutig uneindeutig – Demenz systemisch betrachtet.* Vandenhoeck & Ruprecht, Göttingen.

Berther, C. & Hägele, H. (2010). *Präsentation Marte Meo Projekt,* 23.11.2010. Weingarten: Gesundheitsakademie. [Unveröffentlichte Präsentationsmitschrift, Claudia Berther].

Berther, C. & Hägele, H. (2011). Marte Meo im Akutkrankenhaus. *Marte Meo Magazine, 6*(11), 1–6. https://www.martemeo.com/~uploads/magazi ne/files/Haegele-Berther-v5-Krankenhauys-HH-CB.pdf [Zugriff: 19.01.2019]

Berther, C. & Niklaus, T. (2012a). Die Kraft der Bilder nutzen. *NOVA, 5*(12), 21–24.

Berther, C. & Niklaus, T. (2012b). Begegnungsmomente im Alltag nutzen. *NOVA, 7*(12), 35–37.

Berther, C. (2013). *Interview mit Klienten und Angehörigen.* Fricktal: Spitex. [Unveröffentlichte DVD, Claudia Berther].

Berther, C. (2015). *Interview mit Marcel Manigk. Videounterstütztes Kommunikationstraining im Rettungsdienst.* http://www.claudiaberther.ch/up/files/InterviewM.Manigk-MM%20im%20Rettungsdienst.pdf [letzter Zugriff: 16.12.2018].

Berther, C. & Niklaus, T. (2013). Krisenkonzept bei Demenz. *NOVA, 10*(13), 54–57.

Berther, C. & Niklaus Loosli, T. (2015). *Die Marte Meo Methode.* Bern: Hogrefe.

Berther, C. & Niklaus, T. (2016). *Marte Meo – Ein bildbasiertes Konzept unterstützender Kommunikation für Pflegeinteraktionen.* Bern: Hogrefe. https://www.hogrefe.de/themen/pflege-und-health-professionals/dementia-care/artikel/Marte%20Meo-327 [letzter Zugriff: 18.08.2018].

Berther, C. & Niklaus, T. (2016). *Marte Meo Methode.* Filmbeitrag. Bern: Hogrefe. https://www.youtube.com/watch?v=6kSBHz6kQVg&feature=youtu.be [letzter Zugriff: 18.08.2018].

Berther, C. & Niklaus, T. (2018a). *Fragebogen an die Institutionen, aktueller Stand.* dahlia oberaargau ag/CH. Antworten: Neuenschwander, U. & Jörg, S. [Unveröffentlicht].

Berther, C. & Niklaus, T. (2018b). *Fragebogen an die Institutionen, aktueller Stand.* Domicil Steigerhubel, Bern/CH. Antworten: Baeriswyl, P. [Unveröffentlicht].

Berther, C. & Niklaus, T. (2018c). *Fragebogen an die Institutionen, aktueller Stand.* Domicil Kompetenzzentrum Demenz Bethlehemacker, Bern/CH. Antworten: Stücker, R. [Unveröffentlicht].

Berther, C. & Niklaus, T. (2018d). *Fragebogen an die Institutionen, aktueller Stand.* Seniorenzentrum am Haarbach/DE. Antworten: Venedey, Ch. [Unveröffentlicht].

Berther, C. & Niklaus, T. (2018e). *Fragebogen an die Institutionen, aktueller Stand.* Stiftung Scalottas, Scharans/CH. Antworten: Balestra, N. [Unveröffentlicht].

Binder, J. & von Wartburg, L. (2014). *Nationale Leitlinien Palliative Care.* Dezember 2014. https://www.bag.admin.ch/bag/de/home/strategie-und-politik/nationale-gesundheitsstrategien/strategie-palliative-care/grundlagen-zur-strategie-palliative-care.html [Zugriff: 06.12.2018]

Bodenmann, G., Perrez, M., Schär, M. & Trepp, A. (2004). *Klassische Lerntheorien. Grundlagen und Anwendungen in Erziehung und Psychotherapie.* Bern: Huber.

Bommer, S. (2012). Marte Meo einführen. *Marte Meo Magazine*, August, Art. 22G, 1–5.

Born, B. (2012). *Marte Meo Fachtag* (25.10.2012). Wiedlisbach: dahlia oberaargau ag. [Unveröffentlichte Seminarmitschrift, Therese Niklaus Loosli].

Bösche, H. (2013). Marte Meo Entwicklungsunterstützung im medizinischen Alltag – Eine visuelle Methode in Worte gefasst. *Kinderkrankenschwester, Fachzeitschrift der Gesundheits- und Kinderkrankendpflege, 32*(13), 3–10.

Braun, A.K. (2006). Lernen in der Kindheit optimiert das Gehirn. *RdJB Recht der Jugend und des Bildungswesens, 4*, 408–420.

Bretschneider, W. (2012). Fixierungsmaßnahmen in Krankenhäusern – Ein wunder Punkt. *Gesundheitswesen, 74*(12), 812–817. https://www.thieme-connect.com/DOI/DOI?10.1055/s-0032-1311630 [Zugriff: 30.01.2019].

Brockmann, J. & Kirsch, H. (2018). *Das Mentalisierungskonzept.* https://mentalisierung.net/das-mentalisierungskonzept/ [Zugriff: 15.12.2018].

Bünder, P., Sirringhaus-Bünder, A. & Helfer, A. (2009 & 2015, 2. Auflage). *Lehrbuch der Marte Meo Methode. Entwicklungsförderung mit Videounterstützung.* Göttingen: Vandenhoeck & Ruprecht.

Bundesamt für Gesundheit BAG. (2012). *Nationales Bildungskonzept „Palliative Care und Bildung". Strategisches Grundlagenpapier.* https://www.bag.admin.ch/bag/de/home/strategie-und-politik/nationale-gesundheitsstrategien/strategie-palliative-care/bildung-und-palliative-care/nationales-bildungskonzept-palliative-care.html [Zugriff: 06.12.2018].

Burkhalter, U., Graf, M., Heinz, H., Keller, M.J., Niederhäuser, I., Parenta, D., Richter, D. (2012). *Erwachsenenschutzrecht. Beispiel eines Pflegestandards. „Freiheitsbeschränkende Massnahmen".* Bern: Curaviva Schweiz, Verband Heime und Institutionen. https://www.curaviva.ch/files/U35CCPS/Beispiel-eines-Standards-zu-Bewegungseinschraenkenden-Massnahmen.pdf [Zugriff: 19.01.2019].

Burri, R. (2017). *Förderung des Selbstvertrauens mit Marte Meo – Diskussion von Zusammenhängen und Möglichkeiten der Förderung des Selbstvertrauens bei Kindern mit traumatisierten Eltern im schulischen Kontext.* Bern: pädagogische Hochschule Bern, Institut Heilpädagogik. Masterarbeit. https://www.therese-niklaus.ch/.cm4all/uproc.php/0/2017_ueberarb_masterarbeit_rb.pdf?_=1687f1b370d&cdp=a [Zugriff: 30.01.2019].

CURVITA. (2018). *Rückmeldungen zu den AnwenderInnen-Kurstagen: Die Marte Meo Methode.* https://www.curvita.ch/weiterbildungen-die-marte-meo-methode/ [Zugriff: 20.01.2019].

dahlia oberaargau ag. (2018). *Beratung und Aufnahme dahlia oberaargau.* https://www.dahlia.ch/jwa/VFS-DFA-1651393-00_Flyer_Beratung_und_Aufnahme_dahlia_oberaargau_ag.pdf [Zugriff: 6.12.2018].

Deci, E.L. & Ryan, R.M. (1993). Die Selbstbestimmungstheorie der Motivation und ihre Bedeutung für die Pädagogik. *Zeitschrift für Pädagogik,* 39 (2), S. 223–238

Deutsche Gesellschaft für Palliativmedizin (o.J.). *WHO-Definition of Palliative Care 2002.* https://www.dgpalliativmedizin.de/images/stories/WHO_Definition_2002_Palliative_Care_englisch-deutsch.pdf [Zugriff: 6.12.2018].

Dietschi, I. (2013). „Marte Meo" macht aus etwas Kompliziertem etwas Einfaches. *Fachzeitschrift Curaviva, (1),* 26–29. http://www.curaviva.ch/upload/E262A04C9D/4BFEA0B204/6DA3596F2B.pdf [Zugriff: 05.02.2015].

Dinand, C., Bartholomeyczik, S. & Becker, U. (2011). *Künstliche Ernährung im Alter – eine Entscheidungshilfe.* Herausgegeben vom AOK-Bundesverband. https://www.aok.de/fileadmin/user_upload/Universell/05-Content-PDF/peg_entscheidungshilfe.pdf [Zugriff: 23.07.2018].

Dobler, M. & Niklaus Loosli, T. (2018). *Was braucht die Familie? Young Carers, Marte Meo und Palliative Care.* [Abstract] 7. Schweizerische Marte Meo Tagung für den Alterspflegebereich in der dahlia Wiedlisbach zum Thema „Palliative Care mit Marte Meo". https://www.therese-niklaus.ch/.cm4all/uproc.php/0/011118_publikation.pdf?_=1687f047a30&cdp=a [Zugriff: 30.01.2019].

Drawert, C. (2015). *Betrachtungen und Überlegungen zum Gewaltphänomen.* Marte Meo Magazine November 2015, 37G: 1–6. https://www.martemeo.com/~uploads/magazine/files/art37gdrawertv2.pdf [Zugriff: 20.01.2019].

Eggenschwyler, L. & Loosli, D. (2011). *Marte Meo Methode & Das metaphorische Modell von Bacon.* Marte Meo Magazine, 5, 1–20. https://www.martemeo.com/~uploads/magazine/files/Eggenschwyller&Loosli-v4-Modell-Bacon-HH&Loosli&HH21.pdf [Zugriff: 18.01.2019].

Eisner, P., Monshi, A. & Zohmann, N. (2008). Eine Mutter zeigt ihrem Sohn jetzt ihr Zutrauen in seine Fähigkeiten und dies stärkt wiederum sein Selbstvertrauen. *Marte Meo Magazine, 2*(39), 36–39. http://www.martemeo.com/~uploads/magazine/files/200802-Magazine_02_20081.pdf [Zugriff: 20.01.2019].

Ermler, A. & Schmitt-Mannhart, R. (2011). *Freiheit und Sicherheit. Richtlinien zum Umgang mit freiheitsbeschränkenden Massnahmen.* Bern: Schweizerische Gesellschaft für Gerontologie (SGG SSG).

FRAGILE Suisse. (2014). Unsichtbare Behinderungen nach einer Hirnverletzung. *Fachinformationsschrift Nr. 3.* https://www.fragile.ch/fileadmin/user_upload/Downloads/05_Medien_Publikationen/Shop/fachinformationsschrift_nr3_web_Kopie.pdf [Zugriff: 18.08.2018].

FRAGILE Suisse. (2016). Leben mit einer Hirnverletzung. *Fachinformationsschrift Nr. 1.* https://www.fragile.ch/fileadmin/user_upload/Downloads/05_Medien_Publikationen/Shop/Leben_mit_einer_Hirnverletzung.pdf [Zugriff: 18.08.2018].

Fly mit Rückenwind. (2018). *Fly – für das Leben lernen.* https://www.flymitrückenwind.ch/fly/ [Zugriff: 30.01.2019].

Förstl, H. & Kleinschmidt, C. (2011). *Demenz. Diagnose und Therapie.* Stuttgart: Schattauer.

Gartner-Wyssbrod, I.D. & Kübler-Wehrli, B.S. (2018). *Unterstützung von Kindern mit AD(H)S im offenen Unterricht mit der Marte Meo Methode.* Bern: pädagogische Hochschule Bern, Institut Heilpädagogik. Masterarbeit. https://www.therese-niklaus.ch/.cm4all/uproc.php/0/2018_masterarbeit_ig_bk.pdf?_=1687f206e7a&cdp=a [Zugriff: 30.01.2019].

Georg, J. (2010). Resilienz. *NOVA, 9*(10), 38–41.

Georg, J. (2011). Positive Pflege. *NOVA, 2*(11), 18–20.

Gesundheits- und Fürsorgedirektion des Kantons Bern, Alters- und Behindertenamt, Bern. (2013). *Qualitätsstandards zum Umgang mit freiheitsbeschränkenden Massnahmen in Institutionen.* 1–27. http://www.gef.be.ch/gef/de/index/direktion/organisation/alba/publikationen/freiheitsbeschraenkendemassnahmeninheimen.assetref/dam/documents/GEF/ALBA/de/Downloads_Publikationen/Freiheitsbeschr%C3%A4nkende_Massnahmen_Heime/GEF_Standards_FBM_de.pdf [Zugriff: 30.01.2019].

Gordon, T. (2013). *Gute Beziehungen.* Stuttgart: Klett-Cotta.

Graaf, S. (2012). Mit Marte Meo Angehörige beraten. *Marte Meo Magazine,* Dezember 2012, 1–10, Art. 27G. https://www.martemeo.com/~uploads/magazine/files/027g-graaf-v10-graaf-v1-angeho%

CC%88rige-beraten-20121203-sg1hh2-kopie.pdf [Zugriff: 20.01.2019].

Graaf, S. (2014). Wie Marte Meo uns vor Burnout schützen kann. *Marte Meo Magazine,* Oktober 2014, 1–8, Art. 42G. https://www.martemeo.com/~uploads/magazine/files/art42ggraafv3def.pdf [Zugriff: 20.01.2019].

Grawe, K. (1995). Abschied von den psychotherapeutischen Schulen. *Integrative Therapie, 21*(1), 84–89.

Grawe, K. (2004). *Neuropsychotherapie.* Göttingen: Hogrefe.

Grün, A. (2002). *Menschen führen – Leben wecken.* Münsterschwarzbach: dtv.

Haas, J. Red. (2009). *Herumwandern und Weglaufen.* Yverdon-les-Bains: Schweizerische Alzheimervereinigung, Januar 2009: 1–4. http://www.alz.ch/index php/pflege-und-betreuung-436.html [Zugriff: 11.11.2018].

Haas, J. Red. (2010). *Körperpflege, An- und Auskleiden.* Yverdon-les-Bains: Schweizerische Alzheimervereinigung. August 2010: 1–4. http://www.alz.ch/index.php/pflege-und-betreuung-436.html [Zugriff: 11.11.2018].

Haas, J. Red. (2012a). *Essen und Demenz.* Yverdon-les-Bains: Schweizerische Alzheimervereinigung. Juni 2012: 1–4. http://www.alz.ch/index.php/pflege-und-betreuung-436.html [Zugriff: 11.11.2018].

Haas, J. Red. (2018). *Wie mit Schlafstörungen umgehen: Nützliche Hinweise.* Yverdon-les-Bains: Schweizerische Alzheimervereinigung. 2018: 1–4. http://www.alz.ch/index.php/pflege-und-betreuung-436.html [Zugriff: 11.11.2018].

Haas, J. Red. (2017). *Mit Aggressionen umgehen.* Yverdon-les-Bains: Schweizerische Alzheimervereinigung. 2017: 1–4. http://www.alz.ch/index.php/pflege-und-betreuung-436.html [Zugriff: 11.11.2018].

Hägele, H. (2012). *Zufriedenheit.* Argenbühl: Celenus Fachklinik Bromerhof. Newsletter, Ausgabe 03 und 04. http://www.fachklinik-bromerhof.de/upload/pdfs/Bromerhof_A4_Newsletter_0304.2012.pdf [Zugriff: 28.02.2015].

Häusermann, S., Bläuenstein, Ch. & Zibung, I. (2014). *Im Sport dabei sein. Sport erst recht.* Grundlagen in der Begleitung von Menschen mit Behinderung im Sport. Volketswil: ®IngoldVerlag/PluSport Behindertensport Schweiz.

Hampel, I. (2014). *Die Kommunikationsmethode Marte Meo als neuronale Entwicklungsstimulation für Vorschulkinder mit speziellen Bedürfnissen in der vertiefenden Diskussion mit ExpertInnen.* Dresden: Technische Universität Dresden. Masterarbeit. http://www.qucosa.de/fileadmin/data/qucosa/documents/14136/Die%20Masterarbeit_Isabelle%20Hampel_aktualisierte%20Version.pdf [Zugriff: 20.01.2019].

Hauser, U., Schneider-Schelte, H. & Weiss, S. (2016). *Herausforderung Demenz. Wissenswertes zur Kommunikation und zum Umgang mit demenzkranken Menschen* (5. Aufl.). Berlin: Deutsche Alzheimer Gesellschaft. http://www.deutsche-alzheimer.de/fileadmin/alz/broschueren/herausforderung_demenz.pdf [Zugriff: 11.11.2018].

Hawellek, C. (1997). Von der Kraft der Bilder. *Systhema, 11*(2), 125–135. http://if-weinheim.de/fileadmin/dateien/systhema/1997/2_1997/Sys_2_1997_Hawellek.pdf [Zugriff: 30.01.2019].

Hawellek, C. (2006). „Kleine Monster“: MARTE MEO Eltern-Coaching mit Eltern von Babys und Kleinkindern. *Marte Meo Magazine, 2*(3), 4–11. http://www.martemeo.com/~uploads/magazine/files/200602-Compleet1.pdf [Zugriff: 30.01.2019].

Hawellek, C. (2012). *Entwicklungsperspektiven öffnen.* Göttingen: Vandenhoeck & Ruprecht.

Hawellek, C. (2014). *Internationales Treffen der licensed Marte Meo Supervisors* (15./16. Dezember 2014). Eindhoven: Marte Meo International, Leitung Maria Aarts. [Unveröffentlichte Seminarmitschrift, Therese Niklaus Loosli].

Hawellek, C. (2016). *Marte Meo im Überblick.* Norderstedt: BoD-Verlag.

Hawellek, C. & von Schlippe, A. (Hrsg.). (2005). *Entwicklung unterstützen – Unterstützung entwickeln.* Göttingen: Vandenhoeck & Ruprecht.

Heider, J. (1993). *TAO der Führung. Laotses Tao Te King für eine neue Zeit* (3. Aufl.). Basel: Sphinx.

Heller, A., Heimerl, K. & Husebø (2000). *Wenn nichts mehr zu machen ist, ist noch viel zu tun. Wie alte Menschen würdig sterben können.* Palliative Care Band 2. Lambertus

Hipp, M., Novak, I. & Voos, A. (2016). *Individuelle Unterstützung für traumatisierte Mütter mit psychischer Erkrankung und ihre Kinder (unter 2 Jahren) durch Marte Meo.* Abschlussevaluation August 2016 Modellprojekt: Mo.Ki-Marte Meo. https://www.monheim.de/fileadmin/user_upload/Media/Dokumente/Kinder_Familie/Moki/20161220_Marte_Meo.pdf [letzter Zugriff: 18.08.2018].

Hüther, G. (2007). *Biologie der Angst. Wie aus Stress Gefühle werden.* Göttingen: Vandenhoeck & Ruprecht.

Hüther, G. (2011). Das Gehirn rostet nicht. Neurobiologische Prävention. *Lebenswelt Heim, Heft 50*(2), 16–18. https://www.lebensweltheim.at/lwh-medien/dokumente/0482-lwh_50-huether-neurobiologisch.pdf [Zugriff: 19.01.2019].

iks institut kinderseele schweiz. (2017). *Young Carers: Erste nationale Konferenz „Dialog und Erfahrungsberichte"*. https://www.kinderseele.ch/events/young-carers-erste-nationale-konferenz-dialog-und-erfahrungsberichte/ [Zugriff: 4.12.2018].

Isager, M. (2009). *Marte Meo Konkret. Entwicklungs- und Sprachförderung in Beispielen.* Münster: Verlagshaus Monsenstein und Vannerdat OHG.

Isager, M. (2016). *Marte Meo Konkret: Entwicklungs- und Sprachförderung in Beispielen.* Norderstedt: BoD-Verlag.

Jörg, S. (2012). *Videounterstützte Mitarbeiterbefragung über Marte Meo, dahlia oberaargau ag.* Standorte: Herzogenbuchsee, Huttwil, Niederbipp, Wiedlisbach. [Nicht veröffentlicht].

Jörg, S., Misteli, M. & Neuenschwander, U. (2015). *Ein Projekt zur Gestaltung von gelingenden Alltagssituationen mit Menschen mit Demenz.* https://www.dahlia.ch/jwa/VFS-DFA-1071606-dahlia_Marte_Meo-Interaktion_auf__Augenhoehe.pdf [Zugriff: 18.08.2018].

Jörg, S. & Neuenschwander, U. (2015). *Mehr gefühlte Zeit in der Alterspflege – Marte-Meo-Methode in der dahlia.* Medizin aktuell, 06/2015: 16–17. https://www.dahlia.ch/jwa/VFS-DFA-1071608-Artikel_Medizin_Aktuell_06_2015_Marte_Meo.pdf [Zugriff: 18.08.2018].

Jost-Zürcher, L. (2018). *Nicht Defizite „beheben", sondern auf dem Guten aufbauen.* Unter-Emmentaler: 7. https://www.dahlia.ch/jwa/VFS-DFA-1694003-Artikel_Nicht_Defizite_beheben_-_Unter-Emmentaler_22.02.2018.pdf [Zugriff: 14.09.2018].

Juchli, L. (2014). Öffentlicher Anlass zum Bürger- und Ehrenbürgerrecht für Sr. Liliane Juchli (10.04.2014). Obersiggenthal, Aargau. [Unveröffentlichte Mitschrift, Claudia Berther].

Juchli, L. (2015). Reisen in Sachen Hoffnung. *Zeitlupe, 3*(3), 7.

Jungo Küttel, R. (2009). Marte Meo Rundfunksendungen in der Schweiz: Wie unterstütze ich die Entwicklung meiner Kinder am besten? *Marte Meo Magazine,* 42/43(1 & 2), 26–28.

Jura, M., Thommes, C. & Venedey, Ch. (2008). Die Marte Meo Methode im Seniorenzentrum am Haarbach. *Marte Meo Magazine, 3 und 4*(40/41), 14–18.

Karlen, C. (2015). *Marte Meo – Förderung der sozial-emotionalen Entwicklung mit der Marte-Meo- Methode anhand von Fallbeispielen.* Master of Arts in schulischer Heilpädagogik PHVS: Diplomarbeit. https://www.therese-niklaus.ch/.cm4all/uproc.php/0/2015_masterarbeit_ck.pdf?_=1687f166ceb&cdp=a [Zugriff: 30.01.2019].

Kastner, U. & Löbach, R. (2010). *Handbuch Demenz.* München: Elsevier, Urban & Fischer.

Kauer, C. (2016). *Die Marte Meo-Methode im Kindergarten – Ein Kommunikationsinstrument für Lehrpersonen, das neu eintretenden Kindern den Übergang ins formale Bildungssystem erleichtern kann.* Bern: pädagogische Hochschule Bern, Institut Heilpädagogik. Masterarbeit. https://www.therese-niklaus.ch/.cm4all/uproc.php/0/2016_masterarbeit_ck.pdf?_=1687f1a0247&cdp=a [Zugriff: 30.01.2019].

Kellermüller, Ch. (2018). „Wir ermöglichen, dass Eltern nicht das weitergeben, worunter sie als Kind selbst gelitten haben." *Magazin Institut für systemische Entwicklung und Fortbildung, 6*, 4–9.

King, S. (2014). Nutzen, was vorhanden ist. *Fachzeitschrift des Spitex Verbandes Schweiz,* 2014(6), 14–15.

Kiselev, N. & Loosli, D. (2017). Sport für Menschen mit psychischen Behinderungen. *Schweizerische Zeitschrift für Heilpädagogik, 23(1),* 46–53.

Kitwood, T. (2008). *Demenz.* Bern: Huber.

Kitwood, T. (2000). *Demenz. Der personenzentrierte Ansatz im Umgang mit verwirrten Menschen.* Bern: Huber.

Kitwood, T. (2016). *Demenz. Der personenzentrierte Ansatz im Umgang mit verwirrten Menschen.* Bern: Hogrefe.

Kojer, M. & Schmidl, M. (2016). *Demenz und Palliative Geriatrie in der Praxis.* Berlin: Springer.

Kristensen, H.I. (2013). Die Mutter-Kind-Beziehung bei gefährdeten Erstlingsmüttern. *Marte Meo Magazine, Art. 34G, Juli 2013,* 1–3. https://www.martemeo.com/~uploads/magazine/files/art34ghedegaardkristensenv2.pdf [Zugriff: 20.01.2019].

Leu, A. & Becker, S. (2018). *Young Carers: Online-Umfrage mit Fachpersonen aus dem Bildungs-, Gesundheits- und Sozialbereich. Fachpersonen wünschen sich mehr Informationen.* https://www.careum.ch/documents/20181//281923//YoungCarers_Ergebnisse_Umfrage_Fachpersonen_de.pdf [Zugriff: 4.12.2018].

Loosli, D. (2017). *Behindertensportclubs und ihre Kultur der Inklusion.* Masterarbeit am Institut für Sportwissenschaften an der Universität Bern.

Loosli, D. & Kiselev, N. (2018). Behindertensportclubs – ihre Wahrnehmung und Kultur der Inklusion. *Schweizerische Zeitschrift für Heilpädagogigk, 24* (3), Bern, S. 36–42).

Lottaz-Bättig, M.-T. & Castella, N. (2019). Einsatz der Marte-Meo-Methode im Früherziehungsdienst. *Schweizerische Zeitschrift für Heilpädagogigk, 25* (1), Bern, S. 18–25).

Lund, I. & Rohde, R. (2015). „Ich habe ganz neue Seiten an mir entdeckt". Mit Marte Meo Mentalisierung fördern. *Marte Meo Magazine*, September 2015, Art. 48G, S. 1–9 https://www.martemeo.com/~uploads/magazine/files/art48glundroh dev2.pdf [Zugriff: 20.01.2019].

Lunde, L.-H. (2015). The Marte Meo Practitioner Education in Dementia Care. *Marte Meo Magazine* March 2015, Art. 49, S. 1–8. Eindhoven: Marte Meo International. https://www.martemeo.com/~uploads/magazine/files/art49elundemunchv2.pdf [Zugriff: 30.01.2019].

Lüthi, U. (2018). Langzeitpflege. „Die richtige Leistung zur richtigen Zeit". *Gesundheit Emmental*, Juni 2018, S. 25–27. https://www.dahlia.ch/jwa/VFS-DFA-1748750-ambulant_und_stationaer_Gesundheit_Emmental_Juni_2018.pdf [Zugriff: 25.11.2018].

Maelicke, B. Tietze, A. (2007). Das Heim als Servicezentrum. *Zeitschrift Altenheim*, 52–55.

Manser, V. (2015). Familienbegleitung am Autismuszentrum – zum Beispiel mithilfe von Marte Meo. *176. Jahresbericht der GSR*, S. 24–25. https://www.therese-niklaus.ch/.cm4all/uproc.php/0/176_jahresbericht_gsr.pdf?_=1687f127213&cdp=a [Zugriff: 30.01.2019].

Marte Meo International. (2018). *Certification*. https://www.martemeo.com/de/uber-marte-meo/certification/ [Zugriff: 20.01.2019].

Martensson, B. (2014). *116 000 Menschen mit Demenz in der Schweiz*. Yverdon-les-Bains: Schweizerische Alzheimervereinigung, Informationsblatt: 1–4. http://www.alz.ch/index.php/zahlen-zur-demenz.html [Zugriff: 08.02.2015].

Meier, B. (2013). Aus eigener Kraft aktiv werden. *SRO Info*, 2(2), 26–27. http://www.sro.ch/Portaldata/2/Resources/ueber_sro/dokumente/SRO_2_13_web.pdf [Zugriff: 19.01.2019].

Metzing, S. & Schnepp, W. (2013). *Kinder und Jugendliche als Pflegende Angehörige: Wer sie sind und was sie leisten. Eine internationale Literaturstudie.* Pflege – Die wissenschaftliche Zeitschrift für Pflegeberufe. https://econtent.hogrefe.com/doi/abs/10.1024/1012-5302.20.6.323 [letzter Zugriff: 18.08.2018].

Mol, A., Moser, I. & Pols, J. (2010). Care in Practice. In I. Moser, *Perhaps tears should not be counted but wiped away. On quality and improvement in dementia care* (pp. 277–300). Bielefeld: transcript Verlag.

Moser, E. & Niklaus Loosli, T. (2015). Kinder mit psychisch krankem Elternteil in der Schule. *Schweizerische Zeitschrift für Heilpädagogik*, 21(2), 43–49.

Moser, I. (2007). *Diagnosing and acting upon dementia: the transformative power of the Marte Meo Method as therapeutic intervention and diagnostic instrument in dementia care.* http://www.ist-palcom.org/fileadmin/palcom/diagnosis/abstracts/Moser_Diagnosing_dementia.pdf [Zugriff: 14.01.2015].

Munch, M. (2013). Eine unterstützende Kommunikationshaltung gegenüber älteren Menschen mit eingeschränkten Kommunikationsfähigkeiten. *Marte Meo Magazine,* Art. 32G, März 2013, 1–10. https://www.dahlia.ch/jwa/VFS-DFA-674853-MarteMeoMagazine-MarianneMu.pdf [Zugriff: 19.01.2019].

Neuenschwander, U. (2015). *Marte Meo Ausbildung dahlia intern* (10.02.2015). Herzogenbuchsee: dahlia oberaargau ag. [Unveröffentlichte Seminarmitschrift, Therese Niklaus Loosli].

Niklaus, T. (2010). Die Wirksamkeit von Marte Meo neurobiologisch erklärt. *Marte Meo Magazine*, Art. 04G, Oktober 2010, 1–7. https://www.martemeo.com/~uploads/magazine/files/v2-Die-Wirksamkeit-Niklaus1.pdf [Zugriff: 19.01.2019].

Niklaus, T. (2011). Marte Meo und ADHS: Mit Marte Meo Entwicklungsunterstützungmomente im gewöhnlichen Alltag nutzen. *ADHS Aktuell, 30*, 1–6. https://www.therese-niklaus.ch/.cm4all/uproc.php/0/marte_meo_adhs.pdf?_=1687f0bfcca&cdp=a [Zugriff: 30.01.2019].

Niklaus, T. (2014). *Kinder psychisch kranker Eltern: Die Marte Meo Methode.* Bern: Tagungsbeitrag Universitäre Psychiatrische Dienste und Universität Bern: 1–4. https://kpbe-eppp.ch/wp-content/uploads/2018/08/die-Marte-Meo-Methode.pdf [Zugriff: 30.01.2019].

Niklaus, T., Hägele, H., Bermejo, I., Berther, C. & Bösche, H. (2014). The Marte Meo Method helps to improve interactions and social-emotional development. *Swiss Medical Weekly, The European Journal of Medical Sciences, Supplementum 203*(26), 10.

Niklaus, T. (2018a). *Mit Marte Meo Krisen vorbeugen und herausfordernden Situationen begegnen.* Tagungspaper. https://www.therese-niklaus.ch/.cm4all/uproc.php/0/2018_marte_meo_krisen_vorbeugen.pdf?_=1687f0782d5&cdp=a [Zugriff: 30.01.2019].

Niklaus, T. (2018b). *Strukturierte systemisch lösungs- und ressourcenorientierte filmbasierte Beobachtungs- und Analysemethode Marte Meo.* Ausbildungsunterlagen. https://www.therese-niklaus.ch/.cm4all/uproc.php/0/2018_strukturierte_beob_analyse.pdf?_=1687f0d463f&cdp=a [Zugriff: 30.01.2019].

Niklauss T. (2019a). Die Marte Meo Methode - Ein Überblick. https://www.therese-niklaus.ch/.cm4all/uproc.php/0/2019%20Die%20Marte%20Meo%20Methode%20-%20Ein%20%C3%9Cberblick.Therese%20Niklaus%20Loosli.2.02. 19.pdf?_=168b4e7d9c0&cdp=a [Zugriff: 2.02. 2019].

Niklaus, T. (2019b). Werkzeuge für die Arbeit in herausfordernden Situationen und komplexen Systemen. *Mitgliedermagazin Forum BVF*, Vielfalt, Nr. 97, Ausgabe 1/2019: 11 – 19. https://www.therese-niklaus.ch/.cm4all/uproc.php/0/150119_publikation.pdf?_=1687f02e12a&cdp=a [Zugriff: 2.02.2019].

Niklaus, T. & Berther, C. (2015). Demenz und Marte Meo – Bessere Pflege- und Lebensqualität für Betreuende und Pflegebedürftige. *Marte Meo Magazine,* November 2015, Art. 52G: 1–6. https://www.martemeo.com/~uploads/magazine/files/correctieproefart52glooslibertherv1copyisgoeddef.pdf [Zugriff: 20.01.2019].

OdASante (2015). *Kompetenzen der Mitarbeitenden in Gesundheitsberufen der Grundversorgung der Palliative Care.* Projektbericht Januar 2015. https://www.odsante.ch/news/news-detail/article/palliative-care-kompetenzkatalog-fuer-die-pflege-und-betreuung (Zugriff 11.11.2018)

O'Donovan, C. (2011a). *Public health nurses experiences of training in Marte Meo communication skills.* Dublin: Dublin City University, Faculty of Health and Science, School of Nursing. Master of Science thesis: 1–188. http://doras.dcu.ie/16583/1/Public_Health_Nurses'_Experiences_of_Training_in_Marte_Meo_Communcation_Skills.pdf [Zugriff: 11.02.2015].

O'Donovan, C. (2011b). Die Erfahrungen von Gesundheitspflegern im Training von Marte Meo Kommunikationsfähigkeiten. *Marte Meo Magazine,* Art. 08G, Juni 2011, 1–13. https://www.martemeo.com/~uploads/magazine/files/08E-v2-O-Donovan-Thesis-Abstract-LH1HH2.pdf [Zugriff: 20.01.2019].

O'Donovan, C. (2013). Marte Meo Training in Kommunikationsfähigkeiten: Erfahrungen von Public Health Nurses. *Marte Meo Magazine*, Art. 26G, Juli 2013,1–11. https://www.martemeo.com/~uploads/magazine/files/26godonovanv2.pdf [Zugriff: 20. 01.2019].

Offermanns, P. (2012). Alltagsbegleitung in Demenzwohngemeinschaften. *NOVA, 7*(12), 30–31.

Øvreeide, H., Hafstad, R. (1996). The Marte Meo Method and Developmental Supportive Dialogues. *Marte Meo Magazine.* Harderwijk: Aarts Production.

Pérez Cortes, F.E. (2017). Buchbesprechung zu: Berther & Niklaus (2015). Die Marte Meo Methode. *Pflege* (2017), 30(5), S. 320–321. https//doi.org/10.1024/1012-5302/a000585 [letzter Zugriff: 18.08.2018].

Pletscher, M. (2012). *Leiden schafft Pflege. Sr. Liliane Juchli. Ein Leben für die Würde des Menschen* [DVD]. Zürich: Praesens-Film..

Programm Marte Meo Medical Congress Scandic Bergen City, Norway, 10.09.2014. http://www.martemeo.com/~uploads/agenda/flyers/Invitationandprogramrevised0707Reduced.pdf [Zugriff: 06.01.2015].

Pörtner, M. (2008). *Ernstnehmen, Zutrauen, Verstehen. Personzentrierte Haltung im Umgang mit geistig behinderten und pflegebedürftigen Menschen* (6. Aufl.). Stuttgart: Klett-Cotta.

Pro Senectute Kanton Bern. (2015). *Einführungskurs Freiwillige und Kursleitende.* Ittigen: Geschäftsstelle Pro Senectute Kanton Bern. http://www.be.pro-senectute.ch/uploads/media/Einf%C3%BChrungskurs_Freiwillige_Flyer_2015.pdf [Zugriff: 19. 02.2015].

Radatz, S. (2002). *Beratung ohne Ratschlag, Systemisches Coaching für Führungskräfte und BeraterInnen.* Wien: Verlag Systemisches Management.

Riedel, A. Lehmeyer, S. & Elsbernd, A. (2013). *Einführung von ethischen Fallbesprechungen.* Ein Konzept für die Pflegepraxis. Lage: Jacobs-Verlag.

Rohlfs, C. (2011). *Bildungseinstellungen. Schule und Bildung aus der Perspektive von Schülerinnen und Schülern.* Wiesbaden: VS Verlag für Sozialwissenschaften.

RTL. (2016). *Leben mit Demenz – ein ganzer Stadtteil hält zusammen* [Filmbeitrag]. https://rtlnext.rtl.de/videos/leben-mit-demenz-ein-ganzer-stadtteil-haelt-zusammen-5a073b12a2ea50087130ea73.html [Zugriff: 6.09.2018].

Ruppert, F. (2006). *Die fundamentale Bedeutung der Mutter-Kind-Bindung für seelische Gesundheit und*

Krankheit. Fulda, 09.02.2015. https://www.franz-ruppert.de/index.php/de/downloads/send/17-gehaltene-vortrge-deutsch/157-die-fundamentale-bedeutung-der-mutter-kind-bindung-fuer-seelische-gesundheit-und-krankheit-fulda-dez-2006 [Zugriff: 30.01.2019].

Rymann Solèr, C. (2014). Implementierung der Marte Meo Methode. *Marte Meo Magazine,* Art. 40G, Juni 2014, 1–7. http://www.orgadyne.nl/wp-content/uploads/2014/12/Art_40G_Rymann_v3.pdf [Zugriff: 20.01.2019].

Rosenberg, M.B. (2007). *Gewaltfreie Kommunikation.* Paderborn: Junfermann.

Sachweh, S. (2008). *Spurenlesen im Sprachdschungel.* Bern: Verlag Hans Huber.

Schaeffer, M. (2015). Pflege & Begleitung demenziell erkrankter Menschen. *Marte Meo Magazine* Februar 2015, Art. 47G: 1–6. https://www.martemeo.com/~uploads/magazine/files/art47gschaeferv2.pdf [Zugriff: 19.01.2019].

Schäuble, N. & Scholz, P. (2013). *Marte Meo – eine nachhaltige Methode zur Verbesserung der Ergebnisqualität in der Versorgung von Menschen mit Demenz?* Rhauderfehn: Norddeutsches Marte Meo Institut. http://nmmi.office-on-the.net/evaluation.pdf [Zugriff: 20.01.2019].

Schäuble, N. & Scholz, P. (2013). *„Marte Meo" – eine nachhaltige Methode zur Verbesserung der Ergebnisqualität in der Versorgung von Menschen mit Demenz?* Rhauderfehn: Norddeutsches Marte Meo Institut.

Schluep, M. & Niklaus Loosli, T. (2018). *Integration und Inklusion betroffener Kinder in der Schule: mit einfachsten Methoden im Bewegungs- und Interaktionsbereich, die in der Regel verblüffend wirksam sind.* [Abstract] 6. interdisziplinäre kantonale Tagung KPBE Kinder psychisch belasteter Eltern in Biel mit dem Fokus: „Kulturen verbinden – worauf achten?". https://kpbe-eppp.ch/wp-content/uploads/2019/01/Workshop-4-Integration-und-Inklusion.pdf [Zugriff: 20.01.2019].

Schweizerische Alzheimer Vereinigung (2014). *116000 Menschen mit Demenz in der Schweiz (2014). Informationsblatt.* Yverdon-les-Bains: Schweizerische Alzheimervereinigung. www.alz.ch [Zugriff: 06.01.2015].

Schmid, U. (2017). *Mit Marte Meo die Interaktion bei herausforderndem Verhalten sichtbar machen und verstehen.* Bern: Berner Fachhochschule, Institut Alter. CAS/DAS Abschlussarbeit. http://www.claudia-berther.ch/up/files/Demenz%20u.Lebensgestaltung-Modularbeit.pdf. [Zugriff: 18.08. 2018]

Schmidt, G. (2004). *Liebesaffären zwischen Problem und Lösung.* Heidelberg: Carl-Auer Verlag.

Senge, M.P. (2006). *Die fünfte Disziplin.* Stuttgart: Klett-Cotta.

SMMI. (2018). *Marte Meo. Aus eigener Kraft. Forum Marte Meo – Aus der Praxis für die Praxis.* Süddeutsches Marte Meo Institut. http://www.smmi.de/2018_Marte_Meo_Flyer.pdf [Zugriff: 16.12.2018].

Spitex Zürich (o.J.). *Ausbildungskonzept.* http://www.spitexzuerich.ch/fileadmin/customer/Download-Dokumente/Spitex_allgemein/Ausbildungskonzept_final__FaBi_neu.pdf http://www.spitex-zuerich.ch/

Spitzer, M. (2007). *Lernen, Gehirnforschung und die Schule des Lebens.* Spektrum Akademischer Verlag.

Arnet, H. (2018). *„Die unsichtbaren Young Carer". Schwere Last auf schmalen Schultern* [Dokumentationsfilm]. https://www.srf.ch/sendungen/dok/schwere-last-auf-schmalen-schultern-2 [Zugriff: 4.12.2018].

Starke Eltern – Starke Kinder® (SE-SK®). (2012). *Produkt des Deutschen Kinderschutzbundes, Berlin. Kurshandbuch für SE-SK® KursleiterInnen*: 83–121.

Stening-Peters, U. (2015). Beziehung gestalten im U3-Bereich der Kindertagesstätten. *Marte Meo Magazine* Februar 2015, Art. 44G: 1–7. http://www.martemeo.com/~uploads/magazine/files/art44gsteningpetersv2.pdf [Zugriff: 20.01.2019].

Stiftung Scalottas. (2017). *Marte Meo – „aus eigener Kraft" – eine wertvolle Unterstützung im Betreuungsalltag.* Marte Meo Fachtag 2017. https://static1.squarespace.com/static/5460db68e4b011fe108db1ea/t/58bd0964b8a79bbdc685364d/1488783717879/Flyer+Marte+Meo+Fachtagung+in+der+Stiftung+Scalottas+A5+%28Web%29.pdf [Zugriff: 4.12.2018].

Stricker-Maurer, S. (2015). *Förderung der Resilienz durch die Marte-Meo-Methode im Konntext der schulischen Heilpädagogik.* Bern: pädagogische Hochschule Bern, Institut Heilpädagogik. Masterarbeit. https://www.therese-niklaus.ch/.cm4all/uproc.php/0/2015_masterarbeit_ss.pdf?_=1687f174461&cdp=a [Zugriff: 30.01.2019].

Stücker, R. (2018). *Mit Marte Meo die Handlungskompetenz der Pflegenden stärken.* Bern: Berner Fachhochschule, Institut Alter. CAS/DAS Abschlussarbeit. https://www.therese-niklaus.ch/.cm4all/uproc.php/0/2018_cas_abschlussarbeit_rs.pdf?_=1687f1e444e&cdp=a [Zugriff: 30.01.2019].

Taylor, R. (2011). *Alzheimer und Ich.* Bern: Verlag Hans Huber.

Thelen, Ch. (2014). *Psychische Gesundheit unterstützen – Prävention mit Marte Meo.* Berlin: bhp-Verlag.

Ulma, B. (2005). *Marte Meo in der Altenarbeit: erste Erfahrungen.* Harderwijk: Marte Meo International, Marte Meo Magazine, 2, Vol. 31: 13–14. https://www.martemeo.com/~uploads/magazine/files/200502-Magazine-531160-.pdf [Zugriff: 20.01.2019].

van der Kooij, C. (2010). *Das mäeutische Pflege-und Bertreuungsmodell.* Bern: Verlag Hans Huber.

van der Kooij, C. (2012). *Ein Lächeln im Vorübergehen.* Bern: Verlag Hans Huber.

Venedey, Ch., Jura, M. & Thommes, C. (2008). Mein Mann lacht wieder. *Marte Meo Magazine*, 4/2008: 14–18. Harderwijk: Aarts Production.

Venedey, Ch. (2017). *Leben mit Demenz – Ein Aachener Stadtteil hält zusammen.* InfoDienst 3/2017 des Verbands katholischer Altenhilfe in Deutschland e.V. (VKAD). https://www.meine-caritas.de/public/newsletter/show.ashx?m=1d1341fd-2603-4a52-9e9e-5376cdd32b26&v=h&r=c798f07e-4af3-40cb-ae77-db5d45e6bb7f#text13 [Zugriff: 6.09.2018].

Vik, K. (2010). *From the outside looking in. A phenomenological study of postnatal depression, mother-infant interaction and video guidance.* Oslo: Faculty of Medicine.

Vik, K. & Rohde, R. (2014). Tiny moments of great importance: The Marte Meo method applied in the context of early mother-infant interaction and postnatal depression. Utilizing Daniel Stern's theory of 'schemas of being with' in understanding empirical findings and developing a stringent Marte Meo methodology. *Clin Child Psychol Psychiatry*, 19, S. 77–89.

Venedey, Ch. (2009). Videoanalyse zeigt Ressourcen. *Zeitschrift Altenheim*, 27.

Venedey, Ch. (2014). *Marte Meo Fachtag* (05.11.2014). Wiedlisbach: dahlia oberaargau ag. [Unveröffentlichte Seminarmitschrift, Therese Niklaus Loosli].

von Schlippe, A. & Schweitzer, J. (2003). *Lehrbuch der systemischen Therapie und Beratung.* Göttingen: Vandenhoeck & Ruprecht.

von Wartburg, L. (2016). *Allgemeine Palliative Care. Empfehlungen und Instrumente für die Umsetzung.* Bundesamt für Gesundheit BAG. Bern: https://www.bag.admin.ch/bag/de/home/strategie-und-politik/nationale-gesundheitsstrategien/strategie-palliative-care/grundlagen-zur-strategie-palliative-care/allgemeine-palliative-care.html [Zugriff: 27.09.2018].

Wägeli, N.-V. (2015a). *Die Marte Meo Weiterbildung in der Alters- und Pflegeinstitution dahlia oberaargau ag, Herzogenbuchsee, Kt. Bern. Eine Interviewstudie zum Einfluss der Marte Meo Weiterbildung auf Arbeitszufriedenheit, Förderung von Kompetenzen und Umgang mit Belastungen der Pflegekräfte in den vier Alters- und Pflegeinstitutionen der dahlia oberaargau ag, Kt. Bern.* Olten: FHNW-Fachhochschule Nordwestschweiz Hochschule für Angewandte Psychologie. Bachelorarbeit. https://www.therese-niklaus.ch/.cm4all/uproc.php/0/2015_interviewstudie_nw.pdf?_=1687f156d46&cdp=a [Zugriff: 30.01.2019].

Wägeli, N.-V. (2015b). Pflegekompetenzen und Arbeitszufiredenheit verbessern mit Marte Meo. , *NOVAcura* 9(15), 56–57.

Weissenberger-Leduc, M. (2009). *Palliativpflege bei Demenz.* Berlin: Springer.

Welling, K. (2004). *Der personzentrierte Ansatz von Tom Kitwood* – Nachdruck aus Unterricht Pflege, 9(5). http://www.prodosverlag.de/pdf/personzentrierung_kitwood_0070.pdf [Zugriff: 25. 01.2015].

Werder, W. (2015). Die frontotemporale Demenz (FTD). *Alzheimervereinigung beider Basel. Alzheimer- Bulletin 1/2015.* http://www.alzbb.ch/demenzwissen/frontotemporale-demenz.php [Zugriff: 14.12.2018].

Werder, F. (2017). Marte Meo: „Aus eigener Kraft“ (lat.) – Ein bildbasiertes und unterstützendes Konzept für Betreuende und Pflegende. *Residio informiert,* 6–7.

Wolter, B. (2005). *„Resilienzforschung“ – das Geheimnis der inneren Stärke* Weinheim: systhema, 19(3), 299–304. https://if-weinheim.de/fileadmin/dateien/systhema/2005/3_2005/Sys_3_2005_Wolter.pdf [Zugriff: 20.01.2019].

Zwicker-Pelzer, R. (2007). *Marte Meo: aus eigener Kraft: Forschungsprojekt der KH NRW „MarteMeo in Pflege und Betreuung“.* http://www.ifs-essen.de/institut/trainer-l-z/renate-zwicker-pelzer/#c476 [Zugriff: 15.01.2015].

Zwicker-Pelzer, R. (Hrsg.) (2008). *Marte Meo in Betreuung und Pflege – Subjektstellung und Autonomieförderung in der Arbeit mit alten Menschen.* Oldenburg: Paulo-Freire-Verlag.

Weiterführende Literatur

Aarts, J. (2013). Was braucht das Kind für die Welt von morgen? *Marte Meo Magazine* Juni 2011, Art. 12G: 1–8. https://iks-sachsen.de/downloads/8fd87040c64e513a2ecaf3ed02748cf6.pdf [Zugriff: 18.08.2018].

Alnes, R.E., Kirkevold, M. & Skovdahl, K. (2011). Marte meo Counselling: a promising tool to support positive interactions between residents with dementia and nurses in nursing homes. *Journal of Research in Nursing, 16*(5), 415–433.

Alnes, R.E., Kirkevold, M. & Skovdahl, K. (2013). The influence of the learning climate on learning outcomes from Marte Meo counselling in dementia care. *Journal of nursing management, 21*(1), 130–140.

Berther, C. & Niklaus, T. (2014). Marte Meo: ein Krisenkonzept bei Demenz. *Marte Meo Magazine*, Mai 2014: 1–5. https://www.martemeo.com/~uploads/magazine/files/art39gberthernіklausv2.pdf [Zugriff: 18.08.2018].

Berther, C. & Niklaus, T. (2015). *Demenz und Marte Meo – Bessere Pflege- und Lebensqualität für Betreuende und Pflegebedürftige.* https://www.dahlia.ch/jwa/VFS-DFA-1136789-Demenz_und_Marte_Meo_2015_Niklaus_T._Berther_C.pdf [Zugriff: 18.08.2018].

Büscher, M., Goodwein, D. & Mesman, J. (2010). *Etnographies og diagnostic work. Diagnosing and Acting upon dementia: Marte Meo.* New York: Palgrave.

Gordon, T. (2012). *Familienkonferenz.* München: Heyne.

Gordon, T., Adams, l. & Lenz, E. (2001). *Beziehungskonferenz.* München: Heyne.

Gordon, T. & Edwards, W.S. (1997). *Patientenkonferenz.* Hamburg: Hoffmann & Campe.

Hawellek, C. (2008). Marte Meo in der Erziehungs- und Familienberatung: Konkrete Hilfe zur Bewältigung des pädagogischen Alltags. *Marte Meo Magazine*, 3 und 4(40/41), 4–8. http://www.martemeo.com/~uploads/magazine/files/200803&04-Magazine-DEF111.pdf [Zugriff: 23.02.2015].

Hüther, G. (2012): Selbstheilungskräfte aktivieren. *Deutsches Ärzteblatt, 3*, 110–111.

Hüther, G. (2011): Potenziale entfalten. *Forschung & Lehre, 4*, 296–297.

Hüther, G. (2011): Potenziale wecken statt Grenzen ziehen. *Behinderte Menschen, 2*, 4–6.

Niklaus, T. (2014). *The Marte Meo Method helps to improve interactions and social-emotional development.* Tagungsbeitrag. http://therese-niklaus.ch/media/44c48a78a8c03c6dffff8102ffffffe7.pdf [Zugriff: 20.01.2019].

Niklaus, T. (2016). *Beispiel einer Tabelle für eine Marte Meo Entwicklungs-/respektive Unterstützungsdiagnose (Teil freie Situation/Spielfähigkeiten).* Ausbildungsunterlagen. https://www.therese-niklaus.ch/.cm4all/uproc.php/0/entwicklungsdiagnose_nach_mm.pdf?_=1687f0f2657&cdp=a [Zugriff: 30.01.2019].

Niklaus, T. & Aarts, M. (2011). Marte Meo: Früherfassung und Frühförderung in der Mütter-/Väterberatung. *Marte Meo Magazine*, Mai 2011, Art. 06G:1–8. https://www.martemeo.com/~uploads/magazine/files/v6-Aarts&Niklaus1.pdf [Zugriff: 20.01.2019].

Niklaus, T. & Aarts, M. (2012). Marte Meo Elterncoaching – Bildbasierte Elternberatung nach Marte Meo bei einem 3 1/4 jährigen Kind mit Kommunikationsschwierigkeiten. Nachhaltige Entwicklungsunterstützung im ganz gewöhnlichen Alltag. *Marte Meo Magazine,* März 2012, Art. 13G: 1–8. https://www.martemeo.com/~uploads/magazine/files/v5-Niklaus-Elterncoaching-20120316-TN2&H2-kopie.pdf [Zugriff: 20.01.2019].

Pink, R. (2007). *Kompetenz im Konflikt.* Weinheim, Basel: Beltz.

Rosenberg, M.B. (2007). *Was deine Wut dir sagen will: überraschende Einsichten.* Paderborn: Junfermann.

Schewior-Popp, S., Sitzmann, F. & Ullrich, L. (2012). *Thiemes Pflege* (12. Aufl.). Stuttgart: Thieme.

Schlömer, K. (2013). Marte Meo. Eine videogestützte Beratungsmethode. *Fachwissen Pädagogik.* Verlag Herder.

Schneider, M. (2013). In den Problemen steckt keine Zukunft – Entwicklungsstimmung anstatt Problemtrance. *Marte Meo Magazine,* Juli 2013, Art. 31G: 1–3. https://www.martemeo.com/~uploads/magazine/files/art31gschneiderv1.pdf [Zugriff: 18.05.2017].

Schulz von Thun, F. (2005). *Miteinander Reden 2.* Reinbek b. Hamburg: Rowohlt Taschenbuchverlag.

Schulz von Thun, F. (2005). *Miteinander Reden 3.* Reinbek b. Hamburg: Rowohlt Taschenbuchverlag.

Schulz von Thun, F., Ruppel, J. & Stratmann, R. (2008). *Miteinander Reden: Kommunikationspsychologie für Führungskräfte.* Reinbek b. Hamburg: Rowohlt Taschenbuchverlag.

Schulz von Thun, F., Zach, K. & Zoller, K. (2012). *Miteinander Reden von A bis Z.* Reinbek b. Hamburg: Rowohlt Taschenbuchverlag.

Urselmann, H.-W. (2015). *Schreien und Rufen. Herausforderndes Verhalten bei Menschen mit Demenz.* Bern: Verlag Hans Huber.

Informationen zum Filmmaterial

Zu diesem Buch gehören zahlreiche Filmbeispiele aus dem Pflege- und Betreuungsalltag. Sie finden sowohl Beispiele, die im Buch beschrieben sind als auch zusätzliches Filmmaterial. Sie haben die Möglichkeit, die einzelnen Filme direkt anzuwählen.

Über http://hgf.io/mmm können Sie sich mit Namen, E-Mail-Adresse und dem Passwort (auf der letzten Seite) registrieren.

Zum Lesen der Untertitel empfehlen wir den Film kurz zu pausieren.

Interview Maria Aarts (Kap. 1)
Kurze Ausschnitte aus dem Interview vom 23.01.2012, durchgeführt von Claudia Berther und Therese Niklaus Loosli in Eindhoven (NL)

Unterstützendes Kommunikationsverhalten in freien Situationen
Film 1: Was ist eine freie Situation? (Kap. 3.3.5 & 8.4.2)
Film 2: Sehr isolierte Bewohnerin erreichen (Kap. 4.3)
Film 3: Maria Aarts, Live Supervision zu Film 1 und 2
Film 4: Die Interessen des Bewohners (Kap. 3.3.5)
Film 5: Tempoanpassung: Bewohner wahrnehmen (Kap. 8.1 & 8.4.2)
Film 6: Menschen (mit Demenz) in Verbindung bringen (Kap. 8.1)
Film 7: Signale lesen und Kommunikation anpassen (Kap. 4.2)

Unterstützendes Kommunikationsverhalten in strukturierten Situationen
Film 8: Schritt-für-Schritt-Anleitung (Essen) mit Live Supervision von Maria Aarts
Film 9: Zwischen Zeitgeben und Anleiten (Kap. 3.3.2 & 3.3.3)
Film 10: Schritt-für-Schritt-Anleitung (Atelier) (Kap. 3.3.3)
Film 11: 1. Teil Review: Nuanciertes Feedback eines Marte Meo Colleague Trainers i. A. (Kap. 5.3)
Film 11: 2. Teil: Zuerst Folgen, dann positiv Leiten: Demenzerkrankte beim Essen unterstützen (Kap. 8.4.1)

Demenz: Interdisziplinäre Zusammenarbeit – Marte Meo Prozess Herr H.
Film 12: Lernbegleitung mit Marte Meo (Kap. 4.6, 5.3 & 8.4.1)
Film 13: Ressourcen. Aktivierung und Freiwillige (Kap. 8.1.1 & 8.4.2)
Film 14: Erfahrungsbericht Sohn von Herrn H. (Kap. 8.4.2)

Herausfordernde Situationen bewältigen und Krisen vorbeugen
Film 15: Krisensituationen bei Demenz vorbeugen (Kap. 8.1.3.2)
Film 15: Interview mit Remo Stücker zum Thema Krisenprävention (Kap. 8.1.3)

Die Botschaft hinter herausforderndem Verhalten und der Umgang damit
Film 16: Demenz. Botschaft hinter herausforderndem Verhalten (Film-Review-Folgefilm) (Kap. 9.1.1.2)
Film 17: Hirnverletzungen. Wenn die Gefühlsregulation beeinträchtig ist (Kap. 3.6.3)

Ambulante Pflege, Betreuung und Beratung
Film 18: Folgen - Freude teilen - Leiten (Kap. 8.1.2)
Film 19: Angehörige beraten (Kap. 3.7.4)

Lernende begleiten und beraten
Film 20: Lernende begleiten (Kap. 3.7.6)
Film 21: Review. Wann-Was-Wozu (Kap. 3.4.1)
Film 22: Rückmeldung Lernende (3.7.6)

Beratungsprozess mit einem Bewohner nach Hirninfarkt
Film 23: Review. Wenn das Sprechen schwerfällt (Kap. 3.5.1.1 & 3.4)

Palliative Care
Film 24: Heimeinweisung. Was braucht der junge Familienvater? (Kap. 11.4.3 & 11.4.4)
Film 25: „Es ist niemand da für mich!" (Kap. 11.3.2 & 3.3.5)

Menschen mit einer Behinderung oder mit Autismus (ASS) und Linking-up
Film 26: Menschen mit Autismus im Akutspital (Kap. 8.1 & 8.3.4.7)
Film 27a: Jugendliche mit ASS in Verbindung bringen (inkl. Linking-up) (Kap. 8.1 & 8.3.4.7)
Film 27b: die Bedeutung von Linking-up für Menschen mit Behinderung (Kap. 8.1 & 4.7)

Freude teilen – Happ Happ Momente
Film 28: Tempo-Training-Spass (Kap. 3.3.3 & 9.1.4)
Film 29: Happ Happ Momente für Sie zum Geniessen! (Kap. 3.5)

Was bringt Marte Meo?
Film 30: Simone im Interview mit Remo Stücker (Kap. 9.2.3.2)
Film 31: Aussagen von Mitarbeitenden einer Demenzwohngruppe (Kap. 9.2.3.1)
Film 32: Aussagen von Practitioner und Colleague Trainer (Kap. 9.1.4 & 9.2.2)

Adressen, Links und Websites

Maria Aarts, Direktorin
Marte Meo International
NL-5611 EX Eindhoven
www.martemeo.com

Marte Meo Fachleute, die Beiträge im Buch geschrieben haben

Ursula Becker
DE-53347 Alfter bei Bonn
www.ursulabecker-bonn.de

Heike Bösche
DE-53797 Lohmar
www.martemeo-bonn-rhein-sieg.de

Sonja Jörg, Urs Neuenschwander
dahlia oberaargau ag
CH-3360 Herzogenbuchsee
www.martemeo-dahlia.ch

Colette Rymann Solèr
Stiftung Wagerenhof
CH-8610 Uster
www.wagerenhof.ch

Andrea Simeon, Natascha Balestra, Nicole Solèr
Stiftung Scalottas
CH-7412 Scharans
www.scalottas.ch

Christoph Venedey
Seniorenzentrum am Haarbach
DE-52080 Aachen
www.amhaarbach.de

Marte Meo Schweiz
Marte Meo Ausbildungen für den Medizin-, Pflege- und Betreuungsbereich

Marte Meo Ausbildungen auf allen Stufen, Beratung und Supervision für Institutionen Inhouse oder für Fachleute einzeln sowie in Gruppen bieten an (Stand: 9/2018):

Autismus Bern, Bern, BE: www.autismusbern.ch

Autismus-Wallis, Brig, VS: www.autismus-wallis.ch

Beratungspraxis Therese Niklaus Loosli, Herzogenbuchsee, BE: www.therese-niklaus.ch

CURVITA, Chur, GR: www.curvita.ch

dahlia oberaargau ag, Herzogenbuchsee, BE: www.martemeo-dahlia.ch

Domicil AG, Bern, BE: www.domicilbern.ch

Marte Meo Fricktal, Wallbach, AG: www.claudiaberther.ch

Stiftung Wagerenhof, Uster, ZH: www.wagerenhof.ch.

Weiterbildungsinstitut für lösungsorientierte Therapie und Beratung, Lenzburg, AG: www.wilob.ch.

Es besteht keine Gewähr auf Vollständigkeit.

Institutionen (Langzeitbetreuung und Alterspflege), die mit Marte Meo arbeiten

Es besteht keine Gewähr auf Vollständigkeit (Stand: 9/2018):

Altersheim Büren a.d. Aare, BE: www.altersheimbueren.ch

Casa sogn Giusep Cumpadials, GR: www.casasogngiusep.ch

dahlia oberaargau ag, BE:
www.martemeo-dahlia.ch

Domicil AG, BE: www.bethlehemacker.ch
domicilbern.ch und
steigerhubel.domicilbern.ch

Residio AG, LU: www.residio.ch

Stiftung Scalottas, GR: www.scalottas.ch

Stiftung Solvita, ZH: www.solvita.ch

Stiftung Wagerenhof, ZH:
www.wagerenhof.ch

Internationales Marte Meo Medical Team

Internationale Arbeitsgruppe von licensed Marte Meo Supervisors und Ausbilderinnen, die sich zum Ziel setzt, die Methode in medizinischen, therapeutischen und pflegerischen Bereichen voranzubringen und zu evaluieren:

Dr. med. Ursula Becker, DE: Ärztin für Allgemeinmedizin und Palliativmedizin, systemische Familientherapeutin (DGSF),
www.ursulabecker-bonn.de

Claudia Berther, CH: dipl. Pflegefachfrau HF, Ausbilderin eidg. FA, www.claudiaberther.ch

Heike Bösche, DE: examinierte Kinderkrankenschwester, www.martemeo-bonn-rhein-sieg.de

Dr. med. Hartmut Hägele, DE: Gründer des Medical Teams, Facharzt für Kinder- und Jugendmedizin, Psychotherapie, Ärztlicher Direktor der Fachklinik Bromerhof,
www.fachklinik-bromerhof.de

Asita Monshi, AUT: Ergotherapeutin,
www.marte-meo.at

Dr. med. Therese Niklaus Loosli, CH: Fachärztin FMH für Kinder- und Jugendpsychiatrie, Systemtherapeutin, Dozentin, Organisationsentwicklerin, www.therese-niklaus.ch

Links und Websites

Marte Meo Schweiz

Seit 2015 ist die Anzahl von licensed Marte Meo Supervisors in der Schweiz weiter auf Total 12 Fachleute angewachsen. Diese pflegen regelmäßigen Fachaustausch mit Maria Aarts, mit dem internationalen Marte Meo Netzwerk und untereinander. Sie sind berechtigt, alle Marte Meo Ausbildungsstufen in verschiedensten Berufsgruppen zu unterrichten und zu zertifizieren. Auf der Homepage von Marte Meo International sind auch die licensed Marte Meo Supervisors der Schweiz mit ihren Fachgebieten und Homepages aufgeführt. Die aktuelle Liste der licensed Supervisors finden Sie wie folgt: *www.martemeo.com → zertifizierte MMers* wählen → Länderauswahl: *Schweiz, die* anklicken → oben unter *alle Zertifikate* die Rubrik *licensed Supervisor* auswählen (Stand 9/2018).

Die 27 Marte Meo Supervisors der Schweiz (s. Marte Meo Ausbildung, Marte Meo Supervisor, **Kap. 5.4.4**) sind ebenfalls auf der Webseite von Marte Meo International zu finden (Stand 9/2018): https://www.martemeo.com/de/zertifizierte-mmers/zertifizierte-mmers/Switzerland/Supervisor/all/

Folgende Institutionen in der Schweiz bieten alle Marte Meo Ausbildungsstufen für alle Berufsgruppen an (Stand 9/2018, keine Gewähr für Vollständigkeit):

Beratungspraxis Therese Niklaus Loosli, Herzogenbuchsee, BE: www.therese-niklaus.ch

Institut für systemische Entwicklung und Fortbildung, Zürich, ZH: www.ief-zh.ch

Marte Meo Fricktal, Wallbach, AG:
www.claudiaberther.ch

Marte Meo Schweiz – Team Freiburg, Freiburg, FR: www.martemeoschweiz.ch

Marte Meo Zentrum, Bern, BE:
www.martemeo.ch

Weiterbildungsinstitut für lösungsorientierte Therapie und Beratung, Lenzburg, AG: www.wilob.ch.

Marte Meo Deutschland, siehe https://www.martemeo.com/de/zertifizierte-mmers/zertifizierte-mmers/Germany/all/, dann unter Supervisor oder licensed Supervisor auswählen.

Marte Meo Österreich, siehe https://www.martemeo.com/de/zertifizierte-mmers/zertifizierte-mmers/Austria/all/all/, dann unter Supervisor oder licensed Supervisor auswählen.

Marte Meo Fachleute International
Auf der Webseite von Marte Meo International ist das gesamte internationale Marte Meo Netzwerk zu finden: Es wird laufend aktualisiert. Eine aktuelle Liste der ausgebildeten Supervisors und licensed Supervisors international finden Sie wie folgt: www.martemeo.com → zertifizierte MMers → Länderauswahl treffen → licensed Supervisor oder → Supervisor auswählen. Tätigkeitsbereiche:

- Licensed Marte Meo Supervisors sind berechtig, alle Marte Meo Ausbildungsstufen auszubilden und zu zertifizieren (bis und mit Marte Meo Supervisor).
- Zertifizierte Marte Meo Supervisors bilden die Marte Meo Practitioner und Therapist/Colleague Trainer aus. Die Zertifizierung der Therapist/Colleague Trainer Stufe erfolgt durch die licensed Supervisors.
- Zertifizierte Marte Meo Colleague Trainer können in ihrer Institution Fachleute der gleichen Qualifikation bis zum Abschluss als Marte Meo Practitioner ausbilden (inklusive Zertifikat).

Beratung und Supervision nach Marte Meo
Alle ausgebildeten Fachleute, die Beratungen anbieten, werden auf der internationalen Webseite aufgeführt: www.martemeo.com → zertifizierte MMers und Länderauswahl treffen → Colleague Trainer, Therapist, Supervisor oder licensed Supervisor auswählen.

Fotoarbeiten
Justine Speissegger, Wallbach, www.fotohappenings.ch

Verzeichnis der Autorinnen

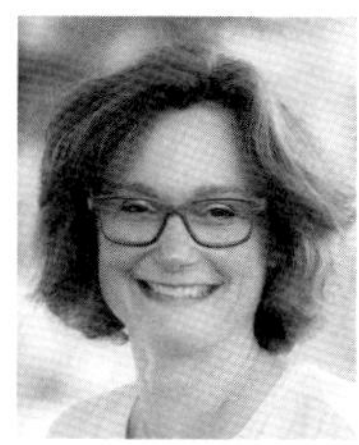

Claudia Berther, geb. 1969, lebt in Wallbach, Kt. Aargau. Sie ist dipl. Pflegefachfrau HF, licensed Marte Meo Supervisor, Ausbilderin mit eidgenössischem Fachausweis inkl. Zusatzmodul Elternbildung und zertifizierte Starke Eltern – Starke Kinder® Kursleiterin. Sie hat unter anderem einen Lehrgang in systemischem Elterncoaching und eine Weiterbildung in personzentrierter Beratung, Niveau 1, SGGT/pca.acp absolviert. Sie ist freiberuflich in der Erwachsenenbildung und Beratung tätig. Als lic. Marte Meo Supervisor implementiert sie die Marte Meo Methode in verschiedenen Institutionen und bildet Fachleute unterschiedlicher Berufsrichtungen aus (Schwerpunkt: Pflege, Betreuung, soziale und pädagogische Bereiche). Sie ist berechtigt, alle Marte Meo Ausbildungsstufen anzubieten und zu zertifizieren. Die videobasierten Trainings, Supervisionen und weitere maßgeschneiderte Angebote finden in CH-Wallbach wie auch in Institutionen vor Ort statt.

Kontakt: info@claudiaberther.ch

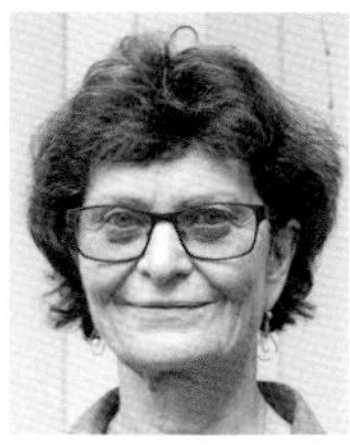

Therese Niklaus Loosli, Dr. med., geb. 1956, lebt in Herzogenbuchsee, BE. Sie ist mehrheitlich freiberuflich tätig als Fachärztin FMH für Kinder- und Jugendpsychiatrie, Systemtherapeutin, Coach, Supervisorin, Kursleiterin und Hochschuldozentin. Als licensed Marte Meo Supervisor bietet sie alle Marte Meo Zertifikat-Ausbildungen und Videofallsupervisionen an: z.B. in Herzogenbuchsee (eigene Beratungspraxis), in Bern und Brig (Autismus Bern und Autismus-Wallis), in Chur (CURVITA), in Lenzburg (wilob AG) sowie einrichtungsintern in verschiedensten sozialen, medizinischen und bildenden Institutionen (z.B. Autismuszentrum GSR Aesch, BL) – v.a. für Fachleute, die mit Menschen mit speziellen Bedürfnissen arbeiten (Babys, Kinder, Jugendliche, Eltern, Erwachsene u.a.m.). Sie hat sich zudem spezialisiert für Marte Meo Trainings im Langzeitpflege-, Betreuungs- und Demenzbereich. Wenn es darum geht, in Betrieben, z.B. Domicil AG, BE, Residio AG, LU oder Casa s. Giusep, GR, das Marte Meo Konzept zu implementieren, sind ihr Wissen und ihre Erfahrung im Bereich der Organisations- und Teamentwicklung nützlich.

Kontakt: beratungspraxis@therese-niklaus.ch

Glossar

Aktivieren statt kompensieren: bedeutet, geduldig zu sein, aufmerksam zu warten und genau zu beobachten, was der Klient selbst kann und wo die Pflegende geringstmöglich kommunikativ unterstützen muss, damit er das Ziel möglichst aus eigener Kraft erreichen kann (s. z. B. Kap. 4.6).

Amygdala: das Alarmsystem des Gehirns, auch Mandelkern genannt (s. Kap. 8.4).

Aphasie: erworbene Sprachstörung, die nach einer Schädigung der sprachdominanten Hirnhälfte auftritt (s. Kap. 3.6 & 8.2.2 und http://www.aphasie.org/de/aphasie/definition).

Arbeitspunkt (Entwicklungspunkt): die kommunikative Unterstützungsaufgabe, die es im Alltag zu trainieren gilt (s. Kap. 3.2.11).

Autismus-Spektrum-Störung (ASS): „Der Begriff „Autismus“ kommt aus dem Griechischen und bedeutet „sehr auf sich bezogen sein“. Menschen mit einer Störung aus dem Autismus-Spektrum nehmen ihre Umwelt anders wahr (autistische Wahrnehmung). Sie können sich nur mit Mühe in andere Menschen einfühlen und adäquat mit ihnen kommunizieren. Die amerikanischen Autismus-Spezialisten haben entschieden, in ihrem Diagnose-System DSM-5 nur noch die Diagnose „Autismus-Spektrum-Störung“ (ASS) zu verwenden. (Autismus deutsche Schweiz, 2018 und Kap. 8.3.4.7; Film 26 & 27a).

Broca-Zentrum: eine Region der Großhirnrinde, in der die Sprachproduktion erfolgt (s. Kap. 8.4).

Cortex: das Großhirn, in dem Wissen gespeichert wird und von wo es auch nach langer Zeit wieder abgerufen werden kann (s. Kap. 8.4).

Demenz: Verlust geistiger Kräfte, des Erinnerungsvermögens und nach und nach der Selbstständigkeit; meist das Ergebnis einer degenerativen Hirnerkrankung (s. Kap. 8.1).

Dopamin: ein wichtiger Botenstoff, der für die Bahnungsprozesse im Gehirn und somit fürs Neulernen wesentlich ist. Dopamin ermöglicht die Ausschüttung von Endorphinen im Gehirn (s. Kap. 8.4).

Dopaminerge neuronale Netzwerke: Netzwerke im Gehirn, die ca. 5–10 Sekunden brauchen, bis sie aktiviert werden und Dopamin ausschütten können (s. Kap. 8.4).

Dyspnoe: Atemnot (s. Kap. 8.2.3).

Endorphine: Hormone, die im Gehirn produziert werden und zu Glücksgefühlen führen können (s. Kap. 8.4).

Entwicklungspunkt (Arbeitspunkt): die kommunikative Unterstützungsaufgabe, die es im Alltag zu trainieren gilt (s. Kap. 3.2.11).

Folgefilm: ein Evaluationsinstrument der Marte Meo Methode (s. Kap. 3.2.12).

Freie Situation nach Marte Meo: eine Alltagsinteraktion, bei der sich die Pflegeperson einen kurzen Moment kein Ziel setzt und dem Gegenüber ihre Zeit schenkt (s. Kap. 3.2.2).

Freiheitsbeschränkende Maßnahmen (fbM): Einschränkungen der Bewegungsfreiheit eines Menschen (s. Kap. 6.3.2).

Frontotemporale Demenz: Demenzform, die bereits in jungen Jahren auftreten kann und für die Angehörigen besonders schwierig zu ertragen ist, da sie u.a. mit Enthemmung, Regulationsstörungen und Persönlichkeitsveränderungen einhergeht (s. Kap. 11.4.2)

Goldenes Geschenk: Maria Aarts verwendet diesen Begriff, wenn mit unterstützendem Verhalten und mit dem Anwenden der Marte Meo Elemente anderen Menschen etwas Gutes getan wird und sich dadurch ihre Lebensqualität verbessert. Sie schreibt dazu: „Im Alltag durch eine gewisse Unterstützung ein goldenes Geschenk geben, wovon das Kind/der Mitmensch für das ganze Leben davon profitieren kann". (E-Mail 16.12.18 von Maria Aarts an Claudia Berther).

Hemiplegie: Halbseitenlähmung (s. Kap. 8.2.2).

Herausforderndes Verhalten: ein Ausdruck, der v.a. auch in Zusammenhang mit schwierigem Verhalten demenzkranker Menschen auftaucht: verwirrtes, aggressives, unruhiges Verhalten, Weglaufen etc., was belastend für die Betreuenden und Angehörigen sein kann (s. Kap. 8.1).

Hippocampus: der „Bibliothekar" des Gehirns, der bewusst Wissen im Großhirn abspeichern und wieder abrufen kann (s. Kap. 8.4).

Hirnblutung: Blutung im Gehirn (s. Kap. 3.5 und 8.2.2).

Hirninfarkt: Ein Areal von abgestorbenen Hirnzellen infolge ungenügender Durchblutung dieser Zone (FRAGILE Suisse, 2016, S. 71; Kap. 3.5.1.1; Film 23)

Hirnverletzung: Das Gehirn prallt von innen an den Schädel und wird dadurch geschädigt oder es tritt Blut zwischen Gehirn und Schädel und übt so auf das Gehirn Druck aus. (FRAGILE Suisse, 2016, S. 71; Kap. 3.5.1 & 3.6.3)

Infusion: kontinuierliche Flüssigkeitszufuhr, meist intravenös, das heißt in die Vene (s.a. Kap. 8.2.3).

Interaktionsdiagnose: die Einschätzung in der gerade laufenden Interaktion (s. Kap. 3.2.7).

Interdisziplinarität: die Nutzung von Ansätzen, Denkweisen oder zumindest Methoden verschiedener Fachrichtungen (s.a. Kap. 11).

Kompressionsstrümpfe: Stützstrümpfe zur Verhinderung von Beinschwellungen und zur Unterstützung des venösen Rückflusses (s. Kap. 8.2).

Learning Sets: kurze Marte Meo Lern-Videosequenzen (unterstützende Kommunikations-Fähigkeiten) beschriftet mit Marte Meo Informationen von Maria Aarts. Maßgeschneidert für die verschiedenen Berufsgruppen, z.B. für den Bereich Pflege und Betreuung, für Fachleute im Kinder- und Jugendbereich, für Angehörige, Eltern und Soziale Netzwerke. In Kürze auf der Webseite von Marte Meo International (www.martemeo.com) zu abonnieren.

Marte Meo (Entwicklungs-)Diagnose: die Einschätzung respektive der Ausgangspunkt für den anschließenden Marte Meo Prozess (s. Kap. 3.2.5).

Marte Meo 3W-Beratungssystem: dient dazu, durch die Fragen Wann? Was? Wozu? unterstützendes Kommunikationsverhalten zu vermitteln (s. Kap. 3.2.9, 3.4.1).

Marte Meo Checklisten: Hilfsmittel, um Marte Meo Diagnosen einfacher erstellen zu können. (s. Kap. 3.2.6).

Marte Meo Diagnosefilm: eine kurze, strukturierte und eine kurze, freie Situation von je zwei bis fünf Minuten Dauer auf Film. Diese Sequenzen werden als Grundlage für das Erstellen der Marte Meo Diagnose benötigt (s. Kap. 3.2.4).

Marte Meo Elemente: ultrakleine Kommunikationselemente (< 1 s) (s. Kap. 3.2.3).

Marte Meo Einladungsprogramm. Eltern oder Angehörige erhalten filmbasiert ressourcenorientierte Informationen über Bedürfnisse und vorhandene Möglichkeiten sowie Fähigkeiten ihrer Kinder (respektive betroffener Familienangehöriger) und über Unterstützungsmöglichkeiten. Sie werden so eingeladen, sich am Entwicklungs-/Unterstützungsprozess zu beteiligen (Aarts, 2017e; s. Kap. 5.4.3).

Marte Meo Information: Erklärungen, die die Analyse des Films maßgeschneidert mit dem Anliegen des Gegenübers verknüpfen (s. Kap. 3.2.10).

Mentalisieren: Wir mentalisieren, wenn wir uns bewusst werden, was in einem anderen Menschen vorgeht oder was in uns selbst vorgeht (Brockmann & Kirsch, 2018; s. Kap. 8.3.4.9).

Mikrokommunikationselemente: Elemente der Kommunikation in Interaktionen (< 1 s): Marte Meo Elemente.

Multiple Sklerose: chronische, unheilbare entzündliche Erkrankung des Nervensystems (s. Kap. 8.2.2 und https://www.multiplesklerose.ch/de/ueber-ms).

Neuromodulatoren: Botenstoffe, die hilfreich für die chemischen Vorgänge im Gehirn bei Lernvorgängen sind (s. Kap. 8.4).

Neuroplastizität: die Eigenschaft von Synapsen, Nervenzellen und Hirnarealen, sich abhängig von der Verwendung in ihren Eigenschaften zu verändern und anzupassen (s. Kap. 8.4).

Neurotransmitter: Botenstoffe, die mithelfen, im Gehirn Signale von einer Zelle zur nächsten zu übertragen (s. Kap. 8.4).

Osteoporose: Verlust der Knochensubstanz. Der Knochen wird schneller ab- als aufgebaut. Die Knochen werden spröde und brechen leicht (s. a. Kap. 8.2).

PEG-Sonde: eine Ernährungssonde, die durch die Bauchdecke in den Magen eingelegt wird, zum Beispiel bei Mangelernährung in Zusammenhang mit Demenz (PEG = Perkutane endoskopische Gastrostomie; s. a. Kap. 9.1 & 9.1.2).

Resilienz: die seelische Widerstandskraft des Menschen (s. Kap. 6.4).

Review: die videounterstützte Beratung nach Marte Meo (s. Kap. 3.4).

Review-Checkliste: eine Liste mit wichtigen Kriterien, auf die beim Erlernen des Reviews geachtet wird. Dient zur Vor- und Nachbereitung eines Reviews (s. Kap. 3.4.2).

Rollvenen: umgangssprachlicher Begriff für Venen mit fester Wand, die bei einer Blutentnahme wegrutschen (s. Kap. 8.3.2).

Schritt-für-Schritt-Vorgehen: maßgeschneiderte Anpassung der kommunikativen Unterstützung in der gerade laufenden Pflege- und Betreuungsinteraktion an die Bedürfnisse und Fähigkeiten des Klienten (s. z. B. Kap. 3.3.3).

Spasmus: eine nicht willkürlich herbeigeführte, starke, andauernde Kontraktion (Zusammenziehen, Krampf) einzelner Muskeln oder Muskelgruppen, die mit Schmerz verbunden sein kann (s. Kap. 8.2.2).

Spastik: erhöhte Eigenspannung der Skelettmuskulatur, ausgelöst durch eine Schädigung des Gehirns oder des Rückenmarks.

Spiegelneurone: Zellen, die Verhalten, Gefühle u.a.m. vom Gegenüber in unserem Gehirn zu spiegeln vermögen (s. Kap. 8.4).

Spitex: spitalexterne Gesundheits- und Krankenpflege.

Storypark: Webseite englischsprachiger Länder: zurzeit (Stand 12/2018) mit Kontakten in Australien, Neuseeland, USA/Kanada und Japan. Mit Informationen für Eltern und Fachleute rund ums Thema Entwicklung der Kinder.

Strukturierte Situation nach Marte Meo: ein Ablauf, bei dem es gilt, ein Ziel zu erreichen (s. Kap. 3.2.1).

Subarachnoidalblutung: Blutung aus einer geschädigten Arterie oder einem geplatzten Aneurysma (Arterienerweiterung) unter der Arachnoidea (mittlere Hirnhaut) (s. Kap. 8.2.2).

Tetraspastik: Lähmung, die beide Beine und Arme betrifft. Je nach Ausprägung können auch die Hals- und Rumpfmuskulatur betroffen sein (s. Kap. 8.2.3).

Transfer: Bewegen des Patienten von einem Ort zum anderen, etwa vom Bett in den Rollstuhl.

Ulcus cruris: Unterschenkelgeschwür oder „offenes Bein" (s. Kap. 8.2).

Videointeraktionsanalyse nach Marte Meo: wird als Methode eingesetzt, um Filme kleinschrittig analysieren und konkrete Informationen vermitteln zu können (s. Kap. 3.2.8).

Weniger ist mehr: unterstützen, indem man weniger selbst tut und dafür länger aufmerksam wartet, Zeit gibt und beobachtet (s. z.B. Kap. 6.4 und 11).

Young Carers: Pflegende Kinder und Jugendliche sowie Personen, die das 18. Lebensjahr noch nicht vollendet haben und regelmäßig für einen oder mehrere Angehörige sorgen, ihnen helfen und sie pflegen. Diese Kinder tragen eine spezifische Verantwortung, die gesellschaftlich nicht für sie vorgesehen ist und durch die sie sich von anderen Kindern unterscheiden. (http://de.wikipedia.org/wiki/Young_Carers [Zugriff: 31.03. 2015] und s. Kap. 11.4)

Sachwortverzeichnis

N

P

Q

R

S

Anzeigen

Online-Registrierung: http://hgf.io/mmm
Passwort: 19M5AuQh

Ressource, mit der wir in diesem historischen Moment besonders achtsam umgehen, die wir nähren sollten. Denn wir brauchen sie für das, was kommt. Sie darf nicht illusionär sein. Leere Worte helfen nicht weiter. Ein nur gut gemeintes Bla, bla, bla stärkt niemanden. Basis von Zuversicht ist ein Grundvertrauen in die Güte der, wenn man so will, Schöpfung oder der Evolution, ein Grundvertrauen in die Güte des Lebens, in die eigene Kraft und die Kraft des »Wir«. Ein solches Vertrauen zu bilden, muss früh anfangen. Es ist der Kern von frühkindlicher Bildung. Selbst im tiefsten Zweifel, so scheint mir, wäre eine Haltung angebracht, die mittelalterliche Mönche mit dem Satz »*credo, quia absurdum*« umrissen: Ich glaube es, auch wenn es absurd ist.

*

»Die Zukunft ist ein unbetretener Pfad«, sagt ein tibetisches Sprichwort. Jeder und jede von uns verfügt über ein Navigationssystem, um sich auf diesem Terrain zu bewegen. Davon erzählt dieses Buch. Es handelt von der orientierenden Kraft der Sprache und der Energie ihrer Wörter. »Alle Menschen tragen einen Vorrat an Wörtern mit sich, den sie dazu einsetzen, ihre Handlungen, ihre Überzeugungen, ihr Leben zu rechtfertigen.« Es sind diejenigen Wörter, so der amerikanische Philosoph Richard Rorty, in denen wir »unsere Zukunftspläne, unsere tiefsten Selbstzweifel und höchsten Hoffnungen« formulieren.

Die Sphäre der zwischenmenschlichen Beziehungen lebt von der Sprache und vom Erzählen, von unseren Narrativen, unserem Storytelling. Es führt uns von der Ich-Du-Verbundenheit zum Wir. Von der Familie, der Nachbarschaft, dem lokalen Gemeinwesen bis zum »globalen Dorf«. Unsere Werte und Ideale bilden sich über die Sprache. Auch die Intimität zwischen Mensch und Natur entsteht über die Sprache. Unser Geist entfaltet sich an der lebendigen Natur, der wir zugehören. Selbst deren Stille ist beredt, wenn wir die »Signaturen«, die Zeichensprache der Lebewesen und der Dinge, neu wahrnehmen, deuten, davon erzählen können.

Sprache ist ein offenes System, ein Gemeingut, das Wichtigste, was wir haben. Unser Vokabular lenkt unser Denken. Der gesamte Wortschatz, über den wir aktiv und passiv verfügen, vor allem aber der kleine Vorrat an Wörtern, die man aus dem großen Ganzen im Laufe seines Lebens für sich auswählt und besonders wertschätzt. Lässt sich dieses Vokabular flexibel gestalten, zukunftsfähig machen? Denn was wir als Wegzehrung für die Reise in eine unsichere Zukunft besonders dringend brauchen, ist eine Sprache der Zuversicht, eine, die verbindet. In meinem Fokus stehen Wörter, Begriffe, Sprüche, Sinnbilder, ikonische Bilder, die uns befähigen, einen Bogen zu schlagen von unseren zartesten Empfindungen zu den großen Fragen des Menschseins im 21. Jahrhundert.

*

Ich möchte dazu anregen, die *konvivialen* Wörter im eigenen Wortschatz besonders wertzuschätzen. Convivium – das ist das Gastmahl der Antike, das unbeschwerte, offene Gespräch beim geselligen Zusammensein. Es schließt den Genuss von liebevoll zubereiteten Gaben der Natur, den Blickkontakt, die Augenhöhe mit ein. 1972, im Jahr des letzten Mondflugs, hat der Philosoph und Theologe Ivan Illich das alte Wort aufgenommen und seine Bedeutung erweitert. Er sprach von konvivialen Werkzeugen, die jedem, der sie benutzt, die Möglichkeit böten, »die Mitwelt mit den Ergebnissen seiner Visionen zu bereichern«. In diesem Sinne sprach er auch von der »Wiederherstellung der konvivialen Funktion der Sprache«. Finden wir in den Schockwellen der Gegenwart die Sprache wieder, die uns befähigt, uns eine *andere Welt* vorzustellen und daran zu arbeiten?

Unsere elementaren Wörter, Leitsprüche und ikonischen Bilder suchen wir uns im Laufe unseres Lebens zusammen. Sie schwirren durch unseren Alltag, wir »lesen« sie auf. Die Möglichkeiten dazu haben sich innerhalb einer Generation geradezu entgrenzt. Statt nur in den vertrauten Nahräumen und in ein paar verbindlich gemachten Schriften finden wir sie in den sozialen Medien, im Feuerwerk der globalisierten Popkultur und Reklamesprache. Auf Wikipedia und anderswo können wir ihre Bedeutungen erschließen. Das Netz speichert die Literaturen aller Zeiten und aller Sprachen. Stets in Gemengelage mit den allgegenwärtigen Botschaften des Kommerzes. Die Schwerkraft elementarer Wörter verwandelt sich in spielerische Leichtigkeit. »Bei Gott sind alle Dinge möglich« (Matthäus 19) – »Eine andere Welt ist möglich« (*Fridays for Future*) – »Nichts ist unmöglich« (Toyota). Schlüsselwörter erscheinen in neuer Vitalität, oft genug aber auch abgenutzt, verbraucht, entleert. Wer auf die Energie der Wörter vertraut, sucht nach Wegen, sie zu recyceln oder – besser noch – zu upcyceln, mit neuem Gebrauchswert für sich ins Spiel zu bringen.

*

Dazu will dieses Buch einladen: Wörter und Bilder der Zuversicht auf die Goldwaage zu legen, um ihre Bedeutungsschichten zu erkunden, zu vergegenwärtigen, ihnen neue Kraft zu geben. Zu diesem Zweck, nicht aus musealem Interesse, suche ich sie in ihren historischen Kontexten auf. Dabei bin ich immer wieder auf zwei Momente in der Geschichte gestoßen, zwei Wendezeiten, historische Weggabelungen, an denen über einen radikal anderen Umgang mit der Welt nachgedacht und gesprochen wurde. Beide waren zugleich Blütezeiten konvivialer Sprache.

So ein Kairos war die Zeit um 1800. In dieser Epoche nahmen Industrialisierung und fossiles Zeitalter Fahrt auf. Daher wählt die aktuelle Klimaforschung genau diesen Moment als Nullpunkt, um die menschengemachte Erderwärmung zu messen. In der Kultur jener Zeit entstand aber zugleich eine betörende

Fülle alternativer Bilder des »guten Lebens«, ja einer »anderen Welt«. In der poetischen Arbeit an der »Romantisierung« der Welt ging es im Kosmos Weimar und anderswo in Europa um die Erneuerung der menschlichen Fähigkeit, sich verzaubern zu lassen. Um eine andere, naturnahe Moderne.

Die Zeit um 1968 war noch so ein historischer Moment. Die Anthropozänforschung sieht ihn als Beginn der Erdüberlastung, mit der wir heute konfrontiert sind. Doch damals kamen im Umfeld des Buches *Die Grenzen des Wachstums* auch radikale Alternativen zum »weiter so« in den Blick. Die Bilder aus dem All eröffneten neue Perspektiven. Die Imagination an die Macht! Jeder und jede, die etwas auf sich hielt, hatte die Blaupause für ein alternatives Projekt in der Tasche – und sprach darüber. Mächtiger allerdings wirkte der Sog in die globale Konsumgesellschaft. Deren Medien, deren Sprache drangen tief ins Bewusstsein und imprägnierten unser Alltagsvokabular.

*

Also zurück zu den Wurzeln, zurück zur DNA der Wörter. Das Interesse an der Etymologie zieht sich durch das Buch. Es ist weniger sprachwissenschaftlich, eher spielerisch angelegt. Grimms *Deutsches Wörterbuch* – 33 lindgrüne Bände, ein ganzer Meter auf meinem Bücherbord – war ständiger Begleiter beim Schreiben. Ergänzt durch das *Online Etymology Dictionary*. Den Bogen von der deutschen Gegenwartssprache zurück zu den gemeinsamen Wurzeln mit dem Englischen zu schlagen, eröffnet überraschende Perspektiven. Englisch ist, salopp gesagt, ein Mix aus Plattdeutsch und Vulgärlatein. Das alte Niederdeutsch, also das Idiom, das zur Zeit der Völkerwanderung in dem Land zwischen Weser und Elbe, Nord- und Ostsee gesprochen wurde, ist eine starke Wurzel des modernen Englisch, der Verkehrssprache von Globalisierung und Internet. Ihre Sprache nahmen die Angeln und Sachsen um das Jahr 500 beim Aufbruch zu ihrer Landnahme auf die britische Insel mit. Dort verdrängte es das Keltische und verschmolz weitere 500 Jahre später mit dem romanischen Idiom der normannischen Eroberer. Der Gang zu diesen etymologischen Wurzeln ist höchst anregend, wenn wir zu der vielschichtigen Bedeutung unserer elementaren Wörter vordringen wollen. Nur ein Beispiel: Das altsächsische *hêl* ist zugleich die Wurzel von *whole, holy* und *healthy*, von *heilen* und *heilig*. Alte, neue Verbindungen. So entfalten achtlos benutzte Wörter und scheinbare Fremdwörter ihre Potenziale und ihren Zauber.

*

Als Wanderer bin ich mit leichtem Gepäck unterwegs. Ich lasse mir die Lust an der freien Bewegung nicht von der Qual des Tragens verderben. Beim Rucksackpacken lautet die Schlüsselfrage: Was brauche ich wirklich? Gilt das nicht auch für unser *survival kit*, für unsere eiserne Ration an Wörtern und Bildern? Eine Sprache für das 21. Jahrhundert sollte, so der italienische Schriftsteller Italo Calvino, »leicht« sein. Und das bedeutet: »schnell, genau, anschaulich, vielschichtig und – nachhaltig (*consistent*)«. Mir scheint, das wäre auch eine gute Beschreibung für eine Sprache der Zuversicht.*

* In dieses Buch sind wichtige Gedankengänge aus meinen früheren Büchern eingeflossen und wurden weiterentwickelt. Alle diese Titel sind noch greifbar (siehe Literaturverzeichnis). Ich möchte sie zur weiterführenden Lektüre schon an dieser Stelle herzlich empfehlen.

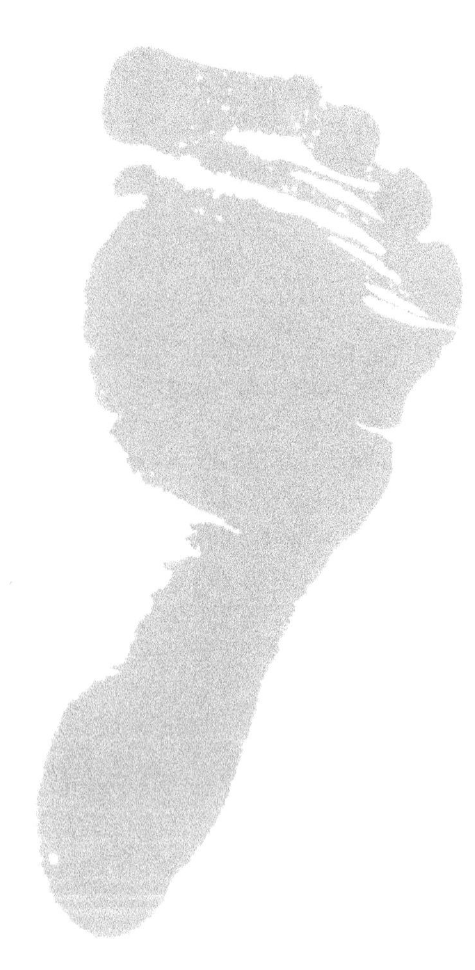

Kapitel eins

Millas »da«

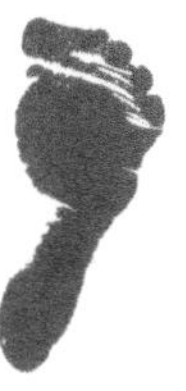

Milla war da. Im Vorfrühling hat sie uns besucht. Zwei kostbare Wochen lang. Da war unser Enkeltöchterchen gerade mal ein Jahr und drei Monate auf dieser schönen Erde. Zuletzt hatten wir sie in ihrer Krabbelphase erlebt. Als sie begann, sich bäuchlings mit allen Vieren fortzubewegen, sich hinzusetzen oder an einem Schubladengriff hochzuziehen. Aus der Ferne so nah, über WhatsApp sahen wir dann atemlos zu, wie sie ihre ersten Schritte machte. Das linke Bein anheben und strecken, den Fuß aufsetzen. Das rechte Bein – unsicher – nachziehen, den Fuß aufsetzen. Und wieder das linke Bein heben ... und ... so ... weiter. Fünf oder sechs kostbare, erste selbständige Schritte. Dann knickte sie ein. Das war um ihren ersten Geburtstag herum. Nur wenige Wochen später sahen wir, auch via Smartphone, wie sie im Winterwald der brandenburgischen Schorfheide ihre erste Wanderung unternahm. So weit die kleinen Füße trugen. Durch den Schnee stapfend, vorneweg, ohne helfende Hand, die Eltern folgten ein paar Schritte hinter ihr. Der Begegnung mit dem Unbekannten wich sie nicht aus, sondern ging ihm selbstsicher und neugierig entgegen. Den Blick nicht nur auf den Weg vor sich gerichtet, sondern immer wieder auch zur Seite, zu den Baumstämmen, ins Unterholz richtend. Schweifend, suchend, als ob sie von dem, was unterwegs zu sehen sein würde, rein gar nichts verpassen wollte. Nun also ihr nächster Auftritt bei den Großeltern. Wir konnten es kaum erwarten ...

»Da!« ist Millas Passwort zum Leben. Aufrecht gehend, erhobenen Hauptes, erschließt sich das kleine Wesen mit diesem einen Wort neue Wirklichkeiten. Die Nahräume im Haus, draußen, im Garten, im Wäldchen hinterm Gartentor und so immer weiter. »Da« ist ihr erstes Wort. Nach dem Schreien und Weinen, auf das sie bis hierhin angewiesen war, um Hunger, Schmerz, Leid aller Art auszudrücken, nach den Gurr-Lauten und dem Brabbeln, mit dem sie Wohlbefinden kundtat. Fünfzehn Monate nach der Entbindung, als sie sich, unterstützt vom Pressen ihrer Mutter, durch den Geburtskanal gedreht und gewunden hatte, das große Köpfchen voran, dann die eine Schulter, dann die andere, um – endlich draußen – die Ärmchen weit auszubreiten, tief Luft zu holen, mit dem ersten Atemzug die Lungen so gut wie irgend möglich zu füllen – und dann mit ganzer Leibeskraft den ersten Laut auszustoßen. Urschrei des Daseins. Abschluss eines Kraftakts, Beginn von etwas ganz Neuem.

Jetzt also das erste richtige Wort. »Da«. Lautgestalt und Bedeutung decken sich. Atemstrom, Vibration der Stimmbänder, Bewegung von Zunge und Unterkiefer sind perfekt koordiniert und jederzeit wiederholbar. Am Anfang steht ein Wort. Wie bei allen Kindern in allen Sprachen der Welt. Wahrnehmung, Körpersprache und Sprache bilden eine Einheit. Schritt für Schritt treten die Erscheinungen hervor, werden sichtbar, werden greifbar. Die Augen wandern, der Blick schweift. Er taucht in den Fluss der Eindrücke ein, tastet die Dinge ab. Blickachsen wechseln, auch Duftfelder, Klanglandschaften, die Anordnung der Gegenstände im Raum. Etwas weckt ihre Aufmerksamkeit. Sie nimmt Blickkontakt auf, hält inne. Einen Moment lang unverwandte, unverstellte, ungeteilte Aufmerksamkeit.

Der Sinn des aufrechten Gangs, seit vor rund zwei Millionen Jahren Homo erectus in Afrika auf zwei Beinen zu laufen begann: der größere Überblick. Beim Gehen siehst du mehr als beim Laufen auf vier Beinen. Was IST da? Du siehst den großen Zusammenhang um dich herum. Der Blick trifft auf einen Blickfang. Was ist DA? Du siehst die Einzelheiten. Warum beginnen Kinder, sich aufzurichten und zu gehen? Ganz einfach: Weil es ihnen Freude macht. Die selbstständige Fortbewegung im Raum erlaubt es ihnen, die Welt zu entdecken. Die Sprache ermöglicht es ihnen, das Entdeckte zu verstehen und mitzuteilen.

»Da« ist hier und jetzt. Ganz hier und ganz jetzt! Milla streckt den Arm aus. Der Zeigefinger schnellt hervor. Indem sie auf etwas deutet, deutet sie das Phänomen für sich, begreift es, eignet es sich an. »Da«! Die Augen leuchten. Sie moduliert ihre Stimme. Lautstärke und Körpersprache variieren. »Da! Da!« Verschiedene Grade, Schattierungen von Aufmerksamkeit, Betroffenheit, Begeisterung, Entzücken kommen zum Ausdruck und in dem einen Wort zur Sprache. Sie gehen durch alle Fasern des Körpers. Alle Sinne, der ganze Leib ist beteiligt – Kopf, Bauch, Atemwege, Kehlkopf, Stimmbänder, Mund und Zunge. So wirbelt sie durch den Tag. Vom ersten Auftritt mit Mama am Frühstückstisch, noch verschlafen und rotbäckig, bis zum schlaftrunkenen Winke-winke beim Zubettgehen. Wenn sie wieder aufwacht, ist sie schlicht und einfach da. Und bereit für all die frischen Eindrücke des neuen Tages: die Schale Brei, die Scheibe Gurke, Handpuppe und Schaukelpferd, Regentropfen auf der Haut, der Schmetterling auf der Schulter, Stock und Stein, Sand und Matsch unter den Füßen auf dem Weg durch den Wald. Da – eine Baumwurzel im Boden. Milla purzelt hin, ist ganz verdutzt, erhebt sich, streift sich die Erde von den Handtellern. Weiter geht's. Eine Pfütze kommt näher. Links herum? Rechts herum? Mittendurch!

Besonders fasziniert sie das ganz Flüchtige: Vogelzwitschern, Wolken, Seifenblasen, so etwas. All die Momente des Staunens! Nur die Gegenwart, das Hier und Jetzt, ist wirklich. Die Welt ist, wie sie ist, und das Leben, wie es ist, ist gut. Das schließt Momente des bitterlichen Weinens und angsterfüllten Schreiens nicht aus. Große Gefühle, das Überwältigende, Unaussprechliche, Unfassbare, Unsagbare müssen raus. Ihr Erleben, ihre Vitalität brauchen ein Ventil, drängen nach außen. Einatmen, ausatmen – Merkwelt, Wirkwelt. Sie will sie mit-teilen, mit uns teilen. »Da«, Schau du doch auch mal hin! Das Miteinander wächst durch Sprache. Die Sprache wächst am Miteinander. Etwas entsteht neu. Mit welchem Wort Kinder anfangen zu sprechen, ist individuell verschieden, hängt von zufälligen Einflüssen ab. Die Zusammenhänge von Sprache, Spiel und Kreativität sind unerschöpflich.

Kinder erschließen sich ihre Umwelt unter anderem, indem sie eigene Wörter erfinden. Sie betreiben Lautmalerei. Milla ahmt Tierlaute nach. Von den struppigen Nebelkrähen in ihrem Prenzlauer-Berg-Hinterhof hat sie das »kra-kra« gelernt. So benennt sie alle Vögel, selbst das zarte Rotkehlchen, auch ihre geliebte Raben-Handpuppe. Von den Hunden im Kiez kam der »wawa« in ihr Anfangsvokabular. Ihr erstes »richtiges« Wort hat Milla aus dem Schatz ausgewählt, den ihre Bezugspersonen ihr sprachlich anboten. »Milla, guck mal ... da.« Das Wort, das sich für sie am leichtesten nachahmen, am leichtesten sprechen ließ, erschien ihr gleichzeitig als das Wort mit der umfassendsten Bedeutung – ihr Ur-Wort.

Heiß und innig liebt Milla das Fort-und-da-Spiel. Im Wald läuft sie ein Stück voraus, bis sie den knorrigen Stamm einer alten Eiche neben sich hat, schaut sich kurz nach uns um, verschwindet hinter dem Baum und wartet. Unsere Rufe: »Milla ist weg! Wo ist Milla?« werden zunehmend verzweifelter. Mit einem triumphierenden Lächeln tritt sie hinter dem Baum hervor. Sehen und gesehen werden. Jemand von uns ist plötzlich fort. Mit vertauschten Rollen geht das Spiel weiter. »Da« und »fort« gehören zusammen. Kein Geringerer als Sigmund Freud hat das im Spiel mit seinem Enkelsöhnchen Ernst entdeckt und darüber nachgedacht. Es gehe um etwas Existenzielles, nämlich die Verlustangst, die Urangst, dass die Mutter weggeht – und nicht mehr wiederkommt. Spielerisch vergewissert sich das Kind, dass ein Verschwinden aus dem Blickfeld nicht wirkliches Verschwinden, nicht die katastrophale Trennung bedeutet. Das Spiel stärkt etwas Wesentliches, nämlich Grundvertrauen in die Güte der Welt und das Gute im Menschen. Alles wird gut. Jedenfalls ist es jederzeit möglich, dass alles wieder gut wird. Dazu passt Millas Vertrauen in das Unbekannte. Bei unseren Ausflügen in Wald und Heide entwickelt sie ihren Eigensinn. Sie hat eine große Neigung, vom Weg abzuweichen – ins Weglose. Bis Brombeerranken und Gestrüpp undurchdringlich werden. Dann dreht sie sich um, winkt uns zu und tritt den Rückzug an.

»Kommt ihr zum Essen?« rufe ich aus der Küche, wo Millas Buchweizengrütze köchelt. »Lass sie«, antwortet ihre Mama, »sie ist gerade im Flow.« Alle solche Phasen des selbstvergessenen Aufgehens in der Umwelt sind wesentlich, sind heilig, sollten möglichst wenig gestört werden. Ich spiele, also bin ich. Ich bewege mich, also bin ich. Ich weine, also bin ich. Ich greife und begreife, also bin ich. Ich esse den Buchweizen, den Opa für mich geschrotet, aufgekocht und mit Banane zubereitet hat, also bin ich. »Da«, jubelt sie, als ich sie in ihren Hochsitz hebe und den süßen Brei serviere. Und ich? Ich koche hier und jetzt für mein Enkeltöchterchen, also bin ich. Mir fällt der Satz aus der afrikanischen Philosophie des Ubuntu ein: »Ich bin, weil du bist.«

»Da«, dieses schlichte Hinweiswort führt mitten hinein in das Wunder des »Da-Seins«, des Lebens in seinem ganzen Umfang, seiner ganzen Fülle, seiner Ganzheit. In dem Wort äußert sich eine wunderbare Eigenschaft aller Kinder: die Fähigkeit, zu staunen. Ist sie angeboren? Ist sie eine Begabung? Eine Gabe?

*

»Vorzeiten war ein König und eine Königin, die sprachen jeden Tag: Ach, wenn wir doch ein Kind hätten! Und kriegten immer keins.« So beginnt Grimms Märchen *Dornröschen*. Bekanntlich bringt ein Frosch die Wende. »Dein Wunsch«, verheißt er der Königin, »wird erfüllt werden. Ehe ein Jahr vergeht, wirst du eine Tochter zur Welt bringen.« So geschah es und die Geburt sollte mit einem großen Fest gefeiert werden. Eingeladen waren auch die weisen Frauen des Königreiches, damit sie »dem Kind hold und gewogen wären«. Allerdings musste von den insgesamt dreizehn Feen des Landes eine daheimbleiben, denn im königlichen Haushalt gab es nur zwölf goldene Teller. Die zwölf Geladenen waren an der Tafel versammelt und als es so weit war, traten sie eine nach der anderen hervor und beschenkten das Kind mit jeweils einer »Wundergabe«, als da wären: Tugend, Schönheit, Reichtum …

An dieser Stelle des Märchentextes hakte Rachel Carson ein. Die amerikanische Meeresbiologin, Schriftstellerin und Aktivistin war, könnte man sagen, eine der weisen Frauen des 20. Jahrhunderts. Ihr Buch *Der stumme Frühling* von 1962 war ein früher, wirkmächtiger Einspruch gegen die globale Zerstörung der Umwelt, gegen unseren, wie sie sagte, Krieg gegen die Natur. »Hätte ich Einfluss auf die gute Fee, die über die Taufe aller Kinder wacht«, schrieb Rachel Carson in einem früheren Essay, »dann würde ich sie nur um eine einzige Gabe für jedes Kind dieser Erde bitten, nämlich um den *sense of wonder*. Und der sollte so unverwüstlich sein, dass er das ganze Leben lang hält.«

Sense of wonder. Wunderbarer Ausdruck! Schwer zu übersetzen. Rachel Carson schöpfte – wie Sigmund Freud – aus dem direkten Erleben. Mit ihrem vierjährigen Großneffen Roger erkundete sie 1956 einen Sommer lang die Umgebung ihres Ferienhauses an der Küste von Maine, den Wald, den Strand, den Saum der Gezeiten. Daraus entstand ein Essay mit dem Titel *Help your child to wonder* – Hilf deinem Kind beim Staunen. Die Grundlagen sind angelegt: Die Welt des Kindes ist frisch, neu und wunderbar, voll von Staunen und Faszination. Carson umschreibt den *sense of wonder* in mehreren Anläufen. Es ist dieses klarsichtige »Schauen« (*vision*) des Kindes, sein echter Instinkt für das, was schön und »ehrfurchteinflößend« (*awe-inspiring*) ist. Es ist die kindliche Neugier, die Faszination für das Neue und das

Unbekannte, der Sinn für Schönheit, ein Gefühl der Empathie, des Mitfühlens und Einfühlens, der Bewunderung oder Liebe – und daraus folgend der Wunsch nach mehr Wissen über das, was einen emotional berührt hat. »Ich glaube von ganzem Herzen«, heißt es bei Rachel Carson, »dass für das Kind – wie auch für die Eltern, die es begleiten und leiten – nicht halb so wichtig ist, zu *wissen* als zu *fühlen*. Wenn Fakten die Samen sind, die später Wissen und Weisheit erzeugen, dann bilden die Emotionen und Sinneseindrücke den fruchtbaren Boden, den es braucht, damit die Samen des Wissens wachsen können.«

Sense of wonder. Wie lässt sich dieser prägnante Ausdruck angemessen ins Deutsche übersetzen? Ziemlich wörtlich mit Sinn für das Wunder oder Sinn für den Zauber? »Sensorium für das Wunderbare«? Vielleicht mit »Fähigkeit, zu staunen«? Oder – unter Rückgriff auf Heidegger – mit »Offenheit für das Geheimnis«? Oder nehmen wir den Ausdruck von Papst Franziskus, »Offenheit für das Staunen und das Wunder«? Es lohnt sich, darüber nachzudenken. Rachel Carson jedenfalls war inspiriert von Albert Schweitzer, dem Theologen, Pazifisten und (wie man ihn in den fünfziger Jahren nannte) Urwalddoktor. Seine Ethik, die damals weltweit Einfluss erlangte, hat Schweitzer in drei Worten zusammengefasst: »Ehrfurcht vor dem Leben.«

Zurück zum Märchen. *Dornröschen* geht bekanntlich wundersam weiter. Der Bannfluch der dreizehnten, der bösen oder genauer gesagt in ihrem Stolz gekränkten Fee versetzt die fünfzehnjährige Königstochter und ihre gesamte Umgebung in einen hundertjährigen Schlaf. Eine dichte, für jeden Eindringling todbringende Dornenhecke wächst rings um das Schloss empor. Und dennoch gerät der Ruf von Dornröschens Schönheit nicht ganz in Vergessenheit. Nach langer Zeit traut sich mal wieder ein Königssohn, die Brautwerbung zu versuchen. Mit den Worten »Ich fürchte mich nicht« macht er sich auf den Weg ins Innere des Schlosses. Zum Glück sind die hundert Jahre gerade verflossen und der Weg in den Turm, in dem Dornröschen schläft, ist frei. Der magische Moment, es wachzuküssen, ist gekommen. »Da lag es und war so schön, dass er die Augen nicht abwenden konnte, und er bückte sich und gab ihr einen Kuss. Wie er es mit dem Kuss berührt hatte, schlug Dornröschen die Augen auf, erwachte und blickte ihn ganz freundlich an.« Da ist er – der Blickkontakt, der »unverwandte« Blick, die zärtliche Berührung. Ein *sense of wonder* ist allen Märchen eingeschrieben. Sie handeln ja von der Wiederverzauberung der Welt – und von der Selbstverständlichkeit des Unmöglichen. »Und da wurde die Hochzeit des Königssohns mit dem Dornröschen in aller Pracht gefeiert, und sie lebten vergnügt bis an ihr Ende.« So weit, so gut, das Ende einer Geschichte über eine Zeit, als das Wünschen noch geholfen hat ...

*

Millas Mama kannte dieses Märchen so gut wie auswendig. Damals, als sie selbst erst drei, vier, fünf Jahre alt war, bildeten die Erzählungen der Brüder Grimm den Grundstock ihrer Gutenachtgeschichten. Manchmal gefolgt von einem alten Lagerfeuerlied zur Gitarre. Und wenn ich das Märchen mal mittendrin sanft abbrach, weil ich selber erschöpft war und dachte, sie sei eingeschlummert, sagte sie mir noch im Halbschlaf die nächsten drei, vier Sätze aus dem Kopf vor, damit ich noch ein kleines bisschen weiterläse ...

Und du, Milla? Am Ende des Tages bringt Mama sie zu Bett. Als sie so gut wie eingeschlafen ist, übernehme ich die Wache. Noch ein herzzerreißendes Schreien, nur ganz kurz, dann schläft sie friedlich. Auf dem Rücken liegend, das Köpfchen zur Seite geneigt, die Ärmchen angewinkelt, ein Händchen aufs Kuscheltier gelegt, das andere lose zur Faust geballt. Lange Zeit verharrt sie regungslos, fast lautlos atmend. Dann fährt sie sich mit der Hand übers Gesicht, bettet den Kopf zur anderen Seite, ein paar tiefere Atemzüge. Später ein kurzes Seufzen – wie im Traum ...

Eine plötzliche Eingebung: Das innere Kind, mit dem Milla in späteren Zeiten, auch in Zeiten höchster Not, Zwiesprache halten wird, bei dem sie Trost suchen und Kraft schöpfen kann – dieses innere Kind bildet sich genau jetzt. Quo vadis? Wo führt dein Weg dich hin, Milla? Genau an der Schwelle vom 21. zum 22. Jahrhundert wirst du 80 Jahre alt. Die durchschnittliche Lebenserwartung von Mädchen deines Alters liegt noch ein Stück höher. Jedenfalls von heute aus gesehen! Wirst du 2099 den runden Geburtstag richtig feiern können? Gesund an Leib und Seele? Auf einem sich erholenden, wieder gesund, wieder cooler werdenden Planeten? Oder nicht? Wirst du dir deinen Sinn für das Wunder und das Wunderbare des Lebens bewahren können? Gelingt es dir, dein kindliches Staunen bei der ersten Erkundung der Welt in einen Weg lebenslanger Selbstermächtigung zu überführen? Und werden dich diese Fähigkeiten durch die prekärsten Zeiten tragen? Durch Zeiten mit einem höllischen Klima, Not und Gewalt? Oder wird der Leidensdruck irgendwann so groß, dass du an irgendeinem Punkt sogar den Tag deiner Geburt verfluchen wirst? Wie werden du und deine Generation an Neujahr 2100 auf die Zeit der Kindheit und die Generation der Großeltern zurückblicken? Wehmütig? Anklagend? Mit unendlicher Bitterkeit? Versöhnt? Voll Stolz auf die eigene Lebensleistung?

Für einen wie mich, zur Welt gekommen fast auf den Tag genau in der Mitte des 20. Jahrhunderts, kommt das Ende in Sicht. Du bist meine einzige leibhaftige Verbindung zum 22. Jahrhundert. Nach mir die Zukunft – deine Gegenwart. Was kann ich in der Zeit, die mir noch bleibt, für dich tun? Wie »generationengerecht« denken und handeln? »Enkeltauglich«, wie man neuerdings sagt. Was muss ich noch weitergeben? Fragen über Fragen! In diesem Buch versuche ich ein paar Antworten. Vielleicht machen sie Lust auf ein Leben, das weit ausgreift …

*

Kurz bevor sie zwei wurde, übte Milla in der Kita ihr erstes Lied ein. Für den Martinszug. Das Laternenlied erzählt über Sonne, Mond und Sterne. An diesem Abend zeigte Papa ihr aus dem Fenster ihrer Wohnung im vierten Stock die Venus, den Abendstern, der knapp über dem Horizont am südwestlichen Himmel über Berlin hell leuchtete. »Abend …tern« wiederholte sie andächtig. Ja, Milla*, der wird dich auf deinem ganzen langen Weg begleiten. Und Sonne, Mond und all die anderen Sterne auch. Bis zum Ende.

*

Eine tröstliche Stimme aus der Vergangenheit hallt herüber. Von jemandem, der wahrlich keine glückliche Kindheit hatte. Ziemlich genau 100 Jahre vor Millas Geburt, am 18. Oktober 1921, schreibt Franz Kafka in sein Tagebuch: »Ewige Kinderzeit. Wieder ein Ruf des Lebens. Es ist sehr gut denkbar, dass die Herrlichkeit des Lebens um jeden und immer in ihrer ganzen Fülle bereitliegt, aber verhängt, in der Tiefe, unsichtbar, sehr weit. Aber sie liegt dort, nicht feindlich, nicht widerwillig, nicht taub. Ruft man sie mit dem richtigen Wort, beim richtigen Namen, dann kommt sie. Das ist das Wesen der Zauberei, die nicht schafft, sondern ruft.«

---

* Millas Fußabdruck, genommen im Alter von drei Monaten, wird uns durch das Buch begleiten.

Kapitel zwei

Passwort WOW

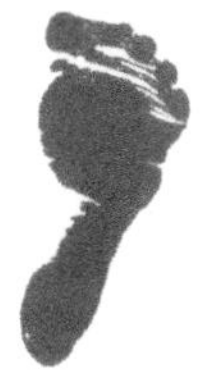

Zugänge zum magischen Moment

Es hat eine schöne Leichtigkeit. Schon der Wortkörper ist purer Minimalismus. WOW. Eine Silbe, zwei Laute. Die Grammatik spricht von »Interjektion«. Das ist ein Ausruf, den man »dazwischenwirft«. Die Begegnung mit etwas Außergewöhnlichem drängt zur spontanen Äußerung. Im Deutschen nennt man das auch »Empfindungswort«. Genau darum geht es: Um die Empfindung, die instinktive Regung, die den Gefühlen und den Gedanken vorausgeht.

WOW lässt sich flüstern, in einer intimen Zwiesprache. Oder stumm artikulieren, im Selbstgespräch mit der eigenen inneren Stimme. Oft bricht es aber als Aufschrei hervor, ekstatisch, endlos dehnbar, fast wie ein Wolfsgeheul. Manchmal ist das Wort von einer Gänsehaut begleitet. Diese Form der Erregung stammt aus der Frühzeit unserer Evolution. Die Nackenhaare stellen sich auf. Sie signalisieren einen Ausnahmezustand, nämlich das Ereignis des Wunderbaren, des Unfassbaren – oder aber einer drohenden Gefahr für Leib und Leben. *Komplett Gänsehaut* heißt die Steigerungsform in der Sprache der sozialen Medien. In den USA steht WOW auf der Liste der ersten fünfzig Wörter, die ein Kind lernt. Auch im Deutschen ist es längst kein Fremdwort mehr. Der Duden beschreibt es als Ausruf der Anerkennung, der positiven Überraschung und unvorhergesehenen Begeisterung. Der WOW-Moment ist unverfügbar. Der

Impuls kommt unwillkürlich. Es ist ein magischer Moment. Er erfasst eine besondere Konstellation von Innenwelt und Außenwelt. Blitzartig hebt er dich aus der Routine des Alltags heraus. Deswegen muss er »raus«, muss kurz und bündig geäußert und möglichst schnell kommuniziert werden. Nur winzige Zuckungen des Daumens auf der Smartphone-Tastatur, schon sind Wort und Botschaft versendet.

WOW ist sehr netzaffin. Dort ist es Mittelpunkt eines kompletten Wortfeldes. Nahe dran ist *Oh my God,* chiffriert als OMG. Synonym verwendet wird *awesome* – wörtlich: Ehrfurcht gebietend. Im Deutschen machen aktuell *unfassbar* und *magisch* Karriere. Oder auch *irgendwie surreal,* also unwirklich, übernatürlich. Ähnliche motionale Ausnahmezustände signalisieren die Wörter *flow* (Fluss, Flut), *glamour* (Glanz) und *event* (Ereignis). All diese Wörter flirren, flimmern und schwirren durch die sozialen Netzwerke – Tag und Nacht, jede Sekunde, rund um den Globus, inflationär. Sie werden mit strahlenden Emojis verziert, mit emporgereckten Daumen bekräftigt, mit Ausrufezeichen verstärkt. Stets ist ein Hauch von *sense of wonder* mit im Spiel, die ungestillte Sehnsucht nach der Verzauberung. Diese Wörter, so banal sie meist benutzt werden, haben einen spirituellen Unterton. Ja, in vielen Fällen sind sie der Sprache des Sakralen entlehnt.

Auf dieser Ebene trifft sich das WOW mit einem anderen Empfindungswort, seinem Gegenpol. Der Seufzer OH WEH löst eine plötzliche Empfindung von Schmerz, Angst, Leid und Mitleid in einen hauchzarten Klang und ein beinahe schwereloses Wortgewebe auf. Klingt etwas altmodisch, ist fast in der Versenkung verschwunden, hätte aber, denke ich, jetzt wieder einen hohen Gebrauchswert. Die Wurzeln reichen tief. Darin steckt das altsächsische *wê,* das im Englischen in dem Wort *woe* – Trauer – weiterlebt. Im Mittelhochdeutschen war das *Owê* Schlüsselwort für das Liebesleid des Minnesangs. Dass Goethe ein *O ...weh, weh!* einwirft, wenn er – empfindsam – von den *Leiden des jungen*

Werther erzählt, verwundert nicht. Das Jiddische, das im Mittelhochdeutschen wurzelt, überliefert es in der Fassung *oy vey.* Mit einem kurzen OH WEH soll Albert Einstein seine Empfindung zum Ausdruck gebracht haben, als ihn 1945 die Nachricht vom Atombombenabwurf auf Hiroshima erreichte.

WOW und OH WEH. Verzauberung einerseits, Bewältigung von Angst, Leid und *Wehmut* auf der anderen Seite. Zwischen beiden Polen spielt sich das Leben im 21. Jahrhundert ab. Wir werden dafür beide Wörter dringend brauchen. Entscheidend ist, eine Balance zwischen den beiden Stimmungen und Gefühlslagen zu finden und zu halten.

*

Das Leben ist gut – wie es auch sei! Die Sehnsucht, seinem Leben und Erleben Glanz zu verleihen, die Entschlossenheit, das Schöne, das Wunder, den Zauber in sein Leben hereinzuholen, haben ihre Dynamik in unserer so prekären Gegenwart keineswegs verloren. Und das ist gut so. Dieser Wille gehört untrennbar zum Streben nach Glück, ist uralt und ewig jung. Er sucht sich immer neue Kanäle und Ausdrucksformen. Doch wie die sozialen Medien, ja das Netz insgesamt, ist gerade das Wortfeld WOW heillos verstrickt in die Sprache der Werbung und die Welt der Warenästhetik. Es wird seines Zaubers beraubt von endlosen Plakaten zu Lippenstiften, Videos über Wischmopps und Anzeigen zum nächsten Wochenendtrip. Lassen sich die Wörter aus dieser Falle befreien? Wir müssen ihre Tiefenschicht freilegen, ihre ursprüngliche Magie in die heutige Sprache zurückbringen.

Nehmen wir also WOW als ein Passwort. Es öffnet Zugänge. Sein Geheimnis ist die ungeteilte Aufmerksamkeit, die leibhaftige Präsenz. Alles loslassen, was ablenkt. Sich einlassen auf das, was dann auf einen zukommt. Die Welt, das Da-Sein findet genau jetzt, genau hier statt. *Hic et nunc,* sagten die Philosophen der Renaissance. *Right here, right now* heißt es prägnant auf Englisch. Die Pforten der Wahrnehmung so weit wie möglich öffnen, höchste Geistesgegenwart mit allen Sinnen – wo das gelingt, entsteht ein Resonanzraum, in dem wir mit der Welt in Verbindung treten. So verstanden ist WOW überhaupt nicht mehr trivial.

*

Eine überraschende Entdeckung: WOW ist keineswegs den Sprechblasen von Comics aus den 1980er- oder 1990er-Jahren entsprungen und von dort in den globalisierten Jugendjargon übergewechselt. Man muss tief graben, um zu seinen Wurzeln vorzudringen. Er stammt aus der *Scots leid*, dem alten schottischen Idiom.

> The gypsies came to our good lord's gate
> And, WOW, but they sang sweetly!
> They sang sae sweet and sae very complete
> That down came the fair lady.

So beginnt eine schottische Folk-Ballade. In einer Volksliedsammlung aus dem Jahr 1740 erschien sie, schon dem damaligen Standard-Englisch angepasst, zum ersten Mal gedruckt. Bis heute ist sie in Schottland populär. *Johnnie Faa, the Gypsie Laddie* erzählt von einem Roma-Jüngling, der mit seinen Gesellen die *fair lady* eines Schlosses durch seinen Gesang verzaubert. Die Geschichte geht so weiter:

> And she came tripping down the stair,
> And a' her maids before her;
> As soon as they saw her well-far'd face
> They cast their *glamour* o'er her.

Die schöne Lady, geleitet von ihren Kammerjungfern, kommt also leichtfüßig die Treppe herunter ans Tor. Als die Musikanten ihr wohlgeformtes Gesicht erblicken, »werfen sie einen Zauber (*glamour*) über sie«, der sie dazu verführt, mit dem Jüngling durchzubrennen. Die Geschichte, soviel sei verraten, endet blutig. An ihrem Beginn aber steht die Verzauberung, das WOW und ein weiteres Wort, das heute Karriere gemacht hat. Wir verbinden es mit großem Kino, mit Design, Mode, Pop und Dolce Vita: *glamour*.

Als Wörterbucheintrag erscheint WOW zum ersten Mal in John Jamiesons *Etymological Dictionary of the Scottish Language* von 1808. Diese Interjektion sei Ausdruck von Bewunderung und von *astonishment* – von Erstaunen, ja von Erschütterung – heißt es dort. Mit *Scottish Language* ist hier nicht das im Keltischen wurzelnde Gälisch der Highlands gemeint, sondern das in den Lowlands gesprochene angelsächsische Idiom. Der Beleg, den das Wörterbuch anführt, stammt aus dem Jahr 1513: »Out on thir wandrand speritis, wow! Thou cryis« – du schreist WOW, wenn du die wandernden Geister spürst.

Das Wort *glamour* hat seine Wurzeln ebenfalls im alten *Scots*. In Jamiesons Wörterbuch taucht es in der Form *glamourie* oder *glammer* auf und bedeutet: Zauber, Verzauberung, Magie, Hexerei. Es ist etwas Magisches, durchaus auch Gefährliches, das über jemanden »geworfen«, ausgeübt, sozusagen verhängt wird und ihn in einen anderen Bewusstseinszustand versetzt – in eine *Anderswelt*. Etymologisch verwandt ist *glamourie* mit dem altsächsischen *glêmo* und dem deutschen Dialektwort *glammer*. Laut Grimms Wörterbuch hängt es mit dem heutigen *Glimmer* zusammen und bedeutet *Glanz*.

Um 1800 hat sich der auch im deutschen Sprachraum enorm populäre schottische Dichter und Romanschriftsteller Walter Scott mit *glamourie* befasst und das Dialektwort als *glamour* in die englische Allgemeinsprache eingeführt. »Glamour«, so schreibt er 1805, »bedeutet in den Sagen des schottischen Aberglaubens die magische Kraft, die sich in den Blick des Zuschauers legt, sodass ein Gegenstand völlig anders erscheint als er in Wirklichkeit ist«. Im Folgenden zitiert Scott aus dem Text von *Johnie Faa, the Gypsy laddie*. In alten Zeiten, so fährt er in seinem Kommentar fort, war die Kunst des *glamour*, oder der visuellen Faszination, Kernkompetenz des Jongleurs, dessen Tricks das Publikum in den Festsälen der gotischen Burgen amüsierten.

Die ursprüngliche Bedeutung von *glamour* wird in der heutigen schottischen Kulturszene gerade neu entdeckt. Ein Buch des Schriftstellers John Burnside, erschienen 2014, kreist in immer neuen Anläufen darum. Der Titel *I put a spell on you* (Ich habe einen Zauber über dich verhängt) zitiert einen Blues-Song, den die US-Jazz-Sängerin Nina Simone 1967 in die britischen Charts brachte. Der Song wird in Burnsides Buch zum Medium einer Zeitreise in die eigene 60er-Jahre-Kindheit, verbracht inmitten der *lonely crowd* einer trostlosen Sozialwohnungssiedlung in einer schottischen Kleinstadt. Das Buch handelt vom Hunger nach Respekt, Freundschaft, Zugehörigkeit und Selbstverwirklichung. Die Popmusik bringt *Glamour* in sein Leben. Die damit einhergehende Befreiung von Eros und Sexualität in seiner Peergroup hilft ihm aus der Enge. *Glamourie* definiert Burnside ähnlich wie 200 Jahre vor ihm Walter Scott als »Zustand der Verzauberung, in dem alles, selbst das gewöhnlichste Objekt oder Ereignis, mit magischen Möglichkeiten ausgestattet ist«. Da bewegt sich Burnside erstaunlich nahe am Programm der deutschen Romantik, die ebenfalls ganz dem WOW-Moment, dem Empfinden des Zaubers der Welt verfallen war.

*

»Ich fühle mich! Ich bin!« Dieses Lebensgefühl setzte Johann Gottfried Herder einst dem cartesianischen »Ich denke, also bin ich« entgegen. Herder war ein Vordenker in der Epoche, die man in der Literaturgeschichte als *Empfindsamkeit* bezeichnet. Er war Zeitgenosse Goethes in Weimar, Wegbereiter der deutschen Romantik und ganz nebenbei ein großer Fan der schottischen Folklore. Um 1800 ergänzte Novalis, Geowissenschaftler und Dichter der blauen Blume: »Die Welt muß romantisiert werden. So findet man den ursprünglichen Sinn wieder.« Es ging ihnen um eine neue Art von *Storytelling*, die viel mit dem *sense of wonder* zu tun hat. Mit dem Programm der *Wiederverzauberung* wollte man der *Entzauberung* der Welt durch den aufkommenden Kapitalismus, die frühe Industrialisierung, Beschleunigung und die Fixierung des Lebens auf die Ökonomie die Stirn bieten. Darin liegt die Sprengkraft dieser Gegenkultur bis heute. Novalis war Zeitgenosse von Walter Scott. Das Wort »Romantik« ist seine Kopfgeburt. Irgendwann um 1798 hat er es zum ersten Mal notiert. »Romantik. Alle Romane, wo wahre Liebe vorkommt, sind Märchen – magische Begebenheiten.«

Das Wort *Romantik* leitet sich also von *Roman* ab. Und Roman kommt von Romanze, *romanz* im Altfranzösischen, *il romanzo* im frühen Italienisch. Noch im 18. Jahrhundert verstand man darunter eine Liebesgeschichte, eine Abenteuergeschichte, auch in der kleinen Form des Feen-Märchens. *Romantik* im Sinne von Novalis und seinem Kreis ist also erstmal nur ein besonderes narratives Verfahren. Das Thema ist jeweils eine Lebensgeschichte mit einer Liebesgeschichte im Zentrum. Erzählt wird eine Folge von Begebenheiten – glückhafte Momente, leidvolle Momente. Durch sie entsteht eine Entwicklung. Es ist die Geschichte eines »Ich«, einer Individualität. »Nach innen geht der geheimnisvolle Weg«, von der äußeren Handlung in die Welt der Träume und der Albträume, der Ahnungen, die Welt des Fantastischen und Utopischen. Das »Ich« verbindet sich mit einem »Nicht-ich«, also einem »Du«, löst sich wieder, geht neue Verbindungen ein.

»Ein Roman ist ein Leben, als Buch.« (Novalis) Doch umgekehrt gilt auch: »Das Leben soll uns kein gegebener, sondern ein von uns gemachter Roman sein.« Den Roman unseres Lebens, so die Botschaft der Romantik, schreiben wir selbst. Jedenfalls hätten wir alle das Potenzial, uns von den Normen und dem Konformen zu befreien und uns – wie man heute sagt – immer wieder *neu zu erfinden*. Das Verfahren des romantischen Storytellings beschreibt Novalis so:

> Romantisiren ist nichts als eine qualitative Potenzirung. Das niedre Selbst wird mit einem besseren Selbst in dieser Operation identificirt. So wie wir selbst eine solche qualitative Potenzreihe sind. Diese Operation ist noch ganz unbekannt. Indem ich dem Gemeinen einen hohen Sinn, dem Gewöhnlichen ein geheimnißvolles Ansehn, dem Bekannten die Würde des Unbekannten, dem Endlichen einen unendlichen Schein gebe so romantisiere ich es. Umgekehrt ist die Operation für das Höhere, Unbekannte, Mystische, Unendliche – dies wird durch diese Verknüpfung logarythmisirt – Es bekommt einen geläufigen Ausdruck.

Logarithmisiert? Um 1800? Aus der Feder von Novalis? Die Romantik versucht die Fusion von Magie und Realem – den magischen Realismus. Eine stetige Quelle des WOW.

Das neue Storytelling hat natürlich auch Goethe umgetrieben. Die in der Romantik besonders populäre Erzählform der Novelle definierte er so: »Was ist eine Novelle anders als eine sich ereignete unerhörte Begebenheit?« Der »ursprüngliche Sinn«, der Kern des Storytelling ist das vom Normalen und Konformen abweichende *Ereignis*. Mit einem Ausdruck der heutigen Sprache: das *Event*. Die Dichtung der romantischen Zeit strebte nach dem unverstellten Erleben, dem besonderen Moment. Nach Überhöhung der Wirklichkeit. Nach *augmented reality*.

Die Suche danach zu einem Bestandteil des eigenen Strebens nach Glück zu machen, das wäre die Flaschenpost aus den Quellen unseres kulturellen Erbes für die Gegenwart und eine lebbare Zukunft. Ein gelingendes, ein erfülltes Leben ist immer auch ein »bewegtes«, ein »ereignisreiches« Leben. Ein Leben, das die Begegnung mit dem Zauber und dem Glamour, dem Glanz, miteinschließt. Das die WOW-Momente für kostbar erachtet. Denn sie gehören unmittelbar zur Substanz, welche die Fülle des Lebens ausmacht. Wir benötigen diese Ressource so dringend – als Gegengewicht zu den OH WEH-Momenten von Leid und Schmerz.

»Die Geschichten dieser Welt gibt es auf Netflix« – mit diesem Slogan wirbt die Traumfabrik aus dem Silicon Valley im Sommer 2021 für ihre Serien. Der Clip zeigt einen Alien im Anflug auf den zum Touchscreen mutierten blauen Planeten. Jede seiner Berührungen öffnet ein Fenster zu einer neuen Erzählung, einer Novelle, einer Telenovela über eine *unerhörte Begebenheit*. Ihr Kern ist die Romanze. Es ist das alte Streben nach Glück, der alte Kampf zwischen Gut und Böse. Wie in den Märchen der Brüder Grimm und den Novellen der Romantik, immer raffinierer in Szene gesetzt, dabei allzu oft leider entleert und ohne echten WOW-Moment.

*

»Wie hast du das WOW gelernt?« fragte ich Freunde mit schottischen Wurzeln. »Vermutlich in amerikanischen Comics oder TV-Serien der sechziger Jahre«, war die Antwort. Selbst in seinem Mutterland galt also der Ausdruck bis vor kurzem noch als Amerikanismus. Er muss wohl mit den Auswanderungswellen des 19. und 20. Jahrhunderts, die von Schottland in die USA schwappten, mit emigriert sein. Während er im eigenen Land offenbar in Vergessenheit geriet, wurde er in der neuen Heimat im Slang, in den Sondersprachen der Unterschichten und ethnischen Minderheiten populär.

Wo ist mir das Wörtchen zum ersten Mal begegnet? Ich musste lange grübeln, bevor es mir einfiel. Das Buch steht heute noch in meinem Bücherregal. Es war ein Kultbuch meiner Teenager-Jahre. Der ältere Bruder eines Klassenkameraden fuhr zur See, was damals zumindest für uns Landratten eine ziemlich schräge Berufswahl war. Er hatte das Buch wohl in irgendeiner

Hafenstadt an der Ostküste der USA auf dem Grabbeltisch einer Buchhandlung entdeckt und in seinem Seesack verstaut. Das Exemplar war schon ziemlich abgegriffen, als ich es in die Hand bekam: Jack Kerouacs *On the Road*, erstmals erschienen 1957, der Roman der *Beat Generation*.

Die Beatniks waren eine nonkonformistische Randgruppe der Generation, die in den 1940er-Jahren erwachsen wurde. Kriegsveteranen, gescheiterte Existenzen, Aussteiger, Abtrünnige des *American way of life*. Der Roman schildert sie als wurzellos, ruhelos, existenziell obdachlos. Getrieben vom Hunger nach Freiheit, Abenteuer, menschlicher Wärme, mystischer Erleuchtung und spiritueller Weisheit. So sind sie unterwegs. In ihren kleinen Communities, an der Rändern der Gesellschaft, unter schwarzen Jazzmusikern, Hobos und mexikanischen Wanderarbeitern suchen sie nach dem »wirklichen Leben« und einem anderen amerikanischen Traum, verzehren sich auf der Jagd nach dem »Kick« durch Sex, Drugs und Jazz. Viele – *the best minds of my generation*, klagte einmal Allen Ginsberg – gehen dabei zugrunde.

Die Hauptfigur des Romans, Alter Ego des Autors, verkrachter Student, Existenzialist, Mystiker, ständig halluzinierend, ständig pleite, macht sich von New York aus per Anhalter auf den Weg nach Westen. Erster Zwischenstopp ist Denver. Bei der Annäherung an die Rocky-Mountains-Stadt, im Angesicht der grandiosen Bergwelt, in Erwartung des Zusammenseins mit alten Gefährten, imaginiert er seinen bevorstehenden Auftritt unter ihnen. Sie würden ihn empfangen wie einen »Propheten, der über das Land gegangen ist, um ihnen das dunkle Wort zu bringen, und das einzige Wort, das ich hätte, wäre WOW«. Es ist vielleicht das Schlüsselwort des Romans – und der Gegenkultur, von der er erzählt. Die Suche nach dem Faszinosum, nach der Ekstase, nach Zauber, nach Aura und Glamour – selbst gespürt und erzeugt, nicht gekauft – erheben die *Hipsters* der Beat Generation zum Sinn ihrer Existenz. Hipster – das ist ein altes afro-amerikanisches Slangwort für »Durchblicker«. Heute würde man vielleicht *woke* sagen, also wach oder erweckt.

Noch wichtiger für mich wurde Kerouacs nächster Roman *The Dharma Bums*. Er beginnt mit der Beschreibung einer legendären Lyriklesung in einer Galerie in San Francisco im Jahr 1955. In dieser »irren Nacht« performt Allan Ginsburg (im Roman: Alvah Goldbook), begleitet von vielen WOWs, zum ersten Mal sein Gedicht *Howl*. Das Publikum feiert es als den »Durchbruch zu einer neuen Freiheit des Ausdrucks«, als die Entdeckung, »dass die Imagination ein eigenes freies und spontanes Leben« habe. Doch der heimliche Star des Abends ist der 25-jährige Beatnik-Dichter, Naturbursche und Buddhist Gary Snyder (alias Japhy Ryder). Er wird zur Hauptfigur der folgenden Romanhandlung. Sie erzählt von einer Wanderung zum Matterhorn Peak, einem Viertausender im Yosemite Nationalpark. Beim Abstieg entwickelt Snyder seine Vision von einer *Rucksack-Revolution*. Es ist der Traum von der großen Verweigerung, die das Gesetz der Konsumgesellschaft, den ewigen Kreislauf von Arbeiten und Geldverdienen, Produzieren und Konsumieren durchbrechen würde. Der Traum, dass Millionen junger Amerikaner mit Rucksäcken rumwanderten, auf Berge gingen, um zu beten und durch Freundlichkeit jedermann und jeder Kreatur die Vision ewiger Freiheit vermittelten.

Kerouac starb im Oktober 1969. Eine traurige Gestalt, alkoholkrank, mit aufgedunsenem, gerötetem Gesicht, ab und zu in Kneipenschlägereien verwickelt, geladen mit Ressentiments gegen Hippies, Juden und Linke. Todesursache: Leberversagen. Kerouac wurde nur 47 Jahre alt. Den großen WOW-Moment der neuen Ära hat er vermutlich noch am TV-Bildschirm erlebt – wie fast alle seiner Landsleute und viele Menschen überall auf der Welt. Dieser Moment hat das WOW ins Überirdische katapultiert. Er ereignete sich 1968, an Heiligabend.

*

»Oh my God! Look at that picture over there! Here's the Earth coming up. WOW – is that pretty!« Die Stimme kam von Bord des Raumschiffs Apollo 8, aus einer Entfernung von 365.000 Kilometern von der Erde. Apollo 8 sollte in einer Höhe von etwa 100 Kilometern den Mond umkreisen, seine Oberfläche fotografieren und Daten liefern, um das geeignetste Gelände für die Mondlandung zu erkunden. Der magische Moment kam bei der dritten Umkreisung. Bill Anders, Bordtechniker und Fotograf, berichtet von einem Einschlagkrater, der gerade in seinem Fenster erscheint. »Da ist ein schwarzes Loch, aber ich konnte so schnell nicht sehen, ob es irgendwas Vulkanisches ist.« In diesem Moment sieht er aus dem anderen Fenster über dem westlichen Horizont des Mondes die Erde aufgehen. Kurz danach verzeichnet das »Flight Journal«, die Transkription des Funkverkehrs zwischen Raumschiff und »Houston«, die nächste Äußerung von Anders: »Oh my God! Look at that picture over there! Here's the Earth coming up. WOW, is that pretty!« Diesen grandiosen WOW-Moment hat einer der Astronauten auf ein Foto gebannt. Unter dem Titel »Earthrise« ist es im Netz abrufbar.

Ich war live dabei, als zehn Stunden nach dem epochalen Moment eine TV-Übertragung aus der Raumkapsel begann. Unterlegt mit Bildern von Mondoberfläche, Sonne und Erde lesen die drei Astronauten von einem Blatt aus feuerfestem Papier aus der biblischen Schöpfungsgeschichte vor. Bill Anders macht die Moderation: »Wir nähern uns gerade dem Sonnenaufgang auf dem Mond und für alle Menschen unten auf der Erde hat die Mannschaft von Apollo 8 eine Botschaft, die wir euch senden möchten: Am Anfang schuf Gott den Himmel und die Erde ...« Es folgen die wenigen Sätze der biblischen Schöpfungsgeschichte. Beendet wird die Lesung mit dem gravitätischen Satz aus der Genesis: *Und Gott sah, dass es gut war.* Dann verabschieden sich die Astronauten von ihrem Publikum auf der Erde mit den Worten »gute Nacht, viel Glück, frohe Weihnachten und Gott segne euch alle – *auf der guten Erde*«. Sekunden später verschwindet das Raumschiff hinter dem Mond. An diesem Tag wurde ich 19. Das Hochgefühl dieser Zeit hat sich mir tief eingeprägt. Das Grundvertrauen in die *Güte der Schöpfung*, glaube ich, ist eine nicht versiegende Quelle der Zuversicht.

Im Sommer 1970, ein Jahr nach der Mondlandung, ein Jahr nach Woodstock reiste ich per Anhalter durch die USA, von Küste zu Küste und zurück. Mit leichtem Gepäck. Im Geldgürtel steckte ein kleines Bündel Dollarscheine, im Brustbeutel Reisepass und Flugticket. Im Rucksack hatte ich neben Regenzeug und ein paar Sachen zum Wechseln einen Schlafsack, den Rand-McKelly-Straßenatlas – und Kerouacs *On the road*. Im Notizbuch standen eine Handvoll Adressen, Freunde eines Freundes. Die kurze Liste gab meine Route vor. Sie deckte sich ziemlich gut mit der von Kerouacs Helden.

Unterwegs erlebte ich jeden Tag neue WOW-Momente. Am nachhaltigsten ist mir der Tag im Gedächtnis geblieben, als ich die Westküste erreichte. Morgens war ich in Reno aufgebrochen, der Glücksspielstadt in Nevada, wo ich die Nacht im Schlafsack auf dem Gelände einer stillgelegten Tankstelle verbracht hatte. Ein paar *hitches* auf der Interstate 5 bis zur Anschlussstelle des Highway 101. Dort hielt ein Langhaariger an und nahm mich das das letzte Stück auf meinem langen Weg mit. Da ich noch kein Quartier hatte, lud er mich ein, bei ihm in San Rafael zu übernachten. Seine Bleibe entpuppte sich als Luxusvilla mit riesigem Garten und Pool hoch über der Bucht von San Francisco. Die Besitzer machten gerade Urlaub im Ausland und hatten ihn für diese Zeit als Faktotum angeheuert. Er bewachte und bewohnte den Komplex ganz allein.

Abends fuhren wir nochmal los. In die Berge oberhalb von Sausalito, den Sonnenuntergang erleben. Mein Gastgeber ungefähr mein Alter, den Namen habe ich vergessen, kannte den besten Aussichtspunkt – Mount Tamalpais. An den Hängen steht ein spektakulärer Bestand an Redwoods, den legendären Mammutbäumen der Westküste. Wir suchten uns einen Platz an einem kahlgeschlagenen, von mannshohen Baumstümpfen übersäten Abhang des Berges, ließen uns nieder und sahen gebannt zu, wie Küstennebel über der Golden Gate Bridge und die Skyline von San Francisco hinwegwaberten und die Sonne purpurrot unterging. Als ihr oberer Rand im Meer versank und die Strahlen hinter dem Horizont den Himmel entflammten, erhoben sich überall am Hang Leute, die ich vorher gar nicht wahrgenommen hatte, darunter viele Kinder, und klatschten Beifall. Wie wenn nach einer Galavorstellung in der Oper der Vorhang fällt: stehende Ovationen. Und dann: WOW-Rufe von allen Seiten.

Zu Hause wärmte mein Gastgeber schnell ein Fertiggericht auf. Ich erinnere mich an die Aufschrift »TV-Dinner« auf der Packung. Beim Essen lief dann tatsächlich der lokale TV-Sender. Über den Bildschirm flimmerten in Endlosschleife Bilder von einer Schießerei im Gerichtsgebäude von San Rafael, die sich an diesem Vormittag ereignet hatte. Es ging um Gefangenenbefreiung und Geiselnahme während eines Prozesses. Junge Aktivisten der *Black Panthers* hatten versucht, den Angeklagten im Gerichtsaal zu befreien. Sie hatten den Richter als Geisel genommen und während des Feuergefechts erstochen. Drei von ihnen wurden von der Polizei erschossen. Gefahndet, aber das erfuhr ich erst viel später, wurde an diesem Abend auch nach einer schwarzen Aktivistin und Philosophiedozentin namens Angela Davis. (Sie hatte, auch das erfuhr ich viel später, bei Adorno in Frankfurt Vorlesungen gehört – so wie ich.) Die Waffen, die bei dem Überfall benutzt wurden, waren unter ihrem Namen registriert. Über Nacht kam Angela Davis auf die Liste der zehn meistgesuchten Personen. Mir fiel das alles wieder ein, als ich 2020 las, dass Angela Davis vom Time-Magazin in die Liste der 100 einflussreichsten Persönlichkeiten gewählt wurde.

Mein nächster Stopp damals: Berkeley, die Universitätsstadt. Auf dem Campus warben Poster für die Events am Wochenende: *Creedence Clearwater Revival* spielten in San Francisco, zugunsten der *Free Drug Clinic*. Ike & Tina Turner traten in Oakland auf, ein

Wohltätigkeitskonzert für die lokale *Black Panther Party*. Deren aktuelle Parole war: *The Sky is the Limit*. Frei übersetzt: Wir sind unaufhaltsam. Streiflichter der Erinnerung aus dem heißen Sommer 1970 an der Bucht von San Francisco.

Im Rückblick wird mir bewusst: Ich erlebte damals die Graswurzelbewegung, die drei Jahre zuvor den *summer of love* gefeiert hatte. Die Eruption eines neuen Lebensgefühls, zusammengesetzt aus Freiheitsdurst, Hunger nach Schönheit und Freundlichkeit, nach Kunst, Natur und Erleuchtung, Sehnsucht nach Gemeinschaft und Vernetzung. »Erfinde dich neu, so wie du sein willst, jetzt! Erfinde die Gesellschaft neu, so wie sie sein soll, jetzt! Nimm dir die Freiheit!« So lauteten die Slogans der Gegenkultur. Eine neue, freie Gesellschaft im Schoß der alten, kaputten zu formen, war die strategische Formel. Besitz war Ballast, arm war sexy. Elementar waren *free speech*, Freiheit des Ausdrucks, freie Liebe und Drogen – Letztere als Zugang zu einer Bewusstseinserweiterung. Einen kurzen, kostbaren historischen Moment lang schien es so, als ob das gut gehen könne.

Rückblickend dämmert mir noch etwas: Damals, um 1970, steckte die Gründergeneration des Silicon Valley gerade in den Teenagerjahren. Viele von ihnen wuchsen in der Bay Area auf und fingen wenig später an, in den Garagen ihrer Eltern zu tüfteln, zu basteln und zu schrauben, smarte Idee und Visionen zu entwickeln. Ein paar der besten Köpfe dieser Generation gründeten Start-ups, um sich und ihre Gemeinschaften mit handlichen, zum persönlichen Gebrauch bestimmten Computern zu vernetzen – und damit Geld zu verdienen.

*

Was ist daraus geworden? Die permanente digitale Kommunikation greift tief in unseren Gefühlshaushalt ein. Wir vertrauen unser Erleben, vor allem unsere WOW-Momente, sozialen Medien an. Wir nutzen sie, sie nutzen uns. Sie bieten uns, scheinbar umsonst, eine Plattform für alle Äußerungen, die wir senden möchten. Umgekehrt machen sie uns zum Empfänger von perfekt auf jeden Einzelnen abgestimmten Werbebotschaften. Jede Sekunde im Netz macht uns für sie empfänglich. Ja, wir haben die Freiheit, uns ihren Botschaften zu verweigern. Aber das ist gar nicht so einfach. »Wir sind programmiert durch das, was unsere Zuschauer sehen wollen«, sagte Netflix-Gründer Reed Hastings. »Wir liefern etwas ab, was in einem Moment Hunderte Millionen Menschen gucken können.«

Treibstoff der Netzkultur ist die Werbung. Die *Contents*, die Inhalte, sind primär dazu da, Zugänge in unser Bewusstsein zu öffnen, um dort Data-Mining zu betreiben. Nichts ist so wertvoll für die anonymen Händler wie unsere WOW-Momente. Sie sind die seltenen Erden des Data-Mining. Die Algorithmen schürfen nach dem, was uns begeistert, was Glückshormone ausschüttet. Daten darüber zu speichern, zu sammeln, zu verkaufen, ist das Ziel des permanenten Raubbaus an dem, was wir im Netz hinterlassen. Denn diese Daten verraten unsere intimsten Begehren, unseren ureigensten Weg zum Glück. Sie geben preis, für was wir am meisten zu investieren bereit sind.

Das Wort *werben* hat im Deutschen eine eigentümliche Doppelbedeutung. Grimms Wörterbuch verzeichnet als Grundbedeutung »sich um etwas bemühen«, vor allem »sich um eine Frau bemühen« – oder um einen Mann. Das Wort meinte bis an die Schwelle des 20. Jahrhunderts vor allem das intime »Liebeswerben« zwischen den Geschlechtern. Erst in der frühen Hochphase der kapitalistischen Warenproduktion, also um 1900, wurde es zum Synonym für »Reklame«, also das *Werben* der Warenproduzenten um Käufer. Die bei fast allen Menschen tief mit Magie und Glücksgefühlen verbundene Zeit einer jungen *Romanze* wurde dabei einfach gleichgesetzt mit dem Anreiz zum Kauf eines Produkts, der Verbindung mit einer Marke. Du fühlst dich umworben und wirst zum Kunden. Diese Gleichsetzung macht deine Kaufkraft, dein Geld zum Maß der Wertschätzung deiner Person. Diese Wertschätzung freilich hält sich in Grenzen und ist prekär. »Wie kommt das Geld aus der Tasche des Kunden in meine Tasche« – so schlicht, einfach und brutal ehrlich brachte der *Wolf of Wall Street* im Hollywood-Blockbuster von 2013 die kapitalistische Logik auf den Punkt. Das so stolze Wörtchen WOW, der so lebenswichtige *sense of wonder* wurden verstrickt in die fortschreitende Verdinglichung aller Lebensäußerungen zu Waren. Ist das am Ende doch unumkehrbar?

Einspruch! Die Strategie der Kommerzialisierung und Kommodifizierung, die Verwandlung aller Güter in Waren stößt permanent an eine eherne Grenze: Glück ist nicht käuflich. Technik schafft kein Da-Sein. Die bunte Welt der massenproduzierten Waren mitsamt ihrem *Glamour* wird früher oder später implodieren. Objektiv, wenn die Grenzen des Wachstums zu lange und zu weit überschritten sein werden. Subjektiv, wenn sich Überdruss einstellt. Der Reiz der tausend Dinge, die man sich zusammenkauft, ansammelt und anhäuft, stumpft ab. Sie hören auf, Bedürfnisse zu befriedigen. Wenn der Kipppunkt zum Überdruss erreicht wird, erhöhen sie sogar den Leidensdruck. Wo immer eine Ahnung davon aufkeimt, bekommt die Suche nach dem Zauber des Daseins eine neue Richtung, geht an anderer Stelle, mit neuer, befreiter Energie weiter.

*

Die Energie des WOW wurde mir erst kürzlich wieder bewusst gemacht, und zwar beim Wandern. Die Lektion war handfest und erdverbunden. Wir waren im Harz unterwegs. Mein Wanderkumpan, Gerhard Trommer, ist Biologe, emeritierter Hochschullehrer, bildender Künstler und Gärtner. Die Wildnis hat er zu seinem Lebensthema gemacht. Der Oberharz ist seine Heimat. Hier kennt er Weg und Steg, die atemstillen Täler und reißenden Wildwasser, so gut wie jeden Berg, jede Pflanze, fast jedes Habitat. Von Westen, vom Oderbruch aus begannen wir den langen Anstieg auf das Plateau des Brocken. »Lass uns unterwegs schweigen«, schlug er vor, »und auf die WOW-Momente achten, also die Eindrücke, das Erleben, bei dem dir dieses Wörtchen in den Sinn kommt.« Und tatsächlich, solche Momente kamen bald: Als ich im welken Binsengras, ein paar Schritte ab vom Weg, die Wanderschuhe auszog, barfuß den schwingenden Boden, das mit Wasser vollgesogene, karminrot blühende Torfmoos unter den Fußsohlen spürte. Beim Anblick des zusammenbrechenden Bergfichtenwaldes auf 800 Metern Höhe, den riesigen Wurzelteller eines gestürzten Baumes in Augenschein nehmend. Der Anruf eines Hirsches aus der Ferne ging mir durch Mark und Bein. Das Aroma der Moosbeere im Mund. Das »kra kra« eines Kolkraben. Die Blickachse über das Waldmeer zum kahlen, felsigen Massiv der Achtermannhöhe. Eine lose Perlenkette von Augenblicken. In der Erinnerung definieren sie diese Wanderung, verschmelzen mit der machtvollen Gestalt des Zauberberges, der aus der norddeutschen Tiefebene aufsteigt.

Oben angekommen, sammelten wir unsere Eindrücke. Unsere Blicke schweiften über die Teufelskanzel in Richtung Osten. Der nächste höhere Gebirgszug von hier aus, sagte ein Wanderer, der neben uns die Aussicht genoss, ist der Ural. Den WOW-Effekt, erzählte Gerhard, habe er pädagogisch eingesetzt, als er in den 1990er-Jahren mit Gruppen Studierender seiner Seminare an der Universität Frankfurt auf Exkursion in der norwegischen *vildmarken* unterwegs war. Die Landschaft war das Reinheimen-Fjell, Heimat von Rentierherden, Lemmingen und Moorbirken, Reich der Geröllfelder und Gletscher, Weite und Stille. In dieser *solitude* (den Ausdruck hat Gerhard aus den USA mitgebracht), in dieser zivilisationsfernen Natureinsamkeit fühlten sich die jungen Wilden aus der deutschen Großstadt als Zeugen, ja als »Geheimnisträger« einer »anderen Welt«. WOW-Rufe waren häufig. In dieser Umgebung bekamen sie einen besonderen Klang. »Dass man sich in der unendlichen Weite klein vorkommt, habe ich heute empfunden«, schrieb damals jemand in sein Tagebuch. Als die Essenz von WOW erscheint hier das Gefühl von Überwältigtsein durch etwas Größeres als man selbst – anders gesagt: das Gefühl von Demut. Beim Gipfelerlebnis dieser Exkursion, erzählt Gerhard, gab es eine überraschende Resonanz. Als sich bei der Überquerung einer Kammlinie urplötzlich direkt vor ihren Augen eine Riesenwand aus blauschimmerndem Eis, die Abbruchkante eines Gletschers, auftürmte, verschlug es den jungen Wandernden die Sprache. Ein Gefühl von majestätischer Ewigkeit ließ alle verstummen. Die Steigerung von WOW, könnte man sagen, ist Schweigen.

*

Schauplatzwechsel. Zu einem ganz anderen WOW-Moment. Er ereignete sich Anfang 2019. Der erste Freitag im Februar war einer der ersten Aktionstage der sich formierenden *Fridays-for-Future*-Bewegung in Deutschland. Schulstreik und Demo, auch in Frankfurt am Main. Schauplatz ist das Bankenviertel der Finanzmetropole. Rund 500 junge Menschen ziehen an den glitzernden Fassaden vorbei. Es ist ein eiskalter Tag. Die Nacht ist frostig gewesen, leichter Schneefall. Die Tagestemperaturen liegen um den Gefrierpunkt. Der Demonstrationszug erreicht die große Straßenkreuzung vor der Alten Oper. Die Menge macht Halt, blockiert den Verkehr, ruft »Motor aus!« Dann ein kollektives Hüpfen. Alle skandieren: »Wir sind hier, wir sind laut, weil man uns die Zukunft klaut.« Aus einem tragbaren Lautsprecher dröhnen punkige Gitarrenriffs. »Hier ist so eine Energie«, ruft der Redner, »die muss sich weiter steigern, dann brauchen wir auch keinen Kohlestrom mehr.« Ein Pressefoto zeigt einen kleinen Ausschnitt aus der Menge, vermittelt etwas von dem Flow, den dieses Ereignis ausstrahlt, macht Lust, sich einzuklinken. Alle haben sich dick mit Winterjacken, Schals, bunten Stirnbändern und Wollmützen eingemummelt. Sie stehen dicht gedrängt, wärmen sich gegenseitig. So tut das Winterwetter der fröhlichen

Stimmung keinen Abbruch. Leuchtende Augen, offene Münder, lachende Gesichter. Jede dritte oder vierte trägt ein selbstgebasteltes Pappschild. Jemand hat den blauen Planeten aufgemalt. Weiter hinten Sprüche wie »Eispole statt Braunkohle« und »*A hot earth is not cool*«. Über WhatsApp teilt man mit, wo man gerade ist, lädt ein, zu kommen. Selfies werden gemacht. Pulsierendes Leben – mit digitalen Tools begleitet, verstärkt.

Bezaubernd lächelnd reckt ein junges Mädchen aus der ersten Reihe ein lindgrünes, mit Filzstift beschriebenes Stück Pappe schräg in die Kamera des FAZ-Fotografen: »*We are unstoppable – another world is POSSIBLE!*« Diese Jugendlichen sind stolz auf sich. Sie fühlen sich untereinander verbunden. Sie fühlen sich als Teil einer weltweiten Bewegung. Sie teilen eine große Idee. »Eine andere Welt ist MÖGLICH!« Urplötzlich taucht da die alte Parole wieder auf – mit neuer Energie geladen. Inmitten des jugendlichen Stimmengewirrs wirkt sie kein bisschen abgedroschen, hölzern, gestrig. Sie wird sogar noch gesteigert durch das trotzig-selbstbewusste: »Wir sind nicht mehr aufzuhalten.« Kein Zweifel, die jungen Leute erleben einen Moment der Verzauberung. Und mehr noch: Sie verzaubern einen Moment lang die Welt um sich herum und – medial vermittelt – eine große Öffentlichkeit.

»Die Verzauberung«, schreibt die amerikanische Philosophin Jane Bennett, »versetzt einen in eine Stimmung von Erfüllung, Fülle oder Lebendigkeit. Sie ruft das Gefühl hervor, die Kräfte von Nerven, Kreislauf und Konzentration neu belebt oder aufgeladen zu haben. Es ist eine plötzliche Energiezufuhr, eine flüchtige Rückkehr zu der kindlichen Begeisterung über das Leben.« In diesem Moment bejaht man das Dasein bedingungslos. Man fühlt sich mit dem Leben und der Welt insgesamt innerlich verbunden. Dankbar für die Gabe, die man empfängt, ist man bereit, etwas zu geben, zurückzugeben, weiterzugeben, zu teilen. Verzauberung, sagt Jane Bennett, sei ein Zustand »interaktiver Faszination«. Sie »koexistiere« mit

Verzweiflung. Bennett plädiert dafür, das Erlebnis von Verzauberung zu nutzen, um den erfahrenen Leidensdruck in positive Energie zu verwandeln.

*

WOW ist, wie gesagt, purer Minimalismus. Eine Silbe, drei Buchstaben, zwei Laute. Und dann? Der Rest ist Schweigen? Noch ein Einspruch. Lassen wir es nicht bei der Sprachlosigkeit bewenden. »Ich hatte mein Erleben heimzuleiten in die Form seiner Existenz durch Sprache.« Das ist Wort für Wort ein gewichtiger Satz. Ein Autor der Weimarer Republik, der Naturlyriker Oskar Loerke, hat ihn formuliert. 1933, da war er schon von den Nazis verfemt. Sein Satz formuliert einen hohen Anspruch.

Wie, so könnte man heute fragen, übersetzt man seine WOW-Momente in Sprache und verleiht ihrer Wirkung Dauer? Möglicherweise reichen einfache Notizen als Basis. Möglichst zeitnah verfasst, auch wenn es oft schwerfällt, sich dafür die nötige Zeit zu nehmen. Genau hier bekommt das Smartphone mit seinen vielfältigen Aufzeichnungstechniken einen zusätzlichen Gebrauchswert. Es ermöglicht oder erleichtert zumindest mobiles Schreiben. Eine wilde Mischung von Stichwörtern, Ideen, Assoziationen lässt sich unterwegs ziemlich einfach aufzeichnen. Gesprochenes und geschriebenes Wort kann collageartig mit Zeichnung, Fotos und Selfies zusammengefügt werden. Was daraus wird, bleibt offen. Es kann eine Mail oder ein Brief sein. Ein intimes Gespräch, ein Telefonat oder ein Erzählen im größeren Kreis, am runden Tisch, am Küchentisch in der WG. Und vielleicht entstehen dann daraus »Bruchstücke einer großen Konfession« (Goethe), ein ganz persönliches Stück *Storytelling* oder, warum nicht, eine Geschichte, ein Gedicht. Das Medium Sprache scheint mir jedenfalls essenziell, um seine WOW-Erlebnisse »heimzuleiten«, in Erfahrungen zu verwandeln, sie nachhaltig und produktiv zu machen.

Die Möglichkeit, sich von der Welt verzaubern zu lassen, ist keine Sache der Vergangenheit. WOW-Momente ereignen sich hier und jetzt. Unerwartet und unverfügbar. Sie passieren in der Begegnung mit der lebendigen Natur, in der lebendigen Kommunikation in der zwischenmenschlichen Sphäre. Auch im Umgang mit Artefakten. Seien es schöne und berührende Dinge des täglichen Bedarfs oder Werke der Künste. In diesem großen Zusammenhang wird auch das Smartphone zum »Sesam öffne dich« in anders nie und nimmer zugängliche Wunderwelten. Ich denke, die heute junge Generation ist wie keine zuvor darauf angewiesen, diese Momente zum Leitmotiv, zum Refrain ihres Lebens zu machen. Das so erzeugte *empowerment* verleiht die Kraft, die anschwellende Flut von katastrophalen, angstbesetzten OH WEH-Momenten auszuhalten, ihnen die Stirn zu bieten und diese ihrerseits produktiv zu verarbeiten.

Kapitel drei

Ikone Erde

Die Gaia-Perspektive

Auf den Pappschildern der *Fridays-for-Future*-Bewegung ist ein Bild stark vertreten: die handgemalte runde Erde. So bebildern sie ihre Parolen *no planet B* oder *a hot planet is not cool* und das überwölbende *save the planet.* Allgegenwärtig in den Medien, besonders im Netz, ist das entsprechende Foto. Das Bild des Planeten aus einer Außenperspektive, aus dem All heraus erscheint uns ganz natürlich, selbstverständlich. Dabei ist es noch gar nicht so alt. Ikone Erde und die Saga vom blauen Planeten, das meistpublizierte Foto der Mediengeschichte und eine große Erzählung in wenigen Worten, sind vielleicht das Beste, was uns das 20. Jahrhundert hinterlassen hat.

Ein paar kalifornische Hippies kamen zuerst auf die Idee: Zeigt uns *whole earth,* die ganze Erde, so wie sie aus dem All zu sehen ist. Die Botschaft, Mitte der sechziger Jahre auf Buttons und T-Shirts verbreitet, richtete sich an die US-Weltraumbehörde NASA. Von einer Fotografie der *Mutter Erde* versprach man sich eine bewusstseinserweiternde Wirkung, wie von einer euphorisierenden Droge. Die bemannten Mondflüge der Jahre 1968 bis 1972 machten das epochale Ereignis möglich. Seine ganze Evolution hindurch hatte Homo sapiens zum Himmel, zum Mond und zu den Sternen aufgeschaut. Jetzt kehrten die Astronauten den Blick um und sahen in der unendlichen Schwärze des Alls »den schönsten Stern am Firmament«. Bei jedem Mondflug wurde eine Serie von Aufnahmen gemacht, doch der magische Moment kam 1972, vor 50 Jahren, als zum ersten Mal *full earth*, die ganze Erde auf der Bildfläche erschien.

Und heute, zwei Generationen später? Viele Systeme dieses einzigartigen Planeten, so warnen Wissenschaftler, stünden kurz vor ihrem Kipppunkt. Jenseits drohe der Kollaps – des Klimas, der biologischen Vielfalt, der Böden. Während Politiker über CO_2-Kompensation und Wettbewerbsfähigkeit diskutierten, machte sich eine junge Generation ein *planetarisches Bewusstsein* zu eigen. Da geht es ums Ganze.

*

Wo anfangen, diese Geschichte zu erzählen? Vielleicht mit einer sehr zeitgeistigen Metapher: *moonshot thinking*. Der Ausdruck überträgt den Spirit, der die ersten Menschen zum Mond brachte, auf alle Felder des Handelns. Er meint kühnes, wagemutiges, visionäres Denken schlechthin. In den Kreativabteilungen des Silicon Valley bedeutet *moonshot thinking* die Bereitschaft, alte Denkwege zu verlassen, Neuland zu betreten, radikale Innovationen in Gang zu setzen, den Durchbruch zu potenziell riesigen neuen Geschäftsfeldern zu wagen. Als *breakthrough*-Technologien gelten aktuell: das selbstfahrende Auto. *Age X Therapeutics*, die Verjüngung des menschlichen Körpers und seiner Zellen. Das *Metaverse* und andere *full immersion technologies*, die ein virtuelles »vollständiges Eintauchen« von Körper und Geist in den Cyberspace ermöglichen sollen.

Auch im Kontext von *Großer Transformation* und Nachhaltigkeit ist die Metapher seit ein paar Jahren gängig. Im Sommer 2009 hörte ich auf einem Kongress einem US-Klimaforscher zu. Was wir bräuchten, sei ein »Apollo-Programm« für den Klimaschutz, sagte er. Gemeint war eine schnelle und totale Mobilisierung aller Kräfte weltweit. In diese Kerbe schlug auch die EU-Kommissionspräsidentin Ursula von der Leyen, als sie 2019 einen Hunderte Milliarden schweren *Green Deal* vorstellte. Sie sprach von Europas *Man on the Moon*-Moment. Ihre Hoffnung: »Die Sorge um die Gesundheit des Planeten weckt Innovationskraft, verbindet Generationen und Kontinente.«

Parallel dazu bekommen alte Visionen von der Expansion der Menschheit ins All gerade neue Schubkraft. Im Mai 2021 landete die chinesische Raumsonde *Tianwen-1* auf dem Mars. Der Name bedeutet *Himmelsfrage* und bezieht sich auf ein Gedicht aus der konfuzianischen Ära. Die Sonde ist Vorbotin einer bemannten chinesischen Marsmission mit dem Ziel, den Aufbau einer Forschungsstation auf dem roten Planeten ab Mitte der 2030er-Jahre vorzubereiten. Auch die Silicon-Valley-Entrepreneure Jeff Bezos und Elon Musk planen mit eigenen Raumfahrtunternehmen die Reise zum Mars. Ihre Vision ist die »Transglobalisierung« der Gattung Mensch durch die Besiedlung des Mars und der Vorstoß in die Weite des Sonnensystems. Also doch Planet B? Kühnes Menschheitsprojekt oder Hirngespinst? Eine Zeitreise zu den Anfängen des *moonshot thinking* führt zu überraschenden Brüchen und Wendepunkten.

*

Die Geburtsurkunde ist eine Rede des damaligen US-Präsidenten John F. Kennedy. Er hielt sie vor jetzt 60 Jahren, am 12. September 1962, im Footballstadion der Rice University im texanischen Houston. Es war die kälteste Phase des Kalten Krieges. Erst ein Jahr war vergangen seit seinem Auftritt in Berlin, kurz nach dem Bau der Mauer. Nur ein Monat noch bis zum Showdown in der Kuba-Krise, der um ein Haar einen Atomkrieg ausgelöst hätte. Die Eskalation in Vietnam begann gerade. Kennedy hatte noch gut ein Jahr zu leben. Seine legendäre Mond-Rede dauerte exakt 17 Minuten und 48 Sekunden. Es war ein heißer Spätsommertag. Das Sternenbanner hinter dem Rednerpodium hing genauso schlaff wie später auf dem Mond.

Im Publikum fächelte man sich Luft zu oder wischte sich den Schweiß von der Stirn.

Vermutlich war auch die Elite der NASA anwesend. Viele dieser *Rocket-Men* waren Deutsche. Das *moonshot thinking* von 1962 hatte definitiv starke deutsche Wurzeln: Sie lagen in der wilden, freien Kultur der Weimarer Republik, die Experimente und Avantgarden aller Art zuließ und förderte, auch die Raketenträume von Besessenen wie Hermann Oberth und dem blutjungen Wernher von Braun. Als der Filmregisseur Fritz Lang 1929 das Weltraum-Melodrama *Frau im Mond* auf die Leinwand brachte – und nebenbei den Countdown des Raketenstarts erfand –, gehörte Oberth zum Beraterstab. Dass die Raketenkonstrukteure nach 1933 fast alle den Teufelspakt mit den Nazis eingingen, war ihre schnell verdrängte, doch untilgbare Schuld.

Vor seinem Publikum in Houston entwarf der junge US-Präsident seine große Vision: einen Menschen auf den Mond bringen. Und sicher zurück zur Erde. Noch in diesem Jahrzehnt. Als erste Nation, also noch vor der Sowjetunion, die 1957 den ersten Satelliten und 1961 den ersten Menschen erfolgreich in eine Umlaufbahn um die Erde gebracht hatte. Übrigens auch mithilfe deutscher Raketenspezialisten. Kennedys Rede bettet den aktuellen Moment und das »kommende Zeitalter des Weltraums« in einen Aufriss von 50.000 Jahren Menschheitsgeschichte ein. Der Bogen, den er spannt, reichte von der Steinzeit und der Erfindung des Rades über die erste Druckerpresse und Newtons Entdeckung der Schwerkraft bis zum 20. Jahrhundert, der Entwicklung von Penicillin und der Entfesselung der Atomenergie. Kennedy feiert den sich beschleunigenden Fortschritt. Auch wenn er einräumt, dass dieser neue Gefahren schaffe. Eine zentrale Vokabel in seinen Überlegungen ist *Eroberung* (*conquest*): Der Griff nach den Sternen sei unausweichlich die nächste Stufe der Menschheitsgeschichte. Er appelliert an den angelsächsischen Pioniergeist: »Dieses Land wurde von jenen erobert, die vorwärtsstrebten – und das gilt genauso für den Weltraum«. Denn:

»Wir haben die Absicht, die ersten zu sein.« Mit dem Anspruch, Frieden und Fortschritt zu befördern.

Die Rede strotzt nur so vor Zuversicht. Sie ist durchzogen von Metaphern der Vorwärtsbewegung und der Expansion. *Go ahead, move ahead, progress, be first.* Koste es, was immer nötig sei. Die Belohnung werde reich sein. Nicht zuletzt in Form von neuen Erkenntnissen über das Universum und – ja, auch das – über die Umwelt auf der Erde. Die Rede beschwört das Vertrauen in die eigene Kraft und Kühnheit, in die Technik – und in die Zukunft. Sie ist durch und durch imprägniert von der Idee des Fortschritts.

Am Schluss jedoch öffnet sich auf einmal ein eigentümliches Vakuum – an Sinn. Kennedy fühlt sich offenbar gedrängt, noch einmal das »Warum?« des Mondflugs anzusprechen, die letzte Begründung. Und an dieser Stelle greift er auf das berühmte Wort des britischen Bergsteigers und Abenteurers George Mallory zurück. Dieser hatte in den frühen 1920er-Jahren zweimal vergeblich die Erstbesteigung des Mount Everest versucht. Vor dem dritten Anlauf stellte ihm ein Journalist die schlichte Frage, warum er eigentlich auf den Everest wolle. Mallorys lakonische, scheinbar patzige Antwort: *»Because it's there.«* Auf seiner letzten Expedition im Jahr 1924 verunglückte Mallory tödlich. Sein Leichnam wurde erst 1999 aus dem Eis geborgen. Kennedy nimmt den berühmt gewordenen Spruch des Bergsteigers auf. Warum zum Mond? Weil er da ist! Nur ein letzter hübscher, rhetorischer Gag? Ein leiser Hinweis, dass es um Leben und Tod gehen würde? Oder doch ein Anflug von Demut vor der Größe des Kosmos Die Rede endet mit der Bitte um Gottes Segen, wenn wir jetzt die »Segel setzen« für den Aufbruch in das »riskanteste, gefährlichste und größte Abenteuer«, das der Mensch jemals gewagt habe. Kein Zweifel, die Rhetorik war mitreißend – und wirkmächtig. Unter den Strategen der Unternehmens- und Politikberatung in aller Welt ist die Rede auch heute noch Kult. Das Video ist auf YouTube abrufbar – es lohnt sich.

*

In jenem Sommer 1962 gab es eine Gegenrede. Sie ist weitgehend unbemerkt geblieben, hat eher unterschwellig gewirkt, war aber ebenso visionär und für das 21. Jahrhundert richtungsweisend: »Wir sprechen immer noch in der Sprache der *Eroberung* (*conquest*), ob angesichts der Welt der Insekten oder angesichts des geheimnisvollen Weltalls. Wir sind immer noch nicht reif genug, um uns selbst als einen winzigen Teil eines unermesslichen und unfassbaren Universums zu begreifen, eines Universums, das sich vor allem durch eine geheimnisvolle und wunderbare Ganzheit auszeichnet, die wir nur bei Strafe unseres Untergangs missachten dürfen.«

Diese Antwort auf Kennedys große Vision wurde schon vorab gegeben, im Juni 1962. Es ist eine weibliche Stimme, die von Rachel Carson. Sie bereitete damit das Erscheinen ihres damaligen Buches vor. Unter dem Titel *Der stumme Frühling* wurde es zu einem internationalen Bestseller, während die Raumschiffe des Apollo-Programms eines nach dem anderen zu ihren Erkundungsflügen ins All aufbrachen. An jenem mittsommerlichen Tag sprach Rachel Carson vor den Studentinnen des Scripps-College, einer renommierten Hochschule für Frauen unweit von Los Angeles. Ihr Thema: Der Mensch und der Strom der Zeit.

Nur kurz, und sehr poetisch, streift Rachel Carson das *moonshot thinking*. Heute sei die *ganze Erde* eine *Küste* geworden, von der aus wir hinaus über den dunklen Ozean des Weltraums blickten, ungewiss, was wir finden, wenn wir jetzt die Segel für die Reise zu den Sternen setzten. Auch sie kennt durchaus den, wie sie sagt, *Lockruf* (*lure*) des Unbekannten.

Wie Kennedy drei Monate später bettet sie den gegenwärtigen Moment in lange historische Linien ein. Wo er die Geschichte von Homo sapiens als Fortschrittsgeschichte aufrollt, verortet sie die »ganze Ära des Menschen« in den Strom der »geologischen Zeiten« und der Evolution der Natur. Wobei sie *Natur* – einfach und noch heute brauchbar – definiert als der »Teil der Welt, der nicht vom Menschen gemacht ist«. Der große Irrtum: zu meinen, die Welt sei zum Nutzen und Vorteil des Menschen eingerichtet und könne als Objekt der Eroberung dienen. Die Erkenntnis, dass der Mensch selbst nur Teil der Natur ist, sei im aktuellen Weltgeschehen von entscheidender Bedeutung. Denn der Mensch sei gerade dabei, die Fähigkeit zu gewinnen, die Natur zu erobern, zu zerstören, ja den ganzen Planeten zu »radioaktiver Asche« zu machen.

In dieser Epoche der Technologie hätten wir das Know-how und wüssten, *wie* wir etwas machen können, aber nicht mehr, *was* wir tun sollten. Wir schauten auf den kurzfristigen Gewinn, ohne die Auswirkung unserer Aktivitäten auf die Erde und die langfristigen Wirkungen auf uns selbst zu bedenken. Für ihre jungen Zuhörerinnen entwirft Rachel Carson ein Bild der unermesslichen Zyklen der Erde im Strom der Zeit. Diese liefen ohne Hast und gleichgültig gegenüber den fieberhaften Aktivitäten der Menschen ab. Sie seien geprägt von geologischen Ereignissen und biologischen Prozessen, die über Hunderte Millionen von Jahren immer wieder neu für die alles entscheidende Anpassung des Lebens an die Bedingungen der Außenwelt sorgten. Die Aufgabe des Menschen: sich an die Macht und Gewalt der Natur anpassen, statt zu versuchen, sie zu beherrschen. Jeder Versuch, eine *künstliche Umwelt* aus *menschengemachten Dingen* zu bauen und immer weiter auszubreiten, könne die jeweils erreichte Balance nur stören. Statt ständig zu versuchen, der Natur unseren Willen aufzuzwingen, sollten wir lieber innehalten, darauf hören, was sie uns zu sagen hat, und auf die Majestät, die Schönheit und die Gewalt der Erde schauen, die wir bewohnen. Mit Weisheit und Demut. In diesem Kontext zitiert Rachel Carson Albert Schweitzer und dessen Ethik der *Ehrfurcht vor dem Leben*. Der Strom der Zeit bewege sich weiter und die Menschheit mit ihm.

»Eure Generation«, so appelliert die Rednerin an ihr junges Publikum, »muss mit der Umwelt klarkommen. Euch fällt eine ernste und ernüchternde Verantwortung zu. Aber diese ist auch eine leuchtende Gelegenheit (*shining opportunity*). Darin liegen unsere Hoffnung und unser Schicksal.« Auch Rachel Carson beendet ihre Rede mit einem Zitat: »*In today already walks tomorrow*«. Das stammt nun nicht von einem britischen Alpinisten, sondern aus der Feder eines deutschen Klassikers. Es ist eine Übersetzung von Schillers »... und in dem Heute wandelt schon das Morgen«.

*

Kennedys Vision erfüllte sich mit atemberaubender Präzision. Nicht einmal sieben Jahre nach der Rede in Houston landete die Mondfähre von Apollo 11. Der erste menschliche Fußabdruck auf dem Mond war – weltweit live übertragen – begleitet von Neil Armstrongs Worten: »*That's one small step for a man, one giant leap for mankind.*« Nur ein kleiner Schritt für einen Menschen, aber ein riesiger Sprung für die Menschheit. Der Satz folgt dem 1962 vorgegebenen Skript. Wie Kennedy greift Armstrong zurück auf die Metapher vom Fort*schritt*. Der kleine *Schritt* vorwärts ist zugleich ein *Sprung*, sozusagen ein sprunghafter *Fortschritt*.

Doch auch Rachel Carsons grünes Denken und ihr Buch von 1962 entfalteten eine atemberaubende Breiten- und Tiefenwirkung. Nicht einmal ein Jahr nach der ersten Mondlandung, am 22. April 1970, feierte das junge Amerika den *Earth Day*. 20 Millionen Menschen demonstrierten in den Parks und auf den Plätzen der Städte ihre Verbundenheit mit der Natur und protestierten – friedlich oder auch militant – gegen deren rücksichtslose Ausbeutung und Zerstörung. Das Ereignis gilt heute als Startsignal für die globale Umweltbewegung. *Give Earth a chance*, eine Abwandlung von John Lennons und Yoko Onos *Give Peace a chance*, wurde zur Hymne des *Earth Day*. Eine TV-Nachrichtensendung von jenem Tag mit der Berichterstattung über die Ereignisse ist noch heute im Internet abrufbar. Der populäre

CBS-Nachrichtenmann Walter Cronkite fasste darin das Schicksalhafte dieses Tages in drei Worte: *Act or die,* handeln oder sterben. Das war ein Rückgriff auf Rachel Carsons Skript – und ein Vorgriff auf die Rhetorik der *Fridays for Future* von heute.

Zwei epochale Entwürfe. In einem magischen Moment in der Geschichte des 20. Jahrhunderts kreuzten sie sich, gerieten aneinander, verknüpften sich. In diesem Moment entstand *blue marble,* die blaue Murmel, das ikonische Bild.

*

Am 7. Dezember 1972, kurz nach Mitternacht Ortszeit, läuft im Kennedy Space Center der Countdown für Apollo 17, den bis heute letzten bemannten Flug zum Mond. Es ist Nacht. Die Abschussrampe ist in gleißendes Flutlicht getaucht. Es beleuchtet die turmhohe, schneeweiße Saturn-V-Trägerrakete mit dem winzigen Raumschiff an der Spitze. Wernher von Brauns Wunderwerk der Technik, die Antwort der Moderne auf die Pyramiden Ägyptens. Ein Millionenpublikum hat sich an der Küste Floridas versammelt, um das grandiose Spektakel aus Licht, Lärm und menschlicher Kühnheit live zu erleben – das Woodstock der Raumfahrt-Freaks. *Lift-off.* Eine Schockwelle bringt die Umgebung zum Beben. In dem Inferno aus Donner, Rauch und Stichflammen hebt die Rakete vom Boden ab, durchstößt den selbsterzeugten Feuerball und entschwindet, einen riesenhaften Schweif aus brennendem Kerosin und Sauerstoff ausstoßend, in südöstlicher Richtung in den dunklen Himmel über der Karibik.

Der perfekte Moment für das Fotoshooting kommt fünf Stunden nach dem Start. Ein letztes schwieriges und riskantes Manöver dieser Phase ist gerade störungsfrei abgelaufen: Die dritte und letzten Stufe der Saturn-Rakete ist abgestoßen worden. Sie entfernt sich in die vorgesehene Richtung. Die Gefahr einer Kollision ist gebannt. Das Raumschiff mit der angedockten Mondfähre hat nach zwei Umrundungen die Erdumlaufbahn verlassen und ist präzise auf seine elliptische Bahn zum Mond eingeschwenkt. *Away we go*, auf geht's, teilt Ron Evans der Bodenstation in Houston mit. Befreit von dem enormen Druck, der Körper und Psyche in der Startphase belastet, haben die drei Männer an Bord ihre Raumanzüge abgelegt und sind in den Zustand der Schwerelosigkeit eingetaucht. In dieser Phase der Loslösung von der Erde wenden sie den Blick zurück. »Ja, der Mond ist da«, berichtet Evans, und dann, im selben Atemzug: »Die Erde ist ..., da ist die Erde« und Sekunden später »Whoops, was für eine Schönheit. Was für eine Schönheit! Schau dir das an.« Man spürt ein Innehalten, dann den Reflex: »Hand me the Hasselblad!« Die Kamera an Bord ist ein rechteckiger, nach vorne schräg abgeflachter, mattschwarzer Kasten, schwedische Wertarbeit. Das 80-mm-Objektiv kommt von Carl Zeiss, der Farbfilm von Eastman Kodak. Modell 500E ist für den Einsatz im Weltraum und auf der Mondoberfläche modifiziert, also auf die wesentlichen Funktionen reduziert worden. Harrison Schmitt, der Wissenschaftler-Astronaut, von Hause aus Geologe, Spitzname Dr. Rock, hat sie in diesem historischen Moment bedient. Eine Serie von vier Aufnahmen entsteht. Es ist die dritte, die unter dem Namen *blue marble*, blaue Murmel, ikonisch wird. Eugene Cernan, Kommandant von Apollo 17, meldet, jetzt sehe er »die 100 Prozent volle Erde«. So, wie man sie noch nie gesehen habe. »Und weißt du, sie hängt an keinen Fäden. Sie ist da draußen, ganz allein.« Harrison Schmitt gerät ins Schwärmen über dieses »fragil erscheinende Stück Bläue im Weltraum«.

Was die Astronauten an Bord in diesem Moment fasziniert, ist der Anblick der von der Sonne voll erleuchteten Erdkugel. Sie sind schon weit genug im All, um die ganze Erde mit einem Blick zu erfassen und auf das Foto zu bannen. Aber noch nahe genug, um die sich zeitlupenhaft drehende Erde in voller Größe wahrnehmen zu können: Wolkenwirbel, Meeresspiegel, Landmassen – die Biosphäre. Das Raumschiff befindet sich über der Südspitze Afrikas, dem Kap der guten Hoffnung. Bald wird die atlantische Seite Südamerikas ins Blickfeld kommen. Noch liegt Afrika in voller Größe unter ihnen. In diesem Augenblick entsteht das klassisch gewordene Foto. Rund fünf Stunden nach dem Start, rund 33.000 Kilometer von der Erde entfernt. Die Flugbahn des Raumschiffs kreuzt im Moment der Aufnahme eine gedachte Verbindungslinie zwischen Sonne und Erde. Die Sonne steht hinter dem Raumschiff, das nur minimal aus dieser Achse verlagert ist, sodass sie die Tagseite der Erde beinahe voll erleuchtet. Ihr Licht trifft senkrecht auf den südlichen Wendekreis. Es erfasst die ganze Erde, deren gesamte Gestalt, fast ohne beschattete Dämmerungszone. Der Mond ist in dieser Phase nur als Sichel zu sehen, als Ausschnitt aus einer grauschwarzen, toten Steinkugel.

Immer wieder wendet Harrison Schmitt in den folgenden Stunden den Blick zurück. Ausführlich beschreibt er die meteorologischen Ereignisse dort unten. Apollo 17, so scheint es manchmal, mutiert zum Wettersatelliten oder zu einem Außenposten der Klimaforschung. In dieser Phase meldet er sich mit den Worten: »Ich wollte noch was sagen.« Zehn Stunden nach dem epochalen Fotoshooting, während seine beiden Kameraden schlafen, beginnt Schmitt unversehens ein philosophisches Gespräch mit der Bodenstation. Es kreist um das Gesehene, um Raum und Zeit und Evolution, um den »fragilen blauen Globus« und »die uralten Segel des Lebens«: »Wenn jemand vor vielleicht dreieinhalb Milliarden Jahren auf die Erde hätte blicken können«, beginnt Harrison, »dann hätte er wohl Muster beschreiben können, die sehr ähnlich gewesen wären. Und innerhalb dieser Muster hat sich das Leben entwickelt. Und jetzt siehst du, denke ich, offensichtlich für jeden, was dieses Leben alles entwickelt hat. Und ich bin mir gewiss, alle von uns fühlen, dass es nicht aufhört, fortzuschreiten. Und wir werden wahrscheinlich sehen, wie das Leben Dinge tut, die du und ich sich gar nicht vorstellen können. Das hoffe ich jedenfalls.« Die Stimme von der Bodenstation aus der Distanz von 190.000 Kilometern antwortet mit einem lakonischen: »Roger, Jack.« Und dann: »We concur.«

Einverstanden. Hat sich in diesem Moment Kennedys Skript mit Rachel Carsons Narrativ verwoben?

Der Flug des Raumschiffs verläuft weiter mit atemberaubender Präzision. Am fünften Tag erreicht es sein Ziel. Die Landestelle liegt im Sonnenlicht. Aus der Mondfähre Challenger heraus schildert Cernan der Bodenstation in Houston den Ablauf der Landung: »Challenger, we go for landing. 42 degrees, three thousand feet ... I got the triangle ... 800 feet ... going down at, going down at ten ... feels good ... 90 feet ... little forward. 80 feet ... 60 feet ... 40 feet ... Stand by for touchdown. ... 20 feet .... 10 feet ... Contact. Push, engine stopps ...Challenger has landed ... Houston, you can tell America that Challenger is at Taurus Littrow.« Taurus Littrow ist das Mondgebirge, dessen Konturen über die Jahrhunderte von der Erde aus als »Mann im Mond« gedeutet wurden. Cernan erinnert sich später an die absolute Stille, als der Motor der Mondfähre ausging. Keine Vibration, kein Geräusch mehr. »Dir wird ganz plötzlich bewusst, du bist gerade in einer anderen Welt gelandet, auf einem anderen Himmelskörper, da draußen im Universum.«

Am dritten Tag nach der Landung verlassen die Astronauten den Mond. Bevor er die Leiter zur Tür der Mondfähre betritt, kniet Cernan nieder und malt mit dem Handschuh die Buchstaben TDC in den Staub, die Initialen seiner neunjährigen Tochter. Die Ankoppelung an das Mutterschiff gelingt planmäßig. Der Rückflug beginnt. Die Landung erfolgt 202 Stunden nach dem Start, 59 Sekunden nach dem vorausberechneten Zeitpunkt, punktgenau im Zielgebiet südwestlich der Samoa-Inseln im Pazifik. Eine Kapsel von drei Metern Durchmesser, zerbeult, zerschrammt, rußgeschwärzt, ist alles, was von dem Aufbruch ins All nach zwölf Tagen übrig ist. Die drei Astronauten sind, wie die ersten medizinischen Untersuchungen ergeben, bei bester Gesundheit – und extrem glücklich. Die Ausbeute ihrer Odyssee ins All: eine Unmenge technischer Messdaten, gut 100 Kilogramm Mondgestein und – vor allem – ein winziges Dia.

Die NASA hat es zu Weihnachten 1972 freigegeben. *Blue marble* dokumentiert den staunenden Blick des menschlichen Auges, von einer Kamera festgehalten, nicht den technisch segmentierten Blick einer Satellitenkamera aus einer engen orbitalen Umlaufbahn. Es ist ein Gegenschuss, die Umkehrung der bis dahin in der gesamten Menschheitsgeschichte einzig möglichen Blickrichtung von der Erde in den Himmel.

*

Was macht die Aura dieses Fotos aus? Es zeigt die Erde im Sonnenlicht, die Biosphäre im Energiestrom der Sonne, der vor vier Milliarden Jahren Leben erzeugt hat und seitdem die Evolution aufrechterhält. Der Planet schimmert blau. Das Farbspiel ist hervorgerufen von der Lufthülle, deren Moleküle die Blauanteile des Sonnenlichts zerstreuen und in alle Richtungen zurückwerfen. Hinab zum Boden, von dem wir in die Himmelsbläue schauen, und zurück ins All. Intensiviert wird die Bläue durch die Ozeane und die Lichtstreuung des Wassers. Zu sehen sind weite Teile des Indischen Ozeans und des südlichen Atlantiks. Weiße Wolkenbänder ziehen in riesenhaften Wirbeln durch die Westwindzonen. Sie werfen das Sonnenlicht in jedem Spektralbereich zurück, das macht sie weiß. Vom Äquator steigt die Luft auf. Die Dynamik der großen Windsysteme wird sichtbar und lässt die zugrunde liegenden Kräfte ahnen: Die Sonneneinstrahlung ist unterschiedlich. Tiefdruckgebiete wechseln mit Hochdruckzonen. Die ozeanischen Strömungen und die Macht der Erddrehung wirken. Zur horizontalen Drift tritt die vertikale. Vom Äquator steigt die Luft auf. Es ist kurz vor der Wintersonnwende. Auf der Südhalbkugel ist Spätfrühling. Der Südpol ist der Sonne zugeneigt. Gletscher und Eisschelf der Antarktis liegen, von Zyklonen umkreist, blendend weiß im Sonnenlicht.

Zu sehen ist ganz Afrika, die Wiege der Menschheit, und – am oberen Rand der Erdkugel – das Nildelta und Sinai, die

Arabische Halbinsel und das östliche Mittelmeer, Zentren früher Hochkulturen. Am Äquator bauen sich Wolkentürme auf und verdecken die Erdoberfläche. Nur zart dringt das Grün des tropischen Regenwaldgürtels hindurch. Die Atmosphäre ist wolkenlos über der Sinai-Halbinsel, der Sahara, dem Sahel im Norden und der Kalahari im Süden. Deutlich treten die warmen, erdigen, rot-gelb-braunen Farbtöne der Wüsten hervor. Die lebenserhaltende Lufthülle der Erde wirkt transparent und hauchdünn, das Pflanzenkleid wie ein zarter Flaum. Nirgendwo wird ein Artefakt als Anzeichen menschlicher Existenz erkennbar. Es ist vielmehr die Biosphäre der Erde, die sie vor allen anderen Gestirnen heraushebt, sie einzigartig macht. Der kalt glitzernde Sternenhimmel, den die Astronauten beim Blick aus dem Fenster ihres Raumschiffs mit bloßem Auge sahen, ist auf dem Foto unsichtbar, denn die Belichtungszeit ist so eingestellt, dass die Erde möglichst gut sichtbar wird. Der blaue Planet schwebt, sich um die eigene unsichtbare Achse drehend, in der Leere und Schwärze des unendlichen Alls. Sein Schwebezustand erhöht den Eindruck von traumhafter Schönheit, völliger Einsamkeit und Einzigartigkeit und – nicht zuletzt – großer Verletzlichkeit. Nirgendwo sonst im All eine Spur von Leben. Nur eine Erde. Wir sind allein.

Eugene Cernan fasste seine Erfahrung – und die des gesamten Apollo-Programms – in zwei Sätzen zusammen: »Du siehst aus dem Fenster und blickst, durch 400.000 Kilometer schwarzen Weltraum zurück – auf den schönsten Stern am Firmament … Wir sind aufgebrochen, den Mond zu erkunden, aber tatsächlich entdeckten wir die Erde.« Diese Umkehr der Perspektive ist authentisches *moonshot thinking*.

*

Mit den spektakulären Fotos aus dem All verbanden sich unlösbar die Schilderungen der Astronauten. Viele von ihnen verstanden sich als *ausgestreckte Fühler der Menschheit*. Von ihrem überwältigenden Erleben erzählten sie mit beinahe identischen Worten und Metaphern. Sehr schnell verdichteten sich diese zu einer großen Erzählung aus wenigen Worten, zu einer modernen Saga. Hören wir genau hin:

»Wie schön unsere Erde ist!« *(Juri Gagarin, Wostok 1, April 1961).*

»Ich habe dabei den ganzen Planeten umarmt und alles Leben auf ihm, und es hat diese Liebkosung erwidert«.
(Russell L. Schweikart, Apollo 9, März 1969).

»Plötzlich taucht hinter dem Rande des Mondes in langen zeitlupenartigen Momenten von grenzenloser Majestät ein funkelndes blau-weißes Juwel auf. Eine helle, zarte, himmelblaue Kugel, umkränzt von langsam wirbelnden Schleiern. Allmählich steigt sie wie eine Perle aus einem tiefen Meer empor, unergründlich und geheimnisvoll. Du brauchst eine Weite, um ganz zu begreifen, dass es die Erde ist – unsere Heimat.«
(Edgar Mitchell, Apollo 14, Januar 1971).

»Mit größerer Entfernung wurde die Erde immer kleiner. Schließlich schrumpfte sie auf die Größe einer Murmel, der schönsten Murmel, die du dir vorstellen kannst. Dieses schöne, warme, lebende Objekt sah so zerbrechlich, so zart aus, als ob es zerbröckeln und kaputtgehen würde, wenn du es mit dem Finger anstießest. Ein solcher Anblick muss einen Menschen einfach verändern, muss bewirken, dass er die göttliche Schöpfung und die Liebe Gottes dankbar anerkenne.«
(James Irwin, Apollo 15, Juli 1971).

»Jetzt weiß ich, warum ich hier bin. Nicht um den Mond aus größerer Nähe zu sehen., sondern um zurückzuschauen auf unsere Heimat, die Erde.« *(Alfred Worden, Apollo 15).*

»Die Herausforderung an uns alle ist es, diese Heimat zu behüten und zu schützen. Gemeinsam. Als Menschen dieser Erde.« *(Harrison Schmitt, Apollo 17, Dezember 1972).*

»Nach 18 Tagen Flug im Kosmos gewann ich die Überzeugung, dass der ganze überschaubare Raum unbelebt ist. Schwarze Leere, weiße, nicht funkelnde Sterne und Planeten. Die Vorstellung, wie einzigartig das Leben und die Menschheit im grenzenlosen Weltall sind, bedrückte mich bisweilen und lastete auf mir; sie ließ mir aber zugleich alles in einem anderen Licht erscheinen. Die Natur ist zu uns unendlich gütig gewesen, indem sie uns Menschen ins Leben rief, überleben und reifen ließ. Sie hat uns üppig mit allem beschenkt, was sie im Laufe von Milliarden Jahren unbelebter Entwicklung angehäuft hatte. Wir wurden stark und mächtig. Aber womit haben wir für diese Wohltaten gedankt?« *(Juri Glaskow, Sojus 24, Februar 1977).*

»Diese Schönheit ist unendlich zart und reich, eine wunderbare Harmonie strahlender und sanfter Farben. Einzig ein Kind könnte in seiner Unschuld die Reinheit und den Glanz dieses Anblicks erfahren.« *(Patrick Baudry, Discovery, Juni 1985).*

»Als ich hinausblicke in die Schwärze des Weltraums, übersät mit der Pracht unendlich vieler Lichter, sah ich Majestät – aber kein Willkommen. Unten gab es einen Planeten, auf dem wir mit offenen Armen empfangen würden. Dort, in der dünnen, sich bewegenden und unglaublich fragilen Hülle der Biosphäre befindet sich alles, was uns lieb ist, das ganze menschliche Drama. Dort ist Leben, all das gute Leben.« *(Loren Acton, Challenger, Juli 1985).*

»Ich sah die Erde, die ganze Erde – zum ersten Mal 1984 aus der Weltraumfähre Challenger. Der Blick raubt dir den Atem und erfüllt dich mit kindlichem Staunen. Ein unglaublich schönes Gewebe aus Blau und Weiß, Brauntönen und Schwarz gleitet unter dir in einem ruhigen, gemessenen Tempo. All die Farben und Muster, die du siehst, sind der sichtbare Beweis für das komplexe Wirken der natürlichen Systeme, die unseren Planeten bewohnbar machen. Sie scheinen so unermesslich wie präzise, machtvoll und doch in gewisser Weise zerbrechlich. Wissenschaftler sagen uns, dass unsere Hand schwer darauf lastet, dass wir andere Arten in einer noch nie dagewesenen Größenordnung auslöschen und wahrscheinlich dabei sind, das Klima zu verändern. Ob die immense Kraft der globalen Ökosysteme dem Druck der Menschheit standhält? Oder ist es möglich, dass unsere kollektiven Handlungen die Natur unseres Planeten so sehr verändern, dass deren Fähigkeit, Leben zu erhalten, gelähmt wird? Ich glaube nicht mehr, dass wir noch warten können, bis alle wissenschaftlichen Daten zusammengetragen sind, die diese Fragen schlüssig beantworten. Wir müssen sofort erkennen, was es heißt, Bürger dieses Planeten zu sein. Es heißt, unsere Verpflichtung zu akzeptieren, die Fähigkeit der Erde, Leben zu spenden, zu behüten.«

(Katryn Sullivan, Challenger, anlässlich des UN-Nachhaltigkeitsgipfels von Johannesburg, 2002).

»Liebe Enkelkinder, ihr seid noch nicht auf der Welt, und ich weiß noch nicht, ob ich euch jemals treffen werde, deshalb habe ich beschlossen, euch diese Nachricht hier aufzuzeichnen. Ich befinde mich gerade auf der internationalen Raumstation im Cupola-Aussichtsmodul und schaue auf euren wunderschönen Planeten. Und obwohl ich jetzt schon fast ein Jahr im All verbracht habe, und an jedem einzelnen Tag da runter geschaut habe, kann ich mich einfach nicht daran satt sehen ... Ich bin mir sicher, dass ihr die Dinge sehr viel besser versteht als meine Generation, und wer weiß, vielleicht lernen wir ja auch noch was dazu. Dass ein Blick von außen immer hilft. Dass dieses zerbrechliche Raumschiff Erde sehr viel kleiner ist,

> als die allermeisten Menschen sich das vorstellen können. Wie zerbrechlich seine Biosphäre ist und wie limitiert seine Ressourcen. Dass es sich lohnt, mit seinen Nachbarn gut auszukommen. Dass Träume wertvoller sind als Geld. Und dass man ihnen eine Chance geben muss ...«
> *(Alexander Gerst, Internationale Raumstation, 25. November 2018).*

*

Versuchen wir eine Deutung dieser modernen Saga. Ein Ton von Staunen und Ehrfurcht, eine Haltung der Demut durchzieht die Äußerungen der Augenzeugen. Alle haben sie auf ihren »Missionen« im Weltraum eine enorme Handlungskompetenz und extremen Mut bewiesen. Das verleiht ihren Berichten ein hohes Maß an Glaubwürdigkeit. Drei Schlüsselwörter lassen sich aus ihren Berichten destillieren: zum einen *Schönheit*, die ästhetische Seite. Die Erde ist »der schönste Stern am Firmament«. Dann: *Einzigartigkeit* (»only one earth«) beziehungsweise *Einsamkeit* (»lonely planet«). Das dritte Schlüsselwort ist *Zerbrechlichkeit*. Auf allen drei Ebenen rückt die hauchdünne Schicht, die den »Heimatplaneten« so schön und einzigartig – und bewohnbar – macht, in den Fokus: die Biosphäre. Legen wir die Sprache dieser Berichte auf die Goldwaage. Es ist eine Sprache der Zuversicht.

Das englische *fragile* wird meist mit *fragil* oder *zerbrechlich* ins Deutsche übersetzt. Man könnte auch sagen *verletzlich* oder *brüchig*. Eine schöne Alternative wäre das schlichte und wohlklingende Wort *zart*. Zumindest sollte man es mitdenken. Ein Blick in Grimms Deutsches Wörterbuch eröffnet ein ganzes, höchst attraktives Wortfeld. Es reicht von der Bedeutung *lieblich, schön*, aus dem Mittelhochdeutschen überliefert, bis hin zu *empfindlich*, oft mit dem Nebensinn *anmutig, wohlgeformt*. Mit den Bedeutungsnuancen *biegsam* und *empfindsam* nähert es sich den Modewörtern *flexibel* und *sensibel* an. Eine zarte Materie, so viel ist klar, erfordert einen *zärtlichen* Umgang. Und das meint schonend, rücksichtsvoll, sorgsam, sanft. Hier wird die Nähe zu *einfühlsam* – empathisch – spürbar. Die Vorstellung eines erotischen Austauschs von *Zärtlichkeiten* schwingt mit.

Das Foto zeigt *full Earth.* So bildet es das Äquivalent zum Vollmond. Es weckt ähnliche Vorstellungen von Harmonie, Opulenz, Fruchtbarkeit und Pracht wie der volle Mond. Die Erde liegt vollständig im Sonnenlicht. Das Zusammenspiel von Sonne und Erde, sonst nichts, spendet Leben. Das Sonnenlicht mit seinen Photonen reist circa acht Minuten von der Sonnenoberfläche bis zur Erde, ermöglicht die Fotosynthese und damit die *Fülle* des Lebens. Ununterbrochen, seit Milliarden von Jahren.

Das Bild zeigt *whole Earth.* Noch zwei so wunderbar vielschichtige Wörter. Die Wurzel von *whole* liegt im altsächsischen und angelsächsischen *hêl* und bedeutet ganz, vollständig, unzerrissen – und ganz schlicht und einfach *heil.* Die so unerträglich verlogene Rede von der *heilen Welt* bekommt hier eine neue Tiefe und Wahrhaftigkeit. Die ökologische *Integrität,* Intaktheit zu schützen und zu bewahren, ist die eigentliche, die vornehmste Menschheitsaufgabe. Dort, wo das Netz des Lebens reißt, muss es wieder *heil* gemacht, *geheilt* werden. Und das heißt vor allem: zulassen, dass die *Selbstheilungskräfte* der Erde wirksam werden können. Und nicht zu vergessen: *hêl* ist auch das Wurzelwort von *holy – heilig*. Und von *healthy*, dem englischen Wort für gesund.

Dann das so zentrale Wort Erde. *Earth,* altsächsisch *ertha,* altenglisch *erda.* Wie *whole* wurzelt es in der Sprache der Angeln und Sachsen. Dort ist es vielschichtig. Es bezeichnet *middle earth,* den Bezirk zwischen Himmel und Hölle, den Planeten Erde. Es ist die »Erdmutter« – *Mother Earth.* Es ist aber auch der *Mutterboden,* das fruchtbare *Erd-Reich,* der Humus, die Grundlage unserer Ernährung. Das Denken der Astronauten, ausgelöst vom Anblick des Planeten, ist einstimmig *erdzentriert.*

Und noch ein Schlüsselwort in der Saga vom blauen Planeten: Die Erde ist und bleibt der *home planet.* Der vertikale Blick aus dem All, im Zustand der Schwerelosigkeit, ist übereinstimmend bei allen Augenzeugen liebevoll. Voll Heimweh, Sehnsucht und Empathie zieht es sie aus dem All wieder hin zum *Heimatplaneten.* Das altsächsische *hêm,* das angelsächsische *hâm* – das ist das Haus, der Platz, den man bewohnt, das Dorf, die Stätte, wo man hingehört, der »Landstrich, wo man geboren ist oder bleibenden Aufenthalt hat« (Grimms Wörterbuch), das ist die *Heimat.*

Mit *blue marble* bekommt das Wort eine planetarische Dimension. Und nicht zuletzt einen pazifistischen Grundton. Die Geopolitik, der Wettbewerb, Kampf, letztlich Krieg um Einfluss und Macht ist historisch obsolet, zu einem Unding – *no go* – geworden. *Erdpolitik* – die Erde zuerst! Das wäre der Imperativ einer gemeinsamen Arbeit an *our common future.*

Der vertikale und der horizontale Blick gehören zusammen. Der Blick aus dem All und der erdverbundene Blick vor die eigene Haustür sind komplementär. Millionenfach reproduziert wurde das Bild den Bewohnern des *globalen Dorfes* zugänglich. Es erforderte kein Wissen über Astronomie, Geografie oder Ökologie, nicht einmal lesen musste man können. Jeder und jede konnte es betrachten, bestaunen, unmittelbar verstehen. Die Umkehr des Blicks erzeugte ein *Wir-Gefühl,* das nun nicht mehr nur auf einen Nahraum begrenzt war, sondern die ganze Erde, den Heimatplaneten einschloss.

Die globale Perspektive braucht diese Ergänzung unbedingt: den *terrestrischen* Blick *down to earth,* den liebevollen Blick auf die Nahräume, das Biotop vor der Haustür, die Sorge um den Garten, den Wald, den Bach, die Menschen in der Nachbarschaft. *Only one Earth* war das Motto des ersten UN-Umweltgipfels, der 1972 in Stockholm stattfand. Die britische Ökonomin Barbara Ward hat es formuliert. *Think globally, act locally.* Diese Parole gab damals der französische Umweltforscher René Dubois aus. Er sprach von den zwei Identitäten, die jeder und jede hätten: »Wir fühlen uns nicht auf dem Planeten zu Hause, wenn wir nicht unseren eigenen Garten hegen und pflegen.

Und umgekehrt fühlen wir uns in unserem Garten wohl kaum wohl, wenn wir uns nicht um den Planeten Erde als unsere kollektive Heimat kümmern.« Identitätspolitik aus dem Jahr 1972! Kein Zweifel, der Kompass des neuen Denkens ist auf globales Denken und lokal geerdetes Handeln ausgerichtet. Nur so wird es … *nachhaltig*.

*

Man hat *blue marble* als »Ikone unserer Epoche« bezeichnet. Das sagt sich leicht dahin, aber was bedeutet das Wort eigentlich? Eine Ikone ist kein bloßes Bild, auch kein Sinnbild. Sie ist *vera eikon*, griechisch für »wahres Bild«. Gemeint war damit ursprünglich ein Abdruck, genommen von einem lebendigen Körper. Urbild einer Ikone ist das Schweißtuch der Veronika. Der Legende nach ist es das Tuch, das eine Frau aus der Menge Jesus auf dem Kreuzweg zur Hinrichtungsstätte Golgatha gereicht habe, damit er sein Gesicht vom Angstschweiß trockne. Auf dem Tuch sei ein authentischer Abdruck des Gesichts Jesu zurückgeblieben. Als direkte Kopie überliefere es dessen Antlitz kurz vor dem Tod am Kreuz. Von dort habe sich die ikonische Darstellung der Christusfigur fortgepflanzt, über 2000 Jahre nahezu unverändert. Eine ähnliche Legende rankt sich um Maria, Jesu Mutter. Der Evangelist Lukas habe sie von Angesicht zu Angesicht vor sich gehabt und im Blickkontakt mit ihr die Vorlage für alle späteren Madonnenbilder gemalt. Auf der Vorstellung des »wahren Abbilds« beruht im Glauben der griechisch-orthodoxen Kirche, aus der die Ikonenverehrung stammt, ein Wahrheitsanspruch. Die Ikone beglaubige nicht nur die Existenz des Heiligen. Auf unerklärliche Weise sei das Heilige selbst anwesend. Sie sei Platzhalterin des Numinosen. Wesentliches Merkmal der Ikone ist die Blickumkehr. Die Perspektive ist unmerklich verzerrt, sodass sie beim Betrachten eine leichte Störung bewirkt. Der Betrachter fühlt sich angeschaut. Das lebendige Urbild schaut ihn an.

Die höchste Kunst des Ikonenmalens ist die Erzeugung von Glanz. Das Malen einer Ikone ist ein Gang vom Dunkeln ins Licht. In unzähligen Arbeitsgängen werden zunächst die dunklen Farbtöne aufgetragen: Schwarz, tiefstes Blau, Purpur. Danach erst bringt man das Licht ins Bild, vom ganz zarten bis zum leuchtend hellen. Manchmal bedarf es über hundert Schichten Farbe, bis das Bild wirklich strahlt. Das Dunkle wird dabei nicht völlig überdeckt, sondern bleibt präsent, wird ernst genommen. Doch stets dominiert der Glanz. Hervorgerufen wird er von Glanzlichtern auf den Gesichtern. Diese werden in Form von feinen, hellleuchtenden, weißen Streifen an bestimmten Stellen des Gesichts aufgetragen: auf der Erhöhung der Backenknochen, auf der Stirn, über den Augen. Nur aus der Nähe sind sie als Lichtlinien zu erkennen. Mit zunehmendem Abstand des Betrachters verschwimmen diese Lichtlinien zu einem Lichtfeld, das den Gesichtern Glanz verleiht. Die andere Quelle von Glanz ist keine Farbe, sondern ein Metall: Gold. In der Ikonenmalerei wird echtes Blattgold verwendet. Goldglanz erscheint im Bildhintergrund, bei den Heiligenscheinen, in Form von Goldfäden in den Gewändern. Gold ist unzerstörbar, also ein ausdrucksstarkes Zeichen für die Beständigkeit des Göttlichen. Gold besitzt Eigenglanz. Es strahlt von sich aus. Diese Wirkung wird noch verstärkt, indem man in den orthodoxen Kirchen vor den Ikonen Kerzen oder kleine Öllämpchen brennen lässt.

Das Wesen der Ikone im Verständnis der orthodoxen Kirche: Ihre Bildmagie gebe die Sicht auf das Geheimnis frei. Sie öffne ein Fenster zur Ewigkeit. Sie wirkt als Vergewisserung, dass da etwas ist, das nicht dargestellt werden kann. Die Ikone ist das eigentliche Hoffnungsbild. Sie gibt Hoffnung auch wider alle Hoffnung. Kein Wunder, dass die Wörter »Ikone« und »ikonisch« aus dem sakralen Raum in die Fachsprache der Kunstgeschichte, von dort in die Popkultur und in das globale Vokabular des 21. Jahrhunderts gewandert sind. Dort bezeichnen sie Bilder, die überall auf der Welt verstanden und wiedererkannt werden, die das Potenzial haben, Hochgefühle hervorzurufen, Energien zu wecken, Zuversicht zu stiften und so Handeln zu steuern.

*

Blue marble ist *vera eikon*, ein »wahres Bild«. Abgenommen, könnte man sagen, von der Gestalt der Erde. Die in der gesamten Geschichte der Evolution noch nie geschaute Perspektive inspirierte eine Sicht auf die Welt, die in vielen Kulturen als Ahnung schon lange angelegt war. Um 1975 hat man sie personifiziert. Sie bekam einen Namen: *Gaia*. Das ikonische Bild zeige die Erde als einen einzigen großen Organismus, ja als ein Lebewesen. Aus den Mustern aus weißen Wolken, blauen Ozeanen, grüner Vegetation und erdigem Braun trete das Antlitz von *Gaia* hervor und schaue umgekehrt den Betrachter an – die Blickumkehr.

Gaia ist die grüne Göttin. In der griechischen Mythologie ist Gaia der Name der Erdgöttin. Sie ist aus dem Chaos geboren, unendlich weise, eine starke Macht im Universum. Sie ist die *mater terra* der alten Römer, die Erdmutter *Erda* der germanischen Mythologie, die *Aja* der Yoruba-Kultur Westafrikas, *Prithivi Mata* in der indischen Mythologie und *Pachamama* in der Sprache der Inka-Kultur im präkolumbianischen Amerika. Im alten chinesischen Denken ist das *dào* die »Mutter der Welt«: In einem chaotischen Urzustand ist die Mannigfaltigkeit alles Seienden potenziell angelegt. Die Entstehung der Welt ist ein Vorgang der Differenzierung und Entfaltung. Himmel und Erde sind lebendig. Weder ist Platz für eine einmalige Schöpfung noch für eine Endzeit. Alles im Kosmos ist ununterbrochen im Werden, Wachsen und Vergehen. Und alles geschieht »von selbst« (*zì*).

Mutter Erde ist überall die *große Nährerin,* die lebensspendende Kraft von Natur und Kosmos. Noch in der »grünen« Aufklärung, den ökologischen Entwürfen aus der Zeit um 1800, war der Mythos lebendig und wurde mit der modernen, wissenschaftlichen Sicht verknüpft. Goethe beispielsweise hatte ein

Gaia-Weltbild: »Ich denke mir die Erde mit ihrem Dunstkreis«, sagte er 1827, wenige Jahre vor seinem Tod, »gleichnisweise als ein großes lebendiges Wesen, das im ewigen Aus- und Einatmen begriffen ist.« Sein Freund Alexander von Humboldt, der »erste Ökologe«, erforschte in der ersten Hälfte des 19. Jahrhunderts »das durch innere Kräfte bewegte und belebte Naturganze«. Sein Opus magnum *Kosmos,* die Summe seines Denkens und Forschens, sollte ursprünglich *Gäa* heißen. »Ich beschwöre Euch, meine Brüder, bleibt der Erde treu«, predigte noch *Zarathustra,* Nietzsches prophetischer »Fürsprecher des Lebens«.

In den siebziger Jahren wurde in den Naturwissenschaften eine Gaia-Theorie ausgearbeitet. Die Pionierarbeit leisteten der britische Naturforscher James Lovelock und die amerikanische Biologin Lynn Margulis. Lovelock war damals Mitarbeiter beim Mars-Programm der NASA. Dort verglich er die unterschiedlichen chemischen Zusammensetzungen der Atmosphären von Mars und Erde. Dabei stieß er auf Rätsel, die er zu erklären versuchte. Lynn Margulis erforschte zur selben Zeit die Bedeutung der Symbiose, des Zusammenwirkens von Lebewesen, im Verlauf der Evolution. Ihre Befunde stellten das neodarwinistische Dogma von der natürlichen Auslese und dem Überleben des Stärkeren radikal infrage.

Die Gaia-Perspektive rückt das *Netz des Lebens* in den Mittelpunkt. Die Erde sei keine Steinkugel, auf der sich die verschiedenen Lebensformen den geochemischen Prozessen einer leblosen Umwelt nur passiv anpassten. Das Leben selbst, all seine Energieflüsse, Stoffströme und Recyclingkreisläufe würden die Materie beeinflussen und formen und so Lebensbedingungen permanent regulieren. An der Aufrechterhaltung einer dynamischen Stabilität nehme es aktiv teil. Die Biosphäre mitsamt ihrer Luftmassen, ihres Klimas und Mikroklimas, ihrer Ozeane, Flüsse, Feuchtgebiete, den Böden und Felsen und der Gesamtheit ihrer Lebewesen sorge für lebensfreundliche Bedingungen auf der Erdoberfläche. Alle seine mikroorganischen, pflanzlichen und tierischen Stoffwechselprozesse, die biochemischen Kreisläufe wirkten zusammen mit der unbelebten Natur. Sie regulierten und modulierten diese ständig und erhielten damit die Bedingungen für die Existenz des Lebens, für das Überleben, aufrecht. Symbiotische Gemeinschaften – Alge und Wolke, Pilz und Fels und all die anderen – weben an diesem Netz des Lebens mit und erhalten es.

In diesem ganzheitlichen Weltbild erscheint der Planet als ein hochkomplexer, nur von der Sonnenenergie gespeister Körper, ein vernetztes Ganzes, ein ineinandergreifendes, sich selbst regulierendes System mit ungeheuer vielfältigen Rückkoppelungen. Die Erde, sagt die Gaia-Hypothese, verhalte sich wie ein riesiger lebendiger Organismus. »Es lag keine Zielstrebigkeit darin«, sagt Lovelock. Aber jene Organismen, die ihre Umwelt für das Leben angenehmer machen, hinterlassen eine bessere Welt für ihre Nachkommenschaft. Und jene, die ihre Umwelt verschlechtern, verderben damit die Überlebenschancen für ihre Nachkommen. Die natürliche Auslese neigt folglich dazu, die Verbesserer zu begünstigen.

Ist Gaia also robust oder fragil? Eine Streitfrage bis heute. Das *Netz des Lebens* hält seit Milliarden von Jahren. Es hat kosmische Katastrophen, Warm- und Kaltzeiten produktiv verarbeitet. Das Leben ist sozusagen unsterblich. Es überlebt auch den Menschen. Doch ist das kein Freibrief, keine Lizenz, um fortzufahren mit der Plünderung des Planeten durch den Menschen, mit der massenhaften Auslöschung von Arten, mit der noch nie dagewesenen Zerstörung von Fülle und Vielfalt, die seit wenigen Generationen, vom Westen ausgehend, Gaia in Turbulenzen stürzt. Mit seinem Verhalten gefährdet der Mensch gerade die Weiterexistenz der eigenen Gattung. Die Gaia-Perspektive fordert dazu auf, das *Netz des Lebens* zu erhalten, wo es noch intakt ist. Und es zu heilen, besser gesagt: sich regenerieren zu lassen, wo es gerade zerreißt. Sie bedeutet die Abkehr von einem anthropozentrischen Weltbild. Gaia zuerst! Die große Lehre der

Gaia-Perspektive: die unentrinnbare Abhängigkeit des Menschen und seiner Zivilisation von der Biosphäre des Planeten.

Dem neuen Weltbild den mythischen Namen Gaia zu verleihen, war eine spontane Idee des britischen Schriftstellers und Literatur-Nobelpreisträgers William Golding, als Lovelock in den frühen siebziger Jahren die These auf einem Spaziergang entwickelte. Am Anfang war die Metapher höchst umstritten. Lynn Margulis hat später begründet, warum sie darauf zurückgriffen: »Die Fakten des Lebens und die Geschichten, die wir uns über die Evolution erzählen, haben gemeinsam die Kraft, alle Völker zu einen ... Wissenschaftliche Forschung und Schöpfungsmythos, bisher dualistisch getrennt, könnten zu einer einzigen Sichtweise verschmelzen, zu einer wissenschaftlich begründeten Erzählung mit einem Reichtum sowohl an verifizierbaren Tatsachen als auch an persönlicher Sinnstiftung.« Die Gaia-Perspektive schafft ein starkes emotionales Band. Sie ermöglicht den Aufbau einer Ich-Du-Beziehung zwischen dem Einzelnen und Gaia, eine starke Bindung zwischen einem kollektiven Wir und der Erde. Beides scheint mir für die Bildung eines Grundvertrauens in die Zukunft elementar.

Der Mensch im Mittelpunkt? Technik garantiert Sicherheit und Fortschritt? Dieses Paradigma erscheint nun als irrational. Rational dagegen ist: Die Erde zuerst! Gaia zuerst! *Sie ist die Gesetzgeberin.* Technikgläubigkeit ist irrational, Naturfrömmigkeit rational. Daran gemessen gehören all die Visionen und Großprojekte unserer 2020er-Jahre auf diesen Prüfstand: Digitalisierung der Lebenswelt, Metaversum, Kolonisierung des Weltraums, geopolitische Machtspiele, erst recht Kriege um eine neue Weltordnung. So viele der vermeintlichen Megathemen sind längst nicht mehr zeitgemäß. Und sie sind erst recht nicht zukunftsfähig. *Moonshot thinking* heute bedeutet, in jedem Moment zu fragen: Was dient dem Leben? Was nutzt Gaia?

Das *rädda jorden* – die Erde retten – der jungen Klimabewegung entfaltet erst in diesem Kontext seine Kraft. Ein interessantes Detail: Greta Thunberg kam 2019 auf Kennedys Mond-Rede von 1962 zu sprechen. In ihrer Rede vor dem US-Kongress beschwor sie die Abgeordneten: »Denkt an Präsident John F. Kennedy, der verkündete, Amerika würde noch in diesem Jahrzehnt einen Menschen auf den Mond bringen und andere Dinge unternehmen, nicht weil es einfach ist, sondern weil es schwer ist.« Sie beendete diese Rede mit dem Appell: »Ihr müsst handeln. Ihr müsst das Unmögliche tun. Denn Aufgeben ist niemals eine Option.«

Kapitel vier

Nachhaltigkeit

Booster für einen Leitbegriff

Wenn wir von der Zukunft sprechen, von Mutter Erde, von Verbundenheit, darf ein Begriff nicht fehlen: *Nachhaltigkeit*. Unser vornehmster Begriff. Oder? Im globalen Vokabular ist er heute Leitbild für alle Spielarten von Denken und Handeln, die der Zukunft zugewandt sind. Doch momentan verliert er gerade wegen seiner umfassenden Präsenz an Substanz und Glaubwürdigkeit. Im Feuerwerk der Reklamesprache und politischen Propaganda droht er, zur bloßen »Worthülse« zu verkommen. Wie das Wort wieder ... erden? Und boostern – ihm eine Auffrischung verpassen? Mein Vorschlag auch hier: An der DNA des Begriffs ansetzen, an seiner Geschichte. Gott sei Dank hat er tiefe Wurzeln. Eine davon liegt im Wald, genauer gesagt in den deutschen Wäldern. Ich hatte das Glück, von erfahrenen und klugen Forstleuten in die Substanz des Wortes eingeweiht zu werden, zu einem Zeitpunkt, als der Stern von *Nachhaltigkeit/Sustainability* gerade aufging.

Ich erinnere mich an einen Gang im Steigerwald, einem kleinen Mittelgebirge, das steil aus der Ebene des Mains emporsteigt. Dort war ich Mitte der neunziger Jahre unterwegs mit Georg Sperber, Forstamtsleiter und ein Pionier des naturnahen Waldbaus. Er zeigte mir das Naturwaldreservat Waldhaus. 100 Hektar Urwald, Speicher der Biodiversität inmitten ausgedehnter, nachhaltig bewirtschafteter Buchenwälder. *Nachhaltig*?

»Ich glaube«, sagt Sperber, »unsere Gesellschaft ist sich gar nicht bewusst, worauf sie sich mit dem Bekenntnis zur Nachhaltigkeit eingelassen hat. Das ist ein Umkrempeln bis tief hinein in das Wesen dieser Industriegesellschaft, dieses Beutemacher- und Raubtierkapitalismus – eine *Revolution* im wahrsten Sinn des Wortes.«

Beim Weitergehen schweift der Blick frei zwischen den grauen Säulen der Buchenstämme. In diesen Tagen kurz nach der Tag-und-Nacht-Gleiche dringt das Sonnenlicht noch ungehindert bis auf den laubbedeckten Waldboden. Es hat die ganze Palette der Frühblüher hervorgelockt: Schlüsselblumen, Waldveilchen, Lerchensporn, blühende Teppiche von Anemonen, das blassblaue Leberblümchen. Drüben im durchnässten Erlenbruch plätschert ein Quellbach. Eine irre Fülle von Leben wuchert und tummelt sich wild und frei unter dem Schirm von 200- und 300-jährigen Baumpatriarchen. Es ist ein eng verzahntes Mosaik von Lebensräumen. Auf den mal tonigen, mal sandigen Keuperschichten gedeiht auf engem Raum eine komplexe Waldgesellschaft in unterschiedlichen Phasen ihrer Entwicklung. Vom Schössling bis zum Baumleichnam. Dieses ganze mosaikartige System schafft die Biodiversität. »Da, schauen Sie mal«, ruft Sperber, »neben der umgestürzten Buche diese sagenhaft schöne Eiche!« Die habe vielleicht hundert oder zweihundert Jahre gewartet, bis die Lücke entstand. Und jetzt kann sie ihre Krone kräftig ausbauen und gelassen abwarten, dass weitere Buchen in ihrer Umgebung absterben, und selbst noch 600 Jahre bestehen.

»Das hier«, Sperber zeigt auf eine Kolonie kugelrunder Pilze an einem bemoosten Totholz, »ist ein Birnenbovist, ganz typisch für die Endphase der Zersetzung.« Dann ein ausgehöhlter Baumstamm, an der Innenwand wie von Feuer geschwärzt. Vom Blitz getroffen? Nein, das sind Fruchtkörper vom Brandkrustenpilz. Und gleich daneben rinnenförmige Vertiefungen im Holzkörper: Fraßspuren von Eremitenlarven. Der Eremitenkäfer besiedelt Hohlräume in Baumstämmen. Wo er vorkommt, kann man sicher sein, dass Tausende weiterer Arten von holzgebundenen Organismen auch da sind. Der wahre Schatz an Biodiversität ist unsichtbar. Mikroorganismen produzieren die Luft, die wir atmen, und den Boden, aus dem unsere Nahrung kommt. Holz, Waldböden, Moore binden das CO_2, das unser Klima erhitzt. Auf diesen 100 Hektar ist das Mosaik des Waldes nahezu vollständig ausgebildet. Georg Sperber nennt es »unsere ureigenste Natur«. Nur hier kann die Rotbuche ihren ganzen Zyklus von Werden und Vergehen, ihre Lebensstrategie voll entfalten, kann sich das volle Spektrum der Arten, das an ihren Lebensraum gebunden ist, über die Jahrhunderte entwickeln.

Nur 100 Hektar Waldwildnis. Die Gesamtheit unserer Flora-Fauna-Habitate, Nationalparke, Biosphärenreservate, Naturschutzareale schafft die vitalen Räume, aus denen heraus unsere Kulturlandschaften ihre Produktivität immer wieder regenerieren können. Diese Wildnis von morgen muss radikal erweitert, vernetzt und geschützt werden. Auf großen Flächen die Natur Natur sein lassen, ist elementare Voraussetzung, um auf Dauer die Naturkräfte für die ökonomischen Zwecke der Gesellschaft nutzen zu können. Den »Haushalt der Natur« und seine Kreisläufe bewahren und sich ihrer behutsam bedienen wäre genuin nachhaltig.

Auf unserem Waldgang zitierte Sperber die klassische Faustregel der forstlichen Nachhaltigkeit: »Nur so viel Holz fällen, wie nachwachsen kann.« Mit dieser schlichten Formel begannen deutsche Forstleute vor 300 Jahren ein System von Regulierungen zu entwerfen, um den ungeregelten Raubbau an den Wäldern zu stoppen. Klingt erstmal banal, aber der Satz hat es in sich. Er verweist auf die quantitative Seite des Eingriffs in die Natur, genauer gesagt auf die Begrenzungen dieses Eingriffs. Er setzt eine Obergrenze. Mit dem Fokus auf das *Nachwachsen* kommt die Fruchtbarkeit der Waldböden ins Spiel, die Bedeutung von Artenvielfalt und Wasserhaushalt, die Wirkung von Licht und Photosynthese, die Zeitzyklen von Natur und Kosmos – mit einem Wort: die Ökologie. Hier wird der Maßstab verändert: Die Tragfähigkeit der Ökosysteme und nicht das Marktgesetz von Angebot und Nachfrage hat unseren Eingriff in das grüne Netz des Lebens zu bestimmen.

Bei unserem Waldgang sprach Georg Sperber von einer »Revolution im wahrsten Sinn des Wortes«. Heute würde ich ergänzen: Nachhaltigkeit ist eine Revolution *im Interesse allen Lebens.* Ihr Kern ist grün und ökologisch. Im Mittelpunkt steht die Regeneration: der Erde und der menschlichen Zivilisation.

Das ist meine erste Auffrischung und Aufladung des ausgehöhlten Begriffs: Nachhaltigkeit ist *eine Revolution im Dienste des Lebens.*

*

Alle reden von *Nachhaltigkeit.* Alle *reden* von Nachhaltigkeit. Welche Emotionen, Gedanken, Erwartungen kommen einem aktuell in den Kopf, was sagt das Bauchgefühl, wenn man das Wort hört, liest, selber in den Mund nimmt? Fühlt es sich vital an, lebendig? Oder wie Plastik? Glatt wie Teflon? Oder hölzern? Spürt man gute Vibrationen? Knistert da etwas? Oder fühlt sich das Wort verbraucht an? Macht es neugierig? Oder schaltet man ab? Beflügelt oder erschöpft es? Motiviert es zum Bruch mit altem Denken? Aufbruch zu neuen Ufern? Oder ist Nachhaltigkeit zur bloßen Worthülse verkommen?

Ja, ich weiß, Nachhaltigkeit gilt als »sperrig«. Schon dieser Wortkörper: »nach« und »halt« und »ig« und »keit«. Ächz, würg, stöhn. Kaum ein Wort, das den freien Fluss des Atems so stark blockiert.

N – a – ch – h – a – l – t – ig – k – ei – t. Zum Auftakt ein Nasallaut, »n«, gefolgt von einem Grundvokal. Der ist mit offenem Mund zu sprechen: »a«. Gleich dahinter ein Kehlkopf-Rachenlaut, »ch«, im Hals, in der Ritze zwischen den beiden

Stimmbändern gebildet, und gleich im Anschluss ein Hauchlaut, das »h«. So ein Übergang ist schon ziemlich akrobatisch. Bei dem Labiallaut »l« tritt die Zungenspitze am Gaumen hinter der oberen Zahnreihe in Aktion. Ebenso bei dem nun folgenden »t«, das aber einen festeren Zungendruck braucht, während gleich darauf der Vokal »i« die angehobene Zunge und eine breitere Lippenspannung erfordert. Die Lautfolge »ig« erfordert die Artikulation als Reibelaut, also wie »ich«. Beim folgende »k« fungiert die Zunge als Dämpfer gegen den Rachenbereich. Im Diphtong »ei« verschmelzen dann die beiden hohen Vokale. Zu guter Letzt das harte »t«, ein Verschlusslaut. Uff! Geschafft! *Nachhaltigkeit* – ein Zungenbrecher, total unsinnlich! Klar, das Wort ist sperrig. Meine These: Das ist gut so! Es soll sich ja sperren. Nämlich gegen die Einvernahme, den Missbrauch durch Interessen eines hektischen und rücksichtslosen Raubbaus.

Ja, ich weiß auch, das Wort gilt als »Plastikwort«. Teflon pur, so wächsern, so toxisch. Reagiert auf nichts. Lässt alles von sich abperlen. Viele rollen nur noch mit den Augen. Worthülse, leeres Wort, bla bla bla. Inflationär verwendet. Und dadurch entwertet, wertlos. Bestens geeignet für »Greenwashing«. Grün waschen, schönfärben? Der aus dem Englischen entlehnte Ausdruck weckt Assoziationen an die biblische Geschichte von Golgatha. Dort taucht der römische Statthalter Pontius Pilatus seine Hände in ein Wasserbecken, wäscht sich von der Schuld rein, das Todesurteil für Jesus bestätigt zu haben. Die andere Assoziation ist neueren Ursprungs. »Gehirnwäsche« nannte man im Kalten Krieg die Propaganda der anderen Seite, die manchmal, in Gefangenenlagern beispielsweise, von Folter begleitet war. Greenwashing ist eine scheinbar milde, aber extrem verhängnisvolle Form von Gehirnwäsche.

Greenwashing erhält gerade einen neuen Schub, und zwar von offizieller politischer Seite. Anfang 2022 unternahm die EU-Kommission einen Vorstoß, Investitionen in die Weiterbetreibung und den Neubau von Atomkraftwerken und in den fossilen Energieträger Flüssiggas für »nachhaltig« zu erklären. Der Begriff würde damit komplett ad absurdum geführt. Nur wenige Wochen später, nach dem russischen Überfall auf die Ukraine, erfolgte unter dem Druck der kriegsbedingten Nahrungsmittelkrise die Rehabilitierung der konventionellen Landwirtschaft mitsamt ihren zerstörerischen Nebenwirkungen. Gleichzeitig ließen Finanzinstitute und Investoren prüfen, ob man angesichts der »veränderten geopolitischen Bedingungen ... das Thema Nachhaltigkeit nicht neu auslegen muss«. Sprich: Auch Investitionen in die Rüstungsindustrie sind in die als *nachhaltig* ausgewiesenen Fonds mit aufzunehmen. Das ist mehr als Greenwashing. Das ist die fatale Rolle rückwärts. Ein Grund, endgültig an dem Begriff zu verzweifeln, ihn für unbrauchbar zu erklären und zu entsorgen? Weg damit?

Einspruch! Für den unbetretenen Pfad in die Zukunft brauchen wir so etwas wie ein Navigationsgerät, einen Kompass. Ohne einen Leitbegriff entsteht ein Vakuum. Man sieht nur noch die Stellschrauben, nicht mehr das Getriebe. Anders ausgedrückt: Man sieht den Wald vor lauter Bäumen nicht mehr. Man kann das sogar in den grünen Bewegungen beobachten: Dort gibt es die starke Tendenz, nur noch über das Klima zu reden statt über Nachhaltigkeit. Ohne Frage, die Klimakrise lässt sich gut »runterbrechen«. Die Eisbären, die Gletscher, der verdorrte Rasen hinterm Haus, der überflutete Keller. Klima versteht jeder. »Klimaneutral bis 2050« – das ist griffig, das lässt sich operationalisieren. Ja, natürlich: Die Erderwärmung ist ein Teil des Problems, Klimaschutz ein Teil der Lösung. Klimaneutralität ist ein eminent wichtiges Ziel. Aber was ist, wenn die Erderwärmung nur ein Symptom der Krise ist? So wie das Fieber nur ein Symptom der Krankheit ist. Kein Arzt geht davon aus, dass fiebersenkende Mittel den Patienten heilen. Wir müssen größer Denken. Nachhaltigkeit geht aufs Ganze. Es rückt die Gesamtheit der Problematik, die Gesamtheit der Lösungen in den Blick: Der Leitbegriff zielt auf die Große Transformation.

Um Worte und Taten auf den Prüfstand zu stellen, bedarf es eines starken, authentischen Begriffs von Nachhaltigkeit. Und damit die Fähigkeit, nachhaltige und nicht nachhaltige Praktiken zu erkennen und zu unterscheiden. Der Kampf um die Deutungshoheit ist auch ein Machtkampf.

Eine kleine Szene aus *Alice im Wunderland*, dem klassischen englischen Kinderbuch aus dem 19. Jahrhundert, enthüllt den Mechanismus von semantischen Machtspielen aller Art: »Wenn ich ein Wort gebrauche«, sagte Goggelmoggel (der Fiesling im Buch) in recht verächtlichem Ton, »dann bedeutet es genau, was *ich* es bedeuten lassen will – nicht mehr und nicht weniger.« »Es fragt sich nur«, sagte Alice, »ob man Wörtern einfach so viele unterschiedliche Bedeutungen geben kann.« »Es fragt sich nur«, antwortete Goggelmoggel, »wer der Stärkere ist, weiter nichts.« Alice ist zu verwirrt, darauf etwas erwidern zu können. Sprachlosigkeit aber ist in unserer momentanen Lage keine Option. Sie würde den »Stärkeren« das Feld überlassen.

Die Sprache ist ein offenes System. Unser ursprünglichstes Gemeingut. Die Deutung eines Begriffes ist ein kollektiver Prozess. Begriffsverwirrung ist eine unausweichliche Begleiterscheinung beim Aufstieg von werthaltigen und wertsetzenden Wörtern. Wie oft wurden und werden »Freiheit« und »Demokratie« verwässert und missbraucht? Sind sie deswegen unbrauchbar? Sicherlich nicht.

Nachhaltigkeit ist eine Suchbewegung. Alle reden von Nachhaltigkeit. Und das ist gut so. Die Grenzen zwischen irreführendem, ja betrügerischem Greenwashing und der ernsthaften Suche nach Wegen, Übergängen und Brücken zu einer genuin nachhaltigen Praxis sind fließend – und durchlässig. Doch wer sich auf den Begriff einlässt, wird sich früher oder später fragen lassen müssen, was an seiner Praxis »eigentlich« nachhaltig ist. Der VW-Konzern hat sein dilettantisches Greenwashing-Manöver rund um die Diesel-Abgaswerte von 2014 mit Milliarden Dollar an Strafgeld teuer bezahlen müssen. Den *global players* das

Feld für ihre leere, marketinglastige Deutung von Nachhaltigkeit zu überlassen, wäre hier und jetzt verhängnisvoll. Sie müssen motiviert oder mit Regularien dazu gebracht werden, sich den Regeln einer starken Nachhaltigkeit unterzuordnen.

Machen wir uns also auf die Suche nach einem authentischen Begriff von Nachhaltigkeit. Nach einer Deutung, die *Deutungshoheit* beanspruchen kann. Welche *Aufladungen* schlummern noch in seiner DNA, die heute aktiviert werden können, damit er als verlässliches Navigationsgerät dienen kann? Jetzt erst recht.

*

Zweite Aufladung: Nach*halt*igkeit ... gibt *Halt*.

Dieser Kern des Wortes ist uns gar nicht mehr bewusst. Aber er ist elementar. Denn er bindet das Konzept der Nachhaltigkeit an das menschliche Grundbedürfnis nach Sicherheit. Dieser Halt ist auf die Zukunft hin angelegt. Er schließt die *Nach*kommen, die kommenden Generationen, die ganze *Nach*-Welt, die Zukunft des Lebens auf der Erde, mit ein. So einfach ist es eigentlich, zum Sinn des Wortes vorzudringen. Es bündelt, was uns *hält* und trägt. Und zwar auf lange Sicht. So wird Nachhaltigkeit elementar und – existenziell.

Dieser Kern des alten deutschen Wortes ist schon bei der Übersetzung des forstlichen Fachausdrucks ins Englische um 1900 mit übernommen worden. *Sustain*, aufrechter*halten* ist eine ziemlich präzise Übersetzung von »nachhalten«, also dauerhaft halten. Hinzugefügt hat man die Komponente »ability«. Das heißt »Fähigkeit«. Im Deutschen wird es meist durch das Suffix »-bar« ausgedrückt. Ganz wörtlich rückübersetzt hieße »sustainability« also »Aufrechterhaltbarkeit«. So machte das Wort Karriere im globalen Vokabular des 20. Jahrhunderts.

Im modernen Chinesisch, erklärte mir die Sinologin Gudula Linck, sind für Nachhaltigkeit mehrere Wendungen im Umlauf, am häufigsten: *kě-chí-xù-xìng* 可持续性, zusammengesetzt aus: können + bewahren + fortsetzen + Wesen. Das Verb *chí* 持 trägt die Bedeutung »halten/festhalten/aufrechterhalten«. Es zeigt als Sinnelement die Hand 手/扌. In dem Verb *xù* 续 (binden/fortsetzen/weiterführen), ebenfalls in dem Begriff enthalten, erscheint das Sinnelement »Seide« 糸/纟. Das alte Bildzeichen zeigt die »Hand mit einem Seidenfaden«. Alle Zeichen, die mit »weben/Gewebe/Textur/Struktur/Zusammenhang« zu tun haben, tragen dieses Sinnelement im Bild. Seine Botschaft: Alles hängt miteinander zusammen.

Halt. Das ureigenste Bedürfnis nach Sicherheit hat einen festen Rang in der »Pyramide« der menschlichen Bedürfnisse. Nach dem immer noch wirkmächtigen Modell, das der US-amerikanische Psychologe Abraham Maslow in den 1950er-Jahren entwickelt hat, besteht diese Pyramide aus fünf Ebenen, die von unten nach oben, von der Grundfläche bis zur Spitze insgesamt fünf Ensembles von Bedürfnissen in eine durchlässige Hierarchie bringen. Die Basis bilden die absolut unabweisbaren, das Überleben sichernden körperlichen Bedürfnisse: Nahrung, Wasser und Luft, ein Dach über dem Kopf, die Befriedigung der sexuellen Triebe. Sind diese grundlegenden und machtvollen Bedürfnisse angemessen befriedigt oder ist das Grundvertrauen gelegt, sie stets angemessen befriedigen zu können, treten sie im Bewusstsein des Individuums zurück. In den Vordergrund rückt ein neues Bedürfnisensemble und wird dominant: das Streben nach Sicherheit und Geborgenheit, körperlicher Unversehrtheit, Stabilität und Angstfreiheit.

Hier bekommt das Konzept der Nachhaltigkeit seinen Sitz im Leben, und zwar im Alltag. Nachhaltigkeit an die Vorstellung von Stabilität und das menschliche Grundbedürfnis nach Sicherheit anzukoppeln, scheint mir in diesen so »prekären«, also unsicheren Zeiten brandaktuell.

Nachhaltigkeit als Gegenpol zu *Kollaps* begreifen. Auch das liegt in der DNA des Begriffs. Mein Favorit im Dickicht der Definitionen ist schon gut 200 Jahre alt. Er findet sich in Joachim Heinrich Campes *Wörterbuch der deutschen Sprache* von 1809. Nachhalten ist dort »gleichsam bis nach der gewöhnlichen Zeit halten«, »dauern«, »lange halten«. Campes Definition des Substantivs »Nachhalt«: »Ein Halt, den man nach oder außer andern hat, und woran man sich hält, wenn alles andere nicht mehr hält.« Der Satz hat es in sich. »Woran man sich hält, wenn alles andere nicht mehr hält.« Ein Halt in Zeiten des Kollaps.

Eine frappierende Parallelität: Dasselbe Denkbild liegt dem modernen Nachhaltigkeitsbegriff zugrunde. Zu Beginn dieses Neustarts des alten Konzepts stand der Bericht an den Thinktank *Club of Rome* von 1972. Dessen Autoren suchten nach einem Modell für ein »Weltsystem«, das »nachhaltig« (*sustainable*) ist. Und das heißt, gegen einen »plötzlichen und unkontrollierbaren Kollaps« gefeit ist. Ein solches System muss gleichzeitig »fähig sein, die materiellen Grundansprüche aller seiner Menschen zu befriedigen«. So steht es an zentraler Stelle in der berühmten und schnell – vorschnell – für obsolet erklärten Studie über die *Grenzen des Wachstums*. Wie über 160 Jahre vorher: Nachhaltigkeit versus Kollaps!

Ist das Teflon? Ist das unsinnlich? Wer schon mal ein Haus gebaut oder renoviert hat und am Fundament oder den tragenden Wänden Hand angelegt hat, also an dem, was der Statik ihren *Halt* gibt, weiß, dass es sich hier um etwas eminent Sinnliches – mit gleich mehreren Sinnen Wahrnehmbares – handelt. Die Bilder und der Krach einstürzender Bauten machen den Sitz und den Wert der tragenden Elemente dramatisch und lautstark bewusst. Die Staubwolken und Schockwellen des *Kollaps* erzeugen Angst und Schrecken. Und umgekehrt: Die nachhaltenden, dauerhaft haltbaren Elemente einer Konstruktion vermitteln erst das Gefühl von Bewohnbarkeit.

*

Dritte Aufladung: Nachhaltigkeit ist *generationengerecht.*

»Wir haben die Erde von unseren Kindern nur geborgt«. Wieder nur ein schlichter Satz, tausendmal gehört. Er umschreibt mit einer poetischen Metapher einen Kerngedanken von Nachhaltigkeit, das Prinzip der Generationengerechtigkeit, und setzt aus dieser weiten Perspektive heraus der Plünderung des Planeten Grenzen.

Den Satz las ich zum ersten Mal auf einem Plakat der Grünen zur Europawahl im Jahr 1979. Dreizeilig prangte er, grün grundiert, auf einer Kinderzeichnung. Das Blatt ist augenscheinlich von Kinderhand gemalt. Im damaligen Grundschulunterricht war freies Malen mit Deckfarben angesagt. Eine mit menschlichen Gesichtszügen ausgestattete, orangegelbe Sonne lacht vom Himmel. Ihre starken Strahlen fallen auf die grüne Erde. Auf einer Wiese stehen zwei früchtetragende Obstbäume, zwischen ihnen zwei überproportional große Blumen in voller Blüte. Am Rand, ganz klein, ein Haus mit Tür, Fenster, Giebel und Schornstein. Darunter der Name »Die Grünen« und die Sonnenblume, das Logo der Partei, die sich damals erst gründete. Das ist alles.

»Es ist ALLES nur geliehen«, sang damals vor einem Millionenpublikum der volkstümliche TV-Unterhalter Heinz Schenk. Seine Sendung hieß »Der blaue Bock« und kam samstagnachmittags live in die Wohnstuben. Mit der Kulisse einer Alt-Frankfurter Äppelwoi-Kneipe und einem Bembel, einem Apfelwein-Krug, als Hauptrequisit tingelte Schenk Woche für Woche durch die Dorf-Gemeinschaftshäuser und Stadthallen der hessischen Provinz. »Es ist ALLES nur geliehen / hier auf dieser schönen Welt. / Es ist alles nur geliehen, / aller Reichtum, alles Geld.«

Stammt der Spruch von der geliehenen Welt, wie damals manche behaupteten, aus der Weisheit nordamerikanischer Präriestämme? Indirekt ja. Die heute gängige Fassung basiert freilich auf einer Formulierung des amerikanischen Schriftstellers und Öko-Farmers Wendell Berry. Sein Essay *The unforeseen*

Wilderness erschien 1971. Der von ihm kritisierten »heute vorherrschenden Lebensform«, dem *American Way of Life*, hält der Autor entgegen:

> Aber es gibt eine andere Form, die das Leben annehmen kann. Wir können darüber von außerordentlichen Menschen unserer eigenen Kultur lernen. Und von anderen Kulturen, die weniger zerstörerisch sind als die unsrige. Ich spreche von dem Menschen, der weiß, dass ihm die Welt nicht von seinen Vorfahren gegeben, sondern von seinen Kindern geliehen ist, und der es unternimmt, diese Welt wertzuschätzen.

Die Formulierung verbreitete sich rasant. 1974 formulierte der australische Umweltminister Moses Cass, ebenfalls aus einem Land mit einer starken indigenen Kultur stammend, in einer Rede bei der OECD:

> Wir reichen Nationen ... haben die Verpflichtung nicht nur gegenüber den armen Nationen, sondern auch gegenüber allen Enkelkindern der Welt, ob reich oder arm. Wir haben diese Erde nicht von unseren Eltern geerbt, um mit ihr zu machen, was wir wollen. Wir haben sie von unseren Kindern geliehen, und wir müssen darauf achten, sie sowohl in ihrem, als auch in unserem Interesse zu nutzen.

Komprimiert zu einem Spruch, wurde dieser Gedanke zu einem machtvollen Motto beim Aufbruch der weltweiten Umweltbewegung. Worin liegt seine Kraft? Er bettet die eigene Gegenwart in den Strom der Zeit ein – in die Kette der Generationen und in das Netz des Lebens. Er rückt das eigene Handeln in den Horizont einer unabweisbaren Verantwortung für die Zukunft. Und vor allem: Er legitimiert und befähigt junge Menschen, ihre Ansprüche machtvoll anzumelden. Er definiert Generationengerechtigkeit als Wesenskern von Nachhaltigkeit.

Das Stichwort Generationengerechtigkeit aktualisiert den Gedanken der *Treuhänderschaft*. Im heutigen Zivilrecht ist dieses Rechtsverhältnis bei Transaktionen wie einem Kaufvertrag für eine Immobilie noch unangefochten gültig. Es sieht drei Akteure vor: Jemand, der etwas zu geben, abzugeben, weiterzugeben hat. Das ist der *Treugeber*. Der zweite Akteur ist der, dem ein Gut anvertraut wird, und zwar vorübergehend, zu treuen Händen, das ist der Treuhänder. Er vollstreckt einerseits den Willen des Treugebers. Seine Aufgabe besteht darin, das Gut für eine begrenzte Zeit zu verwahren. Wenn die Zeit um ist, hat er es ungeschmälert und unbeschädigt an einen zu übergeben, der durch die Bezahlung des vereinbarten Geldbetrags einen vorbestimmten Anspruch darauf hat, den er aber bis dahin nicht einlösen konnte. Das ist der Nutznießer. Ihm ist der Treuhänder genauso wie dem Treugeber verantwortlich.

Die in der deutschen Sprache verwendete Metapher von der »treuen Hand« stammt aus dem Mittelalter. Sie meint den Handschlag, der einen Vertrag für beide Seiten bindend – verbindlich – macht. Das englische Wort dafür, *trusteeship*, kommt von *trust*, Vertrauen. Klaus Bosselmann, der weltweit renommierte deutsch-neuseeländische Umweltjurist, hat mir die große Spannweite dieser Idee erläutert: »Der Gedanke der Treuhand ist so alt wie die Geschichte des Rechts, und zwar in allen uns bekannten Kulturen. Wer im Namen und Interesse eines anderen handelt, tut dies als Treuhänder. Rechtlich gesehen handeln zum Beispiel Eltern im Namen und Interesse ihrer Kinder, solange diese ›minderjährig‹ sind, also nicht selbst rechtswirksam handeln können. In indigenen Kulturen handeln Menschen immer auch als Treuhänder gestorbener und zukünftig lebender Menschen. Das Gleiche gilt in Bezug auf die natürliche Mitwelt: Flüsse, Landschaften, Tiere und Pflanzen finden ihren Ausdruck in menschlichen Stimmen und Handlungen. Dies wurde in alten Kulturen und Sprachen natürlich nicht als Treuhänderschaft oder Trusteeship bezeichnet, der Sache nach aber doch.«

Klaus Bosselmann hat seine Kindheit in der Lüneburger Heide verbracht. In der Nachbarschaft von Bäumen, Füchsen, Kaninchen und Singvögeln. Als er in der 68er-Zeit Jura in Berlin studierte, entstand gerade das Feld des Umweltrechts. Beim Erdgipfel in Rio 1992 war er Mitglied der deutschen Delegation, brachte einen Text ein, aus dem später in einem globalen Dialog die *Erd-Charta* entstand. Bald darauf folgte er einem Ruf an die Universität von Auckland in Neuseeland. Dort baute er zusammen mit seiner Frau Prue Taylor ein Institut für Umweltrecht auf. Unter anderem setzte er sich für die Übernahme indigener Traditionen von *trusteeship* ein, eine Tradition, »in der einzelne Flüsse und Landschaften mit eigener Rechtspersönlichkeit versehen wurden und durch Treuhandorgane Stimme und Gewicht erhalten. In englischer Sprache heißt dieses Konzept *guardianship* und *trusteeship*, in der Maorisprache *kaitiakitanga*. Immer geht es darum, die natürliche Mitwelt in ihrer Eigengesetzlichkeit wahrzunehmen und in Bezug auf uns Menschen zum Handlungsmaßstab zu machen. Wenn dies bewusst und beharrlich geschieht, ändert sich die Qualität der Entscheidungsprozesse und der daraus folgenden Planungen und Praktiken im Sinne einer Nachhaltigkeit, die ihrem Namen gerecht wird.«

In der deutschen Sprache sind *Treuhänderschaft* und *nachhalten* historisch eng miteinander verbunden. Der Ausdruck *dat leen to truwer hand naholden,* das Lehen zu treuer Hand nachhalten, war in der niederdeutschen Rechtssprache des Mittelalters offenbar geläufig. Die Quellenlage aus dieser Zeit ist dürftig. Doch ich stieß auf eine Urkunde in niederdeutscher Sprache, die uns in das Jahr 1366 versetzt. Zwei Brüder haben ein von ihren Vorfahren übernommenes *Lehen* an zwei Ratsherren der Stadt Kiel für 600 Mark Lübecker Silberpfennige verkauft. Bei dem Besitz handelt es sich wohl um ein ganzes Dorf namens »Suxstorpe binnen dem kerspel thom Kile« (heute: Kiel-Suchsdorf). Die Summe ist bis zum letzten Pfennig bezahlt. Die alten Besitzer geloben feierlich, dass ein Dritter das Gut bis zur endgültigen Übergabe

»vor dem Herrn zu Holstein«, also dem regionalen Landesherrn, für die Käufer »treuhänderisch nachgehalten« wird. Das beglaubigt die Urkunde. Schemenhaft taucht im Text ein Stück Ostseeküstenlandschaft auf. Der Fluss Levensau fließt der Ostsee zu. Die Katen der armen Leute sind zu ahnen, Wiesen und Weiden, bebaute und unbebaute Äcker, Moore, Fließgewässer, Fischerei werden erwähnt, denn sie gehören zum *Lehen* dazu.

Dat leen to truwer hand naholden. Wörterbücher der alten niederdeutschen Sprache verzeichnen unter dem Stichwort »naholden« die Bedeutungen »zurückhalten, zur Verfügung halten, für später sicherstellen«, sowie die lateinische Übersetzung *reservare.* Treuhänderschaft gibt denen eine Stimme, die keine Stimme haben, macht sie zum Rechtssubjekt mit gesicherten Ansprüchen.

Der historische Kontext: Gerade hatte in weiten Teilen Europas die Pest gewütet. Ganze Landstriche starben während dieser Pandemie aus. Auch damals Leichensäcke, Massengräber. In Kiel sah sich der Rat gezwungen, vor den Toren der Stadt einen neuen Friedhof anzulegen. Noch war die Hanse stolz und mächtig und beherrschte weite Teile des Ostseeraums. Gemeinsam mit dem Städtebund führten die Herren von Holstein blutige Kriegszüge gegen den großen Rivalen Dänemark. Es war die Zeit kurz vor dem Aufstieg von Margarethe I. zur »Königin des Nordens«. Und kurz bevor der sagenumwobene Klaus Störtebecker mit seinen Vitalienbrüdern, den sogenannten »Likedeelers« (die »Gleichteiler«) Ostsee und Nordsee unsicher machte. Die politische, religiös legitimierte Ordnung dieser Zeit war das Lehnswesen.

In den alten Quellen, die diese Ordnung beschreiben, stößt man auf ein Schlüsselwort, das im 21. Jahrhundert eine neue, steile Karriere macht: *prekär*. Heute bedeutet es soviel wie »unsicher«, in unsicheren Verhältnissen leben müssen, ständig vom Absturz bedroht, abhängig sein. Damals war das Wort vielschichtiger. Das »Precarium« war das »Lehnsgut«, der von oben, letztlich von Gott, geliehene oder verliehene Besitz. Das Nutzungsrecht war »prekär«. Das Lehen durfte nur mit Zustimmung des Lehnsherrn vererbt oder verkauft werden, konnte jederzeit an diesen zurückfallen und neu verliehen werden. Es setzte ein Treueverhältnis voraus. Das lateinische Wort *precarius* bedeutet nämlich »aus Gnade erlangt, auf Widerruf gewährt, unbeständig, unsicher«. *Prekär* war damals der Besitz, und zwar vor allem der große Besitz.

Verkehrte Welt: In der globalisierten Welt von heute ist die Lage der Unterschichten und der jungen Menschen »prekär«. Der große Besitz aber ist hermetisch abgesichert, kaum noch an ein »Treueverhältnis« zum Gesetz oder an eine Ethik der Nachhaltigkeit gebunden. Er ist sozusagen »außer Kontrolle« geraten. Wäre es nicht nachhaltiger, für ein sicheres Auskommen des »Prekariats« zu sorgen und den großen Besitz wieder »prekär« zu machen? Das hieße, die Eliten zur Rechenschaft zu ziehen und sie an eine Verpflichtung gegenüber dem Gemeinwesen und den natürlichen Lebensgrundlagen zu binden.

*

Vierte Aufladung: Nachhaltigkeit *relativiert das Eigentumsrecht*.

In seiner Enzyklika *Laudato si* von 2015 betont Papst Franziskus, die Erde sei »eine Leihgabe, die jede Generation empfängt und an die nächste Generation weitergeben muss«. Die Welt erscheint als ein Gabe Gottes, der die Erde »und alles, was auf ihr lebt« geschaffen habe. Das Credo: »Gott hat die Welt für alle geschaffen.« Die Konsequenz: »Darum lehnt Gott jeden Anspruch auf absolutes Eigentum ab.« Daraus folgt »das Prinzip der Unterordnung des Privatbesitzes unter die allgemeine Bestimmung der Güter«. In seinem Buch *Wage zu träumen* von 2020 hat Papst Franziskus diese Logik weiterentwickelt: »Gott hat die Güter der Erde für alle bestimmt. Privatbesitz ist ein Recht, aber sein Gebrauch und seine Regelungen müssen dieses Prinzip beachten. Land, Arbeit, Wohnraum müssen für alle zugänglich sein.« Der Kern von Gerechtigkeit ist in dieser Logik grün: »Jede Gemeinschaft darf von der Erde das nehmen, was sie zu ihrem Überleben braucht, hat aber auch die Pflicht, das Fortbestehen ihrer Fruchtbarkeit für die kommenden Generationen zu gewährleisten.«

Diese Attacke auf das unbeschränkte Eigentumsrecht lässt sich in die juristische Sprache übersetzen. Das herkömmliche Eigentumsrecht regelt das Verhältnis einer Gesellschaft zu Grund und Boden, also zu einem Stück Biosphäre, zu den Ressourcen, zu den Dingen insgesamt. Es schützt exklusiv die Interessen von Individuen – sofern sie über Eigentum verfügen – vor den Interessen anderer Individuen und vor Eingriffen des Staates. Die Art, wie der Eigentümer mit seinem Eigentum umgeht, bleibt weitgehend seiner freien Entscheidung überlassen. Er kann damit tun und lassen, was er will.

In der neoliberalen Ära ist dieses Recht immer weiter perfektioniert und globalisiert worden. Ein Stück Land zu besitzen, wo auch immer, berechtigt dazu, alle dort befindlichen lebendigen, mineralischen und sonstigen Ressourcen zu nutzen, auszubeuten, also zur Beute zu machen, zur Ware zu machen, zu Geld. Das bis heute wirkmächtige römische Recht schließt das *ius utendi*, das Recht zu nutzen, aber auch das *ius abutendi*, das Recht zu missbrauchen, mit ein. Das geltende Recht legalisiert und normalisiert ein unbeschränktes Besitzstandsdenken, das uns im 21. Jahrhundert an den Rand des Abgrunds gebracht hat. Der herrschende neoliberale Diskurs kreiste fast ausschließlich um die Freiheiten und Rechte des (besitzenden) Individuums.

Nachhaltigkeit dagegen ist primär ein Diskurs über Treuhänderschaft, Verantwortung und Pflichten – gegenüber dem blauen Planeten und allem Leben. Das herkömmliche Eigentumsrecht hat einen gewaltigen Mangel. Es ist nicht »nachhaltig«, nicht zukunftsfähig. Es hat einen riesigen blinden Fleck, der spätestens jetzt, in Zeiten der globalen ökologischen Krise, zu einem gravierenden Problem wird. Den Rechten und Freiheiten des Eigentümers stehen keine einklagbaren Pflichten, keine klar definierte Verantwortung gegenüber. Verantwortung für die Intaktheit der Natur, für andere Menschen und für das vitale kollektive Interesse an einer gesunden Umwelt – jetzt und in Zukunft – sind nicht Teil des Eigentumsrechts. Sie bleiben weitgehend außen vor. Es kann aber keine Rechte ohne entsprechende Pflichten geben, keine Freiheiten ohne entsprechende Verantwortung. Das kollektive Wohl, so Klaus Bosselmann, sollte das Ausmaß, die Reichweite der individuellen Freiheit bestimmen – und nicht umgekehrt. Verantwortung für die Intaktheit der Natur einzufordern, ist kein Angriff auf die persönliche Freiheit. Im Gegenteil, es sichert erst »nachhaltig« die unabdingbare Voraussetzung für ein zukünftiges Leben in Freiheit: das Recht aller auf ein gesundes Leben in einer gesunden Umwelt.

*

So also ließe sich der Leitbegriff *Nachhaltigkeit* boostern: Ihn an das Grundbedürfnis nach Sicherheit koppeln. Ihn in diesen extrem prekären Zeiten als Gegenbegriff zu »Kollaps« nutzen. Generationengerechtigkeit ernst nehmen. Das Eigentumsrecht enttabuisieren. Und – überwölbend – Nachhaltigkeit als *Revolution im Dienste des Lebens* begreifen.

»Sustainability is the key to human survival«, schrieb Christopher Weeramantry, Jurist aus Sri Lanka und ehemaliger Richter am Internationalen Gerichtshof, im Vorwort eines Buches von Klaus Bosselmann. »Nachhaltigkeit ist der Schlüssel zum Überleben der Menschheit.« Mein Plädoyer: Wir sollten dem überlebenswichtigen Schlüsselbegriff in unserem Bestand elementarer Wörter einen entsprechenden Rang einräumen, mit ihm denken und handeln und achtsam umgehen.

Kapitel fünf

Bange machen gilt nicht!

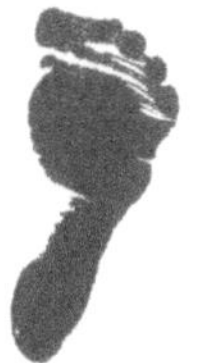

Anatomie der Furchtlosigkeit

Angst wird oft genug analysiert. Wie wäre es mit einer Anatomie der Furchtlosigkeit? Wie baut sie sich auf? Wie wird sie stoßfest, »resilient«? Wie gewinnt sie an Momentum und breitet sich möglichst »viral« aus? Lassen sich begehbare Wege aus der Angst kartieren? Um der grassierenden Verzweiflung, der Endzeitstimmung und dem Hass die Stirn bieten zu können?

*

Eine erste kleine Fallstudie: Sie geht zurück in das Jahr 1945, hat aber im Frühjahr 2022 eine beklemmende Aktualität gewonnen. Sie handelt von Albert Einsteins berühmten Seufzer *Oh weh!* Es soll seine einzige Äußerung gewesen sein, als er von dem Atombombenabwurf auf Hiroshima erfuhr. Einstein war sich bewusst, dass seine Relativitätstheorie der Atomphysik und damit der ersten Kernspaltung 1938 in Berlin den Weg bereitet hatte. Auf eine mögliche militärische Nutzung durch das Dritte Reich wurde er jedoch erst 1939 aufmerksam gemacht. Um ein Monopol Hitlers an einer solchen Waffe zu verhindern, setzte er sich beim US-Präsidenten für die Entwicklung der Atombombe durch die USA ein. Ihren Einsatz aber hat er verdammt.

Seinem *Oh weh* ließ er Taten folgen. Ein von ihm initiiertes *Emergency Comittee of Atomic Scientists* trat bereits ein Jahr später,

1946, in Aktion. Das Ziel: Darüber aufzuklären, dass ein »neues Denken essenziell« sei, »wenn die Menschheit überleben und auf eine höhere Stufe kommen soll«. Dass ein »höherer Realismus« nötig sei, der anerkenne, dass das eigene Schicksal mit dem der Mitmenschen überall auf der Welt verbunden sei. Nuklearwaffen sollten *nie wieder* eingesetzt werden. Diese Entschlossenheit kommunizierte er nicht zuletzt durch rabenschwarzen Sarkasmus. Er sei sich nicht sicher, sagte er 1949 in einem Interview, mit welchen Waffen der dritte Weltkrieg ausgetragen werde, im vierten Weltkrieg aber würden sie mit Stöcken und Steinen kämpfen. »Ich bin ein entschiedener, aber kein absoluter Pazifist«, schrieb er 1953 an einen japanischen Kollegen. »Das heißt, dass ich der Anwendung von Gewalt unter allen Umständen entgegentrete. Ausgenommen, wenn ich mit einem Feind konfrontiert werde, der die Vernichtung des Lebens als Ziel betreibt.«

Aus welchen Quellen schöpfte Einstein in extrem gefährlichen Zeiten Zuversicht und Tatkraft? Sein Credo hatte er schon 1930 formuliert, als er noch in Berlin lebte: »Das Schönste und Tiefste, was ein Mensch erleben kann, ist das Gefühl des Geheimnisvollen. Es liegt der Religion sowie allem tieferen Streben in Kunst und Wissenschaft zugrunde ... Zu empfinden, dass hinter dem Erlebbaren ein für unseren Geist Unerreichbares verborgen liegt, dessen Schönheit und Erhabenheit uns nur mittelbar und in sehr schwachem Widerschein erreicht, das ist Religiosität.« Da ist er wieder, Rachel Carsons *sense of wonder*. Meine These: Die Gewissheit, dass in der Welt Schönheit und Erhabenheit verborgen liegen, ist grundlegend, um angesichts von extremen Gefahren Wege aus der Angst zu finden und handlungsfähig zu bleiben.

*

Eine zweite Fallstudie: Im Alter von acht Jahren hörte ein schwedisches Mädchen, Jahrgang 2003, also ein Millennial, zum ersten Mal vom globalen Klimawandel. »Schaltet das Licht aus, wenn ihr aus dem Zimmer geht«, habe die Lehrerin ihrer Klasse beigebracht, erzählte Greta Thunberg später in einem Interview. Und: »Verbraucht nicht mehr Wasser als unbedingt nötig.« Den Lichtschalter umlegen, den Wasserhahn zudrehen. Warum das? »Wir müssen Ressourcen sparen, um unseren Planeten zu schonen.« Das Gefühl, das da etwas nicht stimme, eine Gefahr drohe, wurde von Beginn an eingebettet in eine Ahnung, dass jeder und jede, schon ein Kind, etwas dagegen tun könne. In den folgenden Jahren zogen die Nachrichten von einer globalen Krise die junge Schwedin in den Bann. Die Verschmutzung der Meere, die *Veränderung* des Klimas und so weiter. Ihre Angst wuchs. Irgendwann aß sie nicht mehr regelmäßig, sprach kaum noch. Eine Teilnahme am Unterricht im Klassenverband war nicht mehr möglich. In der Schulbibliothek gab ihr *eine* Lehrerin Nachhilfeunterricht. Greta erkrankte ernsthaft an einer Depression. Die verzweifelte Suche nach dem *safe space*, dem sicheren Raum, führte in die größtmögliche Enge, in das Kinderzimmer. Später die Diagnose: Asperger Syndrom. Ihr Weg aus der Angst lässt sich rekonstruieren.

Die Familie sorgte sich. Sie kümmerte sich. Sie ging pfleglich mit der Tochter um, fing sie auf. Im Kreis der Familie be*sprach* man die Ängste, die Ursachen psychischer Probleme und die großen Zusammenhänge mit der Krise des Planeten. Das Sprechen, die Sprache kamen ins Spiel und waren heilsam. Auch das Schreiben. Zusammen verfasste die Familie kurze Szenen über das Erlebte und das Gefühlte. Gretas Mutter, Malena Ernman, publizierte sie später unter dem Titel *Scener ur hjärtat*, Szenen aus dem Herzen. Bei der Arbeit daran, erzählte ihr Vater Svante, »ging es Greta so gut wie lange nicht mehr. Ich glaube, dass wir nach der Ursache geforscht und sie in Worte gefasst haben, war eine große Erleichterung für sie. Wir sahen, wie sie aufblühte und immer fröhlicher wurde.«

Das gemeinsame Reden und Schreiben gab ihr neue Energie. So ermutigt beteiligte sie sich an einem Schreibwettbewerb der

Tageszeitung *Svenska Dagbladet* zum Thema Umwelt. Ihr Beitrag gewann den zweiten Preis und wurde veröffentlicht. Im Frühsommer 2018 nahm Greta an einer Videokonferenz über den Kampf gegen den Klimawandel teil. Zwölf Leute waren dabei, ein paar Jugendliche, ein paar Erwachsene, darunter ein Klimaforscher. Greta hörte lange schweigend zu. Als jemand in der Runde vom Schulboykott an amerikanischen Schulen im Anschluss an einen bewaffneten Amoklauf erzählte, wurde sie hellhörig. Ein Modell für Aktionen gegen die Erderhitzung? Als jemand meinte, so eine Aktion müsse aber auch Spaß machen, wurde sie zornig: »Das Klima retten ist kein Spaß. Das ist eine ernste Sache.« Das war zu Beginn des Sommers 2018, der als einer der heißesten Sommer seit Beginn der Aufzeichnungen in die Geschichte eingehen sollte. Gut zwei Monate später, am 20. August 2018, begann Greta Thunberg, 15 Jahre alt, ihren »Schulstreik für das Klima«. Ganz allein, nur mit einem Pappschild *Skolstrejk för klimatet*, etwas Proviant und einer Isomatte. Auf dem Kopfsteinpflaster des Mynttorget, dem Platz vor dem Parlamentsgebäude in ihrer Heimatstadt Stockholm. Sie bekam Resonanz. Gleichaltrige schlossen sich an, Erwachsene äußerten Sympathie.

Greta Thunbergs Weg vom Kinderzimmer auf die Weltbühne vollzog sich binnen drei Monaten. Schon im Oktober bekam sie Einladungen zu Auftritten in Brüssel und Helsinki. Es folgte London. Dort sollte sie auf einer der ersten Kundgebungen einer ebenfalls ganz neuen Bewegung namens *Extinction Rebellion* reden. Der Name allein ist schon ein Alarmruf: *Extinction*, das ist die Auslöschung – von wildlebenden Arten, von Lebensräumen, die Auslöschung der Gattung Mensch selbst. Am 31. Oktober 2018 ergriff Greta in London das Mikrofon und begann zu sprechen: »Als ich ungefähr acht Jahre alt war ...« – »Lauter«, erscholl es aus den hinteren Reihen. Greta begann von neuem, genauso leise. In dem Moment formierte sich ein Sprechchor aus den Stimmen der Leute ganz vorne. »ALS ICH UNGEFÄHR ACHT JAHRE ALT WAR ...« Greta setzte ihren Satz fort: »...hörte ich zum ersten Mal von etwas, das sich Klimawandel oder Erderwärmung nannte« – »HÖRTE ICH ZUM ERSTENMAL VON ETWAS, DAS SICH KLIMAWANDEL ODER ERDERWÄRMUNG NANNTE«. Die Fürsorge der hartgesottenen britischen Aktivistinnen und Aktivisten ihrem jungen, zartbesaiteten Gast gegenüber hatte etwas Anrührendes. Die Botschaft, die sie ihr vermittelten: Jedes Wort von dir zählt. Alle sollen es hören können. Und so ging es weiter bis zum letzten Satz der Rede: »ES IST ZEIT ZU REBELLIEREN«.

Am Vorabend hatte Greta in dem Hotelzimmer, in dem sie mit ihrem Vater logierte, auf die Unterseite des Schreibtisches die Worte *to start a revolution* gekritzelt. Vermutlich hatte sie sich eine Zeit lang in diesem Winkel verkrochen. Vor Beginn der Kundgebung hatte sie sich mit Sicherheitsnadeln ein apfelgrünes Stück Stoff an den Anorak geheftet. Darauf prangten das Logo von *Extinction Rebellion*, eine Sanduhr im Kreis, und die Parole *Rebel for life* – Rebelliere für das Leben. Kein Zweifel: Die Schülerin, die den »Schulstreik für das (lebensfreundliche) Klima« initiiert hatte, kämpfte *für* etwas. Sie hatte etwas, *wofür* es sich zu kämpfen und zu rebellieren lohnte – um eine Revolution *für* das Leben zu starten. Und *for future*, für die Zukunft. Sie wandelte ihre Angst in *Fürsorge* um.

»Bist du Teil des Problems oder Teil der Lösung?« Ein markiger, dennoch kluger Spruch aus der Protestkultur der sechziger und der Alternativkultur der siebziger Jahre. Vielleicht wurde sich Greta Thunberg an diesem Tag bewusst, dass sie Teil der Lösung war. Gibt es ein stärkeres Elixier gegen die Angst?

*

Bange machen gilt nicht! wäre kein schlechter Wahlspruch für die diversen jungen Suchbewegungen der heutigen Zeit. Der Spruch kommt ziemlich leichtfüßig daher. Mit einer Portion Trotz und Eigensinn. Spielerisch, aber nicht verharmlosend. Die Redensart ist mir von Kindesbeinen an geläufig. Im ersten Lockdown der Corona-Pandemie ist sie mir wieder begegnet.

»Krisenvitamine: Kalendersprüche als Inspirationsquelle« – unter diesem Titel präsentierte der TV-Sender 3sat kurz nach Verhängung des ersten, harten Corona-Lockdowns eine kleine Reihe von Animationsfilmen. In der ersten Folge ging es um *Bange machen gilt nicht*. Den Sprechertext aus dem Off illustrieren bewegte Cartoonbilder: Es erscheint der Philosoph Theodor W. Adorno, umrahmt von Palmen, im kalifornischen Exil. Los Angeles, die Stadt der Engel und zugleich die Hölle auf Erden. Mit seiner Frau Gretel im Straßenkreuzer unterwegs, vorbei an einem Haufen verschrotteter TV-Geräte. Mit einer »*Make America great again*«-Baseballkappe, am Piano klimpernd. Untermalt von Easy-Listening-Fahrstuhl-Musik, die Adorno besonders verhasst war, verweist die sonore Erzählerstimme auf Adornos Kritik an Lifestyle und Kulturindustrie amerikanischer Prägung. Das Cover der zwischen 1944 und 1947 verfassten Aphorismensammlung *Minima Moralia* rückt ins Bild: Eine Ermutigung zum Denken jenseits der Norm. In großen Lettern erscheint als Zitat daraus die Sentenz *Bange machen gilt nicht*. Und: »Was wäre Glück, das sich nicht mäße an der unmessbaren Trauer dessen, was ist.« Schluss des Clips.

War der Spruch Adornos »Krisenvitamin« in einer Zeit der Trauer über den Zivilisationsbruch durch Krieg und Holocaust? Der locker-flockige Film verlieh dem mir schon lange vertrauten Satz plötzlich eine neue Aura. Ein Blick in das *Lexikon der sprichwörtlichen Redensarten*, dem dreibändigen Standardwerk des Erzählforschers Lutz Röhrich. Dort taucht die Redensart unter dem Stichwort »bange« auf. »Bange machen gilt nicht!«, heißt es dort, »ist mundartlich und literarisch seit dem frühen 19. Jahrhundert belegt«. Tatsächlich ist der Spruch in verschiedenen Dialektwörterbüchern verzeichnet.

Ein schöner Beleg findet sich in einem Glossar der Berliner Mundart mit dem Titel *Der Richtige Berliner in Wörtern und Redens-*

arten von 1878. Im Vorwort zitiert der Verfasser Hans Meyer zustimmend Goethes Urteil: In Berlin lebe »ein so verwegener Menschenschlag« beisammen, dass man »Haare auf den Zähnen« haben müsse, um sich »über Wasser zu halten«. Typisch berlinerisch, schreibt Meyer, seien die Neigung zu Kritik und Skepsis, ein gesundes Selbstvertrauen, Prägnanz und »Schnoddrigkeit«, definiert als Mix aus Respektlosigkeit und Schlagfertigkeit. Meyers Glossarium präsentiert das Wort »Bange« als Synonym für »Furcht«. Die Beispiele für dessen Verwendung sind: »Hab man keene Bange« und »Bange machen jilt nich«. Begrifflicher Gegenpol zu *Bange* ist das Wort *Kurage.* Entlehnt ist es aus dem Französischen der hugenottischen Flüchtlinge, die im 17. Jahrhundert in Preußen Asyl gefunden hatten. Abgeleitet davon ist »Zivilcourage«. Für Bismarck war diese das Pendant zum »Mut auf dem Schlachtfeld«. Der Eiserne Kanzler beklagte die fehlende Zivilcourage in Preußen. Noch Brecht griff auf das populäre Fremdwort zurück, als er seine Figur »Mutter Courage« nannte.

Das Berliner Dialektwörterbuch verzeichnet noch weitere Gegensätze zu »bange«. Das eine ist »kalt Blut«. Kaltblütigkeit erscheint hier als Synonym für Unerschrockenheit. Das andere ist »starke Nerven«. Das Wörterbuch nennt dazu noch das Wort: »Nervenkostüm«. Das Ende des 19. Jahrhunderts, als das Buch erschien, gilt als das Zeitalter der Nervosität. Die Umbrüche der Moderne, der ständige Wechsel von Boom und Krise, der Stress und die rasanten Beschleunigungsprozesse der Industriegesellschaft – vor diesem Hintergrund wurde »nervös« zu einem Synonym für labil und ängstlich. »Starke Nerven« dagegen avancierten zu einer vor allem Männern zugeschriebenen Tugend, nahe an dem damaligen Kult um »tapfer« und »heroisch«. Die Gemengelage der Wörter taucht heute unversehens in neuen Konstellationen auf. Ist *cool* das neue *kalt Blut?* Auf T-Shirts der Klimabewegung erscheint der Slogan »be a hero«.

Wie aber avancierte *Bange machen gilt nicht!* zum Wahlspruch Adornos und der Frankfurter Schule? Vermutlich kam der

Anstoß von Walter Benjamin. In den Krisenjahren der Weimarer Republik, zwischen 1929 und 1932, hatte Benjamin in der Kinderstunde des Berliner Rundfunks eine Serie von circa 30 jeweils etwa fünfzehnminütigen Auftritten. Gleich in der ersten Folge spricht er über den Berliner Dialekt, die, wie er sagt, »Berliner Schnauze«. Aus der Erfahrung seiner eigenen Kindheit um 1900, aus Erlebnissen als urbaner Flaneur ist er eng vertraut mit dieser Mundart. Seine Dialektkunde für Kinder garniert Benjamin mit Beispielen aus Hans Meyers Buch über den *Richtigen Berliner*. Auch Benjamin rühmt die Prägnanz dieser Sprache. Sie komme »aus der Arbeit« und entstehe »auf dem Omnibus und im Leihhaus, im Sportpalast und in der Fabrik«. Sein Fazit für das junge Publikum: »Das Berlinische ist heute einer der schönsten und genauesten Ausdrücke von diesem rasenden Lebenstempo«.

Einige Monate später, 1931, kommt Benjamin in der Radio-Kinderstunde auf das Thema Dialekt zurück. Inzwischen war die Erwerbslosigkeit in den Arbeitervierteln der Stadt dramatisch angestiegen, die Nazis waren auf dem Vormarsch. Am Mikrofon erzählt Benjamin von Streifzügen über die Wochenmärkte und durch die Markthallen Berlins und von der derben Sprache der Marktfrauen, Obstfrauen, Fischhändler, Sandlieferanten, Schundroman-Kolporteure und sonstigen fliegenden Händler. »Der Berliner Straßenhandel«, sagt er, »ist die hohe Schule der Berliner Schnauze.« Als »das große Berliner Schlagwort«, als den »Wahlspruch« für den »Typus« des Markthändlers zitiert Benjamin in der Sendung: »Bange machen gilt nicht.«

Sieben Jahre später, 1938, lebte Benjamin, inzwischen 48 Jahre alt, unter schwierigsten Bedingungen als Emigrant in Paris. Zu Beginn des Jahres hatte er ein paar glückliche Tage mit dem Ehepaar Adorno in San Remo verbracht. Dessen Abreise ins amerikanische Exil stand unmittelbar bevor. Entsprechend intensiv waren die Gespräche. Sie kreisten um Adornos Ideen für eine Theorie des Radios und der Massenmedien, um Benjamins eigenes Baudelaire-Projekt und in dem Zusammenhang um Gedanken, die er wenig später zu seinen Thesen *Über den Begriff der Geschichte* ausarbeiten sollte. Zurück in Paris, erhielt Benjamin zwei längere Manuskripte Adornos. In dem einen ging es um Richard Wagner, in dem anderen um die Theorie des Radios. Für dieses »Rundfunkexposé« bedankte sich Benjamin in einem Brief an den »lieben Teddie« vom 11. Februar 1938 mit den Worten: »Es gehört ... zu dem Erhellendsten, was ich von Ihnen kenne. Dazu kommt, dass eine wahrhaft erheiternde Unterstimme darin zur Geltung kommt: ein wie leise doch obstinat mitgesummtes ›Bange machen gilt nicht‹.«

Den Brief nahm Adorno mit in die USA. Blieb der Leitspruch für Benjamin selbst in seiner zunehmend verzweifelten Lage ein leiser, aber beharrlicher Unterton? Sein großes Thema in Paris war damals der Aufstieg der Moderne (und der Konsumgesellschaft) im Paris des 19. Jahrhunderts. In der Nationalbibliothek versenkte er sich monatelang in die entlegensten Quellen. Ein Leitmotiv seiner Recherchen blieb freilich die Suche nach einem »Staudamm gegen den Pessimismus«, den er bei dem Dichter Charles Baudelaire zu finden glaubte. Bei dessen Zeitgenossen, dem Berufsrevolutionär Blanqui, fand er eine verwandte Geisteshaltung: »Die Entschlossenheit, die Menschheit aus der jeweils ihr drohenden Katastrophe in letzter Stunde herauszureißen, ist gerade für Blanqui ...das Maß gebende geworden.« Auch Benjamins letzte Arbeit, die *Geschichtsphilosophischen Thesen*, kreisen darum. Dort zieht er eine Linie von den »feinen und spirituellen Dingen im Kampf der revolutionären Klasse«, die dort »als Zuversicht, als Mut, als Humor, als List, als Unentwegtheit« lebendig seien, bis hin zur jüdischen Glaubensgewissheit, dass jede Sekunde die »kleine Pforte« sei, »durch die der Messias treten könnte«.

Benjamin wurde von den Nazis in den Tod getrieben. Auf der Flucht über die Pyrenäen nahm er sich am 27. September 1940 das Leben. Seine *Thesen* wurden gerettet. Eine Abschrift schickte Hannah Arendt, der sie der Autor auf der Flucht durch Südfrankreich anvertraut hatte, an Adorno nach New York. Das war im Sommer 1941. Zu dem Zeitpunkt bereitete in Deutschland eine sogenannte *Zentralstelle für jüdische Auswanderung* unter Leitung von Eichmann die Deportation der europäischen Juden vor. Das Vernichtungslager Auschwitz war bereits in Betrieb. Die Wannsee-Konferenz stand bevor.

Walter Benjamins *Thesen* beeinflussten Adorno, als er mit der Arbeit an seinem Opus magnum *Minima Moralia* begann und einer dieser »Reflexionen aus dem beschädigten Leben« den Titel gab: *Bange machen gilt nicht.*

*

Angst und *bange* – die beiden Wörter hängen auch etymologisch zusammen. Die Brüder Grimm führen in ihrem Wörterbuch beide auf die Wurzel »eng« zurück. Die Rede ist also von einem Gefühl der Beengung und Beklemmung. Es ist etwas, was sich auch körperlich ausdrückt, einem die Brust zuschnürt, den Atem verschlägt, das Blut in den Adern gerinnen lässt, den Blick zum Tunnelblick verengt – den Blick auf das eine, angstbesetzte Phänomen. Im Extremfall fühlst du dich in die Enge getrieben wie das Kaninchen, das auf die Schlange starrt. Du gerätst in Panik.

Doch auch das Ideal der Furchtlosigkeit hat in unserer Kultur tiefe Wurzeln. So gut wie alle *Kinder- und Hausmärchen* der Brüder Grimm handeln davon. Gesammelt haben diese sie zwischen 1815 und 1856. Ihre Zeit aber ist die Traumzeit, ihr Zauberwald die Wildnis des Unbewussten. Dort überwinden die kindlichen Heldinnen und Helden ihre Ängste, kämpfen mit Wölfen, Hexen und Unholden und gehen siegreich und gereift daraus hervor. Ein Märchen erzählt »von einem, der auszog, das Fürchten zu lernen«. Oder ein Jüngling spricht zu einem Alten, der ihn dringend gewarnt hat: »Ich fürchte mich nicht, ich will hinaus und das schöne Dornröschen sehen.« »Märchen sind Entwürfe von Glück«, schrieb der aus Wien gebürtige, 1939 in die USA emigrierte Psychoanalytiker Bruno Bettelheim. »Niemand, so wollen sie uns glauben machen, ist jemals in einer so ausweglosen Lage, dass er sie nicht meistern kann. Keine Hexe, kein Zauberer erweist sich am Ende als so mächtig, dass sie nicht zu Fall zu bringen wären.«

*

»Bange machen« ist wohl eine Prägung Luthers. »...und macht jm angst und bange« heißt es in seiner Übersetzung des Buches Jesus Sirach, Kapitel 4, Vers 19. Die volle Wucht des Wortes entfaltet Paul Gerhardts Passionslied »Oh Haupt voll Blut und Wunden«, gedruckt zum ersten Mal 1656, kurz nach dem Dreißigjährigen Krieg, einer Epoche von allgegenwärtiger Gewalt, Hungersnöten, Pest-Pandemie und extremen Wetterereignissen. Der wortgewaltige lutherische Prediger an der Berliner Nikolaikirche hat eine kühne Steigerungsform von »bange« in seinen Text einfließen lassen: »Wann mir am *allerbängsten* /Wird um das Herze sein, /So reiß mich aus den Ängsten /Kraft deiner Angst und Pein.« Diese Strophe verwendete Johann Sebastian Bach 70 Jahre später in seiner Matthäus-Passion, wenn nach dem Bericht vom Tod Jesu am Kreuz der Chor einsetzt.

Der Urtext von allem ist das biblische *fürchte dich nicht*, auf Hebräisch *al tijrā*. Es enthält die Wortwurzel *jr*, was »beben«, »zittern« bedeutet. Wie im Deutschen erscheint das hebräische *jr* häufig im Kontext von *srr* – beengt, bedrängt, verängstigt, unter Druck. Der Satz zieht sich wie ein roter Faden sowohl durch das Alte wie auch durch das Neue Testament. »Fürchte dich nicht, Abraham, ich bin dein Schild« (1. Moses 15) ist die Botschaft Gottes an Abraham. In der Weihnachtsgeschichte heißt es dann: »Fürchtet euch nicht, denn ich verkünde euch eine große Freude, die dem ganzen Volk zuteil werden soll.« So lautet der Ruf des Engels an die Hirten auf dem Feld (Lukas, 2). Bei der Geburt Christi, also im Moment und Momentum der Zeitenwende, ist »Fürchtet euch nicht« die Botschaft. Die Freiheit von Furcht ist hier Folge einer vertrauensvollen Hinwendung zu einem helfenden und schützenden Gott. Bedingung für Angstfreiheit, könnte man sagen, ist ein Grundvertrauen in eine Macht, die größer ist als man selbst.

Was ist dann mit der Apokalypse? Ist sie die »Endzeit«, in der alles, was ist, der absoluten Auslöschung preisgegeben ist? Der radikale Abbruch der gegenwärtigen, unrettbar bösen Welt, das Verlieren aller Hoffnung? Nein, denn dahinter scheint stets das Bild eines neuen Himmels, einer neuen Erde auf. Das griechische Wort *apokalypsis* bedeutet erstmal nur Enthüllung, Entschleierung oder Offenbarung. So verstanden enthüllt jede aktuelle Katastrophe die Schrecken, die drohen. Sie ermöglicht den Blick in den Abgrund – auf das Ende der Welt, wie wir sie kennen. Eine solche Enthüllung, richtig verstanden, wäre kein Abbruch von allem, sondern eine Unterbrechung der Normalität. Sie ermöglicht, ja erzwingt die Umkehr.

Angst und *Enge* liegen auch im Chinesischen dicht beieinander. Das Zeichen für *Beklemmung* zeigt ein zwischen zwei Türflügeln 門 eingeklemmtes Herz 心: *mén* 悶. Angst und Beklemmung sind wie Trauer, Zorn, ausgelassene Heiterkeit extreme Gefühle und verlangen nach Ausdruck. Wer aber anhaltend darin verweilt, der schadet seiner Lebenskraft und dem harmonischen Miteinander. Daher die Bedeutung von »Maß und Mitte« im chinesischen Denken. Auch die Mitte ist kein Dauerzustand, eher ein Pendeln, bedarf des Suchens und Ringens. Einer der Wege aus dem Extrem führt, der chinesischen Medizin zufolge, über sein Gegenteil: Freude (Weitung) überwindet Trauer (Engung); Scham (Engung) überwindet Zorn (Weitung).

*

Eine neue Welle der Angst begann Anfang 2020. Eine Pandemie überzog, von der chinesischen Metropole Wuhan ausgehend, binnen kürzester Zeit den gesamten Planeten und stürzte die

Menschheit in eine existenzielle Krise. Innerhalb von zwei Jahren, so schätzt die Weltgesundheitsorganisation, starben 15 Millionen Menschen im Zusammenhang mit Covid-19. Anfänglich wusste man nur wenig. Es gab kein Heilmittel und keinen Impfstoff. Entsprechend groß war die Sorge überall auf der Welt. Was half gegen die Ängste?

Zunächst ging es darum, das Virus zu verstehen. Noch im Januar 2020 trat in den USA das Zentrum für Seuchenkontrolle und -prävention mit Sitz in Atlanta in Aktion. Es aktivierte ein *Emergency Operations Center*. Nur ein Tag später erging ein Eilauftrag an den *Graphic Service Branch*, die Abteilung für visuelle Kommunikation medizinischer Sachverhalte. Sie sollte der noch weitgehend unbekannten Virusmutation »ein Gesicht geben«, dem Feind eine »Identität« als Killervirus. Das war keine einfache Sache, denn das Coronavirus ist mikroskopisch klein – nur 0,12 bis 0,16 Mikrometer – und damit so gut wie unsichtbar. Selbst unter einem starken Elektronenmikroskop erscheint nicht mehr als ein verschwommenes Abbild. Daher mussten die Kommunikationsexperten kreativ werden und ein Phantombild schaffen, das Alarm schlagen, warnen, Abwehr und Verfolgung eines unsichtbaren Feindes in Gang setzen sollte. Kreiert wurde es in der letzten Januarwoche 2020, verbreitet hat es sich »viral« – wie das Virus selbst – binnen weniger Tage, überall auf der Welt. Es ist zu einem ikonischen Bild geworden, das von Anfang an unsere Vorstellung von COVID-19 prägte.

Wie visualisiert man ein bis dahin unbekanntes, mit bloßem Auge unsichtbares, aber tödliches Virus? Alissa Eckert, Grafik-Designerin am Zentrum, erzählt, dass das Bild möglichst nah an der Realität sein sollte. Nichts Spielerisches, nichts Niedliches, sondern eher »Drama«, krasse Kontraste. Etwas Kühnes, das aus dem medialen Kontext herauspoppt und den Blick fesselt. »Wir wollten der Öffentlichkeit keine Angst einjagen«, sagt ihr Kollege Dan Higgins, »aber wir wollten unbedingt, dass die Leute die Sache ernst nähmen.«

Der erste Schritt in diesem kreativen Prozess war ein Briefing mit den Virologen des Zentrums, die mit der Erforschung des Coronavirus befasst waren – und selber damals noch an vielen Punkten im Dunkeln tappten. Auf der Basis der Informationen, die sie ihnen über Struktur und Aufbau des Virus geben konnten, begann das Team, die Ästhetik des Bildes aufzubauen. Aus den Farbpaletten der Design-Software wählte man die geeignetsten Farbtöne aus. Rot- und Orangetöne vor allem. Dieser Teil war pure Imagination, denn Viren sind farblos. Hier ging es um das Spiel mit den Emotionen, die psychologische Tiefenwirkung des medial kommunizierten Bildes.

Entstanden ist ein bedrohliches Bild: Ein steingrauer, poriger Ball stellt den ummantelten Kern des Virus dar. Gespickt – gezackt – ist er rundum mit einem Kranz von feuerroten, keulenartigen Fangarmen. Sie repräsentieren die Spike-Proteine, die Organe, die an die menschlichen Zellen andocken und das Virus so rasend ansteckend machen. Auf dem Bild sind sie deutlich überrepräsentiert, an Zahl und durch die rote Signalfarbe. Die düsteren Schatten, die sie auf den grauen Viruskörper werfen, sind erst recht pure Fantasie. Ästhetische Mittel, um die hohe Ansteckungsgefahr dieses Virus zu kommunizieren. Kleine, gelbe, auf der Virusoberfläche verstreute Tupfer stellen die Envelope-Proteine dar. Diese sorgen für den Durchbruch in die Gastzelle hinein. Orangefarbig gestaltet sind die krümelartig auf dem Viruskörper angeordneten Membrae-Proteine. Sie verbinden sich mit den Membranen der gesunden Zellen in den Blutgefäßen und Atmungswegen des menschlichen Körpers und zerstören sie. Um das Gefühl zu erzeugen, dass der abgebildete Virus lebe, man ihn berühren und spüren und sich dagegen schützen könne, wurde er als 3D-Bild erzeugt.

Am 31. Januar wurde das Bild des Coronavirus für die Veröffentlichung freigegeben. Eine neue Ikone war geboren und trat ihren Weg in die globalen Medien an, um zu den von den Virologen empfohlenen, ja dringend geforderten radikalen Verhaltensänderungen zu motivieren. Die Fusion von Wissen und Fühlen, Computertechnologie und künstlerischer Fantasie kommunizierte rund um den Globus jedem und jeder – auch Menschen, die nicht lesen können – die Botschaft: Das Virus ist gefährlich, du musst es ernst nehmen; aber wir haben es auch durchschaut, wir haben es verstanden und können es besiegen. In einem Zusammenspiel von Wissenschaft, pharmazeutischer Industrie, staatlichem Handeln und aufgeklärter Zivilgesellschaft. Die neue Ikone war Teil dieses Narrativs.

In den verschiedenen Stufen und Wellen der Pandemie machte das ikonische Bild selbst verschiedene Mutationen durch. In leicht variierter Form- und Farbgebung blieb es allgegenwärtig. Es diente als Deko und Logo in der weltweiten medialen Berichterstattung. Als Trailer für die jeweils aktuellen Statistiken und deren Säulen, Kurven, Diagramme und Zahlenkolonnen. Als Hintergrund für Talking Heads aus Virologie, Politik und Zivilgesellschaft. Es diente als Einleitung für all die Reportagen von den Intensivstationen und Krematorien, aus den Innenstädten und Urlaubszielen im Wechsel zwischen Lockdown und Lockerung. Die sensationell schnelle Entwicklung von Impfstoffen, die ersten Zulassungen um die Wende zum Jahr 2021 und die folgenden großangelegten Impfkampagnen (zumindest in den reichen Ländern) bestätigten und stärkten das Narrativ, dass es uns gelingen wird, das Virus einzuhegen.

Doch bei aller Rhetorik vom »Krieg« gegen diese »Geisel der Menschheit« – das von dem ikonischen Bild und der medialen Sprache geprägte Narrativ bot nur einen »Tunnelblick« auf die Pandemie. Der Begriff des Tunnelblicks stammt aus der Augenheilkunde. Dort bezeichnet er eine krankhafte Einengung des Gesichtsfeldes. Dabei bleibt Wesentliches außen vor. Im Fall der Pandemie war es das Bewusstsein und tiefere Verständnis von Ursprung, Herkunft, den eigentlichen Ursachen der Pandemie. Viel zu selten wurde das Abbild des Virus in einen größeren Rahmen gestellt, viel zu selten erzählte man die größere Geschichte:

dass das Virus nicht im luftleeren Raum entstand, sondern wir sein Auftreten mit unserer Art, den Planeten zu besiedeln, quasi herausgefordert haben.

»Spiky Blob« wirkt auf den Betrachter wie ein Alien: außerirdisch. Das ist es aber nicht. Das Coronavirus kam aus der Wildnis. Es sprang zuerst von wildlebenden Tieren auf den Menschen über, bevor es in rasender Geschwindigkeit über Atemluft oder Berührungen von Mensch zu Mensch übertragen wurde. Der Ursprung dieser Pandemie ist »zoonotisch«, genau wie Ebola, HIV, Tollwut und Borreliose. Je enger Menschen, Haustiere oder Nutztierbestände mit wild lebenden Tieren in engen körperlichen Kontakt kommen, desto höher sind die Risiken für solche Zoonosen. Die Räume, in denen solche Kontakte stattfinden, haben sich in den letzten Jahrzehnten sprunghaft erweitert, besonders im globalen Süden. Die treibende Kraft dabei war die Expansion von industrieller Landwirtschaft und Agrobusiness. Sie verursachte die Fragmentierung vieler Habitate wilder Tiere und Pflanzen. Der Kahlschlag weiter Flächen im tropischen Regenwald, die Buschbrände und die Extraktion von Bodenschätzen durch den Bergbau zwangen zahlreiche Arten zur Wanderung in die Bereiche menschlicher Besiedlung. Auch der Klimawandel mit den gravierenden Veränderungen von Temperatur, Feuchtigkeit und Windverhältnissen erzwang oder begünstigte eine neue Mobilität von bis dahin relativ stabil an begrenzte Territorien und Lebensbedingungen gebundenen Tierpopulationen. Nicht zuletzt zwangen Armut und Hunger im globalen Süden immer mehr Menschen, auf tierische Proteine in jedweder Form zurückzugreifen.

Mit den wilden Tieren kamen bis dahin abgeschottet existierende Pathogene, Krankheitserreger, in direkten Kontakt mit Menschen. In solchen Situationen kommt es zum Ausbruch von Pandemien. Wir müssen endlich verstehen: Am Anfang war das unermessliche Leiden der Kreatur. Darauf folgte das tiefe menschliche Leid. Nichts davon passiert losgelöst und ohne Einflussmöglichkeit. Das Virus schwebt nicht im luftleeren Raum. Sicherlich hat das Virusbild seinen Job gut gemacht und durch ein aktives *Bange machen* die dringend notwendige Akzeptanz der Menschen für die pandemischen Maßnahmen erhöht. Aber es hat zugleich den Blick so sehr verengt, dass ein Handeln über die akuten Einschränkungen hinaus, eine Veränderung der Situation zum Guten hin (damit die nächste Pandemie nicht schon wartet), kaum möglich ist.

Dabei wäre eine solche Veränderung dringend nötig. »Wir sollten nicht warten«, sagt Delia Grace, Veterinärin, Epidemologin und Expertin für Ernährungssicherheit, »bis Leute krank werden, und dann versuchen, sie zu behandeln. Wir sollten vor allem für eine gesunde, eine intakte Umwelt sorgen, damit Leute gar nicht erst erkranken.« So schwierig sei es eigentlich gar nicht, diese neu auftretenden Krankheiten zu kontrollieren. Man müsse nur an den richtigen Orten und zur richtigen Zeit handeln. Aus ihrer eigenen Erfahrung in *Zoonotic Disease Units* in Uganda und Kenia verweist sie auf die lokale Ebene, die Gemeinwesen. Dort, wo Menschen, Viehbestände und Wildtiere in Kontakt treten, müsse man vorbeugend eingreifen. *Think globally, act locally*, um es mit einer alten Formel der UN-Umweltpolitik auszudrücken.

Eine neue Formel verbreitete sich während der Pandemie, eine, die dem engstirnigen Starren auf das Virus entgegenstand: *One health*. Nur eine Erde, nur eine Gesundheit. Der Begriff ruft dazu auf, Gesundheit ganzheitlich zu denken. Die Zusammenhänge zu verstehen, das »größere Bild« der physischen und psychischen Gesundheit, der Gesundheit von Mensch, Tier, Umwelt und Erde zu sehen und entsprechend zu handeln. Verbundenheit statt Isoliertheit, Handlungsoptionen statt Angststarre. Denn *Bange machen gilt nicht!*

*

Eins der anrührendsten Bilder aus dem globalen Lockdown im Sommer 2020 kam aus dem besonders leidgeprüften Indien. Es zeigt ein junges Mädchen, die 15-jährige Jyoti Kumari, wie sie ihren erkrankten Vater, einen Wanderarbeiter, auf dem Gepäckträger ihres Fahrrads transportiert. In der Zeit des Lockdowns, in der alle anderen Verkehrsmittel stillstanden, brachte sie ihn aus der Hauptstadt Neu-Delhi in ihr heimatliches Dorf. Zehn Tage waren die beiden in der Gluthitze unterwegs. *Awesome,* sagt man in der Sprache der Sozialen Medien – Jyoti ist wahrlich ehrfurchtgebietend. Doch die Verneigung vor einer solchen Heldin darf eine unbequeme Wahrheit nicht verdrängen: Opferbereitschaft muss oben anfangen. Auch das ist eine Lehre aus so vielen Krisen der Vergangenheit. Sie ist noch längst nicht durchgedrungen.

Anfang April 2020 hatte die indische Schriftstellerin und Menschenrechtsaktivistin Arundhati Roy in der Financial Times einen Essay mit dem Titel *Die Pandemie ist ein Portal* veröffentlicht. Sie erzählt, wie der Lockdown von Anfang an vor allem das Leben der niedrigen Kasten der indischen Gesellschaft zur Hölle machte. Ihr Text schließt mit einem flammenden Plädoyer. Diese Pandemie, schreibt sie, sei ein »Portal, ein Tor zwischen einer Welt und der nächsten. Wir haben die Wahl: hindurchzugehen und die Kadaver unserer Vorurteile und unseres Hasses, unserer Datenbanken, unserer toten Flüsse und rußigen Himmel hinter uns her zu schleppen. Oder wir können leichtfüßig hindurchschreiten, mit wenig Gepäck, bereit, eine andere Welt zu imaginieren. Und bereit, für sie zu kämpfen«.

Eine andere Welt zu imaginieren, ist möglich! Mitten in der Krise unsere Pforten der Wahrnehmung für Möglichkeitsräume, positive Energien und Handlungsoptionen zu öffnen – das wär's doch! Spiky Blob und das Narrativ, das heute vorherrscht, suggerieren, dass der Griff zur *reset*-Taste, die schlichte Rückkehr zu den Verhältnissen vor dem Ausbruch der Pandemie möglich und wünschenswert sei. Was wir dagegen brauchen, ist ein Bewusstsein, dass sich die Unterbrechung der Normalität nutzen ließe, um – wie auch die Klimaforscher fordern – »das Ruder herumzureißen«, einen neuen Kurs einzuschlagen und endlich Ernst zu machen mit der »Großen Transformation«.

*

Die Pandemie war noch längst nicht überstanden, als im Februar 2022 eine neue Welle der Angst anrollte. Auslöser war Russlands Krieg gegen die Ukraine. Der Angriff wurde begleitet von Putins unverhohlener Drohung mit einem Atomschlag, falls die NATO militärisch eingreifen würde. Am selben Tag erhöhte Putin die Alarmstufe für die nuklearen Angriffskräfte. Im Westen tat man das als Erpressungsversuch ab.

Ungefähr zur gleichen Zeit veranstaltete das Bundeskanzleramt in Berlin eine Dichterlesung zur Solidarität mit dem geschundenen Land. Die ukrainische Sängerin Mariana Sadovska richtete vom Podium aus einen verzweifelten Appell an das Publikum im Saal: »Aber wir können doch so einen Verbrecher wie Putin nicht davonkommen lassen, nur weil er mit der Atombombe droht … Wenn die Welt untergeht, weil wir der Ukraine halfen, dann soll es halt so sein.« Eine kompromisslose Bitte, geboren aus Verzweiflung. Niemand widersprach. Andere Stimme warnten. Japans UN-Botschafter Ichiro Ogasawara etwa erklärte vor einem UN- Forum: »Als das einzige Land, das einen atomare Bombadierung in Kriegszeiten erlebt hat, ist sich Japan der katastrophalen Folgen voll bewusst … So eine Tragödie darf sich *nie wieder* wiederholen.« NEVER AGAIN. Nie wieder.

*

Ein Flashback zurück in meine Kindheit in den fünfziger Jahren. Zu meinen Pflichten gehörte es, schon bevor ich selbst lesen konnte, morgens die Tageszeitung aus dem Briefkasten zu holen. Schon im Treppenhaus, auf dem Weg zurück in den dritten Stock des Nachkriegs-Sozialbaus, in dem wir wohnten, nahm ich flüchtig das Foto auf der Titelseite in Augenschein. In regelmäßigen Abständen zog mich dabei ein einziges düsteres Motiv in immer neuen Varianten in seinen Bann. Eine pilzförmige Wolke, *mushroom cloud*, starrte mir entgegen. Fotos der Wolkenformation, die nach der Zündung einer Atombombe zum Himmel aufsteigt, wurden zu Ikonen des Kalten Krieges.

Vom ersten Test 1945 über die Ernstfälle von Hiroshima und Nagasaki bis zum Abkommen zum Verbot überirdischer Tests 1963 detonierten etwa 500 Atombomben in der Atmosphäre. Auch als Mitte der sechziger Jahre die Tests unter die Erdoberfläche verlagert wurden, blieben diese Bilder unauslöschlich im kollektiven Bewusstsein haften, traumatisierten meine Generation überall auf der Welt. Das war nicht nur pure Angst. Noch etwas kam hinzu. Im Englischen spricht man von »thrill«, Angstlust, von »shock and awe«: Erschütterung durch die magische Schönheit der ikonischen Bilder, ehrfürchtige Angst. Vor der lebensbedrohlichen Macht der Technologie und vor den Machthabern, die über sie verfügten. Die Bilder, erst recht die bewegten Bilder auf der damals für uns neuen TV-Mattscheibe und der Kinoleinwand, strahlten eine morbide (kranke) Ästhetik aus. Erst jetzt, im Rückblick, wird mir bewusst, wie massiv in meiner Kindheit das Wort, das Bild, die Vorstellung nuklear verstrahlter Wolken Angst eingeflößt hatte.

Eine radioaktive Wolke entsteht in den Sekundenbruchteilen nach der Zündung der Bombe. Diese löst die nukleare Kettenreaktion im Inneren des metallenen Körpers aus. Die Detonation erzeugt einen gasförmigen Feuerball. Hitze breitet sich aus. Die Schockwelle aus Überdruck, Hitze und Feuersturm zermalmt die Strukturen an Ground Zero, dem Epizentrum, der Bodenoberfläche in nächster Nähe der Sprengung, Sie reißt einen Krater auf. Erde und Schutt werden zerstäubt, verstrahlt und emporgeschleudert. Die Druckwelle bildet eine Wand aus hochkomprimierter Luft, formt eine glühende, rötlich-braune Wolke aus

Staub, Rauch und radioaktiven Partikeln. Im Aufsteigen saugt sie Wasser aus der umgebenden kühlen Luft. Der Aufwind formt die Wolke zu einer Säule mit einer beulenförmigen Ausbuchtung im oberen Bereich. Sie kühlt sich ab, hört auf zu glühen, wird weiß. In circa 10 Kilometern Höhe stoßen die noch aufsteigenden Teile der Wolken in die Grenzschichten zwischen Troposphäre und Stratosphäre vor. An den dort zirkulierenden stabileren Luftschichten prallen sie ab, expandieren in die Breite, flachen ab. Der Wasserdampf gefriert. Jetzt formt sich eine Struktur, die an den Schaft und den Hut eines Pilzes erinnert – *mushroom cloud*. In dieser Form bleibt die radioaktive Wolke etwa eine Stunde lang sichtbar. Dann wird sie vom Winde verweht. Sie löst sich in die umgebende Atmosphäre auf, vereinigt sich mit den natürlichen Wolken, tarnt sich als heitere Natur. Als radioaktiver Niederschlag, Fallout genannt, kehrt sie irgendwann, irgendwo in Form winziger Partikel zur Erde zurück. Die Teilchen kontaminieren Böden und Gewässer mit radioaktiven Isotopen wie Strontium 90 oder Caesium 137. Deren Zerfallszeit ist extrem lang. Doch die Bedrohung ist bis dahin längst unsichtbar geworden.

»Heller als tausend Sonnen«: Der Blitz sei vom Mars aus zu sehen gewesen, vermuteten Wissenschaftler, die zu Augenzeugen des ersten Atombomben-Test am 16. Juli 1945 in der Wüste von New Mexico wurden. *Shock and awe*. Erschütterung und Ehrfurcht – und Hybris. Man erlebte den Aufstieg der Wolke in den Himmel als majestätisch, als erhaben, als dunkle Schönheit. Den Atomphysiker Robert Oppenheimer, Leiter beim Manhattan-Projekt, erinnerte das Schauspiel an einen Vers aus dem indischen Schöpfungsmythos *Bhagavid Gita*: »Jetzt bin ich zum Tod geworden, zum Zertrümmerer der Welten.« Hybris oder Verstörung? Entsetzen angesichts eines Abgrunds an Schuld – und Reue? In dem religiösen Urtext dient dieser Satz der Selbstbeschreibung des Gottes Krishna. Die Passage beginnt mit den Worten: »Sollte am Himmel der Glanz von tausend Sonnen gleichzeitig aufgehen, so würde diese Strahlung meiner Helligkeit gleichen.«

Das radikal Neue: die Erkenntnis, dass der Mensch selbst seine eigene Auslöschung in Gang setzen kann. Die Vernichtung der menschlichen Zivilisation war in den Bereich möglicher menschlicher Handlungen eingetreten. Die *mushroom cloud*, der Atompilz visualisierte und symbolisierte Endspiel, Endzeit, Apokalypse. Wenige Tage nach dem Test in Mexiko detonierten die Bomben über Hiroshima und Nagasaki. Den Bildern des Atompilzes in der Wüste folgten die Fotos vom Ernstfall in dichtbesiedelten Städten. Der Feuerball, der von der Erde aufschießende Pilz verwob sich mit den Bildern von schwarzem Regen und gespenstischen nuklearen Ruinen. Im Umkreis von 500 Metern von Ground Zero starben alle Menschen sofort. Bis Ende 1945 waren circa 140.000 Einwohner der Stadt tot. In diesem historischen Kontext stand Einsteins *Oh weh.* Das zarte Empfindungswort öffnete einen Zugang zu möglichen Wegen aus der Angst. Es signalisierte Trauer und Empathie für das Leid.

Auch Gegenbilder zum *mushroom cloud* gingen um die Welt. Eins davon war »*Hitokage no ishi*«: Ein Foto, das die Umrisse einer menschlichen Gestalt zeigt, die auf den Stufen eines Bankgebäudes in der Innenstadt von Hiroshima, 260 Meter von Ground Zero entfernt, gesessen hatte, auf die Öffnung der Bank wartend, als der Atomblitz einschlug, und der schwarze Regen fiel. Die Konturen der Frau, vermutlich die 42-jährige Mitsuno Koshitomo, brannten sich in den Stein ein. Der steinerne Abdruck gab der Trauerarbeit der Bevölkerung einen Ort. Er stand für das *nie wieder*, für Versöhnung statt Vergeltung. Heute ist er im Museum im Friedenspark von Hiroshima zu sehen.

In der Zeit des menschengemachten Atompilzes wurde ein Pilz aus der wilden Natur ikonisch:

Die Wolke zieht vorüber
löst sich auf
und ich rieche das Aroma des Pilzes.

Das Haiku des Dichters Koi Nagata feiert den Matsutake, einen Pilz aus der Familie der Ritterlinge. In der japanischen Tradition galt sein Duft seit Jahrhunderten als jedes Jahr neu sehnsüchtig erwarteter Künder des Herbstes. Er wurde verehrt und war wie die Kirschblüte im Frühling ein beliebtes Ziel von Familienausflügen. Sein Fleisch galt und gilt noch heute als Delikatesse und erzielt Spitzenpreise. Der Matsutake-Pilz soll am Ground Zero im Herbst 1945 aus dem Boden gekommen sein – so wie jedes Jahr.

Ikonisch wurden auch die Fotos der Hibaku-Bäume, der überlebenden Baumwesen von Hiroshima. Ein Gingkobaum ergrünte im nächsten Frühjahr wieder. Die Schwarzkiefer, der Sonnenschirmbaum, Weidenbäume, Eukalyptus, Bambus, Hanfpflanzen kamen zurück. Oleander und Azaleen blühten wieder auf. Wenn es eine Botschaft all dieser Pflanzen an die überlebenden Menschen gibt, dann lautet sie: Die Natur ist stärker. Das Leben geht weiter – selbst im Inferno.

*

Ich erinnere mich an einen Moment in meiner Kindheit. An jenem Tag, es war der 13. August 1961, ich war elf, stand auf einmal die Nachbarsfrau mit verweintem Gesicht vor unserer Wohnungstür: »Gibt es jetzt Krieg?« Die bange Frage überschattete unsere gesamte Kindheit. Wir hatten, könnte man sagen, eine behütete Kindheit an einem der heißesten Punkte des Kalten Krieges. Unsere Vorstellung von »Krieg« verband sich unlösbar mit den Bildern der Drohgebärden zwischen der Sowjetunion und den USA. Sie ließen uns erschauern, verfolgten uns bis in unsere Albträume hinein, quälten uns, traumatisierten uns. Im Herbst 1963 verfolgten wir atemlos die TV-Bilder von den sowjetischen Frachtern, die Raketen nach Kuba transportierten, hörten in den Nachrichten von der scheinbar unmittelbar bevorstehenden Konfrontation amerikanischer und sowjetischer Kriegsschiffe in der Karibik, bekamen mit, dass die Welt am Abgrund eines atomaren Schlagabtauschs stehen könnte. Was gab uns damals Zuversicht?

NIE WIEDER KRIEG – diese Parole war damals für mich eine Offenbarung. Ich entdeckte sie im elterlichen Bücherschrank, in einem Band mit Bildern und Tagebuchaufzeichnungen von Käthe Kollwitz. Darunter war das ikonische Plakat abgebildet, das die Künstlerin 1924, zehn Jahre nach Ausbruch des Ersten Weltkriegs für eine Antikriegsveranstaltung der Sozialistischen Arbeiterjugend in Leipzig geschaffen hatte. Die Zeichnung auf dem Plakat zeigt die Frontalansicht eines Jünglings mit wehendem Haar. Der Mund ist zu einem Ruf geöffnet. Die Augen sind weit aufgerissen. Die linke Hand ist aufs Herz gelegt. Der rechte, ziemlich muskulöse Arm streckt sich senkrecht empor. Hand und Finger formen sich zur Gebärde des Schwurs. In der schwungvollen Handschrift der Künstlerin, jedes Wort extra unterstrichen, füllt die Parole *Nie wieder Krieg* die freie Fläche zu beiden Seiten des Armes. Das Plakat hat Käthe Kollwitz mit Herzblut gestaltet. »Heut ist der zehnjährige Gedenktag. Heut schwört mein Plakat: Nie wieder Krieg«, schrieb sie an ihren älteren Sohn Hans (übrigens ein Jugendfreund von Walter Benjamin). Sein jüngerer Bruder Peter war als 18-Jähriger gleich zu Beginn des Krieges in einem Schützengraben in Flandern gestorben.

Die Trauer der Mutter – unermesslich. Das Plakat aber war eine Auftragsarbeit, die Inschrift vorgegeben. Der Auftrag kam nicht von irgendwie friedensbewegten Idealisten. Die »Nie wieder Krieg«-Komitees, die für den Protesttag in Leipzig mobilisierten, bestanden in der Mehrheit aus heimgekehrten Frontsoldaten sowie aus Frauen, die in den Munitionsfabriken geschuftet und die Steckrübenwinter ausgehalten hatten. Sie hatten in apokalyptische Abgründe geschaut und es hatte sich ihnen etwas »enthüllt«, das sie in die zwei Wörter *nie wieder* fassten. Das hatten sie zu ihrer *Sache* gemacht, für die sie durchaus auch *militant* zu kämpfen bereit waren: »Wenn ihr nur wollt: bei euch steht der Sieg! / Nie wieder Krieg!« (Kurt Tucholsky, 1922).

Das ist keine Ausmalung einer realitätsfremden Utopie, sondern der Schwur, alles zu tun, um Krieg, die Existenz des Militärs selbst, zu ächten. Es ist die Entschlossenheit, sich das Leben nicht durch die »todsichere Aussicht« auf immer neue Kriege »verhunzen« zu lassen (Karl Kraus, 1920).

In meiner Kindheit in den 1950er-Jahren war diese Entschlossenheit nach meiner Erinnerung weitgehend Konsens, gerade unter vielen, die im Zweiten Weltkrieg an der Front gekämpft hatten. Erst 2022 wurde dieser Konsens wirklich gekippt. Unter dem Vorzeichen der ausgerufenen »Zeitenwende« erschien *Nie wieder Krieg* vielen als hoffnungslos naiv und blauäugig, ja als Verrat an den Werten des Westens, als Flucht aus der Verantwortung. Das Gegenteil ist der Fall: *War is no solution.* Das englische Wort für Krieg ist aus dem angelsächsischen *wyrre,* dem altsächsischen *werran* hervorgegangen. Das hängt mit unserem Wort *Verwirrung* zusammen. *Nie wieder* ist die rationale Konsequenz aus dem Blick in den Abgrund – egal, ob in den Abgrund der militärischen Eskalation, der atomaren Vernichtung, der Erderhitzung oder der Pandemie.

Die Metapher eines »nuklearen Winters« ist heute wieder von beklemmender Aktualität. Das Szenario aus den 1980er-Jahren: Die Detonationen Hunderter Atomsprengköpfe überall auf dem Globus verursachen weltweit unkontrollierbare Feuerstürme in den Städten und Wäldern. Millionen Tonnen Rauch-, Ruß- und Staubpartikeln steigen auf, formieren sich zu einer undurchdringlichen Wolkendecke, blockieren wochenlang den Einfall des Sonnenlichts auf die Erdoberfläche. Die Temperaturen fallen weltweit um 10 bis 20 Grad. Fahles Licht, klirrende Kälte, nukleare Niederschläge. Die pflanzliche Photosynthese ist unterbrochen. Die Überlebenden finden sich auf einem dunklen, kalten, kontaminierten, chaotischen Planeten wieder. Homo sapiens mutiert zum postapokalyptischen »Mad Max«.

Etwas zu seiner *Sache* zu machen und damit an einer *gemeinsamen Sache* teilzuhaben, erweitert das Bewusstsein für eigene

Handlungsoptionen. Die Politik der Entspannung, heute spricht man von Deeskalation, war von großen Hoffnungen begleitet. Die Verweigerung des Kriegsdienstes wurde unter Jugendlichen zu einer, von Kirchen und anderen Institutionen wirksam unterstützten Massenbewegung. Eine kleine Kette von ikonischen Bildern, Symbolen und Gesten half uns damals, die lähmende Wirkung der Horrorbilder zu überwinden. Viele dieser Symbole sind heute wieder präsent: Die Friedenstaube zum Beispiel. Eine erste Version hatte Pablo Picasso drei Jahre nach der Hiroshima-Bombe kreiert. Sie diente als Logo für einen linken Weltfriedenskongress, der 1949 in Paris stattfand. Die bekannteste Variante zeichnete Picasso 1961 mit leichter Hand und unbeschwerter Eleganz. Da ist die Taube im Flug, einen Olivenzweig im Schnabel transportierend. Das Bild bezieht sich natürlich auf die alttestamentarische Geschichte von der Sintflut, die Gott in seinem Zorn über die Sündhaftigkeit der Menschen über die Erde bringt. Nur Noah und seine Familie, die einzigen Gerechten, lässt er überleben. Auf seiner Arche, beladen mit Vertretern aller Tierarten. Nach vierzig Tagen ließ Noah Tauben fliegen, um zu erkunden, ob die Flut und der Zorn Gottes vorüber seien. Eine Taube kehrt mit einem Olivenzweig zurück. Inmitten der Wasserwüste war wieder Land aufgetaucht. Ein untrügliches Zeichen, dass Friede und Versöhnung nahe waren.

Ein neues Symbol der Bewegung gegen die Atombombe ging in den frühen sechziger Jahren von England aus um die Welt. Entworfen hatte es der Grafiker Gerald Holtom. Nichts weiter als ein Kreis mit einer vertikalen Linie in der Mitte und zwei schräg nach unten abgewinkelten Strichen. Sie sind dem Flaggenalphabet entlehnt, das früher auf hoher See zur Verständigung in Notfällen benutzt wurde. Dort stehen zwei abgewinkelte Arme für den Buchstaben N, die vertikale Körperhaltung für das D. Die Kombination der Zeichen sollte ein »nuclear disarmement«, nukleare Abrüstung, versinnbildlichen. Geboren war das *Peace*-Zeichen.

Eng damit verbunden ist die *victory hand*. Aus der geballten Faust werden Zeige- und Mittelfinger gespreizt, sodass dass sie den Buchstaben V formen. Die Geste entstand in der belgischen Widerstandsbewegung gegen die Besatzung durch Nazideutschland, als Antwort auf das Hakenkreuz. Das V stand für *victoire* (Sieg) und *vrede* (Frieden). Im Sommer 1941 übernahm der britische Premierminister Churchill die *victory hand* und machte sie weltberühmt. Während des Vietnamkrieges mutierte das Zeichen zum Symbol der amerikanischen und dann der weltweiten Friedensbewegung. Sie nutzte die Geste als Zeichen der Verbundenheit und zum Ausdruck ihrer Entschlossenheit und – nicht zuletzt – ihrer Siegesgewissheit. *We shall overcome!*

Dieselbe Botschaft ging von der Regenbogenfahne aus. Sie wurde in Italien bereits in den frühen sechziger Jahren als Symbol der Friedensbewegung populär. In Streifen angeordnet, erschienen die sieben Farben des Regenbogens: rot, orange, gelb, grün, blau, indigo und violett, allerdings in umgekehrter Reihenfolge. International bekannt wurde die Peace-Fahne bei den Protesten gegen den Irakkrieg der USA und ihrer Verbündeten im Jahre 2003. Schon viel länger ist die Fahne auch ein machtvolles Symbol der Lesben- und Schwulenbewegung.

Alle diese Symbole waren und sind Erkennungszeichen: Du bist nicht allein. Sie stärken das rationale und emotionale Fundament für neue Ideen und Werte. Sie stiften Gemeinschaft, Solidarität, Mut und Zuversicht unter dem Druck akuter Bedrohung durch die Atombombe. Sie öffnen Handlungsoptionen. Von ihnen aus lassen sich Zugänge öffnen zu der Erkenntnis, dass Krieg keine Lösung ist.

*

Wichtig waren damals auch Spruchweisheiten – »*motivational sayings*«, wie man heute sagen würde. In den Momenten der größten Bedrohung tauchten sie in immer neuen Varianten auf.

Ob »Bangemachen gilt nicht!« in den heißen Momenten des Kalten Krieges, etwa in den Tagen des Mauerbaus in Berlin, eine Rolle spielte, weiß ich nicht mehr. Was ich nicht vergessen habe: Nur ein paar Wochen nach diesem angsteinflößenden Ereignis flimmerte in Schwarzweiß eine neue Samstagabend-Unterhaltungsshow über unsere noch ziemlich neue Mattscheibe. Die erste Folge, moderiert von dem Schauspieler Joachim Fuchsberger, kam live aus Westberlin. Aus dem Sportpalast, wenn ich mich nicht irre. Der Titel der Sendung: »Nur nicht nervös werden!« Eine moderne, ziemlich coole Fassung des alten Spruchs. Er knüpfte nahtlos an die Berliner Redensart vom »Nervenkostüm« und den »starken Nerven« an.

Eine weitere Variante schnappte ich ein paar Jahre später im Kino auf – »Angst essen Seele auf«. Der Filmtitel des jungen Regisseurs Rainer Werner Fassbinder aus dem Jahre 1974 zitiert eine seiner beiden Hauptfiguren. Der marokkanische Gastarbeiter Ali kommuniziert mit diesem Satz seiner Frau, der an Depressionen leidenden Münchner Putzfrau Emmi, ein Stück seiner Lebensphilosophie. »Angst essen Seele auf« klingt nach einer ziemlich wörtlichen Übersetzung aus Alis Muttersprache, dem marokkanischen Arabisch oder dem Tamazight, der Berbersprache.

Ich erinnere mich an einen Science-Fiction-Roman des britischen Autors John Brunner, der 1975 erschien. Er erzählt von der Selbstbehauptung autonomer Individuen und Öko-Gemeinschaften im Amerika einer nahen Zukunft. Ein obskures Machtzentrum namens »Tarnover« hat mittels Computertechnologie, Vernetzung und Überwachung eine totalitäre Konsum- und Wachstumsgesellschaft etabliert. Der Titel des Romans: *Shockwave Rider*. Was für eine Metapher! Die Rettung kommt von denjenigen, die auf den Schockwellen surfen, die sich also von den Schockwellen ihrer Gegenwart nicht Bange machen, nicht lähmen lassen, sondern ihnen die Stirn bieten, ihre Wucht nutzen, sich emporheben und tragen lassen, sie bezwingen und überwinden. Wow!

Aus der Szene der kalifornischen Surfer und Skateboarder kam ein paar Jahre später der Slogan »no fear!«. Klingt archaisch, deckt sich fast mit dem biblischen »fürchte dich nicht«, das in der frühen englischen Bibelübersetzung »fear not« lautete. Im sonnigen Kalifornien tauchte die Botschaft als Slogan von hedonistischen Jugendkulturen auf, dann als Markenzeichen in der Freizeitindustrie. Es zierte Outfit und Gear von Skateboardern und Inline-Skatern, Surfern und Extremsportlern. Waren diese Trendsportarten samt ihrer Logos und verbalen Botschaften schon so konzipiert? Nicht als bloße Freizeitvergnügungen, sondern unterschwellig als ein Weg zur Ermächtigung gegen Teenage-Angst und all die anderen Ängste, die im Leben folgen sollten? Körperbeherrschung, Mut und Risikobereitschaft verbanden sich mit der Suche nach der Leichtigkeit des Seins. Der Spruch »no risk, no fun« bindet beides ebenfalls zusammen. Damit vermarktete die Hollywood-Ikone Jane Fonda Aerobic- und andere Fitness-Übungsprogramme.

*

Zu Beginn des neuen Jahrhunderts lösten die Bilder von 9/11 einen tiefen Schock aus. Die einstürzenden Twin Towers des New Yorker World Trade Centers wurden 2001 zum Symbol für die Bedrohung durch den *jihad*, den »heiligen Krieg« des islamistischen Fundamentalismus. Beinahe 3000 Menschen starben in dem Inferno.

Mich bewegt bis heute ein alternatives Bild von 9/11. Der deutsche Fotograf Thomas Höpker hat es geschossen. Im Hintergrund ist die Skyline von Manhattan zu sehen, kurze Zeit nach dem mörderischen Anschlag. Der strahlend blaue Spätsommerhimmel wird gerade partiell von gewaltigen Rauchschwaden verdüstert, die aus den Twin Towers nach dem Aufprall der Flugzeuge aufsteigen und abziehen. Im Vordergrund aber, auf der Brooklyner Seite, lagern fünf junge Menschen am Ufer des East River. Eingerahmt von zwei hohen Zypressen und zwei Kübelpflanzen, eine Reihe hölzerner Pfähle führt ins pastellblaue Wasser des Flusses. Drei der jungen Leute sitzen auf einer langgestreckten Holzbank. Einer rittlings, die Frau hat ihre Beine hochgezogen, als ob sie sich auf der Bank sonnen wollte. Davor, auf dem Fußweg, hat sich einer in die Hocke gesetzt, der andere sitzt seitwärts auf einem Korbstuhl. Ihre Kleidung entspricht dem warmen Frühherbstwetter. T-Shirt, kurzärmliges Hemd, Muscle-Shirt. Sneaker, Sonnenbrille. Zwischen ihnen ist ein Fahrrad aufgebockt. Sie wirken entspannt – einfach cool.

Das weltbewegende Drama, das sich hinter ihnen abspielt, scheint sie nicht aus der Fassung zu bringen. Sie sind offenbar in ihr Gespräch vertieft, haben Blickkontakt miteinander. Keiner blickt Richtung Ground Zero. Der Fotograf hat sich erst vier Jahre später getraut, die Aufnahme zu veröffentlichen, und stieß tatsächlich auf zornige Proteste. Ist das Bild, dieses unheimliche Nebeneinander von Idylle und Inferno frivol? Dekadent? Ich lese es anders. Es scheint mir ein Sinnbild zu sein für eine Haltung, die man in New York seit den fünfziger Jahren mit dem Ausdruck »cool« bezeichnete. Coolness, so die schönste Definition, die ich kenne, ist »Anmut unter Druck«.

Ein Slogan wurde vor dem Hintergrund von 9/11 und der ein paar Jahre später folgenden internationalen Finanzkrise weltweit »Kult«: *Keep calm and carry on*. Auch das eine Flaschenpost aus Kriegzeiten. Das britische Informationsministerium ließ 1939 ein Poster mit dieser Inschrift entwerfen und in kleiner Auflage drucken. Weiße Schrift auf rotem Grund, verziert mit der britischen Krone. Im Fall einer deutschen Invasion wollte man die Botschaft massenhaft verbreiten. »Bleibt ruhig und macht einfach weiter.« Wobei ich *calm* in diesem Kontext mit *gelassen* übersetzen würde. Das »carry on« interpretiere ich heute auch nicht als »weitermachen« im Sinne von »business as usual«. Vor dem Hintergrund des Fotos von 9/11 sehe ich die Botschaft eher in der Entschlossenheit, sich auf der Suche nach einem *guten Leben* nicht aufhalten zu lassen.

*

Und jetzt? Es ist, wie es ist. Die Erscheinungsformen der multiplen Krise häufen sich, verstärken sich gegenseitig, werden bedrohlicher. Das ist gemeint, wenn wir sagen, die Welt gerät aus den Fugen. Wie könnte unter diesen Umständen eine Anatomie der Furchtlosigkeit aussehen? Einen, wie ich finde, immer noch aktuellen Entwurf hat der Neurologe und Therapeut Kurt Goldstein 1934 formuliert. Einer aus der Generation und dem geistigen Kosmos von Kollwitz und Einstein, Benjamin und Adorno. Sein Modell, kurz skizziert:

Die »Erschütterung« gehört zum Elementaren des Lebens und des Menschseins. Bei der Bewältigung der Welt, sagt Goldstein, gehe der Mensch von einem Zustand der Erschütterung zum anderen. Einerseits, und nie zu vergessen, sind es die positiven Erschütterungen, das »Erstaunen«, die Zustände des »lustbetonten sich Wunderns«. Ich habe sie in Kapitel 2 als Verzauberung und als WOW-Momente beschrieben. Zum anderen aber sind es die katastrophalen Erschütterungen, die Schocks, »das Erlebnis der Gefahr und der Gefährdung der eigenen Person«. Hier kommt es darauf an, sich nicht »überwältigen« zu lassen.

Goldstein unterscheidet wie die zeitgenössische Philosophie zwischen »Furcht« und »Angst«. Furcht impliziert die Frage nach dem wovor, also nach dem realen Objekt, der Ursache der Gefährdung. Im Zustand der Angst dagegen verschwindet dieses Objekt immer mehr aus dem Blick. Angst wird zunehmend gegenstandslos, diffus, letztlich panisch. Furcht stärkt die Sinne. Angst lähmt sie. Sie macht die adäquate Auseinandersetzung mit der Gefahr unmöglich. Doch in Situationen der existenziellen Bedrohung sind das die entscheidenden Fähigkeiten: die besondere Situation in einen größeren Zusammenhang einordnen können. Erwägen können, wie man sich verhält. Die zweckmäßigste Abwehrreaktion entwickeln. Lösungen suchen und zwischen lösbaren und unlösbaren Aufgaben unterscheiden. Angst vermeiden, ja, aber auch Furcht überwinden.

Goldstein geht an dieser Stelle einen entscheidenden Schritt weiter. Er nimmt Maß am Verhalten des Kindes, an seinem »Betätigungsdrang«, an seiner »Lust am Bewältigen von Aufgaben«. Zum Schlüsselwort wird jetzt »überwinden« – ein Wort, das Grimms Wörterbuch von »gewinnen« ableitet und als »kämpfend besiegen« definiert. Goldstein empfiehlt: Die Störungen, die durch den Zusammenstoß mit den Kräften der Umwelt entstehen, überwinden: »nicht aus Angst, sondern aus Freude an der Überwindung«. Das heißt, die Gefahr, die Bedrohung, die Risiken anzunehmen, sie sogar zu bejahen. Sie als Herausforderung auf dem Weg zu »Möglichkeiten, die noch nicht verwirklicht sind«, zu definieren. Das schließt die Möglichkeit der »Verwirklichung des eigenen Wesens«, der »Selbstverwirklichung« mit ein.

Kurt Goldstein wusste, wovon er sprach. Den Großteil seines beruflichen Lebens hat er der Therapie hirnverletzter Soldaten des Ersten Weltkriegs gewidmet. Wegen seiner jüdischen Abstammung und seines sozialdemokratischen Engagements wurde er gleich nach dem Reichstagsbrand in Berlin verhaftet, gefoltert und aus dem Land gejagt. Im Exil in Amsterdam schrieb er 1933/34 sein Opus magnum *Der Aufbau des Organismus.* In dem Kapitel »Das Phänomen der Angst« entwickelte er seine Theorie der Furchtlosigkeit und führte in diesem Kontext den Begriff der »Selbstverwirklichung« in die Fachsprache der Psychologie ein.

*

Erfolgreich kämpft man nur *für* etwas, nicht *gegen* etwas. Natürlich ist die Ablehnung, die Kritik an den herrschenden Missständen und der Kampf dagegen wichtig, genauso wie der Wille, die Verantwortlichen zur Rechenschaft zu ziehen. Aber eine nur-kritische Haltung zur Welt lässt sich diese auf Dauer nicht gefallen. Das macht krank. Eine komplette Fixierung auf das Falsche, auf ein »dagegen« ist kontraproduktiv, schürt letztlich Ängste und Resignation. Kritik bedeutet ursprünglich das Unterscheidenkönnen von »richtig« und »falsch«. Erst eine Vision vom Richtigen, für das es sich zu kämpfen lohnt, setzt die notwendigen positiven Energien frei. Das schlichte, etwas angestaubte Wort *Sache* benennt diesen Zusammenhang. Es ist das, was man zu tun und zu vollbringen hat. Das englischen Wort *cause* klingt möglicherweise etwas frischer. Die zeitgeistige Vokabel *Projekt* meint im Grunde dasselbe.

Das Vertrauen in die eigene Selbstwirksamkeit entwickeln. Also die Überzeugung, dass das eigene Denken, Fühlen und Handeln bedeutsam sind. Dass man damit etwas ausrichtet, etwas bewirken kann, »Teil der Lösung« werden kann. Von da aus ein Vertrauen in die Wirksamkeit des kollektiven Handelns der Vielen entwickeln.

Lernen, die Ängste in »Sorge« zu verwandeln. Dieses Wort ist im Deutschen wunderbar vielschichtig. Zum einen meint es »Kummer, Trauer, seelischen Schmerz über geschehenes, vorhandenes oder bevorstehendes Unglück« (*Grimms Wörterbuch*). Das ist das englische *sorrow*. Aber daneben steht die andere, ebenfalls »schon seit alter Zeit bezeugte« Bedeutung von »Sorge«, nämlich ein »auf Schutz, Erhaltung, Förderung gerichtetes Streben«. Das englische Wort dafür lautet *care*. Da wandelt sich das passive Erleiden von etwas zum aktiven Handeln für etwas. In der philosophischen Tradition von Sokrates und Platon bis Heidegger und Foucault wurde diese Bedeutung von »Sorge« zu einem Schlüsselbegriff. Ich möchte ihn in drei Dimensionen auffächern: Selbstsorge, Fürsorge und Vorsorge. Wichtig scheint mir, die drei Dimensionen nicht gegeneinander auszuspielen, keine Schlagseite entstehen zu lassen, sondern sie zusammenzudenken. Ein Gedankenblitz: Das Zusammenspiel, die sorgfältige Balance von Selbstsorge, Fürsorge und Vorsorge – das ist die Essenz von *Nachhaltigkeit*. Meine These: Der Horizont einer nachhaltigen Zukunft – die Sorge um das Leben auf dem Planeten jetzt und in Zukunft – öffnet gangbare Wege aus der Angst.

Eine Haltung kristallisiert sich heraus, möglicherweise richtungweisend für die Zukunft. Es besteht aus einem Ensemble von komplementären Eigenschaften, die jetzt besonders wertvoll werden: gelassen und entschlossen, cool und leidenschaftlich, behutsam und verwegen, weitsichtig und handlungsbereit, liebevoll und militant.

Kapitel sechs

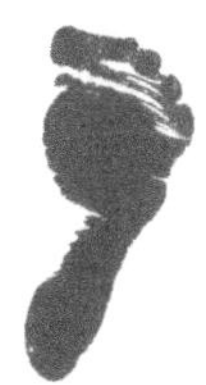

Eine andere Welt ist möglich

Einspruch gegen die Alternativlosigkeit

Eine andere Welt ist möglich – Mantra, Motto, Wahlspruch, Schriftzug an der Wand. In vielen Sprachen auf Transparente gemalt, auf Mauern gepinselt, in Sprechchören skandiert. Nur ein einfacher, kurzer Satz. Woher kommt er? Woraus bezieht er seine Strahlkraft, seine Aura und Autorität? Gibt es Berührungspunkte, Schnittmengen mit den Vorstellungen von einer »höheren Welt«? Mit Utopia? Mit dem »Metaversum« des Silicon Valley? Die Suche nach »Anderswelten« führt aus der pulsierenden Realität von heute Schicht um Schicht in die Tiefe unseres kulturellen Gedächtnisses. Stets geht es dabei um die Bewahrung unserer Fähigkeit, eine radikal bessere Zukunft zu imaginieren und zur Sprache zu bringen. Bei diesem Spruch geht es ums Ganze.

*

»Wir stehen auf der Oberbaumbrücke und es ist magisch«, twittert die Klimaaktivistin Luisa Neubauer. Das Datum ist der 19. März 2021, der erste weltweite Klimastreik-Aktionstag nach der Unterbrechung durch die Corona-Lockdowns. Das Motto: *Another world is possible.* In Berlin ist eine Malaktion und eine Bootsdemo angesagt. Die Teilnehmerzahl ist auf 250 beschränkt. Nach mehrstündiger Arbeit, zeitweise im Schneetreiben, prangt der Slogan in riesigen weißen Lettern in 30 Metern Länge auf der

Asphalt-Fahrbahn der Spreebrücke. Die hat schon viel erlebt: erbaut im Kaiserreich, zerstört im Zweiten Weltkrieg, von 1961 bis 1989 als Grenzübergang zwischen West und Ost genutzt. Jetzt also verziert von einer Parole »*for future*«. Hannah Pirot, die Berliner Sprecherin der *Fridays for Future*, erklärt, was der Spruch für die Bewegung bedeutet: »Wir brauchen systemische Veränderungen. Die Klimakrise ist das Ergebnis von struktureller Ausbeutung und ökologischer Zerstörung.« In einem Interview ein paar Wochen zuvor hatte sie sich zum zivilen Ungehorsam bekannt: »Warum soll ich brav zur Schule gehen, wenn die Welt untergeht?« Quälende Fragen, schlaflose Nächte. Das Abitur riskieren? Sie fand, sie könne unmöglich nichts tun. Auf der Straße erlebte sie die Kraft der freien Meinungsäußerung. »Es ging gleich ums Ganze.« *Another world is possible.*

*

Schauplatzwechsel. Der Ort ist Davos, der mondäne Kur- und Wintersportort in der Glitzerwelt der Schweizer Alpen. Am 25. Januar 2019 mischte Greta Thunberg das »World Economic Forum« in Davos auf. Das dortige Prozedere ist dasselbe wie jedes Jahr seit 1981. Unter der Regie des 80-jährigen schwäbischen Entrepreneurs Klaus Schwab haben sich über 3000 »*global player*« aus Wirtschaft, Politik und Medien versammelt. Die meisten sind im Privatjet angereist. Sie wollen ihre »*grand strategy*« nachjustieren. Deren fundamentale Orientierung ist das Bestreben, alles und alle den Gesetzen des Marktes zu unterwerfen. Ihr Mantra: Wachstum, Produktivität und Wettbewerbsfähigkeit. Ihr Zukunftsdenken kreist um ein möglichst langes »weiter so« auf der Basis eines euphorisch inszenierten Fortschrittsoptimismus und Techno-Futurismus. Imprägniert ist er mit dem neoliberalen Credo aus den 1980er-Jahren: *There is no alternative* – es gibt keine Alternative.

Die Rhetorik von Davos ist geschmeidig. 2019 ist die Rede von einer »gemeinsam geteilten Zukunft in einer gespaltenen

Welt«. Sie hat jedoch immer auch eine radikale Komponente. Die für notwendig erachteten Kurskorrekturen inszeniert man als »*disruptive change*«. Das Wort »disruptiv« kommt vom lateinischen *disrumpere* – zerreißen, einreißen, zerbrechen, zerschlagen. »*Disruptive change*« ist die Abwandlung einer Formel des österreichischen Ökonomen Joseph Schumpeter aus den 1930er-Jahren. Der sprach schon damals von der »schöpferischen Zerstörung«. Gemeint war die Beseitigung überholter Strukturen und Produkte durch die innovative Dynamik des Marktes und des kapitalistischen Konkurrenzkampfes. Stets hat man in Davos den unbedingten Willen, die Zukunft zu gestalten. »*Shaping the future*« lautete 2019 das Motto, durch die »neue Architektur der Globalisierung« die Zukunft gestalten. Es muss sich alles ändern, so könnte man den Geist von Davos auf den Punkt bringen, damit alles so bleibt, wie es ist.

Greta Thunbergs kurzer Auftritt sprengt die selbstgefällige Routine:

> Unser Haus steht in Flammen. Ich bin hier, um euch zu sagen: Unser Haus steht in Flammen. ... Ihr sagt, nichts im Leben ist schwarz oder weiß. Das ist eine Lüge. Eine sehr gefährliche Lüge ... Entweder wir verhindern, dass eine irreversible Kettenreaktion in Gang gesetzt wird, die sich menschlicher Kontrolle entzieht – oder wir verhindern es nicht. Entweder wir entscheiden uns, als Zivilisation weiter zu existieren, oder wir tun es nicht. Das ist so schwarz und weiß, wie es nur geht. Es gibt keine Grauzonen, wenn es ums Überleben geht. Jetzt haben wir alle noch eine Wahl.

Nur eine einsame Stimme, die man ein paar Minuten lang auf dem riesigen Forum zu Wort kommen ließ? Die junge Schwedin nutzte die Bühne zu einer frontalen Attacke auf die Klasse der Superreichen und Mächtigen und deren Hoffnung, die Welt weiter nach ihrem Bild zu formen, zu verändern, zu optimieren. Ein

Angriff auf deren ewig folgenlos bleibende Lippenbekenntnisse zum nachhaltigen Wandel. »Erwachsene sagen ständig: Wir sind es den jungen Leuten schuldig, ihnen Hoffnung zu machen. Aber ich will eure Hoffnung nicht. Ich will nicht, dass ihr hoffnungsvoll seid. Ich will, dass ihr in Panik geratet. Ich will, dass ihr die gleiche Angst habt, die ich tagtäglich verspüre, und dann will ich, dass ihr handelt.« Greta Thunbergs Bezugsgröße in dieser Rede ist nicht der Homo oeconomicus, sondern Homo sapiens, der selbst die größte Herausforderung, vor die er je gestellt worden sei, die Klimakrise, noch meistern könne. Ihre Rede wurde zum Medienevent und entwickelt eine weltweite Dynamik.

Da ist etwas Bedeutsames passiert: Die im Diskurs über Nachhaltigkeit so oft beschworene Enkelgeneration ergreift selbst das Wort. Ihre Sprecherin markiert glasklar einen Antagonismus. Dem Credo der Davos-Leute »Unser *way of life* ist nicht verhandelbar« setzt sie ihre Gewissheit entgegen: Eine lebbare Zukunft für unsere Generation und all die folgenden ist nicht verhandelbar. Sie spricht dieser Klasse die angemaßte Deutungshoheit über die Zukunft ab.

Der Ruf nach einer radikal anderen Welt pflanzte sich fort und ging um die Welt in jenem Jahr 2019. Im November kam er noch einmal auf die große Bühne. Greta Thunberg sprach vor COP25, dem UN-Klimagipfel. Als sie fertig war, stürmten Klimaaktivisten das Podium, demonstrierten ihren Zorn, bevor sie mit hochgereckten geballten Fäusten und dem Sprechchor »*We are unstoppable – another world is possible!*« die Bühne wieder verließen.

*

Von Anfang an hatte sich der Slogan direkt gegen die Macht von Davos gerichtet. Auf die Weltbühne kam er im Januar 2001. Zeitgleich – und bewusst als Gegenpol zum Davoser Weltwirtschaftsforum – strömte in jenem Jahr in der brasilianischen Metropole Porto Alegre eine bunte »*multitudo*« von Aktivistinnen und Aktivisten aus aller Welt zusammen. In der Hitze des tropischen Sommers auf der Südhalbkugel formierte sich das »Weltsozialforum«. Dem neoliberalen »*there is no alternative*« hielt es seine eigene strategische Parole entgegen: »*Um outro mundo é possivel*« – eine andere, eine alternative Welt ist möglich.

Der kurze Satz wurde zwei Jahre später, auf dem Weltsozialforum des Jahres 2003, wiederum in Puerto Alegre, erweitert, angereichert und mit Leben erfüllt. Auf dem Podium bei der Abschlussveranstaltung saß Arundhati Roy, damals 42 Jahre alt, die schon damals weltbekannte indische Schriftstellerin. Das Thema im Giganthino-Stadion der Stadt: *Confronting the Empire* – dem Empire die Stirn bieten. Die Arena ist mit circa 20.000 überwiegend jungen Menschen gefüllt. Die Bühne ist geschmückt mit einem Bild des blauen Planeten, getragen und umfasst von Händen verschiedener Hautfarben, einer Karte mit den fünf Kontinenten und einem Banner mit dem Motto der Veranstaltung: »*Another world is possible*«. Arundhati Roys Vorredner an diesem Nachmittag war Noam Chomsky, der amerikanische Linguist und Imperialismuskritiker. Der einzige Weg, dem Empire die Stirn zu bieten, sagt er, sei es, »eine andere Welt zu kreieren, eine, die nicht auf Gewalt und Unterdrückung, Hass und Angst basiert.« Arundhati Roy beginnt ihre Rede mit einer Hommage an das Publikum und an ihren Vorredner und dem Versprechen, sich kurz zu fassen. Und tatsächlich, nach knapp 15 Minuten beendet sie die Rede, in der sie ihre Vision einer anderen Welt entfaltete. Und dieser Schluss hat es in sich.

> Unsere Strategie sollte nicht nur in der Konfrontation mit dem Empire liegen, sondern auch in einer Belagerung. Dem Empire den Sauerstoff entziehen. Es beschämen. Es verspotten. Mit unserer Kunst, unserer Literatur, unserer Sturheit, unserer Freude, unserer Brillanz, unserer schieren Unnachgiebigkeit. Und unserer Fähigkeit, unsere Geschichten zu erzählen.

> Geschichten, die sich unterscheiden von denen, die man uns in einer Gehirnwäsche glauben machen will. Die Revolution der Weltkonzerne wird kollabieren, wenn wir uns weigern, ihnen abzukaufen, was sie uns verkaufen wollen – ihre Idee, ihre Version der Geschichte, ihre Kriege, ihre Waffen, ihre Vorstellung von Alternativlosigkeit.

Dann zitiert Arundhati Roy die berühmten Schlussverse aus dem Gedicht *The Mask of Anarchy* des englischen Romantikers Percy B. Shelley: »*Ye are many – they are few*«. Ein simpler Satz, der Generationen von rebellischen Geistern als Kampfruf und Kraftquelle zum Durchhalten diente. »Denkt daran«, sagte Roy, »wir sind viele und sie sind wenige. Sie brauchen uns mehr als wir sie.« Und dann folgt ein zartes Bild: »Eine andere Welt ist nicht nur möglich. Sie ist im Entstehen. An einem stillen Tag, wenn du achtsam hinhörst, hörst du sie atmen.« Roys schönes Denkbild behauptet sanft und entschieden, dass im Schoß der alten Gesellschaft eine neue heranwachse und zu atmen beginne. Die Vorstellungen von Transformation und Durchbruch zu einer »anderen Welt« werden hier nuanciert von der Metaphorik des keimenden Lebens, des embryonalen Werdens, des Gebärens und der Entbindung.

*

Als sie zum ersten Mal gedruckt wurde, war die Parole nur eine Schlagzeile. Das Licht der Welt erblickte sie auf dem Cover einer französischen Zeitschrift. Auf der Frontseite eines Themenhefts der Zeitung *Le Monde diplomatique,* im Herbst 1998, stand in großen Lettern »*Un autre monde est possible*«. Der Leitartikel stammte aus der Feder von Ignacio Ramonet, dem damaligen Chefredakteur. Der gebürtige Spanier war im marokkanischen Tanger aufgewachsen, in einer Familie, die vor dem Franco-Regime geflüchtet war. Seit den frühen siebziger Jahren hatte er sich einen Ruf als linker Journalist und Kommunikationswissenschaftler aufgebaut. 1997 trat er als Ideengeber des globalisierungskritischen ATTAC-Netzwerkes hervor.

Sein Artikel handelte von einem »Bedarf an Utopie«. Der Fall der Berliner Mauer und die Implosion des Kommunismus hätten ein Vakuum hinterlassen, so Ramonet. Angesichts der Offensive des Kapitalismus, seiner schrankenlosen Expansion und der – wie Ramonet formuliert – »neoliberalen Barbarei« seien neue Vorschläge, Perspektiven, Ziele unabdingbar. Man müsse aus der Defensive herauskommen. Ramonet setzt auf die Graswurzelbewegungen und die Zivilgesellschaft, auf das Verbot der Steuerparadiese und die Förderung einer solidarischen Ökonomie, auf das Ende der Diskriminierung der Frauen, die Stärkung der UN und nicht zuletzt: auf das Prinzip der nachhaltigen Entwicklung. Er setzt auf den »Sinn für das Zusammenleben« und das »Gemeinwohl«, letztlich auf eine »Ethik der Zukunft«.

In einem Interview im Sommer 2019 habe ich Ignacio Ramonet gefragt, was damals, 1998, die neue Qualität des Slogans ausgemacht habe. »Ich glaube«, antwortete er, »man hatte einen Punkt erreicht, wo man von den bloßen ›Anti‹-Parolen genug hatte. Sie funktionierten nicht mehr. Sie waren zu defensiv. Die Atmosphäre jener Jahre zwischen 1995 und 2000 erforderte Vorschläge, Perspektiven, Ziele.« Dies sei gegen die neoliberale Ideologie gerichtet gewesen, gegen das kategorische »Es gibt keine Alternative«.

Der Gegner war die neoliberale Globalisierung und deren totalitärer Anspruch, alles den Gesetzen des Marktes zu unterwerfen. Überall auf der Welt spürte man damals, sagte er, dass Menschen nicht einverstanden waren mit diesem Credo – sowohl in den entwickelten Ländern als auch in den Ländern des Südens. Um diesem Gefühl, dieser Haltung einen gemeinsamen Raum zu geben, entstand das Weltsozialforum, als direkte Gegenveranstaltung zum Forum in Davos. *Sein* Slogan, »*Eine andere Welt ist möglich*«, war offen für alle Ideen, nicht hermetisch abgeschlossen, gab kein festes Programm vor. Inspiriert wurde Ramonet zu der Überschrift seines Artikels von einem Chanson der französischen Rockgruppe *Téléphone* von 1984: »*Je rêvais d'un autre monde / Où la Terre serait ronde / Où la lune serait blonde / Et la vie serait féconde.*« (Ich träumte von einer anderen Welt / wo die Erde rund wäre, / der Mond blond / und das Leben fruchtbar.)

*

Street Credibility gewann der Spruch in den weltweiten Protestbewegungen um die Jahrtausendwende. In Sprechchören hallte die Parole in verschiedenen Sprachen in den Straßen von Seattle (1999), Prag (2000), Genua (2001). Dort und anderswo gingen Hunderttausende auf die Straße, um gegen G-8-Gipfel und WHO-Treffen zu protestieren. In Genua reichte das Spektrum auf der Straße von katholischen Ordensschwestern und Pfadfindern über Umweltgruppen bis zum anarchistischen Schwarzen Block. Zum Schutz der elitären Treffen wurden jeweils riesige Polizeiaufgebote aufgefahren. Oft eskalierte die Situation und endete in nackter Gewalt.

Begeistert hat mich ein Foto aus dieser Zeit. Es stammt aus einem Bergdorf auf Sardinien. Ein Freund hatte es im Urlaub gemacht, auf einem Ausflug in die 4000-Seelen Gemeinde Orgosolo. Das Bauern- und Hirtendorf – auch als Banditennest verrufen – hat eine lange Tradition an Widerspenstigkeit und Eigensinn. Um 1968, als die Bevölkerung gegen die Ansiedlung eines NATO-Truppenübungsplatzes kämpfte, begannen einheimische Künstler die Mauern im Dorf mit *murales* – Wandbilder, Graffiti – zu verzieren. Viele waren politisch zugespitzt, manche im kubistischen Picasso-Stil gehalten. Das Foto war aus Aufnahmen von verschiedenen Abschnitten einer Mauer im Dorf zusammengesetzt. Die Montage zeigt globalisierungskritische Motive: Ein Demonstrationszug mit bäuerlichen Gestalten in der ersten Reihe zieht dem Betrachter entgegen. Eine barfüßige Frau auf Krücken humpelt neben einem Kind und einem Mann mit Gitarre einher. Hinter ihr in Schreibschrift: »Sie sagen, gegen die Globalisierung sein, hieße, gegen das Gesetz der Schwerkraft sein. Also sage ich: Nieder mit dem Gesetz der Schwerkraft (Marcos).« Etwas weiter zwei picassohafte Frauenfiguren mit Kindern auf dem Schoß und der Inschrift: »Mit bloßen Händen gegen den Krieg.« Und dann, ziemlich am Rand der Fotomontage, auf schmutzigblauem und lindgrünem Untergrund, flankiert von weißen Handabdrücken und roten Sternen, erscheint in großen, weißen, wellenförmig angeordneten Lettern: »*UN ALTRO MONDO É POSSIBILE*.«

*

Paris, Mai 1968. »Seit einer Woche sehe ich in den Blicken die Zukunft leuchten.« Mit diesen Worten fasste eine anonyme Stimme das Hochgefühl jener Tage zusammen. Begonnen hatte es Anfang Mai mit einem Teach-in von 400 Studierenden im Innenhof der Sorbonne. »Teach-in« – heute hat die Fachsprache über Künstliche Intelligenz diesen Begriff gekapert. Er bezeichnet dort das Anlernen, also die Abrichtung von Industrierobotern. Damals meinte das Wort eine studentische Massenversammlung. Sie diente dem Austausch von Informationen, der freien Aussprache, dem großen Ratschlag über die nächsten Schritte.

Am 3. Mai holt der Rektor die Polizei in die Universität. Sie löst das Teach-in gewaltsam auf. Es kommt zu spontanen Protestdemonstrationen und ersten heftigen Auseinandersetzungen mit der Polizei auf den Straßen des *Quartier Latin*. Der Streik wird ausgerufen. Der Rektor schließt die Sorbonne. Die Polizei setzt Knüppel, Wasserwerfer und Tränengas ein. Die »*enragés*« (»Wütenden«) antworten mit Pflastersteinen. Die Mauern und Wände werden mit Graffiti und Parolen übersät. Die Unruhen schwellen an. Die Nacht vom 10. auf den 11. Mai wird zur »Nacht der Barrikaden«. Etwa 20.000 junge Menschen, vielfach von Nachbarschaften im Viertel unterstützt, verteidigen das *Quartier Latin* gegen die militärisch vorgehenden Truppen der Polizei, die das Viertel einkesseln und Treibjagden auf Menschen veranstalten. Es fließt Blut. Zum Schutz baut man an den Zufahrtsstraßen Barrikaden aus allem verfügbaren Material: Baugerüste, Reklametafeln, parkende Autos (manchmal von den Besitzern selbst vorgefahren). Sie reißen das Pflaster auf. Überall entstehen große sandige Kreise.

Das Fieber steigt. Angst verwandelt sich in die Euphorie, den Flow der kollektiven körperlichen Arbeit, des gemeinsamen Kampfes von Zehntausenden. Es ist eine heroische, pathetische Anstrengung, sich mit Barrikaden vor der alten Welt, gegründet auf Konsum und Geld und Gewalt, zu schützen, die neue »andere Welt« zu verteidigen. Die Barrikaden markieren und symbolisieren den tiefen Bruch. Pflastersteine fliegen, Tränengas, Knüppel. Im Morgengrauen hat die Polizei die Kontrolle wiedergewonnen. In den nächsten Tagen und Wochen geht die »permanente Diskussion« weiter: Generalstreik, Fabrikbesetzungen überall in Frankreich. Bei den Wahlen Anfang Juni gewinnen die Gaullisten. Ein Wandbild illustriert die Stimmung, das 2022 von überraschender Aktualität ist: Eine Herde Schafe auf den Weg zurück in ihren Pferch, die Überschrift »*Retour à la normale*« – Rückkehr zur Normalität.

Was bleibt? Vielleicht vor allem anderen die Poesie und Energie der allgegenwärtigen »Schrift an der Wand«. Viele dieser Sprüche sind surrealistisch angehaucht. Spielerisch entfalten sie ihren Ernst. In einem fröhlichen Wechselspiel von Realität und Utopie. Die Leichtigkeit des Seins geht einher mit einer existenziellen Suche nach Wahrheit. Eine Handvoll der Parolen, Graffiti, Wandbilder überliefert besonders authentisch den Spirit und das Vermächtnis des Pariser Mai ’68.

»Sous le pavé, la plage« – Unter dem Pflaster liegt der Strand: Das war ein paar Nächte im Mai ein reales Erlebnis bei der Arbeit mit Hammer, Meisel und Brechstange auf den Plätzen des *Quartier Latin.* Poetisiert zu der Vision, dass unter der harten, versiegelten Oberfläche der urbanen Lebenswelt eine Kindheitslandschaft erscheinen möge. Das Meer, der Strand, das ist das Glück, aus Sonne, Wind und Wellen, aus endlosem Horizont und grenzenloser Freiheit. Der Durchbruch, sagt die Parole, sei nur ein paar Steinwürfe entfernt.

»La passion de la déstruction est une joie créatrice« – Die Leidenschaft, zu zerstören, ist eine schöpferische Freude. Ob bewusst oder nicht wird hier ein ironisches Spiel mit dem Gegner, dem Wirtschaftsliberalismus, angezettelt. Lassen sich dessen Parolen von der »schöpferischen Zerstörung« und »disruptive change« umfunktionieren? Oder steckt gar im Liberalismus eine gewisse Portion Anarchismus?

»Soyez réalistes, demandons l'impossible« – Seid Realisten, fordert das Unmögliche. Realistisch? Möglich? Unmöglich? Wer bestimmt darüber? Wer erzählt die Geschichten? Wie werden sie »gerahmt«? Ihr habt es in der Hand. »Nichts ist unmöglich« wurde Jahrzehnte später zum Werbeslogan von Toyota.

»Prenez vos désirs pour des réalités« – Nehmt eure Begehren (Wünsche, Träume) als Wirklichkeiten. Schämt euch nicht eurer intimsten Regungen. Sie haben ihre eigene Realität, sind Teil der großen Realität. Individuelles Begehren verdichtet sich zum kollektiven Zeitgeist, wird zur Motivation für entschlossenes Handeln.

»L'imagination au pouvoir« – Die Imagination (Einbildungskraft, Fantasie) an die Macht. Vielleicht der Schlüssel zum Pariser Mai. Die Bilder (*»imagines«*) im Kopf, die Einbildungskraft, die Vorstellungskraft sind Quellen, aus denen potenziell machtvolle Energien fließen. Wie können diese jemals selbst »zu einer Macht werden« und eine »andere Welt« vorbereiten? Das ist die Schlüsselfrage des Mai '68. Eine Woche nach der Nacht der Barri-

kaden spricht der weltberühmte Philosoph Jean Paul Sartre mit »Dany le Rouge« – Daniel Cohn-Bendit, einem 23-jährigen Soziologiestudenten, Sohn deutsch-jüdischer Eltern und Sprecher dieser Bewegung. In seiner Studentenbude in der Rue Dantzig stehen die Bände von Bloch und Trotzki neben den gesammelten Jahrgängen der OSO-Nachrichten, der Schülerzeitschrift an der Odenwaldschule, dem Internat an der Bergstraße. »Die einzige Chance der Bewegung«, sagt er dem greisen Philosophen, »besteht in dieser Unordnung, die es den Leuten ermöglicht, frei zu reden, und die in eine gewisse Form der Selbstorganisation münden kann.« »Was an eurer Aktion so interessant ist«, antwortet Sartre, »ist, dass sie die Imagination an die Macht bringt«.

*

London, Sommer '71. Der Song *Imagine* von John Lennon und Yoko Ono entsteht im Landhaus des Paares, Tittenhurst Park in Ascot, an der westlichen Peripherie von London. In diesem aristokratischen Ambiente hat das Künstlerehepaar den Song geschrieben und in einem dreiminütigen Videoclip inszeniert und zelebriert.

Wenn das Piano mit den Anfangstakten beginnt, gehen die beiden unter dem alten Baumbestand eines Parks im Nebel. Die Kamera zeigt sie von hinten. Ein Paar, schwarzgekleidet, Schulter an Schulter, Hand in Hand, ein 30-jähriger Engländer, seine 37-jährige japanische Frau, zwei freie Geister. *Imagine there's no heaven / It's easy if you try …* Wenn die Stimme einsetzt, kommen sie ins Offene, gehen an grünem, von Büschen bewachsenen Rasen vorbei auf die schneeweiße Hauptfront eines georgianisch-klassizistischen Herrenhauses zu. *No hell below us / Above us only sky …* Lennon legt den Arm um die Schulter seiner Frau. Das Paar erreicht das von zwei Säulen verzierte Portal, nimmt die Stufe zum Eingang, hält einen Moment inne. Ein Schild kommt ins Bild: *This is not here …* Wir betreten, so glaube ich die

Botschaft zu verstehen, nicht ein aristokratisches Herrenhaus, sondern den vornehmsten Bezirk unseres Bewusstseins: den Sitz der Vorstellungskraft, den inneren Palast, wo unsere kostbarsten Tagträume von einer besseren Welt ihren Ursprung haben. *Imagine all the people / living for today ...* singt die Stimme, während die beiden im Eingang verschwinden. Ein abgedunkelter, halbrunder Raum. Allein durch die Schlitze der Vorhänge fällt etwas Licht. *Imagine there's no countries / It isn't hard to do ...* Yoko Ono, nun in weißem knöchellangem Kleid, öffnet den ersten Vorhang, lässt Tageslicht herein. *Nothing to kill and die for / And no religion too ...* Der erste Blick fällt auf den an einem weißen Steinway-Flügel sitzenden, in sein Lied vertieften Sänger. *Imagine all the people living life in peace ...* Von links nach rechts die Fensterfront abschreitend öffnet Yoko Vorhang um Vorhang, flutet den Raum mit Sonnenlicht. *Imagine no possessions / I wonder if you can ...* Lennons feierlicher Gesichtsausdruck kommt groß ins Bild. Sein Blick wechselt zwischen Klaviertasten und Kameraauge. *No need for greed or hunger / A brotherhood of man ...* Das frische Grün des Gartens dringt mit dem Licht in den Raum, während Yoko sich durch den nun hellen Raum auf das Klavier zubewegt und neben ihrem Gatten Platz nimmt. *Imagine all the people / Sharing all the world ...* Das Paar ist hinter dem Flügel in der Totalen zu sehen. Ein weißes Stirnband bändigt ihr langes pechschwarzes Haar. Ihr Blick richtet sich nach innen, während er die letzte Strophe beginnt: *You may say I'am a dreamer / But I'm not the only one ...* Sie blicken sich in die Augen. *I hope some day you'll join us / And the world will live as one.* Ende des Liedes. Eine Vogelstimme zwitschert vor dem Fenster. Die Augen leuchten. Ein langer Kuss.

Imagine wirkte als Hymne einer Generation. Worauf beruht ihre immense Kraft? Zum einen auf der Melodie, nur vom Piano *sostenuto* gespielt und durch ein raffiniert-schlichtes Streicherarrangement untermalt, von Lennons kraftvoller Stimme gesungen. Der Komponist sprach selbstironisch vom »*sugar-coat*«, vom

Zuckerguss des Songs. Die eingängige und eindringliche Musik verband sich organisch mit der revolutionären Botschaft des Textes. »Ein antireligiöser, antinationalistischer, antikonformistischer, antikapitalistischer Song«, sagte Lennon in einem Interview, »praktisch das Kommunistische Manifest.«

Vor allem aber nahm der Song den Zeitgeist auf, der in der Luft lag. Das planetarische Wir-Gefühl der Astronautenperspektive, die neue Theorie der Grundbedürfnisse, den egalitären Geist von 1968. Der Tagtraum von *Imagine* erzählt von einer geistig-spirituellen Kettenreaktion unter den einfachen Leuten, den Massen, der Multitudo in der *einen Welt*. Er formuliert die kulturrevolutionäre Gewissheit, dass eine andere Welt möglich ist.

*

Die Feier der Imagination, so zentral für die Gegenkulturen der sechziger Jahre, hatte eine wichtige Quelle der Inspiration im französischen Surrealismus. Als eine Blaupause für die Parole von der »anderen Welt« gilt ein Satz, der dem Schriftsteller Paul Eluard zugeschrieben wird. *»Il y a assurément un autre monde, mais il est dans celui-ci.«* Eluard hat den Satz allerdings nur zitiert. Formuliert hatte ihn hundert Jahre zuvor der Schweizer Mediziner und Philosoph Ignaz Troxler, der um 1800 bei dem Romantiker Schelling in Jena studiert hatte. Bei ihm lautet er auf Deutsch: »Freilich gibt es eine andere Welt, aber sie ist in dieser, und um alle Vollkommenheit zu erreichen, muss sie nur recht entdeckt und bekannt werden. Der Mensch muss den künftigen Zustand in der Gegenwart suchen, und den Himmel nicht über der Erde, sondern in sich.« (Troxler, um 1830).

Paul Eluard gehörte zum inneren Zirkel der Surrealisten. Deren Programm war die Imagination einer »anderen« Realität, die sie jenseits und »über« der gegebenen verorteten. Eluards Buch mit dem besagten Satz erschien Anfang Juni 1939, in der unmittelbaren Vorkriegszeit. Die Zeit nach dem Scheitern der Volksfront in Frankreich, nach dem blutigen Ende der Spanischen Republik, die Zeit von Stalins Schauprozessen und Hitlers Einmarsch in Österreich und der Tschechoslowakei. Es war auch die Zeit einer ungeheuren Anspannung und Nervosität, Lähmung und Verzweiflung in den Reihen der progressiven Bewegungen in Europa. Unter dem Titel »*Donner à voir*« (zu Sehen geben) versammelt Eluard in dem schmalen Band eigene Prosastücke, Aphorismen, Denkbilder, Traumbilder, Gedichte. Er vermischt sie mit den Stimmen von Weggefährten aus der Literatur wie André Breton und der Malerei wie Picasso, Dali, Max Ernst sowie Zitate von Vorläufern, vor allem aus dem 19. Jahrhundert. Aus dieser Mixtur entwirft er eine Poetik des Surrealismus. »*Voir*«, der schöpferische Akt des Sehens und Widerspiegelns, ist darin zentral. Die poetische Sprache und die Bildwelten des Surrealismus inspirieren die Imagination. Sie machen sie zu einer Ressource für die Wahrnehmung von Alternativen und für die Kraft zum Widerstand in einer schier ausweglosen Lage.

*

In jener historischen Konstellation, als der große Clash unmittelbar bevorstand, blühte der Topos von einer »anderen Welt« während der 1930er-Jahre auch an anderen Stellen in Europa auf. Zu einer Keimzelle solcher Entwürfe wurde die nonkonformistische Szene der englischen Universitätsstadt Oxford.

Dort erblickte ein Roman über eine »*Otherworld*« in einer zunächst kleinen Auflage das Licht der Welt: *The Hobbit*. Imaginiert hatte diese »Anderswelt« ein Professor, der den Lehrstuhl für Altenglisch, Angelsächsisch und germanische Sprachen an der Universität Oxford innehatte. J. R. R. Tolkien war bestens vertraut mit Mythologie und Literatur der Angelsachsen und Wikinger, kannte aber auch die keltischen und finnischen Sagen der Völkerwanderungszeit. *The Hobbit* erschien 1937, in dem

Jahr, als in Paris Paul Eluard an seiner Kunst des Sehens arbeitete. Die ersten Motive seiner Geschichten hatte Tolkien schon als Kriegsteilnehmer am 1. Weltkrieg verfasst, in den Kasernen und Camps der britischen Armee, in den Schützengräben der mörderischen Materialschlacht an der Somme 1916. Aber auch eine Kontrasterfahrung aus dieser Zeit hatte ihn nachhaltig inspiriert: Ein Bild tiefsten Glücks mitten im Krieg. An einem Urlaubstag fern der Front, den er mit seiner späteren Frau verbrachte, sah er sie tanzen. Auf einer verwunschenen Waldlichtung in Yorkshire, barfuß, elfengleich, mit leuchtenden Augen, inmitten von blühenden Schierlingspflanzen. »Ich versuchte, Tagebuch zu schreiben, doch das war nicht mein Ding. So wandte ich mich dem ›Eskapismus‹ zu – oder besser gesagt: Ich transformierte Erlebnisse in eine andere Form und Bildwelt mit Morgoth, den Orks und mit den Elben, welche die Schönheit und Anmut des Lebens repräsentieren.«

Die »*Otherworld*« steht in der frühmittelalterlichen Literatur Irlands für das keltische Elysium, das »Land der Lebenden«, die »Insel der Freude« und der Frauen, für einen magischen Bezirk außerhalb des menschlichen Erfahrungsraumes, erreichbar auf abenteuerlichen Ausfahrten, in Booten aus Kristall. Tolkien verlegt die Anderswelt in eine imaginäre Zeit und in einen Raum, den er »*Middle Earth*« nennt, die von Zwergen und Elben, Hobbits, Orks und Trollen bewohnte »Mittelerde«, einem Festland mit der Topografie des nördlichen Europas. *Middle Earth* ist die Bühne für den Kampf um den Ring der Macht und dessen Zerstörung, den Kampf zwischen Gut und Böse, Licht und Finsternis, Sterblichkeit und Unsterblichkeit. Für Tolkien ist sein Werk auch die Suche nach einer anderen Welt in der unseren:

> Denn gewiss gab es ein Eden auf dieser sehr unglücklichen Welt. Wir alle sehnen uns danach und versuchen ständig, einen Blick davon zu erhaschen: Unsere ganze Natur, dort wo sie das Beste, das am wenigsten Korrumpierte hervorbringt, ist durch-

> tränkt vom Gefühl des Exils, der Vertreibung aus dem Garten Eden ... Soweit wir zurückgehen können, ist der vornehmste Bezirk des menschlichen Geistes erfüllt mit den Gedanken von Brüderlichkeit, Frieden und gutem Willen und mit der Trauer um den Verlust dieser Werte.

Blanker Eskapismus? Regression? Oder ein Wegweiser zur Befreiung der menschlichen Potenziale? In demselben geistigen Klima des Oxforder Non-Konformismus ist der Romancier und Essayist Aldous Huxley groß geworden. Allerdings verließ er in jenem Jahr 1937 Europa und wanderte in die USA aus. Ein paar Jahre zuvor hatte ihn sein Roman *Brave New World* weltweiten Ruhm eingebracht. Die rabenschwarze Anti-Utopie spielt im Jahr 623 nach Henry Ford. Die Kinder kommen aus der Retorte. Sie werden früh konditioniert auf das Leben in einer Kastengesellschaft, in der alle sorglos und glücklich produzieren, konsumieren, Sex haben und sich mithilfe einer synthetischen Droge namens »Soma« einlullen. Bis auf eine kleine Minderheit von Wilden, die in Reservaten leben und das Leben in der »schönen neuen Welt«, die sie »*the other place*« nennen, verachten.

In den USA wandte sich Huxley unter dem Einfluss der lebensreformerischen, mystischen und esoterischen Strömungen jener Jahre in den USA verstärkt den positiven Energien zu, den menschlichen Potenzialen. 1954 veröffentlichte er einen langen Essay mit dem Titel *The Doors of Perception* – Die Pforten der Wahrnehmung. Huxley beschreibt darin das Erleben einer »anderen Welt«. Er protokolliert einen Drogentrip unter dem Einfluss von Mescalin als »Durchbruch« zu einer anderen Wahrnehmung von Wirklichkeit. Zunächst breite sich »stoische Gelassenheit« aus. Es öffneten sich die »Türen in der Mauer« und »verschiedene andere Welten« träten hervor. Und zwar in ihrer nackten Existenz. An dieser Stelle seines Textes zitiert Huxley auf Deutsch ein Wort des mittelalterlichen Theologen, Mystikers und Ketzers Meister Eckhart: *Istigkeit* – der Seinsgrund. Mit dem Titel seines Essays spielt Huxley auf einen Satz des englischen Romantikers William Blake an: »Würden die Pforten der Wahrnehmung gereinigt, erschiene einem alles so wie es wirklich ist: In seiner Unermesslichkeit.« Huxleys Drogentrip und dessen literarische Verarbeitung hatten einen gewaltigen Einfluss auf den »kalifornischen Traum« – in den sechziger Jahren inspirierte er *The Human Potentials Movement*. Ausgehend vom *Esalen Institut*, einem inmitten einer spektakulären Küstenlandschaft nördlich von San Francisco gelegenen Lernort, ging es dieser Bewegung darum, die menschlichen Potenziale zu erkennen und zu mobilisieren.

Huxleys Vermächtnis wirkt bis in die inneren Zirkel des Silicon Valley von heute hinein. Dessen »kalifornischen Traum« lese ich als schillerndes Amalgam aus »just-do-it«-Pragmatismus, »forever young«-Utopismus und Techno-Futurismus. Sind die Innovationen aus dem Silicon Valley Werkzeuge, um die »Pforten der Wahrnehmung« zu öffnen? Endet der Weg in die »schöne neue Welt« im Metaversum? Sind sie darauf ausgerichtet, Profite zu generieren, um einer kleinen Elite der Reichen und Superreichen das eigene Überleben zu sichern? Lauert im Hintergrund des kalifornischen Traums gar die alte NASA-Vision von »Erdflucht« und »Terraforming«, der Besiedlung des Mars für den Fall, dass die Erde unbewohnbar geworden sein wird?

*

Der Topos von einer »anderen Welt«, von einer »höheren Welt« oder, wenn man so will, von einem »Metaversum«, war leitmotivisch für den »deutschen Traum«. Jedenfalls für die Spielart, wie sie sich um 1800 im »Kosmos Weimar«, dem Schmelztiegel von Humanismus und Ökologie, Klassik und Romantik, Naturforschung und idealistischer Philosophie, herausbildete.

Nicht umsonst steht das zentrale Symbol der Romantik, die »blaue Blume« als »Inbegriff aller romantischen Sehnsucht nach dem Unendlichen und Unerreichbaren. Ein genauerer Blick auf dieses zarte Pflänzchen lohnt sich. Der Geowissenschaftler, Dichter und Philosoph Novalis hat das Sinnbild in seinem 1799 begonnenen Romanfragment »Heinrich von Ofterdingen« kreiert. Es spielt in der Phantasiewelt eines idealisierten Mittelalters. Die blaue Blume ist darin ein Traumbild. Gleich zu Anfang erscheint sie Heinrich, der Hauptfigur, als er sich in einer Mondnacht unruhig auf seinem Lager wälzend »in eine andere Welt« hinüberschlummert. Er folgt seinem Traumpfad durch einen dunklen Wald zu einer Felsenschlucht, klettert über bemooste Steine, gelangt über eine Bergwiese zu einer hohen Klippe, betritt eine weitläufige Tropfsteinhöhle. An einem Wasserbecken entkleidet er sich, schwimmt mit einem leuchtenden unterirdischen Strom zu Tage und findet sich schließlich auf weichem Rasen an einer von dunkelblauen Felsen umgebenen Quelle. Diese Traumsequenz ist stark erotisch aufgeladen. Das zugrunde liegende naturästhetische Konzept hat Novalis an anderer Stelle formuliert: »Die ganze Landschaft soll ein Individuum bilden – Vegetation und unorganische Natur – Flüssige, Feste – Männliche – Weibliche geognostische Landschaften –. Natur Variationen ... Eine Landschaft soll man fühlen wie einen Körper.« In der Quelle nähert sich der Traum Heinrichs und seinem Höhepunkt:

> Was ihn ... mit voller Macht anzog, war eine hohe lichtblaue Blume, die zunächst an der Quelle stand und ihn mit ihren breiten glänzenden Blättern berührte ... Endlich wollte er sich ihr nähern, als sie auf einmal sich zu bewegen und zu verändern anfing; die Blätter wurden glänzender und schmiegten sich an den wachsenden Stängel, die Blume neigte sich ihm zu, und die Blütenblätter zeigten einen blauen ausgebreiteten Kragen, in welchem ein zartes Gesicht schwebte ...

Es ist das Gesicht einer jungen Frau. Die blaue Blume ist eine Verschmelzung von menschlichen und pflanzlichen Zügen, ein surreales Mischwesen. Die Essenz romantischer Naturphilosophie ist hier poetisch gestaltet: sich der Naturzugehörigkeit des Menschen wieder bewusst werden. Die Entfremdung aufheben, die Einheit von Natur und Geist wiederherstellen. »Gehören«, fragte Novalis, »Tiere, Pflanzen und Gesteine, Gestirne und Lüfte nicht auch zur Menschheit? Und ist sie nicht ein bloßer Nervenknoten, in dem unendlich verschieden laufende Fäden sich kreuzen?«

Aus dem Traum von der blauen Blume wird Heinrich von der Stimme und der Umarmung seiner Mutter geweckt. Gleich darauf wird er jäh mit dem Realitätsprinzip konfrontiert. »Träume sind Schäume«, bedeutet ihm sein Vater, ein biederer Goldschmiedemeister, der längst sein Tagwerk aufgenommen hat. Ganz im Geist der Aufklärung erklärt er dem Langschläfer die Entzauberung der Welt: »Die Zeiten sind nicht mehr, wo zu den Träumen göttliche Gesichter sich gesellten ... In dem Alter der Welt, wo wir leben, findet der unmittelbare Verkehr mit dem Himmel nicht mehr statt .... und statt jener ausdrücklichen Offenbarungen redet jetzt der heilige Geist mittelbar durch den Verstand ...«

Heinrichs Antwort führt uns mitten hinein in die Traumtheorie der Romantik, in ihren Spirit. Auch er glaube nicht mehr an eine »göttliche Schickung«. Doch, so fragt er, »ist nicht jeder, auch der verworrenste Traum, ein bedeutsamer Riss in dem geheimnisvollen Vorhang ..., der mit tausend Falten in unser Inneres hereinfällt? ... Mich dünkt der Traum eine Schutzwehr gegen die Regelmäßigkeit und Gewöhnlichkeit des Lebens, eine freie Erholung der gebundenen Phantasie«. Nein, Träume sind keine Schäume, auch keine Zufälle. In der Psychologie der Romantik hat der Traum das Potenzial, das alltägliche Handeln mitzubestimmen. »Denn ich fühle es«, sagt Heinrich zum Vater, »dass er in meine Seele wie ein weites Rad eingreift, und sie mit mächtigem Schwung forttreibt.« Die »andere Welt« ist in der romantischen Konzeption eine »höhere Welt«. Aber, so heißt es in Novalis' Roman: »Die höhere Welt ist uns näher, als wir gewöhnlich denken. Schon hier leben wir in ihr, und wir erblicken sie auf das inngste mit der irdischen Natur verwebt.« Im Unterschied zum Jenseits der Religionen, aber auch zum Metaversum des Silicon Valley ist diese »höhere Welt« verwebt, also vernetzt mit der lebendigen Natur – und als Möglichkeitsraum immer präsent.

Die Phantasie an die Macht. Darin sind sich Novalis und Friedrich Hölderlin einig. Beide verstehen sich keineswegs als Feinde der Aufklärung, sondern als deren kritische Fortsetzer. Das lineare Fortschrittsdenken und die »kalte«, instrumentelle Vernunft wollen sie durch eine »höhere Aufklärung« (Hölderlin) überwinden. Einmal nur sind sich die beiden jungen Wilden begegnet, 1795 in Jena. Zu dem Zeitpunkt arbeitete Hölderlin gerade an einer Vorstufe zu seinem Briefroman *Hyperion*. Sein Fluchtpunkt aus der »bleiernen Zeit« der deutschen Gegenwart ist ein imaginiertes Griechenland. Unter dem heiteren Himmel der Ägäis, im Ambiente eines mediterranen Gartens suchen der junge Hyperion und Diotima, die Heldin des Romans, im Gespräch nach einem neuen »Bild der Geselligkeit«, einer anderen Art, »zusammen zu seyn«, nach der wahren »Heimat unseres Herzens«. In diesem Kontext erscheint der Topos von der anderen Welt: »Oft leb' ich unter ihr im Geiste, fuhr Diotima fort, und mir ist, als wär' ich ferne in einer andern Welt, und ich entbehre der gegenwärtigen so leicht – wir singen andre Lieder, wir feiern neue Feste, die Feste der Heiligen in allen Zeiten und Orten, der Heroen des Morgen- und Abendlands ... Und wenn auf unsern Wiesen die goldne Blume glänzt, in seiner bläulichen Blüte das Ährenfeld uns umrauscht, und am heißen Berge die Traube schwillt, dann freun wir uns der lieben Erde, dass sie noch immer ihr friedlich schönes Leben lebt.« Zurück zur Natur und einer naturgemäßen Lebensweise – bei Hölderlin ist das nicht zuletzt eine Rückkehr zur direkten griechischen Polis-Demokratie. Darin sieht er die zeitgenössischen revolutionären Ideale von

Freiheit, Gleichheit und Brüderlichkeit widergespiegelt. Eine andere Welt ist möglich? Auch in der bleiernen Zeit? Hölderlins Hymne *Patmos* enthält seine Flaschenpost für das 21. Jahrhundert: »Wo aber Gefahr ist, wächst / Das Rettende auch.«

Was also bedeutet die »andere Welt« im Kosmos Weimar und Jena? Surreale Traumwelt? Real existierende Parallelwelt? Ein okkultes Geisterreich? Vollzieht sich hier die Säkularisierung religiöser Vorstellungen von Diesseits und Jenseits? Der Topos ist weit offen für eine Vielfalt von Deutungen und Assoziationen.

Der Philosoph Hegel, ein Jugendfreund Hölderlins, charakterisiert das »Himmelreich« der Bergpredigt in seiner frühen Schrift *Der Geist des Christentums* als eine »andere Welt«, in der »ein anderes Recht und Licht«, eine »andere Gerechtigkeit« herrsche. In der *Phänomenologie des Geistes* geht er noch einen Schritt weiter und setzt der »vorgefundenen allgemeinen Wirklichkeit eine andere Welt, anderes Recht, Gesetz und Sitten« entgegen.

Schelling, Mitschüler Hegels und Hölderlins im Stift Tübingen, interessiert sich während seiner Professur in Jena vor allem für die »Productivität«. Aber im Unterschied zu den heutigen Davos-Pilgern geht es ihm um die »Productiviät in der Natur«, um die »Permanenz« des »sich selbst organisierenden Ganzen« – man könnte sagen, es geht ihm um *Nachhaltigkeit*. Auch Schelling sprach über eine andere Welt, die in der bestehenden enthalten ist: »Je mehr wir die Eingeschränktheit dieser Welt erkennen, desto heiliger wird uns jede Erscheinung einer höheren und besseren in ihr sein.« Er mahnt, die Grenzen zwischen beiden Welten »in Ehren zu halten ... da sonst alles ohne Unterscheidung in einanderflöße und wir bald weder in der einen noch in der anderen Welt recht zu Hause wären.«

Das wirkmächtigste Gedicht der Weimarer Klassik ist zweifellos Schillers Ode *An die Freude* aus dem Jahr 1785. In der Vertonung Beethovens ist sie heute rund um den Globus bekannt und steht für die universalen Werte von Freiheit und Menschenrechten. Seit 1985 ist sie auch die Hymne der Europäischen

Union. Schon in den ersten Versen beschwört der damals 25-jährige Dichter das »Elysium«, die »Inseln der Seligen« in der griechischen Mythologie. Es ist der Ort der Sterblichen, denen die Gunst der Götter Unsterblichkeit verliehen hat. Schillers Gedicht wurde als eine »große Kantate des Kosmos« bezeichnet, es ist aber auch eine Ode an eine »andere Welt«. Schiller feiert die »Freude« und als Quelle der Freude die wechselseitige zwischenmenschliche Anziehungskraft in allen ihren Spielarten: Freundschaft, eheliche Liebe, »Sympathie«, »Wollust«, kollektiv erlebte trunken-ekstatische Bewusstseinszustände und – übergreifend – die Brüderlichkeit, die das »Erdenrund« umspannende Solidarität. »Alle Menschen werden Brüder« ist der Vers, den Beethoven in seiner Vertonung von 1827 so vehement hervorhebt. Schiller rückt hier – modern ausgedrückt – die zivilgesellschaftlichen Strukturen in den Fokus: die intime Zweierbeziehung, den Freundschaftsbund, die gesellige Runde, die »heilgen Zirkel« der emanzipatorischen Bewegungen. Sein Text ist eine Attacke auf die feudale Klassengesellschaft seiner Zeit. Die Verse »Deine Zauber binden wieder, / was der Mode Schwert getheilt« zielen auf die gesellschaftliche Konvention, auf die politische Macht, die von ihr betriebene rigide Spaltung der Gesellschaft in Klassen, die Aufteilung der Welt in Nationen, Machtsphären und Rassen. Allein die ›Freude‹ könne die Basis für neue Bindungen zwischen den Menschen bilden. In dem Wort schwingen Erotik, Empathie, wechselseitiger Respekt und Solidarität mit.

Schillers Ode bleibt jedoch keineswegs anthropozentrisch auf die Sphäre der zwischenmenschlichen Beziehungen fixiert. Sie ist von einem Denken über Natur und Kosmos geprägt. Die dritte Strophe erklärt die Natur – als fruchtbare, Leben spendende *mater natura* angesprochen – zur Quelle der Freude, und zwar für »alle Wesen«. Die provokanten Verse »Wollust ward dem Wurm gegeben / Und der Cherub steht vor Gott« spielen auf Linnés Hervorhebung der Sexualität in der Natur an. Und gleichzeitig auf die antike, in der Frühaufklärung durch Leibniz und andere neu belebte Vorstellung von der »großen Kette der empfindenden Wesen«. Von der unbelebten Materie über die einfachsten Formen von Leben bis hin zu überirdischen Wesen erstreckt sich eine innige Verkettung, ein untrennbarer Zusammenhang. Direkt anschließend bringt Schiller – wie in zahlreichen anderen seiner Texte – seine »kosmologische Metaphorik« in Gang: Die zwischen den Menschen bestehende Anziehungskraft setzt er gleich mit der zwischen Himmelkörpern wirkenden Gravitation, der von Newton 1666 enträtselten Massenanziehung. Das kosmische Geschehen tritt in Analogie zu den seelischen Bewegungen. Beides, sagt Schiller an anderer Stelle sei »Widerschein« einer »einzigen Urkraft«, die zugleich im außerirdischen Kosmos und in der Welt der menschlichen Gefühle wirksam sei und die tote Materie ebenso wie die Fülle des Lebens trage und bewege.

*

Die Parole heutiger Globalisierungskritiker hätte bei den Denkern der europäischen Frühaufklärung je nach Temperament ein sanftes Lächeln oder ein zorniges Stirnrunzeln ausgelöst. Als die »beste aller möglichen Welten« bezeichnet der 1646 in Leipzig geborene Philosoph Gottfried Wilhelm Leibniz das von den Astronomen der Renaissance erforschte Universum. Seine Formel ist leicht misszuverstehen. Ist sie eine Rechtfertigung der herrschenden Zustände? Verklärt sie die bestehende Ordnung zu einer »heilen Welt«? Meint sie also das Gegenteil von »eine andere Welt ist möglich«? Zunächst: »Welt« ist für Leibniz die ganze ihm überschaubare und erkennbare Welt mitsamt ihren Naturkonstanten und Naturgesetzen. Bei dem Blick auf dieses Ganze fragt er sich, wieso Gott bei seinem Schöpfungsakt aus einer unendlichen Vielfalt möglicher Welten gerade diese ausgewählt und ins Werk gesetzt habe. Seine Antwort: Gott handelte rational. Seine Schöpfung ist »zugleich die einfachste an Prinzipien und die reichhaltigste an Erscheinungen« – und an Potenzialen. Mit einem Minimum an Regulierungen eröffnet diese Welt die größtmögliche Fülle an Spielräumen. Sie ist die bestmögliche, gerade weil sie die Freiheit zulässt, ihre Potenziale zu entfalten und ihre Qualitäten zu vervollkommnen. Sie erlaubt dem Menschen, so interpretiert der französische Philosoph Gilles Deleuze die Formel, eine »subjektive Hervorbringung von Neuartigem, also eine Schöpfung«. »Die beste aller möglichen Welten« ist nicht die Beschreibung eines Zustandes, eher eine Aufforderung zur Kreativität. Sie will die Gewissheit vermitteln: die Möglichkeit, die Welt zu verbessern, ja zu vervollkommnen, ist in der bestehenden Welt angelegt, also erreichbar. Das wäre dann gar nicht so weit entfernt von »eine andere Welt ist möglich«. Die Anhänger von Leibniz' Theorie der »besten Welt« – *mundus optimus* – nannte man übrigens damals schon »Optimisten«. Das ist der Ursprung unseres heutigen Begriffs.

Ein Zeitgenosse und Gesprächspartner von Leibniz war der niederländisch-jüdische Philosoph Benedictus de Spinoza. Seine posthum veröffentlichte *Ethik* ist gleichzeitig »konservativ« und subversiv. *Suum esse conservare* – sein eigenes Sein bewahren, die Selbsterhaltung – ist für ihn der Grundtrieb des Menschen. Darin ist er sich mit seinem Lehrer Descartes und anderen Denkern der Frühaufklärung einig. Doch wo Descartes den Menschen als Meister und Besitzer der Natur inthronisiert, um dessen Überleben zu sichern, formuliert Spinoza die größte denkbare Aufwertung der Natur. Er erklärt Gott und Natur für identisch. »*Deus sive natura*« – Gott oder, wenn du so willst (*si vis*), die Natur. Das ist das lebendige Urwesen, das aus sich selbst heraus da ist und mit absoluter Notwendigkeit die Fülle seiner Potenziale aus sich heraussetzt.

Spinoza betrachtet die Natur unter zwei Perspektiven: Die *natura naturata* ist die »gewirkte«, geschaffene, sozusagen die empirische Natur. Davon unterscheidet er die *natura naturans*, die in der *natura naturata* wirkende, lebendige, aktive und produktive Kraft. Die Unterscheidung ist wesentlich. Als *natura naturata* ist die Natur dem menschlichen Willen verfügbar. Sie ist manipulierbar und reproduzierbar. Die vitalen Kräfte der *natura naturans* aber sind übermächtig und unverfügbar. Sie sind die Fülle des Lebens, die Macht des Lebens selbst. Spinoza beharrt darauf, dass der Mensch nur Teil der Natur sei und dass »jedes Teil der Natur mit dem Ganzen verbunden ist« und »mit den anderen Teilen zusammenhängt«. Damit gibt er das Projekt der »humanen Selbstbehauptung« keineswegs auf, sondern bettet es in den größeren, den ökologischen Zusammenhang, in das »Netz des Lebens« ein.

Damit erscheint am Beginn der europäischen Aufklärung ein hochentwickeltes, genuin nachhaltiges Zukunftsdenken. Spinoza bringt die unbegrenzte Dauer, die zeitliche Dimension des Seins, ins Spiel: »Jedes Ding strebt gemäß der ihm eigenen Natur, in seinem Sein zu verharren.« Das schließt einen Willen zur Entwicklung mit ein. Vernünftig ist zum Beispiel, »ein größeres zukünftiges Gut einem geringeren gegenwärtigen ... vorziehen«. Spinozas These: »Es liegt in der Natur der Vernunft, die Dinge unter dem Gesichtswinkel der Ewigkeit zu betrachten.« Mit diesem Blick werden Dinge der Zukunft gleichermaßen wahr und relevant wie die Dinge der Gegenwart und Vergangenheit. So wird die Verantwortung für die Zukunft und die zukünftigen Generationen zu einer Konstante des Denkens.

Was heißt das für die Gestaltung eines zukunftsfähigen Gemeinwesens? Die Vernunft gebietet es, die Bewahrung des eigenen Seins nicht nur mit der Bewahrung der natürlichen Lebensgrundlagen, sondern auch mit dem Wohlergehen des anderen zu verknüpfen. Spinoza glaubt an eine gerechte Verteilung der Güter und an die Macht der »*multitudo*«. Das ist die »bunte Menge«, das gemeine Volk. Das ist auch die Gleichheit aller noch so Verschiedenen. So erscheint Spinozas Philosophie als ein kühner Entwurf für eine »andere Welt«. Eine Flaschenpost aus der Vergangenheit für die rebellischen und alternativen

Bewegungen um 1968, für die »Autremondisten« in Porto Alegre, die Klimastreikenden auf der Oberbaumbrücke und ihren zukünftigen Fortsetzern.

*

Berlin, Frühjahr 2022. »Liebe Mitbürgerinnen und Mitbürger, wir sind heute in einer anderen Welt aufgewacht.« Die Stimme der deutschen Außenministerin Annalena Baerbock am Morgen des 25. Februar 2022. In der Nacht hatte Putins Russland den Krieg gegen die Ukraine begonnen. Die Hölle eines grausam geführten Krieges als »andere Welt«? Als »Zeitenwende«, wie Bundeskanzler Olaf Scholz wenige Tage später formulierte? Sicher, durch diesen Rückgriff auf Gewalt sind Millionen von Ukrainern und Ukrainerinnen in einer veränderten Welt erwacht, und ebenso wir, die wir mit ungläubigem Schrecken auf die Bilder blickten. Diese Veränderung stellt aber lediglich ein besonders erschreckendes »Weiter so« in der Logik imperialer Politik dar, die die Reichen und Mächtigen seit Jahrhunderten betreiben. Eine »andere Welt« im Sinne einer Alternative zum Status quo ist das nicht.

In dieser Lage ist das Denken in »Alternativen« so dringlich wie nie. Das Wort leitet sich ab von dem lateinischen »*alter*«. Das bedeutet wörtlich: der eine von zwei, der andere, im Sinne von »entgegengesetzt«. »Alternative« im heutigen Gebrauch in vielen Sprachen meint: Es gibt andere Möglichkeiten. Zwischen ihnen hast du die Wahl. Ein »Paradigmenwechsel« ist der Übergang von kohärenten, in sich stimmigen Denkmustern zu anderen, entgegengesetzten. Mit anderen Worten: zu einer neuen Sicht der Dinge. Man kann das Denken in Alternativen auch analog zur neoliberalen Rhetorik als »disruptiv« bezeichnen. Oder mit Schumpeter als »schöpferische Zerstörung«. Man kann es aber auch als »systemsprengend« beschreiben – nicht umsonst tauchen die Parolen »eine andere Welt ist möglich«

und »System Change, not Climate Change« auf Demos oft im Zweierpack auf.

»Andere Welt«, »Systemwandel« (Systemwechsel), »Große Transformation«, »Nachhaltigkeit«. Wir brauchen jetzt große Ideen und Begriffe, die aufs Ganze zielen, und sollten sie in unser Vokabular aufnehmen. Denn angesichts der planetarischen Dimension der Krise ist es mit kleinteiligen Lösungen und Trippelschritten nicht getan. Die Parole von der »anderen Welt« macht keine Aussage über die Wahrscheinlichkeit, dass wir die multiplen Krisen des 21. Jahrhunderts noch meistern werden. Doch sie ist ein starker Einspruch gegen die grassierende Endzeitstimmung, die unser Handeln lähmt. Sie beflügelt das Denken über Möglichkeitsräume, fordert uns auf, die Weggabelung zu suchen, wo ein Irrweg begann, und einen anderen Weg einzuschlagen. Sie formuliert nicht mehr und nicht weniger als die Gewissheit, dass die Möglichkeit einer lebbaren, lebenswerten und liebenswerten Zukunft real vorhanden ist.

Kapitel sieben

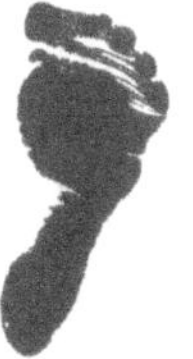

Draußen zu Hause

Die Idee von friluftsliv

»Draußen zu Hause«. Vor 20 Jahren war der Werbeslogan eines angesagten Outdoor-Ausrüsters allgegenwärtig. Ziemlich genial und ein wenig paradox. In dem TV-Spot wandert eine Gruppe junger Leute im Gänsemarsch zügig über einen alpinen Berggrat. 26 Sekunden lang große Landschaft, alles im Flow, leichtes Gepäck, funktionales Outfit. Im Hintergrund tönt rockige Gitarrenmusik.

Der Slogan behauptet lakonisch: Das »Draußen« ist auch ein »zu Hause«. Spielerisch hebt er starre Gegensätze auf, verflüssigt Grenzen: zwischen den »eigenen vier Wänden« und dem »freien Himmel«, Geborgenheit und Freiheit, Zivilisation und Wildnis. Spruch und Spot kommunizieren ein neues Lebensgefühl für das 21. Jahrhundert: Es besteht in einer organischen Verbindung von Naturverbundenheit und Freiheitsdurst, Gemeinschaftssinn und Respekt vor der Natur, ja Geborgenheit im Schoß der Natur. Unterschwellig höre ich eine Warnung heraus: Du wirst in Zukunft körperliche und mentale Robustheit – Resilienz! – brauchen. Sei bereit für ein Leben außerhalb der Komfortzonen.

Leben im Freien, Leben an der frischen Luft, sich der großen Natur aussetzen. Die norwegische Sprache verfügt über ein wunderbares Wort dafür: »*friluftsliv*«, das »freie-Luft-Leben«.

*

Alle reden über Klima und Klimawandel, über Erderhitzung und extreme Wetterereignisse, über Energiewende und erneuerbare Energie. Dabei verbringen die meisten von uns bis zu 90 Prozent ihrer Zeit in geschlossenen Räumen. Wir pendeln zwischen unseren vier Wänden und Fahrzeugkabinen, Büroräumen oder Fabrikhallen und Einkaufszentren. Dort sind wir abgeschottet von Wind und Wetter. Überall atmen wir Luft, die erwärmt oder gekühlt ist, gefiltert und mit technischen Mitteln klimatisiert, reguliert und normiert. Wir verbringen mehr und mehr Zeit im Netz. Dort holen wir uns die Informationen. Dort formen sich unsere Anschauungen, unser Wissen über den Klimawandel, auch unsere Ängste. Im Cyberspace weht aber kein Lüftchen. Kein Duftfeld, kein lebendiger Klang, keine Bodenhaftung.

Wir machen uns Sorgen über das Artensterben. Doch wie viele Baumarten, Gräser, Frühblüher, Pilze, Singvögel, Schmetterlinge und Insekten um uns herum können wir überhaupt noch unterscheiden, erkennen und benennen?

Wir sprechen über die Energiewende und die Mobilitätswende. Aber welchen Anteil an unserer Mobilität hat die Bewegung aus eigener Körperkraft, unter freiem Himmel, zu Fuß oder mit dem Fahrrad? Körperliche Anstrengung gerät an den Rand unserer Arbeitswelt, verschwindet auch aus unserer häuslichen Komfortzone. Ist nicht Muskelkraft die elementarste Form der erneuerbaren Energie?

Wir reden von einer solaren Zukunft. Aber wie oft schauen wir hin, wenn die Sonne aufgeht oder untergeht, wenn Sonnenwende ist, wenn Vollmond oder Neumond am nächtlichen Himmel aufziehen? Bleibt unsere Rede nicht abstrakt und unwirksam, wenn wir die Naturphänomene gar nicht mehr anschauen und wahrnehmen? Wenn wir uns mit ihnen nicht mehr innerlich verbunden fühlen und folglich nicht mehr wirklich über sie sprechen können? Was ist eine Weltanschauung wert ohne die Anschauung der Welt? Und ohne die Fähigkeit, darüber zu kommunizieren? Schließlich entsteht die Intimität zwischen Mensch und Natur über das Erleben und Fühlen, aber immer auch über die Sprache.

*

»Jeden Morgen geht die Sonne auf / in der Wälder wundersamer Runde …« Ein altes Lied kommt mir in den Sinn, versetzt mich in die Lagerfeuernächte meiner Kindheit. »… und die schöne, scheue Schöpferstunde, / jeden Morgen nimmt sie ihren Lauf«. Damals öffneten uns diese Verse ein magisches Fenster zu den Landschaften, in denen wir wanderten, und zu der Zeitordnung von Natur und Kosmos, die uns so selbstverständlich war wie die frische Luft, die wir atmeten.

Und heute? Jeden Morgen leuchtet das Smartphone auf, vibriert, piepst, alarmiert, reißt den Nutzer aus dem Schlaf, zeigt ihm die digitale Uhrzeit. Es verbindet ihn mit seiner »*community*«, vernetzt ihn mit der digitalisierten Welt. So beginnt der Tag. Wir verbringen mehr und mehr unserer Arbeitszeit, Freizeit, Lebenszeit vor Bildschirmen und Displays. Mit Mausklicks oder Daumenbewegungen navigieren wir durch die virtuellen Räume des Internets. Die audiovisuellen Medien machen tendenziell alle Räume be*seh*bar. Be*geh*bare Räume dagegen verschwinden aus unserem Leben. Die Sturzflut an Bildern und Informationen hält über den Tag an. Bis zum Ende des Tages und den ersten Versuchen, in den Schlaf zu sinken. Die Kombination von rasender Beschleunigung und fataler Bewegungsarmut tut uns nicht gut. Die Überdosis von künstlichen Welten bringt uns aus der Balance. Stress, ursprünglich eine Strategie von Körper und Seele, um in Ausnahmesituationen kurzfristig alle Kraftreserven zu mobilisieren, wird zum Dauerzustand. Auf lange Sicht ist das nicht lebbar. Diese ungeheure Dynamik der Moderne wirkt zerstörerisch. Auf die Natur. Auch auf unsere menschliche Natur. Es gibt keine Alternative.

Wirklich nicht? Hinter den menschengemachten, technisch erzeugten Phänomenen wirkt nach wie vor machtvoll eine andere Raum-Zeit-Ordnung. Eine, die nicht von der linearen Zeit der Uhr und vom Takt der Ampelanlagen oder Fließbänder beherrscht ist. Es ist die zyklische Zeit von Natur und Kosmos, die von der Sonne, Mond und Sternen, also von den Bahnen der Gestirne vorgegeben ist. Es ist der Raum, der sich, von der Sonne beleuchtet, immer wieder neu und immer wieder anders allen unseren Sinnen öffnet. Das ist die naturgegebene Raum-Zeit-Ordnung, von der alles Leben auf diesem Planeten abhängt. Jeder Tag, jede Stunde »*friluftsliv*« ist ein unersetzliches Medium, um in diese fundamentale, naturgegebene Raum-Zeit-Ordnung einzutauchen und sich an den Urphänomenen neu auszurichten.

*

»Jeden Morgen geht die Sonne auf …« Ich erinnere mich an einen Tag im Hochsommer 2021. An Momente von Sommerseligkeit in Zeiten von Corona und Erderwärmung. Unser Rückzugsort in der Sommerhitze war – wie schon so oft – die Ostseeinsel Hiddensee. Mein Himmelskalender sagt mir: Sonnenaufgang 4:50. Bei Dämmerungsbeginn mache ich mich auf den Weg von unserem Quartier im Norden der Insel, steige von der Siedlung am Bodden den sandigen Weg hinauf zum Dornbuschkliff, wo an der Kante der Steilküste der Leuchtturm aufragt. Die Mondsichel ist schon untergegangen. Die Luft hat sich über Nacht auf 18° abgekühlt. Der Wind weht schwach aus Südost. Über Wiesenbuckel führt der Weg stetig aufwärts. Der Wegrain liegt noch im fahlen Licht, viele Blüten sind noch geschlossen. Zäune grenzen eine Pferdekoppel ein. Die Wiesen sind frisch gemäht. Dann schulterhohe Ginsterheide, schon fast verblüht. Das Vogelkonzert ist erwacht. Eine Amsel singt einsam auf einem Zaunpfahl, Singdrossel und Buchfink fallen mit ein. Der erste Kuckucksruf hallt vom Bodden herauf. Zwei Stück Schwarzwild queren den Weg vor mir, stürmen den Hang hinab. Ein Rehbock schreckt. Auf dem Plateau angekommen, suche ich mir den besten Aussichtspunkt. Über mir kreist das Leuchtfeuer des Dornbusch-Leuchtturms. Weit im Nordosten ist das Signal des Leuchtturms von Kap Arcona an der Nordspitze von Rügen zu erkennen.

Morgengrauen. Der Bodden liegt grau hinter dem Schilfgürtel. Jenseits des schmalen Streifens Wasser die bewaldete Küstenlinie von Rügen. Auch die Ostsee ist noch grau. Ebenso die Wolkenbank, die im Westen vorüberzieht. Dann erscheint die Morgenröte. Ein Streifen im Nordosten färbt sich zartrosa, breitet sich aus, rötet sich. Ein kurzer Strich flammt auf. Etwa dort, wo hinter dem Horizont die Insel Bornholm liegt. Der Strich taucht aus dem Meer auf, wächst und rundet sich zu einem Feuerball. Binnen fünf Minuten ist die Sonne voll da. Die Morgenröte in den Wolken verblasst. Der Tag nimmt seinen Lauf. Auf dem Rückweg ist das Vogelkonzert abgeklungen. Nur der Kuckuck ruft noch. Eine Formation Schwäne fliegt über den Bodden, lässt sich auf der Wasserfläche nieder.

Einige Stunden später steht die Sonne im Zenit, hat die Luft auf fast 30° erwärmt, als ich wieder den Hang zum Dornbusch emporsteige. Die Vegetation am Wegrain ist inzwischen aufgeblüht. Das Gelb von Johanniskraut, Habichtskraut, und Königskerze harmoniert mit dem Blau von Wegwarte, Natternkopf, Ochsenauge. Dazwischen rote Tupfer Mohn, das Weiß von wilder Möhre und Sand-Nelke. Eine Lerche steigt vom Boden auf, rüttelt, ihre Gesangsglocke bildet sich über mir, vibriert, während die Lerche höher in den Himmel steigt, bis ich sie nicht mehr sehe. Zwischen Ginsterheide und Schafkoppel suche ich mir einen Platz, lasse mich im kniehohen Gras nieder, strecke mich aus, bette den Kopf auf den Rucksack. So erdverbunden wie nur möglich. Der Boden ist weich und warm, ich bin auf Augenhöhe mit den Grashalmen. Wiesenfuchsschwanz, Honiggras, Lieschgras bewegen sich in der sanften Brise. Das Gras hinter dem Weidezaun ist gemäht. Es riecht so süß nach Heu und Thymian. Ein Kohlweißling flattert vorbei, später ein Trauermantel. Eine Ameise krabbelt mir über die Hand. Insektensummen, sanfte Brise, kein menschengemachtes Geräusch. Wolken schauen! Nicht die einzelnen, sondern den Wolkenstrom. Dünne, luftige, weiße Felder ziehen über die Himmelsbläue, fächern sich auf, ballen sich neu, lösen sich auf. Die Zeit steht still. Irgendwann in dieser Mittagsstunde erhebe ich mich aus dem Gras, streiche mit der Hand darüber, um es wieder aufzurichten. Keine Spuren hinterlassen.

Inselsommer. Heidsommerglut. »Sommerseligkeit«. Was für ein gutes altes Wort. Jedes Kind kennt diese Stimmung, sehnt sich danach, sucht sie. Jedes Jahr aufs Neue. Sie ist ein zarter Schwebezustand, eine Art von Entrückung, ein Geflecht aus objektiver und subjektiver Realität. Die Leichtigkeit des Sommers beginnt im Kopf. Wie lange noch? Wir sollten jede Gelegenheit nutzen, sie zu erleben, darüber zu sprechen, das Erleben in unserer Erinnerung abspeichern, um es reaktivieren zu können, wann immer möglich. »Ich habe Angst vor dem Sommer«, sagte mir neulich jemand, der die »tropischen Nächte« kaum aushält.

In der Nacht zieht ein Starkregengebiet über die Küste und die Inseln von Mecklenburg-Vorpommern. Stundenlang zucken Blitze, rollen Donner über Hiddensee. Sturzbachartig prasselt der Regen auf den Boden, trommelt aufs Dach und gegen die Fenster. 100 Liter auf den Quadratmeter, erzählen Einheimische am nächsten Tag, so viel wie sonst in zwei Monaten. So viel wie nur ganz selten seit Beginn der Wetteraufzeichnungen vor hundert Jahren.

*

Nicht einmal eine Woche später, in der Nacht vom 14. auf den 15. Juli, zog ein Tiefdruckgebiet von Westen über die Eifel und die angrenzenden Mittelgebirge, blieb dort hängen, wurde »stationär«. Stundenlanger Starkregen verursachte binnen weniger Stunden in den Tälern eine katastrophale Überschwemmung. Ein Freund, der in einem Dorf oberhalb des Ahrtals wohnt und die Landschaft liebt, schrieb mir: »Danke für die Anteilnahme, unser Haus steht unter Wasser und die Straßen drumherum sind zum guten Teil weggespült, aber wir leben und machen mit Nachbarn und Freunden das Beste draus.« Ein paar Tage später eine Rundmail:

> Wir sind durch Dauereinsatz (Pumpen, Schöpfen, Raustragen von durchnässten Möbeln, Papieren, Büchern) zwar erschöpft und entsetzt über das, was geschehen ist, aber alles in allem wohlauf. Das Haus … ist wieder leergepumpt. Sorgen machen die feuchten Wände, die Folgen für die Gebäudestabilität und der Schimmel … Weiter unten im Ahrtal hat es sehr viele Tote gegeben, über hundert … das Schönste an dem Übel ist die enorme Hilfsbereitschaft, die sich hier in wunderbarer Vielfalt und Fülle zeigt, auch wenn es nicht wenige Gaffer und sogar Plünderer gibt. Man wünscht sich, dass von der überwältigenden Solidarität etwas bleibt, wenn die Folgen der Katastrophe überwunden sind …. Aber vielleicht schaffen wir es als Gesellschaft ja diesmal, die Sache mit dem Klimaschutz konsequent anzugehen.

*

»ES WURDE HEISSER.« Mit diesem schlichten Satz, in Großbuchstaben gedruckt, beginnt ein Roman, den ich im Herbst 2021 las. Und eine Seite weiter: »… dann durchbrach die Sonne den östlichen Horizont. Sie blitzte auf wie eine Atombombe …« Die Eingangsszene des Öko-Science-Fiction-Romans *Das Ministerium für die Zukunft* des US-Schriftstellers Kim Stanley Robinson spielt irgendwann in den 2030er-Jahren in Indien, in einer Ortschaft in der Gangesebene. Es ist der 12. Juli – und noch kein

Monsun in Sicht. Dafür liegt ein riesiges Hochdruckgebiet über der Gangesebene, hängt am Himalaya fest. 38 Grad, 60 Prozent Luftfeuchtigkeit schon am Morgen. Sengende Hitze wie in der Sauna, den ganzen Tag über. Alte sterben, Kinder sterben. Im Morgengrauen kommen die Leichenwagen. Stromausfall, die Klimaanlagen fallen aus. Frank May, Vertreter einer humanitären Hilfsorganisation, eine der beiden zentralen Figuren des Romans, hat noch einen Generator und einen Benzinvorrat, holt Anwohner in seine Büroräume. Ein bewaffneter Trupp dringt ein, raubt mit vorgehaltener Waffe den Generator. Frank sieht nur eine Lösung: »Runter zum See! Geht ins Wasser!«. Draußen zu Hause? Lebenselixier Wasser? Von wegen. Die Menschenmenge verbringt die Nacht im See, Kopf an Kopf, bis zum Hals im fauligen Wasser stehend. Leichen treiben auf der Wasseroberfläche. Ein giftiger Todeshauch steigt auf. Der Tümpel ist heißer als Badewasser. Das Blut kocht. Die Hitze steigt in den Kopf. Die Sonne geht auf. »Alle waren tot.«

So endet das Kapitel. Der »*heat dome*«, die Hitzeglocke über Nordindien fordert in dem Roman Millionen Opfer. Frank hat überlebt, ist stark traumatisiert. Vergeblich versucht er, sich einer indischen Untergrund-Ökogruppe anzuschließen, die sich im Strudel der Klimakatastrophe der direkten Aktion verschrieben hat. Sie heißt NEVER AGAIN! – Nie wieder! Frank wird zum Einzelkämpfer. In der Schweiz begegnet er einer irischen Politikerin namens Mary Murphy, die dort eine UN-Organisation leitet. Deren Auftrag: dem Pariser Klimaschutzabkommen endlich zum Durchbruch zu verhelfen – mit allen Mitteln. Das ist das »Ministerium für die Zukunft«. Bleibt noch Zeit, so die große Frage, die das Buch aufwirft, um das Ruder herumzureißen?

*

Ein großer Sprung in Raum und Zeit, zurück in die Epoche, als der verhängnisvolle Weg in das industrielle und fossile Zeitalter gerade erst begonnen hatte, sich aber gleichzeitig alternative Wege, Entwicklungspfade in eine andere Moderne auftaten. Ein Gespräch im Hause Goethe über das Freie-Luft-Leben als Lebenselixier. Am 11. März 1828, vier Jahre vor seinem Tod, führte Goethe eine lange Unterhaltung mit seinem Mitarbeiter Johann Peter Eckermann. Auslöser waren, wenn man dem Protokoll Eckermanns trauen darf, dessen wiederholte Klagen über schlechte Träume und Antriebslosigkeit. Goethe hatte ihm empfohlen, einen Arzt aufzusuchen. Vermutlich sei die »kleine Stockung« schon durch einige Gläser Mineralwasser zu beheben. An diesem Tag, als Eckermann erneut mit den Symptomen einer depressiven Verstimmung erschien, riss Goethe der Geduldsfaden. Er führte, mit einem ironischen Lächeln, Napoleon ins Feld, dessen von Walter Scott verfasste Biografie er gerade las. Napoleon habe sich »in dem Zustand einer fortwährenden Erleuchtung« befunden. Das sei der Zustand der »Productivität«, in dem »das Außerordentliche entsteht«.

Das Gespräch wurde grundsätzlich: Was sind die Voraussetzungen und Quellen geistiger Produktivität? Sei sie das, fragte Eckermann, was man sonst mit »Genie« bezeichne? Goethe holte weit aus, wobei er, wie sein Protokollant mehrfach anmerkte, im Zimmer auf und ab schritt. »Jede Produktivität höchster Art ..., jeder große Gedanke, der Früchte birgt und Folge hat, steht in Niemandes Gewalt und ist über alle irdische Macht erhaben.« Diese Faktoren seien freilich nicht dem eigenen Willen unterworfen und er rate dazu, »nichts zu forcieren«.

Behutsam lenkte Eckermann das Gespräch wieder auf sein eigentliches Anliegen. Er fragte, ob es natürliche Mittel gebe, eine produktive Stimmung hervorzubringen oder zu steigern. Einige Gläser Wein beispielsweise? Das komme auf die Umstände und auf den Einzelnen an, meinte Goethe, und schloss in wenigen Sätzen eine Theorie der kreativen Naturverbundenheit an: »Es liegen ... produktivmachende Kräfte in der Ruhe und im Schlaf; sie liegen aber auch in der Bewegung. Es liegen solche Kräfte im Wasser, und ganz besonders in der Atmosphäre. Die frische Luft des freien Feldes ist der eigentliche Ort, wo wir hingehören; es ist, als ob der Geist Gottes dort den Menschen unmittelbar anwehte und eine göttliche Kraft ihren Einfluss ausübte.«

Goethe variiert hier ein Leitmotiv aus Jean-Jacques Rousseaus 1782 posthum veröffentlichten *Confessions*. Für den französischen Philosophen war das Wandern in der offenen Landschaft eine Praxis, um die eigenen Gedanken zu »beseelen« und zu »beleben«. Die Verbindung von frischer Luft und körperlicher Bewegung versetze Körper und Geist in Schwingungen und erzeuge eine »größere Kühnheit des Denkens«.

Als leuchtendes Beispiel aber verweist Goethe auf den englischen Dichter, Abenteurer und Rousseau-Verehrer Lord Byron. Dieser habe »täglich mehrere Stunden im Freien« gelebt – »bald zu Pferde am Strande des Meeres reitend, bald im Boote segelnd oder rudernd, dann sich im Meere badend und seine Körperkraft im Schwimmen übend«. So sei er, behauptete Goethe, »einer der productivsten Menschen« geworden, »die je gelebt haben«. Was an Goethes Äußerungen verblüfft, ist die Engführung der Vokabeln frisch, frei und produktiv. Sie bindet die Gemeingüter »frische Luft« und »im Freien leben« an die Vorstellung von »großen Gedanken« und »Produktivität höchster Art«. Wegzehrung für die Kreativen von heute?

Über seine eigene intime Erfahrung von wilder und freier Natur hat Goethe ein bemerkenswertes Gedicht geschrieben. *Einsamste Wildnis* beginnt mit den Versen: »Ich sah die Welt mit liebevollen Blicken / Und Welt und ich, wir schwelgten im Entzücken.« Einfühlung, Empathie, Resonanzen steuern Goethes Blick auf die Umwelt. Das ist die radikale Gegenperspektive zu dem Tunnelblick auf die Krisen und Katastrophen, der uns heute zu lähmen droht.

*

Um die Mitte des 19. Jahrhunderts lag das Thema überall in Europa sozusagen in der Luft. Rousseaus Denken, zusammengefasst in der griffigen Parole »*retour à la nature!*« war noch sehr präsent. Die Suche nach dem einfachen Leben in freier Natur war ein Topos der Zeit. Die »*plein air*«-Malschule von Barbizon bei Paris beeinflusste die Landschaftsmalerei in ganz Europa. Jenseits des Atlantiks veröffentlichte Henry David Thoreau 1854 ein brillant geschriebenes – nicht zuletzt von Goethe und der europäischen Romantik beeinflusstes – Buch über seinen Rückzug in eine selbstgebaute Hütte am Ufer eines kleinen Sees seiner Heimat Neuengland.

1859 verfasste der norwegische Schriftsteller Henrik Ibsen ein langes episches Gedicht mit dem Titel »*Paa Vidderne*« (Auf den Höhen). In dem Text erschien zum ersten Mal eine heute weltweit wirkmächtige Wortschöpfung: »*friluftsliv*«. Die Ballade handelt von einer Flucht in die Wildnis. Sie erzählt von einem jungen Mann, der, schuldbeladen, mit seinem inneren Dämon ringend, mit leichtem Gepäck, Rucksack und Gewehr, sein Dorf am Fjord verlässt und in die Berge geht. Die archaische Landschaft der Fjälls und das freie Leben des Jägers in Wind und Wetter ziehen ihn immer stärker in den Bann. Der Wintereinbruch verhindert den Abstieg ins Tal. Das lyrische Ich des Gedichts folgt, wenn auch nicht ohne Anfechtungen, dem Ruf der Wildnis, in den sich auch dämonische Stimmen mischen. Wildwasser und Stürme, Sonnenstrahlung auf Gletschereis erfrischen, stärken – ja stählen – nicht nur die Physis, sondern auch die Gedanken. »In der kargen Fjällhütte«, heißt es in einer Strophe im Zentrum des Gedichts, »verstaue ich meine reiche Beute.« Und dann: »*Der er krak og der er grue, friluftsliv for mine tanker.*« (Dort ist eine Bank, dort ist ein Herd /und Freiluftleben für meine Gedanken). Am Ende des Gedichts steht der Entschluss, dem Leben im Tiefland zu entsagen. Zugunsten einer »höheren Sicht auf die Dinge«. Denn: »Hier oben auf den Höhen ist Freiheit und Gott / dort unten tappen die andern.«

Zu Beginn des 20. Jahrhunderts machte das Wort *friluftsliv* im Norwegischen und anschließend in den anderen skandinavischen Sprachen Karriere: Als Begriff der Alltagssprache, der Pädagogik, ja der Politik. Maßgeblichen Anteil daran hatte der norwegische Polarforscher, Nationalheld und Friedensnobelpreisträger Fridtjof Nansen. In einer Rede an die Schuljugend des Landes im Juni 1921 gab er dem Wort eine gegenüber Ibsen erweiterte Bedeutung. *Friluftsliv* meinte bei ihm: Weg von der Masse, raus aus dem ewigen Jagen – heute spricht man von Beschleunigung – dem verwirrenden Lärm der Städte; raus in die Natur, in den großen Raum der Landschaft. So definierte Nansen in seiner programmatischen Rede die Essenz der Idee.

Heute gehört *friluftsliv* zur Alltagskultur, zum nationalen Selbstverständnis, zur Identität Skandinaviens. Nils Faarlund, norwegischer Pionier der Idee seit den 1970er-Jahren, schätzt, neun von zehn Norwegern machen mit. Der Begriff ist allgegenwärtig, in den staatlichen Bildungsplänen ebenso wie in den Reklamebotschaften der Outdoor-Szene. Er handelt vom Rückzug auf Zeit in das Reich der wilden, freien Natur und der rauen, frischen Luft und vom Respekt vor der ökologischen Integrität. Er meint alle Spielarten des aktiven Lebens »draußen«: Rucksackwandern, paddeln, bergsteigen, skilaufen, jagen, zelten, schwimmen, klettern, angeln, segeln. *Friluftsliv* gilt als ein Weg zu einer höheren, »nachhaltigen« Lebensqualität. Seine Praxis trägt nicht unwesentlich dazu bei, dass die nordischen Länder im »World Happiness Report« der UNO, also bei der Messung des Glücks-Index, regelmäßig auf den vorderen Plätzen landen.

Rikt liv med enkle midler – Ein reiches, erfülltes Leben mit einfachen Mitteln: So beschrieb der norwegische Philosoph und Bergsteiger Arne Næss in den 1990er-Jahren die Grundidee von *friluftsliv*. Für ihn war sie eingebettet in einen umfassenden Denkansatz, den er *dypøkologi* (Tiefenökologie) nannte. Ihm geht es zuallererst um die »Selbstverwirklichung für alles Lebendige«. Das Wohl und Gedeihen allen Lebens, des menschlichen und des nicht-menschlichen, der ganze Reichtum und die Vielfalt der Lebensformen, hätten einen Wert an sich und in sich. Wir Menschen seien eingefügt in die Lebensprozesse auf dem Planeten, stünden in dauernder wechselseitiger Abhängigkeit mit der Welt um uns herum, trügen eine besondere Verantwortung für deren Erhaltung. Næss bindet die Lust am Leben in der freien Natur an eine radikal ökologische Politik, die der fortschreitenden Plünderung des Planeten und dem schrankenlosen Bevölkerungswachstum Einhalt gebietet.

*

Friluftsliv ist ein kostbares Wort, meint Nils Faarlund, »eins der beliebtesten in unserem Wortschatz«. Damals war er Mitstreiter und Bergsteiger-Kamerad von Arne Næss. Aufgewachsen ist er auf einem Bauernhof am Ufer des Mjösa, des größten Binnensees Norwegens, »mit der freien Natur als selbstverständlicher Heimat«. Seine frühe Leidenschaft gehörte dem Bergsteigen. »Der Blick in den Abgrund vernichtet die Dichotomie zwischen Körper und Bewusstsein ... besonders wenn die Lebensgefahr die tiefe Anwesenheit fordert.« Was für ihn die Essenz der Idee sei, fragte ich ihn. »*Friluftsliv* ist Überschussleben in der Natur«, antwortet er. Es ist »Heimkehr«. Es liege uns in den Genen. Es ist »die Erde berühren«. Aber leicht, »denn wer Spuren hinterlässt, stört die Muster der freien Natur«. *Friluftsliv* sei das Erlebnis der Begegnung. Im Sinne von Martin Bubers Ich-Du-Beziehung. Achtsam werden auf die Stimme, die Sprache des Lebens. »Mit Stille spricht die freie Natur – indem sie schweigt.« Eine große Inspiration sei für Næss und ihn Spinozas Begriff *hilaritas* gewesen. Wörtlich übersetzt bedeutet das lateinische Wort »Heiterkeit«. Für Faarlund ist es »der Modus tiefer Freude, wenn unser kleines Selbst in dem großen Selbst der Natur aufgeht.«

*

Eng verwandt mit den Ideen der Tiefenökologie ist der Begriff der »Biophilie«. Er kommt ursprünglich aus der humanistischen Psychologie der Zeit nach dem 2. Weltkrieg. Geprägt hat ihn der nach Mexiko emigrierte deutsche Sozialphilosoph Erich Fromm. Er entwickelte »Biophilie« als Kontrapunkt zu »Nekrophilie«. In den Konsummustern der westlichen Industriegesellschaften und deren Logik von Wettbewerb, Gewalt und Krieg entdeckte Fromm eine Nähe von Verbrauchen und Vernichten, eine inhärente Tendenz zum Tod und zum Töten. In diesem »nekrophilen« Kontext erscheine der Mensch als Mittel zum Zweck und die Natur als Lager von Ressourcen, das dem unbeschränkten Zugriff und Raubbau offen sei. Biophilie dagegen bedeutet für ihn die »Liebe zum Leben und zu allem Lebendigen«. Sie umfasst die Liebe zur Natur und die »aktive Liebe zum anderen Menschen« gleichermaßen. Auch die Fähigkeit, die Vielfalt in Natur und Gesellschaft zu genießen. Die lebende Substanz, so Fromm 1964, tendiere dazu, »sich mit andersartigen und gegensätzlichen Wesenheiten zu vereinigen und einer Struktur gemäß zu wachsen.«

Dieses Konzept griff in den 1980er-Jahren der amerikanische Evolutionsbiologe Edward O. Wilson auf. Im Kontext seiner folgenreichen Wortschöpfung »Biodiversität« definierte er »Biophilia« als »die unbewußte Neigung der Menschen, die Nähe der übrigen Lebensformen zu suchen«. Unsere Existenz hänge von dieser Neigung ab. Unser Geist entfalte sich daran. Aus dieser angeborenen Biophilie leite sich unsere Sehnsucht nach freier Landschaft, relativ unberührter Natur und nach Wildnis ab. »In der Wildnis sucht der Mensch neue Lebenskraft und das Urerlebnis des Wunderbaren, und aus der Wildnis kehrt er in jene Teile der Erde zurück, die kultiviert und nach seinen Bedürfnissen gestaltet sind. Die Wildnis erfüllt uns mit Frieden, weil sie uns ein Bild völliger Selbstgenügsamkeit vermittelt. Sie übersteigt die menschliche Fantasie.«

*

Biophilie und *friluftsliv* sind Elemente desselben Lebensgefühls. Beide Vorstellungen haben viele Berührungspunkte mit dem traditionellen deutschen Ideal von »Naturverbundenheit«, ebenso mit dem amerikanischen Konzept von »the great outdoors« und dem japanischen »Shinrin-yoko« (Waldbaden). Die aktuelle Pandemie steigert die Atemnot. Sie brachte den Zwang zu Homeoffice und Quarantäne mit sich. Wir gewöhnten uns an das Tragen einer Mund-Nasen-Maske. Die Bilder von künstlich beatmeten Patienten auf den Intensivstationen lösten Angst und Schrecken aus. Eines scheint sicher: Das Virus attackiert eher in geschlossenen Räumen als draußen, eher indoor als outdoor. Bringt uns der Corona-Schock zu einer neuen Wertschätzung von frischer Luft und dem Leben im Freien?

Was ist ›frische‹ Luft eigentlich? Die Lufthülle in den bodennahen Schichten besteht überall aus knapp 80 Prozent Stickstoff, 20 Prozent Sauerstoff, geringen Anteilen von Edelgasen und Wasserdampf und schließlich 0,03 Prozent Kohlendioxid. Reinheit und ›Frische‹ beziehen sich nicht direkt auf diese chemische Zusammensetzung, sondern auf das, was in der Luft schwebt. Es geht um die Belastung mit natürlichen Stäuben und Pollen, vor allem aber um anthropogene Schadstoffe wie Feinstäube und Umweltgifte. Die Zonen großer Belastung decken sich weitgehend mit den Ballungsgebieten von Besiedlung, Verkehr und Industrie.

Eine Landkarte unserer Reinluftgebiete würde erstmal nur die relativ große Entfernung dieser Regionen von den hauptsächlichen Quellen der Luftverschmutzung abbilden. Auf den zweiten Blick erscheinen die heilklimatischen Zonen von der See bis zu den Alpen. Die Karte lässt ein buntes Muster aus Klimareizen und Schonfaktoren erkennen, denn nun kommen Standortbedingungen wie Höhenlage, Pflanzendecke, Wasserflächen, Wind- und Sonnenexposition ins Spiel. Die reich gegliederte, kleinteilige, einem Flickenteppich ähnelnde Struktur der mitteleuropäischen Landschaften entfaltet ihr natürliches Potenzial.

›Frisch‹ also ist die staubarme, pollenarme Luft der Küstenstreifen, der Mittelgebirgskämme und Hochgebirgsplateaus. Es ist die von Erdrotation und Sonneneinstrahlung bewegte, die zirkulierende, turbulente, aufgemischte, durch Wärmeströme und Kaltfronten, Aufwinde und Fallwinde chaotisch durcheinandergewirbelte, aus den Wildnisgebieten der Atmosphäre sich speisende Luft. Es ist das Sauerstoffmolekül, das vorgestern noch über die Geysire Islands oder die Wellenkämme der Biskaya fegte, vor Sekunden durch das Kronendach des Laubwaldes wirbelte, und das ich in diesem Moment begierig einsauge und über die Lungenbläschen in meine Blutbahn sende. Durch die Luft, die ich einziehe und ausstoße, bin ich Teil des unendlichen Gebens und Nehmens in der Natur, kommuniziere ich mit der Atmosphäre des blauen Planeten, mit dem Kosmos, in dem er schwebt.

Die meiste Zeit atmen wir unwillkürlich. Die Atmung ist ein sich selbst regulierendes System mit enger Fühlung zum vegetativen Nervensystem. Unablässig kontrolliert es den Sauerstoff- und Kohlendioxidspiegel im Blut. Auf das Feinste ist es darauf eingestellt, jede der Millionen Zellen des Körpers lebenslänglich, ohne eine einzige Unterbrechung mit exakt der lebensnotwendigen Menge an Sauerstoff aus der Atmosphäre zu versorgen. In jeder Minute unseres Lebens holen wir uns mit den durchschnittlich 12 bis 16 Atemzügen, die wir in diesem Zeitraum machen, aus der Luft die etwa 300 Milliliter Sauerstoff, die wir im Zustand der Ruhe brauchen. Und genauso verlässlich ist die Atmung darauf eingestellt, noch der entferntesten Zelle des Körpers das Kohlendioxid zu entziehen, es an die Atmosphäre abzugeben und der Pflanzenwelt für die Fotosynthese zur Verfügung zu stellen. Frische Luft ist ein Wunderwerk der Natur. So wie die Atemwege und Blutbahnen, durch die unser Organismus sie aufnimmt.

»Wo ist aber euer innerer Wert«, hatte Nietzsche gefragt, »wenn ihr nicht mehr wisst, was frei atmen heißt?« Das Geheimnis des freien Atmens heißt: Bewegung. Sich an der frischen Luft bewegen, sie auf der Haut spüren, sie tief einatmen, stundenlang, bei Wind und Wetter, zu allen Jahreszeiten – darin liegt ein wesentlicher Impuls zum Wandern. Ausdauerndes Gehen aktiviert die Tiefatmung. Die kraftvolle körperliche Bewegung in frischer Luft ist die beste Atemtherapie. Die Aufwertung des Wanderns, die schon seit einiger Zeit anhält, wird nach Corona verstärkt weitergehen. Die neue Wertschätzung von Frischluftgebieten, von »Sommerfrischen«, ebenfalls. Darin liegt die Zukunft eines nachhaltigen Tourismus. Eines klug dosierten, über die Fläche und die Jahreszeiten verteilten Tourismus, der die Falle des »Overtourismus«, der Überfüllung, vermeidet.

Doch die entscheidende Lehre aus dieser quälenden Zeit der Pandemie scheint mir: Eine nachhaltige Zukunft vor allem vom lebendigen Grün her zu denken. Die gedankliche und materielle Basis ist längst da. Die Europäische Union hat in den letzten Jahrzehnten ein großangelegtes Netz von Rückzugsgebieten und Wanderwegen für die Wiederausbreitung unserer heimischen Flora und Fauna geschaffen. Dieser »Netzausbau«, in der EU »Natura 2000« genannt, ist von fundamentaler Bedeutung für die Integrität und Stabilität unserer Ökosysteme und damit unser aller Lebensgrundlagen. Er sollte in jedem Fall vor allen anderen Formen des Netzausbaus Priorität haben. Das bedeutet: das Primat von »Erdpolitik« (Ernst Ulrich von Weizsäcker) über all die geopolitischen Machtspiele, von »terrestrischer« Politik (Bruno Latour) über die überzogene Digitalisierung der Lebenswelt. Von den grünen Lungen des Planeten und Europas her denken, von den heimischen Wäldern und urbanen Grüngürteln her, und nicht primär von der Technologie und den Geschäftsfeldern und Geldströmen eines Green Deal. Jede urbane Frischluftschneise ist von Bedeutung, jedes Fleckchen naturnaher Wald, jeder Wasserspiegel, jedes Stück Wildnis, jedes Flora-Fauna-Habitat, ja jeder Gartenteich und Komposthaufen. Sonst rauben wir uns und den nachfolgenden Generationen die Luft zum Atmen – und den Trost der Bäume.

*

Vor einiger Zeit habe ich mit *Qìgōng*, der chinesischen Bewegungskunst, angefangen. Auf einer kleinen, versteckten Lichtung in dem Eichenwäldchen hinter meinem Gartentor habe ich mir einen Sitz angelegt. Nur ein Holzklotz, angelehnt an eine schätzungsweise hundertjährige Eiche. Ein kleiner Rundweg im Laub, hundert Schritt lang, macht meinen Rückzugsort vollständig. Ringsherum schlanke Birken, junge Ebereschen, Traubenkirschen, ein paar Eiben und Ilex, Brombeerranken, viel Totholz, nach jedem Orkan mehr. Die Waldvögel, Amsel, Rotkehlchen, Buchfink, Schmetterlinge, Insekten, ab und zu ein Eichhörnchen teilen den Ort mit mir. Nur ein kaum sichtbarer Trampelpfad führt vom Gartentor dorthin. Keine Menschenseele stört mich hier. Die Spaziergänger, fast alle mit Hund unterwegs, bleiben auf den Wegen ringsum. Nur gedämpft zu hören ist das Lärmband der Autobahn und das Dröhnen eines nahen Chemieparks. Umgeben von diesem eigentlich höchst unwirtlichen Ambiente habe ich mir meinen Gaia-Platz angelegt. Dort bin ich in der Regel zweimal am Tag, jeweils eine knappe halbe Stunde lang. Im Wechsel der Jahreszeiten, bei Wind und Wetter, Regen und Sonne, manchmal auch im Mondschein. Dort mache ich meine schlichte, von *Qìgōng* inspirierte Übung.

Rat holte ich mir bei Gudula Linck, Philosophin, Sinologin, Buchautorin und *Qìgōng*-Lehrerin in Freiburg. »Wörtlich bedeutet *Qìgōng* 气功 »Arbeit am *Qì*«, an der Lebenskraft«, schrieb sie mir. »In der Praxis geht es um ein konzentriertes Sich-selber-Spüren. Die geschmeidigen Bewegungen, mit Ein- und Ausatmen korreliert, dienen dazu, das *Qì* in Leib und Körper zum Fließen zu bringen. Zwischen den Bewegungen wird immer wieder auch das Innehalten geübt. So kommt von selbst Langsamkeit auf, Aufmerksamkeit und eine Gemütsruhe aus der eigenen Mitte: ›Sei umsichtig, hüte dich, sei aufrecht in deinem Verhalten. Lass deine Gedanken nicht geschäftig werden und siehe, wie ruhig der Atem durch deine Nase geht!‹ Wer Arme und Beine bewegen kann, kann auch *Qìgōng*. Noch die schlichteste Arm- oder Fußbewegung (Heben-Senken, Öffnen-Schließen), wenn sie mit Aufmerksamkeit und dem Atmen einhergeht, ist *Qìgōng*. Immer geht es mit Naturbildern einher: ›Frühlingswind in Weidenbäumen‹, ›Den Mond umarmen‹, ›Himmel und Erde verbinden‹. So ist *Qìgōng* nicht nur Übung für Gesundheit und Wohlbefinden, nicht nur Bewegungskunst, sondern eine wunderbare Handhabe, das Sein mit der Natur, das Mittendrin, immer wieder zu spüren und einzuverleiben.«

*

»Mit Stille spricht die freie Natur – indem sie schweigt«: Nils Faarland hat einen vitalen Punkt angesprochen. Die lebendige Stille der Natur ist beredt. Die Körpersprache der Steine und Felsen im Wechsel von Licht und Schatten, Sommerglut und Eis. Das Plätschern der Quelle, das Rauschen der Meeresbrandung. Der Wind in den Baumwipfeln, das Rascheln des Grases. Die Metamorphose der Pflanzen im Lauf der Jahreszeiten und in ihrem Lebenszyklus von Keimen, Wachsen und Vergehen. Die Bewegungen und Laute der Tiere in der freien Natur. Die »Signaturen«, die Zeichensprache der Dinge und Lebewesen, neu wahrnehmen und in sich aufnehmen – mit allen Sinnen. Das würde unsere verbale Sprache der Zuversicht vielleicht entscheidend erweitern und stärken.

Kapitel acht

Weniger ist mehr

Lob des Minimalismus

Weniger ist mehr? Klingt erstmal paradox. Nach Quadratur des Kreises, nach magischer Formel. Es ist ein Lockruf, aber rätselhaft. Was ist das »mehr« im »weniger«? Was gewinnst du, wenn du loslässt? Droht dann nicht vielmehr der Absturz – ins Nichts? Mut zum Weniger erfordert ein Grundvertrauen, dass genug da ist – für dich, für alle. Aber was ist genug? Es ist das Gegenteil von zu viel. Und das Gegenteil von zu wenig. Das klingt gerade hochaktuell, oder? *Weniger ist jetzt.*

*

Erste Annäherung: *Weniger ist leer* – ist ein preisgekrönter Werbeslogan. Er wirbt für die Bekämpfung des Hungers im globalen Süden. Das dazugehörige Bild zeigt eine Tonschale mit einer Handvoll Reis. Die Form ist archaisch. Ein leicht eckiges Rund, geformt wie ein von Hand geschriebenes »o«. Rötlich-braun, wie Terrakotta. Reiskörner bedecken den Boden der Schale. Aber nur knapp. *Weniger ist leer* Punkt. Der kurze Schriftzug zieht sich von links über den oberen Rand des Plakats. Daneben klafft eine Lücke. Rechts das Wort »Brot«. Nächste Zeile: »für die Welt«. Die Schrift ist schwarz. Bis auf das »o« in Brot. Das ist farblich mit dem Gefäß abgestimmt. In der linken unteren Ecke des Plakats, kompakt in fünf Zeilen gedruckt, der Text: »Es gibt so viele, die hoffen auf mehr, um überleben zu können. Ihre Unterstützung hilft uns, den Hunger zu bekämpfen. Ihre Spende hilft.« 23 Wörter, 135 Zeichen, die Länge eines Tweets. Das ist alles.

Wie ist diese Werbeikone, 2021 mit dem Deutschen Nachhaltigkeitspreis ausgezeichnet, entstanden? Ich fragte Wolfram Heidenreich von der Marketing-Agentur »Gute Botschafter«. Das Design ist schon ein paar Jahre alt. 2005 kam der Auftrag von »Brot für die Welt«, der Hilfsorganisation der evangelischen Kirche. Sie ist schon seit Anfang der sechziger Jahre für die »Dritte Welt«, wie man damals sagte, tätig. Eine – wenn man so will – »Marke« mit sehr hohem Bekanntheitsgrad. Welche Vorgaben hatte die Agentur? Keine, sagt Heidenreich. Die Hilfsorganisation wollte einfach ein neues Logo, um die eigenen Ziele modern zu kommunizieren. So machte sich das Team an das Brainstorming. Die erste Idee, einen Brotkorb zum Bildmotiv zu machen, wurde verworfen. Das hätte das Missverständnis verstärkt, »Brot für die Welt« organisiere vor allem die Verteilung von Nahrungsmittelspenden in Hungergebieten. Tatsächlich geht es um Hilfe zur Selbsthilfe. Eine Milchschale? In manchen Ländern gilt Milch gar nicht als Nahrungsmittel für Menschen. Reis aber gehört weltweit zur Top 5 der Nahrungspflanzen. So kam man auf die Reisschüssel. Die auf dem Bild ist nicht handgetöpfert, sondern am Computer generiert. Ihre Form sollte gleichzeitig wie ein Auge wirken, das den Betrachter anschaut und seine Aufmerksamkeit fesselt. Der lakonische Satz formuliert die Botschaft des Sinnbilds aus: Nimm die Handvoll Reis weg und die Schale ist leer. Er ist eine ironische Verfremdung der Redensart »weniger ist mehr«. Die kennt jeder. Ein geflügeltes Wort. Nur ein minimaler Eingriff: »mehr – leer«. Reimt sich sogar, verkehrt aber den Urtext ins Gegenteil. Genauer gesagt, es stellt den paradoxen Spruch vom Kopf zurück auf die Füße. Die Steigerung von weniger ist – nichts. Spruch und Bild kommen leichtfüßig daher. Ohne Elendsbilder, ohne erhobenen Zeigefinger. Doch Wort und Bild erweisen sich schnell als höchst prägnant, anschaulich und vielschichtig. Im Kopf entstehen Bilder, Assoziationen und ein Aha-Effekt – eine Erkenntnis. Und die enthält ein großes Narrativ. Es erzählt von der ungerechten Verteilung der Güter in der Welt. In welcher Wirklichkeit leben wir, leben andere? Und was können wir, jeder einzelne, tun? Das Plakat, sagt Heidenreich, ziele nicht auf Mitleid, sondern auf Solidarität.

*

Zweite Annäherung: *Immer mehr, nimmersatt.* Anfang 2022 geisterte eine schier unglaubliche Nachricht durch die globalen Medien: In den ersten beiden Jahren der Covid-19-Pandemie hätten die Superreichen dieser Welt, das 1 Prozent, ihre Besitzstände verdoppelt. In demselben Zeitraum, so die Studie der britischen Hilfsorganisation Oxfam, hätten die armen Länder und die Ärmsten in den reichen Ländern am stärksten gelitten. Dieselben Muster scheinen auch in den ökonomischen Verwerfungen zu wirken, die der Krieg in der Ukraine ausgelöst hat. Diese erschreckende Vergrößerung des Grabens zwischen Arm und Reich einfach so zuzulassen, war, denke ich, eine fatale politische Entscheidung. »Fatal« nicht nur im Sinne von »schicksalhaft«, wie im lateinischen Wurzelwort, sondern auch in der Bedeutung von »tödlich«, wie im heutigen Französischen und Englischen.

Denn eines scheint mir glasklar: Jede politische Strategie der Reduktion erfordert den Willen zu mehr Gleichheit. An diesem archimedischen Punkt müssen Umdenken und Umkehr ansetzen. Die Strategie der Selbstbeschränkung muss »oben« anfangen. Sonst ist sie zum Scheitern verurteilt. Denn das Unheimliche ist: Das süße Leben der 1 Prozent erscheint »unten« allzu oft als nachahmenswert. Die Philosophen sprechen von »Mimesis« (Nachahmung): Ich will es auch so gut haben wie die da oben. Ein – in diesem Zusammenhang verhängnisvoller – Sinn für Gerechtigkeit macht sich geltend: Der Überfluss steht *auch mir* zu. Entweder allen oder keinem. Der

Lebensstil der Eliten, so provozierend er wirkt, ist letztlich gar nicht mal das Entscheidende. Es ist vielmehr die Art, wie sie ihre riesigen Vermögen anhäufen: durch die Ausbeutung von Natur und Mensch. Beides muss gestoppt werden. Die Eliten müssen jetzt Verantwortung übernehmen – oder rigoros zur Verantwortung gezogen werden.

Es kann nicht länger bloß um ein »gerechteres« Verteilen und Umverteilen des »immer mehr« gehen. Der Plünderung des Planeten Einhalt gebieten und – mit dieser Maßgabe! – die Grundbedürfnisse, die *basic needs* aller, auch die der kommenden Generationen, berücksichtigen ist erst wirklich nachhaltig. So kommt Gerechtigkeit anders ins Spiel und verbindet sich mit dem Gedanken der »Ermächtigung« (*empowerment*). Der Kampf gegen den Hunger beispielsweise nimmt uraltes Wissen der »*local people*«, ihre Fähigkeit zur Selbstversorgung wieder auf, verknüpft sie mit neuen »konvivialen« Technologien. Daraus entsteht »Ernährungssouveränität«.

In der Geschichte führte die Übernutzung der verfügbaren Ressourcen auf längere Sicht stets in den Kollaps von Gesellschaften. Zur Übernutzung kamen dabei immer weitere Faktoren wie die zu große Ungleichheit innerhalb der Gemeinwesen und die mangelnde Lernfähigkeit der Eliten. Im globalen Dorf des 21. Jahrhunderts gilt das erst recht. Mehr Gleichheit ist keine realistische Option? Wirklich nicht? In dem Roman *Das Ministerium für die Zukunft* bringt Kim Stanley Robinson ein ziemlich praktisches Beispiel aus der amerikanischen Gesellschaft von heute. Er fand es ausgerechnet bei der US-Navy. Das Jahresgehalt eines Admirals, schreibt er, liege bei 200.000 Dollar. Niemand verdiene mehr. Die Pointe dabei: »Das Verhältnis zwischen niedrigstem und höchstem Lohn beträgt ungefähr eins zu acht.« Robinsons flapsig formulierter Vorschlag für eine zukunftsfähige Gesellschaft: Die Untergrenze auf einem Niveau festlegen, das »jedenfalls genug für ein anständiges Leben« biete. Wenn die Obergrenze das Zehnfache davon betrage, wäre das »immer noch ein Haufen« Geld. Aber der Abstand zwischen unten und oben wäre erträglich. Woher kommt dann aber die Motivation, sich einzubringen mit allem, was man hat und kann? Robinson spricht von »Korpsgeist«: eine Sache der Ehre. Ein Verhaltenskodex. An genau dieser Stelle bekommt die Formel *Weniger ist mehr* ihren Stellenwert. Sie ist ein Lockruf, sich auf eine andere Logik einzulassen.

*

Ganz gewiss ist »teilen« ein Schlüsselwort im Wörterbuch der konvivialen Sprache. Auch hier lohnt sich ein Blick auf seine Herkunft. Das Altsächsische verfügte über zwei semantisch nah verwandte Wörter: *dêlian* bedeutete zerschneiden, trennen, aufteilen. Daraus wurde im heutigen Deutschen das Wort »teilen«, im Englischen »deal« im Sinne von austeilen, Waren verbreiten, damit handeln, neuerdings auch: mit Drogen »dealen«. *Sceran* ist das altsächsische Wort für schneiden, aufteilen, zuteilen. Daraus entstanden unsere Wörter »Schere«, das Schneidewerkzeug und »Schar«, die Abteilung aus einer größeren Gruppe. Im neuen Englisch wurde *sceran* zu »share«. Doch sowohl *teilen* als auch *share* haben sich von der Vorstellung des »Zerteilens« und »Verteilens« immer stärker gelöst. Der heutige Sprachgebrauch rückt *teil*haben und *teil*nehmen am großen Ganzen in das Zentrum der Wortbedeutung. Man denke an die *sharing economy.* Oder an den Vers aus John Lennons und Yoko Onos Song: »Imagine all the people / *sharing* all the world ...«. Oder auch an die alte deutsche Volksweisheit: Geteilte Freude ist doppelte Freude, geteiltes Leid ist halbes Leid.

*

Folgen wir dem Lockruf des *Weniger ist mehr,* erweitern wir das Wortfeld. Reden wir zum Beispiel vom »Minimalismus«. Schönes Wort, oder? Es leitet sich ab vom lateinischen »minimus«. Das ist die Steigerungsform, der Superlativ, von »parvus« – klein, gering, wenig. Im Wortschatz der Sechziger wurde es chic: »Minimal art«, »Minirock«, »small is beautiful«. In den Achtzigern kam die »minimalinvasive« Chirurgie auf. Sie zielt auf eine möglichst geringe Verletzung der Gewebe, um so die schnellstmögliche Heilung zu sichern.

Reden wir von der »Reduktion«: »Reduce, reuse, recycle« – die 3-R-Regel für den Umgang mit Ressourcen. Sie lädt uns ein, den Verbrauch zu reduzieren, Dinge wiederzuverwenden und dann wieder in den Kreislauf zurückzugeben. Wir assoziieren »schlank«, »verschlanken«, »gesundschrumpfen«. Eigentlich attraktive Wörter, vorausgesetzt, sie lassen sich von dem faden Beigeschmack des neoliberalen Neusprechs befreien. Dort diente »Verschlankung« als Euphemismus für die Massenentlassung von Beschäftigten, die Abwälzung der Lasten auf andere.

»Selbstbeschränkung« dagegen ist in allen Weisheitslehren der Menschheit eine der höchsten Tugenden. Reden wir vom »Einfachen«, von der »Eleganz des Einfachen«, von der »unerschöpflichen Kraft des Einfachen« (Heidegger), vom »Hang und Zwang« zum »einfachen Leben«. Und reden wir von dem »Leichten«, vom »leichten Gepäck«, von »unbeschwert« und »schwerelos«. Von »ressourcenleicht« und schließlich – alles überwölbend – von der »Leichtigkeit des Seins«.

Diese kleine Kaskade von Wörtern setzt ein Zeichen: Das Prinzip Weniger meint keinesfalls den Absturz in die Schäbigkeit und Plattheit. Es macht vielmehr den Weg frei zur Erfahrung von Fülle und Intensität des Lebens. Unter diesem Vorzeichen erst gelangen wir zu der Schlüsselfrage: Was ist das »Mehr«, das wir gewinnen, wenn wir zu einer Strategie des »Weniger« übergehen? Folgen wir also dem Lockruf des Minimalismus. Reden wir von dem »Einfachen, das schwer zu machen ist« (Brecht).

*

Noch eine Annäherung, aus ganz persönlicher Erfahrung: »Denn es reist sich besser / *mit leichtem Gepäck*«, sang die deutsche Popgruppe Silbermond im Jahr 2016. *Travel light*, sagen die Wildnis-Wanderer in den USA in der Tradition der indigenen Stämme, der Jäger und Fallensteller. Denn je weniger du mit dir schleppst, desto mehr kommt unterwegs auf dich zu. *Mit leichtem Gepäck* – das ist meine Art, zu wandern.

Einfach verschwinden. Den Rucksack packen, verschwinden. Unterwegs auf sich allein gestellt sein. Niemanden brauchen. Mit wenig auskommen. Den Weg verlassen können. Auch mal ohne Weg gehen. Flexibel reagieren können. Natur erleben. Sich selbst in einer großen Landschaft erleben. Keine Spuren hinterlassen. Autonom, selbstgenügsam, autark sein. »*Autárkeia*«, das griechische Ursprungswort, übersetzt man neuerdings mit »Selbstmächtigkeit«. Das Erlebnis weitgehender Freiheit ist Essenz und Faszinosum des Wanderns. Die Ausrüstung hat dem zu dienen. Sie ist dazu da, die Spielräume dafür zu schaffen und zu erweitern.

Was wir am Körper und auf dem Rücken tragen, ist dann »funktional«, wenn es uns optimal hilft, unser Ziel zu erreichen. Das ist freilich nicht in erster Linie der Punkt B am Ende unserer Route. Das Ziel liegt im Erlebnis des Weges und des Unterwegsseins selbst. Wann und wo der Wanderer, die Wanderin Momente des Glücks oder der Bewusstseinserweiterung erlebt, ist nie vorhersehbar. Meistens geschehen sie auf dem Weg und nicht erst am Ziel. Alles, was die Durchlässigkeit für den Strom der Eindrücke von außen und der Regungen von innen steigert, ist willkommen. Alles, was uns an Bewegung und Wahrnehmung hindert, was uns von Natur und Kosmos und unserer Gefühlswelt abschottet, ist Ballast. Damit ist keiner radikalen Askese das Wort geredet. Es gibt ganz gewiss ein »zu viel«, aber eindeutig auch ein »zu wenig«. Wer stundenlang mit zu wenig Kleidung vor Kälte bibbernd unterwegs ist, hat nur noch einen Gedanken: ins Warme kommen. Wo eine Wanderung freudlos wird, wo sie die Gesundheit eher gefährdet als kräftigt, ist ebenfalls eine Grenze der Belastbarkeit überschritten. Die richtige Balance finden, für sich persönlich, prägt den individuellen Stil des Wanderns. All' meine Erfahrung spricht für einen sorgfältigen Minimalismus.

Leicht gesagt. Immer wieder tappt man in die Falle des Zuviel. Unterschwellig folgen wir erstmal der Logik: Je mehr wir mitnehmen, desto besser sind wir gegen alle Eventualitäten geschützt, desto besser gelingt die Wanderung. Dass diese Logik nicht stimmen kann, schwant jedem, der beim Aufbruch unter der Last des Rucksacks ins Taumeln kommt. Die Hoffnung, dass Körper und Geist sich nach ein paar Tagen an die Belastung gewöhnen, erweist sich als trügerisch.

Eins scheint besonders wichtig: Die Freude am Gehen nicht von der Qual des Tragens zerstören lassen. In diesem Licht ist die Frage der Ausrüstung zu bedenken. Nach der Wahl von Raum, Route und Jahreszeit für die Wanderung lauten die zwei Schlüsselfragen: Was brauche ich wirklich? Und: Wo liegt für mich persönlich die Grenze der Tragfähigkeit? Hier geht es um die genaue Bestimmung der eigenen Prioritäten. Was brauche ich dort, wo ich hin will, für die Zeit, die ich unterwegs bin, bei meiner aktuellen körperlichen Verfassung, wirklich? Das erinnert an eine alte, schlichte Weisheit: »Packt euren Rucksack leicht! Zieht euch leicht und schön an«, so formulierten sie die Berliner Wandervögel vor dem Ersten Weltkrieg. »*Travel light*« und »*pack light, be safe*« sind Parolen der Backpacker in den nordamerikanischen Wildnisreservaten. Alles weglassen, was verzichtbar ist. Aber auch alles mitnehmen, was für das Gelingen einer Wanderung unverzichtbar ist. Die Bewertung ist natürlich subjektiv. Für den einen sind Wanderstöcke ein absolut notwendiges Requisit. Der andere braucht seinen Vorrat an hochprozentiger Zartbitterschokolade. Bruce Chatwin, der nomadische Geist, hätte auf seinen Wegen durch die Wildnis Patagoniens oder Australiens eher seinen Reisepass geopfert als sein Moleskine-Notizbuch. Darauf zu achten, dass man genug dabeihat, um unterwegs die Wanderlust zu erhalten und die Pforten der Wahrnehmung weit offen zu halten, wäre das Element der Sorgfalt in einer minimalistischen Strategie.

Im Vordergrund steht dabei nicht, Strapazen und Entbehrungen zu vermeiden. Die sind nämlich etwas Wertvolles. Du gehst an deine Grenzen, aber dosiert, selbst auferlegt, selbstbestimmt, also aus eigenem Willen. Wenn du merkst, es reicht, kannst du die Anstrengung zurückfahren oder abbrechen. Die Strapaze sollte also von vornherein eingeplant sein. Überstrapazierung und jede Form von äußerem Zwang sind zu vermeiden. Du arbeitest für eine gewisse Zeit am Limit, aber verlierst nicht die Kontrolle. Was bleibt? Du hast deine Leistungsfähigkeit in einem Bereich wahrgenommen, in den du normalerweise gar nicht erst kommst. Und das ist ein gutes Gefühl. Sobald du öfter an deine Grenzen gehst, merkst du, die Grenze bleibt nicht an derselben Stelle. Sie verschiebt sich. Oder besser gesagt: Du verschiebst sie. Du merkst: Deine Fähigkeiten wachsen mit den Anforderungen, die du erfolgreich bewältigt hast. Das ist das »*runner's high*«: das Hochgefühl und Glücksgefühl, das man empfindet, wenn eine Strapaze erfolgreich bewältigt ist. In diesem Augenblick, also in der Abklingphase, erfolgt die Endorphin-Ausschüttung. Da sind sie, die Glückshormone. Der Körper signalisiert dir mit einer physiologischen Reaktion: Du hast es geschafft, alles ist gut. Strapazen gehören zum Wandern, aber sie sollten vom Profil des Geländes ausgehen, vom Auf und Ab des Weges, von den Unbilden der Witterung – und nicht von dem bleiernen Gewicht, das du auf dem Rücken mit dir schleppst.

Den Weg zum persönlichen Wanderglück muss jeder selbst suchen. Man bestimmt selbst, wo genug ist. Für sich selbst die Grenzen der Belastbarkeit zu finden und einzuhalten, kann einem niemand abnehmen. Ein sorgfältiger Minimalismus aber hilft, neue Handlungsräume und Ebenen beim Wandern zu erschließen. Das Prinzip des Weniger wird ein Hebel zur Steigerung der Intensität. Und es reduziert die Kosten. Wandern hat mit Freiheit zu tun, aber auch mit Gleichheit. Es ist ein Element des guten Lebens, zu dem Menschen aus allen Schichten unabhängig von ihrer Kaufkraft gleichen Zugang haben sollten. Diese »demokratische« Dimension hat das Wandern in der Vergangenheit immer gehabt. Sie ist unbedingt zu bewahren. Die Lektion des Wanderns für die Einübung nachhaltiger Lebensstile wäre dann: die Überwindung der Verzichtsangst. Und: dass es oft nur ein Minimum an Dingen braucht, um ein Optimum an Wohlbefinden zu erleben.

*

Eines Tages fällt dir auf,
dass du 99 % nicht brauchst.
Du nimmst all den *Ballast*
und schmeißt ihn weg.
Denn es reist sich besser
mit leichtem Gepäck.
(Silbermond)

Das Wort »Ballast« stammt ursprünglich aus dem Schwedischen. Im Mittelalter, zur Zeit der Hanse, bezeichnet man so ein Gewicht an Sand oder Steinen, das eine Kogge für Fahrten ohne Ladegut ganz unten im Bauch des Schiffes aufnahm, um dessen stabile Lage im Wasser zu gewährleisten. Im Hafen, wenn neue Fracht geladen wurde, hat man den Ballast abgeworfen. Er war im Unterschied zum Frachtgut »bara last«, nur Last. In der Fachsprache der schwedischen Seeleute wurde das Wort zu »barlast«, dann zu »ballast« verkürzt. In dieser Fassung wanderte es ins Deutsche und in andere Sprachen ein. In der globalisierten Seefahrt von heute ist das Verfahren – und das Wort – aus der Hansezeit immer noch gebräuchlich, ja verbreiteter denn je. Die Öltanker und Containerschiffe haben spezielle Tanks für

Ballastwasser. Die darin enthaltenen Organismen wandern in diesen Tanks um den Globus, gelangen in die Flora und Fauna der Gewässer, in denen die Tanks entleert werden, und richten dort als invasive Arten verheerende ökologische Schäden an. Dieser Ballast ist nicht mehr nur etwas Überflüssiges. Er ist zerstörerisch.

Die Metapher »Ballast abwerfen« meint die Befreiung von etwas, das man nicht oder nicht mehr braucht. Sie schafft Raum für eine neue, leichtere Ladung, für das wirklich Wichtige. Ballast abwerfen ist das Gefühl der Erleichterung, ein Glücksgefühl.

*

Pack deine Siebensachen! Die Redensart kenne ich aus meiner Kindheit. Immer wenn ich sie aus dem Mund meiner Mutter hörte, schaute ich um mich und überlegte, welche sieben Dinge sie wohl meinte. Heute weiß ich: Das Zahlwort sieben symbolisiert die geringe Menge. Es ist das Eigentum eines Menschen, der wenig besitzt. Es sind seine – noch ein wunderbares Wort – *Habseligkeiten*. 2004 wurde es zum schönsten Wort der deutschen Sprache gekürt. Die Verbindung von »wenig haben« und »selig« führt in den Kern unserer Problematik. Je weniger Sachen jemand besitzt, desto größere Bedeutung haben diese wenigen Dinge, desto enger sind sie mit seinem Leben verbunden. Desto funktionaler, haltbarer und schöner – nachhaltiger – sollten sie nach Möglichkeit sein.

Siebensachen, Habseligkeiten. Goethe schätzte beide Wörter. Ich erinnere mich an einen meditativen Gang rund um Goethes Gartenhaus in Weimar. Es ist der kleine Flecken Land am Rande des Ilmparks, von dem er sagte, er ströme »Erdgeruch und Erdgefühl« aus. Hier hat er die täglich kräftiger werdenden Sonnenstrahlen des Vorfrühlings genossen – und die Energie des Mondes. »Füllest wieder Busch und Tal / Still mit Nebelglanz, / Lösest endlich auch einmal / Meine Seele ganz«. An diesem Platz hat Goethe Spargel und Erdbeeren geerntet. An diesem Platz hat er seine Theorie der Genügsamkeit gelebt. »Ich trockne nun ietzt an meinen Sachen. Sie hängen um den Ofen«, schreibt er nach einem Gang durch den Regen. Und dann: »Wie wenig der Mensch bedarf, und wie lieb es ihm wird wenn er fühlt wie sehr er das wenige bedarf.« Herder pflichtete ihm bei: Man müsse »jeden Augenblick ... genießen und weiter nichts, als was uns die Natur gibt, begehren«. Ist das Verzicht? »Entbehren«, sagt Herder, bedeute für ihn nur: »aus meinem Leben nehmen, was nicht hineingehört«. Und Wieland, eine dritte Stimme aus dem vielstimmigen Kosmos Weimar, formulierte in einem Neujahrsspruch auf das Jahr 1774: »und minder ist oft mehr«. Da ist sie, die Blaupause für »weniger ist mehr«.

*

Der Spruch klingt wie eine fernöstliche Weisheit. In die Welt gesetzt wurde er aber vom Bauhaus, der legendären Schule für Design und Architektur. Der spätere Bauhaus-Architekt Mies van der Rohe hat ihn als junger Berufseinsteiger 1908 im Architekturbüro von Peter Behrens in Berlin aufgeschnappt. Diesen Moment erzählt er so: Behrens habe ihn mit einer Zeichnung beauftragt. Es ging nur um ein Detail an der Fassade der AEG-Turbinenfabrik. In seinem Übereifer habe er ihm gleich einen ganzen Stapel von Entwürfen auf den Tisch gelegt. Der Kommentar von Behrens: »Weniger ist mehr.« Den lockeren Spruch machte Mies van der Rohe zu seinem Wahlspruch. Nach seiner Emigration hat er ihn auch in den USA eingebürgert: »Less is more.« Sein Ideal war ein Minimalismus, bei dem nichts mehr wegzulassen und nichts mehr hinzuzufügen wäre. Der Spruch wurde in den »goldenen« zwanziger Jahren zum Markenzeichen für das Bauhaus. In diesem Laboratorium der europäischen Moderne, gegründet 1919, versuchte man unter der Leitung von Walter Gropius schon vor nunmehr hundert Jahren Funktionalität, Einfachheit und

Schönheit zusammenzubringen. Erst in Weimar, dann in Dessau. Bis zum Verbot durch die Nazis.

Das Bauhaus wollte die Beschränkung auf das Notwendige im Dienste des Lebendigen. Weg mit der Schwere der alten Bauten, all dem gründerzeitlichen Pomp und Dekor, dem Stuck und Plüsch aus dem 19. Jahrhundert. Roland Günter, Architekturtheoretiker und Kenner der Bauhaus-Philosophie, hat mir die Grundzüge der Idee erklärt: Vertiefung ist das Entscheidende, die Suche nach dem Wesenskern. Der Minimalismus ist funktional, elementar, anfassbar, leicht begreifbar. Das »befreite Wohnen« hat dem Leben zu dienen. Vom Boden gelöste Volumina, die Illusion schwebender Leichtigkeit, eines fließenden Raumes. Durchlässigkeit, keine Abschottung von der Außenwelt, von der Natur. Licht, Luft, Sonne – durch ein Maximum an Transparenz erreichbar. Ein Skelett aus Stahl oder Beton, viel Glas. Viel Weiß, ansonsten dominieren die drei Grundfarben Rot, Gelb, Blau. Der Außenraum durchflutet den Innenraum. Die innere Raumaufteilung ist flexibel. Das hereinströmende Licht erhellt die Wände, erzeugt Flächen, Linien, einen szenischen Licht-Raum. Kleine Balkone, Loggien, Dachterrassen schaffen Zugänge zum Leben im Freien. Das Individuum soll souverän und angstfrei die Szenerie betreten, sich in seiner Umgebung wahrnehmen, bleiben wollen. Der Leib im Rahmen seiner elementaren Bezüge ist das Maß. Gestalten nicht mit der Fülle, sondern mit einem Minimum. Reduktion, sagt Roland Günter, ist Konzentration auf das Wesentliche.

Das Bauhaus war ein Kind der Krise. Viele seiner kreativen Geister hatten noch kurz vorher die nackte Not, die existenzielle Angst erlebt – in den Bunkern, den Unterständen, den Schützengräben, im Niemandsland auf den Schlachtfeldern des Ersten Weltkrieges. Die Nachkriegszeit war von Krisen geschüttelt. Wo Menschen nur wenig haben, müssen sie lernen, mit dem Wenigen auszukommen. Dann lauten die Fragen: Ist das nötig? Ist das wesentlich? Überdeckt es das Wesen oder hebt es das Wesentliche hervor? In prekären Zeiten muss man zum Eigentlichen vordringen. Dabei eine Balance zu finden, das richtige Maß, ist eine große Kunst. Dem Bauhaus und seinen Nachfolgern ist das keineswegs immer gelungen. Gegen den Absturz in die Monotonie, Uniformität und Brutalität der Betonwüste war man keineswegs gefeit. Vom Bauhaus führte auch ein Weg in die Plattheit der Plattenbauten. Und doch ist die Strahlkraft der ursprünglichen Ideen bis in unser 21. Jahrhundert wirkmächtig.

2021 brachte die EU eine Initiative für ein »Neues Europäisches Bauhaus« auf den Weg. Das Ziel, in den Worten von Ursula von der Leyen: »Den Raum schaffen, gemeinsam darüber nachzudenken, wie ein neues Lebensgefühl in einem gesünderen, digitaleren, nachhaltigeren Europa gestalterisch umgesetzt werden kann.« Es gehe um »lebenswerten und bezahlbaren Wohnraum und um Klima- und Umweltschutz«. Von der Leyen sieht das Neue Europäische Bauhaus als Teil des Green Deal. Den aber definiert sie als »unsere Wachstumsstrategie«. Vom Prinzip Weniger ist dort nicht die Rede.

*

Sonnenaufgang um 5 Uhr 40. In der Morgendämmerung gehe ich den Pfad über die Bergkuppe, tauche ein in das dichte Grün eines Waldes, suche mir einen Platz auf einem Felsbrocken am östlichen Abhang des Berges und warte. Ich bin auf dem Monte Verità im Tessin, dem Berg der Wahrheit auf der Südseite der Schweizer Alpen. Für eine kurze, kostbare Zeit um 1900 war dieser Ort durch ein Siedlungsprojekt Landmarke und Reallabor für eine andere europäische Moderne – auch für das Bauhaus. Im Hochsommer 2019, diesem extrem heißen, aufgewühlten und doch so hoffnungsschwangeren Sommer, hatte ich mich auf den Weg gemacht. Der Hotelbau auf der Kuppe des Berges, errichtet in den späten zwanziger Jahren, ist Bauhaus pur. Der erste Entwurf stammte von Mies van der Rohe.

»Walkürenfelsen« heißt der Platz, wo ich den Sonnenaufgang erwarte. Für viele aus der Gründergeneration des Siedlungsexperiments am Monte Verità war Richard Wagner ein Idol. An dieser Stelle fällt der Berg steil ins Tal der Maggia und nach Locarno ab. Eine schmale Lücke im Baumbestand gibt den Blick frei. Zwischen schlanken Stämmen von Eschen, Eichen, Ahorn erscheint jenseits des Tales ein Bergzug. Noch ist er zart bläulich verschleiert. Morgenkühle, Einsamkeit. Erst ein Streifen Morgenröte, dann steigt der Sonnenball hinter der Kammlinie auf.

So wie am Morgen jenes Augusttages 1917, als Monteveritaner und Gäste hier oben ihr legendäres Sonnenfest feierten, ein pazifistisches Weihefest mitten im Ersten Weltkrieg, ein erotisches Mysterienspiel. Rudolf von Laban und Mary Wigman haben die Performance mit ihrer Tanztruppe in Szene gesetzt. Begonnen hatte sie am Vorabend mit einem »Sang an die sinkende Sonne«, gefolgt von einem pantomimischen Tanzspiel über die »Dämonen der Nacht«. Nun endete es auf dem Walkürenfelsen mit einer Huldigung an die »siegende Sonne«. Kein Zweifel, die Sonnenanbeter des Monte Verità verstanden sich als Keimzelle eines solaren Zeitalters.

Auf meinem kurzen Rückweg zum Hotel macht sich der »*genius loci*« auf Schritt und Tritt bemerkbar. »Labans Tanzhügel« heißt ein Buckel im Gelände. 30 Schritte im Radius, schütterer Grasbewuchs, vom Wurzelwerk umstehender Föhren, Thuja und Palmen durchzogen. Hier übte Labans Truppe, was man später »Ausdruckstanz« nannte: Tanzen ohne Musik, Befreiung der Körper, Flow der Bewegung, begleitet höchstens von archaischen Instrumenten wie Tambourin und Flöte – die Phantasie an die Macht.

Im Freien vor einer ziegelbedeckten Holzhütte ragen die Rohrleitungen einer primitiven Duschanlage auf, daneben Reck und Barren aus Eisenstangen zum Turnen und die verwitterten Steine eines Wassertretbeckens. Was so antiquiert wirkt, war mal avantgardistisch, ist der letzte Überrest des »Licht-und Luftbades« auf dem Monte Verità. Es war Teil der Naturheilstätte und Keimzelle der Nacktkörperkultur. Sie bildete einen Baustein einer umfassenden Gegenkultur. So wie die Ernährung, ebenfalls ein Markenzeichen des Siedlungsprojekts. Vegetarisch oder noch konsequenter »vegetabilisch« (heute sagt man »vegan«). Die sogenannte Lebensreform, der auch die Monteveritaner zugerechnet werden, war durchaus ein schillerndes Phänomen. Einige ihrer Ansätze wurden von völkischen Strömungen vereinnahmt, einige machten sich die Lifestyle-Designer der Großbourgoisie zu eigen (und damit zu Geld). Aber der Kern der sozialreformerischen Monte-Verità-Philosophie war der Mut zum Weniger.

Von der Terrasse des Hotels habe ich ein grandioses Panorama. Der Blick geht nach Süden, hinab auf das Blau des Lago Maggiore und über die umgebenden, in den Himmel strebenden Bergketten. Nicht weit vom Ufer liegen wie zwei grüne Edelsteine die Brissago-Inseln. Ein Boot nähert sich und legt an. Ein weißer Bau spiegelt sich auf dem Wasserspiegel. Er gehört zu dem botanischen Garten, der die größere der beiden Insel bedeckt und berühmt ist für seine subtropische Vegetation. Jenseits beginnt Italien. Eine Konstante dieses Ortes: das überwältigende Landschaftsbild, das Staunen über die Schönheit und Harmonie der südlichen Landschaft.

Auf dieser Bühne inszenierten die Monteveritaner vor über hundert Jahren ihre Visionen vom einfachen Leben. Deren Wahrzeichen war die »Licht-Luft-Hütte«. Heute sind sie nur noch in der Casa Annatta, dem Museum, auf vergilbten Fotografien zu besichtigen. Abseits der Naturheilstätte mit den Gästezimmern und den festen Bauten standen solche Hütten verstreut auf dem Hügel und in den angrenzenden Kastanienwäldern. Sie waren selbstgezimmert, aus Holzplanken, Pfosten und Knüppelholz, nach zwei Seiten offen, durchlässig für Licht und Luft. Ein Raum, Wohn- und Schlafbereich durch einen Vorhang getrennt. Ein Stück Grabeland diente der Selbstversorgung mit Obst und Gemüse. Der kühnste Geist unter den Gründern, Gusto Gräser,

Prophet einer »Wildwelt« und »Erdsternzeit«, ging noch einen Schritt weiter. Er wohnte zweitweise in einer Felshöhle in der Nähe oder flocht sich aus Farnen eine Laubhütte.

Dort hat ihn im Sommer 1907 Hermann Hesse besucht. »Ich habe die Einsamkeit kennengelernt und die Not, ich bin zum ursprünglichen Leben zurückgekehrt«, schreibt er in einem kurzen Text mit dem Titel *In den Felsen. Notizen eines Naturmenschen.* »Ich lebe nackt und aufmerksam wie ein Hirsch in meinem Geklüfte, bin dunkel rotbraun, schlank, zäh, flink, habe verfeinerte Sinne. Ich rieche Erdbeeren von weitem, kenne die Winde, Stürme, Wolkenformen und Wetterzeichen des Landes … Manchmal schien es mir, als müsse ich erstarren, Wurzeln schlagen und in ein pflanzliches oder mineralisches Dasein zurücksinken … Ich höre und sehe das Leben der Erde, lebe und atme mit, bin ruhig und bescheiden geworden.« Für Hesse blieb der Monte Verità nur eine kurze Episode. Doch die Begegnung mit Gräser befähigte ihn, die großen Stoffe und Figuren seines späteren Werkes zu formen: den Weisheitslehrer Demian im gleichnamigen Roman von 1919, den Fährmann Vasuveda in *Siddharta*, Leo, den geheimnisvollen Führer in der *Morgenlandfahrt*, Tito, den jungen Wanderer im *Glasperlenspiel.*

So wie Hesse haben viele Avantgardisten den Monte Verità besucht. Der Berg war für sie so etwas wie ein »*living lab*«, ein Reallabor. Die von Gusto Gräser und seinen Brüdern Karl und Ernst entworfene Versuchsanordnung: Erst das Zurück zu den einfachsten Grundformen der Existenz – Sprache, Ernährung, Körpergefühl, Wohnen – ermöglicht den radikalen Neuanfang, der nötig sei. Rational und naturgemäß sollte die neue Lebensweise sein. Erst der Rückgang auf einen Nullpunkt macht den Sprung in ein Neues und Höheres möglich. Das war in seiner kurzen Blütezeit die Logik des Monte Verità. Die Dada-Bewegung, mit dem Berg eng verbunden, zertrümmert die Sprache, um eine Produktion von sprachlichen Neuschöpfungen zu begründen. Künstler nehmen an den geometrischen Grundformen wie Kugel und Kreis, Quadrat und Rechteck neu Maß. Der Tanz wirft die alten Formen ab, regrediert zum ekstatischen Nackttanz, aber daraus geht eine neue Form, der Ausdruckstanz, hervor. Die Scham richtete sich nicht mehr auf die eigene Nacktheit oder auf die sexuelle Orientierung. Vielmehr empfand man selbst das Blumenpflücken oder Bäumefällen, erst recht den Krieg, das gegenseitige Abschlachten der Menschen, als Untat. »Die zeitweilige Rückkehr zu einer scheinbaren Primitivität«, schreibt Hermann Müller, der beste Kenner der Monte-Verità-Kultur, »sollte den Weg zu einer nie gekannten Sensibilität und Empathie öffnen.«

Diese Kulturrevolution erhob radikal Einspruch gegen die damalige – im buchstäblichen Sinn – »imperiale« Lebensweise. Es war eine Absage an eine Lebensform, welche die Eliten der europäischen imperialen Mächte in der zweiten Hälfte des 19. Jahrhunderts etabliert hatten. Ihr Überfluss beruhte auf der rücksichtslosen Ausbeutung der heimischen Arbeiterklasse, der Kolonien – und der Natur. Die Logik des »imperialen« Denkens führte im 20. Jahrhundert zu zwei Weltkriegen. Im 21. Jahrhundert ist ihre Macht nicht gebrochen. Sie führt uns immer wieder und immer näher an den Rand des Abgrunds.

Im Sommer 2020 begannen die Dreharbeiten zu einem Spielfilm, der die Geschichte der Aussteigersiedlung erzählen sollte. Unter dem Titel *Monte Verità – der Rausch der Freiheit* hatte er im August 2021 auf dem Filmfestival von Locarno, also ganz dicht am historischen Schauplatz, Premiere. Der Film raube dem Ereignis Monte Verità jegliche Kraft, bemängelte eine Kritikerin. Ich denke, eine eigene Visionssuche vor Ort vermittelt mehr von dem *genius loci* dieses europäischen Zauberberges. Am besten an einem langen Sommertag, von Sonnenaufgang bis Sonnenuntergang. Zur Nachahmung empfohlen auch allen, die sich für das »Neue Europäische Bauhaus« engagieren.

*

Zwei Begriffe sollten wir klären, um die Logik der imperialen Lebensweise zu durchschauen und den Blick auf die Herausforderungen der Zukunft frei zu bekommen: *Wachstum* und *Ressourcen*. Beides sind Metaphern, genauer gesagt Naturmetaphern. Als solche manipulieren sie unser Denken zutiefst.

Sprechen wir über *Wachstum*. Das ist ein wunderbares Wort. Mit starken Wurzeln in den Tiefenschichten unserer Sprache. Im altsächsischen Idiom erscheint es als *wahsan*, im angelsächsischen als *weaxan*. Beide Sprachformen verfügten über ein Synonym, nämlich das Wort *groian*. Das leitete sich ab von dem altsächsischen *groni*, grün, und bedeutete soviel wie ergrünen, grünen, wachsen und gedeihen. Als sich das Angelsächsische auf der britischen Insel eigenständig weiterentwickelte, wurde irgendwann am Übergang zum Mittelenglisch das ursprüngliche *weaxan* durch die Ableitung von *groian* ersetzt. So bildete sich das *grow* des modernen Englisch. Beiden Vokabeln ist das Bild des Lebendigen, des prallen Lebens eingeschrieben.

Wachstum, *growth*, im heutigen Vokabular der Globalisierung, ist eine Metapher. Sie überträgt eine Anschauung und Vorstellung aus der Sphäre der Natur in die Sphäre der industriellen Produktion und Konsumption. Dort aber geht es um die Ausdehnung der Märkte und die Steigerung der Kaufkraft, die Vermehrung von industriellen Produkten, von Waren – von toten Gegenständen. Was ist so problematisch, um nicht zu sagen verhängnisvoll, an der Übertragung des Wachstumsbegriffs? Das semantische Manöver ist nicht ganz leicht zu durchschauen. Die positive Energie, die wir mit dem Wachstum intuitiv verbinden, überträgt sich auf Prozesse, die dem lebendigen Wachstum diametral entgegenstehen, es potenziell zerstören. Es handelt sich um zwei grundverschiedene Prozesse, die auf dieselbe Stufe gestellt und damit gleichwertig, ja austauschbar gemacht werden. Wirtschaftswachstum, könnte man sagen, ist Anti-Wachstum. Es zerstört Wachstum in der Natur. Doch die Metapher lässt es als etwas Wünschenswertes und vor allem als etwas Naturwüchsiges, als etwas völlig Normales erscheinen. Widerstand gegen Wachstum? Zwecklos. Wachstumskritik? Absurd. Es gibt keine Alternative.

Die ökonomische Wachstumsspirale kennt und akzeptiert keine Grenze. Und das ist der Punkt, an dem die metaphorische Übertragung endgültig scheitert: Dem naturalen Wachstum sind natürliche Grenzen gesetzt. Alle Wachstumsprozesse in der Natur sind endlich. Sie sind nur Phasen im ewigen Zyklus von Werden, Reifen und Vergehen. Wobei das Absterbende und Abgestorbene zur Lebensgrundlage für neues Keimen und Wachsen wird. In diesem Licht lässt sich das gegenwärtige Mantra von Politik und Wirtschaft entzaubern: Wo »Wachstum« grenzenlos und endlos ist und die Ausbreitung zerstörerischer und selbstzerstörerischer Strukturen bedeutet, wird »Produktivität« destruktiv und »Wettbewerbsfähigkeit« zur Macht, andere Existenzen zu vernichten.

Was kommt nach dieser Art von Wachstum? Eine Gesellschaft, die dem »Prinzip Weniger« folgt und weitgehend auf die Produktivität und Regenerationskraft nachwachsender und recyclingfähiger Naturgüter vertraut. Die auf die Kooperationsfähigkeit setzt, also auf das Komplementäre, auf die Inklusion, auf den Zusammenhalt der Gemeinwesen, auf die soziale Phantasie. Ob man das *Postwachstum* nennen sollte? Oder die englische Blaupause *Degrowth* einfach als Fremdwort übernehmen sollte? Ich weiß nicht. Beiden Wörtern bleibt der manipulative Gebrauch von »Wachstum« eingeschrieben. Noch in der radikalen Abgrenzung vollziehen sie ihn nach. Beide Begriffe sind hochgradig abstrakt, ohne Vitalität, schwer vermittelbar. Doch die Gruppen, die an *Degrowth* arbeiten, die Projekte, die in diesen Zusammenhängen gerade entstehen, verdienen, glaube ich, höchste Aufmerksamkeit.

Sprechen wir über *Ressourcen*. Der Gebrauch dieses Wortes hat sich so sehr eingeschliffen, dass kaum noch bewusst ist: Es handelt sich ebenfalls um eine Metapher, nämlich eine Naturmetapher.

Im Deutschen ist der Begriff noch gar nicht so lange allgegenwärtig. Richtig heimisch geworden ist er wohl erst in unserer Gegenwart. Im Englischen dagegen tauchte das Wort »*resource*« in der Bedeutung von »*a country's wealth*«, Reichtum eines Landes, um 1800 auf. Es ist aus dem Französischen entlehnt, wo es bereits seit dem frühen 17. Jahrhundert gebräuchlich war. Auch dieses Wort bezeichnete ursprünglich ein – wunderbares – Phänomen der Natur. Enthalten ist das Wort »source«, das sowohl im Französischen als auch im Englischen »Quelle« bedeutet. Das lateinische Stammwort ist »resurgere«. Es meint »hervorquellen«, »wieder aufquellen«, auch: »sich erneuern«. Zugrunde liegt die Vorstellung von einer Quelle, aus der das Wasser aufsteigt, fließt und dauerhaft nachfließt. Diese naturmetaphorische Dimension des Begriffs ist im modernen, eingeschliffenen Gebrauch des Wortes verschüttgegangen. Heute assoziiert man mit »Ressourcen« in der Regel tote Materie, also mineralische Lagerstätten oder »Biomasse«, monokulturelle Anbauflächen, Plantagen oder die Anlagen für Massentierhaltung. Im aktuellen Gebrauch bezeichnet das Wort immer häufiger auch die finanziellen Mittel, also das Geld.

Im Kontext der Klimakrise hat uns der Ressourcenbegriff in eine besonders böse Falle gelockt: Die Illusion, wir könnten »weiter so« machen, wenn wir bloß die fossilen Energieträger durch erneuerbare ersetzten. Die unbequeme Wahrheit ist: Eine Konsumgesellschaft heutigen Ausmaßes lässt sich mit erneuerbaren Energien und nachwachsenden Rohstoffen nicht aufrechterhalten. Damit wäre die Biosphäre heillos überlastet.

Was wir neuerdings »Ressourcen« nennen, ist und bleibt aber Teil der Biosphäre, der hauchdünnen Schicht des blauen Planeten, in der Leben existiert, und der Lithosphäre, der Erdkruste. In spiritueller Sprache ausgedrückt: Ressourcen sind Teil der Schöpfung. Sie sind, wie es in vielen Kulturen der Welt hieß, »Gaben« – Gaben Gottes oder der Natur. Diese traditionelle Vorstellung wirft weitgehende ethische Fragen auf: Was geben wir eigentlich der Natur zurück, wenn wir ihre »Gaben« als »Ressourcen« extrahieren? Was sind unsere Pflichten, wenn wir unseren Anspruch auf Ressourcen als unser Recht betrachten und mit allen Mitteln durchsetzen? Darf man eine Gabe verschwenden? Zur bloßen »Ware« degradieren? »Gaben« sind das Gegenteil von »Beute«: Beute beruht auf Raub, letztlich auf Gewalt. Das ist die Problematik der »Ausbeutung«. Eine Gabe unterscheidet sich auch von der »Ware«, bei der nur der Tauschwert, letztlich der monetäre Aspekt zählt. Ließe sich das semantische Kraftfeld von »Gabe« erneuern? Können wir »Wachstum« und »Ressourcen« wieder in die Vorstellungen von den Kreisläufen der Natur – Mutter Natur – einbetten?

*

Mehr ist weniger. Die Umstellung der kleinen Gleichung schärft den Blick für die Problematik unserer Epoche. 2020 erregte ein alarmierender Befund aus der Forschung weltweit Aufmerksamkeit: »Global human made mass exceeds all living biomass.« Das Gewicht der weltweiten menschengemachten Stoffmassen überschreitet das Gewicht der von der Natur erzeugten Biomasse. Die Aussage nimmt die Gesamtheit der aktuell genutzten Materialien, vor allem die technischen Infrastrukturen, in den Fokus. Beton, Asphalt, Stahl, Plastik etc. Das Ergebnis: Die Materialmassen, die derzeit von uns auf dem Planeten verbaut und genutzt werden, wiegen schwerer als die von der Biosphäre erzeugte lebende Masse (inklusive uns selbst). Die Müllberge und die schwimmenden Inseln aus Plastikmüll wachsen weiter. Abbau und Raubbau an den Bodenschätzen beschleunigen sich noch. *Mehr ist weniger.* Die Wucht dieser Formel tritt jetzt hervor: Mehr technische Infrastrukturen bedeuten weniger und stärker zerstückelte Räume für die freie Natur, für die Biosphäre. Eine größere Masse an Artefakten auf dem Planeten bedeutet weniger lebende Substanz.

Eine weitere Kennziffer: Die CO_2-Konzentration in der Atmosphäre ist seit 1972 von 327 ppm (*parts per Million*) auf einen historischen Höchststand von 421 ppm angestiegen – damit liegen wir weit über der als relativ sicher geltenden Grenze von 350 ppm. Dieser Anstieg bringt das Klima immer stärker in Turbulenzen. Mehr CO_2 bedeutet weniger Chancen auf ein menschenfreundliches Klima.

Der Erdüberlastungstag ist ein Maß für den ökologischen Fußabdruck der Menschheit. Er gibt an, an welchem Tag im Jahr die von der Natur regenerierbaren Stoffe aufgebraucht sind. Dieses Datum ist vom 10. Dezember (1972) unaufhörlich auf den 28. Juli (2022) vorgerückt. Die, wie man heute sagt, »planetaren Grenzen« der Belastung werden an vielen Stellen längst überschritten. An solchen *tipping points* drohen natürliche Systeme unwiderruflich zu kollabieren.

Eine letzte Kennziffer des *mehr ist weniger*: In den letzten fünfzig Jahren, also innerhalb von nur zwei Generationen, hat sich die Weltbevölkerung annähernd verdoppelt. Die Zahl überschritt 1974 die vier Milliarden. 2020 lag sie bei knapp acht Milliarden. Für 2050 erwartet die UN eine Bevölkerung von annähernd zehn Milliarden Menschen. Gleichzeitig steigen Konsumniveau und Welthandel weiter an. Der Konsumismus als vorherrschende Haltung hat sich in den letzten Jahrzehnten global ausgeweitet. Unter diesen Umständen bedeuten mehr Menschen einen stetig höheren Verbrauch an »Ressourcen«. Und damit weniger Lebensmöglichkeiten für andere Lebewesen, weniger Biodiversität, weniger Regenerationsfähigkeit der Erdsysteme. Das Netz des Lebens droht an entscheidenden Stellen zu reißen.

Die Jagd nach den knapper werdenden Gütern wird heftiger und gewalttätiger. »Geopolitik« rückt wieder in den Mittelpunkt. Der Kampf um den Raum, Lebensraum, letztlich der Krieg erleben ein fatales Comeback. Die Vorzeichen sind ganz unterschiedlich: »*America first*« und ein für alternativlos erklärter »*American way of life*«. »*Pinyin Zhonguó Méng*«, der »chinesische Traum« von erzwungener Harmonie und Hegemonie und die »neue Seidenstraße«. »*Russkkij Mir*«, die »russische Welt« in der Mitte von »Eurasien«. Oft spielen bei diesen Kämpfen auch Kränkungen des Selbstwertgefühls eine Rolle. Krieg ist die Fortsetzung der Geopolitik mit anderen Mitteln. Das Neue und Fatale im 21. Jahrhundert: Mehr »Geopolitik« bedeutet weniger »Erdpolitik«. Weniger Klimaschutz, Artenschutz, weniger Kooperation und »konviviale«, friedliche Formen des Zusammenlebens auf dem blauen Planeten. Geopolitik ist obsolet geworden – und völlig irrational.

Wo sind Gegenstrategien? Die UN-Klimakonferenz von Paris hat 2015 ein – wie man so schön sagte – »ambitioniertes« Ziel formuliert: Beschränkung der Erderwärmung auf 1, 5 Grad, jedenfalls »deutlich unter zwei Grad«. Im selben Jahr hat die UN 17 globale Nachhaltigkeitsziele formuliert. Dieser »Aktionsplan« der Weltgemeinschaft für die Zeit bis 2030 reicht von der weltweiten Bekämpfung der Armut und der Gleichstellung der Geschlechter über die Durchsetzung nachhaltiger Muster von Produktion und Konsum bis hin zum Schutz der Meere, der Ökosysteme und der Artenvielfalt. Ein historischer Durchbruch? Die Widerstände waren zwar mehr oder weniger verdeckt, aber mächtig. Ziele formulieren und dann nichts tun, auf Zeit spielen, hinhalten, Entscheidungen verschleppen, verwässern, bla, bla, bla statt Taten. Sieben kostbare Jahre sind so vergangen. Die Zeit, die noch bleibt, wird extrem knapp. Wo werden klarere, kühnere Lösungsansätze sichtbar?

*

Grenzen wäre in diesem Kontext ein Schlüsselwort. Das Prinzip Weniger ist wohl nur über die Bestimmung von *Grenzen* zu verwirklichen. Genauer gesagt von Obergrenzen, die für alle gleich und gleichermaßen bindend sind. Natürlich ist diese Vorstellung schon lange im modernen Nachhaltigkeitsdenken präsent. Eigentlich begann es sogar damit. Vor fünfzig Jahren wurden die *Grenzen des Wachstums* (*Limits to Growth*) im gleichnamigen Bericht an den *Club of Rome* aufgezeigt, die Unmöglichkeit des exponentiellen Wachstums auf einem endlichen Planeten. Die Begrifflichkeit hat man 2009 neu aufgenommen. Diesmal unter dem Stichwort »planetare *Grenzen*« (*planetary boundaries*), jetzt aus der Perspektive der Biosphäre und der Erdsysteme. Und natürlich drehten sich auch die Beschlüsse des Pariser Klimagipfels von 2015 um die *Begrenzung* der Erderwärmung. In all diesen Bestrebungen geht es wohlgemerkt darum, der Expansion unserer Industrie-Konsum-Zivilisation Einhalt zu gebieten. Die Durchlässigkeit von zwischenstaatlichen *Grenzen* im globalen Dorf steht auf einem anderen Blatt.

Das Wort *Grenze* zu rehabilitieren, es wieder positiv zu besetzen, ist ein schwieriges Unterfangen. Die rhetorische Figur der »Grenzenlosigkeit« wurde in der neoliberalen Ära fast übermächtig – und sehr verführerisch. »Über den Wolken / muss die Freiheit wohl grenzenlos sein«, sang Reinhard May in einem (sehr schönen) Chanson. »*The sky is the limit*« ist eine Parole aus den siebziger Jahren. Das ikonische Bild des schönen, einsamen, zerbrechlichen blauen Planeten ließ sich radikal umdeuten: Die Erde ist ein homogener Raum, begehrenswert, schrankenlos durchlässig, offen für *grenzenlose* ökonomische Expansion und die Globalisierung der Märkte. Mit »*blue marble*« und dem Slogan »*the world in your hands*« warb in den 1990er-Jahren ein Kreditkartenunternehmen. In diesem Geist formulierte der amerikanische Präsident Ronald Reagan, der Ideologe der »Alternativlosigkeit«, eine Kampfansage an den *Club of Rome*: »Es gibt keine *Grenzen* des Wachstums und des menschlichen Fortschritts, wenn Männer und Frauen frei sind, ihrem Traum zu folgen.« Es ist eine Gratwanderung, aber ich denke, die Vorstellung von *Grenzen* wäre heute wieder neu an das Grundbedürfnis nach Sicherheit anzukoppeln. Hilfreich scheint mir ein Ausdruck aus der Erdsystemforschung: »*Safe space*«, ist der »sichere Raum«, den wir haben und in dem wir uns bewegen und frei agieren können, wenn wir die »planetaren *Grenzen*« beachten. Diese *Grenzen* sind tabu. Denn dahinter beginnen die Turbulenzen, droht das Chaos, tun sich die Abgründe auf. Das Verlassen des »*safe space*« hat fatale Folgen.

*

Die Zukunft gehört der kreativen Selbstbeschränkung, der Gestaltung des »safe space« auf dem Heimatplaneten. Aus diesem neuen Denken heraus sind eine Vielfalt von Ideen, Strategien und Modellen auf den Markt der Möglichkeiten katapultiert worden. Nur drei Beispiele:

Dejar el petróleo bajo tierra! Dieses Motto wurde in den ersten Jahren des 21. Jahrhunderts zuerst von indigenen Gemeinschaften in Ecuador formuliert. *Keep the oil in the soil!* Lasst das Erdöl unter der Erde! Es ging um die Verteidigung eines Territoriums im Amazonasbecken vor dem Zugriff internationaler Ölkonzerne. Der Yasuní-Nationalpark ist ein Hotspot der Biodiversität von globalem Rang, Heimat indigener Stämme und gleichzeitig Lagerstätte riesiger Ölvorkommen. Man vermutete, dort ließen sich über 800 Millionen Barrel Öl fördern. Das ist der aktuelle Weltbedarf von zehn Tagen. Deren Verbrennung würde ca. 400 Millionen Tonnen CO_2 freisetzen.

Das Erdöl gar nicht erst fördern, es einfach sein lassen. Damit das Klima schonen, den Regenwald, seine Biodiversität, seine Pracht erhalten, die Lebensweise der indigenen Bevölkerung und deren eigenen Vorstellungen von gutem Leben schützen. Die Idee ist simpel, radikal und genial. Das Projekt war beim ersten Anlauf nicht erfolgreich. Ist es gescheitert? Ich fragte Alberto Acosta, der damals als Minister für Energie und Bergbau die Idee aufgenommen, sich damit identifiziert und beigetragen hat, das Thema international auf die Agenda zu bringen. »Nein«, antwortete er, »die Idee wurde in der Welt installiert. Heute wird die Dringlichkeit, diese größte bekannte Menge an fossilen Brennstoffen im Untergrund zu belassen, zunehmend akzeptiert.« Die geistige Substanz – eine Kultur des bewussten Lassens statt des blinden Machens – ist nicht mehr wegzudenken. Im Juni 2021 beschloss die dänische Regierung, die Ölexploration auf der Arktisinsel Grönland zu beenden. Die Begründung: »Die Zukunft liegt nicht im Öl. Die Zukunft liegt in der erneuerbaren Energie. Wir übernehmen Mitverantwortung im Kampf gegen die Klimakrise.«

Das »Half Earth«-Projekt ist eine weitere radikale Antwort auf den Verlust an Biodiversität, die unter unseren Augen ablaufende sechste »Massenauslöschung« von Arten in der Geschichte der Evolution. Die Forderung lautet: die »Hälfte der Erde« an die Natur zurückgeben. Nur so können wir die Fähigkeit der Ökosysteme, sich selbst zu regenerieren, zu gesunden und das Netz des Lebens zu erhalten, entscheidend stärken. Es ist eine Strategie des Rückbaus von Infrastrukturen, des Rückzugs, der Umkehr der Expansion. Der Evolutionsforscher E. O. Wilson, Schöpfer des Begriffs Biodiversität, schrieb 2016 zur Begründung des »Half Earth«-Projekts: »Wir sollten für immer im Kopf behalten, dass es 3,8 Milliarden Jahre gedauert hat, bis die Biosphäre die schöne Welt, die unser Erbe ist, aufgebaut hatte. Wie eng ihre Arten miteinander verwoben sind, wissen wir nur zum Teil, und wie sie zusammenarbeiten, um ein nachhaltiges Gleichgewicht zu bilden, haben wir gerade erst zu begreifen begonnen.« Und er formuliert ein ganz einfaches moralisches Prinzip: »Fügen wir der Biosphäre keinen weiteren Schaden mehr zu.«

Grenzen bejahen, Selbstbeschränkung bejahen. Wenn unser Planet »um sein Leben kämpft« (E. O. Wilson), wenn die Natur wesentlich mehr Freiräume braucht, wenn die Erdüberlastung mit allen Mitteln reduziert werden muss, stellt sich eine Frage mit neuer Dringlichkeit. Sie ist in den letzten Jahrzehnten auf fatale Weise verdrängt worden. Es ist die Frage nach der Selbstbeschränkung der Weltbevölkerung. Pioniere der Wachstumskritik wie Dennis Meadows, vor 50 Jahren federführend bei dem Bericht an den *Club of Rome*, haben sie zurück auf die Tagesordnung gebracht. Das Ziel ist ein wesentlich dünner besiedelter Planet mit einer intakten Biosphäre, und damit eine auf Dauer bewohnbare Welt. Die Strategie: das Wachstum der Bevölkerungszahl nicht länger als »gegeben« hinzunehmen. Es zum Stillstand zu bringen. Die Zahl über einen schnellen Rückgang der Geburtenraten innerhalb der nächsten Generationen zu senken. Bis hin zu einer Größe, die »nachhaltig« auf dem Planeten existieren und gemeinsam »gut leben« könnte. Das wäre höchstens die Hälfte der heutigen Bevölkerung von acht Milliarden. Als Optimum steht die Zahl zwei Milliarden im Raum. Das war die Größe der Weltbevölkerung etwa im Jahr 1927. Vor knapp hundert Jahren, vor nur vier Generationen.

Das Thema wurde oft von rechter Seite missbraucht. Es darf nicht rassistischen, menschenfeindlichen, demokratiezersetzenden Tendenzen Vorschub leisten. Einen gangbaren Weg zur Senkung der Weltbevölkerung hat – für mich – am schlüssigsten die amerikanische Biologin Eileen Crist skizziert. Der Weg führt über die Stärkung der Menschenrechte. »Überbevölkerung ist ein globales Problem«, schreibt sie in ihrem Buch *Abundant Earth* (auf deutsch *Schöpfung ohne Krone*), »das durch Anstrengungen zur Durchsetzung der Menschenrechte absolut lösbar ist.« Eine Schlüsselfrage sei der »Kampf für die rasche Verwirklichung vollständiger Gleichstellung der Geschlechter« und die weltweite Einführung von Programmen der Familienplanung. Dazu gehört auch das Recht auf Abtreibung, das gerade in den USA und anderswo wieder abgeschafft wird. »Wir haben eine realistische Alternative«, schreibt sie weiter. »Statt immer mehr zu werden ... können wir die Weltbevölkerung stabilisieren und allmählich reduzieren und die Deindustrialisierung der Landwirtschaft und des Fischfangs in Angriff nehmen. Wir können uns in diesem historischen Moment für Downsizing und Rückzug entscheiden, für eine zweigleisige Annäherung an eine Lebensweise, die in die Biosphäre integriert ist.« Ihr Plädoyer für eine »ökologische Zivilisation« schließt mit der Zuversicht, dass wir dieser Aufgabe gewachsen sein könnten. Denn es gebe viele Gründe zu der Annahme, dass unter der Oberfläche des menschlichen Herrschaftsanspruchs und der Hybris gegenüber der Natur »ein Meer der zärtlichen Liebe zur lebendigen Welt« liege.

Rückbau, Rückzug, Senkung der Geburtenraten – alles total illusorisch? Nein, all das wird so oder so kommen, behaupten kluge Stimmen im globalen Stimmengewirr. Fragt sich nur, ob »by design«, also durch bewusstes Gestalten und kreatives Handeln, oder »by disaster«, durch Katastrophen von apokalyptischem Ausmaß. So oder so ... Noch haben wir die Wahl.

*

Weniger ist jetzt. Das Schlüsselwort heißt »genug«. Es ist das Gegenteil von »zu viel«, aber auch das Gegenteil von »zu wenig«. »Ich habe alles, was ich brauche« ist ein stolzer Satz. Nicht die Höhe des »Einkommens« ist der Maßstab für ein gutes Leben. Wo immer »weniger« nicht einen »leeren Teller« bedeutet, gilt: Mit weniger »auskommen« können, aus einem Minimum an materiellen Gütern ein Optimum an Lebensqualität zu gewinnen, ist die einzig sichere Grundlage für eine autonome Lebensführung.

Was also ist das »Mehr«, das wir erlangen, wenn wir den Mut zum »Weniger« aufbringen? Der Dichter Rainer Maria Rilke, aufgewachsen in der Plüschatmosphäre des späten 19. Jahrhunderts, erschüttert von Krieg und Krisen des frühen 20. Jahrhunderts, aufmerksamer Beobachter von Monte-Verità-Kultur und Bauhaus, hatte ein waches Gespür für diese Zusammenhänge. »Sicherheit«, schreibt er 1916 in einem Brief, »ist vielleicht nur um den Preis der bestimmtesten Einschränkung überhaupt zu erreichen, indem man in einer wohlüberlegten oder erfahrenen

Weltauswahl sich einfriedigt und vergnügt, in einer Umgebung von Bekanntheit und Bedeutung, in der dann eine unmittelbare Selbstanwendung nützlich und möglich wird.«

Die »wohlüberlegte« Selbstbeschränkung aber ermöglicht es erst, die Fülle des Lebens zu erfahren und zu genießen. Eines von Rilkes *Sonette an Orpheus* feiert die Süße eines Apfels, so wie sie im Zusammenspiel von Sonne und Erde entstand und von einem Kind geschmeckt wird. Das Gedicht endet mit der Strophe:

> »Wagt zu sagen, was ihr Apfel nennt.
> Diese Süße, die sich erst verdichtet,
> um, im Schmecken leise aufgerichtet,
> klar zu werden, wach und transparent,
> doppeldeutig, sonnig, erdig, hiesig –:
> O Erfahrung, Fühlung, Freude –, riesig!«

Seinen kategorischen Imperativ aber hatte der Dichter schon 1908 formuliert. Angesicht einer griechischen Skulptur, dem Torso des griechischen Gottes Apollo, den er im Louvre in Paris sah: »Du musst dein Leben ändern.« Klingt sehr zeitgeistig, oder?

Kapitel neun

Das gute Leben für alle

Eine Visionssuche

Das Leben ist gut. Wie es auch sei! Das war der Ausgangspunkt dieses Buchs. Nun, am Ende, die Frage: Was aber ist »das gute Leben«? Oder was könnte es sein? Immer wieder haben wir uns über die Sprache angenähert: Zauber und Fülle des Lebens, blühendes Leben, einfach leben, *rikt liv* – reichhaltiges Leben. Ein Rezeptbuch mit fertigen Lösungen gibt es nicht. Das gute Leben ist eher ein Versuchs- und Experimentierfeld, auf dem jeder und jede einzelne, Gemeinschaften und Gemeinwesen, eine globale Suchbewegung frei agieren und gestalten können.

Visionssuche – *vision quest* – ist eine Praktik in vielen Kulturen der Welt. Sie kreist um die Sinnsuche: Wer bin ich? Wo stehe ich? Womit fühle ich mich verbunden? Wann fühle ich mich lebendig? Was kann ich? Wo will ich hin? Was ist mein Auftrag, meine Berufung? Wie lässt sich ein Lebensthema finden, ein inneres Projekt entwickeln und dieser Linie folgen in der Zeit, die mir noch bleibt? Ein weites Feld, auch ein weites Wortfeld. Bildwelten tun sich auf. Heute, in diesen 2020er-Jahren, müssen sie den aktuellen und den kommenden Schockwellen standhalten können. Sie müssen »resilient« sein. Wo mit der Rede vom »guten Leben« ernst gemacht wird, geht es um die Entfaltung der Potenziale, die dem Leben auf dem blauen Planeten innewohnen. Allem Leben! Ein Wärmestrom wird spürbar. Er könnte uns über die Schockwellen der Gegenwart hinweg tragen. Hier ein paar Planken für ein begriffliches Gerüst, das die eigene Visionssuche unterstützen könnte.

*

Ich erinnere mich an die Radio-Stimme von Willy Brandt. Er verfügte über diese sonore Stimme, die oft knarzig, fast brüchig klang, aber immer ihre Energie behielt und sich jederzeit glaubwürdig zu einem visionären Ton aufschwingen konnte. Der Bundestagswahlkampf 1961 fiel in den Sommer, in dem die Berliner Mauer errichtet wurde. Niemand konnte ausschließen, dass der Kalte Krieg eskalieren würde, womöglich zu einem atomaren Schlagabtausch. Als Regierender Bürgermeister von Westberlin stand Brandt mit an vorderster Front im Kalten Krieg. Doch auf den Plätzen, in den großen Hallen, im Ruhrpott und anderswo forderte der sozialdemokratische Kanzlerkandidat: »Der Himmel über dem Ruhrgebiet muss wieder blau werden!«. Brandt hatte ein Gespür für lebensfreundliche Themen, für Zukunftsthemen. Und er kannte aus seiner Exilzeit in Norwegen und Schweden die skandinavischen Vorstellungen von *välfärd*, Wohlfahrt. Diese umfassten alle Lebensverhältnisse, nicht bloß den materiellen Wohlstand, der die Ära des Wirtschaftswunders im Westen Deutschlands so stark bestimmte. Hellsichtig setzte er »reine Luft, reines Wasser, weniger Lärm« und all die anderen »Gemeinschaftsaufgaben« auf die politische Agenda. Nur Wahlkampfrhetorik? Oder Beginn einer Visionssuche?

Lebensqualität – das Thema hat Brandt bis zum Schluss beharrlich weiterverfolgt. Neben seinem anderen Kernthema: Frieden, Entspannung, Deeskalation von militärischer Konfrontation. Noch sein letzter, triumphaler Wahlkampf stand unter diesem Stern. Das Wahlprogramm: »Mit Willy Brandt für Frieden, Sicherheit und eine bessere Qualität des Lebens« war schon von dem Bericht über die *Grenzen des Wachstums* an den *Club of Rome* beeinflusst:

> Ein mehr an Produktion, Gewinn und Konsum bedeutet nicht automatisch ein mehr an Zufriedenheit, Glück und Entfaltungsmöglichkeiten für den einzelnen. Lebensqualität ist mehr als höherer Lebensstandard. Lebensqualität setzt Freiheit voraus, auch Freiheit von Angst. Sie ist Sicherheit durch menschliche Solidarität, die Chance zur Selbstbestimmung und Selbstverwirklichung, zu Mitbestimmung und Mitverantwortung, zum sinnvollen Gebrauch der eigenen Kräfte in Arbeit, zu Spiel und Zusammenleben, zur Teilhabe an der Natur und den Werten der Kultur, die Chance, gesund zu bleiben oder zu werden. Lebensqualität meint Bereicherung unseres Lebens über den materiellen Konsum hinaus.

Qualität kommt vom lateinischen *qualis* – wie beschaffen, wie gut? Das Wort fragt nach der Summe aller positiven Eigenschaften.

Brandts politischer Kompass blieb auf den Zusammenhalt der Gesellschaft und der internationalen Gemeinschaft eingestellt. Eine Politik der Gerechtigkeit für die Ärmsten und Schwächsten – die, wie man heute sagt: »vulnerablen« Gruppen der Gesellschaft – galt ihm als Quelle eines lebendigen Friedens. In einer Rede vor der UN formulierte er die Vision einer »Weltinnenpolitik«. Sie hatte eine starke ökologische Komponente:

> Mehr und mehr wird man sich der Begrenzungen unseres Weltkreises bewusst. Wir dürfen seine Vorräte – es sei denn, wir wollten uns zum langsamen Selbstmord verurteilen – nicht hemmungslos erschöpfen. Wir dürfen seine biologischen Zyklen nicht weiter vergiften lassen. Es ist wohl kein Zufall, dass der Mensch sich heute, nachdem er seinen Planeten aus der Tiefe des Weltraums gesehen hat, der materiellen und biologischen Bedingtheit der Bewohner dieses doch so kleinen *Raumschiffs Erde* bewusst wird ... Wir müssen nüchtern sehen, dass die Güter dieser Welt nur dann ausreichen werden, unseren Nachkommen eine Existenz zu sichern, die modernen Vorstellungen

von der Qualität des Lebens entspricht, wenn wir das Bevölkerungswachstum in verantwortbaren Grenzen halten und wenn wir der sozialen Gerechtigkeit in der Welt näher rücken.

Gewiss hat das Wort heute an Strahlkraft eingebüßt. Mit *Lebensqualität* werben Metropolenräume für ihre Einkaufsmeilen und quirligen Startup- und Kultur-Szenen. Fitnessstudios verheißen damit Gesundheit und Wellness. Auch die Hersteller von Hörgeräten oder Treppenliften haben das Wort für sich entdeckt. Lebensqualität, so suggerieren sie, steht in Form von Waren und Dienstleistungen bereit. Man braucht sie nur noch kaufen. Folgerichtig hat der Begriff *Kaufkraft* in der politischen Rhetorik Konjunktur. Ob bei den Apologeten der Konsumgesellschaft oder bei Populisten, die den Abgehängten des Systems ein Zurück in die vermeintliche Sicherheit eines festungsartig abgeschotteten Nationalstaates vorgaukeln. Und dennoch: *Lebensqualität* bleibt wirkmächtig. Wo ernsthaft versucht wird, den »Glücks-Index« einer Gesellschaft zum Maßstab zu erheben, statt Bruttosozialprodukt und Kaufkraft, entfaltet das Konzept weiter seine Tiefenwirkung.

*

Konvivial ist ein weiteres Schlüsselwort in der Rede über das gute Leben. Es begann ebenfalls in der Wendezeit um 1970 seinen Aufstieg. Eine Wortschöpfung von Ivan Illich. Der Theologe und Philosoph wirkte zu der Zeit in Lateinamerika. Seine Stimme kenne ich nur von YouTube. Wer sie noch live erlebt hat, berichtet fasziniert von ihrer Schönheit und Kraft. Und wer sie auf Deutsch gehört hat von ihrem leicht altösterreichischen Charme.

»Ich habe noch den Tonfall im Ohr«, erinnert sich Hermann Graf Hatzfeldt, der zum Kreis um Illich gehörte, »jedes Wort war sorgfältig gewählt, keines war überflüssig oder ungenau. Er modellierte förmlich die Worte beim Sprechen. So anschaulich wie ein Bildhauer. Und fügte sie kunstvoll in Sätze, deren weitreichender Tiefsinn immer wieder aufs Neue überraschte. Er dachte beim Sprechen und sprach beim Denken. Darum sprach er langsam, überlegt, ringend nach dem richtigen Wort, während er in die Runde blickte und den Augenkontakt suchte und gleichsam zum Mitdenken aufforderte. Darum hatte seine Sprache nichts Alltägliches, Konventionelles an sich, sie war anspruchsvoll ›hoch‹, aber zugleich den anderen ansprechend.« *Im Weinberg des Textes* war der Titel eines der vielen Bücher Illichs. Worin beruhte die fruchtbare Kraft seiner Sprache? »Ivan war auf so luzide Weise artikuliert«, sagt Hatzfeldt, »weil er fast manisch jedes Wort als Zeichen für etwas Tieferes unter seiner Oberfläche sah, die Geschichte der Entstehung und Bedeutung von Wörtern zurückverfolgte und den historischen Kontext ihres Gebrauchs bewusst machte ... Ich glaube, er sah im Wandel der Sprache die treibende Kraft für die Missstände der Moderne bis hin zur Digitalisierung. In ihrer Erneuerung sah er ein Mittel zur Wiederherstellung von Konvivialität«.

Dieses Wort, das Illich wieder aufnahm und neu prägte, kommt aus der antiken Kultur. Sein Ursprung liegt in der griechischen Polis-Demokratie. Das »Symposium« oder lateinisch das »Convivium« ist das »Gastmahl«, die Tischgesellschaft, das unbeschwerte, offene Gespräch im gleichberechtigten Zusammensein. Es umfasst den gemeinsamen Genuss von Gaben der Natur, den Blickkontakt, die Augenhöhe, das Teilen. Und nicht zuletzt die *hilaritas*, die gelassene Heiterkeit. Die verbale Form *convivere* bedeutet: zusammen leben, miteinander leben, gleichzeitig leben. Vertraut war Illich auch mit dem spanischen Terminus *convivencia*. Dieser bezeichnet die Phase des relativ friedlichen Zusammenlebens dreier Kulturen im mittelalterlichen Andalusien. Es war die Blütezeit des respektvollen Umgangs und kreativen Austauschs zwischen muslimischen Mauren, spanischen Christen und sephardischen Juden.

Der eigensinnige und streitbare katholische Theologe und radikale Philosoph hat *konvivial* aus der Perspektive der Dörfer und Favelas des globalen Südens neu interpretiert. Dabei hatte Illich tiefe Wurzeln im, wie er sagte, »abendländischen Europa«. Geboren 1926 in Wien, gestorben 2002 in Bremen, einer aus der Generation von Willy Brandt. Die Mutter kam aus einer Familie konvertierter deutscher Juden. Der Vater war katholisch, besaß Weinberge und Olivenhaine an der kroatischen Adria. Ein Studium in Florenz, Salzburg und an der päpstlichen Universität Gregoriana in Rom machten ihn zum profunden Kenner der mittelalterlichen Scholastik. Tätig war er als Seelsorger in den Slums von New York, Puerto Rico und Mexiko, als Vordenker von Subsistenz-Ökonomie und Wachstumskritik.

Schon Anfang der siebziger Jahre – zeitgleich mit dem *Club of Rome*, radikaler als Brandt – stellte Illich das westliche Mantra von Wachstum, Produktivität und Wettbewerbsfähigkeit auf den Prüfstand. Sein Befund: »Eine Gesellschaft, die unter der maximalen Befriedigung der größten Zahl von Menschen den maximalen Konsum industrieller Erzeugnisse versteht, beschneidet die Autonomie des einzelnen auf unerträgliche Weise.« Und: »Das weitere Wachstum muss notgedrungen in einer multiplen Krise enden.« Man könne Menschen nicht auf ein Leben im »Dienste von Maschinen abrichten«. Um aber Alternativen entwickeln zu können, müsse die »Tiefenstruktur unserer Werkzeuge« überprüft und wieder verändert werden. Für dieses Neue wählt Illich den Begriff *konvivial*. »Werkzeuge sind dann *konvivial*, wenn sie jedem, der sie benutzt, die bestmögliche Gelegenheit bietet, die Umwelt mit den Ergebnissen seiner Visionen zu bereichern.«

Für Illich ist *Konvivialität* »individuelle Freiheit, die sich in persönlicher Interdependenz verwirklicht«. Das ist ein radikaler Gegenentwurf zum neoliberalen Begriff von Freiheit, der damals aufkam. Er bringt individuelle Freiheit und »Interdependenz« zusammen. Das ist das Wissen um die wechselseitige Abhängigkeit, die Bereitschaft, sich gegenseitig zu vertrauen, die Fähigkeit, zu kooperieren, in Resonanz zu leben. *Konviviali-*

tät ist auch ein Zurückgehen bis zu der Weggabelung, an der die Menschheit den Irrweg in eine »sklavische Abhängigkeit« vom Industrialismus eingeschlagen hat. Ein Zurückgehen, um von dieser Gabelung aus gangbare Wege in eine andere Zukunft zu suchen. Das *Convivium* ist für Illich »nicht von dieser Welt«. In einem Gespräch hat er 1996 umrissen, was das für ihn bedeutet: An einem gastfreundlichen Tisch »die gleiche Speise teilen«. Der feierliche »Kuss des Friedens« gehört dazu, dann Brot, Wein und Suppe, die Kerze als »beständige Mahnung, dass die Gemeinschaft niemals geschlossen ist«. Denn es gehe darum, ein neues »Wir« zu schaffen. Ist dieses »Wir«, fragt Illich, der Plural von »ich«? Oder ist nicht vielmehr »ich« der Singular von »wir«?

In diesem warmen Licht beginnt das alte Wort – das Fremdwort – *Konvivialität* zu leuchten. Es kommuniziert etwas von dem Gefühl des fürsorglichen, solidarischen Zusammenhalts in der Gesellschaft, das dem traditionellen Wort dafür, nämlich »sozial«, weitgehend abhandengekommen ist. Kein Wunder, dass in unserer Gegenwart der Begriff zur Grundlage der Reflexion über eine mögliche »andere Welt« gemacht wurde. Ein global agierendes Netzwerk von Soziologen und Philosophen veröffentlichte 2013 ein »konvivialistisches Manifest«. Es plädiert für eine »neue Kunst des Zusammenlebens« in einer »post-neoliberalen Welt«, die es ermögliche, »gleichzeitig für einander und für die Natur Sorge zu tragen«. *Konvivialismus*, so heißt es in der 2020 erschienenen Neufassung, ist der Name für alles, »was in den bestehenden oder vergangenen, weltlichen oder religiösen Lehren und Weisheiten zur Suche nach Prinzipien beiträgt, die es den Menschen ermöglichen, zu rivalisieren, um besser zu kooperieren und humanitäre Fortschritte zu machen – im vollen Bewusstsein der Endlichkeit der natürlichen Ressourcen und in der geteilten Sorge um den Schutz der Welt.«

Kling ziemlich abstrakt und elitär? Es drängt sich tatsächlich die Frage auf, wie das Konzept einen »Sitz im Leben« bekommen könnte. Wie ließe es sich »erden«, anschlussfähig machen, mit den »Graswurzeln«, der »Basis« der Gesellschaft verbinden? Nur zwei Beispiele, die ihrem Selbstverständnis nach am »Gastmahl« anknüpfen:

Convivium – so bezeichnen sich seit ihrer Gründung in der norditalienischen Region Piemont im Jahr 1986 die lokalen Gruppen der Slow-Food-Bewegung. Ihr Logo zeigt die Weinbergschnecke, das (essbare) Totemtier der Entschleunigung. Das Convivium nennt sich nach dem Gastmahl, das seine Mitglieder bei ihren Zusammenkünften zelebrieren und das im Zentrum ihrer Aktivitäten steht. Gemeinsam feiern sie das gute Leben, die Lebenskunst. Zum Lebenselixier wird das genussvolle und gemeinsame Essen und Trinken, zubereitet aus überwiegend heimischen, überwiegend ökologischen Produkten. *»Buono, pulito e giusto«*, so der Gründer der Bewegung, der Italiener Carlo Petrini – gut, naturbelassen, fair gehandelt. Wertgeschätzt werden von ihnen gesunde Böden, auf denen gesunde Lebens-Mittel – Mittel zum Leben – wachsen können. Wertgeschätzt wird das traditionelle bäuerliche Wissen, mit dem Lebens-Mittel erzeugt werden. Wertgeschätzt werden das handwerkliche Können, mit dem sie verarbeitet werden, und die Kochkunst, mit der sie zubereitet werden. Zum Kulinarischen tritt das kommunikative Element. Essen ist mehr als Sattwerden. Das gemeinsame Kochen, das Teilen des gleichen Essens, die Tafelrunde, der runde Tisch, das freundliche Gesicht, das heitere, angeregte Tischgespräch – all das gehört mit zu den Ingredienzien. Slow Food ist nicht nur eine Absage an Fast Food, den Kult des Billigen, die Wegwerfgesellschaft. Es ist auch ein radikaler Bruch mit dem Motto »Erst kommt das Fressen, dann die Moral« des Lumpenproletariats in Brechts Dreigroschenoper. Beim Convivium gilt vielmehr das – man könnte sagen – urchristliche oder urkommunistische Prinzip: »Jeder nach seinen Fähigkeiten, jedem nach seinen Bedürfnissen.«

Das »Convivium« für Arme ist die »Tafel«. Den Namen, den sich diese Bewegung gewählt hat, finde ich ziemlich genial. Das

Wort *Tafel* für Tisch löst schon seit dem Mittelalter die Vorstellung des feierlichen, vornehmen, langwährenden Mahls und des geselligen Zusammenseins aus. Ich assoziiere König Arthurs legendären »*round table*«, die ritterliche »Tafelrunde«, in der niemand einen »Vorsitz«, sondern jeder Gast gleichen Status hat. Die »runden Tische« der DDR-Opposition in der Wendezeit um 1989 hat daran angeknüpft. Die heutige Tafel-Bewegung kümmert sich um Menschen in Not, um die »vulnerablen«, verletzlichen Gruppen der Gesellschaft. Sie entstand in Deutschland und anderswo Anfang der neunziger Jahre, als die neoliberale Politik die Schere zwischen arm und reich öffnete. Lebensmittel retten, Menschen helfen, Klima schützen. Mit diesem Aktionsprogramm agiert die Tafel-Bewegung ganz pragmatisch gegen die Wegwerfgesellschaft. Vor allem bei lokalen Supermärkten sammelt sie »überschüssige« Lebensmittel ein. Meist handelt es sich um Waren, deren vermeintliches Verfallsdatum näher rückt. Oder um Obst und Gemüse, das zu krumm gewachsen ist und deshalb in den Regalen liegen blieb. Das ist eine ganze Menge. Von den weltweit erzeugten 265 Millionen Tonnen Lebensmitteln sollen angeblich 18 Millionen Tonnen auf den Müllkippen landen. Was die »Tafeln« davor bewahren können, verteilen sie über ihre Ausgabestellen vor Ort an Bedürftige. Auch hier gilt: Essen ist mehr als Sattwerden. Die Tafel-Bewegung hat den Anspruch, den Betroffenen Halt zu geben, Hilfe zur Selbsthilfe zu leisten. Sie steht für den »nachhaltigen Umgang mit Nahrungsmitteln« und damit für Humanität, Gerechtigkeit und Solidarität.

Lassen sich »Slow Food« und »Tafel« besser vernetzen? Oder – ein anderes Beispiel – »Schrebergarten« und »urban gardening«? Beides ist »öffentliches Gärtnern«. Beides hat vom ursprünglichen Konzept her den Anspruch, Nachbarschaft zu leben, nicht nur ein Stück Grabeland, sondern auch Wärme, Gespräch, menschliche Bezugsfelder zu kultivieren. Oder warum nicht die neuen Terra-Preta-Projekte, die nach uralten

Methoden indigener Völker des Amazonas »schwarze Erde« und neue Fruchtbarkeit herstellen, noch enger zusammenbringen mit dem alten Wissen über Kompost und Humus aus den Klostergärten Europas? Um solche Netzwerke zu knüpfen oder dort, wo sie bestehen, zu stärken, wäre der Gedanke der Konvivialität eine starke Plattform.

*

Empathie ist ein weiteres elementares Wort, wenn wir über das *gute Leben* in allen seinen Spielarten reden. Sie ist eine Ressource, eine Quelle, die wir im 21. Jahrhundert dringender brauchen als seltene Erden oder Algorithmen. Sie ist überlebenswichtig. Doch auch dieser allgegenwärtige Begriff ist bedroht – von inflationärer Verwendung, aktuell auch von der allgemeinen Erschöpfung. Die multiplen Krisen, die sich alle gleichzeitig vor unseren Augen ereignen, lähmen diese so kostbare Einstellung zur Welt. Legen wir also auch in diesem Fall die Tiefenschichten des Wortes frei. Seine Energien können befreiend wirken. Sie könnten uns helfen, den lähmenden Tunnelblick zu überwinden. Eine semantische Archäologie fördert reichhaltige Traditionen ans Licht.

In seiner englischen Fassung – *empathy* – war der Begriff lange Zeit in den Elfenbeinturm der wissenschaftlichen Fachsprache eingeschlossen. Er war ein Terminus der Psychologie. Der bis heute anhaltende Aufstieg in das globale Vokabular begann um 1968. *Empathie* gehört zum Zeitgeist jener Epoche. Wie Lebensqualität und Konvivialität, Ökologie, Nachhaltigkeit und Selbstverwirklichung. Damals begann eine Welle der Globalisierung, die sich nicht auf den Weltmarkt bezog. Im Zeichen von Metaphern wie *global village* entstand ein grenzüberschreitendes Wir-Gefühl. Es herrschte Aufbruchstimmung. Eine neue soziale Mobilität, Flucht- und Migrationsbewegungen vom Land in die Stadt und in andere Länder setzten ein. Starre soziale

Bindungen lösten sich auf. Man wollte – in den Worten Adornos – »ohne Angst verschieden sein«. Man wurde weltoffener. Räumliche Mobilität, soziale Mobilität und innere, mentale Beweglichkeit bedingten einander. Man musste und wollte lernen, beweglicher im Wahrnehmen, Denken und Urteilen zu werden, um auf Fremdes und Fremde zuzugehen und Alternativen für sich selbst zu entdecken.

»Dass ich mich in den anderen hineinversetze ... das heißt, dass ich das von ihm Erlebte auch in mir selbst erlebe.« So umriss der deutsch-amerikanische Sozialpsychologe Erich Fromm, der zu der Zeit mit Ivan Illich eng zusammenarbeitete, in seinem 1968 in den USA erschienenen Buch *Die Revolution der Hoffnung* die Grundidee von *empathy*. Sie ist, schreibt er an anderer Stelle, ein intuitiver Akt, »bei dem ich das, was der andere erlebt, dadurch verstehe, dass ich Erfahrungen in mir mobilisiere, die – wenn sie auch nicht die gleichen sind – dieser doch ähneln«. Fromm rückt *Empathie* in die Nähe von *Zärtlichkeit*. In diesem Gefühl, das »frei von Gier« sei, »keine Hast« kenne und »keinen Zweck« verfolge, komme das »einfache Menschsein« zum Ausdruck. Entsprechend bedeute Empathie auch, »dass wir uns von den einengenden Bindungen einer vorgegebenen Gesellschaft, Rasse oder Kultur freimachen und zur Tiefe jener menschlichen Realität vordringen, in der wir alle nichts weiter als Menschen sind«. Unter dem Einfluss von Autoren wie Fromm ist *empathy* in den 1980er-Jahren als Lehnwort nur leicht verändert aus dem Englischen ins Deutsche übernommen worden. Doch an dieser Stelle machen wir eine überraschende Entdeckung: Eigentlich handelte es sich um eine Rück-Übersetzung.

In die englische Sprache kam das Kunstwort *empathy* als Wiedergabe des deutschen Wortes *Einfühlung*. Der Transfer ereignete sich schon 1909. Der britische Psychologe Edward B. Titchener hatte kurz vor der Jahrhundertwende in Leipzig bei der Koryphäe der zeitgenössischen Psychologie Wilhelm Wundt studiert und den Begriff der »Einfühlung« kennengelernt.

Anschließend begann er seine Lehrtätigkeit an einer amerikanischen Universität. Dort bildete er den »*empathy*« aus den beiden altgriechischen Wörtern em = ein und pathein = fühlen. Empathie – Einfühlung. Das deutsche Konzept hat die junge Edith Stein, die später von den Nazis ermordete Philosophin, 1916 definiert. »Einfühlung ist die Erfahrung von fremdem Bewusstsein« und eine »Erkenntnisquelle«. Damit öffnet sich ein weites Bedeutungsfeld, das für eine Sprache der Zuversicht im 21. Jahrhundert wirklich spannend ist.

Es war bereits bei Goethe angelegt. In seinen Erinnerungen *Dichtung und Wahrheit* sprach er von einer »angeborenen« Fähigkeit und Neigung, sich »in die Zustände anderer zu finden, eine besondere Art des menschlichen Daseins zu fühlen und mit Gefallen daran teilzunehmen«. Das Konzept der Einfühlung entwickelte sich in der romantischen Ästhetik, also der Lehre vom Schönen in Natur und Kunst, und ist von dort in die Psychologie gewandert. In der zweiten Hälfte des 19. Jahrhunderts entstand in Deutschland eine komplexe Theorie der Einfühlung. Ein Vordenker war der Philosoph Friedrich Theodor Vischer. Für ihn ist Einfühlung ein Akt oder – genauer – »ein Ineinander von mehreren Akten«. Es beginnt mit der Tätigkeit des Auges, nämlich der Aufnahme des Blickkontakts zu einem »Nicht-Ich«, einem natürlichen Phänomen. Der Blick, beispielsweise auf eine stolz aufragende Tanne oder einen reißenden Gebirgsbach, »folgt den Dimensionen und fasst sie wieder zur Gesamtheit zusammen«. Die Einfühlung geschehe durch die »einfache zentrale Versetzung« des Subjekts »in den Gegenstand und seine plastische Bildung«. Sich »willig in die schöne Vorstellung hineinziehen lassen«, sich »hinüber- und hineinversetzen lassen« – darum geht es bei dieser Bewegung. Sie ist der Akt, »durch welchen sich der Beschauer in das Unbeseelte so hineinversetzt, als ob er mit seiner Lebenskraft und Seele selbst darin sei, sich bewege, hebe, auf- und niederschwinge, ins Weite dehne«. Es sind, sagt Theodor Vischer »Verhältnisse der Einheit in der Vielheit«, die den

»wirklichen Seelenkontakt« ermöglichen. »Ich und Nicht-Ich fließen zu einem rätselhaften Ganzen zusammen.«

Sein Sohn Robert Vischer führte die Denkwege des Vaters fort. Er richtet seinen Blick stärker auf das Feld der zwischenmenschlichen Beziehungen. Einfühlung sei ein Mittel zur Steigerung von »Lebenskraft« und »Lebensschwung«, ein Weg zum Wachstum des Ichs. Das Selbstgefühl des Individuums strebe von selbst aus sich heraus und verlange nach einem »korrespondierenden Gegengefühl«. »Der Mensch erhebt sich erst an seinem Nebenmenschen zu einem wahren Gefühlsleben. Die Naturliebe zur Gattung ist es allein, welche mir eine vollkommene geistige Versetzung ermöglicht; bei ihr fühle ich nicht nur mich selbst, ich fühle zugleich auch das Gefühl eines anderen Wesens.« Der vitale Drang nach »Lust, Selbsterhaltung und Selbstverstärkung« erweitere sich zum »Drang zur Vereinigung mit der Welt«. Vischer entgrenzt das Konzept der *Einfühlung,* koppelt es an *Glück* und an *Sorge*: »Der Glückseligkeitstrieb entdeckt das Wundermittel, sich zu befriedigen, in der Sorge für das allgemeine Wohl der Menschheit.«

Ich und Du – darum geht es. Inspiriert von der Theorie der Einfühlung hat im frühen 20. Jahrhundert der Philosoph und jüdische Religionswissenschaftler Martin Buber das bis heute weltweit wirkmächtige »dialogische Prinzip« entwickelt. Es basiert auf den Grundwort *Ich-Du* und auf dem Grundsatz: »Beziehung ist Gegenseitigkeit«. Auch Bubers Ausgangspunkt ist die Zwiesprache mit der Natur. Sein Hauptwerk »Ich und Du« von 1923 beginnt mit dem Anblick eines Baumes. »Aus Wille und Gnade in einem« könne es »geschehen«, dass das Ich, den Baum betrachtend, »in die Beziehung zu ihm eingefasst« werde. In diesem Moment sei der Baum kein »Es« mehr, sondern ein »Du«: »Alles, was dem Baum zugehört, ist mit drin, seine Form und seine Mechanik, seine Farben und seine Chemie, seine Unterredung mit den Elementen und seine Unterredung mit den Gestirnen, und alles in einer Ganzheit«. In dem Moment, wo das Ich einem Du gegenübersteht, sei dieses »kein Ding unter Dingen und nicht aus Dingen bestehend« mehr, »sondern nachbarnlos und fugenlos ist er Du und füllt den Himmelskreis«. Es wirkt hier das Prinzip der Gegenseitigkeit: »Der Mensch wird am Du zum Ich.« In diesem Sinn ist für Buber auch das geschaffene Werk, das Kunstwerk »Gestalt, die mir entgegentritt«. Sein Credo: »Alles wirkliche Leben ist Begegnung.« Den Begriff der Einfühlung sieht er jedoch skeptisch. Er befürchtet, dieser impliziere die Selbstaufgabe des einfühlenden Subjekts. Er bevorzugt das Wort *Umfassung*. Gemeint ist damit: »Erweiterung der eigenen Konkretheit, Erfüllung der gelebten Situation, vollkommene Präsenz der Wirklichkeit, an der man teilhat.« *Umfassung* meint den »Kontakttrieb«, also das schon im Kind angelegte Begehren. Zunächst nach taktiler, dann optischer »Berührung eines anderen Wesens«. Und immer deutlicher werdend: das Bedürfnis nach »Gegenseitigkeit, die *Zärtlichkeit* meint«.

Für einen heutigen souveränen Umgang mit dem Begriff *Empathie* scheint mir besonders wichtig, die drei Sphären von *Einfühlung* zusammenzubringen: das Leben mit der Natur. Die zwischenmenschliche Beziehung. Der Umgang mit Artefakten: schönen Dingen, Werken der Kunst. Letztlich erfasst *Empathie* auch die spirituelle Sphäre, den Glauben, einschließlich des Glaubens an eine gemeinsame Sache. Erst in diesem umfassenden Verständnis erscheint *Empathie* als Lebenselixier, als Quelle des Glücks in unserem Alltag, als Ressource und Basis des guten Lebens für alle.

Die zugrunde liegende Idee ist universal und in vielen Kulturen der Welt lebendig. *Karuna,* Mitgefühl, ist in der buddhistischen Tradition komplementär zu *prajna*, Weisheit. Es basiert auf der Vorstellung von der Einheit allen Lebens. Es ist die Resonanz auf die Wahrnehmung des Leidens anderer Lebewesen. Der vietnamesische Mönch und Zen-Meister Tich Nhat Hanh definiert es als »den Willen und die Fähigkeit, Leiden zu lindern und zu transformieren.« Ein Gegenstück in der Sprache der südafrikanischen Zulu ist *ubuntu*. Desmond Tutu, der afrikanische Freiheitskämpfer, hat es so umschrieben: »Ich brauche dich, damit ich ich sein kann. Du brauchst mich, damit du du sein kannst.« Sichtbar werden die Umrisse einer »empathischen Zivilisation« (Jeremy Rifkin). Eine Gewissheit: Die Menschen überall auf der Welt sind in ihrer großen Mehrheit empathiefähig. Das ist eine große Quelle von Zuversicht.

*

Erweitern wir den Horizont. Ein Faszinosum ist für mich schon seit langem die alte chinesische Kultur mit ihren Vorstellungen von *Dào, Yáng und Yīn* und kosmischer Harmonie. Was bedeuten sie im Hinblick auf die Möglichkeit eines guten Lebens? Ich bat die Sinologin Gudula Linck um eine Übersetzung einiger elementarer Zeichen, Wörter und Begriffe. Hier ist ihre Antwort:

»Nach chinesischer Sicht ist alles im Kosmos ununterbrochen im Werden, Wachsen und Vergehen. *Dào* 道 ist ein ›perpetuum mobile‹: Der Mensch folgt der Erde, die Erde folgt dem Himmel, der Himmel folgt dem *Dào*, das *Dào* folgt sich selbst. So liegt im ›Von-selbst‹ der Eigensinn des *Dào* als letzter kosmischer Bezug, als äußerste umgreifende Situation. Da ist kein Raum für eine einmalige Schöpfung.

Die erste konkrete Zweiteilung des Kosmos ist die von Himmel (*tiān* 天) und Erde (*dì* 地), Voraussetzung für die *wù* 物, die Wesen und Dinge der Welt. In chinesischen Enzyklopädien ist dem ›Himmel‹ (*Yáng*) alles Klimatisch-Atmosphärische zugeordnet: Wolken, Wind, Schnee, Regen, Tau, Donner, Blitz, Nebel und Regenbogen sowie die Lichtatmosphären Sonne, Mond und Sterne. Zum Eintrag ›Erde‹ (*Yīn*) gehören Berge, Hügel, Felsen, Steine, Ströme, Schluchten und Täler, Seen und Staub. Die Erde als *Yīn* beherbergt sowohl *Yáng* als auch *Yīn*. Denn Berge, Hügel und Felsen samt ihrer ›Auf-Richtung‹ entsprechen dem *Yáng*, Täler und Schluchten, die Richtung ›Abwärts‹ wiederum dem

Yīn. Tiere, die am Boden kriechen oder im Wasser leben, sind Manifestationen von *Yīn*; was sich fliegend oder laufend fortbewegt, ist Manifestation von *Yáng*.

Im Dreiergespann *tiān-dì-rén* 天地人 findet zwischen Himmel und Erde der Mensch (*rén* 人), der sowohl am *Yīn* wie am *Yáng* seinen Anteil hat, einen vermittelnden Platz. Als Teil der kosmischen Ordnung ist er aufgefordert, die Dinge möglichst ›von selbst‹ geschehen zu lassen. Das bedeutet nicht, nichts zu tun: Das ›Nicht-Handeln‹ (*wú-wéi* 無為) verzichtet vor allem auf zweckgerichtetes und absichtsvolles Handeln, erst recht auf Gewalt, um den Dingen ihren Lauf zu lassen. Bei aller Präsenz sich dennoch zurückzunehmen, schont die eigene Lebenskraft, die der Mitmenschen, schont auch Umwelt und Natur.

Zwei weitere Schlüsselbegriffe sind *Qì* und *Shén*. Da geht es um Kraft, Vitalität, fließende Lebensenergie, um ein Feld von Resonanzen und ›Mittendrin-Sein‹. Im alten Bildzeichen von *Qì* 氣 sieht man drei Wolken übereinander schweben: 气. Das Buch Zhuangzi deutet sie als ›wilde Pferde‹, die am Himmel galoppieren, die ›Staub aufwirbelnd‹ dafür sorgen, dass die ›Lebewesen den Atem miteinander tauschen‹: *Qì*-Kraft ist kosmische Lebenskraft und der Atem der Welt, den wir alle miteinander teilen.

Qì, ununterbrochen im Wandel begriffen, pendelt zwischen den beiden Polen Verfestigung (*Yīn*-Qì) und feinster Zerstreuung (*Yáng*-Qì) hin und her. So gesehen, sind die Wandlungen des *Qì* verantwortlich sowohl für die Dynamik der Welt wie für deren Beschaffenheit zwischen sichtbar (Verdichtung) und unsichtbar/gerade noch atmosphärisch spürbar (Zerstreuung). Auch das Empfinden, mit allem in Resonanz zu sein, ergibt sich aus dem *Qì:* Da alles aus *Qì* besteht, ist alles miteinander ›verbandelt, verliebt und verstritten‹. Vor der Zeitenwende um Christi Geburt kommt zum Atmosphärischen der Wolken im Bild des *Qì* das Zeichen für Reis 米 hinzu – 氣, ein Irdisches und Materielles ›sowohl-als-auch‹, denn der Mensch braucht zweifach Nahrung, atmosphärisch und materiell.

Atmosphärische Nahrung, auch im Sinne der Spiritualität, thematisiert das zweite Schlüsselzeichen: *Shén* 神, das Feinste vom Feinsten vom *Qì*. Die linke Zeichenhälfte zeigt fünf Striche 示, in denen die feinstofflichen Einflüsse aus dem Kosmos angedeutet sind. Das rechte Zeichenelement 申 bedeutet: weiten / öffnen / ausbreiten. Auch hier die Aufforderung, die kosmischen Einflüsse mit offenen Armen und geweiteten Sinnen in sich aufzunehmen.

Die alten Bildzeichen von *Yáng* 阳 und *Yīn* 阴 zeigen die Sonnen- und Schattenseite des Berges. Alle nur denkbaren Gegensätze sind damit abgedeckt – der Natur (Tag und Nacht, Sommer und Winter, Berg und Wasser), des Menschen (Mann und Frau, Jung und Alt, Geist und Körperleib, Kopf und Füße, Galle und Leber), Polaritäten im Raum (oben und unten, außen und innen), der Temperatur (Wärme und Kälte), der Formen (rund und eckig) und Farben. Auch Himmel und Erde sind Manifestationen von *Yáng* und *Yīn* und zwischen beiden steht aufgerichtet der Mensch, der als Mikrokosmos auch an beidem partizipiert. Herausgehoben aus dem naturspontanen Wirken hat der Mensch durch bewusstes Tun oder auch Nicht-Tun die kosmische Harmonie immer wieder neu zu realisieren. Die Polarität von *Yīn* und *Yáng* ist ein echtes Gegenspiel, denn sie streiten und überwinden einander. Und dieses Gegeneinander hält ihr Miteinander in Gang. So ist überall Ganzheit und das Bestreben nach Harmonie, aber auch Widerspruch am Werk.«

Erscheinen in dieser Vorstellungswelt, frage ich Gudula Linck, in diesem Kosmos der Zeichen die Umrisse einer anderen Sprache der Zuversicht? »Es ist die Überzeugung«, sagt sie, »dass alles ununterbrochen im Wandel ist. Dass auf Harmonie Widerstreit folgt und umgekehrt. Geht es mir schlecht, lebe ich in der Gewissheit: Auch das geht vorüber! Geht es mir gut, bin ich darauf vorbereitet: Nichts bleibt, wie es war! Eine solche Erwartungshaltung sorgt für eine tiefe Ruhe und Gelassenheit.«

*

Sumak kawsay erschließt noch einen anderen Kosmos von Vorstellungen über das gute Leben: Der Begriff kommt aus dem Quechua, der indigenen Sprache des Andenraumes. Quechua war einmal die Verkehrssprache des Inkareiches. Das Wort bedeutet: enge Naturverbundenheit, starker Gemeinschaftssinn, tiefe Spiritualität als Grundlagen für das *gute Leben*. In der spanischen Übersetzung *buen vivir* ist das Konzept im 21. Jahrhundert weltweit bekannt geworden. Eine wichtige Stimme der indigenen Gemeinschaften Amazoniens ist Patricia Gualinga. Sie will nicht nur ihrem Kichwa-Volk, sondern »allem Leben« des Regenwaldes eine Stimme verleihen. Ich hörte sie zum ersten Mal im Sommer 2019. Die Frau aus Ecuador sprach vor einem kleinen Publikum in einem Kulturzentrum im Ruhrgebiet. Ruhig, gesammelt, mit großem Ernst und natürlichem Stolz. Von sich selbst macht sie nicht viel Aufhebens. Dass sie 2015 am Klimagipfel in Paris teilgenommen hat, hält sie nicht für erwähnenswert. Auch nicht, dass Papst Franziskus sie zur Synode über Amazonien in den Vatikan eingeladen hatte.

Sehr bestimmt formuliert Gualinga ihre Anklage: Dass die Beschlüsse all der Klimakonferenzen an dem »*extractivismo*«, dem Raubbau durch Öl- und Bergbaukonzerne im Amazonasbecken, nicht das Geringste geändert hätten. Wenn sie von der massiven Einschüchterung ihrer Bewegung durch die Staatsgewalt und die Macht der Ölfirmen und Bergbaukonzerne erzählt, ahnt man, dass hinter scheinbar objektiven Wörtern wie »Ressourcen«, »Investitionen« und »Investitionsschutz« nackte Gewalt lauert. Patricia Gualinga ist Teil einer Bewegung von Menschen, die unter Einsatz ihres Lebens den Regenwald verteidigen – die grüne Lunge des blauen Planeten. Wir sprechen routiniert vom »Hotspot der globalen Biodiversität«. In Patricias Muttersprache ist das *kawsak sacha*, auf Spanisch *selva viviente*. Das ist der Wald, aufgefasst als eigenes Lebewesen mit eigenem Bewusstsein und eigenen Rechten. Das schließt die Wasserfälle und Lagunen mit ein, die Berge und tausendjährigen Bäume, die 500 Vogelarten, Jaguare und Anakonda-Riesenschlangen, die unzähligen Insekten, leuchtenden Schmetterlinge, die Heilpflanzen – und die Menschen, die schon immer dort lebten. Im Wald wird die Essenz des Lebens geboren.

Patricia Gualinga stammt aus einer Familie, in der seit vielen Generationen das spirituelle Erbe ihrer Kultur, die Weisheit und das Wissen, besonders gepflegt und weitergegeben wird. Wie viele ihrer Vorfahren war auch ihr Vater *yachak*, ein spiritueller Anführer der Gemeinschaft. So hat sie noch einen engen Bezug zum »Ahnenland« als einer »heiligen Domäne«, wo die »Kinder des Jaguars« leben, das stolze *Volk des Zenits*. »Zenit« – das ist der Höchststand der Sonne. Rituale spielen eine Rolle. Bei einer Tasse *guayusa* – Tee, aus Blättern einer Ilex-Art gebraut – bespricht man frühmorgens die *muskuy*, die nächtlichen Träume. Inspirierend sind die Feste mit Trommeln, Gesängen und Tänzen. Wertschätzung genießen die kunstvolle Keramik, die Herstellung von Blasrohren und anderen Jagdwaffen, die mit Palmwedeln gedeckten Hütten, gebaut aus allem, was *kawsak sacha* so großzügig schenkt. Ein Schlüssel zum Verständnis der indigenen Kosmovision des Andenraumes ist das Wort *pachamama*. Es bedeutet »Mutter Erde« und schließt Raum und Zeit und die Vorstellung, am Universum teilzuhaben, mit ein.

Sarayaku, Patricias Heimatdorf, scheut nicht die Öffnung zur modernen Welt. Die Dorfgemeinschaft verfügt zum Beispiel über eine Internetverbindung. Doch gegen die »Erschließung« ihres Territoriums durch den Bau einer Straße hat die Kichwa-Gemeinschaft erfolgreich gekämpft. Das Dorf ist nach wie vor nur auf dem Flussweg, dem Rio Bobonaza, zu erreichen. Aber inzwischen gewährleisten zwei kleine Flugzeuge in kommunalem Besitz, finanziert aus Entschädigungen für illegale Praktiken der Ölfirmen, die Verbindung zur Außenwelt. Patricia Gualinga tritt als Sprecherin der »*mujeres amazonicas*« für die Gleichberechtigung der Frauen ein. Sie selber hat Umweltmanagement studiert und für das Tourismusministerium Ecuadors gearbeitet.

Im Juni 2022 hörte ich ihre Stimme wieder. Patricia war aus Stockholm zugeschaltet, wo sie an der UN-Umweltkonferenz teilnahm. Sie berichtete von der Notsituation daheim. Covid-19 hatte Sarayaku heimgesucht. Zu allem Übel war der Fluss über die Ufer getreten. Die Überschwemmung hatte Bäume umgerissen. Viele der Hütten standen unter Wasser. Die schmale Holzbrücke, weite Teile der dörflichen Infrastruktur waren zerstört. Die Gemeinschaft hatte sich ohne Hilfe von außen an den Wiederaufbau gemacht. Was gibt ihr Hoffnung? »Stellt euch vor«, sagt sie, »was eine so kleine Gemeinschaft wie Sarayaku schon erreicht hat! Bei den indigenen Völkern ist althergebrachtes Wissen für eine tiefere Transformation da. Wir gewinnen an Stimme. Stellt euch vor, was wir schaffen können, wenn wir überall handeln! Wir laden euch ein, Teil der Transformation zu sein, gemeinsam die Erde zu retten.«

Eine andere markante und weltweit vernehmliche Stimme des *buen vivir* ist die von Alberto Acosta. Er ist als Spross der spanischstämmigen Oberschicht Ecuadors wohlbehütet in einer sehr konservativen, einflussreichen, katholischen Familie in der Hauptstadt Quito aufgewachsen. Den Amazonas-Regenwald erlebte er als Kind nur auf Ausflügen – als großes Abenteuer. Zum Studium ging er 1970 nach Deutschland. Sein Fach war Ökonomie. Sein Ziel: »Helfen, mein Land zu entwickeln.« Seine Karriere führte ihn in das Management der staatlichen Ölgesellschaft und in das Amt des Ministers für Bergbau und Energie. Unter dem Einfluss der indigenen Bewegungen im Land vollzog er in dieser Zeit einen radikalen Bruch. Acosta unterstützte maßgeblich die Forderung *»dejar el petróleo baja tierra!«* (lasst das Erdöl in der Erde). 2008 gelang es unter seiner Führung, die Rechte der Natur – die Rechte von *Pachamama* – in der Verfassung zu verankern. Artikel 71 lautet seitdem »Die Natur oder Pachamama, in der das Leben sich reproduziert und entfaltet, hat das Recht auf ganzheitliche Anerkennung ihrer Existenz und Erneuerung ihrer vitalen Kreisläufe, Strukturen, Funktionen und Entwicklungsprozesse.«

In seinem Buch *Buen Vivir – Vom Recht auf ein gutes Leben* beschreibt Acosta die Ökonomie von *sumak kawsay:* Sie basiere auf einer behutsamen Weiterentwicklung der traditionellen Subsistenzwirtschaft, der lokalen und regionalen Selbstversorgung. Es sind Beziehungsketten, die auf Gegenseitigkeit und Solidarität beruhen: *Ranti-Ranti*, das Prinzip des Gebens und Nehmens. Heute arbeite ich für dich – morgen, oder irgendwann, du für mich. Gabe und Gegengabe sind wichtiger als Waren und Geld. *Makipurarina,* das »Zusammenlegen der Hände« in der Gemeinwesenarbeit ist wichtig. *Makikuna,* die Verpflichtung zur Fürsorge in Notfällen und für die Schwächsten des Gemeinwesens ebenso. Basis für alles ist *sumak allpa,* die »gesunde Erde«, die ökologische Integrität.

Was ist der Kern von *buen vivir*?, fragte ich Alberto Acosta. Seine Antwort: »Harmonie oder Gleichgewicht im Leben des Menschen. Harmonie mit sich selbst, von Individuen in Gemeinschaft, zwischen Gemeinschaften, Völkern und Nationen. Und alle, Einzelpersonen und Gemeinschaften, leben im Einklang mit der Natur.« Eine andere Welt ist möglich? »Die neue Welt«, sagt Acosta, »muss wie ein *Pluriversum* sein. Das ist eine Welt, in die viele Welten hineinpassen. Menschliche Welten und nichtmenschliche Welten. Die Rechte der Natur kommen vor Menschenrechten. Das ist für mich entscheidend.« *Buen vivir,* hatte Acosta mal geschrieben, ist »eingebettet in einen wunderbaren und komplexen Prozess der Wiederverzauberung der Welt«.

Harmonie, Gleichgewicht ... Auf diese Vorstellungen stoßen wir wieder, wenn wir einen letzten Begriff aus dem großen Wortfeld von *gut leben* auf den Prüfstand stellen: Selbstverwirklichung.

*

Selbstverwirklichung? Hmmm. Kaum ein Begriff ist so stark in Verruf geraten. Das Wort ist in den Dunstkreis von Baumarkt-Werbung geraten: Mach dein Ding. Sag es mit deinem Projekt. Geht nicht gibt's nicht. Man assoziiert: Ego-Trip und egoistisches Gen, Ich-AG und Selbstoptimierung. Spaßgesellschaft, Hedonismus, Konsumismus und Work-Life-Balance. Ist das alles? Ist es das wirklich? Höchste Zeit, *Selbstverwirklichung* zu rehabilitieren.

Eine erste Überraschung: Erarbeitet wurde der Begriff auf der Suche nach neuen Wegen zur Behandlung von hirnverletzten Frontsoldaten des Ersten Weltkriegs. Wie der »ungeordnete Organismus wieder einen geordneten Zustand erreicht«, dieser Frage ging der Neurologe Kurt Goldstein nach, dessen Stimme schon in Kapitel 5 anklang. Seine praktische Tätigkeit in Kliniken in Frankfurt und Berlin und seine akademische Forschungsarbeit führten ihn zum Konzept der »Selbstverwirklichung«. In den Symptomen, die Goldstein an seinen Patienten beobachtete, sah er nicht einfach nur Krankheitsbilder, sondern Versuche der Traumatisierten, Auswege aus der Krise zu finden. »Wieder zur Ordnung gelangen«, das heißt ein neues Gleichgewicht, einen neuen Einklang mit der Welt herzustellen, eine möglichst »volle Existenz« in einer veränderten Umgebung wiederzuerlangen. Aus diesen Befunden entwickelt Goldstein einen kühnen anthropologischen Entwurf. Der grundlegende »Antrieb« für das Tun eines »Organismus« sei das Bestreben nach »Verwirklichung seines Wesens«. »Organismus« – darunter versteht Goldstein die Einheit von Körper, Geist und Seele, die Betrachtung des Menschen als ein Ganzes. Aber was heißt eigentlich »verwirklichen«? Es bedeutet »aus der Sphäre der Möglichkeit in die Sphäre der Wirklichkeit treten«. Dieser »Antrieb«, sein Wesen zu verwirklichen, sagt Goldstein weiter, ist nicht nur dem menschlichen, sondern jedem Organismus eigen. »Jedes Geschöpf hat ein besonderes Wesen«, das es zur Entfaltung zu bringen versucht. Das »Selbst« in Selbstverwirklichung bezieht sich auch auf jede Pflanze, jedes Tier. Die Lebewesen »unter dem Gesichtspunkt einer Hierarchie« zu betrachten, ist ihm suspekt. Vielmehr will er ein »Urbild vom Ganzen des Lebendigen« gewinnen. Goldstein denkt ganzheitlich, im Geist der deutschen humanitätsphilosophischen Tradition. Er zitiert Goethes Satz »Im Universum ist nichts oben noch unten«.

Und das wäre die nächste Überraschung: Goldsteins Theorie der Selbstverwirklichung enthält ein ökologisches Weltbild. Jedes »zergliedernde Erkennen und Handeln« stellt sich als »ein Handeln in Richtung gegen die Welt dar, um sie zum Nutzen des Menschen in die Gewalt zu bekommen«. Und mehr noch: »Jede Technik bedeutet eine Vergewaltigung der Natur.« Als Gegenentwurf wählt Goldstein ein eigentlich ganz schlichtes Wort: »hinnehmen«. Aber in diesem Kontext bedeutet es mehr als »sich abfinden«, mehr als »annehmen«. Es gewinnt eine spirituelle Kraft. Die »einfach hinnehmende Betrachtung der Natur« führe zu einem anderen Ziel: »Dies kann, da unser Handeln ja hier nur von dem Wunsch bestimmt werden kann, in sinnvoller Weise zur Erhaltung der lebendigen Welt mitzuwirken, in nichts anderem bestehen, als einem Wesen die ihm adäquate Umwelt zu schaffen, die ihm möglichst volle Existenz ermöglicht.« Das Leben ist gut. Goldstein formuliert: »Sein ist immer positiv; es gibt im Lebendigen nichts Negatives.« In diese Zusammenhänge ist der heute so beliebig gewordene Begriff der Selbstverwirklichung bei seiner ursprünglichen Prägung eingebettet gewesen.

Sein grundlegendes Buch *Der Aufbau des Organismus* schrieb Kurt Goldstein in den Jahren 1933 und 1934. Da war er schon im Exil in Amsterdam. Es erschien 1934 in Den Haag. Bald darauf emigrierte der Autor weiter in die USA. In der englischen Übersetzung kam das Buch 1939 in New York unter dem Titel *The Organism – A Holistic Approach* heraus. Nach dem Krieg gehörte Kurt Goldstein zu den Mitbegründern der »*humanistic psychology*« in den USA. Dort arbeitete Abraham Maslow seit Anfang der 1950er-Jahre mit ihm zusammen und übernahm von ihm den Begriff der »Selbstverwirklichung«, brachte ihn in das globale Vokabular ein, simplifizierte ihn dabei aber auch.

Maslows Standardwerk *Motivation und Persönlichkeit* war schon in den fünfziger Jahren in kleinen Kreisen berühmt. 1970 kam eine Neuausgabe heraus und erreichte endgültig den Zeitgeist. Bei Maslow steht die Selbstverwirklichung ganz oben in einer Rangfolge von fünf Bedürfnissen. Man hat sie später in Form einer Pyramide abgebildet. Die Basis bilden die das physische Überleben sichernden Bedürfnisse: Nahrung, Wasser und Luft, ein Dach über dem Kopf, die Befriedigung der sexuellen Triebe. Sind diese angemessen erfüllt, rückt das Streben nach Sicherheit und Geborgenheit in den Vordergrund. Es folgt die Stufe, auf der die soziale Akzeptanz des Individuums durch seine Umwelt höchste Bedeutung erlangt. Hier geht es um ein Netz liebevoller zwischenmenschlicher Beziehungen, um Zuneigung, Zugehörigkeit zu einer Gemeinschaft und um deren Zusammenhalt. Im Anschluss daran wird der Wunsch nach Herausbildung eines stabilen Selbstwertgefühls mächtig. Respekt und Wertschätzung durch andere rücken in den Vordergrund. Schönheit und das Interesse an Wissen und Erkenntnis kommen ins Spiel.

Ganz oben an der Spitze der Pyramide steht das Bedürfnis nach Selbstverwirklichung. Es wird zu einer wesentlichen Triebkraft von Fühlen, Denken und Handeln und kann sogar alle anderen Bedürfnisse zurücktreten lassen. Es bezieht sich auf das zutiefst humane Streben nach einem erfüllten Leben. Mit Nietzsches Motto »Werde, der du bist« umreißt Maslow die Bedeutung des neuen Begriffs. Ein Musiker müsse Musik machen, ein Künstler malen, ein Dichter schreiben, um im Einklang mit sich selbst zu leben. Selbstverwirklicher seien Menschen, die sich und ihre Umwelt mit allen Schwächen und Stärken präzise wahrnähmen und grundlegend akzeptierten. Sie verfügten über innere Autonomie und ein stabiles Gemeinschaftsgefühl, über eine große Offenheit und die Fähigkeit, die Fülle des Lebens wahrzunehmen und zu genießen. Sie seien von überzogenen Scham- und Schuldgefühlen unbelastet und vom Urteil anderer unabhängig. Sie seien jedoch fähig, tiefe Bindungen zu anderen Menschen und zur Natur einzugehen. Der Widerspruch zwischen Selbstbezogenheit und Selbstlosigkeit verschwinde. Selbstverwirklicher widmeten ihr Leben der vollständigen Entwicklung und Ausschöpfung ihrer Anlagen, Möglichkeiten und Potenziale. Fremden und unbekannten Erscheinungen würden sie nicht mit dem Gefühl der Furcht und der Abwehr, sondern mit Neugier, Staunen und Ehrfurcht begegnen. Sie seien problemzentriert und an Lösungen interessiert. Das Geheimnisvolle, das Neue, das Fremde würde sie anlocken und begeistern. Sie folgten der inneren Stimme und einer Berufung, die in der Regel von außen, aus der Gesellschaft komme. Das Streben nach Exzellenz, nach Gipfelerfahrungen und dem Erlebnis des Einklangs mit Natur und Kosmos seien wesentliche Elemente von Selbstverwirklichung.

Alle fünf Ebenen seiner Pyramide erfassen wohlgemerkt Grundbedürfnisse, *basic needs,* die jeder Mensch verspürt. Aber eine aufsteigende Linie führt von den niedrigeren zu den »Metabedürfnissen«. Der Aufstieg zur Stufe der Selbstverwirklichung ist – nach Maslow – niemals allen möglich. Für die Gestaltung einer »*good society*« ist jedoch entscheidend, dass jeder die gleiche Chance bekäme, sich von der Fixierung auf die materiellen Bedürfnisse zu lösen und Zugänge zur jeweils höheren Stufe zu öffnen. Hier liegt das dynamische Prinzip in Maslows Hierarchie der Bedürfnisse. Im menschlichen Organismus und im menschlichen Geist existiert eine Tendenz zum inneren Wachstum, zur Verwirklichung aller seiner Fähigkeiten, zu Gipfelerfahrungen. Erst diese Art Wachstum »über sich hinaus« ermögliche Reichtum des inneren Lebens und tieferes Glück. Im Lichte dieser Psychologie hängt das *gute Leben* eben nicht vom Konsum eines immer größeren Quantums an Waren ab. Entscheidend seien vielmehr die sinnstiftenden immateriellen Güter, Aktivitäten und Ziele. Armutsbekämpfung sei viel mehr als nur die Beseitigung eines Mangels an Gütern und Dienstleistungen. Neu in den Fokus kommt: Die Vielfalt kultureller Ausdrucksformen und Identitäten zu erhalten und allen Menschen Möglichkeiten zu eröffnen, sich für ein höherwertiges und sinnerfülltes Leben zu entscheiden.

Maslows Pyramiden-Modell und die Idee der Selbstverwirklichung wirken bis heute. In der therapeutischen Praxis, in der Szene der Unternehmungsberatung, aber auch in der politischen Debatte, etwa um ein bedingungsloses Grundeinkommen bzw. -auskommen. Sie beeinflussten nicht zuletzt das Modell der »Work-Life-Balance«, die Suche nach einer Balance zwischen Job und Freizeit, Arbeit und restlichem Leben. Mach dein Ding. Sag es mit deinem Projekt ... Auch die Sprache der Konsumwerbung zehrt von starken Sehnsüchten nach dem *guten Leben*.

*

Es lohnt sich, ein altes Modell zu vergegenwärtigen, das heute wieder helfen könnte, die Idee eines *guten Lebens für alle* auf eine andere Plattform der Reflexion zu heben. Es ist ebenfalls tief von der humanitätsphilosophischen Tradition des 19. Jahrhunderts geprägt. Formuliert hat es Karl Marx. Ich meine seine Unterscheidung zwischen dem »Reich der Notwendigkeit« und dem »Reich der Freiheit«.

In einer berühmten Passage aus dem dritten Band des *Kapital*, niedergeschrieben um 1865, hat er die beiden Reiche skizziert: »Das Reich der Freiheit beginnt in der Tat erst da, wo das Arbeiten, das durch Not und äußere Zweckmäßigkeit bestimmt ist, aufhört, es liegt also der Natur der Sache nach jenseits der Sphäre der eigentlichen materiellen Produktion.« Bei dem Reich der »Notwendigkeit« geht es um die Ökonomie, um alle Aktivitäten zum Zweck der Selbsterhaltung, der Versorgung mit dem Notwendigen, der »Notdurft«, wie man damals sagte. Das ist das Unentbehrliche, das, was die »Not wendet«. Das altsächsische Wort *nôd* ist sehr nahe an dem angelsächsischen *neád*, im modernen Englisch *need*. Auch Marx meint an dieser Stelle die *basic needs*. Die Freiheit in der Sphäre, wo der »Stoffwechsel mit der Natur« stattfindet, ist begrenzt. Man sollte sie, wie er sagt, »rationell« gestalten, also möglichst naturverträglich und fair, unter menschenwürdigen Bedingungen, vor allem »mit dem geringsten Kraftaufwand«. Denn die Beschränkung dieser Sphäre macht es erst möglich, das »Reich der Freiheit« auszuweiten. In dieser Sphäre geht es um das, was das Menschsein ausmacht, das, was für den einzelnen in sich selbst Bedeutung hat. Hier geht es um den inneren »Antrieb« (Goldstein), die »intrinsic motivation« (Maslow), das, was man als seine Berufung, seine Bestimmung erkannt hat oder ahnt. Ein erfülltes, bejahenswertes Leben, das die spirituelle Sphäre miteinschließt – das, an was man zutiefst glaubt – für alle!

So gesehen ist das *Reich der Freiheit* keine bloße Zukunftsutopie. Es hat seinen Platz mitten im Leben. Es ist eine »andere Welt«, die hier und jetzt schon möglich ist. Sie beginnt in den WOW-Momenten des Alltags, den Phasen des Flow, des Bei-sich-Seins, in der Erfahrung von Glanz, von Zärtlichkeit. Sie erscheint in der Praxis von Konvivialität und den Projekten der Selbstverwirklichung. Sag es mit deinem Projekt? Ein »Projekt«, so definierte der Romantiker Friedrich Schlegel den Begriff, »ist der subjektive Keim eines werdenden Objekts« und damit ein »Fragment aus der Zukunft«. Es ist das, was du so weit und so gut wie dir möglich verwirklichst, in der Zeit, die du hast. Was du weitergibst und was von dir bleibt.

Das *gute Leben für alle* ist eine radikale Hoffnung, eine lebendige Vision. Sie macht Lust auf ein Leben, das weit ausgreift.

*

In dem Roman *Lord Jim* des polnisch-britischen Schriftstellers Joseph Conrad taucht eine Figur namens Stein auf. Eine schillernde Figur, eine gescheiterte Existenz, ein Deutscher, Veteran der Revolution von 1848 wie Karl Marx, ein Abenteurer, den es in die Tropen, an den Rand des britischen Empires verschlagen hat. Das Vermächtnis aber, das er formuliert, eignet sich zum Wahlspruch: »Es gibt nur einen Weg ... Dem Traum folgen, und wieder dem Traum folgen und so ewig – *usque ad finem*.« Bis zum Ende.

Epilog

Tools der Zuversicht

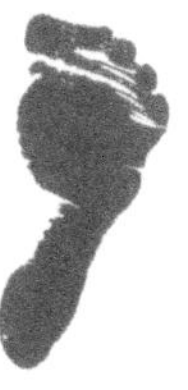

Im Mai 2022, als Milla gerade mal wieder zu Gast bei uns war, sendete die Wetter-App eine Unwetterwarnung. Sturmtief Emmelinde würde am Nachmittag unsere Region überqueren. Wir machen den Garten sturmfest. Der Himmel verdunkelt sich. Wind kommt auf. Wir holen Millas Hochsitz raus auf die überdachte Terrasse, nehmen sie in unsere Mitte, reden von dem, was auf uns zukommt. Es wäre das erste »richtige« Gewitter ihres Lebens. Da, ein leichter Blitz. Milla, pass auf, 21, 22, 23. 24, 25, 26 ... gleich donnert's. Ganz in der Ferne ein undeutliches Grummeln. Ah, das Gewitter ist noch weit weg. Die ersten Tropfen fallen. Wieder ein Blitz. 21, 22, 23, 24, 25 ... Wieder ein fernes Donnern. Zieht das Gewitter vorüber? Als es nach dem nächsten Blitzen wieder gefühlt endlos dauert und der Donner schwach ausfällt, streckt sich Milla in ihrem Sitz, zeigt in den Himmel und ruft nach draußen: »Lauter!« Doch nur der Regen plätschert noch ein Weilchen. Dann ist alles vorbei. Emmelinde ist nach Osten abgezogen. Im Garten füttert der Trauerschnäpper wieder seine Brut. Kletterrose und Glockenblume leuchten, vom Regen benetzt, prächtiger als vorher.

Es hätte auch anders kommen können. Abends höre ich in den Nachrichten, nur hundert Kilometer weiter östlich habe sich aus dem Sturmtief heraus ein Tornado entwickelt. Innerhalb von Minuten hat die Windhose Gerüstteile emporgerissen und durch die Luft gewirbelt, Dächer abgedeckt, Bäume entwurzelt, Scheiben zerschmettert, Autos demoliert. Ich höre zu und sehe Bilder … aus der Stadt meiner eigenen Kindheit! Das Freibad, Erinnerungsort meiner Kindersommer – von umgestürzten Bäumen blockiert. Eine Allee aus Kastanien an meinem Schulweg – unpassierbar. Meine Penne, die Kirche, wo ich konfirmiert worden bin – beschädigt. Ein extremes Wetterereignis, mitten im Mai, ging plötzlich unter die Haut. An diesem Tag hat eine Station auf Hawaii in der Erdatmosphäre eine CO_2-Konzentration von 421,7 ppm gemessen. Höchststand.

Und trotzdem: Den Moment mit Milla kann mir niemand mehr nehmen. Wie ist es mit ihr? Schaffen viele solcher Momente des Zusammenseins und der Geborgenheit in der Summe für ihr Leben ein Momentum, das tragfähig ist und bleibt?

*

Vergiss das Beste nicht ist ein Märchen, eigentlich eher eine Sage. Eine von vielen Varianten erzählt die Geschichte im Kyffhäuser, dem kleinen, kompakten, sagenumwobenen Gebirgsstock im nördlichen Thüringen: Ein armer Schäfer findet am Wegrain eine wunderschöne Blume, steckt sie an seinen Hut, um sie nach Hause zu tragen und seiner Braut eine Freude zu bereiten. So zieht er mit seiner Herde weiter. Als er an einer Felswand vorüberkommt, tut sich plötzlich mit furchtbarem Getöse der Fels auf. Er betritt die Öffnung und findet sich in einer Höhle wieder, deren Boden von lauter kleinen, golden glänzenden Steinen bedeckt ist. Er legt seinen Hut ab, merkt nicht, dass sich dabei die Blume löst, und beginnt, so viel wie möglich von den Goldbröckchen aufzusammeln. Als er schon fast nicht mehr kann, ertönt aus dem Inneren der Höhle eine Stimme: »Vergiss das Beste nicht!« Ihm wird unheimlich. Er rafft noch ein paar schöne Stücke mehr zusammen, greift seinen Hut und flüchtet Hals über Kopf aus der Höhle. Noch einmal ermahnt ihn die Stimme: »Vergiss das Beste nicht!« Doch da bricht um ihn herum der Fels zusammen – und hat sich nie wieder geöffnet. Der Schäfer hatte das Beste vergessen: die Wunderblume, die ihm immer wieder aufs Neue den Zugang zu den Schätzen ermöglicht hätte.

Wunderblume – *blaue Blume*? Haben sie eine gemeinsame Wurzel? Die Topografie der Sage und die Biografie von Novalis, der das berühmte Symbol der Romantik kreierte, sprechen dafür. Als er Ende 1799 seinen Roman *Heinrich von Ofterdingen* zu schreiben begann, hielt er sich in dem thüringischen Städtchen Artern auf. Es liegt nahe am Kyffhäuser, dem Schauplatz der Geschichte von der Wunderblume. In einer der Traumsequenzen des ersten Kapitels, die von der *blauen Blume* handeln, beschreibt der Dichter den Blick von einem »hohen Berg« über die Goldene Aue, dem Vorland des Kyffhäuser, hinüber zu den »dunklen Bergen« des Harzes. Diese Blickachse lässt sich heute noch nachvollziehen. Neuerdings führt der Novalis-Wanderweg von Artern zum Steilhang des Kyffhäusers hinauf. Er endet an diesem Aussichtspunkt, direkt neben dem Eingang zur Unterburg. Ich bin in dieser Landschaft schon öfter gewandert. Im Sommer, als die Wegwarte blau am Wiesenrain leuchtete. Im Spätherbst, als der Zug der Kraniche den Himmel über der Goldene Aue verzauberte.

Die berühmteste Variante des Märchens von der Wunderblume kommt aus der arabischen Literatur. Sie ist in den Märchen aus tausendundeiner Nacht enthalten. *Iftha ya simsim – Sesam öffne dich!* So lautet das Zauberwort, mit dem sich der arme Holzfäller Ali Baba Zugang zur Schatzhöhle der 40 Räuber verschafft. Hier ist Sesam die Wunderpflanze. Sie schließt ihre Samen fest in der Fruchtkapsel ein. Wer sie ernten will, muss den Moment abwarten, wenn sie sich selbst öffnet. Ist man zu früh, lässt sich die Kapsel nicht öffnen, kommt man zu spät, sind die Samen vom Winde verweht. Die *Sesamstraße*, die berühmte, der frühkindlichen Bildung gewidmete TV-Serie, bezog von dem arabischen Zauberspruch ihren Namen.

Sesam öffne dich ist ein Passwort. *Wunderblume* und *blaue Blume* sind Symbole. In allen Varianten enthält die kleine Erzählung diese Botschaft, diese Weisheit: Die Optionen offenhalten –

darauf kommt es vor allem an. *Option* – das ist viel mehr als das »Vorkaufsrecht« aus dem Jargon des Aktienhandels. Es ist das lateinische Wort *optio,* und das bedeutet gleichzeitig Wahl und Wunsch, Wahlfreiheit und die Möglichkeit, auch in Zukunft immer noch das Wünschenswerte wählen zu können. Die Optionen auf eine lebbare, wünschenswerte Zukunft offenzuhalten, ist die Essenz von Nachhaltigkeit. Nicht die »Ressourcen« selbst sind das Wichtige. Sich zu sorgen, dafür zu sorgen, sorgfältig darauf zu achten, dass die Zugänge zu den Quellen des guten Lebens und des Glücks nicht verschüttet werden und versiegen, sondern dauerhaft erhalten bleiben, darum geht es.

Wir brauchen die geistigen Tools, die Werkzeuge, die Zugänge öffnen zu den immateriellen „Ressourcen" der Existenz. Ohne diese Werkzeuge bleiben die Zugänge verschlossen. Deswegen sind sie selbst so kostbar. Der *sense of wonder,* das Sensorium für den Zauber der Welt, ist so ein Tool. Einfühlungsvermögen, *Empathie*, und Vorstellungskraft, Imagination, sind weitere wertvolle Werkzeuge. Ohne die Grund- und Passwörter einer Sprache der Zuversicht bleiben deren Potenziale wirkungslos.

*

Auch *Tagträumen* ist ein Tool der Zuversicht. Es ist *ein* besonderer Bewusstseinszustand, eine Art leichte Trance mitten im Ablauf des Alltags. Für einen Moment, vielleicht auch länger, bekommt das Unbewusste mehr Raum, übernimmt die Regie. Das Rationale tritt zurück, Möglichkeitsräume öffnen sich. Das Innere ordnet sich selbst. Man kommt in eine neue Balance. Hinterher fühlt man sich erholt. Tagtraumphasen sind eine häufige Erscheinung. Oft setzen sie ein, wenn die Aufmerksamkeit durch die aktuelle Situation nicht oder nur wenig gebunden ist. Bei monotonen Aktivitäten oder Bewegungsabläufen. Bei Routinearbeiten zum Beispiel oder beim Joggen und Wandern, auch in Zeiten von Langeweile.

Tagträumen galt lange als eine Form von illusionärem Denken und unproduktivem Grübeln. Die Gefahr sei groß, dass man sich darin verliere und es zum Ersatz für das Handeln mache. Drängende Probleme würden nicht bearbeitet, sondern verschärft. In der modernen Kreativitätsforschung entdeckte man jedoch die fruchtbaren Seiten dieses Phänomens. Tagträume werden von äußeren oder inneren Impulsen spontan angeregt. Ein Wort, eine Melodie, ein Geruch kann sie auslösen. Sie können visuell, auditiv oder sprachlich geprägt sein. Sie bestehen aus einer nicht bewusst gesteuerten Abfolge von mentalen Bildern. Sie bilden sich aus Erlebnismaterial, Gedankensplittern und Erinnerungsbruchstücken, Assoziationen und Fantasien. Im Vergleich zu nächtlichen Träumen sind Wachträume eine aktive Form von Imagination. Sie sind stärker auf das, was einen gerade umtreibt, ausgerichtet. Sie beschäftigen sich mit offenen Fragen und ungelösten Problemen, vor allem aber mit langfristigen Wünschen und Zielen. Tagträume sind vor allem Zukunftsdenken. Man nimmt Kommendes spekulativ vorweg. Wunschbilder werden ausgemalt. Da möchte ich hin. Handlungsoptionen durchgespielt. So komme ich da hin. Das Unbewusste hat schon selbstständig an Lösungen gearbeitet. Plötzlich hat man eine gute Idee. Jedes unserer Ziele kann zur Quelle von Visionen werden. Tagträumen kann Zielsetzungen konkretisieren, die Lust wecken, daran zu arbeiten, den Willen und die Zuversicht stärken, sie zu verwirklichen. Tagträumen und Projektemachen ist kein Widerspruch. Der Traum ist der Bruder, die Schwester der Tat. *Act now!*

*

Handeln kommt von *Hand*. Dieser Zusammenhang ist heute weitgehend verblasst. Die Vorstellung, etwas mit den Händen zu berühren, zu betasten, daran zu arbeiten, Hand anzulegen, handzuhaben – all das war in dem Wort *handeln* ursprünglich präsent, trat aber im Laufe der Wortgeschichte zurück. Dem englischen Wort *act* – vom lateinischen *agere* – fehlt dieser Hintergrund ganz. Er ist aber noch in dem Wort *handle* (handhaben, behandeln) enthalten: »*handle with care.*« Die Hand ist ein Wunderwerk der Natur und der Evolution. Unser ursprünglichstes Werkzeug. Ein Zusammenspiel aus 27 Knochen und 33 Muskeln, zahlreichen Sehnen, Bändern und Gelenken. Versehen mit Tausenden von Sinneszellen, unglaublich komplex, hochsensibel, kommunikativ. Die sprachliche Nähe von *Hand* und *handeln* ist ein Faszinosum.

Der *Handabdruck* ist ein relativ neues Symbol im globalen Diskurs über Nachhaltigkeit. Es kam auf, als alle Welt vom ökologischen *Fußabdruck* sprach, dem Druck der globalen Industrie- und Konsumgesellschaft auf die Ökosysteme. Urheberin des neuen Ausdrucks war Srija, ein damals zehnjähriges indisches Mädchen. Während einer Umweltbildungsveranstaltung für Kinder im indischen Hyderabad im Jahr 2005 fand sie das ständige Reden über den *foot print* schrecklich negativ. Sie meldete sich zu Wort und erhob Einspruch. In der folgenden Diskussion entstand die Idee, nicht mehr allein auf den belastenden, zerstörerischen Fußabdruck zu starren, sondern den Blick auch auf den kreativen und konstruktiven *Handabdruck* zu richten. Das ist die Spur, die jeder und jede hinterlässt, der mit *Hand anlegt* und etwas in die Welt setzt, das nachhaltig wirkt, also geeignet ist, Klima und Ökosysteme zu schützen und zu heilen. Die neue Metapher zielt auf eine Stärkung des Selbstwertgefühls. Ja, du bist Teil des Problems. Du bist aber auch Teil der Lösung. Du hast die Wahl. *Save the planet!* Die Redensart »du hast es selbst in der *Hand*«, heute allgegenwärtig und entsprechend abgenutzt, trifft etwas Wesentliches: Sie ist Ausgangspunkt von Selbstermächtigung.

*

In unseren Wörtern sind Wissen und Weisheit der Vergangenheit gespeichert. Und zwar so, dass es im Heute wieder erscheinen und für die Zukunft fruchtbar gemacht werden kann. Unser Vorrat an elementaren Wörtern und Schlüsselbegriffen ist ein Tool, das uns immer wieder neu den Zugang öffnet zu dem, was wirklich zählt, zu dem ureigenen *Projekt*, zur eigenen Bestimmung und zu einer größeren, kollektiv geteilten Vision. Unser Wortschatz, besonders unsere Grundwörter befähigen uns erst, Projekte zu entwerfen, zu kommunizieren und in die große Suchbewegung einzubringen. »Vergiss das Beste nicht!« Diese Tools sollten wir sorgfältig auswählen. Wir sollten ihre Tiefenstruktur kennen und ihre Wirkung verstehen. Wir sollten sie pfleglich behandeln, immer wieder neu schärfen, den Bestand ergänzen. Den *Toolkit*, den Werkzeugkasten, in dem wir sie aufbewahren, sollten wir sehr gut sichern. In prekären Zeiten könnte er sich als *survival kit* erweisen, als Werkzeugkasten, der dazu dient, zu überleben. Und anderen dabei zu helfen, selbst zu überleben.

»Die Gegenwart ist aufgeladen mit Vergangenheit – und geht schwanger mit der Zukunft.« (Leibniz) Nichts bleibt wie es ist. Was wird, taucht schon auf. Die Zukunft hat schon begonnen. Einen achtsamen Blick auf das richten, was geschieht, und dann das, was davon wünschenswerte Zukunft enthält, begleiten, fördern, zum Durchbruch verhelfen – ein solches Handeln wäre wirklich nachhaltig. »*Love creation*«, sagt Jaron Lanier, Virtual-Reality-Pionier und Künstler. Lasst uns die Schöpfung lieben. Und, möchte ich ergänzen, selbst etwas kreieren und mit Zuversicht in die Welt setzen.

Zitierte und weiterführende Literatur

Acosta, Alberto (2015): Buen Vivir. Vom Recht auf ein gutes Leben. München: oekom.

Acosta, Alberto, Kothari Ashish: (2019): Pluriverse. A Post-Development Dictionary. New Delhi: Tulika Books.

Adorno, Theodor W. (2001): Minima Moralia. Reflexionen aus einem beschädigten Leben. Frankfurt am Main: Suhrkamp.

Benjamin, Walter (2010): Über den Begriff der Geschichte. Gesamtausgabe Bd. 19. Berlin: Suhrkamp.

Bennett, Jane (2001): The Enchantment of Modern Life. Attachements, Crossings and Ethics. Princeton: Princeton University Press.

Bosselmann, Klaus (2016): The Principle of Sustainability. Transforming Law and Governance. London: Routledge.

Bosselmann, Klaus (2015): Earth Governance: Trusteeship of the Global Commons. Cheltenham: Edward Elgar Publishing.

Calvino, Italo (2012): Sechs Vorschläge für das nächste Jahrtausend. Frankfurt am Main: Fischer.

Carson, Rachel (1998): The Sense of Wonder. New York: HarperCollins.

Crist, Eileen, H. Bruce Rinker (2010): Gaia in Turmoil. Climate Change, Biodepletion and Earth Ethics in an Age of Crisis. Cambridge, Massachussetts: MIT Press.

Crist, Eileen (2020): Schöpfung ohne Krone. Warum wir uns zurückziehen müssen, um die Artenvielfalt zu bewahren. München: oekom.

Fang Fang (2020): Wuhan Diary. Tagebuch aus einer gesperrten Stadt. Hamburg: Hoffmann und Campe.

Folkers, Manfred, Niko Paech (2020): All you need is less. München: oekom.

Papst Franziskus (2015): Laudato si. Die Umwelt-Enzyklika des Papstes. Freiburg im Breisgau: Herder.

Papst Franziskus (2020): Wage zu träumen. Mit Zuversicht aus der Krise. München: Kösel.

Fromm, Erich (1968): Die Revolution der Hoffnung. In: Erich Fromm: Gesamtausgabe Band IV, hrsg. von Rainer Funk. München: dtv.

Goehler, Adrienne (2020): Nachhaltigkeit braucht Entschleunigung braucht Grundein/auskommen. Berlin: Parthas.

Goethe, Johann Wolfgang (2006): Johann Peter Eckermann, Gespräche mit Goethe in den letzten Jahren seines Lebens. In: Goethe, Sämtliche Werke. Münchner Ausgabe, Bd. 19. München: btb.

Goldstein, Kurt (2014): Der Aufbau des Organismus. Einführung in die Biologie unter besonderer Berücksichtigung der Erfahrung an kranken Menschen. Paderborn: Wilhelm Fink.

Granin, Daniil, Ales Adamowitsch (2018): Blockadebuch Leningrad (1941–1944). Berlin: Aufbau.

Grimm, Jacob und Wilhelm (1984): Deutsches Wörterbuch, Band 1–33. München: dtv.

Grober, Ulrich (1998): Ausstieg in die Zukunft. Eine Reise zu Ökosiedlungen, Energiewerkstätten und Denkfabriken. Berlin: Ch. Links.

Grober, Ulrich (2006): Vom Wandern. Neue Wege zu einer alten Kunst. Frankfurt am Main: Zweitausendeins. (als Taschenbuch: 2011, Rowohlt).

Grober, Ulrich (2010): Die Entdeckung der Nachhaltigkeit. Kulturgeschichte eines Begriffs. München: Antje Kunstmann.

Grober, Ulrich (2016): Der leise Atem der Zukunft. Vom Aufstieg nachhaltiger Werte in Zeiten der Krise. München: oekom.

Hägglund, Martin (2019): This life. Why Mortality Makes Us Free. London: Profile Books.

Hickel, Jason (2022): Weniger ist mehr. Warum der Kapitalismus den Planeten zerstört und wie wir ohne Wachstum glücklicher werden. München: oekom.

Illich, Ivan (1998): Selbstbegrenzung. Eine politische Kritik der Technik. München: C. H. Beck.

Illich, Ivan (2006): In den Flüssen nördlich der Zukunft. Letzte Gespräche über Religion und Gesellschaft mit David Cayley. München: C. H. Beck.

Kelley, Kevin W. (1989): Der Heimatplanet. Frankfurt am Main: Zweitausendeins.

Kerouac, Jack (1976): On the Road. London: Penguin Books.

Kerouac, Jack (1972): The Dharma Bums. London: Grafton Books.

Konvivialistische Internationale (2020): Das zweite konvivialistische Manifest. Für eine Post-neoliberale Welt. Bielefeld: transcript.

Latour, Bruno (2018): Das terrestrische Manifest. Berlin: Suhrkamp.

Lear, Jonathan (2020): Radikale Hoffnung. Ethik im Angesicht kultureller Zerstörung. Berlin: Suhrkamp.

Linck, Gudula (2017): Yin und Yang. Die Suche nach Ganzheit im chinesischen Denken. Freiburg / München: Karl Alber.

Linck, Gudula (2018): Ruhe in der Bewegung. Chinesische Philosophie und Bewegungskunst. Freiburg / München: Karl Alber.

Linck, Gudula (2022): Inmitten von Qi. Freiburg / München: Karl Alber.

Lovelock, James (2021): Das Gaia-Prinzip. Die Biographie unseres Planeten. München: oekom.

Lowenhaupt Tsing, Anna (2018): Der Pilz am Ende der Welt. Über das Leben in den Ruinen des Kapitalismus. Berlin: Matthes & Seitz.

Næss, Arne (1989): Ecology, community and lifestyle. Outline of an Ecosophy. Cambridge: Cambridge University Press.

NASA History Division (1968): Apollo 8 Flight Journal: online.

NASA History Division (1972): Apollo 17 Flight Journal: online.

Novalis (1999): Heinrich von Ofterdingen. Reinbek: Rowohlt Taschenbuch.

Online Etymology Dictionary: online

Paech, Niko (2012): Befreiung vom Überfluss. Auf dem Weg in die Postwachstumsökonomie. München: oekom.

Pfeifer, Wolfgang (1995): Etymologisches Wörterbuch des Deutschen. München: dtv.

Poole, Robert (2008): Earthrise. How Man First Saw the Earth. New Haven and London: Yale University Press.

Redecker, Eva von (2020): Revolution für das Leben. Philosophie der neuen Protestformen. Frankfurt am Main: S. Fischer.

Rifkin, Jeremy (2010): Die empathische Zivilisation. Wege zu einem globalen Bewusstsein. Frankfurt am Main: Campus.

Robinson, Kim Stanley (2921): Das Ministerium für die Zukunft. München: Wilhelm Heyne.

Röhrich, Lutz (2003): Lexikon der sprichwörtlichen Redensarten. Freiburg im Breisgau: Herder.

Rorty, Richard (1992): Kontingenz, Ironie und Solidarität. Frankfurt am Main: Suhrkamp.

Schanze, Helmut (2018): Erfindung der Romantik. Stuttgart: J. B. Metzler.

Stein, Edith (2010): Zum Problem der Einfühlung. Gesamtausgabe Band 5. Freiburg im Breisgau: Herder.

Steiner, Dieter (2014): Rachel Carson. Pionierin der Ökologiebewegung. Eine Biographie. München: oekom.

Thunberg, Greta (2018): Ich will, dass ihr in Panik geratet. Meine Reden zum Klimaschutz. Frankfurt am Main: S. Fischer.

Trommer, Gerhard (2019): Niemandland. Leibhaftig, einsam, fern und wild – Naturerfahrungen zwischen Metropole und Wildnis. Rangsdorf: Natur + Text.

Urisman Otto, Alexandra, Roger Turesson (2021): Gretas Weg. Stationen einer bewegenden Reise. Hamburg: Hoffmann und Campe.

Wilson, E. O. (2016): Die Hälfte der Erde. Ein Planet kämpft um sein Leben. München: C. H. Beck.

Danksagung

Ein vielfältiges, vielstimmiges Buch zu verfassen, war meine Idee, als ich anfing. In Zeiten der Pandemie gestaltete sich das oftmals schwierig. Vieles an Kontakt konnte leider nur online oder am Telefon stattfinden. Aber ich zehrte von intensiven Begegnungen und Gesprächen über lange Jahre hinweg: unter vier Augen, in der Dynamik einer Gruppe, beim Wandern in der freien Natur. Allen, mit denen ich mich über das work-in-progress, seine Themen, Klippen, Details austauschen durfte, bin ich unendlich dankbar. Ganz besonders zu Dank verpflichtet fühle ich mich:

Alberto Acosta, Klaus Bosselmann, Annika Christof, Nils Faarlund, Wolfgang Fleckenstein, Roland Günter, Hanna Grober, Martin Held, Christoph Hirsch, Roland Kant, Laura Kohlrausch, Anna Rosa Krau, Gudula Linck, Liz Lorenz-Wallacher, Hermann Müller, Ignacio Ramonet, Gerhard Trommer, Ulrike Wegener … Und schließlich: Danke, Jo! Ohne deinen starken Rückhalt wäre alles nichts.

Über den Autor

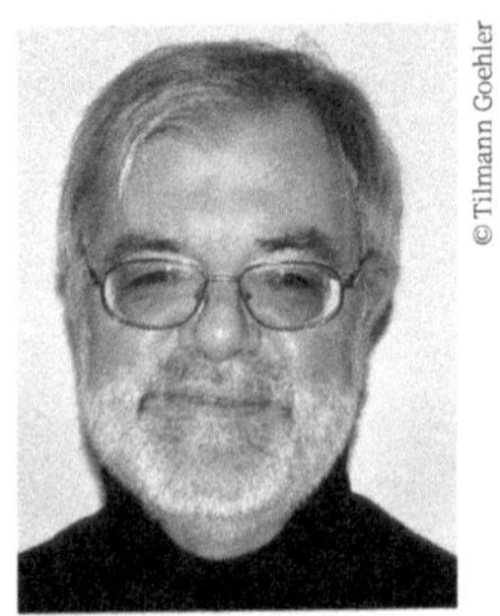

© Tilmann Goehler

Den Publizisten und Buchautor Ulrich Grober beschäftigt die Verknüpfung von kulturellem Erbe und Zukunftsvisionen. Er schrieb für DIE ZEIT, taz, greenpeace magazin, Psychologie heute, Deutschlandradio, WDR, RBB und viele andere Medien. Seine *Entdeckung der Nachhaltigkeit* gilt als Standardwerk, ebenso sein Buch über *Die Kunst des Wanderns*. Bei oekom erschienen ist *Der lange Atem der Zukunft*. Seine Vortragstätigkeit führte ihn quer durch Deutschland und in die europäischen Nachbarländer.